普通外科疾病临床诊疗方案

周传印 等/主编

U0341391

吉林科学技术出版社

图书在版编目（CIP）数据

普通外科疾病临床诊疗方案 / 周传印等主编. -- 长春：吉林科学技术出版社，2020.10
ISBN 978-7-5578-7864-1

Ⅰ．①普… Ⅱ．①周… Ⅲ．①外科－疾病－诊疗
Ⅳ．①R6

中国版本图书馆CIP数据核字（2020）第213708号

普通外科疾病临床诊疗方案
PUTONG WAIKE JIBING LINCHUANG ZHENLIAO FANGAN

主 编	周传印 等
出 版 人	宛 霞
责任编辑	王聪会 穆思蒙
幅面尺寸	185 mm×260 mm
字 数	846千字
印 张	35.25
印 数	1-1500
版 次	2020年10月第1版
印 次	2021年5月第2次印刷
出 版	吉林科学技术出版社
发 行	吉林科学技术出版社
地 址	长春市福祉大路5788号出版大厦A座
邮 编	130118

发行部电话/传真 0431-81629529 81629530 81629531
81629532 81629533 81629534

储运部电话 0431-86059116
编辑部电话 0431-81629517

印 刷	保定市铭泰达印刷有限公司
书 号	ISBN 978-7-5578-7864-1
定 价	135.00元

前　　言

随着医学科学技术的飞速发展,我国普通外科专业发展迅速,新理论与新技术不断涌现。为进一步满足普通外科相关专业人员的临床需要,提高临床疾病的诊断率与治愈率,并改善人民的生活质量,特编写本书。

本书主要对普通外科常见病、多发病的病因、临床表现、诊断与鉴别诊断以及治疗做了细致的讲解。本书内容丰富,资料翔实,文字流畅,层次分明,实用性强,可作为临床普通外科及相关学科医务人员的重要参考书之一。希望本书的出版能为普通外科医师在临床实际工作中提供借鉴,启迪思路,拓展视野。

本书在编写过程中,由于时间仓促,书中的疏漏或不足在所难免,希望读者予以批评指正,以期再版时修订完善,谨致谢意!

目　　录

第一章　甲乳外科疾病

第一节　甲状腺肿

一、常见病因

(一)碘缺乏

环境性缺碘是引起单纯性甲状腺肿的主要因素。外源性碘供给的充足是维持正常甲状腺功能的必要条件,在生理条件下,碘进入甲状腺,在甲状腺过氧化物酶的作用下氧化为活性碘,然后碘化甲状腺球蛋白的酪氨酸残基,经过后分子内耦联生成有生物活性的三碘甲状腺原氨酸(T_3)和四碘甲状腺酪氨酸(T_4),最后甲状腺球蛋白裂解释放和分泌出 T_3、T_4。正常情况下,碘平衡由营养源维持,成人每天需要 $100\sim300\mu g$,鱼和海产品是高碘食物,牛奶、鸡蛋、肉中碘含量很少,而大多数水果和蔬菜中几乎不含碘,高原、山区土壤中的碘盐被冲洗丢失,以至引水和食物中含碘量不足,因此我国多山地区的居民患此病的居民较多,因此又称为"地方性甲状腺肿"。由于碘的摄入不足,无法合成足够量的甲状腺素,便反馈性的引起垂体 TSH 分泌增高并刺激甲状腺增生和代偿性增大。初期因缺碘时间较短,增生扩张的滤泡较为均匀性地散布在腺体各部,形成弥散性甲状腺肿,随着缺碘时间延长,病变继续发展,扩张的滤泡变聚集成多个大小不等的结节,形成结节性甲状腺肿,有的结节因血液供应不良发生退行性变时,还可引起囊肿或纤维化、钙化等改变。

(二)致甲状腺肿物质

除了碘缺乏以外,环境和食物中的一些物质也可以引起地方性甲状腺肿。

(三)高碘

由于经常摄入超过生理需要量的碘可以导致高碘性甲状腺肿,根据流行病学的特点,可以分为散发性和地方性两大类。

根据高碘摄入的途径,地方性高碘性甲状腺肿可以分为食物性及水源性两类。

散发性高碘甲状腺肿大多为应用含碘的药物引起,如服用碘化钾合剂、结膜下注射碘化钠、碘化油造影或者饮用浓度过高的碘消毒饮水等。

发病机制:大多数人认为高碘甲状腺肿的发病机制,主要是由于碘阻断效应,又称为Wolf-Chaikoff 效应。无论是正常人或是各种甲状腺疾病患者,给予较大剂量的无机碘或有机碘时,可以阻止碘离子进入甲状腺组织,这种现象称为碘阻断。目前多数人认为是碘抑制了甲状腺内过氧化酶的活性,从而影响到甲状腺合成过程酶的活化、酪氨酸的活化及碘的有机化过程。对过氧化酶的作用方式,有学者认为甲状腺内过氧化酶蛋白质的游离部分有 2 个活性基的酶,这个酶在 H_2O_2 作用下失去 2 个电子变成复合物 I 。复合物 I 的一个活性基与 I^- (碘离子)结合并将 I^- 氧为 I(碘原子)。这个带有碘原子的复合物称为复合物 II 。复合物 II 的另一个活性基再与活化的酪氨酸再结合即形成 MIT(一碘酪氨酸),并重新释放出游离的过氧化物酶。这就是碘的活化、酪氨酸活化与碘的有机化过程。当机体进入过多碘时,过氧化物酶形成复合物 II 后,碘同时占据了过氧化物酶原来用于催化酪氨酸的活性基,变成了 I(碘原子),因而 I(碘原子)与原有的 I 结合氧化为 I_2,使 I(碘原子)与酪氨酸的结合无法完成(即碘的有机化),不能形成 MIT 或 DIT,进而使 T_3、T_4 的合成减少,反馈地使垂体前叶分泌更多的 TSH,促使甲状腺增生与肥大,形成甲状腺肿。另外,碘还抑制甲状腺激素的释放的能力,因为甲状腺激素释放时,甲状腺球蛋白中的二硫键(-S-S-)要先在还原型谷胱甘肽酶的作用下还原成巯基(SH),才能被溶酶体的酶水解,然后释放出甲状腺素。但产生还原型谷胱甘肽需要谷胱甘肽还原酶,而碘对该酶有抑制作用。因而抑制了甲状腺素的释放,依上述同理,引起甲状腺肿大并可产生甲状腺功能减低。

碘阻断效应常是暂时的,而且机体可以逐步适应,这种现象称为碘阻断脱逸。这就是大多数人大剂量服碘剂后并不发生高碘性甲状腺肿的原因。

多数人认为高碘甲状腺肿,即阻断效应容易发生甲状腺本身有异常的患者,如甲状腺功能亢进、桥本甲状腺炎、甲状腺功能亢进同时长效甲状腺刺激素(LATS)、抗甲状腺球蛋白抗体、抗微粒体抗体、甲状腺刺激抗体或甲状腺抑制抗体同时存在时,自身免疫性甲状腺炎、有隐形甲状腺激素合成障碍、甲状腺功能亢进患者用[131]I 或手术治疗后等,因机体对碘阻断常失去适应能力,易导致高碘甲状腺肿。

(四)细菌感染

饮用被大肠埃希杆菌污染的水可以引起地方性甲状腺肿。

(五)微量元素

锌、硒等微量元素的缺乏可诱发单纯性甲状腺肿。

(六)生理因素

有些青春发育期、妊娠期或者绝经期的妇女,由于对甲状腺素的生理需要量暂时性升高,也可发生轻度弥散性甲状腺肿,称为生理性甲状腺肿。

单纯性甲状腺肿的病因可分为 3 类:①甲状腺素原料缺乏(碘缺乏);②甲状腺素需要量增加;③甲状腺素合成和分泌障碍。

二、临床表现

(一)甲状腺肿大或颈部肿块

单纯性甲状腺肿女性患者多见,甲状腺肿大是单纯性甲状腺肿的特征性的临床表现,患者常诉颈部变粗或者衣领发紧,甲状腺功能和基础代谢率除了结节性甲状腺肿可以继发甲状腺功能亢进外,大多正常。甲状腺位于颈前部,易于向外生长,有时可以向下发展进入胸骨后。

因此,甲状腺不同程度的肿大和肿大结节对周围器官引起压迫症状是本病的主要临床表现。

甲状腺不同程度的肿大和肿大结节引起对周围器官引起的压迫症状是本病的主要临床表现。早期甲状腺呈对称弥散性肿大,腺体表面光滑,质地柔软,随吞咽上下活动,随后在肿大腺体的一侧或两侧可以扪及多个(单个)结节,当发生囊肿样变的结节并发囊内出血时可以引起结节迅速增大。

(二)压迫症状

1.压迫气管

轻度气管受压通常无症状,受压较重可以引起喘鸣、呼吸困难、咳嗽,开始在活动时出现,以后发展到静息时也出现。胸骨后甲状腺肿引起的喘鸣和呼吸困难常在夜间发生,可随体位改变而发生(如患者上举上肢)。

2.压迫食管

食管位置靠后,一般不易受压,如甲状腺向后生长可以压迫食管引起吞咽困难。

3.压迫喉返神经

单侧喉返神经受压可以引起声带麻痹、声嘶,受压双侧喉返神经受压还可以引起呼吸困难。喉返神经可以为受压一过性也可以为永久性。出现喉返神经的症状时要高度警惕恶变的可能。

4.压迫血管

巨大甲状腺肿,尤其是胸骨后甲状腺肿可以压迫颈静脉、锁骨下静脉,甚至上腔静脉可以引起面部水肿,颈部和上胸部浅静脉扩张。

5.压迫膈神经

胸骨后甲状腺肿可以压迫膈神经,引起呃逆,膈膨升。膈神经受压很少见。

6.压迫颈交感神经链

胸骨后甲状腺肿可以压迫颈交感神经链,引起 Horner 综合征。颈交感神经链很少受压。此外,结节性甲状腺肿可以继发甲状腺功能亢进,也可以发生恶变。

三、诊断

(一)青春期甲状腺肿

(1)发生于青春发育期,特别是女性。

(2)甲状腺肿大;甲状腺看不见但易扪及或者看得见也摸得着。双叶对称,峡部肿大较明显,质地柔软如海绵状,无结节、无触痛、无震颤、无血管杂音。

(3)甲状腺肿大程度有自发性波动,可能与情绪波动和月经周期有关;身体发育、智力成长正常。

(4)血清 T_3、T_4、FT_3、FT_4 测定正常,摄 ^{131}I 率正常,甲状腺 SPECT 检查或 B 超检查显示甲状腺弥散性增大,但无结节。

(二)弥散性甲状腺肿

(1)自觉颈部增粗,持续时间较长。

（2）甲状腺弥散性肿大。一般达Ⅱ度以上肿大，左右叶对称或右叶比左叶更显著。甲状腺外形无明显改变，表面光滑或轻度隆起，质地柔软或稍硬，无明显结节、无触痛、无震颤、无血管杂音。

（3）血清 T_3、T_4、TSH 测定正常，摄^{131}I率正常，甲状腺 SPECT 检查或 B 超检查显示，甲状腺弥散性增大，但无结节。

（三）结节性甲状腺肿

（1）年龄常超过 30 岁，颈部增粗时间较长。有些患者发现有某个结节突然增大且伴有胀痛。

（2）甲状腺肿大，多为双叶不对称。甲状腺可扪及 2 个以上结节，结节大小不一，质地不一，光滑，无触痛。有时结节界限不清，甲状腺表面仅有不规则或分叶感觉。巨大的结节性甲状腺肿或胸骨后甲状腺肿可以出现与相邻器官受压的症状和体征。

（3）血清 T_3、T_4、FT_3、FT_4 测定正常，摄^{131}I率正常。但如合并有甲亢时，则这些检查会有相应的改变。甲状腺 SPECT 显示甲状腺多个结节。甲状腺 B 超可显示甲状腺结节的数目、大小、有否囊性变或钙化。

（4）巨大结节性甲状腺肿应行颈胸部 X 线检查，以了解有否胸骨后甲状腺肿，气管受压、移位及结节钙化情况。

（四）地方性甲状腺肿

除了上述弥散性甲状腺肿或结节性甲状腺肿的甲状腺检查特点外，主要是生长或长期居住在甲状腺肿流行区，有长期缺碘史。T_3 正常或升高，T_4 正常或偏低，血清 T_3/T_4 比值升高。TSH 正常，严重缺碘时 TSH 升高。24 小时尿碘排泄降低（正常值$>100\mu g$）。甲状腺吸^{131}I率增高，高峰值提前，但可为外源性甲状腺激素所抑制。

四、鉴别诊断

甲状腺肿最重要的是与颈前区非甲状腺疾病如颈前区脂肪过多、颈部黏液水肿及颈前区其他肿块性病变（如上前胸纵隔伸出前颈部的畸胎瘤）等进行鉴别。鉴别的要点是甲状腺及甲状腺的结节或肿块可随吞咽而上下移动。鉴别有困难时，甲状腺 SPECT 检查或甲状腺 B 超检查便可明确。其次与甲状腺其他疾病进行鉴别。例如，甲状腺峡部的结节要与甲状舌管囊肿或异位甲状腺进行鉴别；弥散性甲状腺肿要亚急性甲状腺炎或淋巴细胞性甲状腺炎进行鉴别；结节性甲状腺肿的单个结节型、腺瘤型、囊肿型要与甲状腺肿瘤进行鉴别，但这种鉴别通过甲状腺外诊或 SPBT、B 超均难确定，有赖于手术切除的病理学检查。

五、治疗

（一）青春期甲状腺肿或生理性甲状腺肿

无须特殊治疗，无须服药，更不宜手术。除给予劝慰外，可嘱多食含碘丰富的食物，如海带、紫菜、海蜇等海产食物，并坚持食用碘盐。

（二）弥散性甲状腺肿

根据患者年龄及其他具体情况，有两种治疗方案。

(1)年龄＜20岁的弥散性甲状腺肿患者以内科治疗为主,不宜手术。因为手术不仅妨碍甲状腺的功能,而且复发率高。可给予小剂量的甲状腺素片服用,以抑制腺垂体促甲状腺激素的分泌,其疗效较为满意。常用剂量为甲状腺素片40mg/次或左甲状腺素片50μg/次,1次/天。用药前应检查T_3、T_4、FT_3、FT_4、TSH。3～6个月为1个疗程。每月应复查1次T_3、T_4等,以调整剂量,让患者保持这些检查项目的正常高值较为恰当。单用碘、左甲状腺素片或碘与左甲状腺素片联用3种疗法,通常6～12个月内可使甲状腺体积缩小25%～30%。治疗常用碘100～200mg/d预防复发。Meng认为,对于青少年患者,优先使用碘疗法;而对于成人,宜选择联合疗法。碘和左甲状腺素片最佳联用剂量比是2∶1。单独使用左甲状腺素片是无意义的。

(2)年龄＞35岁的弥散性甲状腺肿患者因病程长,甲状腺肿大明显,往往Ⅱ度以上,且多有程度不等的压迫症状,影响患者的生活和工作或者明显影响患者的仪容者,可行双叶甲状腺次全切除术。

(三)地方性甲状腺肿

1.口服甲状腺制剂

甲状腺素片或左甲状腺素片。口服这些制剂时,要由小剂量开始,逐渐加量,对于有心血管疾病者、老年患者,使用时要慎重。

2.口服碘化物或碘化物注射

有些学者认为甲状腺结节内注射的方法容易引起感染或神经损伤,发生粘连,给以后手术造成困难,故不宜使用。

(四)结节性甲状腺肿

1.手术指征

一般宜外科手术治疗。对甲状腺外诊未扪及明确结节,仅在甲状腺B超检查发现甲状腺有小结节者,且甲状腺肿大不明显时,可先试行内科治疗,试服甲状腺素片或左甲状腺片(左甲状腺素片每50μg相当于甲状腺素片40mg),40mg/次,1～2次/天。服药期间,应每月随诊复查1次,了解甲状腺恢复情况。当甲状腺外诊,甲状腺肿大达Ⅱ度以上,可以扪及明确甲状腺结节者,一般选用手术治疗,特别是对单结节型、腺瘤型、囊肿型的结节性甲状腺肿。

有下列情况之一的结节性甲状腺肿,应及时手术治疗:①胸骨后甲状腺肿;②继发性甲亢;③临床疑有恶变;④对邻近器官有压迫引起临床症状;⑤结节巨大者,影响患者生活和工作;⑥单个结节,且直径＞2cm。

近年来,有学者提出结节性甲状腺肿是甲状腺癌的癌前期病变,结节性甲状腺肿的恶变率达3%～5%,故而对结节性甲状腺肿的手术指征有放宽之势。

2.手术术式

结节性甲状腺肿手术,为不规则甲状腺切除,要根据术中对甲状腺的检查情况来灵活确定。一般来说是施行双叶甲状腺次全切除术。

(1)如术中发现结节集中在一叶,另一叶完全正常者,可以做该叶的全切、近全切除或次全切除加峡部切除,对侧如检查确无结节者,则不必处理。

(2)如双叶均有大小不等结节者,则可做双叶的次全切除或一叶的近全切、对侧叶的大部分切除或次全切除。

（3）如结节集中在一叶，另一叶仅为单个结节者，则可能做一叶的次全切除，另一叶的单个结节可行结节剜除术。

因为结节性甲状腺肿的本质是甲状腺功能低下，如手术时保留甲状腺组织过少，术后甲状腺激素将进一步减少，TSH 分泌量更多，容易引起结节性甲状腺肿的复发。故结节性甲状腺肿手术总的原则是：所有的结节一定要全部切除，正常的腺体能保留者尽量保留。不必追求规则的术式。采用不规则切除，术式灵活，操作简便，节省时间，并发症少，复发率亦低。不规则甲状腺切除术式的原则如下。

①单个或少数几个结节或结节较集中者可行甲状腺部分切除术。

②多发性、弥散性结节限于一叶者，可行该腺叶切除或大部分切除，剩余组织中若有残留结节，再予以个别摘除。

③如遇巨大结节性甲状腺肿，不易显露时，可先纵形切开甲状腺组织，在囊内将较大结节摘除，缩小甲状腺体积，便于操作。

④紧贴甲状腺固有膜游离甲状腺，操作在被膜内进行，甲状腺上、下动脉是否需要结扎，可视结节的部位、大小及腺叶切除的多少而定，一般以能控制切面出血、术野清晰为准。结节性甲状腺肿术后复发率较高，因此，术中一定仔细检查保留的腺体内有否小结节残存，此种残存的小结节是术后复发的根源。同时坚持术中快速切片检查。

3.术后治疗和随访

结节性甲状腺肿术后复发率高，且因大部分甲状腺组织被切除，故术后一定要常规服用甲状腺素片。

用法：甲状腺素片 40mg/次，1 次/天；或左甲状腺素片 50μg/次，1 次/天。在术后出院时即开始服用，至少 1 年以上。满 1 年以后，逐步试行减少服药剂量，应缓慢停药，顿然停药，导致结节复发。在服药期间应定期（1～3 个月）检查 T_3、T_4、FT_3、FT_4、TSH，根据其结果适当调整用药量。

对结节性甲状腺肿手术治疗后的病例，应长期进行随访，定期门诊复查。复查的主要内容是进行术后药物剂量的调整指导，检查有否复发结节。术后复发的主要原因是术中结节切除不彻底或术后未常规服用甲状腺素片。

结节性甲状腺肿术后复查发现有复发性结节者，应做甲状腺 B 超检查及甲状腺 SPECT 检查。对其小结节者，可以服用甲状腺素片治疗观察，结节可能消失。但遇到较大的结节宜再手术切除。

六、预防

随着对地方性甲状腺肿的普查和防治工作的全面深入开展，单纯性甲状腺肿的发病率有所降低。预防单纯性甲状腺肿的发生要从病因方面入手，要注意合理的膳食，清洁的饮用水和良好的生活卫生条件；要避免使用引起甲状腺肿大的药物。

（一）多食含碘食物

如海带、海蜇、海参、紫菜等海产品，以及豆类、大白菜、菠菜、鸡蛋、山药、芹菜、柿子、枣等含碘量较高,经常食用可以补充当地水和食物中的碘缺乏,起到预防作用。

(二)食用碘盐

我国自 1996 年起立法实行全民食盐加碘。目前国家标准(GB 5401—2000)规定的食盐加碘剂量是(35±15)mg/kg。据 2005 年国家监测报告资料,全国碘盐覆盖率 94.9%,合格碘盐食用率 90.2%,甲状腺肿患病率 5.0%(触诊法)、4.0%(超声检查法)。我国内地省、直辖市和自治区平均尿碘中位数(MUI)246.3μg/L,其中 2 个省 MUI<100μg/L;8 个省的 MUI 处于 100~200μg/L;16 个省 MUI 处于 200~300μg/L;5 个省 MUI≥300μg/L。根据 2001 年国际防治碘缺乏病权威组织的建议,理想的成人碘摄入量 150μg/L,MUI 应当控制在 100~200μg/L 之间。一般来说,弥散性甲状腺肿经持续补碘 6~12 个月,甲状腺肿可回缩至正常,少数需要数年时间,但结节一般不会因补碘而消失。对甲状腺肿大明显者可以加用左甲状腺素治疗。对于甲状腺肿明显、有压迫症状者可以采取手术治疗。

防治碘缺乏病时要注意碘过量的倾向。2001 年 WHO、UNICEF、ICCIDD 提出了依据学龄儿童尿碘评价碘营养状态的流行病学标准。这个标准首次提出了"碘超足量"(MUI 200~300μg/L)和"碘过量"(MUI≥300μg/L)的概念,他们认为碘超足量和碘过量可能导致对健康的不良影响,包括碘致甲亢、自身免疫性甲状腺病和甲减,特别是在碘缺乏地区人群和具有自身免疫甲状腺病遗传背景的人群。国内学者的前瞻性流行病学研究结果显示,碘超足量和碘过量可以导致自身免疫性甲状腺炎,发病率呈 4.4 倍和 5.5 倍升高,亚临床甲减呈 11.3 倍和 12.6 倍升高。碘超足量和碘过量还可以影响抗甲状腺药物治疗甲亢的效果。

妊娠期的碘摄入量务必保证在 200μg/d。妊娠碘需求量的增加源于尿碘排泄量的增加和胎儿甲状腺和对碘的需求。轻度碘缺乏地区的孕妇因缺乏特异症状容易忽视妊娠期补碘。现已明确,妊娠期的甲减和亚临床甲减都可以导致胎儿神经发育迟缓。引起甲减和亚临床甲减的原因之一是碘缺乏。

综上所述,甲状腺肿多属碘缺乏病,是碘缺乏的一种临床表现,因地区、年龄、性别、病程长短而表现不一。其中结节性甲状腺肿为甲状腺肿的后期表现,多需手术治疗。碘缺乏是可以预防和纠正的,食用碘盐则是其主要预防措施。

第二节　甲状腺功能亢进

甲状腺功能亢进症(简称甲亢)是由于血液循环中甲状腺激素过多,引起代谢率增高和神经兴奋性增高为主要表现的综合征,是内分泌系统疾病中的一种常见病,与外科关系十分密切。对外科医师来说,主要是掌握甲亢的手术指征和围术期的处理。关于甲亢的定义,各个版本、各个学者不尽一致。《外科学》将甲亢定义为:甲亢是由各种原因引起循环中甲状腺素异常增多而出现以全身代谢亢进为主要特征的疾病的总称。《中国甲状腺疾病诊治指南》(简称《指南》)中提出的概念是:甲状腺毒症是指血循环中甲状腺激素过多,引起以神经、循环、消化等系统兴奋性增高和代谢亢进为主要表现的一组临床综合征。其中由于甲状腺体本身功能亢进,合成和分泌甲状腺激素增加所导致的甲状腺毒症称"甲状腺功能亢进症";由于甲状腺滤泡被炎症(例如亚急性甲状腺炎、安静型甲状腺炎、产后甲状腺炎等)破坏,滤泡内储存的甲状腺激素过量进入循环引起的甲状腺毒症称"破坏性甲状腺毒症",该症的甲状腺功能并不亢进。

甲亢所具有的共同特征:①甲状腺解剖形态学上的改变(甲状腺肿大或有结节);②循环中甲状腺激素增高;③临床上表现有代谢增高及神经兴奋性增高。

一、甲状腺功能亢进症的分类、病因和病理

(一)分类

确切的甲亢分类困难,故目前尚无明确的甲亢分类。临床上最常见、最为习惯的是将甲亢分为3类,即发性甲亢、继发性甲亢和高功能腺瘤。

1.原发性甲亢

原发性甲亢是最常见的一种。其特征是甲状腺肿大的同时伴有甲状腺功能亢进的一系列临床表现。患者年龄多在20～40岁之间。甲状腺腺体肿大多为弥散性,双叶基本对称,常伴有突眼。突眼是原发性甲亢的特点。因其常伴有突眼,故又称突眼性甲状腺肿。在英美文献中,称原发性甲亢为Graves disease,即常见于文献中的Graves病、Flajani病。也有不少学者称毒性弥散性甲状腺肿,《指南》称甲状腺毒症。

2.继发性甲亢

特征是先出现甲状腺肿大,经过一段时间(数月或数年)后才出现甲状腺功能亢进的相关症状。其发病率比原发性甲亢低,临床上常见的是结节性甲状腺肿基础上继发甲亢。结节性甲状腺肿并甲亢又称结节性毒性甲状腺肿、Plummer病。患者年龄多在40岁以上。肿大的甲状腺呈结节状,两叶多不对称,多无眼球突出,但易并发心肌损害。常并发有心肌损害是继发性甲亢的特点。

3.高功能腺瘤

高功能腺瘤又称毒性腺瘤,较少见。高功能腺瘤腺体内存在单个或多个自主性高功能结节(AFIN),结节周围的甲状腺组织萎缩。这种自主性高功能结节是具有自主和分泌功能的结节,既不受腺垂体TSH的调控,又有抑制其周围正常腺体的功能。患者一般无突眼,容易与一般的甲状腺肿的患者或结节性甲状腺肿相混淆。SPECT图像为"热结节",可为单发,也可为多发。单发结节可为腺瘤,多发结节多继发于结节性甲状腺肿,常见于地甲病流行区。内分泌学家对甲亢的研究涉及领域较多,除上述分类外,尚提供许多其他方面的甲亢类型(表1-1)。

表 1-1　甲亢分类

常见:
1.原发性甲亢
特点:甲状腺肿大,同时有功能亢进症状
2.继发性甲亢
特点:先有结节性甲状腺肿,后并发功能亢进症状

3.高功能腺瘤

特点:甲状腺内有自主性功能结节并有甲亢症状

其他:

4.外源性碘引起甲亢(碘甲亢)

特点:摄^{131}I率下降,长期以来有甲状腺多发结节,曾用过大剂量碘剂

5.分泌促甲状激素的垂体瘤

特点:肿瘤压迫症状(视野缺失),测定血清 TSH 升高可确诊

6.肢端肥大症伴甲亢

机制不清

7.卵巢甲状腺

特点:甲亢患者有腹水或触诊发现卵巢肿瘤,甲状腺多为结节性,卵巢放射性核素显像可确诊

8.三碘甲状腺原氨酸毒症、四碘甲状腺原氨酸毒症

特点:多为毒性结节性甲状腺肿,BMR 测定、跟腱反射半松弛时间测定有助于诊断;摄^{131}I率正常或高,口服甲状腺片摄^{131}I 不受抑制(不低于服药前值 50%),为诊断重要间接依据;测定血清 T_3 或 T_4 升高可确诊

9.外源性甲状腺激素摄入过多

特点:常见于治疗肥胖不适当服用过多甲状腺激素

10.甲状腺癌并甲亢

11.甲状腺循环中有其他甲状腺刺激物的恶性肿瘤

特点:绒癌或葡萄胎、睾丸胚胎性癌、其他胃肠肿瘤、支气管肺癌、前列腺癌、子宫恶性肿瘤等

12.甲状腺炎并甲亢

13.其他疾病

Albright 综合征、恶性贫血、肾上腺皮质功能不全(艾迪生病)、重症肌无力

(二)病因

甲亢的确切病因,目前尚未明了。因其发病机制复杂,故其发病原因尚难确定为某一单一因素。迄今为止,研究指出甲亢的发病原因可能与下列因素相关。

1.自身免疫机制因素

在近几年的研究中,发现原发性甲亢患者体内存在有 2 种刺激甲状腺的自身抗体。

(1)长效甲状腺刺激素(LATS):能刺激甲状腺功能,作用与 TSH 相似,但作用时间较 TSH 持久。

(2)甲状腺刺激免疫球蛋白(TSI)。

这 2 种物质都属于 G 类免疫球蛋白,来源于淋巴细胞,都能抑制 TSH,而与 TSH 受体结合,从而加强甲状腺细胞功能。刺激甲状腺滤泡增生,分泌大量 T_3、T_4。有学者通过对 Graves 病患者甲状腺及外周血中淋巴细胞亚群的观察,发现甲状腺内活化淋巴细胞与外周血

中甲状腺微粒体抗体(MCA)滴度密切正相关,表明甲状腺内淋巴细胞与自身抗体的产生密切相关。

2.家族或遗传因素

据曾调查过204例本病患者,发现60%有家族素质的倾向。有报道说,有1/4～1/5的甲亢患者,其近亲也患过此病。此种家族史或许意味着有某种相同的生活环境、个体特异性素质或内分泌功能异常的遗传因素在起作用。特别是有相同的免疫(尤其是淋巴-浆细胞系统)异常遗传作为基础。有学者指出,本病患者常有一种遗传体质,其解剖特征为全身的淋巴增生,而纤弱敏感的女性易患此症。

3.精神或神经受刺激因素

不少患者在发病前往往有过某种精神、神经方面的创伤,如忧虑、悲伤、惊恐和痛苦等或者因此而病情加重。有报道,在第二次世界大战期间,如丹麦、挪威等国本病的发病率一度明显增加,而战后其发病率又恢复至战前水平。不安定、不和谐的生活经历常可诱发本病的发生。有学者认为,精神创伤导致本病的发生机制与肾上腺皮质有关,剧烈的精神刺激使肾上腺发生不同程度的功能不全,缺乏足量的肾上腺皮质激素,由于得不到抑制,甲状腺持续而不受约束地分泌,导致循环中 T_3、T_4 的增加,于是甲亢发生。

4.其他因素

如性腺活动的影响、感染等。本病女性远较男性为多,尤以30～40岁年龄组女性最为常见。此时期正值性腺活动最兴盛的时期,甚至月经周期对甲状腺的大小和功能都有明显影响。也有些患者发病,直接发生于急性传染病之后,尤其是上呼吸道感染和急性扁桃体炎后,偶尔也可以发生在脑外伤后。有学者根据流行病分析,认为1942—1944年丹麦、挪威与法国的甲亢患病率显著上升是一种非特异性感染因素所致。

有些学者称精神创伤、生殖腺活动的影响及感染因素为诱发甲亢的"触发因素"。

(三)病理

甲亢患者的病理变化除甲状腺组织自身的病理改变外,涉及全身其他各器官、系统的改变。甲状腺自身变化主要是甲状腺实质的增生与肥大;其他器官的变化主要是眼睛,其次为骨骼及横纹肌。

甲亢患者甲状腺腺体的血管增多,腺细胞上皮由立方上皮变成柱状上皮。由于过度生长,切片时呈现乳头状皱襞,腺细胞活动度增强,可见高尔基器肥大,线粒体数目增多,胶质中空泡增多,基质内可见淋巴细胞、浆细胞浸润。更典型者有单核细胞聚积和类淋巴组织生发中心,病理上称"局限性甲状腺炎"。甲亢经过治疗后,甲状腺的病理切片上可见到退行性变,粒状上皮的形状、大小不等,均匀的胶质减少,基膜界限清楚,滤泡间布满毛细血管、淋巴细胞和纤维细胞。腺细胞顶端突入毛细血管腔内,杯状绒毛伸向滤泡腔内,绒毛内可见到小泡与游离的核糖体,这些绒毛大小、形态不一,有些绒毛将胶质包围,腺细胞核靠近细胞基底部,线粒体数目增多,形态较大而长,甚至有分支。内质网及高尔基体附近常能发现多泡体、致密体、胶质滴及胶质小球。嗜溶酶体常见。

原发性甲亢是全身性疾病,除甲状腺外,主要病变在眼睛,其次为骨骼及横纹肌,其他脏器也可能有一定的病理变化。如神经垂体,变化虽不显著,但有时可见易染细胞呈退行性变。用放射性碘治疗后嗜两性细胞增多,如肌细胞退行性萎缩、脂肪浸润、横纹消失、空泡形成、细胞核增生或退行性变。不同患者受损害肌肉不同,不同的骨骼肌有间质性肌炎,眼外肌最重,骨骼肌次之,心肌较轻。横纹肌肌纤维膜下有黏多糖呈弦月状沉积。心肌呈退行性变,包括灶性细胞坏死、单核细胞浸润及黏多糖沉积。骨骼有骨质疏松改变,青年女生患者尤为重。骨密质与骨疏质均受影响,有时在椎体可见纤维骨炎改变。较早报道指出,原发性甲亢患者肝脏有局灶性甚至弥散性肝细胞坏死、萎缩、硬化,包括门静脉周围的纤维化改变,曾有学者称"甲状腺功能亢进性肝硬化"。近年的报道发现,甲亢患者的肝脏与正常肝脏差别不大,但肝糖含量少,脂肪含量增多。其他如脾、胸腺、淋巴结均可呈增生性改变。

眼睛的变化主要有两个方面,即交感神经过度兴奋引起的功能异常(非浸润性)和眼眶内容物的浸润性病变。交感神经过度兴奋引起的眼功能异常时,检查患者的眼睛常可发现睑裂增宽,眼球不能向上注视,向下注视时上睑又不能随之向下,因此巩膜露出部分较多,常呈怒目凝视状态,但眼球本身并无突出。一般认为这是由于上睑肌肉因交感神经刺激过度而痉挛收缩的结果,在甲亢治愈后多能恢复正常,这种病变对视力无影响。另一种眼睛的变化为眼眶内容物的浸润性病变,这是原发性甲亢的特征,和上述功能异常的情况同时存在,但属不同性质。浸润性眼病的基本病变是球外肌肉肥厚和球后脂肪的水肿。其主要表现如下。

(1)眼眶内容物明显水肿,以致眼睑和眼眶周围组织有水肿现象,眼睑充血,结膜水肿,经常流泪畏光。

(2)球后脂肪组织大量增生,并有水肿以致眼球突出,角膜前缘一般可突出眼眶边缘外2~3mm甚至更多,因而眼睑不能闭合,往往引起角膜溃疡。有时伴有泪腺肿大。

(3)球外的眼肌肥大水肿,常伴退行性变,致使眼球运动迟钝,可有复视现象。最初出现是眼球不能向上注视,以后因内收肌麻痹而向外斜视,甚至眼球完全不能活动。眼肌的麻痹不与突眼和水肿现象同时出现,可能与重症肌无力症不易鉴别。肌无力症注射氯化乙基(3-羟苯基)二甲铵(系非洲箭毒对抗剂)2~10mg后1分钟内症状就有好转,疗效可持续若干分钟,而对原发性甲亢无作用。

(4)视神经和视网膜的损害。视网膜可因静脉充血或出血而受损害,有时有视盘水肿,视神经受累,视盘苍白,而视力大为减退。

如上所述,原发性甲亢的突眼可分为非浸润性和浸润性突眼两大类。非浸润性突眼主要是由于血中甲状腺激素过多,交感神经活动亢进,患者上眼睑退缩,故睑裂增宽有凝视。引起浸润性突眼的原因及机制如下。

(1)垂体致突眼因素:有学者提出垂体分泌"致突眼物质"(EPS)为浸润性突眼致病因素。也有学者认为突眼的发生与促甲状腺激素不能分开,它含有"促进眼病因素"。

(2)突眼抗体:突眼患者血清中γ球蛋白可与眼眶组织"抗原"起反应。这些患者在"促眼病因素"存在下可和眼眶组织膜结合。因为既有内分泌因素,又有抗原-抗体反应参加,所以将突眼称"双重因素"疾病。

(3)细胞免疫:最近发现突眼患者的白细胞对球后抗原所致的移动抑制因素(MF)有反应。对同时有突眼和甲状腺疾病的患者用球后肌肉抗原、甲状腺抗原作移动抑制因素实验,都证明有细胞中介的免疫机制因素存在。反之,只有突眼而无任何甲状腺疾病者,只有对球后肌肉抗原而无对甲状腺抗原的移动抑制因素。以上提示突眼与甲亢可能是两种不同的疾病,但在病因上有密切关系。由于球后组织水肿,脂肪和黏多糖类聚积,细胞浸润,使球后组织体积增加,但因为眼眶四周骨质壁的限制,眶内压上升使眼球向前突出,淋巴液、静脉回流受阻,肌肉显著肿胀可使眼球活动受限,甚至造成眼肌麻痹。

二、临床表现

Graves 病的临床症状和体征可分为与其他甲状腺毒症相似的甲亢表现(表 1-2)和 Graves 病特有的表现——特异性眼眶病、眼病以及少见的皮肤病变。眼病很少单独存在或与桥本病并存,但它常常与甲亢同时发生或者在甲亢发生前、后发生。

表 1-2　甲状腺毒症的常见表现

症状	体征
心悸	心动过速
情绪紧张	甲状腺肿大
易疲劳	体重减轻
易动	震颤
腹泻	心房纤颤
多汗	肌肉萎缩
怕热	凝视
食欲亢进	眼睑回缩

(一)高代谢症群

常见症状有:①由于甲状腺激素分泌过多和交感神经兴奋性增高,促进物质代谢,加速氧化,使产热和散热明显增加,患者常有怕热、多汗、皮肤温暖湿润,面部皮肤红润,不少患者伴有低热,常在 38℃左右。发生甲亢危象时可出现高热,可达 40℃以上。②甲状腺激素可促进肠道糖吸收,加速糖的氧化利用和肝糖原分解等,可引起糖耐量异常或使糖尿病加重。甲状腺激素除影响胰岛素的分泌与作用、糖的清除和利用以外,对胰岛素受体也有影响。③甲状腺激素促进脂肪的氧化与分解,胆固醇合成、转化及排泄均加速,因而常导致血总胆固醇水平降低。④蛋白质代谢加速,引起负氮平衡、体重下降、尿酸排出增多。⑤骨骼代谢和骨胶原更新加速,尿钙磷等排出增加。⑥肌肉体积减少约 20%。

(二)甲状腺肿

甲状腺只有在病理情况(甲状腺疾病)和某些生理情况下(如青春期和妊娠期),才可在颈部触摸到。Graves 病患者的甲状腺一般呈不同程度弥散性肿大,为正常的 2~3 倍,也可呈巨大型。质地变异较大,可分软、硬、韧。通常呈对称性肿大,无压痛,随吞咽上下移动。表面一般平滑,但有时可触到分叶。严重病例,可触到震颤,通常在上极,震颤总是伴随可听到的血管杂音。震颤和血管杂音是血流增加的结果,一般呈连续性,但有时只出现于收缩期。但少数 Graves 病甲状腺功能亢进患者甲状腺也可正常大小,而且有 20%的老年患者无甲状腺肿。

（三）精神神经系统

患者神经过敏、兴奋、紧张易激动、多言多动、失眠、烦躁多虑、思想不集中、记忆力减退，重者可出现多疑、幻觉，甚至发生躁狂症，有类似精神病表现。但也有寡言、抑郁者，以老年多见。伸舌和手平举时，可见舌和手指细颤。腱反射活跃，时间缩短等。

（四）心血管系统

1.心动过速

是心血管系统最早最突出的表现，心动过速多为窦性，一般每分钟为 90～120 次，休息和睡眠时心率仍快，并与代谢增高程度明显相关。静息状态下窦性心动过速主要与 T_3 兴奋窦房节肌细胞 f-通道蛋白质的转录，细胞质 f-通道的电导性增加有关。

2.心律失常

以期前收缩，尤其是房性期前收缩常见，阵发性或持续性心房纤维颤动或心房扑动、房室传导阻滞等也可发生。有些患者可仅表现为原因不明的阵发性或持续性心房颤动，在老年人多见。

3.心音改变

由于心肌收缩力增强，使心搏量增多，心音增强，尤其在心尖部第一心音亢进，常有收缩期杂音，偶尔在心尖部可闻及舒张期杂音。

4.心脏扩大

病期较长的患者或老年患者，可有心脏扩大和充血性心力衰竭。如遇额外增加心脏负荷时如合并感染、β-肾上腺素能阻断剂使用不当，可影响心肌收缩力，诱发充血性心力衰竭。持久的房颤也可诱发充血性心力衰竭。出现心脏扩大和心脏杂音可能是由于长期高排出量使左室流出道扩张所致，心脏并无明显解剖学异常。

5.血压改变

甲亢患者血压改变为收缩压增高、舒张压下降和脉压增大，循环时间缩短，心搏量和每分钟排出量均增加。有时可出现毛细血管搏动、水冲脉等周围血管征。发生原因为心脏收缩力加强，心排出量增加和外周血管扩张、阻力降低所致。

6.甲亢性心脏病

见下文。

（五）消化系统

患者食欲亢进，但体重下降。少数老年患者可出现畏食，以致消瘦更加明显。有些患者可达到恶病质状态。也有少数患者呈顽固性恶心、呕吐，以致体重在短期内迅速下降。当甲状腺明显肿大，压迫食管时可出现吞咽梗死症状。由于肠蠕动增加，不少患者发生顽固性腹泻，大便次数增多，内含不消化食物。甲状腺激素对肝脏也有直接毒性作用，可致肝大，肝功能异常，转氨酶升高或黄疸，发生甲亢性肝病。

（六）血液和造血系统

1.白细胞总数偏低

本病末梢血中白细胞总数常可偏低，一般 $(3.0～4.0)\times10^9$/L。但淋巴细胞及单核细胞相对增加。可能是由于大量甲状腺激素抑制骨髓正常的造血功能或甲亢患者体内产生了针对白细胞的抗体,导致白细胞的破坏增多,而致白细胞减少;或者在大量甲状腺激素作用下,白细胞分布异常。

2.血小板减少

部分患者可出现皮肤、黏膜紫癜。其原因可能是由于在甲亢状态下,机体代谢旺盛,能量消耗过多,形成铁、维生素、叶酸等营养物质不足,进而影响巨核细胞生成而致血小板减少;也可因过多的甲状腺激素损伤干细胞,影响巨核细胞或血小板的生成而使血小板减少;另一方面可能是由于血小板破坏过多,血小板寿命缩短或免疫因素使血小板减少。

(七)运动系统

主要表现为肌无力、肌萎缩,严重者发生甲亢性肌病。

1.浸润性突眼伴眼肌麻痹

可有突眼及眼外肌无力,复视,双眼球可同时受累或一侧早于另一侧,在疾病发展过程中,眼外肌受累逐渐增多,最终整个眼球突出且固定,眼球转动困难。

2.急性甲亢性肌病或急性延髓麻痹

起病急,严重肌无力,迅速发生软瘫,可发生急性呼吸肌麻痹而危及生命。

3.慢性甲亢性肌病

患者有消瘦表现,肌肉不同程度萎缩,部分患者可进行性加重,多见于中年男性,女性少见,以手部大、小鱼际、肩肌、骨盆肌等较为明显,严重者将影响日常生活。

4.甲亢性周期性瘫痪

4%的患者可发生四肢或下肢麻痹。男性甲亢患者多见,血钾降低,疲劳、精神紧张为诱发因素,多在夜间发作,发作频率不一致,长者1年,短者1天内数次发作,发作持续时间长者数天,短者数十分钟,为可逆性病变,甲亢控制后肢体麻痹不再发作。

5.甲亢伴重症肌无力

主要表现为受累肌肉易疲劳,活动后加重,休息后减轻或恢复,最常累及眼外肌、呼吸肌、颈肌、肩胛肌等。甲亢控制后重症肌无力可减轻甚至缓解。此外,甲亢时可伴骨密度降低。Vestergaard等调查一组864例甲亢(Graves病和毒性结节性甲状腺肿)患者,骨折危险性由病前的1.2(0.7~2.0)上升到1.7(1.2~2.3),年龄在50岁以上者升高到2.2(1.5~3.3)。

(八)生殖系统

50%~60%的女性患者可发生月经紊乱,早期月经量减少,周期延长,久病者可闭经。部分患者仍能妊娠和生育。甲亢经控制后3个月内,月经可恢复正常。很多证据显示,甲亢患者生育能力降低,甲亢病情愈重,生育能力愈低,甲亢治愈后,生育能力可完全恢复正常。约25%男性阳痿,半数男性性欲降低,偶见乳腺发育。黄体生成素(LH)分泌增多(男女性),男性的血促卵泡刺激素(FSH)升高,LH和FSH的脉冲式分泌不受影响。泌乳素(PRL)分泌正常。

(九)皮肤病变

患者大多皮肤湿润,面部及颈部皮肤呈现弥散性斑状色素加深征象。不到5%的Graves病患者可发生皮肤病变,几乎总伴有浸润性眼病,而且眼病病情通常较重。皮肤病损可引起腿部尤其胫前和足背皮肤色素过度沉着,非凹陷性硬化(胫前黏液性水肿),通常表现为大小不等的结节和斑块,偶可融合成片,边界清除。可发生于面部、肘部或手背的皮肤病变但较罕见。甲亢治愈后,皮损多不能完全消退而长期存在。皮肤病变发生于胫前的原因尚不清楚,可能是暴露区域的创伤引起。事实上。这些组织的手术创伤可显著加重病情。

(十)指端

有的患者手指、足趾肥大粗厚,外形呈杵状指和肥大性骨关节病,指骨和四肢长骨远端的骨膜下新骨形成,受到累及的骨表现软组织肿胀,但血液循环不增加。指甲脆薄、萎缩或见反甲,其特点是指甲或趾甲的甲床附着缘与甲床分离。X 线检查显示,病变区有广泛性、对称性骨膜下新骨形成似肥皂泡样粗糙突起,有局部皮肤增粗增厚。称为甲亢指端病。

(十一)其他内分泌腺异常

甲状腺激素分泌过多,可引起除性腺以外的其他内分泌腺体功能不平衡。如肾上腺皮质功能在本病早期常较活跃,血促肾上腺皮质激素、皮质醇及 24 小时尿 17-羟皮质类固醇(17-OHCS)升高,而在重症(如危象)患者中,因受过多 T_3、T_4 抑制而尿 17-OHCS、17-酮类固醇(17-KS)均下降,皮质醇半衰期缩短,其功能相对减退。肾上腺皮质储备功能轻微受损。

三、特殊的临床表现和类型

(一)甲状腺危象

也称为甲亢危象,是甲状腺毒症急性加重的一个综合征,可危及生命,发生原因可能与循环中甲状腺激素水平增高有关,多发生于较重甲亢未予治疗或治疗不充分的患者。主要诱因为感染、应激(包括精神刺激、过度劳累、高温、饥饿、心力衰竭、脑血管意外、分娩及妊娠毒血症等)、不适当地停用碘剂及甲状腺手术前准备不充分等。早期为患者原有的症状加剧,伴中等发热,体重锐减,恶心,呕吐。典型临床表现有:高热(常在 39℃ 以上)、大汗、心动过速(140 次/分以上)、烦躁、焦虑不安、谵妄、恶心、呕吐、腹泻,严重患者可有心衰、休克及昏迷等。甲亢危象的诊断主要靠临床表现综合判断。临床上高度怀疑本症及有危象前兆者应按甲亢危象处理。甲亢危象的死亡率在 20% 以上。死亡的原因多为高热虚脱,心力衰竭,肺水肿,严重水、电解质代谢紊乱等。

(二)甲状腺毒症性心脏病

甲亢可引起心肌损害,导致心律失常、心脏扩大、心功能减退等表现。甲亢引起的心脏病称甲亢性心脏病(简称甲亢心),甲亢严重并发症之一,好发于男性及老年人。近年来,甲亢心发病率有所增加,占甲亢的 10%～22%。甲亢心的心力衰竭分为两种类型。一类是心动过速和心排出量增加导致的心力衰竭。主要发生在年轻甲亢患者,此类心力衰竭非心脏泵衰竭所致,而是由于心脏高排出量后失代偿引起,称为“高排出量型心力衰竭”,常随甲亢控制,心功能恢复。另一类是诱发和加重已有的或潜在的缺血性心脏病发生的心力衰竭,多发生在老年患者,此类心力衰竭是心脏泵衰竭。心房纤颤也是影响心脏功能的因素之一。甲亢患者发生心力衰竭时,30%～50% 与心房纤颤并存。甲亢心诊断标准:①甲亢伴房颤、频发期前收缩或心脏扩大;②高输出量顽固性心功能衰竭而无其他原因者;③甲亢控制后上述情况好转或明显改善。对以下情况应该高度怀疑:①原因不明的房颤、房扑且心室率不易控制;②以右心衰为主或首发为右心衰者,但无心脏瓣膜病、肺心病、先天性心脏病病史及体征、心脏彩超依据,且对利尿剂效果欠佳;③无原因可解释的窦性心动过速,心脏增大或心电图异常等。

(三)甲减后甲亢

原发性甲减患者在病程进展过程中也可发生 Graves 病,目前已报道 70 多例,这些患者发生甲亢的原因主要与自身免疫有关。

四、实验室检查

(一)血清甲状腺激素测定

甲状腺功能检查结果除有实验误差外,还有由于地区、年龄、测定方法等的不同而产生的差异。各实验室应根据自己的正常参考值范围判断结果的临床意义。

1.血清总甲状腺素(T_4)

T_4 全部由甲状腺产生,每天产生 $80\sim100\mu g$,是判定甲状腺功能最基本的筛选指标。血清中 99.96% 的 T_4 以与蛋白结合的形式存在,其中 80%~90% 与甲状腺激素结合球蛋白(TBG)结合。TT_4 测定的是这部分结合于蛋白的激素,所以血清 TBG 量和蛋白与激素结合力的变化都会影响测定的结果。妊娠、雌激素、急性病毒性肝炎、先天因素等可引起 TBG 升高,导致 TT_4 增高;雄激素、糖皮质激素、低蛋白血症、泼尼松、先天因素等可引起 TBG 降低,导致 TT_4 降低。如果排除以上因素,TT_4 稳定、重复性好,仍然是诊断甲亢的主要指标。

2.血清总三碘甲状腺原氨酸(TT_3)

人体每天产生 T_3 $20\sim30\mu g$,20% 的 T_3 由甲状腺产生,80% 的 T_3 在外周组织由 T_4 转化而来。血清中 T_3 与蛋白结合达 99.5% 以上,所以本值同样受到 TBG 含量的影响。T_3 浓度的变化常与 T_4 的改变平行。正常情况下,血清 T_3 与 T_4 的比值小于 20。甲亢时 TT_3 增高,T_3 与 T_4 的比值也增高。但在甲亢初期与复发早期,T_3 上升往往很快,约 4 倍于正常,T_4 上升较慢,仅为正常的 2.5 倍。故 TT_3 为早期 Graves 病、治疗中疗效观察及停药后复发的敏感指标,亦是诊断 T_3 型甲亢的特异指标。但应该注意老年人淡漠型甲亢或久病者 TT_3 也可能不高。

3.血清游离甲状腺素(fT_4)、游离三碘甲状腺原氨酸(fT_3)

游离甲状腺素是实现该激素生物效应的主要部分。尽管 fT_4 仅占 T_4 的 0.025%,fT_3 仅占 T_3 的 0.35%,但它们与甲状腺激素的生物效应密切相关,而且,它们不受血中 TBG 变化的影响,直接反映甲状腺功能状态,所以是诊断临床甲亢的首选指标。但因血中 fT_4、fT_3 含量甚微,测定方法学上许多问题尚待解决,测定的稳定性不如 TT_3、TT_4。

4.血清反 T_3(rT_3)

rT_3 是 T_4 在外周组织的降解产物,它没有生物活性,其血清浓度的变化与 T_4、T_3 含量维持一定比例,尤其与 T_4 变化一致,可以作为了解甲状腺功能的指标。Graves 病初期与复发早期可仅有 rT_3 升高,而 TT_3 明显降低,为诊断低 T_3 综合征的重要指标。

(二)促甲状腺激素(TSH)测定

血清 TSH 浓度的变化是反映甲状腺功能最敏感的指标。血清 TSH 测定技术经历了放射免疫法(RIA)、免疫放射法(IRMA)后,目前已进入第三代和第四代测定方法,即敏感 TSH (sTSH)和超敏 TSH(uTSH)测定法(检测限达到 0.005mU/L)。免疫化学发光法(ICMA)属于第四代 TSH 测定法,成人正常值为 0.3~4.8mU/L。该方法简单,快速可靠,而且不需要担心放射污染。时间分辨免疫荧光法(TRIFA)克服了酶标记物不稳定,化学发光标记仅能一次发光及荧光标记受干扰因素多等缺点,非特异性信号降低到了可以忽略的程度,其分析检测限和功能检测限分别为 0.001mU/L 和 0.016mU/L。sTSH 成为筛选甲亢的第一线指标,甲亢时 TSH 通常小于 0.1mU/L。sTSH 或 uTSH 使得诊断亚临床甲亢成为可能,因为后者甲状腺激素水平正常,仅有 TSH 水平的降低。传统的应用 TRH 刺激试验诊断不典型甲亢的方法已被 sTSH 或 uTSH 测定所取代。必须指出的是,不论 TSH 测定的灵敏度多高,都必须结合临床和其他甲状腺功能检查才能做出正确诊断、判断预后或做治疗决策。

(三)TSHR 抗体(TRAb)测定

TRAb 是鉴别甲亢病因、诊断 Graves 病的指标之一。测定试剂已经商品化,放射受体法测定。反应体系中的 TSH 受体是放射碘标记的牛 TSH 受体或可溶性猪 TSH 受体或重组的人 TSH 受体。未经治疗的 Graves 病患者,血 TRAb 阳性检出率可达 80%~100%,有早期诊断意义,对判断病情活动、是否复发亦有价值;还可作为治疗后停药的重要指标。最近研究表明,TRAb 的升高与突眼相关,而与眼外肌受累无关。

(四)TSHR 刺激抗体(TSAb)测定

是诊断 Graves 病的重要指标之一。与 TRAb 相比,TSAb 反映了这种抗体不仅与 TSH 受体结合,而且这种抗体产生了对甲状腺细胞的刺激功能。测定原理:目前反应体系中,培养的靶细胞是转染了人类 TSH 受体的中国仓鼠卵巢细胞(CHO 细胞),测定细胞培养液中的 cAMP 水平。TSAb 与 CHO 细胞表明的 TSH 受体结合,通过腺苷酸环化酶-cAMP 途径产生生物学效应,即 cAMP 水平增加。85%~100% 的新诊断 Graves 病患者 TSAb 阳性,TSAb 的活性平均在 200%~300%。

(五)TRH 兴奋试验

甲亢时血 T_3、T_4 增高,反馈抑制 TSH,因此,TSH 不受 TRH 兴奋。如静脉注射 TRH $200\mu g$ 后 TSH 有升高反应可排除 Graves 病。如果 TSH 不升高(无反应),则支持甲亢的诊断。应该注意 TSH 无反应还可见于甲状腺功能"正常"的 Graves 眼病、垂体疾病伴 TSH 分泌不足等。本试验不良反应少,对冠心病及甲亢性心脏病患者较 T_3 抑制试验更安全。

(六)131I 摄取率

131I 摄取率是诊断甲亢的传统方法,目前已经被 sTSH 或 uTSH 测定技术取代。本方法诊断甲亢的符合率达 90%,缺碘性甲状腺肿也可升高,但一般无高峰前移,必要时行 T_3 抑制试验鉴别。本法不能反映病情严重程度与治疗中的病情变化,但可用于鉴别不同病因的甲亢,如131I 摄取率降低可能系甲状腺炎伴甲亢、碘甲亢或外源性甲状腺激素引起的甲亢。本法受多种食物和含碘药物的影响,如 ACTH、利血平、保泰松、对氨基水杨酸、甲苯磺丁脲等均可使之降低,长期使用女性避孕药物则使之升高,因此,测定前应停用上述药物 1~2 个月。131I 摄取率还受许多疾病的影响,如肾病综合征时增高,应激状态、吸收不良综合征、腹泻时降低。妊娠及哺乳期禁用此项检查。131I 摄取率正常值(盖革计数管测定)为 3 小时 5%~25%,24 小时 20%~45%,高峰在 24 小时出现。甲亢时131I 摄取率表现为总摄取量增加,摄取高峰前移。

此外，^{131}I 摄取率用于计算 ^{131}I 治疗甲亢时需要的活度。

（七）T$_3$ 抑制试验

本法主要用于鉴别甲状腺肿伴 ^{131}I 摄取率增高系由甲亢或非毒性甲状腺肿所致，亦可用于长期抗甲亢药物治疗后，预测停药后复发可能性的参考。甲状腺功能正常的活动性眼病的患者 40%～80% T$_3$ 抑制试验阳性。大多数学者认为对伴发眼病的 Graves 病诊断来说，T$_3$ 抑制试验较 TRH 兴奋试验更可靠，但把二者结合起来可增加诊断准确性。先测定基础 ^{131}I 摄取率，然后口服 T$_3$ 20μg，每日 3 次，连续 6 天（或甲状腺片 60mg，每日 3 次，连服 8 天），然后在测定 ^{131}I 摄取率。对比两次结果，正常人和单纯甲状腺肿患者 ^{131}I 摄取率下降 50% 以上。甲亢时不能被抑制，故 ^{131}I 摄取率下降＜50%。伴有冠心病、甲亢性心脏病或严重甲亢者禁用本试验，以免诱发心律失常、心绞痛或甲亢危象。

五、影像学检查

（一）超声检查

Graves 病时，甲状腺呈弥散性、对称性、均匀性增大，可增大 2～3 倍，边缘多规则，内部回声多密集、增强光点，分布不均匀，部分有低回声小结节状改变。腺体肿大明显时，常有周围组织受压和血管移位。多普勒彩色血流显像显示，甲状腺体内丰富彩色血流呈弥散性分布，为红蓝相间的簇状或分支状图像，似繁星闪烁的丰富血流，血流最大速度也增快，超过 70cm/s，有甚者可达 200cm/s。血流量为正常人的 8～10 倍。同时显示低阻力的动脉频谱和湍流频谱。甲状腺上下动脉管径明显增宽。弥散性甲状腺肿大，有时难与其他结节性甲状腺肿相区别，因此必须结合临床资料检查，利用多普勒彩色血流显像观察，有特异性血流频谱就不难做出正确的诊断。彩色多普列超声也可用于 Graves 病治疗后的评价。

（二）核素检查

甲亢时，可见颈动、静脉提前到 6～8 秒显像（正常 8～12 秒颈动脉显像，12～14 秒颈静脉显像），甲状腺于 8 秒时显像，其放射性逐渐增加，明显高于颈动、静脉显像。该检查对诊断甲状腺自主高功能腺瘤也有意义，肿瘤区浓聚大量核素，肿瘤区外甲状腺组织和对侧甲状腺无核素吸收。

（三）CT 或 MRI 检查

CT 检查可见甲状腺弥散性增大，边缘清楚，其内密度较均匀，但密度较正常甲状腺低。增强后甲状腺组织有轻度增强表现。甲状腺明显增大时，可压迫气管，引起气管形态改变，甚至狭窄。MRI T$_1$ 和 T$_2$。强图像上均为均匀性高信号。由于血运丰富、小血管扩张，在肿大的甲状腺实质内可显示多个血流空信号区。此外，眼部 CT 和 MRI 可以排除其他原因所致的突眼，评估眼外肌受累的情况。

六、诊断

Graves 病的诊断程序是：①甲状腺毒症的诊断：测定血清 TSH 和甲状腺激素的水平；②确定甲状腺毒症是否来源于甲状腺功能亢进；③确定引起甲状腺功能亢进的原因：如

Graves病、结节性毒性甲状腺肿、甲状腺自主高功能腺瘤等。

（一）功能诊断

典型病例经详细询问病史，依靠临床表现包括高代谢症状和体征，甲状腺肿，血清 4、fT_4 增高，TSH 降低即可诊断。不典型病例，尤其是小儿、老年或伴有其他疾病的轻型甲亢或亚临床甲亢病例易被误诊或漏诊。

在临床上，遇有病程长的不明病因体重下降、低热、腹泻、手抖、心动过速、心房颤动、肌无力、月经紊乱、闭经等均应考虑甲亢可能；对疗效不满意的糖尿病、结核病、心衰、冠心病、肝病等，也要排除合并甲亢的可能。不典型甲亢的诊断有赖于甲状腺功能检查和其他必要的特殊检查。血 fT_3、fT_4（或 TT_3、TT_4）增高，sTSH 低于正常低限者符合甲亢；仅 fT_4、TT_4 增高而 TT_3、fT_3 正常者为 T_4 型甲亢；仅 TT_3、fT_3 增高而 fT_4、TT_4 正常者为 T_3 型甲亢；fT_4、fT_3 正常而 sTSH 降低者为亚临床甲亢。

（二）病因诊断

诊断标准：①甲亢诊断成立；②甲状腺弥散性肿大（触诊和 B 超证实），少数患者可无甲状腺肿大；③眼球突出和其他浸润性眼征；④胫前黏液性水肿；⑤TRAb、TSAb、TPOAb 和TGAb 阳性。在以上标准中，①②项为诊断的必要条件，③④⑤项为诊断的辅助条件。甲状腺有结节者须与自主性高功能性甲状腺结节、多结节性甲状腺肿伴甲亢、毒性腺瘤、甲状腺癌等相鉴别。多结节性甲状腺肿和毒性腺瘤患者一般无突眼，甲亢症状较轻，甲状腺扫描为"热"结节，结节外甲状腺组织的摄碘功能受抑制。亚临床甲状腺炎伴甲亢症状者，甲状腺摄[131]I率减少。

七、鉴别诊断

如果患者有 Graves 病的主要表现，即甲状腺毒症、甲状腺肿以及浸润性突眼，则不存在诊断问题。对于缺乏这些特征的甲状腺毒症患者，最佳诊断方法是甲状腺放射性核素（[99m]Tc、[123]I或[131]I）扫描，Graves病特征性的弥散性高摄取足以与结节性甲状腺病、破坏性甲状腺炎、异位甲状腺组织和人为甲状腺毒血症鉴别。继发于垂体 TSH 瘤的甲状腺功能亢进症也表现为弥散性甲状腺肿，但未受抑的 TSH 及 CT 或 MRI 影像显示脑垂体肿瘤可明确诊断。

有些 Graves 病患者，以一个 Graves 病典型表现为主或仅出现一个该病的临床表现，这些临床表现可能与包括惊恐发作、狂躁症、嗜铬细胞瘤以及恶性肿瘤引起的体重减轻等其他疾病表现相似。如果 TSH 和 T_3 水平正常，可以很容易地排除甲状腺毒症的诊断。弥散性甲状腺肿患者如 TSH 正常，可以排除 Graves 病。

在临床上 Graves 病常需与下列疾病鉴别：

（一）糖尿病

糖尿病的"三多一少"症状与甲亢的多食易饥相似，特别是少数甲亢患者糖耐量低，出现尿糖或血糖轻度增高。糖尿病患者亦可出现高代谢症状，但患者无心慌、怕热、烦躁等症状，甲状腺一般不肿大，甲状腺部位无血管杂音。实验室检查甲状腺功能基本正常可鉴别。

（二）神经症

由于神经症患者的自主神经功能紊乱，故临床表现为激动、失眠、心慌、气短、阵发性出汗。

与甲亢不同的是怕热多汗不是持久性的而是有时怕热,有时怕冷。神经症食欲变化与情绪变化有关,心率变化与甲亢有明显区别,即白天心率加快,夜间睡眠时降至正常。如神经症患者同时患单纯甲状腺肿时,甲状腺无血管杂音,无突眼,实验室检查甲状腺功能正常,甲状腺吸[131]I多在正常范围。

(三)心血管系统疾病

甲亢对心血管系统的影响较显著,如心动过速,脉压增大。老年甲亢患者有些症状不典型,常以心脏症状为主,如充血性心力衰竭或顽固性心房纤颤,易被误诊为心脏疾病。但甲亢引起的心衰、房颤对地高辛治疗不敏感。有的患者易被误诊为高血压,尤其是老年甲亢易与收缩期高血压混淆。临床上若对降压药物治疗反应欠佳者,要考虑是否有甲亢存在。

(四)精神抑郁症

老年甲亢多为隐匿型,表现体弱乏力、精神抑郁、表情淡漠、原因不明的消瘦、食欲缺乏、恶心、呕吐等表现,类似精神抑郁症,血清 fT_3、fT_4、TSH 测定值可资鉴别。

(五)消化系统疾病

甲亢可致肠蠕动加快,消化吸收不良,大便次数增多,临床上易被误诊为慢性肠炎。但甲亢极少有腹痛、里急后重等肠炎症状,粪镜检无白细胞、红细胞。有的患者消化道症状明显,患者出现恶病质,对此在进一步排除消化道器质性病变的同时,应进行甲亢的相关实验室检查。

(六)妇科疾病

妇女反复发生早产、流产、死胎等妊娠史者,应该进行相关检查以鉴别是否患有甲亢。绝经妇女易患甲亢,应注意与更年期综合征鉴别。

(七)原发性肌病

有的患者表现为严重的肌肉萎缩,应与原发性肌病鉴别。

八、治疗

(一)甲状腺功能亢进的手术适应证及禁忌证

1.原发性甲状腺功能亢进

文献报道,手术治疗的治愈率可达 90% 以上,手术死亡率<0.1%,术后复发率约为 3%。

(1)结合近年国内指南建议甲状腺功能亢进手术适应证

①甲状腺肿大压迫邻近器官(如气管受压致呼吸障碍、喉返神经受压致声嘶等)或胸骨后甲状腺肿或甲状腺明显肿大(Ⅲ度以上或甲状腺≥80g)。

②ATD 治疗后复发,且甲状腺肿大Ⅱ度以上。

③放射碘相对低摄取<40%;证实或怀疑为甲状腺恶性肿瘤(如细胞学检查怀疑或不能定性)。

④合并甲状旁腺功能亢进需要手术治疗的。

⑤计划在 4~6 个月怀孕的女性,尤其是伴促甲状腺素(TSH)受体抗体(TRAb)高值者(如在选择放射碘治疗后甲状腺功能无法恢复正常)。

⑥中到重度活动性 Graves 眼病(GO)。

（2）结合近年国内指南建议甲状腺功能亢进手术禁忌证

①青少年患者切除双侧甲状腺可能影响身体发育。

②甲状腺功能亢进症状轻，仅轻度甲状腺肿大。

③伴有严重心、肝、肾器质性病变的老年人，不能耐受手术者。

④合并恶性眼球突出，术后有可能加重者。

⑤相对禁忌证为术后复发，再次手术可能损伤周围的组织器官等。

指南新增加的内容认为，妊娠作为相对禁忌证，在需要快速控制甲状腺功能亢进症状和ATD 不能使用的情况下可行手术治疗。在妊娠早期和妊娠晚期应避免甲状腺切除术，因为在妊娠早期麻醉药物可致胎儿畸形、妊娠晚期能增加早产风险，甲状腺切除术在妊娠中期相对安全，但也不是零风险（4.5%～5.5%的早产可能）。

2.继发性及特殊类型甲状腺功能亢进

指南推荐的手术适应证：出现颈部压迫症状和体征，考虑合并甲状腺癌，合并甲状旁腺功能亢进须手术治疗者，甲状腺≥80g，甲状腺肿扩展至胸骨下或胸骨后，不具备摄取放射碘能力须快速纠正甲状腺毒症状态。

TMNG 或 TA 选择手术前需权衡的因素与甲状腺功能亢进的手术治疗禁忌证类似。

（二）甲状腺功能亢进手术治疗的术前准备

术前准备是为了避免甲状腺功能亢进患者在基础代谢率高亢的情况下进行手术的危险，术前应采取充分而完善的准备以保证手术顺利进行和预防术后并发症的发生。

1.一般准备

对精神过度紧张或失眠者可适当应用镇静和催眠药以消除患者的恐惧心理。心率过快者，可口服利血平 0.25mg 或普萘洛尔 10mg，每日 3 次。发生心力衰竭者应予以洋地黄制剂。

2.术前检查（除全面体格检查和必要的化验检查外）

①颈部 X 线片，了解有无气管受压或移位；②详细检查心脏有无扩大、杂音或心律失常等，并做心电图检查；③喉镜检查，确定声带功能；④测定基础代谢率，了解甲状腺功能亢进程度，选择手术时机。

3.药物准备

是术前用于降低基础代谢率的重要环节。

（1）抗甲状腺药物加碘剂：可先用硫脲类药物，通过降低甲状腺素的合成，并抑制体内淋巴细胞产生自身抗体从而控制因甲状腺素升高引起的甲状腺功能亢进症状，待甲状腺功能亢进症状得到基本控制后，即改服 2 周的碘剂，再进行手术。由于硫脲类药物甲基或丙基硫氧嘧啶或甲巯咪唑（他巴唑）、卡比马唑（甲亢平）等能使甲状腺肿大和动脉性充血，手术时极易发生出血，增加了手术的困难和危险。因此，服用硫脲类药物后必须加用碘剂 2 周待甲状腺缩小变硬，血管数减少后手术。此方法可靠，但准备时间较长。

（2）单用碘剂：症状不重，以及继发性甲状腺功能亢进和高功能腺瘤也可开始即用碘剂，2～3 周后甲状腺功能亢进症状得到基本控制（患者情绪稳定，睡眠良好，体重增加，脉率＜90 次/分以下，基础代谢率＜20%，便可进行手术。但少数患者，服用碘剂 2 周后，症状减轻不明显，此时，可在继续服用碘剂的同时，加用硫氧嘧啶类药物，直至症状基本控制，停用硫氧嘧啶类药物后,继续单独服用碘剂 1~2 周,再进行手术。

需要说明:碘剂的作用在于抑制蛋白水解酶,减少甲状腺球蛋白的分解,从而抑制甲状腺素的释放,碘剂还能减少甲状腺的血流量,使腺体充血减少,因而缩小变硬。常用的剂量是复方碘化钾溶液,每日 3 次;第 1 日每次 3 滴,第 2 日每次 4 滴,以后逐日每次增加 1 滴,至每次 16 滴为止,然后维持此剂量。但由于碘剂只抑制甲状腺素释放,而不抑制其合成,因此一旦停服碘剂后,储存于甲状腺腺泡内的甲状腺球蛋白大量分解,甲状腺功能亢进症状可重新出现,甚至比原来更为严重。因此,凡不准备施行手术者不要服用碘剂。

对于常规应用碘剂或合并应用硫氧嘧啶类药物不能耐受或无效者,有主张单用普萘洛尔或与碘剂合用作术前准备。普萘洛尔是一种肾上腺素能 β 受体阻滞剂,能控制甲状腺功能亢进的症状,缩短术前准备的时间,且用药后不引起腺体充血,有利于手术操作,对硫脲类药物效果不好或反应严重者可改用此药。普萘洛尔因能选择性阻断各种靶器官组织上的 β 受体对儿茶酚胺的敏感性,抑制肾上腺素的效应而改善甲状腺功能亢进的症状。剂量为每 6 小时口服给药 1 次,每次 20~60mg,一般 4~7 天后脉率降至正常水平时,便可施行手术。由于普萘洛尔在体内的有效半衰期不到 8 小时,所以最末一次口服普萘洛尔要在术前 1~2 小时;术后继续口服普萘洛尔 4~7 天。此外,术前不要阿托品,以免引起心动过速。

(三)甲状腺功能亢进的手术治疗

甲状腺大部切除术对中度以上的甲状腺功能亢进是有效的疗法,能使 90%~95% 的患者获得痊愈,手术死亡率低于 1%。手术治疗的缺点是有一定的并发症和 4%~5% 的患者术后甲状腺功能亢进复发,也有少数患者术后发生甲状腺功能减退。建议手术主要用于 Graves 病和毒性甲状腺肿。手术治疗的优点是具有非常高的有效性和具备组织病理学评估的可能性。在 Graves 病中,首选甲状腺全切除术以确保甲状腺完全切除和消除甲状腺抗原。在毒性甲状腺肿中,大型甲状腺肿压迫周围组织及疑似恶性肿瘤的甲状腺结节,应进行全甲状腺切除术。

(1)麻醉可用颈丛神经阻滞,效果良好,可了解患者发音情况,避免损伤喉返神经。但对于精神较易紧张的甲状腺功能亢进患者,建议首选气管插管全身麻醉,以保证呼吸道通畅和手术的顺利进行。

(2)手术应轻柔、细致,认真止血、注意保护甲状旁腺和喉返神经。还应注意以下几点。

①充分显露甲状腺腺体:应紧贴甲状腺上极结扎、切断甲状腺上动静脉,以避免损伤喉上神经;如要结扎甲状腺下动脉,则要尽量离开腺体背面,靠近颈总动脉结扎其主干,以避免损伤喉返神经。

②切除腺体数量:应根据腺体大小或甲状腺功能亢进程度决定。通常需切除腺体的 80%~90%,并同时切除峡部;每侧残留腺体以如成人拇指末节大小为适当(3~4g)。腺体切除过少容易引起复发,过多又易发生甲状腺功能低下(黏液水肿)。必须保存两叶腺体背面部分,以免损伤喉返神经和甲状旁腺。

③严格止血:对较大血管(如甲状腺上动静脉,甲状腺中、下静脉),应分别采用双重结扎,防止滑脱出血。手术野应常规放置橡皮片引流 24~48 小时,并随时观察和及时引流切口内的积血,预防积血压迫气管,引起窒息。

④术后观察和护理:术后当日应密切注意患者呼吸、体温、脉搏、血压的变化;预防甲状

功能亢进危象发生。如脉率过快，可使用利血平肌内注射。患者采用半卧位，以利呼吸和引流切口内积血；帮助患者及时排出痰液，保持呼吸道通畅。此外，患者术后要继续服用复方碘化钾溶液，每日 3 次，每次 10 滴，共 1 周左右；或由每日 3 次，每次 16 滴开始，逐日每次减少1 滴。

（3）术后常见并发症

①术后呼吸困难和窒息：多发生在术后 48 小时内，是术后最危急的并发症。常见原因如下。

a.切口内出血压迫气管：因手术时止血（特别是腺体断面止血）不完善或血管结扎线滑脱所引起。

b.喉头水肿：主要是手术创伤所致，也可因气管插管引起。

c.气管塌陷：是气管壁长期受肿大甲状腺压迫，发生软化，切除甲状腺体的大部分后软化的气管壁失去支撑的结果。

后两种情况的患者，由于气道堵塞可出现喘鸣及急性呼吸道梗阻。

临床表现为进行性呼吸困难、烦躁、发绀，甚至发生窒息。如还有颈部肿胀、切口渗出鲜血时，多为切口内出血所引起者。发现上述情况时，必须立即行床旁抢救，及时剪开缝线，敞开切口，迅速除去血肿；如此时患者呼吸仍无改善，则应立即施行气管切开；情况好转后，再送手术室做进一步的检查、止血和其他处理。因此，术后应常规的在患者床旁放置无菌的气管切开包和手套，以备急用。

②喉返神经损伤：发生率约 0.5％。大多数是因手术处理甲状腺下极时，不慎将喉返神经切断、缝扎或挫夹、牵拉造成永久性或暂时性损伤所致。少数也可由血肿或瘢痕组织压迫或牵拉而发生。损伤的后果与损伤的性质（永久性或暂时性）和范围（单侧或双侧）密切相关。喉返神经含支配声带的运动神经纤维，一侧喉返神经损伤，大都引起声嘶，术后虽可由健侧声带代偿性的向患侧过度内收而恢复发音，但喉镜检查显示患侧声带依然不能内收，因此不能恢复其原有的音色。双侧喉返神经损伤，视其损伤全支、前支抑或后支等不同的平面，可导致失声或严重的呼吸困难，甚至窒息，需立即做气管切开。由于手术切断、缝扎、挫夹、牵拉等直接损伤喉返神经者，术中立即出现症状。而因血肿压迫、瘢痕组织牵拉等所致者，则可在术后数日才出现症状。切断、缝扎引起者属永久性损伤，挫夹、牵拉、血肿压迫所致则多为暂时性，经理疗等及时处理后，一般在 3～6 个月逐渐恢复。

③喉上神经损伤：多发生于处理甲状腺上极时，离腺体太远，分离不仔细和将神经与周围组织一同大束结扎所引起。喉上神经分内（感觉）、外（运动）两支。若损伤外支会使环甲肌瘫痪，引起声带松弛、音调降低。内支损伤，则喉部黏膜感觉丧失，进食特别是饮水时，容易误咽发生呛咳。一般经理疗后可自行恢复。

④手足抽搐：因手术时误伤及甲状旁腺或其血液供给受累所致，血钙浓度下降至2.0mmol/L 以下，严重者可降至 1.0～1.5mmol/L（正常为 2.25～2.75mmol/L），神经肌肉的应激性显著增高，多在术后 1～3 天出现手足抽搐。多数患者只有面部、唇部或手足部的针刺样麻木感或强直感，经过 2～3 周后，未受损伤的甲状旁腺增生肥大，起到代偿作用，症状便可消失。严重者可出现面肌和手足伴有疼痛感觉的持续性痉挛，每日发作多次，每次持续 10～20

分钟或更长,严重者可发生喉和膈肌痉挛,引起窒息死亡。若切除甲状腺时,注意保留腺体背面部分的完整。切下甲状腺标本时要立即仔细检查背面甲状旁腺有无误切,发现时设法移植到胸锁乳突肌中等,均是避免如此并发症发生的关键。

发生手足抽搐后,应限制肉类、乳品和蛋类等食品(因含磷较高,影响钙的吸收)。抽搐发作时,立即静脉注射 10% 葡萄糖酸钙或氯化钙 10～20mL。症状轻者可口服葡萄糖酸钙或乳酸钙 2～4g,每日 3 次;症状较重或长期不能恢复者,可口服维生素 D_3,每日 5 万～10 万 U,以促进钙在肠道内的吸收。口服双氢速甾醇(双氢速变固醇)(DT_{10})油剂能明显提高血中钙含量,降低神经肌肉的应激性。还可用同种异体带血管的甲状腺、甲状旁腺移植。

⑤甲状腺危象:是甲状腺功能亢进的严重合并症。临床观察发现:危象发生与术前准备不够、甲状腺功能亢进症状未能很好控制及手术应激有关。根据危象时患者主要表现[高热(>39℃)、脉快(>120 次/分)、同时合并神经、循环及消化系统严重功能紊乱,如烦躁、谵妄、大汗、呕吐、水泻等]反映出,本病是因甲状腺素过量释放引起的暴发性肾上腺素能兴奋现象。若不及时处理,可迅速发展至昏迷、虚脱、休克甚至死亡,病死率为 20%～30%。治疗包括以下几项。

a.肾上腺素能阻滞剂:可选用利血平 1～2mg 肌内注射或胍乙啶 10～20mg 口服。前者用药 4～8 小时后危象可用所减轻;后者在 12 小时后起效。还可用普萘洛尔 5mg 加 5%～10% 葡萄糖溶液 100mL 静脉滴注以降低周围组织对肾上腺素的反应。

b.碘剂:口服复方碘化钾溶液,首次为 3～5mL 或紧急时用 10% 碘化钠 5～10mL 加入 10% 葡萄糖溶液 500mL 中静脉滴注,以降低血液中甲状腺素水平。

c.氢化可的松:每日 200～400mg,分次静脉滴注,以拮抗过多甲状腺素的反应。

d.镇静药:常用苯巴比妥钠 100mg 或冬眠合剂Ⅱ号半量,6～8 小时肌内注射 1 次。

e.对症支持治疗:发热者应积极物理降温,如湿袋、冰袋等,必要时可给予中枢性解热药或予以人工冬眠合剂(哌替啶 100mg,氯丙嗪 50mg,异丙嗪 50mg,混合后静脉持续泵入)。注意,避免使用水杨酸类解热药,因其可增高患者代谢率,并促使游离 T_3、T_4 水平增高。

f.静脉输入大量葡萄糖溶液补充能量,吸氧,以减轻组织的缺氧。

g.有心力衰竭者,加用洋地黄制剂。

h.在 a～g 项常规治疗效果不满意时,可选用血液透析、腹膜透析、血浆置换等方式迅速降低血中 TH 浓度。

第三节 甲状腺炎

一、急性化脓性甲状腺炎

Bauchet 第一次描述了急性化脓性甲状腺炎(AST),在无抗生素时期,AST 的发病率在甲状腺外科疾病中占 0.1%;抗生素应用后,AST 较少见。

(一)病因

甲状腺具有丰富的血管和淋巴管,而且甲状腺的包膜通常发育良好,腺体内含碘高,AST

不易发生。AST 的发生多在甲状腺结构异常的基础上或存在甲状腺的其他疾病,如梨状窦瘘、甲状腺癌等,大都由于口腔或颈部化脓性感染而引起。机体免疫功能不全是 AST 发病的一个重要因素。目前已证实 AST 的发生主要与 2 种因素有关:一是胚胎腮弓闭合不全等先天性畸形,临床上最常见的是梨状窝瘘;二是结节性甲状腺肿的囊性变。

引起 AST 的病原菌较多,常见的是链球菌、葡萄球菌、卡式肺囊虫和分枝杆菌,少见的病原菌感染则往往继发于机体的免疫功能不全或有特殊的病菌的接触史,如患有艾滋病、糖尿病、白血病或有羊及羊乳接触史的患者容易感染克雷伯肺炎球菌、假丝酵母菌等。感染的途径包括血源性扩散、甲状腺周围组织的直接感染、甲状舌骨囊肿或瘘、食管裂孔。

(二)临床表现

临床上应区别急性甲状腺炎与急性甲状腺肿炎,前者少见,后者较常见。多数患者表现为突发性颈前区疼痛,局部红斑及皮温增高,肿胀和触痛。可伴有发热、吞咽困难或声嘶。炎症可累及单侧甲状腺或双侧甲状腺,有的仅限于峡部,炎症的后期可表现为局部肿胀,出现波动感,少数病例可出现搏动性肿物。感染局限在甲状腺肿的结节或囊肿内时,因不良的血液循环易形成脓肿。脓肿形成后治疗困难而且易压迫呼吸道引发呼吸困难,严重时危及生命。有资料报道,由于临床医师对该病认识不足,重视程度不够,早期易误诊为亚急性甲状腺炎,若使用糖皮质激素会导致感染扩散,加重病情,极易发生败血症或气管食管瘘,且一旦脓肿形成,短时间内即可压迫气管造成窒息,危及生命。据报道,病死率为 3.7%~12.1%。复发性 AST 多是因为持续存在梨状窦-甲状腺瘘引起的。

(三)诊断

诊断依据如下。

(1)有上述临床表现。

(2)实验室检查发现周围白细胞增高、血细胞沉降率加快、C 反应蛋白增高。

(3)甲状腺的功能检查在细菌感染的 AST 患者中大都正常,但在真菌感染的病例中,甲状腺功能大多降低,而分枝杆菌感染的患者则多有甲状腺功能亢进倾向。

(4)甲状腺扫描时,可在 90% 以上的细菌感染患者及 78% 的分枝杆菌感染的患者中发现凉结节或冷结节。

(5)B 超可发现甲状腺单叶肿胀或脓肿形成。

(6)X 线检查可了解气管偏移或受压情况,有时可发现甲状腺及甲状腺周围组织中由产气细菌产生的游离气体。

(7)CT 或 MRI 检查可发现纵隔脓肿。

(8)颈部穿刺标本进行细菌培养、革兰染色有助于确定感染病菌。甲状腺细针穿刺细胞学检查是 AST 最可靠的诊断方法。

(四)治疗

治疗方面,局部早期宜用冷敷,晚期宜用热敷。

1.给予抗生素

AST 一经确诊应积极给予抗生素治疗,并需及早手术。AST 的致病菌多为革兰阳性球菌,而近期的文献报道阴性杆菌或厌氧菌占有很大比例。因此,在抗生素的选用上应兼顾厌氧菌和需氧菌。梨状窝瘘管与甲状腺叶的关系非常密切,如确诊为梨状窝瘘所致的 AST,应在控制甲状腺感染后手术处理原发病灶。对症状较重的患者,应采用静脉给药,对青霉素过敏的患者,可选用大环内酯类或氯霉素,有效抗生素的使用至少持续 14 天。

2.切开引流、手术切除

早期使用抗生素治疗,可防止炎症进一步发展和脓肿形成。一旦脓肿形成,仅仅使用抗生素并不足够,在 B 超检查或 CT 发现局部脓肿时,须切开引流。如有广泛组织坏死或持续不愈的感染时,则应行甲状腺切除手术,清除坏死组织,并且不缝合伤口。

3.甲状腺激素替代治疗

在严重、广泛的 AST 或组织坏死导致暂时性、长期性甲状腺功能减退时,应行甲状腺激素替代治疗。

4.B超引导下反复穿刺

此方法简单易行、安全有效无须麻醉,可按病情需要反复多次操作,直至脓腔吸收、没有脓液为止。降低了颈部切开导致的病程延长、创面医院内感染的概率,同时也避免了切口瘢痕影响美观。需要注意的是:①穿刺的针头到达皮下后,将针尖稍移位,再向甲状腺穿刺,保证拔针后甲状腺上的穿刺点和皮肤的穿刺点不在同一平面,这样可以尽可能阻止脓腔内的脓液渗出,防止医源性导致局部二次感染和甲状腺出血;②在病程晚期,局部炎症开始吸收,脓液稠厚带有絮状物,B 超提示脓腔有分隔,可做多点穿刺并向脓腔中注入甲硝唑或生理盐水,稀释后再行回抽,更有利于脓液的抽尽和炎症的吸收。

(五)并发症

急性化脓性甲状腺炎的并发症较为罕见,可能有声带麻痹、心包炎、暂时性甲状腺功能减退、黏液性水肿、局部交感神经功能紊乱、AST 复发,脓肿破入周围组织或器官(如气管、食管或纵隔内)、颈内静脉血栓形成和气管受压等。感染扩散可为局部或全身扩散,延误治疗或治疗失误可导致患者死亡。

二、亚急性甲状腺炎

亚急性甲状腺炎又称病毒性甲状腺炎、亚急性肉芽肿性甲状腺炎、(假)巨细胞甲状腺炎、非感染性甲状腺炎、移行性甲状腺炎、假结核性甲状腺炎等。因其病程比急性甲状腺炎长,又不像慢性甲状腺炎那样迁延,故称亚急性甲状腺炎。本病呈自限性,是最常见的甲状腺疼痛性疾病。因本病症状一般不突出,诊断也无肯定性依据,故易误诊和漏诊。此病多由甲状腺的病毒感染引起,以短暂疼痛的破坏性甲状腺组织损伤伴全身炎症反应为特征,持续甲减发生率一般报道小于 10%,明尼苏达州一项 160 例 28 年随访研究达到 15%。国外文献报道本病占甲状腺疾患的 0.5%~6.2%,年发病率为 4.9/10 万,男女发病比例为 1:4.3,女性 30~50 岁为发病高峰。多种病毒,如柯萨奇病毒、腮腺炎病毒、流行性感冒病毒、腺病毒感染与本病有关,也可发生于非病毒感染(如 Q 热或疟疾等)之后。遗传因素可能参与发病,有与 HLA-B35 相关的报道。各种抗甲状腺自身抗体在疾病活动期可以出现,可能继发于甲状腺滤泡破坏后的抗原释放。

（一）病因

本病的确切病因尚不清楚,已知病毒感染是其主要原因,多继发于上呼吸道感染、流行性感冒、病毒性流行性腮腺炎之后。在流行性腮腺炎流行季节,往往本病患者增多。患本病的同时,患者可同时发生腮腺炎、睾丸炎等。其他如风湿热、某种链球菌感染、甲状腺外伤、甲状腺放射性损害、某种过敏或免疫反应也可能为致病原因。

（二）病理

由于病毒等感染,破坏了部分甲状腺滤泡,释出的胶体引起甲状腺组织内的异物样反应。病变的甲状腺明显肿大,可同时累及两叶,但多数为一叶或一叶的某一部分较为明显。病变组织明显水肿,颜色苍白或淡黄,质地坚实甚至发硬,与周围正常甲状腺组织分界不清,易误诊为甲状腺癌。术中见甲状腺与周围组织有粘连,硬结的甲状腺呈苍白色,肉眼观察与甲状腺癌很难区别。切片上的特征是:此病的甲状腺有亚急性和慢性炎症表现,白细胞浸润,实质组织退化和纤维组织增生。组织切片上除白细胞和纤维组织外,可见到许多吞有胶体颗粒的巨细胞,在退化的甲状腺滤泡周围有肉芽肿样组织形成。

（三）临床表现

常在病毒感染后1～3周发病,有研究发现该病有季节发病趋势(夏秋季节,与肠道病发病高峰一致),不同地理区域有发病聚集倾向。起病形式及病情程度不一。

1.上呼吸道感染前驱症状

肌肉疼痛、疲劳、倦怠、咽痛等,体温不同程度升高,起病3～4天达高峰。可伴有颈部淋巴结肿大。

2.甲状腺区特征性疼痛

逐渐或突然发生,程度不等。转颈、吞咽动作可加重,常放射至同侧耳、咽喉、下颌角、颊、枕、胸背部等处。少数有声音嘶哑、吞咽困难。

3.甲状腺肿

弥漫或不对轻、中度增大,多数伴结节,质地较硬,触痛明显,无震颤及杂音。甲状腺肿痛常先累及一叶后扩展到另一叶。

4.与甲状腺功能变化相关的临床表现

(1)甲状腺毒症阶段:发病初期50%～75%的患者体重减轻、怕热、心动过速等,历时3～8周。

(2)甲减阶段:约25%的患者在甲状腺激素合成功能尚未恢复之前进入功能减退阶段,出现水肿、怕冷、便秘等症状。

(3)甲状腺功能恢复阶段:多数患者短时间(数周至数月)恢复正常功能,仅少数成为永久性甲状腺功能减退症。整个病程6～12个月。有些病例反复加重,持续数月至2年不等。有2%～4%病例复发,极少数反复发作。

（四）实验室检查

1.红细胞沉降率(ESR)

病程早期增快,>50mm/h时对本病是有力的支持,ESR不增快也不能除外本病。

2.甲状腺毒症期

呈现血清 T_4、T_3 浓度升高,甲状腺^{131}I 摄取率降低(常低于 2%)的双向分离现象。血清 T_4/T_3 比值常<20。随着甲状腺滤泡上皮细胞破坏加重,储存激素殆尽,出现一过性甲减,T_4、T_3 浓度降低,促甲状腺素(TSH)水平升高。而当炎症消退甲状腺滤泡上皮细胞恢复,甲状腺激素水平和甲状腺^{131}I 摄取率逐渐恢复正常。

3.甲状腺细针穿刺细胞学检查(FNAC)

早期典型细胞学涂片可见多核巨细胞,片状上皮样细胞,不同程度炎性细胞;晚期往往见不到典型表现。但甲状腺 FNAC 检查不宜作为诊断本病的常规检查。

4.甲状腺放射性核素显像(如^{99m}Tc 或^{123}I)

早期甲状腺无摄取或摄取低下对诊断有帮助。

5.其他

早期白细胞可增高。甲状腺过氧化物酶抗体(TPOAb)、甲状腺球蛋白抗体(TgAb)阴性或水平很低,均不作为本病的诊断指标。血清甲状腺球蛋白(Tg)水平明显增高,与甲状腺破坏程度相一致,且恢复很慢。Tg 不作为诊断必备的指标。

(五)诊断

根据急性起病、发热等全身症状及甲状腺疼痛,典型性牵涉痛,甲状腺肿大且质硬,结合 ESR 显著增快,血清甲状腺激素浓度升高与甲状腺^{131}I 摄取率降低的双向分离现象可诊断本病。

详细询问病史,根据发病经过,诊断本病并不难。起病前,患者往往有流行性感冒或上呼吸道感染的前驱症状,如发热、周身不适、咽痛、颈部胀痛等。患者常有体温增高,使用抗生素治疗而疗效明显。过一段时间后(1～2 天或 2～3 个月,平均为 2 周左右),甲状腺出现肿胀、较硬,并有压痛。甲状腺肿大程度不一,一般为正常甲状腺的 2～3 倍,有的甚至达 6～7 倍。开始累及一叶的部分或一叶,继而累及两叶。典型病例疼痛可波及颈前、患侧耳后、颞枕部和下颌、咽喉,甚至同侧手臂,并在咳嗽、咀嚼和吞咽动作、后仰时疼痛加重,少数病例也可以出现声嘶或吞咽困难。

检查甲状腺虽有不同程度的肿大、较硬、压痛,但肿大的甲状腺与周围组织并不粘连,压迫症状不明显,也无颈部淋巴结肿大。

实验室检查白细胞计数正常,甚至略低。血沉则显著增快,常有异常增快,往往超过炎症病变的应有范围,可达 80～100mm/h。甲状腺摄^{131}I 率显著降低,BMR 可略增高,TT_3、TT_4、FT_3、FT_4 亦可略增高。甲状腺 SPECT 检查常不显影。

根据上述病程:患者在 1～2 周前有上呼吸道感染或腮腺炎史,此后出现甲状腺肿大较硬、胀痛,且疼痛波及患侧耳、颞枕部,伴有体温增高、血沉增块、BMR 略有增高而甲状腺摄^{131}I 率显著降低的"分离"现象,则本病诊断比较明确。

(六)鉴别诊断

需要与本病鉴别的有急性化脓性甲状腺炎、慢性淋巴细胞性甲状腺炎、结性甲状腺肿、慢性纤维性甲状腺炎、甲状腺癌等。慢性淋巴细胞性甲状腺炎的 TPOAb 及 TgAb 检测常增高,而亚急性甲状腺炎则增高不明显。需要注意的是,亚急性甲状腺炎可与甲状腺癌并存。特别注意以下几个方面。

1.急性化脓性甲状腺炎

甲状腺局部或邻近组织红、肿、热、痛及全身显著炎症反应,有时可找到邻近或远处感染灶;白细胞明显增高,核左移;甲状腺功能及^{131}I摄取率多数基本正常。

2.结节性甲状腺肿出血

突然出血可伴甲状腺疼痛,出血部位伴波动感;但无全身症状,ESR不升高;甲状腺B超检查对诊断有帮助。

3.慢性淋巴细胞性甲状腺炎

少数病例可有甲状腺疼痛、触痛,活动期ESR可轻度升高,并可出现短暂甲状腺毒症和^{131}I摄取率降低,但无全身症状,血清TgAb、TPOAb滴度增高。

4.无痛性甲状腺炎

本病是慢性淋巴细胞性甲状腺炎的变异型,是自身免疫甲状腺炎一个类型。有甲状腺肿,临床表现经历甲状腺毒症、甲减和甲状腺功能恢复3期,与亚急性甲状腺炎相似。鉴别点:本病无全身症状,无甲状腺疼痛,ESR不增块,必要时可行甲状腺FNAC检查鉴别,本病可见局灶性淋巴细胞浸润。

5.甲亢

碘致甲亢或者甲亢时^{131}I摄取率被外源性碘化物抑制,出现血清T_4、T_3升高,但是T_4/T_3率降低,需要与亚急性甲状腺炎鉴别。根据病程、全身症状、甲状腺疼痛、甲亢时T_4/T_3比值及ESR面可以鉴别。

(七)治疗

早期治疗以减轻炎症反应及缓解疼痛为目的。轻症可用阿司匹林(1～3g/d,分次口服)以及非甾体类抗炎药(如吲哚美辛75～150mg/d,分次口服)、环氧酶-2抑制药。糖皮质激素适用于疼痛剧烈、体温持续显著升高、水杨酸或其他非甾体类抗炎药治疗无效者,可迅速缓解疼痛,减轻甲状腺毒症症状。初始泼尼松20～40mg/d,维持1～2周,根据症状、体征及ESR的变化缓慢减少剂量,总疗程6～8周以上。注意过快减量、过早停药可使病情反复。停药或减量过程中出现反复者,仍可使用糖皮质激素,同样可获得较好效果。

甲状腺毒症明显者,可以使用β受体阻滞药。由于本病并无甲状腺激素过量生成,故不使用抗甲状腺药治疗。甲状腺激素用于甲减明显、持续时间久者;但由于TSH降低不利于甲状腺细胞恢复,故宜短期、小量使用;永久性甲减需长期替代治疗。

本病服用泼尼松常可获满意疗效。方案是:泼尼松,5mg/次,4次/天,2周后减量,全程1～2个月或10mg/次,3次/天,10天后减量,每周减5mg,至停药。同服甲状腺素片40mg(或左甲状腺素片50μg),1次/天,疗效更佳。本病易复发,对反复复发者有学者提出可予放疗,则可获持久效果。本病抗生素治疗无效。

三、慢性淋巴细胞性甲状腺炎

慢性淋巴细胞性甲状腺炎(CLT)又称桥本甲状腺肿,是一种自身免疫性疾病,也是甲状腺肿合并甲状腺功能减退最常见的原因。由于自身抗体的损害,病变甲状腺组织被大量淋巴细胞、浆细胞和纤维化所取代。血清中可检出抗甲状腺球蛋白抗体、抗甲状腺微粒体抗体及抗甲状腺细胞表面抗体等多种抗体。组织学显示甲状腺滤泡广泛被淋巴细胞和浆细胞浸润,并形成淋巴滤泡及生发中心,本病多发生于30～50岁女性。

(一)病因与发病机制

CLT的病因尚不清楚。由于有家族聚集现象,常在同一家族的几代人中发生,并常合并其他的自身免疫性疾病,如恶性贫血、糖尿病、肾上腺功能不全等,故认为CLT是环境因素和遗传因素共同作用的结果。环境因素的影响主要包括感染和膳食中的碘化物。近年来,较多的研究表明,易感基因在发病中起一定作用。

1.遗传因素

CLT由遗传因素与非遗传因子相互作用而产生已成为人们的共识。甲状腺自身抗体的产生与常染色体显性遗传有关。在欧洲和北美,CLT患者中HLA-B8及DR3、DR5多见;而日本人则以HLA-B35多见。徐春等用PCR-SSCP检测30例汉族CLT患者的HLA-DQA1及DQB1位点的等位基因多态性,发现DQA1-0301的频率明显高于正常对照,推测可能是中国人发病的易感基因。美国一个研究机构对56例患自身免疫性甲状腺疾病的高加索人家庭的基因进行了分析,鉴定出6个与自身免疫性甲状腺疾病相关的基因。其中,位于第6号染色体上的AITD-1基因与Graves病和CLT有关;位于第13号染色体上的HT-1及第12号染色体上的HT-2与CLT的发病有关。此后,他们采用全基因组筛选法研究了1个共有27位家庭成员的美籍华人家庭,发现D11S4191和D9S175与CLT有关,因而认为不同种族之间存在对CLT的不同基因易感性。Tomer等的研究则显示,决定甲状腺自身抗体产生的一个重要基因位于染色体2q23上,激活途径中必不可少的协同刺激因子CTLA-4基因极有可能就是染色体2q33上的甲状腺抗体基因。

2.免疫因素

免疫因素导致甲状腺受损的机制尚未完全明确,可能通过以下机制发挥作用。

(1)先天性免疫监视缺陷导致器官特异的抑制性T淋巴细胞数量和质量异常,T淋巴细胞可直接攻击甲状腺滤泡细胞。

(2)体液免疫介导的自身免疫机制及与补体结合的抗甲状腺抗体对滤泡细胞的溶解作用。

(3)抗甲状腺抗体触发和启动淋巴细胞介导的毒性。

本病属于自身免疫性疾病,多种自身免疫性疾病女性发病率均较高,女性是CLT的一项危险因素。

3.环境因素

在碘缺乏和富含碘的地区,CLT的发病率均上升,说明碘在CLT发病中有重要作用。Rose等发现,CLT患者饮食中添加碘,其甲状腺损害明显加重。甲状腺球蛋白碘化后,CLT中T细胞增殖,主要的致病抗原-Tg自身抗原效力增加,全身免疫反应加重,导致CLT。据报道,食盐加碘数年后,自身免疫性甲状腺炎的发病率增加了近3倍。甲状腺滤泡上皮的体外培养证明,高碘可促进淋巴细胞向滤泡上皮黏附,形成甲状腺损伤,而损伤的甲状腺上皮自身细胞内的蛋白暴露,并有可能向辅助性T细胞递呈。因此,地域的不同可能导致居民碘摄入量的不同,沿海地带是 CLT 发病的一项危险因素。

4.反复发作的慢性扁桃体炎也是 CLT 发病的危险因素

扁桃体感染灶的细菌和毒素反复、长期进入血液循环,作为异种蛋白反复刺激可使机体处于致敏状态,改变机体的反应性,使之慢慢转入变态反应。扁桃体切除者几乎都是因为反复发作的较为严重的慢性扁桃体炎,而扁桃体切除后,机体少了一个对细菌病毒过滤的屏障。CLT 作为一种自身免疫性疾病,结合 T 细胞的活化机制,慢性扁桃体炎诱发 CLT 是有可能的,慢性扁桃体炎是患 CLT 的一个危险因素。

(二)临床表现

95%病例见于女性,好发年龄为 30~60 岁。常见症状为全身乏力,部分患者有局部压迫感或甲状腺区疼痛,偶伴有轻压痛。发病缓慢,查体表现为无痛性弥散性甲状腺肿大、对称、质硬、表面光滑、质地坚韧,一般与周围组织无粘连,随吞咽活动上下活动。多伴甲状腺功能减退、较大腺肿可有压迫症状。

(三)诊断

目前对 CLT 的诊断标准尚未统一。①甲状腺弥散性肿大,质坚韧,表面不平或有结节;②TGAb、TMAb 阳性;③血 TSH 升高;④甲状腺扫描有不规则浓聚或稀疏;⑤过氯酸钾试验阳性。5 项中有 2 项者可拟诊为 CLT,具有 4 项者可确诊。一般在临床中只要具有典型 CLT 临床表现,血清 TGAb、TPOAb 阳性,即可临床诊断为 CLT。对临床表现不典型者,需要有高滴度的抗甲状腺抗体方能诊断。对这些患者,如血清 TGAb、TPOAb 为阳性,应给予必要的影像学检查协诊,并给予甲状腺素诊断性治疗,必要时应以 FNAC 或冷冻切片组织学检查确诊。

(四)鉴别诊断

1.结节性甲状腺肿

少数 CLT 患者可出现甲状腺结节样变,甚至产生多个结节。但结节性甲状腺肿患者的甲状腺自身抗体滴度减低或正常,甲状腺功能通常正常,临床少见甲状腺功能减退。

2.青春期甲状腺肿

在青春期,出现持续甲状腺肿大,是甲状腺对自身甲状腺激素需要量暂时增高的代偿性增生,甲状腺功能一般正常,甲状腺自身抗体滴度多正常。

3.Graves 病

肿大的甲状腺质地通常较软,抗甲状腺抗体滴度较轻,但也有滴度高者,两者较难鉴别,特别是 CLT 合并甲状腺功能亢进时,甲状腺功能也可增高。必要时可行细针穿刺细胞学检查。

4.甲状腺恶性肿瘤

CLT 可合并甲状腺恶性肿瘤,如甲状腺乳头状癌和淋巴瘤。CLT 出现结节样变时,如结节孤立、质地较硬时,难与甲状腺癌鉴别;一些双侧甲状腺癌的病例,可出现甲状腺两侧叶肿大、质硬、合并颈部淋巴结肿大,也难以与 CLT 鉴别。应检测抗甲状腺抗体,甲状腺癌病例的抗体滴度一般正常,甲状腺功能也正常。如临床难以诊断,可给予甲状腺激素试验性治疗,如服药后腺体明显缩小或变软,可考虑 CLT;桥本甲状腺炎与乳头状甲状腺癌共存很常见。这种情况的 FNAB 结果难以评估,并且可能会增加误报的数量。

已知 TSH 对卵泡细胞甲状腺癌和滤泡细胞来源有营养作用,由于 TSH 诱导的甲状腺细胞增殖,TSH升高可能增加甲状腺肿瘤的风险。一些学者提出,甲状腺自主性的发展,降低TSH水平,可能减缓癌症进展。

(五)治疗

目前无特殊治疗方法,原则上一般不宜手术治疗,临床确诊后,应视甲状腺大小及有无压迫症状而决定是否治疗。如甲状腺较小,又无明显压迫症状者,可暂不治疗而随访观察,甲状腺肿大明显并伴有压迫症状时,应进行治疗。

1.内科治疗

(1)甲状腺素治疗甲状腺肿大明显或伴有甲状腺功能减退时,可给予甲状腺素治疗,可用L-T$_4$或甲状腺片。一般从小剂量开始,甲状腺素片40～60mg/d或L-T$_4$50～100μg/d,逐渐增加剂量分别至120～180mg/d或100～200μg/d,直至腺体开始缩小,TSH水平降至正常。此后,因人而异逐渐调整剂量,根据甲状腺功能和TSH水平减少剂量至维持量,疗程一般1～2年。甲状腺肿大情况好转,甲状腺功能恢复正常后可停药。一般甲状腺肿大越明显时,治疗效果越显著。部分患者停药几年后可能复发,可再次给予甲状腺素治疗。CLT患者大都有发展为甲状腺功能减退趋势,因而应注意随访复查,发生甲状腺功能减退时,应给予治疗。

(2)抗甲状腺治疗CLT伴有甲状腺功能亢进时应给予抗甲状腺治疗,可用他巴唑或丙基硫氧嘧啶治疗,但剂量应小于治疗Graves病时的剂量,而且服药时间不宜过长。如为一过性的甲状腺功能亢进,可仅有β受体阻滞药,如普萘洛尔或酒石酸美托洛尔进行对症治疗。

(3)糖皮质激素治疗亚急性起病,甲状腺疼痛和肿大明显时,可用泼尼松(15～30mg/d)治疗,症状好转后逐渐减量,用药1～2个月。糖皮质激素可通过抑制自身免疫反应而提高T$_3$、T$_4$水平。但泼尼松疗效不持久,停药后容易复发,如复发疼痛可再次使用泼尼松。但对甲状腺功能减退明显的病例,一般不推荐使用激素。

近期有研究结果显示,给予硒酵母片200μg/d治疗后,患者TPOAb、TgAb水平较治疗前下降,这表明硒治疗能缓解甲状腺的炎性反应,防止甲状腺组织进一步破坏,可以起保护作用。目前,硒在CLT发病中的作用及硒治疗CLT的机制仍不清楚,补硒治疗的合适剂量和疗程等需进一步研究明确。

多数CLT患者经内科治疗后,肿大的甲状腺可逐渐恢复正常,原来体检时触及的甲状腺结节可减小或消失,质韧的甲状腺可能变软,但甲状腺抗体滴度却可能长期保持较高的水平。

2.外科治疗

CLT确诊后,很少需要手术治疗。许多CLT的手术都是临床误诊为其他甲状腺疾病而进行的。有报道,研究手术治疗CLT的效果,发现手术组临床甲状腺功能减退和亚临床甲状腺功能减退发生率为93.6%,而非手术组的发生率为30.8%,表明手术加重了甲状腺组织破坏,促进了甲状腺功能减退发生。因此,应严格掌握手术指征。

此外,除目前所采用的手术治疗和内分泌治疗外,还有内放射治疗、分子靶向治疗、中医治疗等相关辅助治疗,同样也取得了一定的疗效。

第四节　甲状腺癌

甲状腺的恶性肿瘤有以下两种:①甲状腺癌,包括乳头状腺癌、滤泡状腺癌、未分化癌、髓样癌等;②甲状腺间质的恶性肿瘤,包括淋巴肉瘤、血管肉瘤、纤维肉瘤、骨肉瘤等。

甲状腺的恶性肿瘤中最常见的是甲状腺癌。甲状腺癌在人体所有恶性肿瘤中的发病率不高,占全身恶性肿瘤的 1%～1.5%,男性占 0.3%～0.5%。据国内的普查报道,实际发生率为 11.44/10 万,男性为 5.98/10 万,女性为 14.56/10 万。美国癌症研究所统计,甲状腺癌发病率为 4/10 万。死于甲状腺癌者每年仅 0.6/10 万。在临床中,甲状腺癌是经常遇到的甲状腺疾病之一,占甲状腺肿瘤的 10% 以上。在设有甲状腺疾病专科的医院,甲状腺癌病例尤可常见。甲状腺癌的发病率随年龄增大而升高,女性较男性高 3 倍。地方性甲状腺肿流行地区甲状腺癌发病率较高。甲状腺癌与较常见的结节性甲状腺肿、甲状腺腺瘤难以鉴别,在具体处理上有时较为棘手,因此,甲状腺癌在临床上具有一定的重要性。近年来,在我国甲状腺癌的发病率似有上升趋势。

一、甲状腺癌的病因、病理分型和临床分期

(一)病因

迄今为止,甲状腺癌的真正发病原因尚不明确。但以下 3 种情况是引起甲状腺癌的重要因素,已获公认。

1.促甲状腺激素(TSH)的长期刺激

有实验证明,凡是足以引起实验动物长期而过量分泌 TSH 的各种情况,都可以刺激甲状腺,使甲状腺普遍增生和癌变,有的甚至可以引起癌的肺转移。如鼠长期缺碘或长期服致甲状腺肿药物(硫脲嘧啶),能导致甲状腺发生乳头状癌。在人体,这种情况也可发生。如先天性甲状腺肿如不及时用甲状腺素做替代治疗,其甲状腺最终可能恶变为甲状腺癌。儿童的甲状腺结节,其甲状腺癌的发生率可高达 50%～70%;地甲病流行区的单纯性甲状腺肿患者,其癌变率明显升高,亦与垂体反馈分泌过量的 TSH 长期刺激甲状腺有关。

2.放射线的影响

用放射线照射实验鼠的甲状腺或给鼠口服[131]I,能促使鼠发生甲状腺癌。如在口服[131]I 的同时,长期服用致甲状腺肿药物,更易促使甲状腺发生癌变。有学者报道的儿童甲状腺癌病例中,80%～100% 的病例接受过上纵隔或颈部放射治疗。长崎和广岛原子弹爆炸后的幸存者中,受过大量射线照射者,甲状腺癌发生率显著增加。甲亢患者接受[131]I 治疗后,可导致甲状腺细胞核增大、核染色加深、核分裂增多的现象,持续若干年,个别病例甚至最终癌变。

3.其他甲状腺疾病的影响

在临床上,甲状腺癌与甲状腺其他疾病并存的现象颇为常见,但其因果关系尚不十分清楚,目前争论较多,意见尚不一致。有学者报道了甲状腺与其他甲状腺疾病并存病例 49 例,包

括与甲状腺腺瘤共存 30 例,与结节性甲状腺例,与原发性甲亢共存 8 例,与甲状旁腺腺瘤共存 1 例,以及甲状腺癌与甲状腺鳞癌共存的因果关系争论意见如下。

(1)关于甲状腺腺瘤恶变的争论:国内外报道的临床统计资料,甲状腺腺瘤恶变率达到 7%～38%。也有学者在长期喂养抗甲状腺素药物和 [131]I 的动物中,观察到甲状腺腺瘤逐渐进展为癌的现象。许多病理学家也偶然发现了甲状腺腺瘤的病理类型与甲状腺癌的病理类型不一致。如沈康年报道该院统计的甲状腺腺瘤 84.4% 为滤泡状腺瘤,乳头状腺瘤仅为 2.8%,而该院 240 例甲状腺癌中 56.6% 为乳头状腺癌,这便与甲状腺腺瘤恶变的观点难以一致。Degroot 提出,甲状腺腺瘤一开始就是良性肿瘤,大部分甲状腺癌同样一开始就是恶性的,甲状腺腺瘤变为甲状腺癌是一种不常见的现象。

(2)对结节性甲状腺肿是甲状腺癌癌前病变的争议:文献报道结节性甲状腺肿切除标本中甲状腺癌发生率达 4%～17%,部分学者认为结节性甲状腺肿是甲状腺癌的癌前病变。沈康年统计的甲状腺癌与地方性甲状腺肿流行区并不一致,临床上结节性甲状腺肿多发生在中老年人,而甲状腺乳头状癌多见于青年组,这一现象也不支持结节性甲状腺肿是甲状腺癌癌前病变的观点。Degroot 复习了有关文献,也认为地方性甲状腺肿患者发生甲状腺癌的机会在统计学上并没有出现有意义的增高。有些报道认为,在结节性甲状腺肿切除标本中甲状腺癌发生率很高是由于组织学诊断甲状腺癌的标准不同所致。所以可以认为地方性结节性甲状腺肿发生甲状腺癌的危险性是很小的。从临床实际出发,结节性甲状腺肿有癌变的可能性,临床医师不应忽视。

(3)原发性甲亢与甲状腺癌的关系:过去,人们一直认为甲亢与甲状腺癌是相互排斥的,甲亢患者很少并发甲状腺癌,但越来越多的报道提示甲亢患者易发生甲状腺癌。甲亢与甲状腺癌共存的生率各家高低不一,2.5%～8.7% 均有报道。甲亢合并甲状腺癌者,以男性多见,高发年龄小于 20 岁和 40～60 岁之间。其机制与 TSH 的刺激有关,因 TSH 是甲状腺组织增生的重要因子,它能刺激甲状腺细胞的生长、组织增生及 DNA 的合成,甲状腺组织细胞过度增生分裂,从而导致癌。Farbota 认为,TSAb、TSBAb 等抗体通过 TSH 受体或其他途径对甲状腺产生致癌作用。

(4)甲状旁腺腺瘤与甲状腺癌共存的发生率:甲状腺腺瘤患者发生甲状旁腺腺瘤的比例很低,而甲状旁腺腺瘤患者可能同时存在甲状腺癌。文献报道的发生率为 2%～11%,值得临床医师重视。

(5)甲状腺癌与淋巴细胞性甲状腺炎共存:此种共存有增多的趋势,有学者假设甲状腺癌的周围存在局灶性淋巴细胞性甲状腺炎,可能为甲状腺癌免疫反应的结果,但此观点尚难定论。

(6)甲状腺鳞癌:罕见。其组织来源一般认为是甲状腺乳头状腺癌合并扁平上皮化生后恶变而来,也可能从滤泡上皮细胞间变而来。沈康年报道的甲状腺癌与甲状腺鳞癌共存 2 例,认为可能与甲状腺多原发癌有关。

综上所述,甲状腺癌的发生虽与甲状腺腺瘤、结节性甲状腺肿、甲亢、甲状腺炎以及甲状旁腺疾病等其他甲状腺疾病尚无明确的因果关系,但其共存是临床事实,因此对甲状腺其他疾病与甲状腺癌的相关性应予充分注意。

（二）病理

甲状腺癌是一种组织形态各异、生物学行为不同的癌。客观上，甲状腺癌的病理诊断与分类比较困难。有些甲状腺癌，如属于恶性的乳头状癌与属良性的腺瘤，界限有时难以区分。一般需见到血管或淋巴管被侵犯，甲状腺包膜和邻近组织被浸润，颈淋巴结或远位器官、组织有转移，方才能肯定是属于恶性的甲状腺癌。不同类型的甲状腺癌，其生物学行为差别较大。因而其临床表现、治疗方案、治疗效果及预后都不尽相同。因此，临床医师必须了解甲状腺癌的病理分型。除原发甲状腺癌外，尚可有甲状腺转移癌。甲状腺转移癌一般以肾癌、乳腺癌、肺癌和恶性黑色素瘤为最多，易误诊为甲状腺原发癌。曾报道在癌肿病例的尸检中发现5%有甲状腺转移癌，因癌转移至死的24%的患者有癌的甲状腺转移。常见的甲状腺癌的病理分型如下。

1.甲状腺乳头状癌（PTC）

乳头状癌在甲状腺癌中发生率最高，为最常见的类型，占甲状腺癌中高分化癌的首位。一般占甲状腺癌总数的60%～70%，Sehwartz报道占59.6%，国内报道为63%～80%。乳头状癌生长缓慢，好发于20～40岁。儿童及青年人常见。女性发病率明显高于男性，临床发现的甲状腺乳头状癌多为女性患者。70%的儿童甲状腺癌及50%以上的成年人甲状腺癌均属此型。乳头状癌的转移主要为淋巴结转移，而且多是颈淋巴结转移，颈淋巴结转移率为50%～70%。血行转移少见，肺和其他远处转移少于5%。有时甚至颈淋巴结转移为患者的首发症状。血行转移的终末病灶最多的是肺，其次为骨和脑。

甲状腺乳头状癌分化良好，属高分化型腺癌。恶性程度低，生长缓慢，转移多在颈淋巴结，一般预后良好。如果原发癌灶为隐匿癌或包膜内型，在尚未发生血行转移前，其预期寿命与正常人大致相等。许多患者经适当治疗后，常能存活10年以上，仅3%～5%的患者最终死于本病。伊藤国彦报道的乳头状癌10年生存率为92.3%。如病灶已侵及甲状腺周围组织，则预后明显较差，最终死于本病者可达40%。在老年患者中，乳头状癌可迅速发展产生局部复发和血行播散转移。甲状腺乳头状癌初起包埋在甲状腺组织中，边界明显，切面略呈高起，组织脆软易碎，颜色橙红或暗红，中心常有囊性变，囊内充满血性液体。也可以发生钙化，致使切面呈沙粒样，但囊性变、钙化与其恶性程度无关，也不影响预后。

2.甲状腺滤泡状癌（FTC）

亦有学者将其称为恶性腺瘤，占甲状腺高分化癌中的第二位，约占30%，占全部甲状腺癌总数的15%～20%。多见于中年人，以50～60岁多见。George报道84例甲状腺滤泡状癌病例，平均年龄女性为53岁，男性为55岁。偶可见于青年人。发病率女性比男性高3倍。此型癌发展较迅速，属中度恶性。伊藤国彦报道的甲状腺滤泡状癌10年生存率为84%，而George报道的5年生存率仅为73%，且5年无瘤生存率仅为44%，10年生存率为43%。甲状腺滤泡状癌颈淋巴结转移少，主要转移途径是经血行转移到肺和骨。当颈淋巴结出现转移时，往往已有血行转移。因血行转移造成的继发癌（肺、骨、脑、肝）都远远高于乳头状癌。骨和肝的血行转移，有时可以较原发灶的发现为早。有时甲状腺内原发癌灶直径不到1cm，但可表现为病理性骨折。有的首次甲状腺手术切除标本，病理诊断为甲状腺腺瘤，可数年后出现骨和肺的转移，始被证实为甲状腺癌者屡见不鲜。George报道的84例中，有27例从发现颈部肿块到诊断为甲状腺滤泡状癌的时间长达3～5年。滤泡状癌大小不一,圆形或椭圆形,实性、坚韧、切面呈灰白或肉样色,可合并出血、坏死及纤维化。

Hurthle细胞癌是特殊类型的滤泡状癌。在组织切片上可见癌瘤由Hurthle(嗜酸性滤泡)细胞组成。Hurthle细胞是滤泡上皮细胞的一种变异,在组织上源自甲状腺实质细胞,在生物学行为上亦与滤泡状癌相似,但较易侵犯周围组织,较多发生区域淋巴结转移。Hurthle细胞癌术后复发机会较多,整个病程较长,此外不能摄^{131}I,此点亦与滤泡状癌不同。甲状腺滤泡状癌的预后,年龄是最重要的因素。小于40岁预后较好,治愈率可达80%;年龄>60岁者预后差,治愈率仅为26%。此外,肿瘤直径超过5cm,远处转移,局部复发,淋巴结侵犯,Hurthle细胞癌已做过手术者可能预后不佳。手术范围或术后长期服用甲状腺素片,加用外放射或^{131}I治疗,均不能影响预后。

3.甲状腺髓样癌(MTC)

甲状腺髓样癌于1959年由Hazard正式命名,是指源于甲状腺滤泡旁细胞(又称C细胞或明亮细胞)的恶性肿瘤,又称滤泡旁细胞癌。它可以多发性内分泌瘤MENⅡ型的部分病症出现,具有独特的病理学特征。此型少见,为少见病,占甲状腺恶性肿瘤的5%～15%,国内3.6%～8%。男、女发生率相似,也有报道女性居多。发病年龄多见于30～40岁中年人,以40岁左右居多,家族型发病年龄比散发型明显提前。

本病分为散发型和家族型。以散发型者多见,甲状腺肿块可以大小不等,形状多样,质硬,移动度差,可以突破甲状腺包膜侵犯邻近组织器官而产生相应症状体征。甲状腺髓样癌早期便可发生颈淋巴结转移。有时原发癌灶很小,甚至未被发现,却已有颈淋巴转移肿大而就诊。甲状腺髓样癌一般属中度恶性,较早出现淋巴结转移,且可血行转移到肺。发展缓慢,预后较好。但如有淋巴结转移者,则预后较乳头状癌要差,也有少数自发现颈部肿块后,可于1年内死亡,晚期可经血行转移到骨、肺、肝等,则预后极差。伊藤国彦报道的甲状腺髓样癌10匀生存率仅为25%。

甲状腺髓样癌的肿瘤细胞除可分泌降钙素(CT)和产生淀粉样物质外,尚可分泌其他多种内分泌激素,如前列腺素、血清素、促胃液素、5-羟色胺(5-HT)和ACTH等。其分泌量足以引起相应内分泌器官的功能紊乱,这些症状常在根治性手术治疗后消失,复发或转移常可再现,其中较为常见的是不明原因的非炎症性顽固性水样腹泻。骆成云等报道以类癌综合征为表现的甲状腺髓样癌表现为发作性颜面潮红、腹痛、腹泻等类癌表现,并提出如临床上患者具有类癌综合征表现,则不论甲状腺能否触及肿物,只要颈部软组织X线摄片颈前有斑点状钙化影,甲状腺B超检查示甲状腺弥散性病变伴多发钙化及血钙降低者,均应怀疑甲状腺髓样癌。按内分泌功能紊乱出现的症状不同,可将MTC分为4种类型,即MEN-Ⅱ$_a$型、MEN-Ⅱ$_b$型、不合并MEN的家族型和散发型。其中MEN-Ⅱ$_a$、MEN-Ⅱ$_b$型合并嗜铬细胞瘤的机会较多,也是唯一伴有嗜铬细胞瘤的甲状腺癌。MEN-Ⅱ$_b$型有时伴甲状旁腺瘤;如伴黏膜神经瘤,有时呈现Marfan样体型。

MTC细胞分泌的降钙素可用放射免疫法直接测定出血清中含量。根据基础的及激发后的CT值均增高,便可确诊MTC。其升高水平与癌瘤的质量、病变范围和有无转移成正相关。癌肿未切尽CT值不会降到正常,术后复发、广泛转移CT值可再度升高。因此,CT值是

MTC最敏感的肿瘤标记物,其临床应用价值很高。癌胚抗原(CEA)可作为MTC的第二位肿瘤标记物,对其术前诊断、手术彻底性的监测和肿瘤复发或转移的监测也有较高的临床价值。

4.甲状腺未分化癌(UTC)

甲状腺未分化癌系高度恶性,不常见,占全部甲状腺癌的10%～15%。未分化癌多见于老年人,平均年龄在60岁左右,更多见于女性,特别是小细胞未分化癌,但巨细胞未分化癌似见于男性。

电子显微镜观察证明未分化癌来自滤泡上皮细胞。在病理上,未分化癌可分为巨细胞癌和小细胞癌两种。小细胞癌又可分为致密型和弥散型。根据化生的形态,又有梭形细胞癌或鳞状细胞癌。梭形细胞癌有时很像纤维肉瘤,鳞状细胞癌有时称上皮癌,其实都是分化不良而恶性程度很高的癌。

甲状腺未分化癌病程时间短,平均为1.5个月,预后极差,一般在确诊后6～12个月死亡;平均生存期为62个月,5年生存率仅为7.1%。伊藤国彦报道的未分化癌2年内全部死亡。有学者对33例甲状腺未分化癌进行回顾性分析,指出年龄及原发癌灶大小与预后有密切关系:年龄<45岁者比>45岁者好,原发癌灶<4cm者比>4cm者好。

(三)临床分期

甲状腺癌根据原发癌灶的大小、浸润的程度、淋巴结的转移及远处转移情况等进行临床分期,以利治疗方案的制定。

1.甲状腺隐匿癌(OCT)

甲状腺隐匿癌系指癌块最大直径≤1.0cm的甲状腺癌,也有学者称微癌。甲状腺隐匿癌的资料大多源于尸检报告。国外报道的检出率为6%～35%,一般为10%左右。国内胡锡琪报道为4.3%。吴毅等报道135例,为2.1%。对OCT的定义,目前仍有争议,过去定为病灶最大直径≤1.5cm。从临床实际考虑,当瘤体>1.0cm,临床多可扪及,尤其当瘤体位于腺体表面或峡部时,0.5cm者亦可被发现。但如瘤体位于腺体深面,患者肥胖,特别是在甲状腺上极深面者,则瘤体>5cm也难于发现,而且临床对瘤体的大小估计亦不准确。所以一般以瘤体的病理学检查为标准,其最大直径≤1.0cm称"隐匿癌"。

甲状腺隐匿癌的诊断比较困难,大部分的首发症状是颈淋巴结肿大。病程可以较长,有长达30年者。由于临床医师对OCT认识不足,往往误诊为慢性颈淋巴结炎、颈淋巴结结核。OCT的颈淋巴结转移率很高,国外资料为14%～43%。吴毅等报道的135例为57%。OCT的颈淋巴结转移最多见于颈内静脉链,而淋巴结慢性炎症或结核常见于颈后三角。另外一种情况是在施行其他甲状腺手术中,经病理快速切片发现癌灶者,此种"意外"的发现,临床报道有增多之势,即甲状腺良性腺瘤或其他甲状腺良性疾病(如结节性甲状腺肿)与甲状腺癌共存。

甲状腺隐匿癌预后很好。根据OCT的临床肿瘤生物学行为,有学者建议将OCT分为两型:Ⅰ型是在为其他甲状腺疾病施行手术时"意外"发现,其生物学行为与尸检发现的OCT一样,大多伴随患者终生而无临床表现,预后极好;Ⅱ型是以颈淋巴结转移为首发症状的OCT,此型男性多于女性,瘤体相对较大,病灶分化状况较Ⅰ型差,临床可以致死,预后相对差。

2.腺内型甲状腺癌

腺内型甲状腺癌系指甲状腺癌的原发癌灶仅局限在腺体内,尚未侵出(突出)甲状腺的包膜,具体来说,其癌灶尚局限在甲状腺的真被膜内,尚未进入外科囊内,故此型又称甲状腺包膜内癌。其癌灶的直径>1.0cm,临床往往通过甲状腺外诊可扪及甲状腺的肿块(或称结节),但与甲状腺腺瘤难以做出临床鉴别。

3.腺外型甲状腺癌

腺外型甲状腺癌系指甲状腺癌的原发癌灶不论其大小如何,均已侵及甲状腺内被膜,进入外科囊者,有的甚至侵及周围的组织或器官,诸如肌肉、筋膜,甚至气管、食管、喉返神经,并引起相应的临床症状和体征。如伴有颈淋巴结转移灶,多属病程中后期,预后较差。

甲状腺癌的 TNM 分期:与其他癌症一样可以依据原发灶的局部生长情况(T)、区域淋巴结的转移情况(N)和远处转移的有无(M)3 个方面来分期。具体分期如表 1-3 所示。

表 1-3 甲状腺癌分期

Ⅰ期	$T_{0\sim1}N_0M_0$	癌灶在甲状腺内尚不可扪及(T_0);或仅为 1 个小结节,尚未致甲状腺变形(T_1),颈淋巴结不可触及(N_0)
Ⅱ期	$T_{0\sim2}N_{1\sim2}M_0$	甲状腺内 1 个结节,已导致甲状腺变形(T_1);或已经有多个结节(T_2)、同侧颈淋巴结经肿大(N_1);或对侧颈淋巴结亦肿大(N_2)
Ⅲ期	$T_3N_3M_0$	肿大的甲状腺已经粘连固定(T_3),同侧或对侧颈淋巴结已经固定(N_3)
Ⅳ期	$T_xN_xM_1$	已有远处转移(肺、骨等)(M_1)

值得临床注意的是,上述甲状腺癌的分期,仅仅是提供手术医师术前对病情的预计以及对术式选择的参考,具体准确的临床分期有待术中的探查,确切的病理分期则有待术后的石蜡切片报告出来后方可确立。但对甲状腺癌患者,手术医师在术前有必要对患者的临床分期做出比较准确的预计,尽可能使治疗(手术)方案制定得较为合理些。

Lahey 医院根据多年的临床资料,主张将分化良好的甲状腺癌,根据性别、年龄及组织分型分成 3 组以指导治疗方案:

(1)低危组:包括<40 岁男性、<50 岁女性的乳头状癌、混合型癌或滤泡状癌。

(2)中危组:包括>40 岁男性、>50 岁女性的乳头状癌或混合型癌。

(3)高危组:包括>40 岁男性、>50 岁女性的滤泡状癌。

二、辅助检查

甲状腺癌已成为内分泌系统最常见的恶性肿瘤,大量病例报道结果显示,术前影像学能够定性诊断的比例约为 70%,提高影像学的诊断率对于甲状腺结节的临床治疗具有重要的意义。

(一)CT 检查

1.CT 检查的应用

CT 检查对甲状腺癌结节内的钙化灶具有很高的敏感性,但也具有一定局限性:对病变周围软组织的细微结构显示不如 MRI 清晰,必须做薄层扫描;对伴有甲状腺功能亢进的甲状腺肿瘤患者,不能用含碘的造影剂,故不能行增强扫描。

2.正常甲状腺 CT 显像特征

正常甲状腺在 CT 横断面图像上位于环状软骨以下,颈部气管两侧,通过峡部相连,呈三角形均匀的高密度区,境界清楚;左右叶的前后径为 20.5～22.5mm,最宽径为 18.5～20.0mm,纵径为 40.0～50.0mm。因甲状腺滤泡中储存的碘吸收 X 线量多,所以甲状腺在 CT 上显示的密度高于人体所有软组织密度,CT 值为 72～152HU,密度一般均匀,且其边缘光滑完整,与邻近软组织分界清楚。当甲状腺组织发生癌变或其他病变时,贮碘细胞被破坏,甲状腺组织中含碘量下降,形成 CT 图像上的低密度区。甲状腺由于其血供丰富,增强扫描正常甲状腺组织强化显著,密度明显增高(图 1-1)。

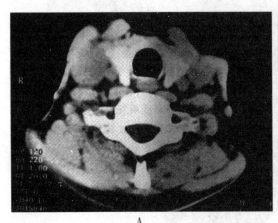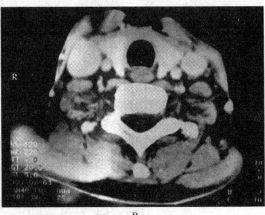

图 1-1　正常甲状腺 CT

平扫(A),增强(B)

3.甲状腺肿瘤 CT 显像特征

(1)甲状腺腺瘤:通常表现为正常甲状腺实质内的低密度结节,边缘光滑,密度均匀,有包膜,增强扫描时病灶可有增强。病变多为单发。腺瘤可缓慢长大,通常不超过 4cm。腺瘤突然增大可为自发出血所致。少数腺瘤可有钙化,钙化可为颗粒状或不均匀斑块状(图 1-2)。

(2)甲状腺癌:甲状腺癌在 CT 平扫多表现为病变区甲状腺肿大,肿瘤呈形态不规则、边界不清的不均匀低密度区,内可见散在钙化及更低密度坏死区,病变与周围组织分界不清。CT增强常见不均匀强化,强化低于正常甲状腺组织,能良好显示周围血管,颈总动脉和颈内静脉受累时表现为病变与之分界不清甚至病变包绕血管。甲状腺癌术后复发表现与上述类似。淋巴结转移表现为淋巴结增大,长径与短径比值≤2,淋巴结不均匀强化,可见内部强化减低或无强化区,增大淋巴结边界不清时提示有包膜外侵犯。

(3)特征性改变:甲状腺癌 CT 诊断的观察指标主要有癌灶的密度、癌灶内钙化特点、癌灶边界、强化程度、与周围组织关系和转移情况等。

①癌灶的密度:部分学者认为肿瘤的密度不均匀是恶性肿瘤的一个征象,肿瘤组织的非均质性改变有助于非均质性癌的诊断,其病理基础是瘤组织出现囊变、出血、坏死、钙化等,导致CT 上密度不均匀。但由于甲状腺良性病变也容易发生出血、囊变、钙化等,如结节性甲状腺肿的 CT 诊断就主要依赖于病变成分的不均一性。因此,不能仅就此作为鉴别肿瘤良恶性的依据。增强扫描能更好地显示甲状腺内病灶密度的差异,增强扫描后肿瘤强化环内壁附有明显强化的乳头状结节、强化环不完整或囊壁厚薄不均匀,是甲状腺癌较特征性的表现。

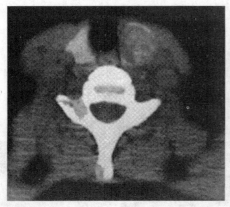
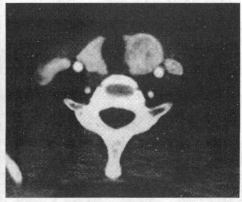

A   B

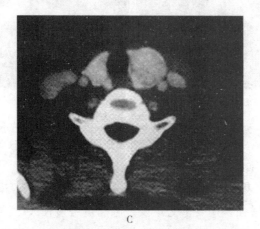

C

图 1-2　甲状腺腺瘤并出血

A.CT 平扫；B.CT 动脉期；C.CT 静脉期

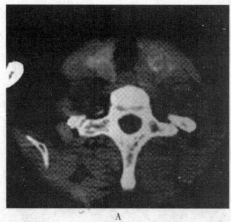
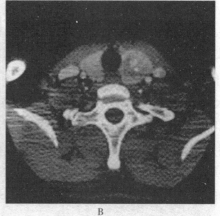

A   B

图 1-3　甲状腺癌伴轻度钙化

A.CT 平扫；B.CT 动脉期

②癌灶内钙化特点：甲状腺良、恶性病变出现钙化均比较常见，并不能作为诊断与鉴别诊断的特异征象。钙化形态多种多样，其中蛋壳样、大颗粒状、块状等较大钙化提示病变生长缓慢，多见于良性病变。有学者认为，≤2mm 的细沙粒状钙化是甲状腺癌的特征性表现，尤其是乳头状癌，其病理基础是典型的砂粒体。CT 见肿瘤囊性变及囊壁明显强化的乳头状结节，并有砂粒状钙化，是乳头状癌的特征性表现，其他类型的甲状腺癌无一有此表现，但仅有 10% 左右的乳头状癌有此表现（图 1-3）。

③癌灶边界：CT 增强时，肿瘤周边呈完整的环状均匀强化，是腺瘤较为特性的表现。而瘤周"半岛状"瘤结节及瘤周"强化残圈"征对甲状腺癌诊断具有重要参考价值（图 1-4）。

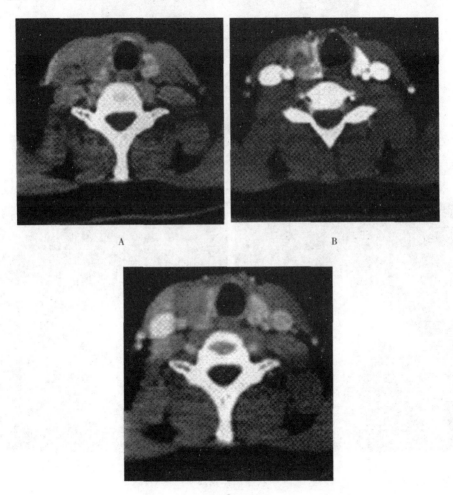

图 1-4　甲状腺癌突破包膜

A.CT 平扫；B.CT 动脉期；C.CT 静脉期

较多学者认为，甲状腺肿物边缘规则与否是鉴别良、恶性的重要指征。由于瘤细胞向周围组织浸润深度不同，以及瘤内不规则坏死与尚存血供的瘤组织交替存在，瘤周"半岛状"瘤结节在 CT 上表现为不规则低密度区周边的"半岛样"强化结节。而瘤周"强化残圈"征在 CT 上表现为肿瘤周边不完整强化环，甲状腺癌虽很少有包膜，但周围组织受到肿瘤生长的不断刺激而发生反应性纤维增生,从而形成假包膜,假包膜在 CT 上表现为低密度带。病理上强化环是肿瘤压迫周围正常甲状腺组织形成,且出现率在甲状腺良、恶性肿瘤中差异有显著性,是诊断良性肿瘤的特征性 CT 表现,恶性肿瘤极少表现为此。

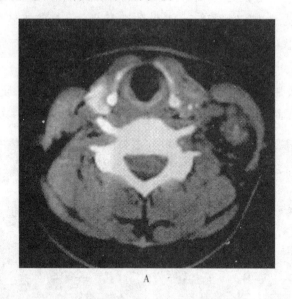

A

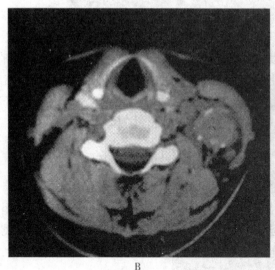

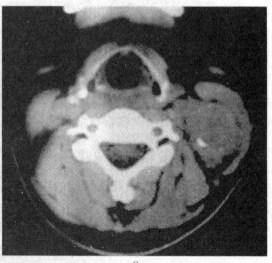

B   C

图 1-5　甲状腺癌伴颈部淋巴结转移

A.CT 平扫;B.CT 动脉期;C.CT 静脉期

④强化程度:正常甲状腺组织含有较高的碘含量,与邻近组织相比,其 CT 值较高;而肿瘤内还存在有供血动脉,所以会出现较明显的强化。

⑤与周围组织的关系:正常甲状腺表面有完整的双侧被膜覆盖,边缘光滑完整,与邻近组织结构分界清楚。甲状腺周围器官的侵犯是诊断甲状腺癌的确定征象,这点文献报道较多且无异议。正常甲状腺与邻近颈前肌肉及气管壁之间无脂肪间隙,而与邻近食管壁、颈鞘血管存在脂肪间隙。脂肪间隙在 CT 上显示为无强化的低密度带。甲状腺恶性病变外侵时,脂肪间

隙消失。因此一般用甲状腺病变与气管、食管及颈部血管等结构之间的脂肪间隙存在与否为诊断指标，提示上述结构受侵可能。甲状腺三面环绕气管，出现病变时易压迫、推移、侵犯气管。但气管的移位和狭窄不是诊断恶性病变的有力证据，影像学上以局部器官内壁是否光整锐利作为诊断标准，判断气管受侵最为可靠的征象是其管壁呈锯齿状或气管腔内出现软组织占位。由于不同病理类型的恶性程度不同，未分化癌最易侵犯腺外结构，其次是滤泡状癌、鳞癌，乳头状癌侵犯周围比例最小。

⑥转移情况：甲状腺与周围组织和气管之间具有丰富的淋巴网，发生甲状腺癌时易出现淋巴结转移（50％～75％），双侧转移率亦较高（25.9％），主要与肿瘤的病理类型及局部浸润程度有关。最常见转移部位为颈静脉周围淋巴结。头颈部淋巴结一般以 5mm 作为大小分界标准，越大的淋巴结提示转移的可能性越大。转移性淋巴结可有与原发病灶相似的表现，如乳头状癌的转移性淋巴结可以出现特征性的囊变区、内壁的乳头状结节和多发钙化。尤其是肿大淋巴结内见细沙粒样和斑块样钙化高度提示甲状腺内占位为恶性。淋巴结中央出现坏死区是转移性的特征表现（图 1-5）。

（二）磁共振成像技术

1.磁共振成像原理与应用

磁共振成像（MRI）信号的强弱有赖于局部组织氢离子的分布及有序排列，能够反映受检部位细胞的功能状态、水分子的微观活动以及局部微循环的通透性，能够在一定程度上反映肿瘤组织的生长及凋亡情况、病灶的组织特点及分布等。

MRI 可多方位成像，扫描面广，软组织分辨率极佳，能更好地显示病灶本身并有利于发现肿瘤对邻近组织器官侵犯和颈部淋巴结转移；MRI 增强使用的是不含碘的对比剂 Gd-DTPA，可对伴有甲状腺功能改变的甲状腺肿瘤患者进行增强扫描；另外，MRI 可显示出不易发现的小囊变及出血，对甲状腺癌术后有无残留或复发有较高的诊断价值，是甲状腺癌术后随访重要的检查方法。

2.甲状腺肿瘤的 MRI 显像特征

（1）甲状腺腺瘤：MRI 平扫上 T_1WI 呈境界清楚的低等或高信号强度结节；T_2WI 信号强度升高较明显，边缘光整，病灶较大者周围可见明显包膜，与周围组织分界清晰。增强扫描 T_1WI 上显示稍低信号，增强扫描可见腺体强化，包膜轻度强化。

（2）甲状腺癌：MRI 平扫时同绝大多数肿瘤一样，由于肿瘤细胞内和（或）细胞外自由水增多，在 T_1WI 呈低信号或等信号，如有高信号多为滤泡型腺瘤腺体内胶样物和（或）出血所致，信号表现为不均匀。T_2WI 上为以高信号为主的混杂信号，形态不规则，边缘模糊不清，可侵犯周围组织并淋巴结肿大，Gd-DTPA MRI 增强时强化明显。平扫时部分肿物中心 T_1WI 呈现低信号，T_2WI 呈现高信号，部分病灶可见 T_1WI 及 T_2WI 均为低信号的钙化病灶。增强扫描可见肿瘤呈不均匀强化，与周围组织的界限不清晰，无明显包膜形成或可见周围血管僵硬、管腔不规则及周围环形强化或不规则强化影。较为特殊的是滤泡状癌可在 T_1WI 和 T_2WI 上均表现为高信号。有学者报道，肿瘤周边在 T_1WI、T_2WI 上均呈"不完整的包膜样"的低信号影是甲状腺癌的 MRI 特征性表现。

（3）甲状腺癌术后复发：MRI 对甲状腺癌术后有无复发有较高的价值，甲状腺癌复发部位 T_2WI 表现为高信号，而术后瘢痕组织则呈低信号。

3.与周围组织的关系

有学者认为，MRI 鉴别良、恶性甲状腺肿瘤的关键在于相邻结构受侵与否，良性肿瘤相邻结构无受侵表现。在判断甲状腺病变有否气管、食管及颈鞘血管侵犯时，应以局部气管内壁是否光整锐利等 MRI 表现作为诊断标准，气管壁呈锯齿状或肿物突入管腔是确定的受侵征象，以气管、气管-食管沟及颈鞘血管与甲状腺之间高信号脂肪间隙消失为诊断指标。肿瘤与邻近食管壁、颈鞘血管之间高信号脂肪间隙消失时，应警惕食管和颈鞘血管受侵的可能性。肿瘤组织对周围的侵犯可表现为淋巴结≥8mm 或呈囊性改变。气管软骨或管腔内 T_2 加权像出现高信号区。食管壁被癌组织侵犯；肿瘤环绕颈总动脉超过 3/4。

4.磁共振频谱及灌注加权成像

（1）磁共振频谱：磁共振频谱（MRS）是通过分析不同病变内代谢物质量分数的差异来描述病变的特征。实现了影像学由单一形态描述向功能型转变。King 等通过研究证实在甲状腺癌组织（体积＞1cm）中能检测到隆起的胆碱（Cho）峰，而在正常甲状腺组织中并未检测到，并且能经常在甲状腺癌组织中检测到肌酸（Cr）峰，这样就使计算 Cho/Cr 比值成为可能，论证了 IH-MRS 对于评价体积＞1cm 甲状腺恶性肿瘤是切实可行的技术。

（2）灌注加权成像：灌注加权成像（PWI）是动态团注磁敏感性对比剂示踪 MR 成像技术，对比剂通过毛细血管网引起周围组织磁场的暂时变化，MR 信号强度随之改变，属于外源性示踪技术。能够较准确地反映肿瘤内血管变化和血流动力学的改变，反映肿瘤细胞的增殖能力及分化程度，为肿瘤的良、恶性鉴别提供依据。有学者通过对比研究证明，利用 MR 灌注成像得到的信号强度-时间曲线可很好地反映甲状腺肿瘤细胞增殖能力以及确定肿瘤细胞的分化程度，其临床价值相当于检测增殖细胞核抗原（PCNA）——反映细胞增殖力的经典指标，PWI 可为良恶性肿瘤的鉴别提供帮助，并对确定甲状腺肿瘤的治疗方案起决定性作用。

三、甲状腺肿瘤的核素显像诊断

当甲状腺的解剖学改变已不足以满足人们对甲状腺肿瘤诊断的需求时，核素显像作为一种新型功能性显像凸显出其在甲状腺功能改变上的优势，其中甲状腺静态显像和亲肿瘤显像主要用于甲状腺结节良恶性的鉴别诊断，^{131}I 全身显像主要用于甲状腺癌转移病灶探查和核素治疗疗效观察，$^{99m}TcO_4^-$ 由于其不参与甲状腺碘的有机化，且物理性能优良，现已成为甲状腺显像最常用的显像剂。^{18}氟-脱氧葡萄糖（$^{18}F\text{-}FDG$）全身显像一般作为 ^{131}I 全身显像的补充。

（一）甲状腺显像

1.原理

正常甲状腺组织有较强的选择性摄取、浓聚碘或锝的能力。将 $^{99m}TcO_4^-$ 或放射性碘（^{131}I 或 ^{123}I）引入人体后，即可被有功能的甲状腺组织所摄取。引入人体的放射性核素发射具有一定穿透能力的 1,射线，通过照相机及单光子发射型计算机断层采集，可得到包括甲状腺的位置、形态、大小和局部功能的图像(图 1-6)。

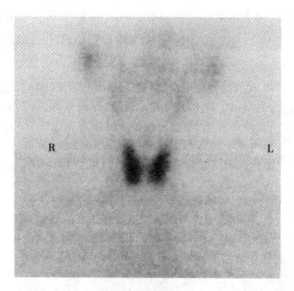

图 1-6　正常甲状腺$^{99m}TcO_4^-$ 显像

2.方法

(1)甲状腺静态显像

①平面显像:最常用。

②断层显像:不常规使用,只用于精确计算甲状腺质量和定位深而小的甲状腺结节。

(2)甲状腺动态显像:反映甲状腺的血流灌注,又称血流显像。

3.临床与显像特征

甲状腺具有摄取和浓聚放射性碘的能力,$^{99m}TcO_4^-$ 显像代表甲状腺的摄取功能,^{131}I 或 ^{123}I 显像反映甲状腺对放射性碘的摄取和有机化能力;通过显像可以显示甲状腺位置、大小、形态以及放射性分布状况。根据结节的摄取示踪剂(放射性核素)能力与周围正常甲状腺组织的比较在显像上分为热结节、温结节和冷(凉)结节。

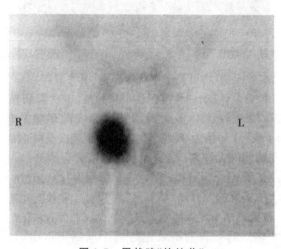

图 1-7　甲状腺"热结节"

(1)热结节:即结节部位放射性分布明显高于周围正常组织,表明此结节组织摄取示踪剂的能力高于周围正常组织,即为热结节。常见于自主功能性甲状腺结节,热结节的恶变概率仅为1%,故极少数为甲状腺癌。自主功能性甲状腺腺瘤在临床上可以伴有或不伴有甲亢表现(图1-7)。

(2)温结节:结节组织摄取示踪剂的能力与周围正常甲状腺组织相近,即为温结节。但当冷(凉)结节较小、位置较深,则被较大量的正常甲状腺组织遮挡,使得结节部位的放射性分布与周围正常甲状腺组织差异无显著性。"温结节"常见于甲状腺腺瘤,也可见于分化程度较高的甲状腺癌。温结节的恶变概率平均为5.3%,多属良性腺瘤。

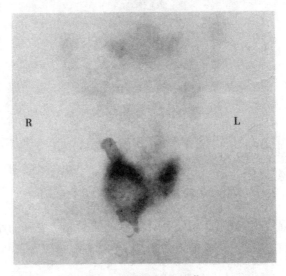

图 1-8　甲状腺"凉结节"

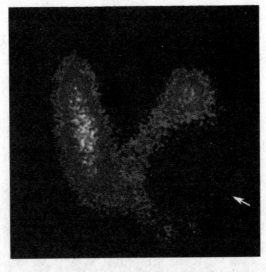

图 1-9　甲状腺"冷结节"

(3)冷(凉)结节:结节组织对核素的摄取能力低于周围正常组织或不摄取,表现为放射性分布稀疏或缺损区,即为冷(凉)结节。"冷结节"是甲状腺腺瘤较常见的显像类型,见于甲状腺囊肿、结节性甲状腺肿、甲状腺炎、甲状腺癌及腺瘤囊性变、出血、钙化等。在冷结节中,甲状腺癌占 $5\%\sim10\%$,常规甲状腺显像检查时颈部淋巴结不显影。当甲状腺显像为冷结节时,进行甲状腺亲肿瘤显像有助于结节良恶性的鉴别诊断(图 1-8、图 1-9)。

(二)甲状腺亲肿瘤显像

1.临床应用及影像特征

在甲状腺静态显像显示结节部位为放射性分布稀疏区或缺损区时,可进一步注射亲肿瘤显像剂并显像,如出现放射性填充现象时,视为亲肿瘤显像阳性,提示该结节恶性病变的可能性较大。

2.显像剂及显像原理

不同类别的亲肿瘤显像剂阳性提示不同类别的甲状腺癌,如 ^{99m}Tc-MIBI 显像阳性提示分化型甲状腺癌,其特异性为 $70\%\sim80\%$,少部分良性结节也可以显像阳性;如 ^{99m}Tc-DMSA 显像阳性提示甲状腺髓样癌,其灵敏度大于 80%,特异性 100%。

(三)甲状腺 ^{18}F-FDG PET/CT 显像

1.显像原理

^{18}F-FDG 为葡萄糖的类似物,是葡萄糖代谢的显像剂。^{18}F-FDG 衰变过程中发射正电子。血液中的 ^{18}F-FDG 也经细胞膜上葡萄糖转运体(GLUT)进入细胞,在细胞内通过己糖激酶的作用生成 6-磷酸氧葡萄糖(FDG-6-P),其不被细胞内的酶进一步代谢,因此在细胞内堆积,其数量与病灶细胞对葡萄糖摄取和利用能力一致,恶性肿瘤的这种能力异常增高。

2.临床应用

^{18}F-FDG PET/CT 主要用于血清 Tg 水平升高但 ^{131}I 全身扫描阴性的甲状腺癌随访,可以探测局部复发和远处转移癌灶。若癌灶分化好、摄 ^{131}I 能力高则 ^{18}F-FDG 浓聚程度低,若癌灶分化差、摄 ^{131}I 能力低则 ^{18}F-FDG 浓聚程度高。必须指出,相当部分甲状腺良性病变可以浓聚 ^{18}F-FDG,特别是甲状腺腺瘤,可以表现很高的 ^{18}F-FDG 摄取,另外,咽部组织的 ^{18}F-FDG 非特异摄取(尤其是咽部炎症以及显像剂注射后患者说话时),咽淋巴环的摄取、胸腺的摄取(容易误诊为纵隔淋巴结转移)和颈部肌肉的摄取(特别是年轻女性在注射显像剂后肌肉紧张)也容易干扰甲状腺的 PET/CT 结果。甲状腺 PET/CT 的假阴性主要见于生长慢、分化好的病灶或过小的原发或转移灶。

一般情况下不主张常规使用 ^{18}F-FDG PET/CT 检查诊断原发甲状腺癌,尤其是分化好的甲状腺滤泡癌和甲状腺乳头状癌,但对于未分化癌、髓样癌,术前的 ^{18}F-FDG PET/CT 检查有一定意义。

(四) ^{131}I 全身显像

分化好的甲状腺癌与正常甲状腺组织相似,能选择性摄取和浓聚碘。在去除正常甲状腺组织[手术和(或) ^{131}I 治疗]或给予促甲状腺激素(TSH)刺激后,约 $75\%\sim80\%$ 的甲状腺癌复发或转移灶具有摄取 ^{131}I 功能,故将一定量的 ^{131}I 引入体内后进行全身显像,可检出甲状腺癌复发或转移灶(图 1-10、图 1-11)。转移病灶可出现在甲状腺、淋巴结、肺、骨、肾、脑等部位,最常见于颈部淋巴结、骨、肺。

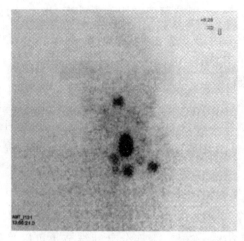

图 1-10　分化型甲状腺癌[131]I 局部显像

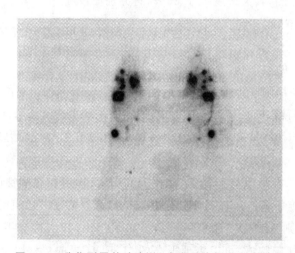

图 1-11　分化型甲状腺癌[131]I 全身显像提示多发转移

1.检查方法

检查前应停服甲状腺激素及影响甲状腺摄碘功能的药物和食物 2～4 周。当血清 TSH＞30mU/L 时显像效果较好,如采用注射 TSH 的方法可不停用甲状腺激素药物。

(1)诊断剂量法:治疗前给患者空腹口服 74～185MBq(2～5mCi),24～48 小时后采用单光子发射计算机断层成像术(SPECT)进行前、后位全身显像,通常一旦发现转移病灶后,立即给予[131]I 治疗。有学者认为,由于先给予诊断剂量的[131]I 后可能产生"顿抑"效应,甲状腺癌病灶或残余甲状腺组织摄取[131]I 功能受到抑制而明显降低,从而影响疗效。一些学者经过临床实践后认为,74～111MBq(2～3mCi)的小剂量[131]I 不会引起"顿抑"效应,但由于给予剂量较低可能影响病灶的检出。

(2)治疗剂量法:给予[131]I 3.7～7.4GBq(100～200mCi)治疗后 5～7 天进行前、后位全身显像。

2.显像特征

大多数甲状腺癌的复发或转移灶均可浓聚[131]I,在图像上表现为大小、形态、数量、部位及浓集程度不同的示踪剂浓聚灶。SPECT 与 CT 图像同机融合技术,可以对可疑病灶进行准确定位,同时 CT 图像还可能提供病变部位的形态学信息,从而改进单纯 ^{131}I 平面显像的局限性,提高诊断的灵敏度和特异性。

除甲状腺癌复发或转移灶外,一些组织和器官的生理性摄取经常发生,如唾液腺、胃、肝脏等,尤其应注意舌下腺、颌下腺、腮腺显像应与相应部位淋巴结转移相鉴别。^{131}I 全身显像时尚可见到一些假阳性病灶。尽管并不多见,但它的存在或多或少干扰了甲状腺转移癌的诊断和治疗,甚至造成患者接受不必要的照射,故应该对体内摄 ^{131}I 的病灶进行分析。假阳性产生的原因包括:生理性摄取,病理性浓聚,分泌物的体内潴留以及外部污染。由于 SPECT 显像的分辨率较低,通常小于 1cm 的病灶容易漏诊导致假阴性结果。

3.临床应用

^{131}I 全身显像常用于甲状腺癌患者术后或 ^{131}I 治疗前肿瘤灶残余、复发或转移的探查,对选择治疗方案及确定治疗剂量具有极其重要的参考价值;此外,^{131}I 全身显像还被用于甲状腺癌患者治疗后的随访。^{131}I 全身显像诊断甲状腺癌复发或转移的敏感性为 42%～62%,特异性高达 99%～100%。如病灶有明显的 ^{131}I 摄取,是进行大剂量 ^{131}I 治疗的指征;相反,如病灶摄 ^{131}I 功能较差,则预示 ^{131}I 治疗效果差;如未见病灶浓聚 ^{131}I,则不适宜 ^{131}I 治疗,应考虑选择其他治疗方案。治疗前进行诊断剂量的 ^{131}I 全身显像不仅可帮助临床医生筛选适宜 ^{131}I 治疗的病例,而且还可根据显像发现的转移灶部位来确定治疗剂量。大剂量 ^{131}I 治疗后 1 周,还可进行治疗剂量的 ^{131}I 全身显像,评价甲状腺癌复发或转移灶的摄 ^{131}I 情况;此外,还可能发现比诊断剂量的 ^{131}I 全身显像更多的病灶。有研究表明,治疗剂量的 ^{131}I 显像较诊断剂量的 ^{131}I 全身显像更易发现病灶。治疗剂量的 ^{131}I 显像实施简便,患者无需另外服用显像药物,不会给患者带来附加的辐射损伤。

^{123}I 在甲状腺显像组织吸收剂量较小,是相同剂量 ^{131}I 的 1/15;无"顿抑"效应,诊断剂量的 ^{123}I 不会影响病灶对 ^{131}I 的摄取;可早期显像且图像质量好,有希望代替 ^{131}I 用于甲状腺癌患者的治疗后的随访并指导是否进一步行 ^{131}I 治疗。

综上所述,各种影像学检查方法因其成像原理不同,均有自身的优势,又有一定的局限性,但无论何种检查工具或经验丰富的医师检查均无法做到 100% 的准确,临床医师应根据患者个体差异及特点选择合适的影像工具,在影像检查的基础上结合其他指标进行综合诊断。

四、诊断和鉴别诊断

对甲状腺肿块(结节)要做出良性、恶性的判定,最终有赖于病理学确诊。典型的甲状腺癌的术前误诊率多数医院仍居高不下,其原因固然是多方面的,而对甲状腺癌的警惕性不高是其主要原因。

通过多年的临床实践,在甲状腺疾病的诊疗过程中,我们认为凡遇到下列情况之一者,疑为甲状腺癌的可能,应做进一步的检查。

(1)曾有颈、胸部放射外照史,此后出现的甲状腺肿块。

(2)已存在多年的甲状腺肿块,突然生长迅速,肿块变硬而不规则。

（3）偶尔发现的甲状腺内孤立结节，质硬、固定而不伴有疼痛。

（4）非地方性甲状腺肿流行区的青少年甲状腺结节，特别是＜14岁的少年儿童。

（5）成年男性的甲状腺单个结节。

（6）30～50岁中年人的甲状腺峡部结节。

（7）伴有同侧颈淋巴结肿大的甲状腺单个结节。

（8）甲状腺多发结节中，有1个结节特别突出，质地硬，伴有同侧颈淋巴结肿大。

（9）甲状腺本身不对称肿大或肿块，伴有相邻近器官压迫或侵犯症状，尤其伴有声嘶或Homner综合征。

（10）不明原因的颈淋巴结肿大且质硬、固定。

（11）其他部位有癌转移，同时有甲状腺肿大或疼痛现象。

（12）伴有面部潮红、长期腹泻而非脓血样便的甲状腺结节或者患者血钙降低，同时颈部软组织X线摄片有斑点状钙化而甲状腺B超提示甲状腺弥散性病变伴多发钙化。

（13）甲状腺SPECT扫描显示为"冷结节"，而B超证实为实质性的甲状腺结节。

（14）颈部淋巴结肿大，经病理切片证实该淋巴结为异位（迷走）甲状腺或为淋巴结转移。

（15）在施行甲状腺手术时，发现甲状腺某个部位有星状瘢痕。

在鉴别诊断方面，某些病例由于缺乏应有的病史和症状而造成诊断上的困难；有的则与某些其他甲状腺疾病鉴别相当困难。根据多年的临床实践，我们认为有两点须特别注意。

①对常见的甲状腺孤立性肿块（结节），不能仅满足于甲状腺腺瘤的诊断而不进行进一步的检查。

②不要把慢性淋巴细胞性甲状腺炎误诊为甲状腺癌。其鉴别的主要方法除TPOAb和TgAb检查外，可行甲状腺FNAC检查。

值得重视的是，目前关于甲状腺癌与其他甲状腺疾病共存的报道越来越多。如甲状腺癌可以与甲状腺腺瘤、结节性甲状腺肿、甲状腺炎甚至原发性甲亢共存。作为临床医师在考虑某种甲状腺良性疾病的诊断时，要想到甲状腺癌或与甲状腺癌共存的可能性。总之，提高对甲状腺癌的认识，提高对其诊断的警觉，是提高术前甲状腺癌诊断符合率的关键。

五、手术治疗

不同类型的甲状腺癌，其生物学行为不一，特别是其恶性程度和转移途径不同，故其治疗原则不尽相同。根据甲状腺癌的临床分期，可选择不同具体术式。

（一）手术治疗基本术式

1.甲状腺乳头状癌

其恶性程度低，如癌灶尚局限在腺体内（包膜内型），且颈部无淋巴结肿大者，做患侧腺叶全切加峡部切除加对侧甲状腺次全切除术；如已有颈淋巴结肿大，则应同时清扫患侧颈鞘内、外的淋巴结。日本伊藤国彦强调尽量保存正常腺体组织，因为要避免及预防甲减。美国医师则多主张做甲状腺全切除术。

2.甲状腺滤泡状癌

在早期，手术切除的原则与乳头状癌相同。如果已有颈淋巴结转移，则大多已有远处转移,即使清扫了颈淋巴结也提高不了患者的生存期。有条件时,术后可试行放射性碘治疗,但应将甲状腺全部切除。只有在全部切除甲状腺组织后,远处转移灶方能摄取放射性碘,达到治疗作用。

3.甲状腺髓样癌

积极采用手术切除或同时清扫淋巴结,仍有较好疗效。但如伴有嗜铬细胞瘤者,则应在甲状腺手术前2周先行嗜铬细胞瘤的手术,以防甲状腺手术后肾上腺危象。

4.甲状腺未分化癌

因其恶性程度很高,病程进展迅速,通常在起病2～3个月便出现压迫或侵犯邻近器官症状或已有血行远处转移,手术切除甲状腺不仅难以达到治疗目的,副损伤多,并可促使癌肿扩散,故一般不采用手术治疗。而未分化癌对放射治疗最为敏感,故宜早期行放疗。通过外放射,可以使原发癌灶缩小,压迫症状解除,疼痛减轻或消失。近几年来,对甲状腺未分化癌的治疗,已打破原来的观点。Greenfield指出,手术、放疗及化疗并用对甲状腺未分化癌疗效最佳。他提出尽量切除全部肿瘤,然后放疗,剂量为6000cGy有远处转移者采用放疗加化疗,其中化疗选用更生霉素。有学者强调以手术为主的综合治疗,手术范围则根据原发癌灶的大小制定手术方式。腺内型的早期甲状腺未分化癌,如病灶小,只要手术彻底,施行腺叶切除,效果也很好;如原发癌灶累及峡部或对侧叶,则应做全甲状腺切除术;对合并癌灶,如病灶大,也应做全甲状腺切除术,术后补充化疗。对于有颈部淋巴结转移者,应做全颈淋巴结清扫术,而不能做部分颈淋巴结清扫术或摘除术。陈奎民等报道23例甲状腺未分化癌,根据病情选择用不同的综合治疗和化疗:①个别早期病例可以甲状腺切除为主,并行颈淋巴结清扫,然后辅以放疗和化疗;②多数病例因局部浸润重不能切除者,不强行切除,可试行放疗,放疗后配合手术治疗或化疗,则优于单纯放疗;③有远处转移者先选用化疗。

(二)颈淋巴结清扫术的选择

对有颈淋巴结肿大的甲状腺癌,应行颈淋巴结清扫术。选用何种术式进行颈淋巴结清扫,要以患者的具体情况、以期获得良好的疗效、尽量减少并发症以及根据术者的习惯为依据。

1.传统性(经典式)颈淋巴结清扫术

此术式系1906年由Crile首创,故又称Crile术式。我国最早由金显宅教授推广。此术式被广泛应用于头颈部转移癌的治疗,包括伴有颈淋巴结转移的甲状腺癌在内。由于它对头颈部转移癌疗效显著,已被公认为甲状腺癌根治性切除的经典手术方法。该手术从下颈部往上解剖。20世纪50年代美国一些头颈外科专家将术式标准化,其最大特点是符合"颈大块切除"的原则,比较彻底、干净,疗效可靠,复发率低,但由于需切除副神经、胸锁乳突肌和颈内静脉,从而造成畸形和功能障碍。如切除副神经可引起颈部不对称、肩下陷、举肩困难、翼状肩胛骨;切除胸锁乳突肌,使颈不对称,并使颈总动脉失去遮盖保护层,特别是皮瓣坏死时,造成颈总动脉暴露、感染及咽食管瘘,最终可导致动脉破裂;如双侧颈内静脉均被切除,可引起脑血流回流障碍而引起脑水肿。因其手术方法较复杂,创伤大,并发症和手术死亡率都较高,常可以出现脸肿、肩痛等后遗症,使功能及美观均受影响,故难于被患者尤其是青年女性患者所接受。

2.功能性颈淋巴结清除术

通过对颈淋巴结系统的组织胚胎学和解剖学的深入研究发现,颈淋巴结系统分布在颈部器官之间，相隔着胚胎时围绕血管和肌肉间组织分化而来的筋膜。正常情况下，这种筋膜很容易从被覆的肌肉、血管上剥离下来，而使淋巴组织与之分离，使完整切除淋巴结组织又保留周围器官成为现实。多年来，许多学者不断探求既彻底清除肿瘤又保全功能的新术式。20世纪50年代，有学者开始对传统的颈淋巴结清除术加以改良。Boca等于20世纪60年代初开始对传统术式加以改进，提出保留颈内静脉、胸锁乳突肌和副神经的改良术式，称"保留(守)性颈淋巴结清除术"，现称"功能性颈淋巴结清除术"。连同周围的软组织，保留颈内静脉、胸锁乳突肌和副神经(3保留)。操作时间比传统术式略长，但出血量、术后并发症比传统术式低，而其功能及美观方面都可为最佳。用于该术式的皮肤切口有数十种，20世纪50年代Martin提出的双Y形切口近年已少用。Carmer反S形切口及Mac Fee双平行切口有使用价值。总结以往经验，要求理想的切口设计条件是：术野暴露充分；尽量减少皮瓣所形成的锐角，皮瓣的蒂宽与臂长应以1:1～1:1.5为宜，使之不致坏死；纵切口应避免与颈动脉走行重叠，以防切口愈合不良时颈动脉暴露，造成严重后果；切口尽量与皮纹平行，减少瘢痕。刘经祖等设计和推荐的单臂弧形切口，从乳突下开始，沿斜方肌前缘下行致锁骨上约2.0cm处再以钝角转向前下，跨过锁骨前中1/3至锁骨下方，切开颈阔肌，在该肌下进行皮瓣游离。分离范围为上至下颌骨下缘，下达锁骨，后至斜方肌缘，前方稍越过中线。分离颌下区时应注意勿损伤面神经下颌缘支，此分支是从腮腺下极分出进入颈阔肌下软组织，经下颌角稍下方跨过血管，向前上方至下唇，保留胸锁乳突肌，在该肌下形成隧道，随意牵扯暴露深层组织进行清除。但应注意肌肉游离要充分，尽量保存肌膜，牵拉轻柔。保留副神经，先在颈后三角外侧解剖出斜方肌前缘，在其中下1/3交界处软组织中找到副神经进入该肌处，此处软组织薄，神经表浅，解剖标志明确，寻找容易。然后沿神经干逆行分离至胸锁乳突肌后缘，需注意勿伤及副神经乳突肌肌支。解剖副神经出颅端是关键步骤。在二腹肌下颈内静脉外侧可以找到该神经穿入胸锁乳突肌上内方深面，此处常有肿大淋巴结围绕，有时与颈深上组淋巴结融合。保留颈内静脉。临床经验证明，切除一侧颈内静脉是安全的，极少出现并发症。双侧同时结扎的危险性却大大增加，安全的办法是分期进行，间隔时间以4～6周为宜。也有报道单侧颈内静脉切除后发生颅内并发症而死亡，多与脑静脉系统畸形有关，故保留颈内静脉是安全之策。在实际操作中，胸锁乳突肌、颈内静脉、副神经均可以保留，也可以只保存1项或2项，主要根据颈淋巴结侵犯的范围和程度而灵活处理。选用此种术式，要严格掌握甲状腺癌的病理种类、临床分期，并结合患者的年龄。本术式适用于甲状腺乳头状癌、甲状腺滤泡状癌及N_0、N_1、某些N_2的青少年病例。当分化型甲状腺癌仅有气道腔外受侵时，Gody及Lipton等认为仅行肿瘤剔除术即可。国内有学者提出对分化型甲状腺癌侵及气道外膜者，钝性剥离便可达到根治目的；腔内或明确气道软骨受侵者，应切除受侵的气管壁；镜下残留癌细胞者，予以术后放射治疗，尚可达到较好效果。此术式目前常称"改良颈淋巴结清扫术"。

1964年我国头颈部肿瘤专家李振权对Crile术式进行改进，他根据颈深筋膜结构的特点，把手术步骤改为由上而下，从外侧开始，由深至浅，沿深筋膜面进行剥离，先结扎颈内、外静脉上端和肿瘤供应血管，最后清除病灶。经过多年的临床应用，根据大宗病例的统计结果，证明具有安全、省时、省血、疗效较好、并发症少、外形佳且初学者易于掌握等优点，适用于头颈部肿瘤，如口腔癌、喉癌、腮腺癌、颌下腺癌以及甲状腺癌的颈部根治性切除术。

3.改良(简化)甲状腺癌根治术

该术式为(患侧)甲状腺全切＋峡部切除＋对侧甲状腺次全切除＋(患侧)颈鞘淋巴结清扫术。快速切片确诊为甲状腺癌后,便行对侧甲状腺次全切除＋峡部切除并对患侧甲状腺全切除,完成甲状腺切除手术后,即将患侧的颈鞘打开,对颈鞘内的淋巴结、可能淋巴结样组织或脂肪样组织清除。此种术式不必延长皮肤切口,组织损伤小,术后并发症少,能满足患者的"美容"要求,容易为患者特别是年轻女性所接受。其适应证为:①甲状腺手术中"意外"确诊为甲状腺癌者;②术前检查未发现有部淋巴结肿大的甲状腺癌;③为"腺内型""包膜内型""隐匿型"甲状腺癌;④术中探查现颈鞘内可扪及淋巴结或可疑有淋巴结者。

六、综合治疗

甲状腺癌手术后的后续治疗非常重要,在手术治疗的基础上,给予合理的后续治疗,可以延长患者的生存期。

(一)^{131}I 治疗(内放射治疗)

^{131}I 内放射治疗主要用于治疗不能手术切除或切除不彻底的原发癌灶和局部复发或转移癌,适用于分化型的甲状腺癌,尤其是滤泡状癌,对于未分化髓样癌、梭形细胞癌、巨细胞癌等不吸收碘的恶性肿瘤无效。正常的甲状腺组织比分化型的甲状腺癌组织更易吸碘,故施行^{131}I 治疗的基础(基本条件)是必须手术切除全部甲状腺组织。对肺部广泛小灶转移,尤其是^{131}I 扫描发现而 X 线片阴性者,^{131}I 内放射治疗常可取得惊人效果。对骨转移灶,可以部分或暂时有效,主要用于止痛。

(二)外放射治疗

对外放射治疗,分化越好的甲状腺癌越不敏感,以未分化癌最为敏感,是甲状腺未分化癌的主要治疗方法,通过外放射治疗,以延长患者生存期;或者先行外放射治疗,使癌灶缩小而可望行手术切除,术后再继续进行外放射治疗,以期获得较好的疗效。有颈淋巴结转移者,全颈照射,总剂量为 5000～6000Gy/(6～7)w,有单发转移灶者加转移灶。

(三)化疗

分化型甲状腺癌对化疗反应差,如甲状腺乳头状癌就无化疗的必要。化疗主要适用于局部无法切除或远处转移的某些甲状腺癌病例,特别适用于局部无法切除或有远处转移的某些甲状腺癌病例以及甲状腺未分化癌。化疗药物以多柔比星(阿霉素,ADM)最为有效,反应率可达 30％～45％。

甲状腺未分化癌可分 3 种情况进行处理。

(1)手术为主(包括颈清扫),术后辅以放疗和化疗。

(2)不手术,仅放疗配合化疗。

(3)有远处转移者,首先选用联合化疗,然后对原发灶及局限性转移灶进行放疗。甲状腺未分化癌一般选用 ADM＋BLM(博来霉素),DDP(顺铂)＋5-FU(氟尿嘧啶),VCR(长春新碱)＋DACT(更生霉素)组成联合化疗方案,交替使用。

第五节 乳腺癌

一、病因

(一)电离辐射

电离辐射主要包括短波、电磁波、电子、质子、中子、α粒子等的辐射。电离辐射引起乳腺癌的流行学调查报道见于日本广岛原子弹爆炸后幸存的12000名女性,其中有31例相续发生了乳腺癌,发病率较一般地区女性高出2~4倍。31例中半数暴露于90rad(拉德)以上的放射剂量,而未发生乳腺癌者仅18%暴露于这种重剂量的照射。长期暴露于放射线下,乳腺癌发病率明显增高。有学者报道用放射治疗1115例乳腺良性疾病,随诊30年,有149例发生乳腺癌,比一般人群乳腺癌发病率高4倍。40岁以后接触放射线仅使危险略微增加,而年轻时接触放射线则将产生极大的危险。

电离辐射对生物靶损伤的机制主要是电离形成的自由基。DNA是电离辐射的重要生物靶,DNA的损害主要是单链断裂以及碱基结构改变,尤其是嘧啶碱基对电离辐射的敏感性较高,腺嘌呤脱氨降解为次黄嘌呤,胞嘧啶脱氨降解为尿嘧啶。表现为多种染色体畸变方式,如重复、互换、倒位、易位等。染色体畸变的形成直接影响结构基因在基因组内的正常排列或造成基因片段的丢失或重排,甚至可能改变基因的调控机制。

(二)病毒因素

尽管病毒与人类恶性肿瘤的病因学关系仍未完全阐明,但有实验证据表明某些病毒确实与人类某些恶性肿瘤有关。1936年Bittner首次证明含有致瘤病毒的乳汁可将鼠乳腺癌传给子代。Bernhard在鼠类乳腺癌的组织切片上找见2种类型鼠类乳腺肿瘤病毒,A型(位于胞浆内)和B型(位于细胞外)。与肿瘤有关的病毒可分为致瘤性DNA病毒和致瘤性RNA病毒2大类。小鼠乳腺肿瘤病毒属于RNA病毒。与哺乳类动物和人类肿瘤有关的致瘤性RNA肿瘤病毒主要是逆转录病毒,根据病毒形态可分为A、B、C、D四种类型,其中D型病毒是从恒河猴乳腺中分离出来的,但目前还未证明它的致瘤作用。

通过运用PCR检测显示29例(28.4%)乳腺癌有学者类疱疹病毒(EB病毒)DNA,免疫组化技术显示EB膜蛋白和核抗原2的阳性率分别为13.7%和17.8%,阳性物质定位于肿瘤细胞。EB病毒感染与乳腺癌的发病可能有一定关系。一个国际研究小组也分析了北非116例、北欧229例、法国229例的乳腺癌与EB病毒的关系,结果为EB病毒总阳性率为32%,其中北非的阳性率最高(37%),其次是北欧(33%)和法国(28%)。

(三)遗传因素

流行病学调查、分析表明恶性肿瘤有着种族分布的差异、家族性肿瘤聚集现象,提示遗传因素在肿瘤发生中起重要作用。在所有乳腺癌患者中有5%~10%的患者具有明显的遗传倾向性。一项在瑞典南部的调查显示,在所有41岁以内的乳腺癌患者中,有家族史的占95%,有BRCA 1和BRCA 2突变的比例占89%。而在所有BRCA基因突变人群中,发生乳腺癌的可能性高达 30％～70％。

遗传性乳腺癌的特点是：①发病年龄轻、常在 45 岁以前发病；②双侧乳腺癌发病率高；③相关肿瘤发病率高，如卵巢癌、结肠癌、前列腺癌、子宫内膜癌、骨肉瘤和男性乳腺癌；④常染色体显性遗传，父母一方携带突变基因就足以使后代得病，其后代继承这种物质的总体可能性是 50％。家族性乳腺癌是指在一级和二级亲属中有乳腺癌患者，但并未达到遗传性乳腺癌的标准。

Miki 等于 1994 年报道了与家族性乳腺癌和卵巢癌相关的易感基因 BRCA 1，是迄今发现的与乳腺癌发生相关的最重要抑癌基因，主要包括 BRCA 1 和 BRCA 2。

BRCA 1 定位于人染色体 17q21，基因全长约 100kb，编码 1863 个氨基酸，分子量 220kD 的核内磷酸化蛋白，在氨基酸有一个锌指区，提示 BRCA 1 蛋白可能是一种 DNA 结合蛋白，在细胞核内有重要的转录调控功能。BRCA 1 在乳腺癌、卵巢癌的最主要形式为等位基因杂合型丢失和突变。在 50％乳腺癌和 57％卵巢癌存在杂合型丢失，在家族性乳腺癌和卵巢癌的等位基因丢失频率可高达 90％。BRCA 1 基因的另一种变化为基因突变，在家族性乳腺癌中 BRCA 1 突变频率约为 45％，而在遗传性乳腺癌中 BRCA 1 突变频率约为 80％，BRCA 1 在散发性乳腺癌中的突变很少见，突变可作为乳腺癌发病风险评估和患者预后评价的一个指标。

BRCA 2 基因于 1995 年被发现，定位于人染色体 13q12，基因长约 60kb，编码蛋白含 3418 个氨基酸残基。BRCA 2 突变频率约 35％，男性乳腺癌患者中只有 BRCA 2 的突变。BRCA 2 突变基因携带者的乳腺癌风险与 BRCA 1 突变基因携带者相同。在 25％的散发性乳腺癌患者可检出 BRCA 2 突变，提示 BRCA 2 突变与散发性乳腺癌也有密切的关系。

BRCA 1 和 BRCA 2 基因突变大部分是"私人突变"——在每个高危家庭是不同的，某些封闭人群是"始祖突变"——由一位祖先首先发生突变并将其引入了这个人群。复旦大学研究 60 个乳腺癌家族，至少有 2 个一级亲属或 3 个二级亲属患原发性乳腺癌，研究 BRCA 1 的 4 个 STR 位点（D17S855、D17S1322、D17S1326、D17S1327），1100delAT 突变可能是中国家族性乳腺癌人群中 BRCA 1 基因的突变热点，在北方人群中，此突变可能是"始祖突变"。某市对 1000 例乳腺癌患者进行家系调查，对 45 个家系共 94 人进行研究，BRCA 1 基因突变频率为 11.7％（11/94）。

二、病理

（一）淋巴结分期

局部和区域淋巴结转移是乳腺癌的一个非常重要的预后因素。新版乳腺癌 TNM 分期系统已证实腋淋巴结转移的绝对数量（阳性淋巴结数量）是乳腺癌最重要的预后因素之一。淋巴结分期一直用于指导治疗，但淋巴结分期被认为是一个时间依赖性的因素，肿瘤的生长时间越长，淋巴结转移的数量就有可能越多。也有报道称淋巴结分期作为独立的预后因素时，无法判断乳腺癌是否已治愈或是有接近 100％的死亡率。

临床评估的淋巴结状态（如 TNM 分期）是不可靠的。触摸到的肿大淋巴结可能是由于良性反应性增生，而有转移的淋巴结可触摸不到。虽然腋窝超声对腋淋巴结转移是相对敏感和特异的诊断技术,但所有可手术的原发性浸润性乳腺癌腋淋巴结转移的诊断需依赖组织病理学检查。正如我们熟知的,病理证实有淋巴结转移的患者较无淋巴结转移的患者预后差。无淋巴结受累的患者 10 年生存率为 85%,而有多个淋巴结受累的患者则为 40%。淋巴结转移越多,预后就会越差。此外,转移淋巴结的等级可提供十分有用的预后信息,腋淋巴结的转移等级越高(如Ⅱ、Ⅲ组淋巴结,尤其是腋尖的Ⅲ组淋巴结),患者的预后越差。

完善的腋淋巴结采样可通过前哨淋巴结(SLN)活检完成。已有很多研究验证了这种活检技术的有效性,名为 ALMANAC 的试验为英国的临床实践提供了Ⅰ级证据。

从病理学角度来看,关于如何优化评估前哨淋巴结,还有很多问题没有解决。研究显示前哨淋巴结的平均数量约为 3 个。由于前哨淋巴结活检取出的淋巴结较少,病理学专家面临的挑战是如何用很少的几个淋巴结进行最佳的评估。目前已经对几种方法进行了研究,如常规石蜡切片组织学检查、术中冰冻切片、免疫组织化学法(IHC),以及更敏感的方法,如连续切片法和分子生物学方法[包括聚合酶链反应(PCR)和逆转录 PCR(RT-PCR)]。

关于 SLN 的实验室最佳处理方法目前还没有达成共识。很多中心已经建立了自己的处理方案,这与他们的研究方向有关。由于各单位评估时取材数量不同,这种特别的设计方法会影响到结果的解析。一些大样本研究显示,采用不同的组织病理学方法得到的 SLN 假阴性率(即 SLN 阴性而其他腋淋巴结阳性的比例)在 0 至 11% 之间。

在英国的诺丁汉,用 MRCALMA-NAC 指南来评估所有前哨淋巴结活检。每个切片盒装一个淋巴结,垂直于淋巴结的长轴,将每个淋巴结切成 3mm 厚的切片,最大化地评估淋巴结的边缘窦。大多数淋巴结可以完全地放入一个切片盒,较大的淋巴结需做多张切片,可能需要一个以上切片盒。明显受累的大的淋巴结可取用一部分。

一些学者提倡术中腋淋巴结冰冻切片或印片细胞学的方法。传统的淋巴结冰冻切片病理学检查有高达 10%～30% 的假阴性率,因而有学者采用了更为有效的术中连续切片和 IHC,但该方法较为耗时和费力。冰冻切片最适合用于一些筛选出的病例,例如,宏观上看起来为异常的淋巴结并且经过组织学确诊为癌转移者,可立即进一步行腋窝清扫术。一些研究表明,术中印片细胞学检查有较低的假阴性率,为 2%～3%,但不是所有的单位都能达到这么准确的水平。淋巴结状态可以术前通过超声引导下的细针抽吸活检或粗针穿刺活检确认,这样可减少术中冰冻切片和印片细胞学检查的需要。

在腋淋巴结转移方面,RT-PCR 比 IHC 更敏感。分子生物学技术上有两种方法用于检测肿瘤细胞。第一种为遗传缺陷,如可采取染色体重排或突变的方法。该方法的问题是,在所有的乳腺癌中并非存在单一的基因缺陷。第二种方法是使用一种特异性存在于肿瘤细胞中而不存在于邻近组织的分子标记物。但是,鉴定出在大多数肿瘤中表达并且具有特异性的标记物是非常困难的,有可能需要应用多个肿瘤标记物。PCR 的一个主要问题是,由于其高敏感性和潜在的污染,可能会有较高的假阳性率。此外,使用 PCR 无法检测 DNA 是否来自于活的细胞。用苏木精-伊红(HE)染色切片及 IHC 的优点是可以检测细胞的形态和鉴别出恶性肿瘤。一个尚未解决的主要问题是,仅通过 PCR 或 RT-PCR 检测确认的恶性肿瘤和通过 HE 染色阳性确认的恶性肿瘤是否具有相同的预后意义。

腋淋巴结微转移的检出率是 9%～46%。有研究报道,应用连续切片结合或不结合 IHC

检测可增加微转移灶的检出率。

欧洲乳腺癌筛查病理工作组制定了乳腺癌前哨淋巴结评估与病理检查的工作指南。根据当时的文献综述,委员会认为很难确定微转移或孤立肿瘤细胞的意义。他们指出,约18%的病例伴有其他淋巴结(非前哨淋巴结)转移。假阴性率多通过IHC检测产生。但是,目前在普通人群水平上不推荐应用更强有力的检测。委员会建议多层次的评估,在资源许可的情况下可进行术中评估,虽然Z0011的结果表明一些淋巴结阳性的患者可能不需要行腋淋巴结清扫,这也使术中淋巴结的评估成为一个争议性的问题。目前的观点认为,不应常规应用IHC评估腋淋巴结。

(二)肿瘤大小

肿瘤大小是乳腺癌预后因素中最重要的预测指标之一。肿瘤小于10mm的患者淋巴结转移率为10%~20%,淋巴结阴性、肿瘤小于10mm的患者10年无病生存率大于90%。肿瘤大小是一个时间依赖性的预后因素,取决于肿瘤从发展到被检测出的时间,以及肿瘤细胞增殖和死亡之间的平衡(肿瘤增长率)。正如我们熟知的,肿瘤大小和阳性淋巴结数量的增加与较差预后之间的相关性有统计学意义。因此,乳房钼靶(乳房X线照相术)检查对人群筛查的主要目的是检出较小的肿瘤,以获得比有症状表现的较大肿瘤更好的预后。肿瘤较小的患者比肿瘤较大的患者有更好的长期生存率。自开展乳腺癌筛查以来,评估肿瘤大小具有特别重要的意义。多数研究显示,肿瘤小于<15mm[即微小浸润性癌(MIC)]的浸润性癌腋淋巴结转移的概率是15%~20%,而肿瘤大小≥15mm的浸润性癌腋淋巴结转移的概率为40%以上。乳腺癌筛查后获得了更好的效果,腋淋巴结转移的概率降到0~15%。诺丁汉特诺沃斯原发性乳腺癌研究(NTPBCS)的数据显示,10mm分界点不是MIC的最佳鉴别点。寿命表的存活曲线分析发现,肿瘤为9mm与10~14mm的患者之间无差异,这表明肿瘤小于15mm可能是提示小浸润性癌具有较好预后的一个更符合实际的分界点。显然,肿瘤的病理大小是一个有价值的预后因子,并且已成为乳腺癌筛查的重要质量评估指标,其还用于检验放射科医师发现不可扪及的小浸润性癌的能力。

(三)肿瘤分化

现代病理学专家已认识到浸润性癌可根据分化程度进行分类,主要有两种分类方法:①根据癌细胞的结构类型确定其组织学类型;②根据癌细胞结构特性的半定量评估确定其分化等级。

浸润性癌的一些组织类型具有良好的预后,如小管癌、黏液癌、浸润性筛状癌、髓样癌和管状小叶癌等,还有一些罕见的肿瘤类型,如腺样囊性癌、腺肌上皮瘤和低级别鳞状细胞癌等,以上均比非特殊类型浸润性癌(非特殊类型的导管癌)的预后更好。毫无疑问,组织学类型的评估为乳腺癌提供了重要的预后信息。然而,与组织学分级的预后价值相比,在多变量的分析中,组织学类型评估的效果较差,织学类型在增加我们对乳腺癌生物学的理解上会更有用。

浸润性小叶癌(ILC)尤其重要,占所有乳腺癌类型的5%~15%,其具有独特的生物学特点。ILC较非特殊类型的浸润性癌[又称为浸润性导管癌(IDC)]少见。

(四)肿瘤分级

诺丁汉法是对原有形态学分级系统进行的改进和完善,并能提供更客观的肿瘤组织分级。

乳腺癌组织学分级主要从以下 3 个方面进行评估:腺管形成的程度、细胞核的多形性和核分裂计数。每项指标 1～3 分,3 项指标分数相加,总分 3～9 分,分为三级:

Ⅰ级:3～5 分,分化好;

Ⅱ级:6～7 分,中等分化;

Ⅲ级:8～9 分,分化差。

应该指出的是,无论组织学类型如何,肿瘤组织学分级都具有重要的价值。

肿瘤组织学分级和患者的长期预后显著相关。肿瘤组织学分级为Ⅰ级的患者确诊后 10 年生存率为 93%,而肿瘤组织学分级为Ⅲ级的患者 10 年生存率降至 70%。现已明确,由于诺丁汉法具有更客观的标准,经验丰富的病理学专家使用时具有良好的可重复性。

有趣的是,最新版的乳腺癌 TNM 分期系统没有包括组织学分级,可能是因为它的价值在某些类型的乳腺癌(如小叶癌)中被质疑。

(五)血管浸润

肿瘤栓子存在于血管和淋巴管腔隙内已成为一个很重要的预后因素。一些研究表明,血管浸润的存在与局部和区域淋巴结转移密切相关。血管浸润被认为可以像淋巴结分期一样提供重要的预后信息。可重复性是其被广泛接受和常规用于临床评估的一个限制因素。诺丁汉的一项评估血管浸润的研究对可重复性进行了评估。在 1704 例患者中,两名或两名以上病理学专家同时评估了 400 例患者,结果显示在组织学特征上的一致性为 77%,在血管浸润分类上的一致性为 85.8%。另外一些研究也报道称,病理学专家之间的评估有着高度的一致性。对血管浸润的评估是主观的,但如果采用严格的评估标准,可以获得高度的一致性。在未进行淋巴结切除活检的患者中,淋巴管和血管浸润是淋巴结分期的一种有价值的替代方法。在组织学检查显示无腋淋巴结转移的患者中,淋巴血管浸润(LVI)和早期复发有着密切的关系。

(六)AJCC 乳腺癌 TNM 分期第八版

T:

T_x:原发肿瘤无法确定(或者已经切除)

T_0:原发肿瘤未查出

T_{is}:原位癌

T_{is}(DCIS) 导管原位癌　T_{is}(LCIS) 小叶原位癌(已删)

T_{is}(Paget):不伴肿块的乳头 Paget 病

注:伴肿块的按肿块大小进行分期

[新辅助治疗后根据残余肿瘤最大病灶评价治疗后病理 T 分期(ypT)。残余浸润癌周围治疗相关纤维化不用于 ypT 最大径测量。多灶残余肿瘤以英文字母(m)标识。病理学报告应描述残余肿瘤范围,并尽可能记录治疗前 cT 分期)]

T_1～T_3:

T_1 mic 微小浸润癌 最大直径≤1mm

T_{1a}:1mm<肿瘤最大直径≤5mm

T_{1b}:5mm<肿瘤最大直径≤10mm

T_{1c}:10mm<肿瘤最大直径≤20mm

T_2:20mm＜肿瘤最大直径≤50mm

T_3:50mm＜肿瘤最大直径

最大径1.0～1.5mm的肿瘤不适用四舍五入原则,因而不再归为微小浸润癌(T_1mi)(最大径≤1mm)。最大径＞1mm而＜2mm的浸润癌原发灶报告为2mm

T_4:

T_{4a}:侵犯胸壁

T_{4b}:患侧乳房皮肤水肿(包括橘皮样变)、破溃或卫星状结节

T_{4c}:T_{4a}和T_{4b}共存

T_{4d}:炎性乳腺癌:[不论肿瘤大小,直接侵犯胸壁或皮肤(胸壁包括肋骨、肋间肌、前锯肌,但不包括胸肌)肉眼可见与原发肿瘤不相连的皮肤卫星结节定义为T_{4b}。无表皮溃疡及皮肤水肿(临床表现橘皮征),仅在镜检发现皮肤或真皮肿瘤卫星结节,不能定义为T_{4b},这类肿瘤根据大小进行T分期]

N(Node):

乳房大部分淋巴液引流至腋窝淋巴结

部分上部淋巴液引流至锁骨下淋巴结

部分内侧淋巴液引流至胸骨旁淋巴结

深部淋巴管注入至胸肌间淋巴结

两侧乳房间皮下有交通淋巴管

内下部淋巴网通向肝

[含多个肿瘤转移灶区域大小不用于区域淋巴结病理学分期(pN)。以淋巴结中肿瘤最大连续病灶作为pN分期依据;邻近卫星病灶不予评判]

N_x:区域淋巴结无法分析(或已切除)

N_0:区域淋巴结无转移

N_1:同侧腋窝淋巴结转移,可活动

N_1mi:微小转移灶,0.2mm＜转移灶≤2.0mm

(专家组不建议采用cN_x分期,该分期仅用于区域淋巴结已被切除,且无法通过影像或临床检查检测的情况对于淋巴结可以评价,并且体检或影像学检查未检出可疑淋巴结均记录为cN_0;新辅助治疗后根据淋巴结残余肿瘤最大病灶定义ypN。淋巴结残余转移灶周围治疗相关纤维化不用于ypN径线测量及分期)

N_2:

N_{2a}:同侧转移性淋巴结相互融合或与其他组织固定

N_{2b}:临床无明显证据显示腋窝淋巴结转移,但有临床明显的内乳淋巴结转移

N_3:

N_{3a}:同侧锁骨下淋巴结转移

N_{3b}:腋窝淋巴结转移并内乳淋巴结转移

N_{3c}:同侧锁骨上淋巴结转移

pN：

pN_x：区域淋巴结无法分析

pN_0：组织学无区域淋巴结转移，未对孤立肿瘤细胞另行检查

$pN_0(i-)$：组织学无区域淋巴结转移，免疫组化阴性（已删）

$pN_0(i+)$：组织学无区域淋巴结转移，免疫组化阳性，肿瘤灶≤2.0mm

$pN_0(mo-)$：组织学无区域淋巴结转移，组织检测（RT-PCR）阴性（已删）

$pN_0(mo+)$：组织学无区域淋巴结转移，组织检测（RT-PCR）阳性

pN_1：

pN_1 mi：存在微转移，0.2mm＜最大径≤2.0mm

pN_1：同侧1～3个腋窝淋巴结转移；或内乳前哨淋巴结镜下转移，临床不明显

pN_{1a}：同侧1～3个腋窝淋巴结转移

pN_{1b}：内乳前哨淋巴结镜下转移，临床不明显

pN_{1c}：同侧1～3个腋窝淋巴结转移；并内乳前哨淋巴结镜下转移，临床不明显

pN_2：

pN_{2a}：4～9个腋窝淋巴结转移，至少一个肿瘤灶＞2.0mm

pN_{2b}：临床明显的内乳淋巴结转移而腋窝淋巴结无转移

pN_3：

pN_{3a}：10个或以上淋巴结转移（至少一个肿瘤灶直径＞2.0mm）或锁骨下淋巴结转移

pN_{3b}：3个以上腋窝淋巴结转移伴临床阴性的前哨淋巴结镜下活检内乳淋巴结转移

pN_{3c}：同侧锁骨上淋巴结转移

M（Metastasis）：

M_0：无远处转移的临床或影像学证据

$cM_0(i+)$：无转移的症状和体征，也没有转移的临床或影像学证据，但通过分子检测和镜检，在循环血、骨髓或非区域淋巴结发现≤2.0mm的病灶

M_1：经典临床或影像学能发现的远处转移灶；或者组织学证实＞2.0mm的病灶

循环肿瘤细胞（CTC）：

肿瘤细胞自原发灶脱落，直接或经淋巴系统间接进入血循环系统进而在远处组织、器官增殖，最终形成转移灶，这部分脱落进入循环系统的肿瘤细胞即被称之为循环肿瘤细胞（Circulating Tumor Cells）

第7版乳腺癌分期系统已经增加$cM_0(+)$概念。

第8版乳腺癌分期系统认为临床晚期乳腺癌外周血CTC≥5个/7.5mL，临床早期乳腺癌外周血CTC≥1个/7.5mL提示预后不良，证据水平为Ⅱ级（CTC不仅对转移灶的形成意义重大，也对肿瘤的复发意义重大。研究发现，远处转移灶播散入血的CTC还可再度循环、侵袭到原发灶内并继续增殖，即CTC的自身种植）。

解剖学分期：

分期——分级

0期：T_{is}，N_0，M_0

I_A 期：T_1，N_0，M_0

I_B 期：T_0，$N_1 mi$，M_0

　　　　T_1，$N_1 mi$，M_0

II_A 期：T_0，N_1，M_0

　　　　T_1，N_1，M_0

　　　　T_2，N_0，M_0

II_B 期：T_2，N_1，M_0

　　　　T_3，N_0，M_0

III_A 期：T_0，N_2，M_0

　　　　T_1，N_2，M_0

　　　　T_2，N_2，M_0

　　　　T_3，$N_{1\sim2}$，M_0

III_B 期：T_4，N_0，M_0

　　　　T_4，N_1，M_0

　　　　T_4，N_2，M_0

III_C 期：任何 T，N_3，M_0

IV 期：任何 T，任何 N，M_1

三、临床表现

乳腺肿瘤的临床表现有多种形式,如乳腺出现肿块、乳头溢液、乳头疼痛、乳头糜烂或皮肤凹陷等,当然有些症状的出现可能已不是早期的病变,因而了解各种乳腺肿瘤的症状,提高识别能力,有助于肿瘤的早期发现。常见乳腺肿瘤的临床表现有以下几种。

(一)乳腺肿块

是乳腺癌最常见的症状。80％以上的乳腺癌患者是因乳腺肿块为首发症状而来就诊的。在出现乳腺肿块后应了解肿块出现的时间、生长速度,肿块的质地、活动度、生长方式,是单发或多发,以及是否伴有区域淋巴结肿大等,同时亦应了解患者的年龄、月经史、生育史、既往史以及家族史等,结合体格检查做出比较正确的诊断。乳腺癌的肿块大多为单个性,少数亦可以为多发性,早期肿块常较小,有时与小叶增生或一些良性肿瘤不易区分,但亦有少数病灶即使在很小时已累及乳腺的悬韧带,而引起局部皮肤的凹陷或乳头回缩等,可以早期即诊断为乳腺癌。乳腺癌的生长方式绝大多数呈浸润性生长,而少数亦可以呈膨胀性生长;大多肿瘤实质较硬,而少数肿块其周围有较多的脂肪组织包裹,而相对有柔韧感。随着肿瘤的发展,肿块逐渐长大,可侵犯悬韧带,引起乳头回缩、皮肤粘连,逐步可引起皮肤水肿、橘皮样、肿块周围出现卫星结节、皮肤溃疡等症状。乳腺的良性肿瘤中最常见的是纤维腺瘤,多见于年轻妇女,40 岁以上时发病率明显减少。肿瘤常为实质、韧性,如橡皮样,有完整的纤维包膜,表面光滑,摸时有滑动感,一般与皮肤无粘连,亦不会引起乳头回缩等。乳腺导管内乳头状瘤肿块常很小,有时仅米粒大小,临床不易扣及,偶尔稍大者可在乳晕周围扣及小结节,临床常以乳头溢液为主要症状,脱落细胞检查、乳腺导管镜或乳腺导管造影等可做出明确诊断。乳腺小叶增生很少形成清晰的肿块,而是以局部乳腺组织增厚为主,质地较韧,呈橡皮状,无包膜感,极少有皮肤粘连。

(二)乳头溢液

按溢液乳管分类,分为单孔溢液、多孔溢液;按溢液性质分类,分为血性(呈红色或褐色)、浆液血性(呈粉红色)、浆液性(呈稀薄透明微黄色)、清水样(稀薄无色如清水)、乳汁样、多色黏稠(质黏稠、多色混杂)、脓性(绿色或乳黄色);按溢液量的多少分类,分为量多(不用挤压,自然流出或轻压时呈丝状喷出)、量中(挤压后溢出数滴)、量少(强压时勉强可见)、无(压迫亦不见溢液)。从乳头溢液病因学方面,乳头溢液可分为生理性和病理性两种。生理性乳头溢液临床表现为溢液乳管一般以双乳多乳管为主,也可表现为单乳管,溢液性质多为乳汁样或浆液性,一般不伴有乳房肿块。常见生理性乳头溢液包括妊娠期乳头溢乳、哺乳期分泌乳汁、绝经前后激素变化引起的乳头溢液、乳腺乳头机械刺激引起的乳头溢液以及不明原因的乳头溢液。病理性乳头溢液临床表现多样,根据病因不同而表现不同,可以为单乳管,也可表现为双乳多乳管,溢液性质可以为清水样、乳汁样,也可表现为血性、浆液血性等,可以伴有乳腺肿块、局部皮肤异常等。常见病理性乳头溢液包括:乳腺疾病引起的乳头溢液,乳腺导管上皮增生、炎症、出血、坏死及肿瘤等病变都可能发生乳头溢液。从临床统计资料来看,乳腺疾病引起乳头溢液的比例从大到小依次为:乳腺导管内乳头状瘤(40%)、乳腺囊性增生病(25%)、乳腺导管扩张症(10%~15%)、乳腺癌(5%~10%)、乳腺炎、乳腺纤维腺瘤。非乳腺疾病引起的乳头溢液,包括垂体肿瘤、药物或邻近颅内肿瘤干扰下丘脑内分泌功能,甲状腺功能亢进或甲状腺功能减退,慢性肝病等。

(三)乳腺疼痛

据统计,目前在乳腺专科门诊患者中,约2/3因乳痛就诊,其中21%自诉疼痛严重。事实上,月经前1周左右的乳腺压痛是正常的,超过1周的乳腺痛才需要就诊。

乳腺疼痛基本是由良性乳腺病变引起,最常见为腺叶增生,发病高峰年龄为30~40岁,就诊时主诉乳房疼痛,体检可发现大多数患者乳房内摸不到明显的孤立肿块,但可以摸到片状、大小不一、结节状颗粒或界限不清的条索状肿物或局部腺体增厚,质地不硬。疾病发展过程中具自限性和反复性的特点。有一定的自限性,属于生理性变化范畴,可以在结婚、生育、哺乳后症状明显改善或消失。乳腺癌大多是无痛性肿块,但少数患者可出现乳腺牵扯感或轻微的疼痛;晚期病例肿瘤直接侵犯胸壁神经可引起疼痛。再者,文献报道约有1/3的亚临床乳腺癌及小叶癌的早期有乳腺疼痛,故乳腺疼痛对亚临床乳腺癌及小叶癌的早期诊断有意义,诊断时应注意鉴别。乳腺炎症也可引起乳腺疼痛,临床上需对急性乳腺炎和炎性乳腺癌进行鉴别(表1-4)。

表1-4 急性乳腺炎与炎性乳腺癌鉴别

项目	急性乳腺炎	炎性乳腺癌
好发人群	哺乳期女性	任何年龄女性
全身反应	发热、寒战,可并发败血症	无
乳腺局部情况	红、肿、热、痛	红、肿、热、痛
腋窝淋巴结肿大	有	有

续表

项目	急性乳腺炎	炎性乳腺癌
血常规	白细胞数及中性粒细胞数增高	无
抗感染治疗后	皮肤红肿消退	皮肤红肿不消退

(四)乳头和乳晕异常

乳头糜烂是乳头湿疹样癌的典型症状,早期时常先感乳头瘙痒或烧灼感,后出现乳头变粗糙、高低不平、脱屑,逐步糜烂如湿疹状。其病程进展缓慢,乳房内可能摸不到肿块,逐步可形成溃疡,经久不愈。当整个乳头受累后可逐步侵犯乳晕部及周围皮肤,形成大片糜烂,整个乳头可被肿瘤侵袭而消失,晚期腋窝淋巴结肿大变硬,容易误诊为乳头湿疹,临床上需进一步检查明确诊断。

乳头内陷是女性乳腺常见的畸形,临床表现为乳头埋没于乳晕之下,乳头内陷常为双侧性,两侧凹陷程度可相同或不同,也可单侧发生。乳头内陷不仅妨碍女性乳房美观和哺乳功能,而且内陷乳头易藏污纳垢,造成感染、糜烂、异味等,影响患者的生活并造成自卑心理,多数为先天性。据 Schwager 研究,先天性乳头内陷是乳头中胚层发育障碍,纤维组织及乳腺导管短缩,乳头下缺乏组织支撑,致使乳头不能突出,其发生率约为 2%。后天性者多继发于外伤、炎症、肿瘤及手术后乳头乳晕下方组织瘢痕挛缩等。当乳腺癌侵犯乳头或乳晕下区时,乳腺的纤维组织和导管系统可因肿瘤侵犯而缩短,牵拉乳头,使乳头偏向、回缩、凹陷,直到完全缩入乳晕后方。在临床乳腺内扪及肿瘤而引起乳头逐步凹陷者常以恶性肿瘤或炎症可能性较大;两侧乳头不对称,有肿瘤侧的乳头位置较对侧高,乳头向外突出者则以良性肿瘤可能性为大。

(五)晚期乳腺癌的局部表现

乳腺癌侵犯皮肤后,受侵皮肤可逐步变薄呈暗红色或发红、发亮,逐步可以形成破溃,溃疡边缘隆出皮面,基底因坏死而凹陷,常覆盖有腐烂组织形成恶臭。肿瘤向深部侵犯,可直接浸润到胸大肌筋膜、胸肌或前锯肌及肋间肌。肿瘤侵犯胸肌时乳房与胸壁呈相对的固定,在乳房松弛时肿瘤可以推动,而当挺胸、用手叉腰使胸肌收缩时则肿瘤呈完全固定。前锯肌、肋间肌受累时肿瘤与胸壁呈完全固定。肿瘤细胞若侵犯皮下淋巴管时,癌细胞可在管内或直接侵犯到皮肤,形成皮下的卫星结节。这种卫星结节常为多个,在原发肿瘤周围较多,分散或可逐步融合,有卫星结节的出现常表示肿瘤周围的皮下淋巴管内已有癌细胞的侵犯,常是手术治疗的反指征。

(六)腋窝淋巴结肿大

乳腺肿瘤逐步发展,可侵犯淋巴管,逐步转移到腋淋巴结。淋巴结常由小逐步增大,淋巴结数由少逐步增多,最后可以相互融合。转移的淋巴结如果侵犯压迫腋静脉,常可使同侧上肢水肿,如侵犯臂丛神经时则可引起肩部酸痛。检查时,检查者用右手检查患者左腋部,左手检查右腋部,同时将患侧上肢尽量松弛,这样可以扪及腋部的最高位。如果乳房内未出现肿块,而以腋淋巴结肿大为第一症状而就诊是比较少见的,有时原发病灶很小未能被发现,而主要表现为腋淋巴结肿大者即所谓的"隐匿性乳腺癌"。当腋淋巴结有肿大,病理证实为转移性癌,而未能发现原发病灶时,应仔细检查其引流区域,包括乳腺的检查。偶尔肺或消化道的肿瘤也有向腋淋巴结转移的,因而检查时亦应包括这些部位。如以上部位检查未发现原发病灶时,即使乳房未发现肿块亦应考虑乳腺癌的可能。病理学检查有时可能提供组织来源,乳房的钼靶摄片亦有助于诊断。如果病理检查提示转移性腺癌、激素受体测定阳性,即使乳腺摄片未见明显病灶时,亦应考虑可能来自乳腺。

(七)乳腺癌远处转移的临床表现

乳腺癌引起的远处转移以骨、肺、肝、胸膜、脑、肾上腺等部位较多,不同的转移部位常引起不同的相应的症状,骨转移最常见的部位是盆骨、脊椎、肋骨、股骨、肱骨及颅骨等,主要症状为疼痛,疼痛的出现较 X 线片显示得早,可建议患者进行全身骨扫描检查。肺及胸膜转移可引起痰血、咳嗽、胸腔积液等,肝、脑等部位转移可以出现相应的症状。

四、辅助检查

(一)近红外线检查

应用近红外波成像,这些较长的波易穿透软组织,其穿透程度与物质密度有关。血红蛋白对近红外线有一定的吸收作用,因而阴影范围和灰度将反映局部血红蛋白量的多少。近红外线穿透性和选择性成为近红外线成像的原理。近红外线可作为临床辅助诊断之用,但对鉴别良、恶性肿块有时尚有困难。

(二)超声波检查

因超声波检查具有简便、灵敏度较高、无创、可重复性强等优点,已成为乳腺检查的一项常规手段。与普通的腹部超声检查不同,乳腺超声检查必须配备高频、高分辨力的超声诊断仪及探头。乳腺肿块的高分辨力超声声像图可以显示肿块的形态、边界、包膜、内部回声、后方回声、微钙化等征象,为其良、恶性鉴别诊断提供了重要依据。近年来彩色多普勒血流显像、超声造影剂增强显像、超声弹性成像、三维超声等新技术不断应用于临床,为乳腺肿块的检测和鉴别诊断提供了更多有价值的信息。例如,超声造影增强技术可以清楚显示患者腋淋巴结状态,分辨出增大的腋淋巴结,并可提供淋巴结的形态、长与厚径之比、皮髓质厚度比、多普勒血流信号等诸多信息,直接影响到临床治疗。对于一些腺体组织较致密的女性,超声检查较其他影像学检查手段敏感性更高。超声的实时动态显像特点在乳腺疾病的治疗中亦显示出极大的优势,如乳腺纤维腺瘤微创旋切术、乳腺囊肿穿刺硬化治疗、乳腺隐匿性病灶细针穿刺定位切除等都离不开超声的实时动态引导。超声波检查的缺点是敏感性不够高,特别是对于临床的一些微钙化病灶,不易显示。此外,超声波检查的可靠性受经验影响较大。

(三)钼靶 X 线检查

目前,临床上广泛应用的钼靶 X 线检查技术,诊断乳腺良恶性肿瘤的正确率达85%以上,且具有照片图像清晰、对比度适宜等优点,可清楚显示乳房内直径<1cm 的结节性病灶,并可准确定位。亦可用于普查以及早期诊断。乳腺癌的钼靶片征象有因肿瘤本身所成的影像及肿瘤周围继发性改变所形成的影像,前者称直接征象。①肿块影:是乳腺肿瘤中最常见的征象,85%～90%的病例有肿块影。肿块边缘常不规则,有毛刺状,密度较正常周围腺体为高,X线片上表现的肿块大小常较临床触及的肿块小。②钙化点:X 线表现为钙化点的占 30%～

40％,乳腺癌的钙化点常为细小泥沙样的钙化点,钙化点可从几个到数百个不等,常聚集在一个区域内,在每平方厘米中有 15 个以上细小钙化点时常需考虑为乳腺癌。在普查时常因发现细小钙化点而发现早期乳腺癌。肿瘤周围继发改变所成的影像称为间接征象:①肿瘤的血供较多而引起肿瘤周围血管影的增粗增多;②肿瘤周围水肿、渗出而在肿瘤周围形成透亮环;③乳头受肿瘤牵连内陷,在 X 线片上形成"漏斗征";④肿瘤侵犯皮肤及皮下淋巴管,引起皮肤充血、水肿、增厚而形成"橘皮征";⑤乳腺导管变粗;⑥乳腺后间隙受累时造成后间隙透亮度消失;⑦乳腺的形态改变。乳腺摄片的结果与年龄、乳腺发育情况、是否已哺乳等有密切关系。年轻、乳腺发育良好者,乳腺组织较致密,即使有肿块,但与周围组织对比度不大,因而不易鉴别;同时由于射线对人体有一定危害,因而 35 岁以下者常不适合 X 线检查。

除作为普查外,X 线摄片常用于以下情况:①有乳腺肿块者;②有乳头溢液者;③有一侧乳腺癌者;④有家族乳腺癌病史者;⑤有良性乳腺肿瘤手术治疗史者;⑥月经初潮在 16 岁以前,停经于 55 岁以后,第一胎足月生产在 30 岁以后或未婚未育者。检查时应尽量避开经期,因此时乳房充血,影响摄片质量,也会加重患者疼痛;不建议年轻未婚育女性进行此项检查;2 次钼靶 X 线检查间隔时间应＞3 个月。

(四)CT 及 MRI 检查

乳腺的 CT 检查并不常用,原因是 CT 的检查费比较昂贵,虽有较高的密度分辨率,但所获得信息并不比钼靶 X 线片多。对微小钙化这一重要征象 CT 尚不如钼靶 X 线片明确可靠,但在致密型或有结构不良的乳房中,钼靶 X 线检查病变常被掩盖,而 CT 检查则有利于发现被隐蔽的病灶。CT 检查还可以进行动态增强扫描,进一步区分良恶性肿瘤。位于乳腺高位、深位或腋尾部的病变,用加压钼靶 X 线摄影常难以使病灶被投影在胶片上或仅有病灶部分边缘被投影在胶片上,造成诊断上的困难,此时宜行 CT 检查,可使病变被完整地显露。乳腺 MRI 检查具有较高的敏感性,可以发现多灶性或多中心的病灶,特别是对于一些致密型腺体,MRI 的检出率高。研究表明,MRI 检查可以使乳腺隐匿性病灶的检出率提高 16％,但是,尚没有强有力的证据支持乳腺通过 MRI 检查可以改善患者的预后,昂贵的费用也限制了 MRI 检查的广泛开展。

(五)乳管镜检查

乳管内视镜对乳头溢液患者的检查始于 20 世纪 80 年代末,它对乳管内病变有较高的辅助诊断价值。以往检查方法不能直观病变部位,其阳性率低、敏感性较差,而乳管内视镜的临床应用,使术者能在电视屏幕上直观患者乳腺活体细微组织结构和各种乳管内病变部位及特征,解决了乳管内疾病不能直观诊断的难题,极大提高了乳头溢液病因诊断的准确性,更有利于提高 T_0 期乳腺癌和乳腺癌前期病变的诊断,尤其对无肿块乳头溢液诊断明显优于细胞学涂片、B 超、乳管造影检查。在治疗上为需要手术的患者提供明确的病灶定位,修改了手术指征,使部分乳管炎或乳管扩张患者避免不必要手术,同时摒弃了单纯乳房切除和扩大范围的手术治疗,改变为精确小范围乳腺病变导管切除手术。对无肿块乳头溢液患者进行乳管内介入治疗,能改善乳管内病变的转机,降低乳腺癌发病率。总之,乳管镜是一种微小的内镜,它不仅用于乳头溢液病因诊断,也可用于导管炎、导管扩张症的介入治疗,有助于对乳管内病变发生、发展演变过程的动态观察,尤其对乳管内微小病变诊断率高,可反复检查,具有操作简单、微创、直观性强等特点,乳管镜的应用推动了乳腺疾病诊疗技术的发展。但在乳管镜治疗方面目前缺乏统一疗效标准,操作技术上存在局限性等,这些由乳管镜引出的临床和基础研究课题有待于进一步探索。

(六)^{18}F-FDG PET/CT 显像

^{18}F-FDG 是葡萄糖的类似物,可以反映体内葡萄糖的利用情况,绝大多数恶性肿瘤细胞具有高代谢的特点,其异常增殖需要葡萄糖的过度使用,导致肿瘤细胞内能大量聚集^{18}F-FDG,同时其转移灶与原发灶具有相似的代谢特点。因此,将患者注入该示踪剂并进行 PET/CT 扫描后,对肿瘤的诊断和治疗均有重要的临床应用价值。^{18}F-FDG 对原发性乳腺癌灵敏度为80%～96%,特异度为83%～100%,PET-CT 影像学是判断腋窝淋巴结分期一个较敏感和特异的检查方法,有助于术前判断是否需要行淋巴结清扫术和加用辅助治疗,同时对乳腺癌远处转移与局部复发,监测乳腺癌治疗效果具有临床价值。

(七)血清肿瘤标志物

以静脉血为标本,可做一种动态观察指标,在患者筛选、诊断、病情判断预后估计、监测治疗效果、复发与否、有无转移均具有潜在的临床价值。缺陷是灵敏度及特异性较低。它主要分3 类:①肿瘤相关性抗原(TAA),例如癌胚抗癌(CEA)、组织多肽抗原(TPA)、黏蛋白抗原类(CA)、黏蛋白癌相关抗原(MCA);②激素类:目前公认乳腺癌属于一种性激素依赖性肿瘤,在这方面研究得较早、较广泛,例如雌二醇(E_2)、睾酮(T)、泌乳素(PaL)、孕激素(P)、降钙素;③酶类及代谢产物,例如 B_2 微球蛋白、铁蛋白、碱性磷酸酶。目前临床上常用的血清标志物有以下几种。

1.CEA

是位于细胞表面的糖蛋白,1965 年由 Gold 和 Freeman 在人胎儿结肠组织中发现。CEA种酸性糖蛋白,基因编码于 19 号染色体上,相对分子质量为 150000～300000。早期认为是结肠癌的标志物(60%～90%患者升高),但以后发现胰腺癌、胃癌、乳腺癌(60%)也有较高表达。CEA 水平可反映乳腺癌的进展程度。Ⅰ、Ⅱ期乳腺癌阳性率为 13%～24%,而Ⅲ、Ⅵ期乳腺癌阳性率则为 40%～73%,有转移的患者尤其是有骨转移的乳腺癌,CEA 明显升高。CEA 水平尚可反映治疗效果但还没有形成常规。因其灵敏件和特异性不高,不适宜用于筛选和诊断。

2.TPA

是一种中相对分子质量糖蛋白,1957 年由 Bjork-lund 从癌组织中发现。TPA 水平可反映细胞的增殖活性,乳腺癌 TPA 的灵敏性在Ⅰ、Ⅱ期为 0～57%,Ⅲ、Ⅵ期为 35%～82%,与病程进展呈正相关。TPA 与 CA153 联合应用于监测乳腺癌的病情。

3.CA153

为乳腺细胞上皮表面糖蛋白的变异体,并由癌细胞释放在血液循环中,相对分子质量400000 的多形上皮黏蛋白,由抗人乳腺球膜、MeAbl15D8 与抗转移乳腺癌膜成分的McAbDF3 所识别,存在于多种腺癌中。乳腺癌患者Ⅰ、Ⅱ期阳性率为 0～36%,Ⅲ、Ⅵ期阳性率为 29%～92%,对乳腺癌特异性为 85%～100%。总之,其血清水平与乳腺癌的进展呈正比,与治疗效果呈反比,可作为监测指标,因其灵敏性及特异性相对较高,有取代 CEA 的趋势。

4.CA125

1984年由美国学者 Bast 发现,是从卵巢癌中提出的一种高分子糖蛋白抗原对卵巢癌较为特异。CA125 单独不能适用于早期诊断和反映病程,但与 CA153 联合或再加上 CEA 显著提高灵敏性,但特异性下降,三者均阳性者可视为晚期乳腺癌,对选择必要的辅助治疗有应用价值。

5.CA549

是一种酸性糖蛋白,1987年被发现,对乳腺癌,Ⅰ、Ⅱ期阳性率为 0~13%,Ⅲ、Ⅳ期阳性率为 50%,术后复发患者阳性率为 42%~88%,对乳腺良性疾病及正常女性,特异性为 95%~100%。与 CA153 一样,CA549 可反映乳腺癌的进展,对监测治疗及病情有一定应用价值。

6.CAM26 和 CAM29

这两种糖蛋白发现于1998年,Ⅰ、Ⅱ期乳腺癌阳性率 CAM26 为 0~15%,CAM29 为 0~9%,Ⅲ、Ⅳ期阳性率 CAM26 为 23%~75%,CAM29 为 29%~80%,复发病例 CAM26 为67%,CAM29 为 71%,说明均可反映治疗效果及病情进展。

7.MCA

发现于1985年,在乳腺癌早期阳性率为 0~20%,晚期阳性率为 35%~67%,在接受治疗的患者中,MCA 阳性率可很好反映肿瘤进展及治疗效果。

(八)病理学检查

乳腺疾病的检查方法包括体检、乳腺 X 线片、超声波、乳腺导管内镜等都存在一定的假阳性和假阴性结果,所以病理学诊断依然是最终诊断的"金标准",术前获得病理诊断最常用的方法包括细胞学诊断和活组织检查。①细针穿刺细胞学检查:细针吸取是利用肿瘤黏附力低的特点,利用细针将肿瘤细胞吸出做涂片检查,准确率较高,目前已被广泛采用;但细针吸取细胞学检查偶有假阳性和假阴性结果,而且不能进行病理分型,故不能代替组织学活检。对有乳头排液的病例,也可做溢液涂片细胞学检查,对导管内癌有时尚未扪及肿块而有乳头排液时,细胞学涂片的阳性率可达 50%。乳头糜烂时可做糜烂部位的刮片或印片做细胞学检查,阳性率为 70%~80%。②空芯针穿刺组织学检查:与细针穿刺活检比较,空芯针活检的优点是可以取到病理组织标本,其损伤比手术活检相对要小,并发症少,其诊断准确率较细针穿刺活检高,一般在 90%以上,是目前最常用的穿刺活检方法。③麦默通真空辅助乳腺微创旋切检查:是在超声定位引导下通过计算机控制的真空辅助装置高速旋切乳房组织的治疗性诊断设备,对乳腺可疑病灶可进行重复切割,以获取乳腺的组织学标本,为乳腺癌发现和诊断提供了更多更好的方法,而且一次进针可连续获得不同点的组织标本,不必多次进针,获得的标本量相对较多,病理诊断的准确率几乎达 100%;活检同时因有真空抽吸,不易形成血肿及瘢痕,对乳房外观影响小。麦默通活检针具有双管道,所切割下组织于管道包裹的情况下拉出体外,不会接触到针道以外组织,故理论上在活检过程中发生针道转移可能性极小,故具有较高的的安全性。因麦默通活检装置及检查费用均较高,基层医院及患者的经济能力难以承担,故不易于广泛普及和开展。

五、乳腺癌根治术

(一)乳腺癌根治术的发展历史

根治手术概念以病理解剖学理论为基础,且随着显微镜在病理学中的应用,人们开始研究乳腺癌淋巴转移的规律,在切除肿瘤的同时切除区域转移淋巴结。

19 世纪中末,伟大的外科学家和病理解剖学家 WilliamStewart Halsted(1852—1922)发明了乳腺癌根治术,是对医学的重大贡献之一。Halsted 等学者的理论认为:乳腺癌的扩散是遵循时间与解剖学规律进行的。像一个过滤器,局部淋巴结可以滤除淋巴液中的肿瘤细胞,当离原发灶较近的淋巴结为肿瘤充满时,肿瘤细胞才会进一步转移到下一站淋巴结,血行转移是到晚期才出现的现象。认为乳腺癌治疗失败的主要原因是腋淋巴和血行转移的结果,并认为乳腺癌的转移模式是:局部浸润→淋巴转移→血行转移。如能阻断淋巴转移途径即可治愈肿瘤。由于整个乳腺的淋巴管是相互交通的,因此应将整个乳房组织及乳房皮肤和皮下脂肪组织整块切除,由于认为乳房的淋巴液通过穿过胸大、小肌的淋巴管引流于腋窝,因此胸大、小肌被包括于切除之列,乳腺的淋巴液汇集于腋淋巴结,应强调清除腋淋巴结。这种切除包括乳房和胸大、小肌及腋淋巴脂肪组织的术式,应为根治术。这意味着乳腺癌在一定的时间范围内只是一种局部疾病,在此期间手术是能够将乳腺癌完整的切除并获得治愈,手术范围的大小直接影响患者的预后。因此,Halsted 乳腺癌根治术是切除整个乳房胸肌和腋窝淋巴结以及更广泛的区域组织。

通过多年的研究,终于在 19 世纪末 Halsted 创建了具有历史意义的乳腺癌根治术,沿用至今,基本要求包括 4 个方面。

(1)必须广泛地切除肿瘤表面的皮肤。

(2)常规切除胸大肌、胸小肌。

(3)常规切除乳房及胸肌的同时清除腋窝淋巴结。

(4)必须将所有应切除的组织整块切除。

在 Halsted 进行该术式研究的同时,Willy Meyer 在相互并不知道的情况下也开始了相似的研究,两者手术操作方法大致相同,仅在个别细节上有不同差异。因此,Halsted 乳腺癌根治术又被称为 Halsted-Meyer 乳腺癌根治术,也被称为乳腺癌手术的经典术式。

Halsted 乳腺癌根治术的诞生,标志着乳腺癌手术治疗进入了一个新的阶段,它不仅使乳腺癌的 5 年生存率由过去的 $10\%\sim20\%$ 提高到 $40\%\sim50\%$,更重要的是根治术概念的诞生,为其他部位的肿瘤的手术治疗提供了一个可供借鉴的模式。

(二)乳腺癌根治术的适应证和禁忌证

1.适应证

符合国际临床分期 0、Ⅰ、Ⅱ 期及部分 Ⅲ 期而无以下禁忌证的患者。

2.禁忌证

(1)有远处转移者。

(2)机体健康状态不佳,不能耐受根治性手术者。

（3）Ⅲ期患者有下列情况之一时

①橘皮样变范围超过乳房面积 1/2。

②皮肤上出现卫星结节。

③肿瘤侵犯胸壁而固定者。

④胸骨旁淋巴结被证实发生了转移。

⑤锁骨上淋巴结肿大,病理证实为转移。

⑥患侧上肢水肿。

⑦炎性乳腺癌。

（4）出现以下情况中的任何 2 项以上者

①癌肿破溃。

②橘皮样变超过全乳面积 1/3。

③癌肿与胸大肌固定。

④腋窝淋巴结最大直径超过 2.5cm。

⑤腋窝淋巴结相互粘连或与周围组织粘连。

（三）乳腺癌根治术的术前准备

（1）必须经病理学检查证实为乳腺癌。

（2）血、尿、粪三大常规检查及心、肺、肝、肾功能检查。

（3）与患者及其家属说明手术可能造成的身心健康问题及克服方法。

（4）手术区及需植皮时供皮区的皮肤准备。

（5）对有冰冻条件者,尽可能在手术中行快速冰冻检查,对结果阴性患者,常规结果如为癌者,可在 1 周内行根治手术,不会影响预后。

（四）乳腺癌根治术的手术原则

（1）原发灶及区域淋巴结应整块切除。

（2）切除全部乳房组织及广泛切除其表面的皮肤（肿瘤切口边缘距正常皮肤不小于 3cm）。

（3）切除胸大肌、胸小肌。

（4）彻底清除腋窝淋巴结。

（五）乳腺癌根治术的麻醉

（1）高位硬脊膜外麻醉。

（2）高血压、精神紧张者或硬脊膜外麻醉失败者,可采用全身麻醉。

（六）乳腺癌根治术的手术步骤

1.体位仰卧位

患侧肩背部垫高 10°～15°,上肢外展 90°～120°,消毒包裹后固定。

2.皮肤消毒范围

包括整个胸壁,上至颈部,下至脐部,外至上肢肘关节,后方至腋后线,对侧至腋前线。

3.皮肤切口

根据肿瘤的位置,选择切口,应便于肿瘤的彻底切除,便于清除腋窝淋巴结,便手术后上肢功能恢复,利于伤口愈合,利于手术后美容,可采取不同的梭形切口或横行切口。用墨水在皮肤上划出切口及皮瓣剥离界限,以便准确观察皮瓣剥离范围,切除皮肤的范围应距肿瘤3~5cm。

(1)Halsted-Meyer 纵形切口:Halsted 的切口以癌肿为中心包括乳头和乳晕向上、下两方延伸,近似于圆形或椭圆形,上面的延长切口大概沿着肩部前面的凹陷,直到锁骨下缘,下面的延长切口达肋缘以下,到剑突和脐的中点为止。Halsted 的圆形或椭圆形切口比较简单,它在肩部前面的延长切口大致沿着裤子吊带或其他背带的挂线,通常不会影响上肢的活动;但对所造成的创面不适于一期缝合,多需植皮才能使之闭合;对腋窝的暴露也不够充分。

Meyer 的原切口是梭形的,也以肿块为中心包括乳头和乳量,它向上的延长切口是沿胸大肌前缘到上臂前面。Meyer 切口易于暴露腋窝,皮瓣多能一期缝合,不需植皮;它形成的瘢痕有碍观瞻,且术后常会影响上臂的外展活动。

总的说来,纵向切口有一定优点:不论癌肿是乳腺的中央区或稍偏内、外侧,除位于乳腺外上方、靠近腋窝的肿块以外,这个纵向切口都能很方便地将它包括在内,这个切口能良好的暴露腋窝和锁骨下区。因此,纵向切口是临床上应用较普遍的一种切口。Halsted 和 Meyer 两者的原切口各有利弊,有学者将两者综合,即按 Meyer 法做梭形切口,但其上端的延长切口应指向肩部凹陷的内侧,这样在解剖腋窝时既可以有良好的暴露,术后又不致因瘢痕收缩而影响上臂的活动。这样的纵向切口称之为 Halsted-Meyer 切口。

(2)Rodman-Greenough 斜向切口:Rodman 和 Greenough 先后倡行的斜切口能很好地将位于乳腺内侧、中部或外侧的癌肿包括在内。

这个切口有一条从腋中线横过腋窝到肩部内侧凹陷的交叉切口,突出优点是既便于解剖腋窝,又不影响上臂活动。手术结束时如皮瓣一期缝合有困难,可在两侧创缘上作若干交叉切口,这样缝合后创口便呈若干"Z"形切开之连续缝合,可以减少张力而有利于皮瓣之愈合。

(3)Stewart 横行切口:Stewart 主张在乳腺癌根治切除时用横向梭形口。他认为横切口术后瘢痕较小,不致影响上臂活动。但这种切口的缺点是对腋窝和锁骨区解剖颇为不便。只适用于癌肿位于乳腺中部偏下缘且乳腺肥大下垂的妇女。现在有学者将 Stewart 切口加以改良,切口上起腋前部胸大肌外缘,然后向下向内以肿块为中心包括乳头乳晕区做横向月牙形切口,切口线可根据肿瘤部位不同调整,一般距癌缘约5cm。皮瓣剥离范围及手术切除范围与常规根治术相同。对于癌肿位于乳腺组织上下象限交界处内侧或外侧的边缘,采用改良的Stewart 切口比采用常规的纵形切口优越,因纵切口所造成的皮肤缺损往往过大,需植皮来修复创面。

以上 3 种手术切口可根据手术医师掌握程度和患者的具体情况做出不同的选择。其中以Halsted-Meyer 纵形切口和 Stewart 横行切口最为临床常用。下面将以 Halsted-Meyer 纵形切口为基础加以叙述。

4.分离皮瓣

临床惯用的是 Haagersen 提倡的薄皮瓣。

(1)在皮肤和浅筋膜层之间进行解剖分离,浅筋膜表面的毛细血管丛应保留在皮瓣上,以防术后皮瓣坏死,但浅筋膜内静脉则应留在标本上。

(2)皮瓣分离范围:向内至胸骨缘,外达背阔肌前缘,上至锁骨,下达肋弓处腹直肌上端。

（3）分离皮瓣厚度：应从切缘至基底部逐渐增厚，范围以 0.3～0.5cm 为宜，一般将皮瓣剥至 4～5cm 之后，可少许保留脂肪，近终点时，皮瓣上可保留全层脂肪组织，所剥皮瓣应为斜形，近肿瘤处薄，远离肿瘤处渐厚的斜形状。

（4）分离皮瓣的具体操作，减少分离皮瓣出血的方法：在所划的皮瓣剥离范围内用1∶1000 的肾上腺素生理盐水 200～300mL，用长的麻醉针头均匀地注射到所要游离的皮下组织区，造成分离皮瓣区的皮肤与皮下之间一个重度水肿区，使此区中的组织密度减少，形成一个类似的潜在的腔隙，便于分离皮瓣，而且由于肾上腺素的局部作用，可以减少游离皮瓣时的出血，在应用此法时应注意以下几个方面。

①有高血压或心脏病及明显的心律失常者禁用肾上腺素，可单纯用生理盐水皮下封闭。

②为防肿瘤扩散，对有肿瘤破溃或皮肤改变者及炎性乳腺癌，禁用皮下生理盐水封闭。

③注射肾上腺素生理盐水，应在手术切线上进行，禁在保留的皮肤上注射，防止医源性肿瘤细胞扩散，最好在切开皮肤后，深筋膜下进行。

④在全部注射肾上腺盐水过程中，应始终按无瘤技术进行，笔者习惯于在切口皮肤处深筋膜与脂肪组织间，常规用 1～2 点进行，扇面向外注射。剥离皮瓣的具体方法：剥离皮瓣可用普通手术刀、电刀，为减少皮瓣坏死机会，切口Ⅰ期愈合，皮瓣分离应平而均匀。先做外缘切口，再切内缘。切皮时，仅切开皮肤层，勿过深，以便于剥离皮下脂肪。用皮肤镊提起外侧皮瓣，右手操刀沿脂肪组织浅层进行锐性分离。边分离边用手指扪测皮瓣的厚度，使皮瓣上不保留脂肪组织。皮瓣分离至 4～5cm 之后，可保留少许脂肪组织。腋窝部皮瓣不应保留脂肪。由于腋窝部皮肤松弛，且皮肤与皮下脂肪连接紧密，分离皮瓣至腋窝时，注意勿割破皮肤。可用手将皮肤绷紧进行分离，边剥离边结扎止血，用同法剥离内侧皮瓣。分离范围，上至锁骨，下到肋弓下缘，内到胸骨中线，外达背阔肌前缘。

干纱垫填塞止血法：游离皮瓣时，边游离边向皮瓣下填塞干纱垫以起止血作用，皮肤的出血点，尽量不用或少用结扎止血而用电凝止血，以免术后线结所致的硬结难以与复发病灶区别。

（5）牵开皮瓣暴露全部手术野：游离皮达所预定界限后用 7 号线，将皮瓣缝牵至皮瓣牵开架上，以充分暴露手术野，以便手术操作。

（6）切开乳房周围胸壁的脂肪结缔组织，分别显露出胸大肌胸骨缘的附着处，胸大肌的锁骨与胸骨部背阔肌前缘、腹直肌前鞘上端的解剖间隙。

5.切断胸大肌、胸小肌

提起创口上端，沿锁骨下切开胸大肌浅面脂肪组织，显露胸大肌。此时，应注意避免损伤胸大肌、三角肌之间的头静脉。在锁骨下方约一横指宽处，沿肌纤维方向由内向外钝性分开胸大肌，直至止点处（肱骨大结节嵴），以示指挑起完全分离的胸大肌腱，靠近肱骨大结节嵴切断其肌腱。需注意的是，在切断胸大肌的附着点时，用左手示指插在胸大肌的近肱骨结节处，然后用刀在肱骨的附着处切断，一般不会出血，在切断肌腱时有"沙沙"的响声，说明切在肌腱。分离与初步结扎自深部进入胸大肌的胸肩峰动、静脉的胸肌支。然后，沿胸大肌纤维方向分离至锁骨附着部并将其切断。保留这束胸大肌可防止损伤头静脉，并有助手术后恢复上肢的功能。向下牵拉胸大肌断腱,显露胸小肌。沿胸小肌上、下缘分别切开喙锁筋膜,用手指伸到胸小肌的后面,充分游离该肌。用手指垫在胸小肌的后面,靠近喙突切断其肌腱。一般不会出血,如有出血,可行结扎止血。初步结扎走行在胸小肌下缘的胸外侧动、静脉,将胸小肌翻转向下。

6.解剖腋静脉和清扫腋窝

腋静脉起始于大圆肌下缘,向内侧走行,在锁骨内侧段下缘与锁骨下静脉相接,有腋鞘将其与腋动脉及臂丛包被。腋静脉位于腋动脉的前内侧,上肢外展时基本上将后者覆盖。极个别患者中,腋静脉呈音叉状分为两支,两支均须保留。在腋静脉中段的前面有一片薄的脂肪结缔组织包埋在腋鞘内。在臂丛平面横行切开腋鞘,向下轻轻拔开该脂肪结缔组织,就可显露出腋静脉。从中段部分开始解剖腋静脉,依次解剖外侧段及内侧段。将位于腋静脉腹侧及内侧的腋动、静脉各个分支和属支逐一分离、钳夹、切断并结扎之。腋静脉内1/3段的内侧,为锁骨下区,又称腋顶。解剖腋静脉内侧段时,将该处脂肪结缔组织与胸壁分离,分离、切除过程中,应仔细钳夹与结扎,再切断、结扎胸外侧血管(沿胸壁外侧下行达前锯肌)及肩胛下血管(沿肩胛骨腋前缘下行在肩胛下肌与前锯肌之间)。将上述分离的组织与乳腺、胸肌连成一大块准备切除。清除腋窝后,位于腋后壁的肩胛下肌、大圆肌及背阔肌,以及位于腋内侧壁的前锯肌将完全裸露。操作过程中应注意保护胸长神经和胸背神经。

7.切除标本

提起胸大、小肌、乳房与腋窝处分离的组织,从胸锁关节处开始依次从上、内、外、下向中心做整块切除。将胸肌向下牵拉,用利刀或电刀与胸壁呈切线方向切断胸大肌、胸小肌在肋骨及胸骨附着处。切除过程中,刀尖不要与胸壁垂直,以免损伤肋间肌及胸膜;同时注意结扎乳腺内血管及肋间血管向胸肌的穿支。遇此血管时,应先钳夹后切断,以防止血管回缩引起出血,如血管断端已回缩,可行缝合结扎止血。整个标本切除后,以温盐水冲洗创面,对清洗后所见到的出血点应严密止血。此时,腋窝仅留有腋动静脉主干、臂丛神经、胸长神经及胸背神经。

8.冲洗手术野

大量生理盐水冲洗术野,恶性肿瘤时采用无菌蒸馏水→化疗药液(生理盐水 500mL+CTX 2.0g 或氮芥 50mg,浸泡 10 分钟)→无菌蒸馏水→生理盐水顺序冲洗。

9.缝合切口与放置引流

为了减少手术后皮瓣的坏死,缝合时注意将皮瓣与胸壁做适当的固定,使皮瓣紧贴于胸壁。缝合时皮肤应基本无张力,稍有张力时,可行减张缝合。皮瓣太多或张力过大都可能引起皮瓣坏死,缝合完毕后,在缝合的创口上面先用凡士林油纱条覆盖,然后再用 6～8 层普通 8cm 宽的纱布加压外面,腋窝及其他凹陷处应用碎纱布填塞,而后用绷带或胸带适当加压包扎,术后一般可以用负压吸引,使皮瓣和胸壁间减少积液及积血,以利于新生血管的建立。引流管一般放置 2 根,以内径 0.6～0.8cm 的乳胶管为好,其中一根剪 2～3 个侧孔,置于腋下,腋中线第 4 肋间引出固定,引流腋窝、肱骨头部及上臂外侧部、胸大小肌区域,持续负压吸引。另一根剪 6～8 个侧孔,置于锁骨内 1/3 及胸骨旁,剑突下引出固定,引流锁骨下区及胸骨旁区域,持续负压吸引。胸骨旁引流管一般放置 72 小时左右可拔除。腋下吸引管一般留置 5～7 天或每天引流量在 10mL 以下时拔除。拔除后注意有无腋部或皮下积液,如有积液应及时用注射器抽出,这样防止皮下、腋窝积液,减少皮瓣坏死,有利于伤口愈合。皮肤缝线在术后 10～14 天拆除。

(七)术中注意事项及异常情况的处理

1.严格遵守无瘤术原则

(1)术中尽量少按压肿瘤,减少肿瘤的细胞扩散。

(2)如有肿瘤破溃,可在常规皮肤消毒前,用双氧水清洗创面或用碘酊清洗 2～3 遍后,再用无菌纱布垫将创面盖严,四周缝合固定,使溃烂创面与正常皮肤隔离,然后再按手术范围进行常规消毒。

(3)在局部注射 1∶200000 的肾上腺素生理盐水时,应在切口内进行,决不能在所留下的皮瓣内进行。在切口内进行也应有计划地进行 2～3 点注射,不可多处多点注射。

(4)清除淋巴结时,先远后近,应将病变组织整块切除。

(5)切除足够的病变处的皮肤(一般切除皮肤与肿瘤距离 3～5cm)。必要时创面缺损皮肤可行同时植皮,以补足皮肤的缺如。

(6)清除腋窝及锁骨下及背阔肌前缘淋巴结时,一定清除干净及彻底,除腋部血管神经肌纤维外,不留脂肪组织,以防淋巴结的遗漏。

(7)术终时先用无菌蒸馏水冲洗,再用溶有氮芥及 5-FU 药液浸泡创面 10～15 分钟,后再用生理盐水冲洗创面。

(8)术中经静脉滴注 5-FU 500～750mg,对防止手术中癌细胞扩散有一定作用。

2.防止血管神经损伤

锁骨下保留一横指宽的胸大肌束即可防止损伤头静脉,如果损伤,将其结扎,尚不致引起上肢循环障碍。剥离血管时,操作要轻柔、准确,因为静脉壁薄,切勿将其与血管鞘膜一并剪开,应将鞘膜用镊子提起,先剪一个小口,将止血钳插入,沿血管表面分离,使血管与鞘膜间有一间隙,再将血管鞘膜提起剪开,即可防止剪破血管,如有损伤,须镇静从事,以纱布或手压迫,勿盲用止血钳钳夹,以免挫伤血管壁,准备血管缝合器械,立即进行缝合。如损伤过大时应行血管吻合,不得将其结扎,对侵及血管壁不易分离的淋巴,不必勉强剥离,以免造成血管损伤,可在术后行放射治疗来弥补。

值得注意的是,腋静脉由上肢的深浅 2 组静脉汇合而成。深静脉是 2 条肱静脉在胸大肌下缘汇入腋静脉,而有时是由 3 条较细的肱静脉汇合入腋静脉,因此,在结扎腋静脉的分支时,凡是向上去的静脉,尽管很细,也不能结扎,更不能将较细的分支肱静脉误认为胸背静脉结扎而造成损伤,对浅部的头静脉也不能损伤,胸背静脉包括动脉能保存的还要保存,如与淋巴结粘连,不能分离,可行切断。

清理腋窝时,注意保护胸长神经及胸背神经,前者在胸壁外,沿前锯肌表面下行,支配前锯肌;后者在胸长神经外侧,沿肩胛下肌前缘下行于背阔肌。为避免损伤上述 2 条神经,如辨认不清楚,可用镊子轻轻夹持,观察是否引起所支配的肌肉收缩,即可得到证实。

3.防止创缘皮肤坏死

主要是皮肤缝合张力过大及血循环障碍所致。皮肤坏死又可引起感染,感染又加重坏死。所以遇有皮肤张力过大时,可将切口上下端对位缝合,中央部可残留一棱形创面。可采用中厚皮片游离植皮将其消除。注意在游离皮瓣时尽量不用组织钳,尤其不能用血管钳钳夹皮瓣缘,而且也不能用电刀在皮缘剥离。电刀只能在真皮层以下使用,以减少皮肤组织的坏死,而造成的切口裂开或感染。

4.防止血肿形成

多发生在锁骨下及腋窝下部。其原因主要是止血不彻底、引流不畅及压迫包扎不确切。如术中止血严密,术后注意引流此2处即可避免发生血肿。

5.腋窝血管神经保护措施

为防止术后皮肤与腋窝血管、神经的粘连而引起术后上肢静脉回流障碍及上肢麻痛,对行Halsted手术的患者可用游离背阔肌肌瓣翻转,与残留的胸大肌锁骨端缝合,构成人为"腋腔",保护血管及神经,可获得良好的效果。

(八)术后处理

1.体位

全麻清醒后或硬外麻醉后6小时取半坐位,以利呼吸,患侧肢体抬高,以利静脉、淋巴回流,减少上肢肿胀。

2.血肿的预防及处理

将腋窝部引流管接负压吸引,待引流出的液体变为淡黄色时(一般要在术后3~5天)或没有任何液体流出,即可拔出引流管,一般在术后5~7天拔出为妥,如术后已发生血肿,可用粗针反复穿刺抽出血液,然后加压包扎。如血肿距切口较近,可拆去1~2针缝线,排出积血及血块;如血肿较大,并形成凝血块,穿刺抽吸压迫无效者,则需切开引流。即在血肿中央切一小口排出血块,放置橡皮条引流,间隔换药,多能很快愈合。

3.抗生素的应用

乳腺癌根治切除术虽是无菌性手术,但由于创面过大,且易渗血,有发生感染的可能。故一般均应给予抗生素,以预防感染。

4.功能练习

由于切除了胸肌以及腋部瘢痕愈合,可使患侧上肢功能受限制,如果患者在拔出引流管后,能尽早积极地进行上肢高举,不断扩大肩关节的活动范围,可使肢体功能逐渐恢复。

5.拆线时机

一般在术后10天行间隔拆线,12~14天后视情况拆去全部缝线,减张缝合线可最后拆除,如已嵌入皮内失去减张作用,也应及早拆除。

6.植皮区的处理

植皮区不宜过早更换敷料,以免将来与创面充分愈合的皮片撕脱,造成坏死。如创面感染化脓,皮片被脓液浸泡则极易坏死,应提前更换敷料以便脓液排出,故术后判定植皮区有无感染亦很重要。术后3~5天,吸收热已消退,体温又升高,局部疼痛加重,渗出液增多并带有臭味者,则为感染的征兆,宜提前更换敷料。首次更换敷料最重要,为防止撕脱皮片,应以无菌生理盐水将紧贴皮片的内层纱布充分浸泡,然后将湿纱布轻轻提起,见到植入皮片边缘后,用镊子剥离,使其与纱布分开,以免撕脱;如有撕脱,须重新将皮片置于创面上,加压包扎,仍可能成活。

7.切口皮肤边缘坏死的处理

皮肤边缘出现坏死时,待其坏死界限清楚后,将坏死部分剪除,如创面<3cm宽,可经换药治愈,如>3cm宽,可待肉芽组织形成,条件良好时进行植皮。

8.上肢水肿的处理

术后上肢水肿,多因局部组织的水肿压迫腋部静脉或淋巴管所致。可行热敷,弹力绷带包扎,肢体高举练习,多能自行恢复,如水肿消退后又有复发,并呈进行性加重,常为腋部癌复发的表现。

9.乳腺癌术后妊娠问题

妊娠或授乳,易引起癌复发。在对侧乳房发生癌瘤时,往往发展迅速。因此术后患者在3年内应避孕,如有妊娠应早期诊断,尽早动员终止妊娠。

10.综合治疗

术后综合治疗对防止乳腺癌复发及提高治愈率尤为重要。一般根据病变发展程度、患者年龄、机体状态、手术的彻底性等几方面,确定术后综合治疗方案。

第二章　胃肠外科疾病

第一节　胃和十二指肠异常

一、贲门失弛缓症

贲门失弛缓症又称贲门痉挛,是以食管下括约肌(LES)张力增高,食管体部正常蠕动消失及食管下括约肌在吞咽时松弛障碍为特征的食管运动功能障碍性疾病。它的主要表现为贲门非器质性的阻塞,同时并有近段食管的扩张现象。

贲门失弛缓症是一种少见病,在我国缺乏该病的流行病学资料,在欧美国家,该病的发病率为 5/10 万,发病存在地域差异,但无种族和性别差异,任何年龄均可罹患,但以 30～50 岁为最多见。约占食管疾病的 5％左右,是仅次于食管癌的需要外科治疗的食管疾病。

(一)病因和发病机制

本病的真实病因迄今尚无定论,临床上常发现本病多继发于感染、严重的情绪紧张、机体严重创伤以及过度肥胖节食引起的体重剧减等,近年的研究提示基因遗传、病毒感染及自身免疫可能与发病有关。

贲门失弛缓症的发病机制有先天性、肌源性和神经源性三种学说。目前被广泛接受的是神经源性学说,该学说认为贲门失弛缓症不是食管下括约肌本身的病变,而是支配食管下括约肌的肌间神经丛中松弛食管下括约肌的抑制性神经减少或缺乏引起。该抑制性神经元为非肾上腺能非胆碱能神经元,主要由氮能和肽能神经元构成,氮能神经释放的一氧化氮和肽能神经释放的血管活性肠肽等共同调节食管下括约肌的松弛。上述神经元或神经纤维的缺失是贲门失弛缓症的最重要的病理基础。另外,人们已注意到贲门失弛缓症在食管下括约肌、食管体、迷走神经以及吞咽中枢均可出现神经病理改变。

(二)病理

由于食管下端不能作共济性的弛缓,故食物不能顺利通过贲门进入胃内,但贲门并无痉挛性的收缩现象。起初上段食管将增加收缩力,以致逐渐形成食管的肥厚。当病症逐渐进展、食管逐渐丧失其张力时,由于食物及分泌液的积滞,上段食管将逐渐扩张,并同时增长。食管壁的肌肉逐渐萎缩,弹性纤维也逐渐退化,整个食管的肌层被纤维组织所代替。随着病程的进展,扩张的食管可以有不同的形态:初时呈梭形,以后呈瓶状,最后可成 S 状(图 2-1)。扩张的部位最显著的是在下端,但慢性病例其扩张变化可高达颈部。由于食物淤积,慢性刺激食管黏膜,引起黏膜充血、糜烂、溃疡、疤痕形成、上皮增生,可在少数患者诱发癌变。

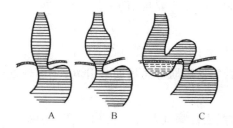

图 2-1 贲门失弛缓症的食管扩张现象

A.早期的扩张多呈梭状;B.以后扩张成瓶状;C.最严重者因食管有增长,可呈 S 状

(三)症状

患者早期的症状大都不显著,多属间歇性的,故很少就医。随着病程的进展,症状逐渐变得显著,且呈持续性。主要症状有下列几点:

1.吞咽困难

几乎是经常的现象。吃固体食物时常感胸部有哽噎的感觉,而且在平卧时几乎不能咽下任何食物。

2.胸骨后疼痛

疼痛的部位常在胸骨后近下端处。初期的疼痛比较剧烈,是因食管肌肉非共济性地收缩之故。后期的疼痛比较缓和,是由于食管的扩张所致。早期的疼痛多发生在吞咽的时候,而晚期的疼痛以在食管被充盈时为甚。

3.食物反胃

病的早期往往在食后不久就反胃,但量不多;至后期则往往在食后要隔相当时间才有反胃现象,呕出的量甚大,且可看到二、三天前所吃的食物,有时甚至在空腹时也能有多量的唾液反出。这种反胃一般不伴有恶心及嗳气,向前弯腰或躺下时更易发生,而口臭则是经常的现象。

4.患者经常体重减轻。

贲门失弛缓症可以发生下列并发症:

(1)食管黏膜发生溃疡而出血、急性穿孔、憩室形成。

(2)发生吸入性肺炎、肺不张、肺脓肿、支气管扩张、胸膜积液等;有时并可引起心脏及大血管的压迫症状。

(3)营养障碍,特别是维生素 B、C 缺乏。

(4)中毒性或风湿性关节炎。

(5)偶然可以引起食管下端或胃底癌。

(四)诊断

除上述的典型症状外,诊断的最后依据是靠 X 线吞钡检查、食管测压和食管镜的检查。

1.X 线检查

检查前应将食管灌洗抽吸干净,然后吞入钡剂进行 X 线检查。可以看到食管有显著扩张,但在横膈部分胃食管交界处则逐渐变得细小,像一个鸟嘴状,其黏膜光滑整齐。在透视时可以看到钡剂至贲门部有突然停滞的现象,以后虽然有少量钡剂可以进入胃内,但钡剂常在食管中滞留至数小时之久。有贲门失弛缓症典型症状的患者,其正位胸片上纵隔内双重条影和侧位片上后纵隔气液平面,对诊断有重要价值。

2.食管测压检查

贲门失弛缓症食管测压检查的主要表现有:①体部中下段缺乏推动性蠕动波;②食管下括约肌松弛率明显降低;③食管下括约肌静息压明显升高;④出现低幅同步收缩波。

3.食管镜或胃镜检查

可以进一步除外食管的器质性病变及并发症如癌变、溃疡或食管炎等。

(五)治疗

迄今尚无任何治疗手段能够恢复受损食管的平滑肌动力,故贲门失弛缓症的治疗着重于松弛,从而缓解临床症状。可以有下列 4 种不同的疗法:

1.药物治疗

包括:①柔软无渣滓而多营养的食物,特别需富含维生素的;②精神神经的治疗;③各种解痉挛药物的应用,如亚硝酸戊酯或阿托品等。这些疗法在早期可能暂时有效,但对慢性病例则多无效。

2.肉毒毒素注射治疗

肉毒毒素是肉毒梭状杆菌产生的外毒素,是一种神经肌肉胆碱能阻断剂。它能与神经肌肉接头处突触前胆碱能神经末梢快速而强烈的结合,从而抑制平滑肌收缩起到治疗作用。可在内镜或超声内镜下分 4 点注射到食管下括约肌区域。治疗后 6 个月内症状缓解率可达65%,几乎没有任何并发症,比较适合于高龄、高危或拒绝扩张和手术治疗的患者。但远期疗效明显差于扩张治疗。

3.扩张疗法

扩张治疗是治疗贲门失弛缓症首选的非手术治疗方法,可采用水、气或水银扩张器,目前大多采用气囊扩张。通过扩张,使食管下括约肌发生部分撕裂,解除食管远端梗阻,使患者症状缓解,一般应扩张到 3.5~4.5cm,多数学者主张一次扩张,也有学者主张逐渐加压,多次扩张。目前倾向于采用逐步增加气囊直径的方法。在进行扩张以前必须经过 X 线及食管镜的检查,食管下端有溃疡者即不能应用扩张疗法。扩张治疗的有效率为 65%~80% 左右,低于手术治疗,其远期疗效也不如手术治疗。扩张治疗后的并发症发生率较低,约 6% 左右,主要并发症有食管穿孔、出血及吸入性肺炎等。其中穿孔最为严重,发生率约为 1%~5%,发生穿孔后一般需手术修补,偶尔可采用保守治疗。而下列情况则通常是扩张疗法的禁忌证:①贲门失弛缓伴有巨大膨出性食管憩室或食管裂孔疝者,扩张疗法易引起穿孔、出血等并发症;②贲门部有溃疡或疤痕形成者;③不能排除恶性肿瘤可能者;④病员以疼痛为主要症状者。

4.手术治疗

约 30% 的病例需用手术治疗。有下列情况者为手术适应证:

(1)晚期病例食管已有严重的扩大,甚至已呈瓶状或 S 状者,用扩张疗法有损伤或者穿破的危险。

(2)婴儿或孩童不适用扩张或者扩张有危险者。

(3)不能除外有癌变的可能者。

（4）采用扩张治疗失败——气囊不能通过贲门进入胃内或者扩张效果不显著者。

贲门失弛缓症的手术方法的基本式式为食管贲门肌层切开术（Heller 手术），原先描述的手术方法是同时行前部和后部括约肌切开，现已改良为仅行前部括约肌切开术，即改良 Heller 手术。该手术可通过经腹或经胸途径完成，并使 85%～90% 的患者症状得到长期缓解。其主要并发症为胃食管返流性疾病。大多数学者认为经腹行改良 Heller 手术需加作抗返流手术（Dor 或 Belsey 式胃底部分折叠术），因为经腹手术破坏了膈食管韧带，使得食管抗胃返流的屏障受损，导致术后食管返流性疾病的出现，而经胸手术无需行抗返流手术。

食管贲门肌层切开术（改良 Heller 手术）：本法最为简单安全。手术的原理与先天性幽门狭窄的 Ramstedt 手术相似，均为一种黏膜外的肌肉层单纯切开术。

手术步骤见图 2-2：

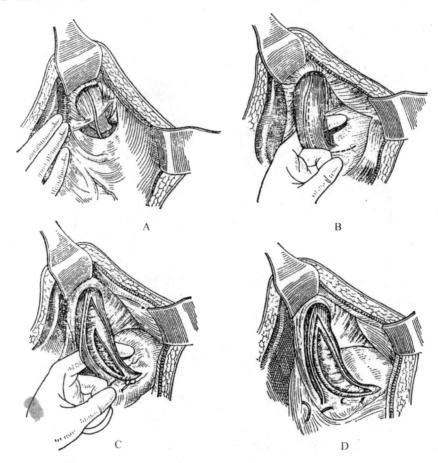

图 2-2　食管贲门肌层切开术（Heller 手术）

A.将食管前面的腹膜横行切开约 5 厘米；B.游离食管下端和贲门、胃底部。注意左迷走神经之位置和肌肉切开之部位；C.示食管纵向切开和环行肌被切断的情况；D.示食管和贲门部的肌肉已完全切开及黏膜突出的情况

①患者取平卧位，作上腹部左侧旁正中切口。

②用盐水纱布将大肠和小肠隔开。将胃向下拉，同时将肝左叶的冠状韧带切断，即可将肝左叶向右侧牵开，以暴露食管的腹腔段及胃贲门。

③将食管上的腹膜沿折向横膈的地方横行切开约 5cm,然后交互使用钝性或锐性的分离法将食管四周都游离出,并用一根带子围绕食管,备作向下的牵引。注意保存迷走神经的完整性,左(前)迷走神经可以在分离后把它向右侧牵开,免使受伤。

④将食管向下牵引,在食管的前壁和贲门的狭窄处作纵形切口,长约 7～8cm。这个切开必须十分小心地单切开肌层而勿伤及黏膜,然后将肌层小心拨开,使下面的黏膜逐渐从肌层的切口中突出。在食管的肌层已经切开、黏膜已经突出后,切口就可以向下延长到胃壁上,同样将肌层切开,并使胃黏膜突出。这样整个切口长约 10～12cm,约 8cm 是在食管上,约 4cm 是在贲门和胃壁上。

必要时可以先在胃的前壁切开一个小口,并伸一个手指通过贲门到食管中,然后在这个手指的衬垫下切开食管和胃的肌层,可避免伤及黏膜(图 2-3)。

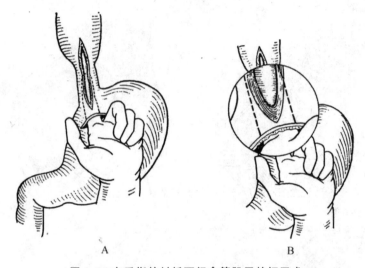

图 2-3　在手指的衬托下行食管肌层的切开术

A.示胃壁切开的位置和手指伸入食管中的情况;B.图之圆圈示在放大镜下将食管的环行肌仔细切开的情况

在肌层切开后,常可在黏膜上见到有细小的血管。这些小血管必须予以结扎切断,然后方能使黏膜很好地突出。万一有黏膜的破伤,可以用细丝线将伤洞缝合,一般不至发生意外。

⑤手术完毕后最好将胃稍加拧挤,使胃内的空气和胃液挤向食管,以确证黏膜并无破损,否则即应小心予以缝合修补。

⑥最后缝合腹壁各层。腹腔毋须引流。

本手术也可以通过一个经胸的切口进行,但经腹的切口暴露也很满意,故经胸切开似非必要。手术的疗效一般良好,但 X 线的检查结果不如临床症状改善显著,食管往往仍有扩大现象。

近年来腔镜技术的迅速发展使贲门失弛缓症的治疗发生了巨大变化,目前经腹腔镜或胸腔镜行改良 Heller 手术的技术已日趋成熟。这种微创性手术的疗效与开放性手术相似,且创伤小,缩短了手术和住院时间,减少了手术并发症。与传统手术相似,一般认为经腹腔镜手术需加作抗返流手术,其疗效略优于经胸腔镜手术。有报道经腹腔镜行改良 Heller 术加 Dor 胃底折叠术治疗 142 例贲门失弛缓症的 5 年缓解率达 90％。

食管胃底吻合术（Heyrovski 法）：对手术后因括约肌切开不彻底而复发或巨食管术后食管仍难排空者，可考虑行食管胃吻合术（Heyrovski 或 Gron-dahl 手术）。

手术步骤见图 2-4：

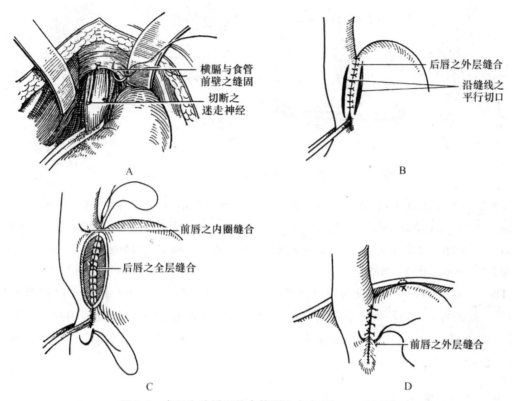

图 2-4　贲门失弛缓症的食管胃吻合术（Heyrovski 法）

A.食管下端充分游离后用带子绕过其后壁，向下牵拉，并将横膈腹膜尽量缝固在食管前壁的最高处，以防止食管缩回胸腔。迷走神经已切断；B.食管下端与胃底内侧壁间的后唇间断缝合已缝好；与缝线相平行的两个切口已切开；C.吻合口后唇的第二层全层连续缝合亦已缝好，开始将前壁用 Connell 氏缝合法作内翻缝合。后唇全层缝合可以自吻合口之中点开始，分别向上下两端缝合，再各自向前壁作内翻缝合，在前唇之中点相互打结；但也可以自吻合口的一端开始，缝到另一端后再转向前壁，至起始处和原有的线头打结；D.前壁的第一层内翻缝合已告结束，再进行前壁的另一道间断丝线缝合

①～②与 Heller 手术相同。

③将食管下端充分游离后，可以将它拉入腹腔达 8～10cm 之多。用丝线将它缝固在横膈腹膜上以防止其缩回胸腔。将胃底的内侧壁和食管下端作一排间断的丝线缝合，为双层缝合的后层。这层缝线应该缝住肌层，但不应该穿入胃腔内。

④在上述缝线的两旁各作切口长约 6cm。将食管和胃壁的全层用 0 号丝线作连续的锁线缝合，至前壁用 Connell 缝合法将前壁作内翻缝合。最后，前壁应再缝一道丝线的间断缝合予以加固，同样的只缝肌层而不缝住黏膜。上、下两个转角的地方，可以再用二针内翻的褥式缝合予以加强。

食道胃吻合术（Grondahl 法）：为 Heyrovski 手术的一种变式（图 2-5）。其唯一的不同是

在于食管上的切口经过贲门后再弯向胃底部,整个切口呈 U 形,其他的操作步骤与 Heyrovski 法完全相同。

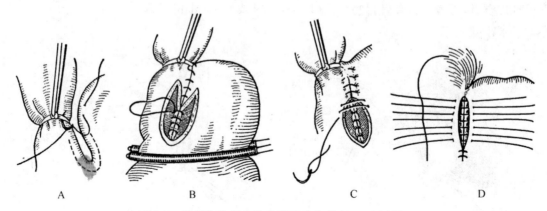

图 2-5　贲门失弛缓症的食管胃吻合术(Grondahl 法)

A.食管游离后用粗线尽可能在高位结扎,以免有污物自食管溢出,并可用以牵引食管。U 形之点线表示食管与胃的切开线;B.吻合口后唇之浆膜肌层间断缝合已做好。食管和胃的 U 形切口已切开。胃底部之肠钳可以防止胃内容物之溢出污染;C.后壁的全层缝合缝好后,正以 Connell 法内翻缝合吻合口的前唇;D.前唇再以间断的 Lembert 氏缝线加固

Heyrovski 或 Grondahl 食管胃吻合术一般也能获得满意的结果。但据文献报道有较多发生并发症的可能,如反胃、食管炎、食管下端溃疡、吻合边缘溃疡,及因此而引起的吻合口狭窄等,均有报道。相比之下,Heller 手术既简单而更有效,故后者现已成为贲门失弛缓症的典型术式。

二、急性胃扩张

急性胃扩张系指胃因强烈的刺激而发生反射性麻痹,张力消失,大量液体和气体潴留而排空障碍,引致胃和十二指肠上段极度急性膨胀的一种综合征。大都发生于饱餐和腹部手术后,也可发生于慢性消耗性疾病长期卧床的患者。

(一)病因病理

胃肠壁原发性麻痹:如手术过度牵拉;腹膜后血肿或引流物、炎症的刺激;暴饮暴食后胃壁过度扩张;腹腔内炎症或损伤;剧烈疼痛;情绪波动;毒血症以及缺钾为主的电解质紊乱等都可反射性引起胃壁平滑肌麻痹。

十二指肠受压梗阻:十二指肠横部被小肠系膜及肠系膜上动脉压迫于脊柱及腹主动脉之间。如消瘦(腹膜后脂肪少)、长期卧床患者易于受压。

实际上,临床常见的发病是这两种机制的并存。扩张的胃向下压迫增加了机械性梗阻的因素,胃十二指肠内容物的积聚又刺激黏膜分泌更多的液体,进一步加重了胃十二指肠的麻痹和扩张,如此恶性循环。

胃扩张后,胃壁变薄、水肿、胃张力下降,胃黏膜糜烂、坏死、出血,甚至发生溃疡、大出血以及胃穿孔。同时,大量液体丧失导致水、电解质及酸碱平衡紊乱,甚至周围循环衰竭。

（二）诊断

1.临床表现

典型症状为上腹膨胀和溢出性呕吐。呕吐物为含胆汁的液体,可多达 3～4L,呕吐后腹胀不减。体检可见腹部膨胀,以左上腹为明显;有压痛和轻度肌紧张,胃区有振水音,肠鸣音减弱或正常。可因水电解质丢失而出现全身表现甚至休克昏迷。若并发胃穿孔或急性胃黏膜撕裂,则可出现腹膜炎或上消化道大出血。

2.辅助检查

(1)实验室检查:血红蛋白升高,有低钠、低钾血症及高氮血症。二氧化碳结合力及非蛋白氮上升,白细胞一般无明显增高。

(2)X线检查:腹部平片可见膨大的胃泡及胃区宽大的液平面,侧位片上可见充气扩张的十二指肠。

(3)B超:显示胃扩张,胃腔充满液体。

3.鉴别诊断

(1)急性腹膜炎:有腹膜刺激征,无极度胃扩张表现。

(2)肠梗阻:X线立位片可见多个液平,有肠梗阻的阵发性腹部绞痛症状。

(3)良性幽门梗阻:可有溃疡病史和症状,一般不会出现血流动力学改变;呕吐物多不含胆汁。

(4)急性胃炎:腹胀不显著,呕吐后腹痛减轻。

(5)急性胃扭转:根据特征性干呕,X线检查的特殊表现可资鉴别。

（三）治疗

1.一般治疗

①立即放置鼻胃管吸出全部胃内液体,用温等渗盐水洗胃。并禁食,持续胃肠减压。②纠正血容量不足、水电解质和酸碱平衡紊乱。③病情好转 24 小时后,可于胃管内注入少量液体,如无潴留,方可开始少量进食。

2.手术治疗

指征:①饱餐后胃内容物无法吸出。手术后发生者一般禁忌手术。②合并胃穿孔或大量胃出血者。③胃功能长期不能恢复,稍进食即扩张潴留,静脉长期营养不能维持者。手术以选用简单有效的方法为原则。如胃腔冲洗,暂时性胃造口术;胃有需切除病灶时可选用不同范围的胃切除术。

三、先天性幽门狭窄

先天性幽门狭窄是因幽门括约肌的肥厚及痉挛,致食物不能通过幽门而产生的一系列临床症状的疾病。在婴儿出生后的最初几周内发生持续性的呕吐、顽固性的便秘;同时并可看到胃的蠕动波和摸到幽门的硬块。若没有及时诊断和正确治疗,病儿将发生严重的营养障碍而迅速衰竭死亡。除了胃与十二指肠溃疡和胃癌以外,本病是胃的病变中较常见的一种。在婴儿出生以后的最初几周,这是需要外科治疗的最常见的病变。

本病的发病率各医院的报道不一,难于肯定,大概在 0.5% 左右。患此病者以男婴为多,两性之比例约为(4～6):1,而且往往家庭中的第一个男孩更易罹患此病。不少外科专家曾经报道同一个家庭中先后有几个婴儿曾患此症。

(一)病因

先天性幽门狭窄的基本病因何在虽有不少理论试图予以解释,然而至今尚无定论。目前有三种学说:

1.遗传因素

有家族发病倾向。单卵双胎多于双卵双胎。目前认为是一种多基因性遗传,临床上表现为幽门的环状肌有先天性肥大,致幽门的内腔变得狭窄。

2.胃肠道激素紊乱

免疫组化研究提示在幽门环肌层中脑啡呔、P 物质及血管活性肠肽等肽能神经纤维明显减少或缺如,同时患者血清胃泌素水平明显增高。胃肠道激素紊乱可能造成幽门括约肌松弛障碍,括约肌痉挛。

3.幽门肌间神经丛发育异常

因括约肌的神经肌肉丛发育不全,致括约肌不能弛缓,而引起幽门肌肉的代偿性肥大。

看来,括约肌的先天性肥大和继发性的痉挛现象都是存在的,因为有时婴儿出生时即能摸得肥大的幽门肿块,甚至早产儿也幽门肥大;而括约肌痉挛的现象也是客观存在的,例如不少患儿应用阿托品后有效,同一个患儿在不同时期的梗阻程度有差异,手术时患儿在麻醉后往往肿块会消失,均说明括约肌除了真正的肥厚以外还有痉挛现象存在。但在不同的个体中,肥厚与痉挛所占的成分则可能有所不同。至于括约肌何以会肥厚与痉挛的原因,则迄今尚未能做出满意的解释。

(二)病理

最突出的现象是幽门括约肌、特别是它的环状肌的肥厚增生,较正常的括约肌约厚 2～4 倍以上,使整个括约肌硬得像一块软骨,形如橄榄。整个括约肌的肿块常突出到十二指肠腔中,如像子宫颈突出到阴道中的样子。病变初期括约肌多呈粉红色,后期多呈白色,在病理上并无炎症的现象,但有时可以有程度不同的水肿。胃则常有扩大现象,且常有一定程度的胃炎存在。

幽门部的黏膜,常因外层括约肌的收缩而形成纵行的折皱,致使内腔极度狭窄,有时仅能勉强通过一个探针。但当外层的环形肌切断以后,其黏膜常能张大突出至切断的肌层以外。最后的愈合是靠浆膜和黏膜下层的纤维组织的逐渐收缩,大约 3 个月以后胃和幽门即能恢复正常。但如先天性幽门狭窄患者采用胃空肠吻合术来治疗,有学者曾发现此肿大的幽门括约肌可持续至成人以后;也曾有报道在胃空肠吻合后,随访 37 年发现幽门括约肌肿大的情况仍然存在。

(三)症状

患此病的婴儿,多数在出生时是属正常。症状的出现多数是在出生后的第二周或第三周,甚至可迟至第十周或更久。偶尔也有在出生后几小时或一、二天内即发病者。所有症状都是因幽门发生阻塞后产生的,包括下列各项:

1.反胃和呕吐

通常是本病的第一个也是最重要的症状。开始时一般仅是一种轻度反胃,多半发生在喂乳以后,因此很容易被认为是喂乳过多之故。但以后呕吐得愈来愈明显,从经常的少量呕吐发展到历时较久的大量呕吐,而且呕吐的性质也逐渐从单纯的反胃发展到喷射性的呕吐;直至病的末期,胃运动机能极度减退时,呕吐又从喷射性再度变为无力的返流。这种呕吐一般不像肠梗阻那样伴有疼痛,患儿也没有啼哭和屈腿的现象。患儿的胃口一般很好,特别是在刚呕吐以后往往更加拼命吸乳,只有在将要呕吐以前,患儿的食欲始有所减退。喷射性的呕吐是本病最常见的症状,约 90%～96% 的患者有此现象。呕吐物中不含胆汁,可与十二指肠的先天性闭塞相鉴别。

2.便秘或腹泻

约 90% 的患儿有明显便秘,其余 10% 的大便可以正常。但有时可以有腹泻,表示患儿的肠道有感染存在。大便量少而呈绿色,且多黏液。

3.脱水和消瘦

因患儿反复呕吐,体重迅速减轻。脱水现象也很严重,如皮肤干燥、弹性消失、面容灰暗、额上发皱、鼻尖削而颧骨高,嘴角瘪而眼眶陷。体重减轻愈多则情况愈加严重。患儿一般没有酸中毒而反出现显著的碱中毒现象,有时甚至会出现搐搦症。

4.腹部膨隆

在体检时常可见上腹部有明显的膨隆,而下腹部则多平坦柔软。

5.胃蠕动出现

典型的胃蠕动波可见其自左侧肋缘部开始,横过上腹正中而消失在右腹直肌的外缘部。蠕动波发生的部位表示胃的位置,而其消失的部位就是幽门的所在。约 75%～85% 的患儿可以看到有胃的蠕动波;在喂乳以后或者轻轻叩击左腹直肌时,蠕动波更加显著。

6.幽门肿块

肿大的幽门括约肌一般是可以摸到的。据统计 95%～100% 的病例可以摸到幽门,但这并不是说肿块是经常可以摸到或者很容易摸得的。胃胀满时肿块可能摸不到,触诊时如手法不当或者不细致耐心也很难摸到。婴儿刚吐过以后或者在胃蠕动波最明显时,肿块一般能摸得最清楚。如症状疑是先天性幽门狭窄,经反复检查均不能摸到肿块时,应在患儿被麻醉后再作最后的检查。

(四)X 线检查

如能摸到肿大的幽门,X 线的检查非属必需。但如临床诊断不能肯定时,则 X 线的检查有时能提供有价值的诊断依据。通常平片的价值不大,如遇疑难的病例需要钡餐,但需注意避免发生吸入。在幽门梗阻时,X 线吞钡检查主要有下列表现:①胃的扩张;②间歇性的蠕动亢进;③幽门管异常增长。正常的幽门仅长约 2～3mm,在有幽门括约肌肥大时幽门管可长达6～7mm;④胃的排空时间迟缓,如在钡餐后 3 小时仍有 75% 的钡剂滞留胃内者有梗阻现象。如在 6 小时后仍有大部分滞留时,应即插入胃管将钡剂抽出,以免呕吐时有被吸入肺的危险。

(五)诊断

先天性幽门狭窄的诊断,首先依靠能摸得肿块,因为这是婴儿的其他疾患所没有的特征。

如有呕吐、便秘和胃蠕动波的出现,再加摸到肿块时,诊断应该更加肯定。有时需要与下列情况鉴别:

1.幽门痉挛

呕吐呈间歇性,时发时愈;且症状能因内科解痉疗法而迅速缓解,也不会摸到肿大的幽门环。

2.十二指肠闭锁

症状在出生后立即发生,在开始哺乳时即有呕吐现象;因闭锁部位大都是在十二指肠降部,呕吐为非喷射性,且呕吐物中常混有胆汁。腹部不能摸得肿块。X线检查,不但胃有扩大,且十二指肠的上段也有扩大。

3.食管闭锁

在每次哺乳后立刻有呕吐,呕吐非为喷射状而为反胃样。X线检查能决定诊断。

4.胃炎或哺乳不佳,内疝或小肠扭转等,有时可能引起诊断困难。

(六)治疗

总的说来,先天性幽门狭窄的诊断一经确定,手术治疗是唯一有效的疗法。但有时也可以进行内科的保守疗法。

1.保守疗法

如诊断可疑,不能摸得橄榄样的肿块,梗阻有可能是由于单纯的幽门痉挛时;或者症状比较轻微,不但症状发生得较晚,在出生后第10~12周后始发生呕吐现象,而且梗阻是不完全性的,患婴的体重可以维持甚至稍有增加者,可以进行保守疗法。

保守疗法包括饮食的调节,适当的洗胃,注射生理盐水,以及足量的解痉药物等。不少文献曾报道应用阿托品,特别是用硝酸甲基阿托品后有良好的效果。

2.手术疗法

凡幽门梗阻的症状较为显著而保守疗法无效者或者腹内能摸得肿块者,应即进行手术治疗。由于术前准备的日趋完善,操作技术的日益提高,目前手术的死亡率已不超过 $1\% \sim 2\%$。术后的疗效也极为显著,病儿能很快地正常进食,因而能迅速地恢复体力和增加体重。因此手术疗法应该是先天性幽门狭窄的根本疗法。

手术死亡率所以能迅速下降,大概是由于下列原因:

(1)手术的早期进行:病症拖延得愈久、体重减轻得愈多,则手术的死亡率愈大。故早期诊断和早期手术是必要的。

(2)充分的术前准备:先天性幽门狭窄的患儿虽然需要早期手术治疗,但决不应该进行紧急的手术治疗,更不应该进行无准备的手术治疗。只有在患儿已有了充分的术前准备以后(通常约需3~4天),包括水分的补充、适当的输血、胃的减压和适当的保暖等,才能安全地进行手术。

(3)常规地施行 Fredet 和 Ramstedt 的幽门环状肌切断术。按在手术疗法以前患儿大多应用内科疗法时,死亡率约为 80%。既往在施行其他的手术疗法时,幽门切除术的死亡率为 100%,幽门成形术的死亡率为 80%,胃空肠吻合术的死亡率为 $50\% \sim 60\%$,只有 Fredet 和 Ramstedt 的手术最为简单而安全可靠,其死亡率早年约为 10%,现在约为 $1\% \sim 2\%$,是目前最为理想的手术方法。腹腔镜下施行幽门环状肌切断术可达到传统手术同样的疗效,且手术创伤小,术后恢复快。但对手术操作技巧的要求较高。

(4)术后的妥善护理,对患儿的康复也有重大的意义。应在小儿内科医师和专职护理人员的密切配合下,进行保暖、饮食、维持生理平衡、防止各种并发症等各项护理工作。

幽门环状肌切断术(Fredet 和 Ramstedt 法):手术目的是在于纵行切开幽门的环状肌而不切伤黏膜,然后分开切断的肌肉环使黏膜从创缘中突出,从而使幽门的内管以扩大而梗阻获得解除。其手术指征为先天性幽门狭窄患者,有梗阻的现象并有肿块可摸得者,均为手术适应证。

手术步骤见图 2-6:

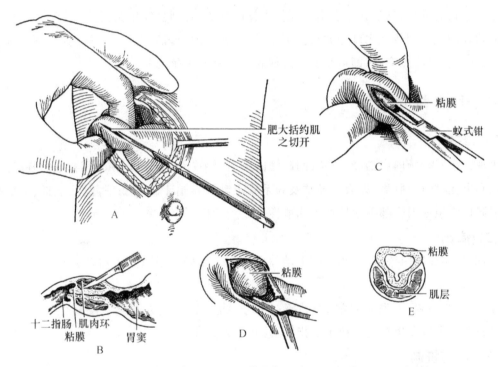

图 2-6　先天性幽门狭窄之幽门环状肌切开术(Fredet 和 Ramstedt 法)

A.表示肥大的幽门括约肌环切开的情况;B.刀头应注意避免切破黏膜或切开十二指肠;C、D.表示用蚊式血管钳将切开的肌肉环拨开的情况;E.幽门环的横切面,表示肌层组织充分拨开后黏膜突出的情况

①平卧,肢体用布裹住,仅露出腹部手术野。作上腹部的右旁正中或经腹直肌切口,长约 6cm。

②进入腹腔以后,应注意防止小肠的脱出,以免增加手术的麻烦。将肝脏向上牵开,找到胃以后就可沿着胃壁追踪到幽门,于是可用左手的拇指和示指夹住幽门将它提出创口以外。

③用尖头刀将浆膜和肥大的括约肌小心层层切开,直至黏膜自肌层的切口中突出为止;同时用一个小的蚊式钳将切开的肌层轻轻分开,更可以使黏膜向外突出。整个切口长约 1.5～2.5cm,近端始自幽门静脉,远端略弯向下,而分开后的宽度应至少有 1.3cm,方能使幽门部的黏膜充分突出。应该注意把所有的肌纤维完全切断,否则梗阻将不能解除;同时又应小心不要

切破黏膜,特别是在幽门肿块和十二指肠相交接的部位,十二指肠壁很像一个穹窿,最容易被切破。

④在肌肉环已被适当地切断分开后,为了要证实幽门是否已经通畅,可以把留置在胃内的胃管隔着胃壁慢慢把它推进十二指肠腔中,如此即可证明幽门已经通畅。Fisher 主张在胃的前壁作一个小切口,然后用一把弯血管钳探入胃内通过幽门,也可以更确切地证明幽门的畅通程度;至于血管钳拔出后留下的一个小孔,可以很容易地用双层荷包缝合线把它缝闭,不至于发生任何不良影响。然而学者认为这一步骤通常是不必需的。

⑤十二指肠的黏膜是否有破伤也应十分注意。通常如黏膜有切破时,会立即看到有几滴血性液体溢出;但最好把胃壁挤压一下,如有黏膜破伤时,会有气体溢出的嘶声。此时应该立即用细丝线将它缝住,这样就不会引起任何不良的影响,否则会发生腹膜炎。

⑥切开的创缘用热盐水纱布卷压一下就可止血。若已经肯定幽门是通畅的,创缘并无流血,十二指肠黏膜亦无穿破,即可将幽门放回腹腔。腹壁用丝线分层缝合。

四、十二指肠梗阻

(一)概述

表现为十二指肠内容物经常性或间歇性的停滞,导致十二指肠扩张及其特殊的临床症状。其原因有炎症、结核、肿瘤、先天性异常及肠系膜上动脉压迫十二指肠等,偶见于胃、十二指肠溃疡或胆道疾患或因腹部手术后产生功能性十二指肠梗阻等。

(二)病因

(1)引起本症原因很多,以肠系膜上动脉压迫十二指肠形成壅积者居多,该情况也称为肠系膜上动脉综合征。

(2)其他原因有:①先天异常;②肿瘤;③十二指肠远端或近端空肠浸润性疾病和炎症;④胆囊和胃手术后发生粘连牵拉十二指肠;⑤其他先天性畸形。

(三)发病机制

(1)肠系膜上动脉过长、过短。

(2)肠系膜上动脉变异,从腹主动脉分出的部位过低或分出时角度狭窄。

(3)异常粗大的静脉横压在十二指肠前方。

(4)脊柱前凸畸形使十二指肠占有的空隙减少。

(5)瘦长型或内脏下垂者肠管重量牵引肠系膜根部。

(四)临床表现

急性十二指肠梗阻常发生于躯干被石膏固定或牵引而引起,主要临床表现为急性胃扩张。慢性梗阻是临床上最常见的类型.典型的临床表现为餐后上腹部胀痛或绞痛,有时疼痛可位于右上腹、脐上甚至后背部,俯卧位或胸膝位可以减轻疼痛,部分患者可表现出与十二指肠溃疡类似的疼痛。其他常见的临床症状有呃逆、恶心及呕吐,多在饭后出现,呕吐物含有胆汁。如长期发作,可导致消瘦、脱水和全身营养不良。

（五）诊断

典型的症状是诊断的重要依据。X线钡剂检查特征：十二指肠水平部见钡柱中断；受阻近段肠管强有力的顺向蠕动及逆蠕动构成的钟摆运动。

1.症状要点

主要为上腹部疼痛和饱胀症状，多在进食过程中或进食后发生，恶心、呕吐胆汁样物，有时因上腹饱胀而自行设法呕吐以缓解症状。此症呈周期性反复发作，逐渐加重。常出现便秘。

2.体征要点

可见胃型及蠕动波，上腹振水音阳性，可闻及腹内拍水声和肠鸣音高亢。

3.辅助检查

（1）钡剂检查可见十二指肠淤滞及扩张征象或在十二指肠某处钡剂突然受阻，有时可见逆蠕动。

（2）胃镜可发现十二指肠腔内的梗阻原因及在梗阻部位胃镜进行受阻。

（3）空腹抽取十二指肠液常可发现有食物残渣等。

（六）治疗措施

1.非手术治疗

休息，抬高床脚，腹部按摩。抽吸冲洗十二指肠，进无渣而富营养的饮食，食后采取左侧卧位、伏卧位或胸膝位。内服阿托品、苯巴比妥等药可暂时收效。

2.手术治疗

（1）十二指肠空肠吻合术：适用于十二指肠第三段梗阻，手术要求空肠距屈氏韧带10～15cm，与胀大的十二指肠第三段吻合，吻合口至少为5cm，以防肠内容物通过不畅。

（2）胃空肠吻合术：十二指肠周围粘连多，显露困难时方可使用，以免发生肠瘘。

五、胃和十二指肠憩室

近代由于X线检查、尸体解剖及剖腹手术的日渐普遍，胃肠道憩室病例的发现也日益增多，已不能算是外科方面或病理方面的罕见病变。Feldmann曾报道在10923例胃肠道的X线检查中，发现328例有各部的憩室，其中食道占2.8％，胃占0.9％，十二指肠占31.4％，空肠回肠占0.9％，而结肠占63.5％。故胃肠道各部分的憩室是以结肠为最多，十二指肠次之，食道再次之，而胃及空肠回肠最少。

（一）胃憩室

胃憩室是一种比较罕见的病变，其发生率约为0.05％～0.9％。在钡餐造影病例约占0.04％～0.4％，胃镜检出率约为0.03％～0.3％。发病可见于任何年龄，但以20～60岁之间多见。发病无明显性别差异，以女性略多。胃憩室依其病因可作如下分类：

（1）真性憩室：憩室之壁含有胃壁的各层组织，另外并无任何器质性的病变可以解释其病因，故这种憩室是属先天性。有学者报道曾为4个月大的婴儿成功地手术治疗过一个胃底部的憩室，可以证明此种憩室是属先天性。

（2）获得性憩室

憩室壁也含有胃壁的各层组织，但有其他病变可解释憩室是后天性的。它可分为：

①推式憩室是因胃内压力有局限性的增高而形成。

②拖式憩室是因胃外的粘连牵拉而形成。

③假性憩室：胃壁因某种病变而有肌层或黏膜下层的部分碎损，致该处胃壁逐渐软弱而向外形成的憩室。

1.病理

先天性憩室是因胃壁的肌层有局限性的先天薄弱所致。因大弯和小弯的肌层组织在贲门部位较为薄弱，故先天性憩室以发生在贲门附近者为多，特别是在小弯后壁近食管裂孔之处，约75％左右的憩室发生于此处。

拖型憩室是因胃外有坚强的粘连牵引所致。多数是粘连到胆囊、胰腺、脾脏及结肠等处，大概上述器官先有病变而引起了胃的继发性变化。拖型憩室在形成的机理上可能最为重要：由于外伤或其他暴力而致有胃内压增加时，黏膜及黏膜下层组织将自胃壁的某一弱点中突出，此种病变一经开始，以后因胃有经常而反复的胀满，憩室便将逐渐形成而增大。至于假性憩室，则是因胃壁的炎症、肿瘤和溃疡等病变而致有胃壁的薄弱，再加有胃内压的增高而形成。这些后天性憩室大都发生在胃的前壁、幽门部及后壁等处，但很少在大弯或小弯部位发生。

胃憩室大多是单个的，但也可以有二个或二个以上的憩室同时存在。大小约在1～7cm之间。其入口一般都比较小，但有时也可以较大，能容纳一个手指。当然，入口小的容易有食物潴留，进而发生其他并发症，如憩室炎、憩室周围炎、穿孔、出血及恶变等。

2.诊断

不少胃憩室因没有症状可能不被发现。另有若干病例是为其他原因作X线胃肠检查或胃镜检查时偶然发现。憩室本身的症状是不典型的，大都因憩室不能排空而致食后上腹部有不适和疼痛，有时食欲缺乏，其次呕吐，偶尔也可以有出血。由于憩室患者有时并发胃与十二指肠溃疡，上述症状往往被认为是由于溃疡病所致。

确切的诊断只有通过X线检查、胃镜检查或手术后方能证实；通常X线检查可为临床诊断提供线索，而胃镜检查则是确定诊断的可靠手段。憩室的胃镜下观为边缘清楚的圆洞形，直径因收缩节律而改变，憩室内可见正常的黏膜皱襞或有明显的炎症改变。由于上消化道X线钡餐检查时位于胃前、后壁的憩室在患者直立行时极易被忽略，故检查时应使患者取各种不同的位置，如直立、平卧、头低位等，特别是左前斜位为不可少。（表2-1）

表 2-1 胃溃疡与胃憩室的 X 线鉴别

	胃溃疡	胃憩室
部位	多在幽门窦及小弯等处	多在贲门部
形态	①溃疡壁龛的形态一般不变；②壁龛的底宽，边缘多不规则；③壁龛中没有黏膜，其周围的黏膜也常有浸润等现象	①憩室的形态在检查时可能稍有变动；②蒂窄而顶宽，形如香蕈，轮廓整齐；③憩室中可见有黏膜的形态，周围的黏膜也多正常，无浸润现象

	胃溃疡	胃憩室
潴留	钡剂在壁龛中不会滞留很久	常见在憩室中有钡剂潴留达 6～24 小时之久。有时在憩室中可见有气液平
压痛	壁龛部位常有压痛	憩室部位不常有压痛

在诊断憩室患者时,尚应注意其究竟是一个单纯的憩室,还是有炎症、潴留等并发症的憩室,同时还应注意有无溃疡、肿瘤或胃炎等情况存在。而在拖型憩室时,还应追查其他器官的原发病变的性质。

3.治疗

单纯的憩室如无症状,也不伴有胃或其他脏器的病变者,一般不需治疗。有轻度症状者可用内科疗法,如给易消化而少渣滓的饮食、碱性药物和解痉药物以及体位引流等。

有下列情况者需要外科治疗:①症状剧烈,非内科治疗能奏效者;②有并发症,如穿孔、出血等症状者;③有胃壁的其他病变,如溃疡及癌肿或者是幽门部的拖型憩室伴有其他器官的病变者;④目前虽无症状,但憩室的蒂小而底大,将来肯定会续发憩室炎者,应早行切除。

外科治疗的方式应根据憩室的位置,以及有无其他并发病变而定。

(1)贲门部憩室:左旁正中或经腹直肌切口。切开脾胃韧带并将胃底部向内侧翻转,即可暴露位于胃后壁的憩室。将憩室自其周围的粘连中予以游离,直至其颈部已能清楚显露出,随即可以进行切除。其残端可先用 0 号可吸收缝线作连续的内翻缝合,再用间断的丝线缝合予以加强。

(2)大弯部憩室:应该将憩室连同周围的胃壁作 V 形切除,然后将胃壁予以双层缝合。

(3)幽门部憩室:最好做胃的部分切除,较之憩室的单纯切除疗效为佳。如作单纯切除时,应注意将胃壁内翻缝合,否则容易复发。

(二)十二指肠憩室

一般说来,十二指肠憩室是一种较常存在的病变,但因为近 90% 左右的憩室不产生临床症状,因而不容易及时发现,故其确实的发病率难于精确统计。临床 X 线钡餐检查中十二指肠憩室的发现率为 1%～4%。尸体解剖时的十二指肠憩室的发现率一般较钡餐检查为高,文献报告为 11.6%～14.5%,有的报告甚至高达 22%。这两种检查结果的差别说明一般的十二指肠憩室不一定产生症状,且在 X 线检查时也不易发现。

本病多发生在 40～60 岁之间的中年人,40 岁以下罕见,60 岁以上也不常见。女性患者略多于男子,但无大差别。

1.病因

产生十二指肠憩室的原因,主要是因十二指肠肠壁上先有局限性薄弱,再加肠腔内有压力的增高或者肠壁外有粘连的牵引所致。不同类型的憩室,其成因也有所不同:

(1)先天性憩室:在出生时即存在,显然是一种先天性的发育异常。憩室壁的结构与肠壁完全相同。

(2)原发性憩室:部分肠壁有先天性或解剖上的缺陷,因此,该处肠壁的黏膜或黏膜下层组织等向外突出形成憩室,而此种憩室的肌层组织则大都缺如或不发达。肠壁上的血管是穿过肌肉层而达黏膜下层,在该处有时可以形成一个弱点,故憩室也常发生在十二指肠乳头附近或血管的所在区。

(3)继发性憩室:大多数是因胃与十二指肠溃疡所形成的疤痕牵引而产生,故这种憩室几乎都发生在十二指肠的第一部。其他器官的炎症能引起十二指肠壁的粘连牵引者也能形成憩室,如胆囊炎粘连到十二指肠后一旦发生纤维收缩,即可引起肠壁的憩室形成。

2.病理

十二指肠憩室可以是单发性的,也可以是多发性的,但以单发性的为多见,约占90%。除继发性憩室(继发于胃与十二指肠溃疡者)是在十二指肠的球部外,约2/3的原发性憩室是在十二指肠的降部,其余则在水平部或升部。绝大多数的憩室位于距十二指肠乳头周围2.5cm之内,与胆总管和胰头相接近,称为乳头旁憩室。部分患者的十二指肠乳头开口于憩室内,称为憩室内乳头。有些憩室甚至深嵌在胰腺组织之中,致在手术时寻找困难。憩室可大可小,形态亦各异,呈球形或楔状的突出。一般而论,憩室壁皆无变化。但当憩室的入口较小,一旦食物进入憩室后不易排空时,即可发生各种并发症;有时憩室本身也可以引起其他器官的压迫症状。

十二指肠憩室所引起的并发症主要为:

(1)压迫症状:憩室可压迫十二指肠本身或者压迫胆总管或胰管引起胆管和胰管的阻塞症状。

(2)憩室炎症:可引起憩室本身的溃疡、出血、穿孔或内瘘或者引起憩室周围炎、十二指肠炎或胆管炎等病变。

(3)结石:憩室内可形成粪石和胆管内结石形成。

(4)癌变:憩室壁也可发生癌变。

上述各种并发症虽属可能,且在文献上均已有详细记述,但与憩室炎较大的发生率相比,显然其他并发症是比较罕见的。

3.诊断

十二指肠憩室没有典型的临床症状,单凭症状不能做出正确诊断。即使十二指肠憩室因并发症而产生了一定的症状,亦难与溃疡病、胆道或胰腺疾病等相鉴别,只有借助于X线钡餐检查,十二指肠镜检查或者剖腹探查,方能获得确诊。

仅5%～10%的十二指肠憩室患者可出现临床症状。各种症状皆是因并发症而引起,如食物在憩室内潴留引起憩室炎时,可致上腹部的不适或胀痛和深部的压痛;腹痛的轻重不一,持续的时间也不定,虽与进食有关,但无肯定的规律。有时因消化不良而引起腹泻。胀满食物的憩室偶尔可以引起十二指肠本身的梗阻现象,致可有恶心、呕吐或嗳气等症状。乳头旁憩室,特别是憩室内乳头的患者可并发胆道感染、胆道结石、梗阻性黄疸和急性或慢性胰腺炎而出现相应的临床症状。憩室也可能出血或穿孔,持续或间断性的少量出血引起贫血,大量出血则表现为呕血或便血;憩室穿孔可引起急性弥散性腹膜炎或腹膜后严重感染。

4.治疗

偶然发现而毫无临床症状的憩室可以无须治疗,因为切除的手术有时并不容易,也不是完全没有危险的。

有一定的临床症状,而又无其他的病变存在可以解释此种症状时,应首先采用内科疗法,包括饮食的调节、休息、抗酸剂和解痉剂等;并可在上腹部进行按摩,同时采取侧卧位或者更换各种不同的姿势,以助憩室内积食的排空。通过上述措施,不少病例的症状可以缓解或者消失。

十二指肠憩室的手术适应证为:①憩室出血、穿孔、脓肿形成或癌变者;②确诊为十二指肠憩室,其引起的症状严重且经正规内科治疗无效者;③憩室颈部狭小、引流不畅,X线钡餐检查发现钡剂在憩室内存留6小时以上仍未排空者;④憩室巨大,X线显示超过2cm或乳头旁憩室和憩室内乳头引起胆、胰系统疾病者;⑤憩室内存在异物者。由于十二指肠憩室手术的并发症发生率较高且较严重,手术死亡率可高达5%～10%,因此必须严格控制手术指征。

十二指肠憩室的手术方式,原则上以憩室的切除最为理想。可采用开腹手术或腹腔镜手术。十二指肠憩室切除术不是一个简单的手术,不应草率从事,因憩室的寻觅并非易事,憩室深嵌在胰腺头中者,分离时出血甚多,尤为困难,必须认真对待,进行充分准备后方可施行。术者术前应仔细观看正位和左、右、前斜位钡餐X线造影片,以明确憩室部位。

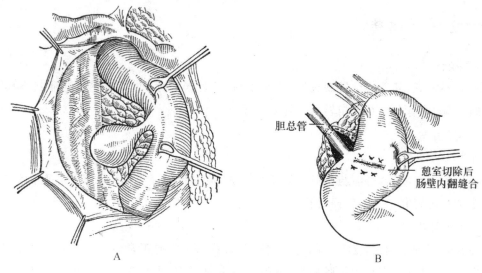

图 2-7　十二指肠降部憩室的暴露和切除

A.示十二指肠降部外侧腹膜切开,十二指肠游离后向内侧牵引,暴露憩室之状;B.示憩室切除后肠壁内翻缝合之状

手术时切开十二指肠降部旁侧的腹膜,将十二指肠适当游离后向左或内侧翻转牵引,就可以暴露出位于后面或内侧的憩室(图2-7A)。如一时寻找有困难,则可以将胃管插入十二指肠内,不时注入20～30mL空气使憩室充盈,便于寻找;或者切开十二指肠之前壁,将示指伸进肠腔中去探索憩室的内口,从内口中再伸到憩室囊内,就可以使憩室的寻找和分离比较便利,也不至伤及胆总管等重要结构。十二指肠水平部或升部的憩室可以在横结肠系膜后切开后腹膜找到,但须注意避免伤及结肠中动脉。憩室的底完全游离以后如其蒂柄较小者,则在憩室切除后其残端可以单纯结扎,然后再用荷包缝线将残端埋入肠腔中。如其蒂柄较大者,则可以用钳子先夹住它的蒂柄后切除,夹住的部位需离十二指肠壁约1cm,方向应与肠曲的长轴相垂直,

其残端则可用 Connell 内翻缝合及 Lembert 缝合法予以闭合,这样十二指肠腔就不致形成狭窄,亦可以防止其发生肠瘘(图 2-7A)。术中可将鼻胃管放置于十二指肠腔内,术后持续胃肠减压数日,同时憩室切除部位可放置引流管。

十二指肠乳头旁憩室的切除难度较大,有损伤胆总管和胰管的可能。但如合并缩窄性乳头炎时,可行 Oddi 括约肌切开成形术的同时切除憩室。对于憩室内乳头合并胆总管下端狭窄、胆总管明显扩张者,则可考虑行胆总管空肠 Roux-en-Y 吻合术。

在显露困难或切除憩室危险性过大、多发性憩室或憩室内乳头的患者,可考虑采用憩室旷置、十二指肠转流手术。该手术的目的是转流食物,使十二指肠憩室不会再发生滞留食物所致的并发症,防止逆行性感染,也有利于憩室炎的改善。十二指肠转流术的手术方法有 3 种,具体为胃部分切除、胃空肠 Roux-en-Y 吻合术或 Billroth Ⅱ 式胃肠吻合术,十二指肠空肠 Roux-en-Y 吻合术。其中胃部分切除、胃空肠 Roux-en-Y 吻合术操作简单,术后并发症少,为一种较满意的手术。

对远离十二指肠乳头的较小的单纯憩室可行憩室内翻缝合术。如憩室癌变或胰腺内十二指肠憩室并发严重出血、憩室无法切除时,则可行胰十二指肠切除术。

六、急性胃扭转

(一)概述

胃扭转不常见,其急性型发展迅速,诊断不易,常延误治疗;而其慢性型的症状不典型,也不易及时发现,故有必要对胃扭转有一扼要的了解。

(二)病因学

1.新生儿胃扭转

是一种先天性畸形,可能与小肠旋转不良有关,使胃脾韧带或胃结肠韧带松弛而致胃固定不良。多数可随婴儿生长发育而自行矫正。

2.成年人胃扭转

多数存在解剖学因素,在不同的诱因激发下而致病。胃的正常位置主要依靠食管下端和幽门部的固定,肝胃韧带和胃结肠韧带、胃脾韧带也对胃大、小弯起了一定的固定作用。较大的食管裂孔疝、膈疝、膈膨出以及十二指肠降段外侧腹膜过度松弛,使食管裂孔处的食管下端和幽门部不易固定。此外,胃下垂和胃大、小弯侧的韧带松弛或过长等,均是胃扭转发病的解剖学因素。

3.疾病因素

急性胃扩张、急性结肠气胀、暴饮暴食、剧烈呕吐和胃的逆蠕动等可以成为胃的位置突然改变的动力,故常是促发急性型胃扭转的诱因。胃周围的炎症和粘连可牵扯胃壁而使其固定于不正常位置而出现扭转,这些病变常是促发慢性型胃扭转的诱因。

(三)临床表现

急性胃扭转起病较突然,发展迅速,其临床表现与溃疡病急性穿孔、急性胰腺炎、急性肠梗阻等急腹症颇为相似,与急性胃扩张有时不易鉴别。起病时均有骤发的上腹部疼痛,程度剧烈,并牵涉至背部。常伴频繁呕吐和嗳气,呕吐物中不含胆汁。如为胃近端梗阻,则为干呕。此时拟放置胃肠减压管,常不能插入胃内。体检见上腹膨胀而下腹平坦。如扭转程度完全,梗阻部位在胃近端,则有上述上腹局限性膨胀、干呕和胃管不能插入的典型表现。如扭转程度较轻,临床表现很不典型。腹部 X 线平片常可见扩大的胃阴影,内充满气体和液体。由于钡剂不能服下,胃肠 X 线检查在急性期一般帮助不大,急性胃扭转常在手术探查时才能明确诊断。

慢性胃扭转多系部分性质,也无梗阻,可无明显症状或其症状较为轻微,类似溃疡病或慢性胆囊炎等慢性病变。胃肠钡剂检查是重要的诊断方法。系膜轴扭转型的 X 线表现为双峰形胃腔,即胃腔有两个液平面,幽门和贲门处在相近平面。器官轴扭转型的 X 线表现有胃大、小弯倒置和胃底液平面不与胃体相连等。

(四)治疗

急性胃扭转必须施行手术治疗,否则胃壁血液循环可受到障碍而发生坏死。如能成功地插入胃管,吸出胃内气体和液体,待急性症状缓解和进一步检查后再考虑手术治疗。在剖开腹腔时,首先看到的大都是横结肠系膜后面的绷紧的胃后壁。由于解剖关系的紊乱以及膨胀的胃壁,外科医师常不易认清其病变情况。此时宜通过胃壁的穿刺将胃内积气和积液抽尽,缝合穿刺处,再进行探查。在胃体复位以后,根据所发现的病理变化,如膈疝、食管裂孔疝、肿瘤、粘连带等,予以切除或修补等处理。如未能找到有关的病因和病理机制者,可行胃固定术,即将脾下极至胃幽门处的胃结肠韧带和胃脾韧带致密地缝到前腹壁腹膜上,以防扭转再度复发。

部分胃扭转伴有溃疡或葫芦形胃等病变者,可行胃部分切除术,病因处理极为重要。

术前要注意水、电解质失衡的纠正。术后应持续进行胃肠减压数天。

第二节 胃和十二指肠异物、损伤和瘘管

一、胃和十二指肠异物

胃、十二指肠内可能发现多种多样的异物,大致可分为三类。第一类是咽下的固有形状的物品,在胃、十二指肠内保持其原来现状和大小,可称为吞咽异物,异物的形状和大小与处理有密切的关系。第二类为咽下的食物与毛发,在胃内团聚成为不同现状和大小的团块,称为胃石症,在处理上与前一类不同。第三类是经由胃肠壁穿入腔内的异物。

(一)吞咽异物

1.病因

吞咽异物多见于儿童,多为误咽的各种物品,一般较小,如纽扣、别针、弹子、镍币、图钉、钥匙等。在成人,除误咽外,尚有因种种不同原因故意咽入的不同物品,这些异物可以较大。

吞咽的异物必须通过食管始能达到胃内,咽下的物品中 20%～30% 在食管内受阻而停留。达到胃内的吞咽异物则 80% 以上可以顺利地通过胃肠道从大便中排出体外,其他可嵌留于幽门、十二指肠空肠曲、回盲瓣等部位。异物自行从胃肠道排出的时间与异物的大小和形状

有关,大多为 4～5 天。钝性异物所需的时间较锐性异物为短。如钝性小异物不能自行在预期的时间内排出,则应考虑到肠道有狭窄性病变存在,在儿童常为先天性畸形如十二指肠隔、环状胰腺等,必须进行钡剂检查明确原因。

2.诊断

(1)症状与体征:胃、十二指肠吞咽异物可无任何自觉症状。锐性异物如损伤黏膜,可出现上腹痛、恶心、呕血等症状。异物嵌塞于十二指肠可引起部分梗阻的症状。针类锐性异物可刺破胃肠壁而形成局限性小脓肿或肉芽肿。也有可能穿透胃肠壁而移行至腹腔或身体其他部位。

(2)影像学检查:误咽的异物多有将物品放在口内意外咽下的病史,但仍应首先肯定确有异物被咽下,并应考虑有无进入呼吸道的可能。如为金属或附有金属部分的异物可做 X 线检查,确定是否有异物存在以及其位置。较大的金属异物可以在透视下发现。细小的金属异物则需摄片才能看清。无误咽病史的金属异物常不能及时诊断,多系因出现症状进行 X 线检查时偶然发现。非金属异物只能用 X 线钡剂检查或纤维光束内镜检查才可以确诊。

3.治疗

(1)误咽异物是可以预防的,成人应改正在工作时将物品如缝针、铁钉等含在口内的习惯。对儿童应进行不将食物以外的物品放入口内的教育。对婴幼儿则应避免将可能咽下的物品放在身旁,使其无机会放入口内。

(2)胃肠道不同部位的异物,处理上不完全相同。食管内嵌塞的异物多数需要尽早经食管镜取出。胃十二指肠内异物则多数可以采取密切观察等待自行排出的方法,锐性异物可用胃镜取出,金属异物可以定时进行 X 线透视,观察其在肠道内位置的变化,如已下行至结肠内则应开始检查大便有无异物排出。如异物停留在一固定位置 7～10 天仍无改变,则可能已嵌塞,为手术取出的适应证。但细长端尖的异物穿破胃肠壁的危险较大,以早期手术取出为宜。小肠内异物绝大多数可以自行排出,应观察更长时期,如在 2～3 周尚不能排出则需要手术取出。手术取出胃肠道内异物的一个重要原则是在术前当日再进行一次 X 线检查确定位置,否则异物可能已移位,甚至已排出,使手术时寻找异物发生困难或手术已无必要。

(二)胃石症

1.病因

胃石是在胃内逐渐形成的异物团块。形成的原因首先是咽入胃内的物品由于质地与形状不易通过幽门,而且又不能被消化,长期停留在胃内,形成团块,愈积愈大。最常见的胃石有两种:一种是植物纤维团块,另一种是毛团块。前者多为一次吃生柿、黑枣过多后发生。我国生产柿、黑枣的地区较多,柿和黑枣均含有鞣酸,成熟后含量不及 1%,而未成熟时可达 25%。鞣酸在酸性(胃酸)环境下可凝集形成胶胨状物,与蛋白质结合成为不溶于水的鞣酸蛋白沉淀于胃内。柿内尚含有树胶和果胶,遇酸凝集,沉淀粘合成块,更可与食物残渣聚积,愈积愈大,形成巨大团块。毛团块的形成是由于反常行为,习惯于将长头发拉至咬嚼,不知不觉中将头发吞下。头发在胃内不被消化,且因其纤维粘于胃壁而不易通过幽门。胃内头发多,经胃蠕动形成发团,逐渐增大,可以长时期不引起症状。此种毛团块见于儿童和精神不正常的成人,在我国并不多见。

2.诊断和鉴别诊断

(1)症状与体征:胃石症可以无任何症状,仅在钡剂检查时偶然发现。如果有症状则多为上腹疼痛不适或沉坠胀满感,有时可有恶心呕吐,吐出物为少量清液或黏液。由于活动的团块在呕吐时可阻塞贲门,所以一般无大量的呕吐。胃黏膜损伤后可发生胃溃疡,则有类似溃疡症状,如夜间腹痛加重、呕血、黑粪等。有的患者在饭后平卧时可发现上腹隆起,在儿童常可扪到边缘清楚、质硬、能移动并下缘可托起的肿块,一般无压痛或仅有轻压痛。头发石的患者可感到口内有难闻的气体,间歇性腹泻也较多见。胃石也可以在胃部分切除术后的残胃内形成,残胃内形成胃石的可能性大于正常胃,残胃的收缩功能差、排空缓、吻合口大小固定而不易扩张、胃酸低、消化功能差等因素有利于胃石的形成,患者胃膨胀不适,不能多饮水或多进流食。胃石进入小肠内可引起小肠梗阻的症状。病期久的患者多有体重减轻和体力下降。

(2)影像学检查:胃石症须与胃癌鉴别。胃石症多见于儿童,而且植物纤维胃石患者都有一次吃生柿、黑枣过多,并于食后即有胃部不适、反酸、呕吐的病史。在70%的患者可以从X线钡剂检查明确诊断。典型的X线征是在胃内有巨大透亮充盈缺损区,推之并可在胃内移动。钡剂排出后,胃石表面可有散在附着的钡剂,有时误诊为表面溃烂的巨大胃癌,但充盈缺损的可移动性并结合病史常可与胃癌鉴别。如呕吐物含柿、黑枣残渣,则胃石的诊断可以确定。胃石在胃镜检查下呈漆黑色团块可与胃癌鉴别。

3.治疗

(1)柿、黑枣一次不可多吃,未成熟的更不应多食,果皮、果核亦不宜同时吃下,食后不要立即吃过酸的食物。对胃部分切除术后的患者,要认真告知其不食或仅少量食用柿、黑枣类食物。

(2)无特效的治疗方法,口服酶制剂如胃肠酶合剂(胃蛋白酶、胰酶、纤维素酶)、番木瓜蛋白酶等或碳酸氢钠溶液滴入胃内,有可能帮助团块散开。经胃镜试行将团块捣碎散开也是治疗方法之一,但由于植物纤维或毛发等缠绕致密,常难以散开。

如非手术疗法无效或因显著幽门梗阻、呕吐频繁不能服药,则需手术取出团块。手术时如发现胃内有溃疡,无须做胃部分切除术,团块取出后,经过一时期内科治疗,溃疡即可愈合。

(三)穿入的异物

1.病因与病理

异物可因外伤或溃疡等原因,通过胃肠壁进入胃与十二指肠内。枪伤或其他穿刺的外伤后,有时异物可以存留在胃肠道内。手术时偶然不慎,也可以有异物直接遗留在胃肠道内或者是先遗留在腹腔内,以后再逐渐蚀破胃肠壁进入胃肠道内。最多见者或为胆囊与胃肠道粘连后,胆石蚀破入胃或十二指肠。由于十二指肠与胆道十分接近,胆石破入十二指肠的概率较大。

2.诊断

穿入异物的临床表现是随异物的性质,进入的方式,及有无溃疡、梗阻、出血、穿孔及腹膜炎等并发症而异。X线和内镜检查是最主要的诊断方法。

3.治疗

治疗应以手术取出异物为主。如有并发症存在时应考虑同时缝补穿孔,切除或修补瘘管等。

二、胃和十二指肠损伤

（一）胃损伤

1.概述

由于胃活动度大，且受肋弓保护，单纯胃损伤的发生率在腹部钝性伤中仅占腹内脏器伤的 1%～5%；但在穿透性腹部伤中（尤其枪弹伤），胃损伤率就较高，占 10%～13%，居内脏伤第 4 位。由于解剖关系，胃损伤常合并其他内脏伤，腹部穿透伤尤其如此，合并肝损伤占 34%、脾损伤占 30%、小肠损伤占 31%、大肠损伤占 32%、胰损伤占 11%。单纯胃损伤的病死率为 7.3%，有合并伤的病死率高达 40% 以上。

2.临床表现

胃损伤的临床表现取决于损伤的范围、程度以及有无其他的脏器损伤。胃壁部分损伤可无明显症状。胃壁全层破裂，胃内容物具有很强的化学性刺激，进入腹腔后引起剧烈腹痛和腹膜刺激征象，可呕吐血性物，肝浊音界消失，膈下有游离气体。

3.诊断

胃后壁或不全性胃壁破裂，症状和体征可不典型，早期不易诊断。可放置胃管吸引，以了解胃内有无血液，还可注入适量气体或水溶性造影剂进行摄片，可协助诊断。

4.治疗措施

一旦确诊应及时手术，手术时应注意有无其他脏器合并伤，防止漏诊以免贻误治疗。胃前壁伤容易发现，但胃后壁、胃底及贲门部不完全性胃壁损伤可能被遗漏，探查应详尽。1/3 病例的胃前、后壁都有穿孔，应切开胃结肠韧带，显露胃后壁，特别注意大小网膜附着处，谨防遗漏小的穿孔。虽经胃管注入气体或亚甲蓝溶液，有助于术中定位诊断，但有加重腹腔污染之虞，需慎用。

胃损伤按其损伤部位、程度和性质分别加以处理。

（1）非手术治疗：胃损伤仅涉及黏膜层，并于治疗前获得确诊，出血量小，又无其他脏器合并伤，可经非手术治疗。如发生失血性休克，以手术治疗为宜。单纯胃黏膜撕裂伤，出血量也可多达 2L，需手术切开胃壁在直视下寻找撕裂部位的出血点，缝合胃黏膜血管或加用鱼肝油酸钠、明胶海绵压迫止血，然后缝合撕裂的胃黏膜。

（2）手术修补：胃壁血肿可能伴有透壁性穿孔，应切开血肿边缘浆膜层，清除血肿、止血，并根据胃壁损伤的深浅，采用胃壁全层或浆肌层缝合修补。整齐的裂口，止血后可直接缝合，边缘组织有挫伤或已失去生机者，宜修整后缝合。除非胃壁毁损广泛、严重，一般不采用胃切除术。对其他合并伤应根据其损伤情况给予相应的处理。

关腹前，应彻底吸净腹腔内的胃内容物，并用大量盐水冲洗。单纯胃损伤无需置引流。术后继续应用抗生素，维持营养和水、电解质平衡。

（二）十二指肠损伤

1.概述

十二指肠损伤是一种严重的腹内伤，占腹内脏器伤的 3%～5%。十二指肠与肝、胆、胰及大血管毗邻,因此,十二指肠损伤常合并一个或多个脏器损伤。

2.发病机制

十二指肠损伤分为穿透性、钝性和医源性损伤三种。国外以穿透伤居多,国内主要是钝性损伤。钝性损伤引起十二指肠破裂的机制或是直接暴力将十二指肠挤向脊柱;或因暴力而致幽门和十二指肠空肠曲突然关闭,使十二指肠形成闭襻性肠段,腔内压力骤增,以致发生破裂,引起腹膜后严重感染。损伤部位以十二指肠第二三部最为多见,中山医院所见 83% 位于该处。其中 1 例上腹部挤压伤引起十二指肠在幽门远侧及十二指肠第二三部交界处完全断裂和十二指肠水平部坏死的特殊类型,可见其损伤的严重性。倘若十二指肠损伤只限于黏膜下层的血管破裂则形成十二指肠壁内血肿,比较罕见。

3.诊断

上腹部穿透性损伤,应考虑十二指肠损伤的可能性。钝性十二指肠损伤术前诊断极难,究其原因:①十二指肠损伤发生率低,外科医生对其缺乏警惕。②十二指肠除第一部外均位于腹膜后,损伤后症状和体征不明显,有些患者受伤后无特殊不适,数日后发生延迟性破裂,才出现明显症状和体征。虽然十二指肠破裂后,多立即出现剧烈的腹痛和腹膜刺激征,实属腹内脏器伤的共同表现,并非十二指肠损伤所特有,而合并腹内多脏器损伤更增加诊断的困难。因此术前确诊的关键在于应考虑到十二指肠损伤的可能,尤其对于下胸部或上腹部钝性伤后,出现剧烈腹痛和腹膜炎或患者在上腹部疼痛缓解数小时后又出现右上腹或腰背部痛,放射至右肩部、大腿内侧。由于肠内溢出液刺激腹膜后睾丸神经和伴随精索动脉的交感神经,可伴有睾丸痛和阴茎勃起的症状。伴低血压、呕吐血性胃内容物,直肠窝触及捻发音时,应怀疑有十二指肠损伤。

腹腔穿刺和灌洗:是一种可靠的辅助诊断方法,倘若抽得肠液、胆汁样液体、血液,表明有脏器伤,但非十二指肠损伤的特征,腹穿阴性也不能摒除十二指肠损伤,笔者曾遇 1 例反复穿刺 5 次均阴性。

X线检查:腹部 X 线平片如发现右膈下或右肾周围有空气积聚、腰大肌阴影消失或模糊、脊柱侧凸,则有助于诊断。口服水溶性造影剂后摄片,如见造影剂外渗就可确诊。

4.治疗措施

腹部损伤只要有剖腹探查指征就应立即手术。重要的是术中详尽探查,避免漏诊。

十二指肠损伤的治疗方法,主要取决于诊断的早晚、损伤的部位及其严重程度。Lucos 将十二指肠损伤分为 4 级。Ⅰ级:十二指肠挫伤,有十二指肠壁血肿,但无穿孔和胰腺损伤;Ⅱ级:十二指肠破裂,无胰腺损伤;Ⅲ级:十二指肠损伤伴轻度胰腺挫裂伤;Ⅳ级:十二指肠损伤合并严重胰腺损伤。十二指肠撕裂伤按其大小可分为①穿孔伤;②透壁损伤小于 20% 周径;③透壁损伤占 20%～70% 周径;④透壁损伤＞70% 周径。十二指肠损伤局部的处理方法如下。

(1)非手术治疗:十二指肠壁内血肿而无破裂者,可行非手术治疗,包括胃肠减压、静脉输液和营养、注射抗生素预防感染等。多数血肿可吸收,经机化而自愈。若 2 周以上仍不吸收而致梗阻者,可考虑切开肠壁,清除血肿后缝合或做胃空肠吻合。

(2)手术修补:十二指肠裂口较小,边缘整齐可单纯缝合修补,为避免狭窄,以横向缝合为宜,80%的十二指肠裂伤,可用这种方法治疗。损伤严重不宜缝合修补时,可切除损伤肠段行端端吻合,若张力过大无法吻合,可半远端关闭,近端与空肠做端侧吻合。

(3)转流术:对于十二指肠缺损较大,裂伤边缘有严重挫伤和水肿时可采用转流术。目的在于转流十二指肠液,肠腔减压以利愈合。转流方法分两种:一种是空肠十二指肠吻合,即利用十二指肠破口与空肠做端侧或侧侧 Roux-en-Y 吻合术,为最简便和可靠的方法;另一种方法是十二指肠憩室化,即在修补十二指肠破口后,切除胃窦,切断迷走神经,做胃空肠吻合和十二指肠造口减压,使十二指肠旷置,以利愈合。适用于十二指肠严重损伤或伴有胰腺损伤者。有的学者提出不切除胃窦,而切开胃窦大弯侧,用肠线吸收前食物暂时不能进入十二指肠,肠线吸收后幽门功能重新恢复,故称暂时性十二指肠憩室化。对于十二指肠缺损较大,也可用带蒂空肠片修复其缺损,称之为贴补法。

(4)十二指肠造口术:对于诊断较晚,损伤周围严重感染或脓肿形成者,不宜缝合修补,可利用破口做十二指肠造口术,经治疗可自行愈合。如不愈合,待炎症消退后可行瘘管切除术。

(5)十二指肠憩室化或胰十二指肠切除术:十二指肠、胰腺严重合并伤的处理最为棘手。一般采用十二指肠憩室化或胰十二指肠切除术,后者的病死率高达 30%～60%,只有在十二指肠和胰头部广泛损伤,无法修复时采用。

(6)十二指肠减压:无论选用何种手术,有效的十二指肠减压,对伤口的愈合极为重要。Stone 报道 237 例十二指肠损伤在修复裂伤后常规应用十二指肠减压者,仅 1 例发生十二指肠瘘。而 23 例未做十二指肠减压者,7 例发生十二指肠口,可见十二指肠减压的重要性。十二指肠减压的方法主要有鼻胃管减压或用胃造口或通过十二指肠修复处造口和经空肠造口逆行插管等。近年来主张三管减压,即经胃造口插管和经空肠上段造口插 2 根导管,一根导管逆行插入十二指肠内减压,另一根导管插入空肠远端供营养支持。

充分的腹膜外引流和早期营养支持对十二指肠损伤具有重要意义。

手术后最常见的并发症为十二指肠瘘、腹腔及膈下脓肿、十二指肠狭窄等。

三、胃和十二指肠瘘管

胃肠道的瘘管有二种类型:①外瘘,即瘘管通向体表者;②内瘘,即瘘管与另一个空腔内脏相通者。无论胃与十二指肠的瘘管,都可以有上述的二种类型。

(一)胃的瘘管

1.病因

胃瘘的形成有下列几种原因。

(1)继胃的某种病变如单纯的溃疡或癌肿,致胃壁先粘着在腹壁或其他空腔器官上,然后逐渐溃破形成瘘管。这种情况大都形成内瘘如胃结肠瘘,但偶尔也可以形成外瘘。

(2)继外伤或手术后形成者。胃外伤(如刺伤)后可以形成胃瘘。继溃疡穿孔的单纯缝补术,胃切除术或胃术后,由于缝合的缺陷或愈合的不良,也可以形成胃瘘。这类胃瘘大都是外瘘,偶尔也可形成内瘘。

(3)是用手术故意做成者。为了某种目的,有时在胃上故意造成一个外瘘或内瘘。例如当食管有某种严重的病理性梗阻时,可以作胃外瘘以供注入食物维持营养之用。在幽门有梗阻时,可以作胃空肠吻合以解除梗阻。

2.病理

除手术造成的人工瘘管一般不致发生不良的病理变化以外,其他的瘘管不论是内瘘或外瘘,均可能造成某些病理变化。

外瘘:如胃壁上仅有一个小穿孔而形成了一个小外瘘,胃液的损失不会很多,瘘孔周围的皮肤也不致因受刺激而发生明显变化,患者的一般情况将维持良好。这种瘘管也大都可以自行愈合。

严重的外瘘多数是继手术后形成的。由于胃壁的损伤很大,每天自瘘口损失的胃液也很多;其结果不但造成腹壁切口的崩裂坏死,周围皮肤被胃液浸渍得发炎溃烂,而且由于大量体液和酸的丧失,患者将迅速地变得脱水消瘦,并呈现碱中毒和营养不良等衰竭现象。若不及时处理,这类患者的死亡率可达 40%。

内瘘:症状的有无及性质如何,视瘘管相通的器官而有不同,与瘘管的大小也有一定关系。很多内瘘可以完全没有症状,如胃空肠瘘及细小的胃胆囊瘘等。有较大的胃结肠瘘时则不但粪便可以逆流入胃引起粪样的嗳气和呕吐,且由于多量食物的不能被消化吸收,患者将出现贫血、消瘦等营养不良等症状。

3.治疗

根据瘘管的性质和情况而定,基本上有非手术治疗和手术治疗两种。

(1)非手术治疗:细小的外瘘可以予非手术治疗。例如在溃疡病穿孔缝合后发生的瘘管,可以考虑试用保守疗法。首先应该保护瘘孔周围的皮肤不被胃液腐蚀,可以应用各种糊剂或油膏(玉米淀粉或复方氧化锌膏等)厚厚地、广泛地涂在皮肤上。若瘘口中的渗液较多需要经常调换敷料者,则可以从瘘孔中插入一个橡皮导尿管,然后连续地予以吸引;所吸得的胃液可以冲淡后重新从十二指肠管中注入。最好能自鼻孔中插入两根胃管(或双腔管),一根到胃,一根通过幽门到十二指肠;这样可由胃管予以连续吸引,以保持胃的空虚、减少瘘管中的渗出,同时从十二指肠管又可注射各种水分、盐类、糖、蛋白质及维生素等,以维持机体的各种需要。如上述措施能顺利完成,就可以适当地减少静脉输液,否则应立即考虑行空肠造瘘术,予肠内营养支持以维持机体的代谢平衡。在整个治疗过程中,应经常进行各项实验室检查,如血常规、血生化、血电解质和血气分析等,以作各项必要补充的依据。

胃的内瘘多数是因胃壁本身或邻近脏器有某种病变(炎症、溃疡、癌肿等)而继发的,因此大都要用手术来解决它的基本病变。但也有少数胃内瘘是手术后形成的;在此情况下,只要内瘘的存在不引起症状,可以采取保守疗法等待自愈,无需对内瘘本身作特殊治疗。

(2)手术治疗:较大的胃外瘘的严重性已如上述,因此一般需要采取积极的手术治疗来抢救患者。事实上,在胃的大手术如部分切除术后如发现有外瘘形成时,应该不等胃的瘘孔裂得很大,立即毅然地进行修补。姑息等待的办法,往往使胃裂开日益增大,患者每况愈下,终至丧生。应该重新打开腹腔,找到胃瘘管的所在,然后用丝线全层间断缝合瘘口,而在瘘管的所在部位还需将大网膜再作披覆固定。术中须用连续吸引以免腹腔受到胃内容物的污染。腹壁切口的再缝合也需特别注意,以免创口发生感染或崩裂。若瘘口较大,短期内不能愈合者,应同时置入鼻肠管或行空肠造瘘术以备术后行肠内营养。术后应继续作胃的连续减压,给予质子泵抑制剂如奥美拉唑、H_2 受体抑制剂等以减少胃液的分泌,禁食,维持水、电解质及酸碱平衡,肠内或肠外营养支持,并酌给抗生素、维生素等。

胃的内瘘多数是继某种病变后续发的。除非该病变能自行痊愈,否则瘘管势将继续存在。在这种情况下,多需将胃及有关脏器的病变部分,连同瘘管一并切除,然后再分别缝合胃和其他脏器,方可获得痊愈。偶尔也可以考虑仅作胃与其他脏器间的瘘管单纯切除或解离术,再分别单纯缝合胃壁及肠壁上的瘘孔,也可能获得满意的结果。

(二)十二指肠的瘘管

1.十二指肠外瘘

十二指肠外瘘属高位高流量肠瘘,是腹部手术和外伤后的一种严重并发症,它引起一系列全身和局部的病理生理紊乱,处理上十分棘手,病死率可达 25％以上。

(1)病因:引起十二指肠外瘘的最常见原因为与腹部手术有关的医源性,约占 80％左右,其次是腹部开放性和闭合性损伤,约占 10％,其他如肿瘤、结核及放射等病理因素约低于 10％。

大部分的十二指肠外瘘是继胃和十二指肠、胆囊和胆道或右肾切除等手术后引起。有文献报道 88 例十二指肠外瘘患者中,30 例是继胆囊胆道手术后引起,22 例因十二指肠溃疡穿孔,8 例因右肾切除,8 例因胃和十二指肠第一段之切除,7 例因盲肠后之高位阑尾炎,仅 6 例是继十二指肠外伤后发生,另 7 例则由于其他原因。在进行胆道手术及右肾切除术时,如何会伤及十二指肠并引起肠瘘的问题已于其他章节中有所阐述。由于粘连紧密、解剖不清,手术时可以误伤肠壁。因粘连而致十二指肠有憩室形成者,损伤后形成肠瘘之机会尤大。偶尔,胆胰管壶腹部的结石需经切开十二指肠壁后方能取出者,术后也可能形成肠瘘。

十二指肠溃疡穿孔后经单纯修补的病例,有些也会发生肠瘘,尤其是缝合方法不适当或者穿孔甚大或肠壁极为脆弱时,肠瘘更易发生。

胃和十二指肠第一段手术后发生的十二指肠瘘也是较多的,例如在幽门形成术或 Finney 胃十二指肠吻合术后,在胃部分切除术、特别是用 Polya 法吻合后,均可能发生肠瘘。其所以形成肠瘘的原因约有下列几个:①十二指肠残端的内翻缝闭不完善或者所用的缝线不适当;②胃肠吻合后的输入段有滞留现象,致十二指肠盲端内的压力过高;③十二指肠残端部分的组织不健康或者其附近有炎症存在;④十二指肠游离过长或缝合过密或结扎过紧而导致组织缺血及坏死;⑤营养不良,低蛋白血症同样是影响残端愈合的重要因素。

十二指肠瘘也可以是手术时故意造成的。在为十二指肠溃疡行胃大部及十二指肠第一段的切除时,由于疤痕组织挛缩,有时将会发现如按常法将十二指肠残端缝闭,有使附近的重要组织,特别是肝十二指肠韧带内的胆总管或血管受伤的危险。在这种情况下,最妥善的办法是将十二指肠残端能安全缝闭的部分予以缝闭,不能妥善缝闭或缝闭有危险的部分则可插入一根导尿管,并在导尿管周围作荷包缝合固定之。周围还可用大网膜进一步缝在导尿管四周,特别是在十二指肠残端附近。该导尿管可以从腹壁之另一戳孔中引出。约 12～14 天后即可拔除导尿管,其所留之窦道多能迅速愈合。

盲肠后的高位阑尾炎切除术后,有时可能引起十二指肠瘘。因高位阑尾可以很接近十二指肠的位置,而当阑尾的炎症剧烈,手术较困难时,便有伤及十二指肠的危险。在应用橡皮管作长时间引流时,十二指肠壁也有被压迫坏死,形成肠瘘之可能。

十二指肠外伤手术中漏诊或修补失败后均可导致十二指肠外瘘。十二指肠位置深在,周围解剖关系复杂,外伤后的术中漏诊率可高达7.2%。十二指肠外伤修补术后,十二指肠瘘的发生率为2%～14%。右半结肠肿瘤、右肾肿瘤均能侵及十二指肠肠壁,结核或Crohn病累及十二指肠可发生穿孔形成内瘘或术后形成外瘘。

(2)病理和病理生理:形成十二指肠外瘘的病因虽各异,但就病理解剖而言,则所有肠瘘基本上可以分为二型:

①端型瘘:在胃切除后,十二指肠已与胃不相通,而缝闭成一盲端。肠瘘在此盲端发生者,由于盲端内的压力较大,瘘管一经形成即较难愈合。

②侧型瘘:十二指肠如仍与胃保持连系,而瘘管在十二指肠之侧壁上发生者,则每当食物通过时瘘管部分将受到刺激,也不易愈合。

一般而论,凡瘘管发生在胆胰管乳头部近端者较易愈合,而发生在乳头部以下的肠瘘,因肠液(包括胆液与胰液)漏出较多,不但一般情况将更加严重,且瘘管也更不易愈合。侧型瘘亦较端型瘘为严重。

急性十二指肠外瘘发生后,将从十二指肠流出大量的消化液,内含多种消化酶、电解质和胆汁,一方面消化和破坏它所接触的组织,导致组织坏死及血管腐蚀出血,不利瘘管的愈合;另一方面,丢失了大量体液、电解质和蛋白质,导致低血容量,水、电解质和酸碱平衡紊乱,营养缺乏,感染,甚至多脏器功能障碍或衰竭,如不及时合理治疗,患者将迅速死亡。

(3)临床表现和诊断:因瘘管之大小、渗出液之多少和性质之不同而有异。十二指肠瘘常发生在术后2～5天,患者可有突发性上腹部剧痛,高热及休克表现,同时有急性局限性或弥散性腹膜炎的体征及白细胞升高和血清淀粉酶升高。若瘘管较小,经切口或引流管仅有少许黏液或少量肠液渗出,皮肤亦无浸渍症状者,多能迅速愈合。若瘘管较大,经常有大量粘稠的、含胆汁的、碱性的肠液流出,甚至在食后不久即有食物自瘘管中漏出者,则不但皮肤常被浸渍糜烂,且患者亦将迅速消瘦脱水,并趋于严重衰竭。B超和CT检查可发现右上腹部包块和液性暗区。

十二指肠外瘘的诊断一般并不困难,如患者多在上腹部手术后近期或腹部外伤后数日内,出现上腹部痛和腹膜炎征象,从引流管或切口流出胆汁样液体,即应考虑十二指肠瘘可能。血淀粉酶检查有利于诊断,口服美蓝迅速出现在流出液中可明确诊断。腹部B超和CT检查能发现并准确定位腹腔内脓肿。

瘘管的位置,常可于钡餐后在X线透视下确知或者从瘘管中注入碘油后造影证实。这些诊断步骤,在拟行手术治疗前有时是属必需。

(4)治疗:十二指肠外瘘的治疗原则与一般的肠瘘相同,主要包括:注意保持内稳态平衡,加强营养支持,严格控制感染,早期充分引流,加强瘘口处理及恰当选择手术时机。其中维持内稳态平衡、控制感染、营养支持是全身治疗的重要基础,而充分引流和瘘口处理是实现瘘口愈合的必要条件。

①维持内稳态平衡:十二指肠瘘患者每日可从瘘口丢失3～4L消化液。因此建立有效的

静脉通道,纠正水、电解质和酸碱平衡紊乱,维持内稳态平衡,是降低死亡率的关键。根据中心静脉压、胃肠减压量、肠瘘引流量、尿量等,补充足量的等渗液,纠正低血容量,必要时输入血浆、白蛋白等胶体溶液。同时注意纠正电解质和酸碱失衡。使用生长抑素及类似物、抑酸剂等也有利于减少消化液的分泌。

②控制感染:由于80%～90%的肠瘘患者死于感染未能有效控制,因此合理应用抗生素是提高患者生存率的关键。通常抗生素的应用初期可根据经验用药,应联合用药,兼顾阴性杆菌和厌氧菌,此后可根据脓液的培养和药敏,加以调整。

③营养支持:十二指肠外瘘的患者在内稳态失衡纠正后,即应开始全胃肠外营养支持。因患者在起病初期处于应激状态下,热量供给适当为宜,并及时过渡到肠内营养。可经口放置鼻肠管至空肠上段或行空肠造瘘术,经喂养管施行肠内营养,并可同时回输胃肠减压及瘘口引流液,有利于促进胃肠道动力和黏膜功能的恢复。病情稳定、感染控制后,生长激素的应用可能有加速瘘口愈合的作用。

④充分引流:当确定有瘘发生并发急性腹膜炎时,应及早剖腹探查,清除腹腔内脓液。对术后1～2天发生瘘者,可试行瘘口修补术,并在十二指肠腔内放置引流管引流减压。3～4天瘘者,修补瘘口常难以成功,可通过瘘口放入引流管于十二指肠内,缝合瘘口前后壁并予大网膜覆盖。在瘘口周围放置双套管引流,同时行空肠造瘘术。若已形成局限性脓肿,可剖腹或B超、CT引导下穿刺置管引流。

⑤瘘口的处理:加强瘘口引流的护理,防止消化液积聚在瘘口周围。可外涂复方氧化锌软膏、甘油等保护瘘口周围皮肤,减轻消化液对皮肤的腐蚀。

⑥手术治疗:经上述治疗措施,约50%～80%的病例瘘口在4～6周内自行愈合。对不愈合者,应采取外科手术治疗。手术治疗的时机十分重要,一般来说,对病情稳定、感染已控制、营养状态良好的患者,可在十二指肠外瘘形成后3个月进行手术治疗。十二指肠外瘘的手术治疗的术式主要有下列几种:a.单纯肠瘘修补术:适用于瘘口较小、瘘管较细的十二指肠瘘,可行肠瘘局部切除、肠壁缺损修补术。b.肠祥浆膜覆盖修补术:即十二指肠瘘口修补后,再应用上提的空肠肠祥浆膜面覆盖其上加强修补。c.带蒂肠浆肌层覆盖修补术:切取一段保留血供的空肠段,剪开肠管,去除肠黏膜制成浆肌片,然后覆盖于缝合后的十二指肠瘘上。d.空肠、十二指肠Roux-en-Y吻合术:在严重十二指肠残端瘘或肠壁巨大缺损的侧壁瘘,以及怀疑瘘口远端的十二指肠或空肠输入祥有扭曲、狭窄或梗阻存在时,应选择该术式。对十二指肠残端瘘应行十二指肠空肠端侧Roux-en-Y吻合术,而对十二指肠侧壁瘘则以侧端或侧侧Roux-en-Y吻合术为宜。

有学者曾对较大的十二指肠端型瘘(多为BillrothⅡ胃大部切除术后并发症),特别是瘘口较大,渗液较多且经保守治疗或单纯修补不成功者,采用下述手术方法——将瘘口与空肠祥切断后的远切端作对端吻合,继以空肠近切端与远端肠祥间之Y形吻合或将瘘口与Ⅱ式胃大部切除后的输出空肠祥上的切口作端侧吻合,再辅以空肠输入、输出祥之间的侧侧吻合。无论是作瘘口与空肠侧壁切口间的端侧吻合或将瘘口与空肠远切端作端端吻合,吻合时均需将空肠的开口套缝在瘘口周围的正常肠壁上,亦即将瘘口植入空肠的开口中,而不宜将瘘口与空肠开口作直接的对端吻合。共对9例十二指肠残端瘘患者采用该术式治疗,取得满意疗效,在一定的条件下值得推荐(图2-8)。这个办法也适用于侧型瘘。

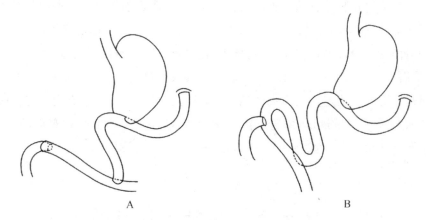

图 2-8　十二指肠残端瘘的手术疗法

A.残端瘘与空肠远切端作 Roux-Y 式吻合;B.残端瘘与输出空肠祥上的切口作端侧吻合,辅以空肠输入、出祥之间的侧侧吻合

2.十二指肠内瘘

(1)病因:十二指肠内瘘的形成,可能是因外伤、手术或十二指肠本身有病变之结果,也可能是由于胆囊、胆道、胃、结肠等的病变引起。

内瘘最常见者是在十二指肠与胆囊间,大多数是被胆石穿破的结果。当胆囊因炎症而与十二指肠相粘连时,胆石即可压迫十二指肠造成肠壁的坏死穿破,胆石即被排入十二指肠,从而形成胆囊-十二指肠瘘。

十二指肠溃疡也可引起胆囊-十二指肠瘘或胆总管-十二指肠瘘。若溃疡位于十二指肠后壁者多破入胆总管,其位于十二指肠的前壁或侧壁者多穿入胆囊。十二指肠或胆囊的癌肿,十二指肠的损伤或手术,偶尔也可引起十二指肠的内瘘。

(2)临床表现和诊断:视与十二指肠相通的器官的性质而有异。在十二指肠-胆囊瘘,则其症状在很多方面颇像胆囊炎,如消化不良、嗳气、恶心呕吐、厌食油类,偶尔并可有寒战及发热,继以右上腹的痉挛疼痛,及肠梗阻等现象。但有时症状也可以像十二指肠溃疡梗阻、胃癌及胆总管结石等病变。

诊断的确定常需借助于 X 线检查。有些病例可在胆囊内看到有钡剂或气体的出现。腹部 B 超和 CT 检查对诊断有一定帮助,如属胆囊结石形成的十二指肠瘘,有时可在回肠末端发现胆结石。十二指肠镜检查可发现瘘口并明确诊断。

(3)治疗:有学者认为一旦证实有十二指肠内瘘存在时,即为手术的指征;因为十二指肠液有显著的消化作用,有进一步引起穿孔或其他并发症的可能。然而 Cartell 则认为有些瘘管显然可以自行痊愈,不少其他学者也多持有同样见解。鉴于至少有些内瘘可以长期不发生症状,多数学者认为只对有临床症状的内瘘行手术治疗,方属合理。

若内瘘是由胆石引起,则应小心先将胆囊与十二指肠分离,仔细缝合十二指肠壁上的瘘孔使不致形成狭窄,然后再探查胆总管是否通畅,如胆总管并无狭窄现象,即可用 T 形管引流胆总管,并切除胆囊。通到胆总管的内瘘也需要先将十二指肠与胆总管分离,切除胆囊,缝合十二指肠的瘘孔,然后探查胆总管的壶腹部是否完全畅通、胆道内的结石及淤积物是否已完全清除,最后再用 T 形管加以引流。T 形管留在胆总管内的一臂最好有足够的长度,特别是向下的一头应该通过胆胰管括约肌进到十二指肠内,这样可获得更有效的引流。

如内瘘是因十二指肠的穿透性溃疡引起,情况即较为严重。在此种情况下,若患者全身情况允许,应同时做胃的次全切除及胆囊的切除,瘘管亦一并切除。由于有内瘘存在时粘连一定较多且致密,解剖关系不易辨认,术野暴露非常困难,故手术有时是比较艰巨的,必须耐心分离,才不致伤及重要组织和器官。

第三节 胃和十二指肠慢性特异性感染

一、幽门螺杆菌感染

幽门螺杆菌是寄生于人体胃黏膜上皮的微需氧菌,是一端有 5~6 根鞭毛的螺旋形革兰阴性菌,它通过粘附性足突,牢固地附着在胃黏膜细胞表面,破坏细胞,引起炎症反应。自从 1983 年由 Warren 和 Marshall 从人胃黏膜中分离出该细菌以来,HP 已被认为是慢性活动性胃炎、十二指肠球部溃疡的重要致病因素,是胃癌的高危因素,与胃黏膜相关性淋巴组织淋巴瘤等疾病关系密切。

HP 感染目前被认为是世界性的健康问题,西方国家的流行病学调查结果显示,40 岁以下成人的 HP 感染率为 20%,60 岁以上为 50%;我国不同地区、不同民族胃内 HP 检出率为 30%~80%,有很大的差异。社会经济状况和年龄是 HP 感染的重要影响因素。尽管尚不清楚 HP 感染的传播途径,但"口-口"、"粪-口"途径可能是最重要的传播途径。

HP 感染导致疾病发生的机制多样而复杂,除与本身菌株特性有关外,还涉及细菌在胃黏膜定植、释放各种活性分子,诱发机体免疫反应等复杂的病理生理过程。主要有以下几种学说,如 HP 感染诱导胃黏膜组织的特异性炎症反应、Fas/Fas 配体介导 T 细胞致胃上皮细胞损伤以及影响细胞凋亡和增殖过程等。

(一)病理

大多数 HP 感染会累及全胃,但有些患者仅限于胃窦部。病变主要表现为胃黏膜上皮细胞的退行性改变和中性粒细胞浸润,浅层黏膜固有层出现淋巴细胞,一般在胃窦部较明显,局部可有淋巴滤泡形成。同时,胃黏膜的长期弥散性炎症可造成黏膜萎缩和肠上皮化生。

(二)临床表现和诊断

感染 HP 的患者可无任何临床表现,部分患者可有上腹部不适、餐后饱胀感、食欲缺乏、恶心及反酸等。伴发胃炎、溃疡病或胃癌者可有相应的临床表现。

胃 HP 感染的诊断的检测方法按是否依赖胃镜检查可分为侵入性和非侵入性两类,侵入性检查多用于初诊行胃镜检查时和需复查胃镜的患者。非侵入性检查主要有血清学抗体检查、尿素呼吸试验、粪便 HP 抗原试验及尿液 HP 抗体 IgG 测定等,其中血清学检查可用于大样本流行病学调查,尿素呼吸试验是确认治疗后 HP 根除最准确的方法。侵入性检查主要有快速尿素试验、组织学染色、细菌培养和基因检测等,其中快速尿素试验是所有检测手段中最简便迅速的方法,为临床最常用的方法;组织学染色是诊断 HP 感染的金标准,细菌培养则是诊断 HP 感染最可靠的方法。目前认为上述检查中任一项检测结果阳性即可确立 HP 的临床诊断。

(三)临床表现和诊断

胃 HP 感染的治疗首先需确定根除治疗的适应证,目前较为公认的是消化性溃疡、早期胃癌术后以及胃黏膜相关性淋巴组织淋巴瘤必须作 HP 根除治疗,而对有明显异常的慢性胃炎,须长期或正在使用非甾体类抗炎药的患者及有胃癌家族史者支持予根除治疗。

国内外根除 HP 的方案很多,但如何提高根除率和减少耐药株的产生是选择治疗方案的关键所在。质子泵抑制剂(奥美拉唑 20mg)+阿莫西林(1.0g)+克拉霉素(0.5g)、每天 2 次、疗程 7 天的三联疗法,因 HP 根除率高、副反应少、患者依从性好,是目前首选的方案。最近有报道强调雷尼替丁铋盐(RBC)+阿莫西林+克拉霉素的三联疗法对 HP 根治率可高达 99%,根除 HP 高度可信且安全,值得进一步关注。

HP 疫苗的研制是控制 HP 感染最为有效的措施。HP 全基因组序列的破译已为疫苗设计提供了空前的机遇。HP 疫苗的研究目前主要集中在抗原筛选和接种途径两方面,尿素酶蛋白被视为最有前途的 HP 候选疫苗。文献报告重组尿素酶疫苗临床试验的初步结果令人鼓舞,让人们感到了 HP 疫苗成功的希望。

二、胃和十二指肠结核

胃、十二指肠结核和其他部位的结核一样,近年来的发生率已显著减少,但由于胃、十二指肠结核与其他胃、十二指肠多见病如溃疡、肿瘤等在临床表现上相似,鉴于诊断上存在着一定的困难,治疗方法也不同。

(一)胃结核

曾有医院统计,10 年内住院诊治的胃结核占胃切除的 0.38%。

1.病因和病理

原发性胃结核极为罕见,胃结核多是继发于身体其他部位的结核病变,其原发病灶半数以上的患者为肺结核,其余则为肠结核、骨结核及附睾结核等。感染侵入胃壁的途径可能为:①直接侵入黏膜;②经血液和淋巴管传播;③直接从邻近病灶浸润蔓延;④在胃壁的其他病变如良性溃疡或恶性肿瘤上有结核菌的附加感染。

胃结核常同时伴有胃大小弯、肠系膜、动脉旁淋巴结结核,有时沿周围淋巴结结核的蔓延,还是淋巴结结核是继发于胃结核,这两种情况都有可能,常不易确定究竟是何者。胃结核的患者也可能同时患有腹膜结核、肠结核、胸膜结核、颈淋巴结结核、脊柱结核等。

2.诊断

(1)症状与体征:胃结核的症状和体征有两方面。一方面是全身结核的表现,如食欲缺乏、消瘦、乏力、低热、盗汗等。另一方面为胃肠道症状,症状与胃结核病变的病理类型有关系。临床上所见的胃结核有以下几种病理类型。

①炎性增殖型:多位于幽门窦部,常累及邻近十二指肠。病变可侵蚀胃壁各层,整个胃壁增厚,黏膜呈息肉样增生,并可有浅溃疡形成或呈现结核性肉芽组织和纤维性瘢痕组织,甚至有窦道瘘管形成,胃外周围粘连较多,病变附近常有肿大干酪样淋巴结,有时融合成团块。这种类型的主要胃肠道症状是幽门梗阻。患者多有较长时期上腹中部疼痛或不适,随后出现饭后饱胀、继之呕吐,可为喷射性,吐出当天和隔宿食物以及酸味液体和黏液而无胆汁,有时呈现咖啡色或血色,症状在下午或晚上重。便秘和腹泻均可出现,而以前者多见。体检时除全身营养不良外,最显著的体征是梗阻所致膨胀胃形、可见蠕动及震水声等。右上腹或脐旁有时可扪到质硬不规则肿块,压痛较轻,活动度小。锁骨上或腋下淋巴结可能增大。

②局限肿块或溃疡型:亦多在胃窦部小弯,呈向腔内或浆膜面隆起的胃壁肿块,中间有干酪样坏死,周围为纤维组织,一般不超过5cm。黏膜表面溃破后即形成溃疡,边缘不规则并有潜行,基底不平整呈黄灰色。溃疡一般仅累及浅肌层,但也可能深透至全层胃壁发生穿孔。病变邻近常有肿大的淋巴结结核。这种类型的主要胃肠道症状与胃溃疡相似,如上腹中部疼痛不适,反酸,嗳气等,穿孔出血等症状也与胃溃疡同。有时可无明显症状,仅在X线检查时意外发现。

③弥散粟粒型:多数结核小结节弥散分布于胃壁,为全身粟粒性结核的一部分,胃病变本身并无症状。

④并发其他病变型:在胃溃疡、胃癌等病变内或附近于病理检查时发现有少数结核结节,很可能为继发性,临床表现为胃溃疡、胃癌的症状。

在以上四种类型的胃结核中,有外科临床意义的主要为前两种,此两种在外科临床上也较其他两种为多见。

(2)影像学检查:胃结核的诊断除临床表现外,尚可借助于化验、X线和胃镜检查。

化验检查中,血沉增快是最主要的阳性发现。贫血一般多为轻度,大便隐血阳性也仅偶见。胃液分析多有低度游离酸,游离酸缺乏少见。在胃内存在加大病变情况下,这些检查所见在与胃癌的鉴别诊断上可能有一定的意义。

X线肺部检查,在增殖性和局限性胃结核的患者,常无活动性肺结核。

钡剂检查可以对病变的部位、范围和性质有更具体的了解。胃幽门窦部炎性增殖型结核一般表现为轮廓不整齐、长短不一的锥形狭窄或胃腔变小,胃壁僵硬,但仍可见微弱蠕动,黏膜不规则但无中断现象。胃显著扩张下垂,钡剂滞留明显。十二指肠常同时受累,球部呈不规则缩窄变形。周围广泛粘连可表现为局部活动度受限或移位,淋巴结团块压迫则表现为外压性充盈缺损。局限肿块或溃疡型结核表现为局部充盈型缺损、黏膜紊乱或不规则龛影。

胃镜检查时,如在幽门窦部有多发性小溃疡,边缘不规则并呈结节性增厚,底部不平整或周围有小结核结节,应考虑结核的诊断。活组织病理检查有约50%为阴性。

胃结核必须与其他常见胃内病变鉴别,与胃癌的鉴别尤为重要,因为两者预后迥然不同,如将胃结核误诊为晚期胃癌而放弃治疗,则是极大损失。凡有幽门梗阻而有以下情况的患者,应考虑胃结核的可能:①年龄较轻,在40岁以下,尤其是女性;②病史较长,出现梗阻前有长时期中上腹痛伴有低热、乏力等症状;③身体其他部位有结核病,尤其是颈部和腋下淋巴结结核,如锁骨上淋巴结肿大,活检证明为结核性,则胃的病变也是结核性的可能很大;④钡剂检查幽门窦部病变及十二指肠,胃显著扩张下垂表示有长时期梗阻,病变区胃,十二指肠有广泛粘连。手术中如发现腹腔内有较广泛干酪样淋巴结结核,更应考虑到胃病变是结核的可能,此时须切除淋巴结进行活检。当然,淋巴结结核和癌也有可能同时存在,所以最后决断仍决定于胃本身病变的病理检查。胃镜检查在多部位取组织进行活检,可明确诊断。

3.治疗

肺结核的早期发现和防治是预防胃结核的重要措施。患开放性肺结核的患者应避免将痰咽入胃内。

幽门梗阻是外科手术治疗最常见的适应证。但如胃结核的诊断比较明确而幽门梗阻为不完全性,则可以用抗结核治疗,在治疗下,全身和梗阻情况常可以好转而不再需要外科手术治疗。如诊断尚不明确或幽门梗阻严重,则仍以手术治疗为宜。手术方法则可根据病变具体情况决定,如为局限性病变则可做胃部分切除术,但对病变较广泛累及十二指肠或粘连较多而有幽门梗阻的病变,以行胃空肠吻合术为宜。有腹膜结核存在并不禁忌手术治疗。手术后应采用抗结核药物治疗。一般术后预后较好。

在胃结核手术治疗时,应仔细检查肠道有无结核性病变,必要时同时予以处理。

急性穿孔和大出血是外科手术适应证,但很少见。

(二)十二指肠结核

1.病因及病理

十二指肠结核除病变部位不同外,在临床和病理方面与胃结核很相似,其发生率也大致相同,十二指肠结核绝大多数为炎性增殖型病变,病变周围均有淋巴结结核。病变部位多在十二指降部,少数在横部或升部,球部病变均系与幽门窦部结核同时存在,故未计算在十二指肠结核中。

2.诊断

(1)症状与体征:十二指肠结核的主要临床症状是肠腔梗阻所致,与幽门梗阻的症状很相似,但有时呕吐物内含胆汁。降部病变偶可累及壶腹部,造成胆总管和胰管的梗阻。

(2)影像学检查:钡剂检查仍是诊断的主要手段。胃除扩张外无异常所见,幽门通畅,球部扩张。如梗阻在横部远侧或升部,则降部和横部也扩张,并可见钡剂反流入胃内,病变呈长短不等的不规则狭窄,有时为环状狭窄。肠壁增厚僵直,蠕动减弱,黏膜紊乱,有时可见多数小息肉样增生。狭窄近端呈圆锥形。有时亦可见淋巴结结核外压弧形压迹以及斑状钙化团。降部内侧胰头部淋巴结肿大可使十二指肠弯增大。在诊断上须与十二指肠非特异性肠炎、癌肿、淋巴肉瘤,甚至胰头癌鉴别。

对位于降部的病变,胃镜检查时可采取组织进行病理检查以确定诊断,但也有阴性可能。

3.治疗

治疗原则亦与胃结核同,手术方法以十二指肠空肠吻合为宜,根据病变部位吻合口可位于十二指肠球部或降部下端。

三、胃梅毒

胃梅毒在我国极为少见，解放后更已近乎绝迹。梅毒对于胃病的影响可能是通过三种不同的途径：①胃壁产生特异的梅毒性病变；②中枢神经的梅毒通过神经对胃发生的影响；③梅毒对其他胃病变的影响。后二者与外科的关系不大。

（一）病理

真正的胃梅毒极为少见。第一、二期的梅毒不引起胃的病变，只有三期梅毒偶然可以产生真正的胃梅毒。文献报道，平均每 42 个有胃病的梅毒患者中，才有 1 个是真正的胃梅毒病。

一般胃的梅毒病变仅为一种类似树胶样的肉芽肿，比较广泛地累及胃壁的广大范围，多不形成明显的肿块而仅造成胃壁的肥厚坚硬，极似一种浸润型胃癌，所谓"革羊胃"。有时黏膜上也可以出现巨大或多数的表浅溃疡，但典型的梅毒溃疡则属罕见。70％的病变是在幽门或幽门前区，22％形成葫芦形胃，而 8％的病例则累及胃壁的大部分。

（二）临床表现和诊断

胃梅毒的临床表现视梅毒病变的位置、范围及性质等而异。据 Eusterman 报告的 93 例胃梅毒病的临床分析，其临床症状基本上可以分为三种类型：

1.溃疡型

症状虽然不像十二指肠溃疡那样典型，但 22％的病例有"疼痛-饮食-缓解"的病史。位于幽门部的病变不论有无梗阻，常产生此种症状。

2.假胃癌型

15％的病例多在进食后半小时左右有轻度不适，但食物及碱性药物不能使之缓解。以后进食后发病的间隔时间逐渐缩短，而不舒服的程度则逐渐加重，慢慢地也像第三型一样有明显的精力丧失和体重减轻。

3.胃癌型

63％的病例在进食后立即有上腹部不舒服或疼痛的感觉，特别是在食量稍多时。患者至病程的后期，虽需常进少量食物，但仍出现严重的饥饿现象，消瘦软弱，类似恶病质。呕吐和疼痛也是显著的临床现象，但不像胃癌那样有明显的恶心和食欲缺乏。

一般说来，胃梅毒症无论在 X 线检查和临床症状方面均与浸润性胃癌难于鉴别。唯有下述的情况者应多考虑胃梅毒之可能性：①患者有三期梅毒尚未治疗；②年龄较轻，平均较胃癌患者小 10～15 岁；③病史较短；④体重减轻较为缓慢；⑤出血的可能性较少；⑥不易摸到肿块；⑦常有全身性的淋巴结肿大；⑧一般情况较为良好，不具胃癌患者的全身消耗征象。胃镜检查活检病理学检查和梅毒血清学检查常对诊断有一定帮助。

（三）治疗

各型胃梅毒在诊断上既均有困难，有的像溃疡，有的像胃癌，故在临床上如有可能，应即行手术治疗，特别是像胃癌的病例，不应长期等待驱梅治疗之疗效而延误患者治疗的时机。

确定为胃梅毒症的患者可以先给予一个疗程的驱梅治疗。最显著的疗效常表现为体重之明显增加,食欲好转及胃酸的重新出现。但如治疗无效,仍应及时地进行手术切除。

四、胃霉菌病

霉菌的存在极为广泛。空气、水及食物中常有无数霉菌,人类的口腔、胃及肠道中也常有其踪迹。平时虽仅为一种无害的寄生,但有诱因存在时,如胃黏膜屏障受损或全身衰竭能引起胃霉菌病,导致胃黏膜炎症、糜烂或溃疡,甚至有穿孔及窦道形成。

(一)病理

能引起胃霉菌病的主要是毛霉菌、白色念珠菌及曲霉菌,而放线菌则较为少见。胃黏膜局部循环障碍或免疫力之减退,可能为引起胃霉菌病的主要原因。起病初期常在胃黏膜上形成一层白喉样的假膜,以后再发展为溃疡,有时并可发生黏膜下层血管栓塞。溃疡可为单发或多发;有时很小,有时可能累及整个胃壁,但通常不致形成穿孔。病灶上的坏死组织中常见有霉菌存在,如属放线菌感染则可见有硫磺颗粒。

(二)临床表现和诊断

临床表现缺乏特异性,可以拟似胃炎、胃溃疡或癌肿的临床症状而难于区分。但胃霉菌感染与胃溃疡关系密切,并表现有以下特点:①溃疡病史长,可长达数10年;②近期溃疡病症状加重,上腹部节律性疼痛消失;③上腹部压痛明显,部分患者可扪及包块;④抗溃疡治疗效果不佳,易并发上消化道出血及胃穿孔;⑤胃镜下可见溃疡巨大,直径多大于2.5cm,可达10cm,溃疡边缘尚整齐,底部高低不平,覆有污秽苔或坏死物;⑥X线检查多显示巨大穿透性溃疡的特征,并易误诊为恶变。X线检查也不能对诊断有何帮助,虽然在呕吐物及胃内容物中常能发现大量霉菌,但因胃霉菌病是较为少见,而胃内容物中可能发现霉菌之机会甚多,故单纯发现霉菌并不能认为是胃霉菌病。胃霉菌病的临床诊断较为困难,对存在深部霉菌感染高危因素的患者,胃镜检查时若发现溃疡巨大,溃疡底部有大量灰白色分泌物覆盖者,应高度警惕胃霉菌病,组织活检或真菌培养有助于明确诊断,两者联合使用可提高阳性检出率。

(三)治疗

胃霉菌病诊断确立后,在治疗原有疾病的同时应及时进行抗真菌治疗,二性霉素B、氟康唑、伊曲康唑等对深部真菌感染有较好的疗效。由于患者常存在机体免疫功能低下,及时消除免疫抑制因素及加强免疫调节治疗也属必要。合并霉菌感染的较大溃疡多主张手术治疗,因霉菌病而致再发出血或穿孔者应即行手术治疗。手术前后均需抗真菌治疗,以防发生播散性真菌病。

五、胃血吸虫病

胃血吸虫病过去在血吸虫流行地区并不太罕见。有学者曾报道在422例胃切除标本中发现15例有血吸虫卵沉积,其中并存于十二指肠溃疡者5例,胃癌5例,胃溃疡4例,胃炎1例,而无一例有明显的息肉样变,与大肠之血吸虫肉芽肿大不相同。可见多数的所谓胃血吸虫病仅为血吸虫卵在胃壁内的沉积,而未必意味着血吸虫卵的、沉积已引起了胃壁肉芽肿等病变。

(一)病理

胃血吸虫病一般都累及胃的幽门部,也有时和附近的十二指肠壁同遭累及。其病理变化与肠道的血吸虫病无异,即在黏膜下层及黏膜层中有虫卵沉积,多数且已钙化,周围则有多量的纤维组织增生及慢性炎症细胞的浸润,形成假结节,至晚期则幽门部可以显著增厚而发生梗阻或者因黏膜发生溃疡而有明显出血,偶然也可以有穿孔发生。不过这种胃壁的溃疡甚或癌变,与虫卵的沉积是否有因果关系,抑或仅为偶然的并存,有时颇难断言。

通常血吸虫的尾蚴进入门静脉系统后除深入肝脏以外,主要是进入肠系膜上静脉的回肠小支及肠系膜下静脉的结肠末支血管中成熟产卵,但虫卵如何也可沉积在胃幽门部是一个有兴趣的问题。或者因胃的幽门静脉与门静脉的主干间有直接连通,故在病变晚期肝内门静脉已有阻塞时,门静脉内的虫卵可流入胃幽门静脉而在幽门部形成病变。

(二)临床表现和诊断

胃血吸虫病的临床表现与一般的胃与十二指肠溃疡病无大异;因其黏膜可以形成溃疡,故患者常有反复发作的上腹部疼痛,有时并有呕吐及呕血、血便史。有时因在上腹部能摸得肿块,X线检查又发现幽门部有充盈缺损和胃壁僵直现象,又可能误诊为胃癌。但病变真相在开腹探查时也可能获得若干线索;这些病例既为严重的血吸虫病患者,腹腔内除胃幽门部的病变外,常可发现肝脏有结节性硬变,脾脏有充血性肿大,肠祥间可能有粘连,特别是乙状结肠及盲肠等肠壁外常有粘连及小结节;而于病变部分如取活组织作冰冻切片检查,常能发现钙化的虫卵而证实诊断。

(三)治疗

胃血吸虫病在术前鲜有确诊,故多数病例均因疑有溃疡病或胃癌伴有幽门梗阻而进行手术治疗。鉴于血吸虫病肉芽肿可能引起癌变,故胃部分切除术亦属适应。

六、十二指肠的特异性感染

十二指肠的慢性特异性感染,总的说来似比胃的特异性感染更为罕见,其理未明;据学者推测,除其发病率确实较低外或因这类病变在早期大多缺乏典型的临床症状,在晚期又常被误诊为恶性肿瘤已有广泛转移,因而多数患者未经必要的剖腹探查和病理检查,致诊断有所遗漏之故。在各种十二指肠的特异性感染中,较多报道的是十二指肠血吸虫病和结核,国内学者曾对后者有过个案报道,而十二指肠的梅毒和霉菌感染则更为罕见,目前在日常临床工作中几可不予考虑。

无论是十二指肠的结核或血吸虫病,一般仅是此种感染的一个局部表现,而很少是此种感染的唯一表现。例如十二指肠结核大多发生在球部,这多由胃结核蔓延而来,而十二指肠其他部位如降部、横部和升部的结核虽然发病率更少,但一般认为也是多发性肠结核的一个局部表现。十二指肠血吸虫病更是如此;血吸虫的尾蚴进入门静脉系统以后除进入肝脏以外,主要是进入回肠和结肠的静脉,十二指肠的被累仅是一种偶然现象。

十二指肠结核或血吸虫病的病理表现与胃、肠道其他部位的病变也很相似,有的表现为肉芽肿,有的为浅溃疡,更多的因纤维组织增生而可形成肠道的狭窄;因而在临床上常被误诊为十二指肠溃疡、壶腹部周围癌,偶尔又可疑似肠道的恶性淋巴瘤或局限性肠炎(Crohn病),非经剖腹探查和病理检查,一般很难在术前做出肯定的诊断。

虽然如此,如能对病史进行仔细的分析,肠道特异性感染的拟诊有时仍可获得。①患者多为青壮年,十二指肠结核以女性为多,血吸虫病则以男性为主。②患者有结核或血吸虫感染的其他表现:结核有低热、盗汗、稀便或便秘、腹泻交替等肠结核的一般表现,浅淋巴结也常有肿大;血吸虫病有疫区感染史,以及皮疹、血便等症状;病史都较长,且有进行性加重。③患者有上腹隐痛、食欲减退、消瘦贫血、体质减轻等一般症状,但其疼痛无溃疡病典型的节律性和周期性,虽经内科的对症治疗而症状仍然加剧,不像一般的溃疡病。④结核或血吸虫病的病史较长、无恶病质表现,即使有梗阻症状,但不会有黄疸表现,偶尔胃液中还可检到结核菌或血吸虫卵,也可以进一步明确诊断。⑤钡餐后 X 线造影常见十二指肠球部扩张,降部狭窄,管壁僵直、蠕动消失,肠壁黏膜有息肉样的突起或充盈缺损,但十二指肠降部的弯度并不扩大,这也可以排除一般溃疡病和壶腹部癌的诊断。⑥肠结核患者附近往往有钙化灶,肠还可能有多处狭窄,血吸虫病患者常伴有肝、脾肿大和门脉高压现象,这些也都有助于在术前做出合理的鉴别。

十二指肠的特异性感染因在术前很难做出肯定的诊断,其鉴别诊断的对象如溃疡病和胃癌又本来需要作手术治疗,因而此等患者最终都需要作剖腹探查,已有十二指肠慢性梗阻者尤其如此。通过手术探查,特别是通过必要的活组织检查、明确了诊断以后,则通常仅须作胃空肠吻合或十二指肠空肠吻合以解除梗阻现象,而根治性的胰、十二指肠切除术并不必要。除此以外,结核或血吸虫病的其他腹内表现如小肠的狭窄或肠祥间的粘连等,自然在手术时应该一并予以适当的处理。在明确诊断的基础上,术后也应该进行抗结核治疗或抗血吸虫病的药物治疗。

第四节　胃和十二指肠溃疡及其并发症

一、胃和十二指肠溃疡

胃、十二指肠局限性组织损伤,可累及胃的黏膜层、黏膜下层和肌层,称为胃十二指肠溃疡,又称为消化性溃疡。其发病由多因素所致或"攻击因子"如胃酸、胃蛋白酶、幽门螺杆菌等过强或"防御因子"胃黏膜、胃黏液、碳酸氢盐等减弱而形成。近年来纤维内镜技术的应用,新型抗酸剂质子泵抑制药和抗幽门螺杆菌药物的合理使用使得胃十二指肠溃疡的内科治愈率显著提高。但对于并发急性穿孔、出血、梗阻、瘢痕性幽门梗阻及癌变或者药物治疗无效的患者,仍需外科手术治疗。

(一)病理及发病机制

典型的溃疡呈圆形或椭圆形,黏膜缺损深达黏膜肌层。溃疡深而壁硬,呈漏斗状或打洞样,边缘增厚或是充血水肿,基底光滑,表面可覆盖有纤维或脓性呈灰白或灰黄色苔膜。胃溃疡多发生在胃窦部小弯侧,以胃角最多见,胃体部也可见。十二指肠溃疡主要在球部,发生在球部以下的溃疡称为球后溃疡。球部前后壁或是大小弯侧同时出现溃疡称对吻溃疡。

胃十二指肠溃疡的病因并非单一因素,而是胃酸分泌异常,幽门螺杆菌感染和黏膜防御机制的破坏及一些综合因素共同作用的结果。

1.胃酸分泌增加

胃十二指肠溃疡即消化性溃疡发生的经典理论是"无酸无溃疡",胃酸分泌增加至今仍认为是溃疡病的主要致病机制。溃疡只发生在与胃酸相接触的黏膜,抑制胃酸分泌可使溃疡愈合,充分说明了胃酸分泌过多是胃十二指肠溃疡的病理生理基础。胃底壁细胞分泌的盐酸是胃酸的主要成分。正常人胃底壁细胞大约 10 亿个,每小时泌酸 22mmol,而十二指肠溃疡患者的胃壁细胞约 20 亿个,每小时泌酸 44mmol,为正常人的 2 倍。此外,壁细胞基底膜含有胆碱能、胃泌素和组胺 H_2 3 种受体,分别接受乙酰胆碱、胃泌素和组胺的刺激。溃疡患者在胃窦酸化情况下,正常的抑制胃泌酸机制受到影响,胃泌素异常释放,而组织中生长抑素水平低,黏膜前列腺素合成减少,削弱了对胃黏膜的保护作用,使得黏膜易受胃酸伤害,形成溃疡。

2.幽门螺杆菌感染

幽门螺杆菌感染与消化性溃疡密切相关。确认幽门螺杆菌为消化性溃疡的主要病因的主要证据是:95％以上的十二指肠溃疡与近 80％的胃溃疡患者中检出幽门螺杆菌的感染,明显高于正常人群。有 1/6 左右的感染者发展为消化性溃疡;清除幽门螺杆菌感染可以明显降低溃疡病的复发率。该菌具有高活性的尿激酶,分解尿素产生酶,在菌体周围形成低氧弱酸保护层,在酸性胃液中存活。其产生多种酶和毒素,如尿素酶等,作用于胃黏膜细胞,引起黏膜障碍,改变细胞的通透性,诱发局部组织损伤,破坏黏膜层的保护作用,导致溃疡。据流行病学调查,全球有 50％以上的人感染过幽门螺杆菌。对消化性溃疡的治疗,采用中和胃酸,减少胃液酸度或用 H_2 受体阻滞药以减少胃壁细胞分泌,治愈率约为 70％,但停药后复发率为 80％。临床表明,幽门螺杆菌的清除可促进溃疡愈合,停药后溃疡复发率大大下降。

3.胃黏膜损害

胃黏膜在溃疡发生和愈合的过程中发挥着重要的作用。胃黏膜屏障是指胃黏膜具有防止胃液自身消化,抵御食物或药物等损伤因子的刺激,进而保护胃黏膜细胞,阻止 H^+ 逆向弥散,同时阻止 Na^+ 从黏膜细胞扩散到胃腔的生理功能的特殊结构。其机制主要包括:①细胞屏障和黏液-碳酸氢盐屏障,由黏液层、黏膜上皮细胞、基底膜、黏膜血管和血液等组成。该屏障的完整性是胃黏膜得到保护和消化性溃疡得以防止的重要基础。胃表面上皮的颈黏液细胞分泌由水、电解质、糖蛋白和核酸组成的黏液,在细胞表面形成一个非流动层,其所含的大部分水分充填于糖蛋白的分子间,从而有利于氢离子的逆向弥散。在胃黏膜急性损伤后,大量组织液和 HCO_3^- 渗透到胃腔内,中和腔内胃酸,为胃黏膜上皮细胞的快速修复提供一种良好的中性环境,有利于胃黏膜损伤后的修复。②胃黏膜微循环的维持功能。胃的血液供应极为丰富,毛细血管数量多,内皮有较大的孔隙,通透性大。血管的这种分布特征、内皮的通透性及充足的血流量有利于胃黏膜上皮细胞和胃腺细胞获得充足的养料、氧气和激素等功能物质,也有利于上皮细胞从血液中获得足够的 HCO_3^-。这一切对维持黏膜上皮的完整性、促进代谢、维持黏膜屏障和黏液屏障的正常生理功能均起着重要的作用。③胃黏膜限制逆弥散的作用。单层上皮细胞的顶端可暴露于 pH 为 2.0 的酸性环境下长达 4 小时,而不受损害。胃黏膜表面上皮对高浓度酸具有特殊抵抗力,是由于其上皮细胞间的紧密连接组成了一道胃黏膜细胞屏障。该屏障可以阻止胃腔内的 H^+ 逆向扩散到黏膜内,同时也阻止黏膜细胞间隙中 Na^+ 弥散入胃腔内,使胃腔与胃黏膜之间的 H^+ 浓度保持在一个高浓度的生理状态。非甾体类抗感染药、肾上腺皮质激素、胆汁、盐酸、乙醇等均可破坏胃黏膜屏障,造成 H^+ 逆流入黏膜上皮细胞,引起胃黏膜水肿、出血、糜烂,甚至溃疡。长期使用非甾体类抗感染药胃溃疡发生率显著增加。

4.其他因素

包括遗传、吸烟、心理压力和咖啡因等。遗传因素在十二指肠溃疡的发病中起一定作用,单卵孪生患相同溃疡病者占 50%,双卵孪生者仅占 14%。O 型血者患十二指肠溃疡比其他血型者显著为高。

正常情况下,酸性胃液对胃黏膜的侵蚀作用和胃黏膜的防御机制处于相对平衡状态。如果平衡受到破坏,侵害因子的作用增强,胃黏膜屏障等防御因子的作用减弱,胃酸、胃蛋白酶分泌增加,最终导致溃疡。在十二指肠溃疡的发病机制中,胃酸分泌过多起重要作用。胃溃疡患者的平均胃酸分泌比正常人低,胃排空延缓、十二指肠液反流是导致胃-黏膜屏障破坏形成溃疡的重要原因。

(二)诊断

1.症状与体征

胃溃疡与十二指肠溃疡统称为消化道溃疡,但两者之间差别仍很显著。胃溃疡发病年龄平均比十二指肠溃疡高 15~20 岁,发病高峰在 40~60 岁。胃溃疡患者基础胃酸分泌平均为 1.2mmol/h,明显低于十二指肠溃疡患者的 4.0mmol/h。部分胃溃疡可发展为胃癌,而十二指肠溃疡很少恶变。因此,胃溃疡的外科治疗尤显重要。

十二指肠溃疡多见于中青年男性,有周期性发作的特点,秋天、冬春季节好发。主要表现为上腹部及剑突下的疼痛,有明显的周期性,与进食密切相关,多于进食后 3~4 小时发作,服抗酸药物可缓解,进食后腹痛可暂时缓解。饥饿痛和夜间痛是十二指肠溃疡的特征性症状,疼痛多为灼烧痛或钝痛,程度不等。溃疡好发于十二指肠球部,查体时右上腹可有压痛。十二指肠溃疡每次发作时持续数周,可自行缓解,间歇 1~2 个月再发。如缓解期缩短,发作期延长或腹痛程度加重,提示溃疡病加重。

胃溃疡同样以腹痛为主要症状,但腹痛节律性不如十二指肠溃疡。进食后 0.5~1 小时腹痛即开始,持续 1~2 小时缓解。进食不能使疼痛缓解,有时反而加重腹痛。溃疡好发于胃窦小弯侧,查体时压痛点常位于上腹剑突与脐连线中点或偏左,抗酸治疗后易复发。约有 5% 胃溃疡可以发生恶变。对于年龄较大的胃溃疡患者,典型溃疡症状消失,呈不规则持续性疼痛或症状日益加重,服用抗酸药物不缓解,出现体重减轻、乏力、贫血等症状时,需高度警惕溃疡恶变。

胃溃疡根据其部位和胃酸分泌量可以分为四型:Ⅰ型最常见,占 50%~60%,低胃酸,溃疡位于胃小弯角切迹附近;Ⅱ型约占 20%,高胃酸,胃溃疡合并十二指肠溃疡;Ⅲ型约占 20%,高胃酸,溃疡位于幽门管或幽门前,与长期应用非甾体抗感染药有关;Ⅳ型约占 5%,低胃酸,溃疡位于胃上部 1/3,胃小弯高位接近贲门处,常为穿透性溃疡,易发生出血或穿孔,老年人多见。

2.诊断思路及诊断风险防范

在溃疡病的诊断过程中,病史分析很重要,根据慢性病程和周期性发作的节律性上腹痛,应考虑到溃疡病的可能。纤维胃镜检查是首选的检查方法。胃镜检查不仅可以对胃十二指肠黏膜直接观察、摄像,还可在直视下取活组织做病理学检查及幽门螺杆菌检测,因此胃镜检查在对消化性溃疡的诊断及良恶性的鉴别上有着不可替代的作用。X线钡剂检查适用于对胃镜检查有禁忌证或不能耐受胃镜检查者。溃疡的X线征象有直接和间接两种:龛影是直接征象,对溃疡有确诊价值;局部压痛,十二指肠球部激惹和球部畸形,胃大弯侧痉挛性切迹均为间接征象,仅提示可能有溃疡。活动性上消化道出血是钡剂检查的禁忌证。

(三)治疗

1.胃溃疡外科治疗

胃溃疡的患者年龄偏大,常伴有慢性胃炎,幽门螺杆菌感染率高,溃疡愈合后胃炎依然存在,内科治疗后容易复发,且有5%的恶变率,因此临床上对胃溃疡的手术指征较宽,包括以下几种。①包括抗幽门螺杆菌在内的严格内科治疗8～12周,溃疡不愈合或短期复发者。②发生溃疡出血、瘢痕性幽门梗阻、溃疡穿孔者。③溃疡直径＞2.5cm或高位溃疡。④胃十二指肠复合溃疡。⑤不能排除恶变或已恶变者。胃溃疡的外科手术治疗,尤其是Ⅰ型胃溃疡,目前大多主张用Billroth-Ⅰ式手术,即胃大部切除胃十二指肠吻合术。近年来主张切掉包括溃疡在内的50%左右的胃即可。其治疗机制是胃幽门窦部黏膜内的G细胞释放促胃液素进入血液循环,作用于分泌胃酸的壁细胞和分泌胃蛋白酶的主细胞。切除胃幽门窦部,换言之就是切除了黏膜内释放促胃液素的G细胞,没有G细胞释放促胃液素刺激,壁细胞就大大减少了胃酶分泌。同时由于切除了大部胃体也使分泌胃酸的壁细胞和分泌胃蛋白酶的主细胞腺体数大大减少。这种术式的优点是吻合后的胃肠道符合人们的正常解剖生理,食物经吻合口入十二指肠,减少了胆汁、胰液反流入胃,术后并发症少。Ⅱ、Ⅲ型胃溃疡远端胃大部切除加迷走神经干切断术,Billroth-Ⅰ吻合,如十二指肠炎症明显或是有严重瘢痕形成,则可行Billroth-Ⅱ式胃空肠吻合术。Ⅳ型,即高位小弯溃疡处理困难根据溃疡所在部位的不同可采用切除溃疡的远端胃大部分切除术,在不引起贲门狭窄的情况下,尽可能行胃十二指肠吻合,即游离胃小弯侧至贲门部,于贲门下将胃壁溃疡与远端胃一并切除。贲门前小弯处可绕过溃疡切除,小弯侧闭锁,再切除胃远端50%,为防止反流性食管炎也可行Roux-en-Y胃空肠吻合。溃疡位置过高可以采用旷置溃疡的远端胃大部分切除术治疗。术前或术中应对溃疡做多处活检以排除恶性溃疡的可能。对溃疡恶变的病例,应行胃癌根治术。

2.十二指肠溃疡的外科治疗

促进溃疡愈合,预防溃疡复发,处理特殊并发症以及减少手术后的不良反应是十二指肠溃疡治疗的目的。对于无严重并发症的十二指肠溃疡以内科治疗为主,而外科手术治疗的适应证为:①十二指肠溃疡出现急性穿孔,大出血及瘢痕性幽门梗阻等严重并发症。②经正规内科治疗无效的十二指肠溃疡,即顽固性十二指肠溃疡需手术治疗。正规内科治疗指应用抑酸药、抗幽门螺杆菌药物和黏膜保护药等。停药4周后复查纤维胃镜,溃疡未愈合者按上述方案重复治疗,3个疗程溃疡不愈合者视为治疗无效。③溃疡病史长,发作频繁,症状严重者。④纤维胃镜观察溃疡深大,溃疡底可见血管或附有血凝块。⑤X线钡剂检查有球部变形,龛影较大有穿透至十二指肠外的影像者。⑥既往有严重溃疡并发症而溃疡仍反复活动者。

十二指肠溃疡的外科治疗,采用 Billroth-Ⅱ式术式即胃大部切除胃空肠吻合术和选择性或高选择性迷走神经切断术。近些年,国内外专家一致认为切除胃的 60％即可。Billroth-Ⅱ式手术方法的优点,是由于切除了足够的胃而不至于吻合口张力过大,术后复发率低。术后胃液与食物不经过十二指肠直接进入空肠,如溃疡本身不切除也能愈合。缺点是远期并发症高,特别是碱性反流性胃炎、倾倒综合征、溃疡复发、营养性并发症、残胃癌等。

胃迷走神经切断术主要用于治疗十二指肠溃疡。胃酸分泌受迷走神经调节,迷走神经兴奋可以通过迷走-迷走神经长反射和壁内神经丛的短反射引起神经性胃酸分泌,胃幽门窦的壁内神经丛作用于胃窦的 G 细胞,使其释放促胃液素,促胃液素经血循环作用于胃壁细胞分泌胃酸。迷走神经切断术治疗十二指肠溃疡的原理是由于切断了迷走神经,即消除了神经性胃酸分泌,又减少了体液性胃酸分泌,从根本上消除了导致溃疡发生的主要因素。迷走神经切断术可按切断的水平不同分为迷走神经干切断术、选择性迷走神经切断术和高选择性胃迷走神经切断术。因迷走神经干切除术在切断胃迷走神经的同时也切断了支配肝、胆、胰和小肠的肝支和腹腔支,可引起胃排空障碍、小肠吸收失调引起顽固性腹泻及胆囊舒缩功能障碍导致胆囊结石等。所以现已不常用。选择性迷走神经切断术是在迷走神经左干分出肝支,右干分出腹腔支后再将迷走神经予以切断,切断了到胃的所有迷走神经支配,减少了胃酸分泌。该术式保留了支配肝、胆、胰和小肠的肝支和腹腔支,可避免其他内脏功能紊乱,但是由于支配胃窦部的迷走神经被切断,术后胃蠕动减退,往往引起胃潴留,而必须加做胃幽门成形术等胃引流手术。高选择性迷走神经切断术是指切断支配胃底胃体贲门部的迷走神经,保留支配胃窦部与远端肠道的迷走神经分支,即鸦爪分支。保留迷走神经左干发出的肝支和迷走神经右干发出的腹腔支。优点是由于切断了迷走神经对胃底胃体贲门部的壁细胞的神经支配,使这些部位胃腺体的壁细胞失去了迷走神经的控制,大大减少了胃酸的分泌。同时由于手术保留了幽门,也保留了幽门窦部的鸦爪支,因此,幽门窦部舒缩蠕动功能正常,减少了发生胃潴留,碱性胆汁反流和倾倒综合征等并发症和后遗症的概率。同时,不用加幽门成形术等,是治疗十二指肠溃疡较为理想的手术。

高选择性迷走神经切断术主要适用于难治性十二指肠溃疡,病情稳定的十二指肠溃疡出血和十二指肠溃疡急性穿孔在控制了出血和穿孔后亦可施行。手术后倾倒综合征与腹泻发生率很低,胃排空在术后 6 个月内可恢复正常,同时基础胃酸分泌明显减少。高选择性迷走神经切断术后溃疡的复发率各家报道相差较大,为 5％～30％。复发率高与迷走神经解剖变异、手术操作困难、切断不彻底、有胃输出道梗阻以及术后仍需长期服用可诱发溃疡的药物的患者有关,此类患者术后溃疡极易复发。

3.腹腔镜手术在胃十二指肠溃疡中的应用

腹腔镜外科是当前微创外科的重要组成部分。腹腔镜技术已有一百多年的发展史。这一百多年来,腹腔镜是外科领域最重要的一次技术变革。腹腔镜胃手术技术难度大,手术解剖层面多,但对于需手术治疗的胃良性疾病,因为不需要行根治性手术,手术时间短、创伤小,无肿瘤转移种植复发之虞,可充分体现出腹腔镜的微创优势。胃十二指肠溃疡病手术如溃疡穿孔修补、迷走神经切断、胃大部切除等手术,都可以在腹腔镜下完成。腹腔镜下胃大部切除术主要用于溃疡引起的瘢痕性幽门梗阻、巨大并难治的胃溃疡和怀疑恶变的胃溃疡的治疗。对于上述疾病,传统手术创伤大,术后胃肠道恢复慢,腹腔镜下胃部分切除术具有无可比拟的优越性。

胃十二指肠溃疡多采用腹腔镜辅助下胃大部切除术,切除范围与开腹手术相同。目前国内外普遍认为腹腔镜辅助下手术较全腔镜胃大部切除能明显降低手术费用和手术难度,减少手术时间和手术并发症发生的机会。手术只需紧贴胃壁游离远端胃,游离充分后,在剑突下做一小切口,切断胃壁行远端胃大部切除术,再行 Billroth-Ⅰ式或 Billroth-Ⅱ式吻合,手术难度不大。对于寻找病灶困难的病例,可于术前 30 分钟经内镜定位并注入亚甲蓝标记或术中内镜协助定位。

总之,腹腔镜治疗胃良性疾病只要严格把握手术适应证,熟练应用腹腔镜技术,对于不同位置、性质的病灶因地制宜,灵活多变地处理,是安全可行的,能够达到开腹手术同样的效果。

二、急性穿孔

(一)发病率

急性穿孔无疑是溃疡病常见的并发症之一,约占所有住院的溃疡病例的 10%～15%。穿孔的溃疡在过去绝大多数是十二指肠溃疡,其与胃溃疡穿孔之比例约为 15：1;穿孔多见于男性,其与女性之比例大约也是 15：1。但这种比例近年也有变化,总的趋势是胃溃疡穿孔病例已日见增多,而女性穿孔的比例也在逐渐增加,这在国外被认为是因女子参加工作和社会活动者逐渐增多,女子吸烟也日趋普遍之故。十二指肠溃疡穿孔者的年龄一般较胃溃疡穿孔为轻,有报道十二指肠溃疡穿孔的平均年龄是 33 岁,胃溃疡穿孔的平均年龄为 46 岁。

(二)病因与病理

胃与十二指肠溃疡在活动期可以逐渐侵蚀胃或十二指肠壁,由黏膜至肌层再至浆膜,最后穿孔,故多数的溃疡穿孔是在溃疡病活动发作时期。但也有少数病例是在溃疡非活动时期发生穿孔。偶尔也可见到过去并无溃疡病史的患者突然发生溃疡急性穿孔。身体过于疲劳、情绪过分紧张、饱食过度、洗胃、外伤、X 线钡餐检查等常为穿孔之诱因。脑部手术或严重烧伤后,因皮层功能紊乱而致内脏血管营养失调,也可引发溃疡穿孔。

1.急性穿孔

溃疡突然穿孔,致胃或十二指肠的内容物外流,刺激或污染腹腔,迅速引起弥散性腹膜炎。

2.亚急性穿孔

穿孔极小,胃内空虚,溃疡周围已有粘连或穿孔后被大网膜、附近脏器或边缘的黏膜等有效地封闭,致仅有少许胃或十二指肠内容物溢出污染小范围的腹膜腔。这种穿孔如在十二指肠的前壁,则肠内容物往往局限在肝下部位或被导向右腰部或右下腹部;临床症状很像急性胆囊炎、急性阑尾炎、急性肾绞痛等。

3.慢性穿孔

最多见于胃与十二指肠后壁的溃疡,溃疡可逐渐穿透至其他脏器,特别是胰腺。由于穿透的过程极为缓慢,周围的粘连甚为致密,一般不至发生腹膜炎或者仅有极少的内容物流出,最终在小网膜腔内形成一个小脓肿。临床上主要表现为后背疼痛,很像急性胰腺炎。

虽然急性穿孔也可以在急性溃疡上发生,然而绝大部分的急性穿孔是发生在慢性溃疡上。十二指肠溃疡急性穿孔者远较胃溃疡穿孔为多。有时位于幽门附近的溃疡穿孔,因该段肠管挛缩变形,幽门静脉亦辨认不清,不易确定是幽门溃疡(胃溃疡)或球部溃疡(十二指肠溃疡)穿孔。偶尔穿孔之处可不止一个,故在处理溃疡穿孔时应对胃和十二指肠作全面的检查,以免另有穿孔被遗漏而导致严重后果。

穿孔的溃疡大多数位于十二指肠第一部的前壁或者胃的小弯部分,这是因为前壁或小弯处较为薄弱,且随呼吸运动不易形成粘连之故。穿孔的直径大多小于 0.5cm,但胃溃疡的穿孔有时可以大于 1～2cm。溃疡急性穿孔时,胃、十二指肠内具有高度酸性或碱性的内容物突然流入腹膜腔内,常引起剧烈的化学性刺激症状。经过数小时后,由于消化液分泌的抑制,漏出的胃肠内容物减少,以及腹膜渗出液的稀释,腹膜的化学性刺激症状可以减轻,然而不可避免的细菌性腹膜炎将接踵而至;如此时尚无适当治疗,即可发展为严重的弥散性腹膜炎。在少数病例,可能因感染局限,成为肝下、膈下、升结肠外侧沟内或右下腹髂窝内脓肿,偶尔也可形成盆腔脓肿。

急性穿孔后引起的化学性腹膜炎,何时转化为细菌性腹膜炎是一个难于肯定而又有实际意义的问题;因在手术处理穿孔时,一定程度上将根据腹膜炎的性质而决定手术的方式。穿孔的大小,胃、十二指肠内容物的性质,腹腔污染之范围,以及患者的一般情况和抵抗力的强弱,都可影响到细菌性腹膜炎发生的早晚。一般而言,穿孔不足 6 小时者可以认为仅有化学性的腹膜刺激,而在 12 小时以后则几乎都已发生细菌性的腹膜炎。以后病情的演变当然决定于腹膜炎的情况,大概渗出液量愈多、脓汁愈混浊稠厚,并含有食物残渣者,其情况亦愈严重。

(三)症状与体征

在胃与十二指肠溃疡急性穿孔患者中,约 70% 有长期的溃疡病史,20% 有短期的胃肠道不适史,另 10% 则在穿孔前无明显症状。这 10%～30% 的病例可能是急性溃疡穿孔。其余 70%～90% 有慢性溃疡病史的病例,病期愈长,穿孔的机会愈大。在穿孔发生前,约 50%～70% 的病例自觉溃疡病有复发或加重的现象。穿孔发生后,症状更为剧烈,疼痛的性质也显然有改变,因此多数患者于穿孔后不久即来就医。

临床表现随病程的演变而有所不同。大概自穿孔的瞬间起至细菌性腹膜炎形成止,约分为:穿孔期、反应期和腹膜炎期等三个阶段。这三个阶段彼此之间并无明显界限,各个临床症状也常自一个阶段延续至下个阶段;但每个阶段仍有其不同的病理特点,临床上也自有其不同的表现。现分述如下。

1.穿孔期

溃疡急性穿孔以后,患者将立即有剧烈腹痛,腹壁强直,同时并出现一定程度的休克现象,此为腹膜突然受到剧烈的化学刺激之结果。临床症状的程度,主要决定于患者反应的强弱,也反映着穿孔的大小和腹膜污染的严重性。这个阶段一般持续约 3～5 小时。

2.反应期

穿孔 3～5 小时以后,患者逐渐从强烈的刺激中获得复苏,初期的各种症状逐渐缓解:腹痛稍有减轻,休克现象亦有好转;但呼吸一般仍显浅促,而腹部的体征也更趋明显。必须强调指出,患者的自觉好转和休克现象的暂时缓解,并不表示穿孔已闭合,腹膜污染已局限化或全身情况已不严重。相反地,如不及时做出正确处理而听任病程自然发展,必然引起细菌性腹膜炎,而使病情更趋恶化。

3.腹膜炎期

是穿孔后的终末表现。一般在穿孔后 10～12 小时开始,症状更加明显,表现为全腹壁的强直和压痛、反跳痛,并逐渐出现腹腔渗液(移动性浊音、腹腔穿刺阳性)、肠麻痹(腹部膨隆,肠鸣音减弱)和毒血症(急性病容,脉搏细速,体温升高,血象粒细胞核左移)等现象。

在上述临床过程全面了解的基础上,对溃疡急性穿孔后所产生的症状与体征,再作如下的重点描述。

(1)腹痛:突发性的剧烈腹痛是穿孔后最初、最经常和最重要的症状。疼痛最初开始于上腹部或穿孔的部位,常呈刀割或烧灼样,一般为持续性,但也可以有阵发性加剧。患者常因疼痛而转辗不安、神情恐惧,自觉如大祸临身。如穿孔较小而漏出不多,特别是细小的十二指肠溃疡穿孔,则疼痛可以比较局限于右侧腹部。如为胃小弯或前壁穿孔,胃内容物污染整个腹腔者,因横膈被刺激之故,疼痛可以放射至左肩部呈刺痛或绞痛感觉。十二指肠溃疡穿孔有时可以有右肩的放射痛。这种剧烈的腹痛在初期是由于强烈的化学性刺激所致。至反应期及腹膜炎期,腹痛虽然始终存在,但一般不如初期剧烈,多转为持续性钝痛。

(2)休克症状:穿孔的初期患者常有一定程度的休克现象,主要是腹膜被刺激后引起的神经性休克。待病程进入反应期,休克症状往往自行好转,唯呼吸仍显浅促,仅见肋缘活动而腹壁几乎静止,鼻翼扇动亦颇明显。待病程发展至腹膜炎期和肠麻痹期多患者可以再度出现中毒性休克现象。

(3)恶心、呕吐:约半数患者可有恶心、呕吐。在早期为反射性,并不剧烈,呕吐物可能有血。至肠麻痹期呕吐加重,同时并有腹胀、便秘等症状。

(4)腹部压痛:穿孔后不久压痛可能仅限于上腹部或者在稍偏右侧部位,但不久压痛可延及整个腹部。有时右下腹压痛最为明显,颇像是急性阑尾炎。腹壁的反跳痛也经常阳性。

(5)腹肌强直:由于腹膜受刺激,腹肌有明显的紧张强直,常呈所谓"板样强直"。腹肌强直在穿孔初期最为明显,至晚期腹膜炎形成后,强直程度往往反有相应的减轻。

(6)腹腔内的积气与积液:溃疡穿孔后,胃、十二指肠腔内的空气将进入腹膜腔;因此如能证实腹腔内有游离气体存在,是诊断溃疡穿孔的有力证据。腹内游离气体的存在,可用体检和 X 线检查来证实。腹内有积气时,体检常能发现肝浊音区减小或消失;如在右腋中线肋缘上 8cm 处叩诊呈鼓音,常为穿孔之可靠体征。约 60％的穿孔病例有此阳性体征。但任何其他腹膜炎的晚期已有肠麻痹和肠胀气时,肝浊音界也可消失,因此这个阳性体征对晚期腹膜炎的诊断意义就不大。

X 线检查是证明腹内有无游离气体的最有效方法,如有游离气体存在,将在膈肌与肝脏阴影之间见有半月形的透明区。用此法检查,约 80％～90％的溃疡穿孔病例有阳性发现。但必须指出,穿孔较小、气体自胃肠腔内溢出不多者或在穿孔前肝与膈肌已有粘连、气体不能进入其间者,无论体检与 X 线均不能得出阳性结果;故不能证实腹内有游离积气之病例,并不排除穿孔的可能性。

腹内积液是腹膜被刺激发炎而渗出的结果。病程愈久,积液愈多,常可出现移动性浊音或通过腹腔穿刺或腹部 B 超证实,但在发病初期时诊断意义不大。

(7)其他症状:在穿孔初期体温大都正常,甚至可在正常以下。一般在 6 小时内很少超过 38℃,6～12 小时以后始明显增高。白细胞计数一般均增高,通常约为 $12×10^9/L～15×10^9/L$ 或更高,但少数病例也可能正常。

(四)诊断和鉴别诊断

根据典型的症状和病程的发展,溃疡病穿孔的诊断一般并无困难。有溃疡病史的患者,在溃疡病发作的时期,突然感到上腹部有剧烈而持续的疼痛,随即累及整个腹部,同时出现轻度休克现象者,应即疑有穿孔可能。检查时如发现腹壁有明显的压痛和板样强直,并有肝浊音界消失现象,且经 X 线检查证实腹内有游离积气者,诊断即可确定。腹腔内有脓性渗液,已表现为移动性浊音,且经穿刺抽得脓液者,诊断更是肯定。但少数不典型的病例,如细小的穿孔,穿孔并有出血者或患精神神经病者,诊断仍可能有困难;特别是在穿孔后的反应期,由于患者自觉情况好转,容易因诊断上的疏忽而延误治疗时机。若有持续的腹部触痛及腹肌强直,应警惕有某种急腹症的存在,需要行紧急的开腹探查术。

在鉴别诊断上,应注意除外下列疾病。

外科疾病:①急性胰腺炎;②急性阑尾炎;③急性胆囊炎;④肠系膜血管栓塞或血栓形成;⑤绞窄性肠梗阻;⑥其他胃肠道穿孔性疾患(如伤寒、痢疾等);⑦宫外孕破裂。

内科疾病:①急性胸部疾患,如胸膜炎、大叶肺炎、冠状动脉栓塞、急性心包炎等;②急性绞痛病,如肾、胆、肠绞痛,及铅中毒引起之绞痛;③脊髓痨之胃危象;④急性胃炎。

(五)预后

溃疡穿孔之预后与下列因素有关。

1.穿孔时胃内容物的量和质

不言而喻穿孔时胃内容物愈多,则穿孔后流入腹腔的刺激物和污染物也愈多,其预后自然较劣。空腹时的穿孔预后大多较为良好。酗酒后的穿孔因流入腹腔的酒精对腹膜的刺激性最强,毒素的吸收很快,其预后最为严重,除非及时进行手术治疗,患者多伴发中毒性休克。

2.穿孔的大小和部位

穿孔愈大,它在小弯的位置愈高,手术后的死亡率也愈大。

3.有无并发出血或恶变

穿孔并发出血者约有 2%～10%,一旦有此种情况发生,将严重影响预后。一般说来,积极采取手术治疗,更多地作胃大部切除以代替单纯缝合,可以降低死亡率,但穿孔与出血并存仍是影响预后的一种严重情况。

癌性溃疡的穿孔除癌本身的预后不良外,由于胃内容物的污染程度很高,一旦并发穿孔性腹膜炎时也较一般的溃疡穿孔为严重。

4.性别、年龄的影响

虽然胃溃疡的穿孔似以女性为多,但穿孔后的死亡率却以男性为大。60 岁以上的穿孔患者,其预后随着年龄的增加而愈趋严重,这当然与老年人手术后容易有心、肺等方面的并发症有关。

5.手术的时机

穿孔后至手术前相隔的时间愈长者其预后愈劣。一般最好的手术时机是在穿孔后的 6～12 小时之内。

6.手术前后的处理

术前准备的改善,如及时而持续的吸除胃内容物,静脉补液、输血和抗菌的应用;麻醉的改进,要求腹壁肌肉松弛和肺部通气良好;术式的选择;术后并发症特别是腹腔和肺部感染的有效防治,对预后也有直接影响。

Illingworth 等曾分析过 7156 例溃疡穿孔,发现其死亡率在 1924 年是 25.7%,在 1943 年是 14.1%,到 1953 年已降至 5%。目前的手术死亡率一般应在 2% 以下,但 60 岁以上的患者不仅其发病数并未减少,且其死亡率也仍然很高,其中不少病例在入院时因病情过于严重而只能采取保守治疗;换言之,就适应手术的病例而言,其死亡率虽已有所降低,但如包括老年和危重病例在内,则整个死亡率仍然尚嫌偏高,这说明早期手术的重要性和必要性,而老年病例却往往是有病不愿早治,而且大多数不愿接受手术治疗。

(六)预防和治疗

一般溃疡病对患者并无危险,而溃疡如一旦发生穿孔,则生命即遭受威胁,故穿孔应尽可能加以防止。可惜,穿孔本身并无有效的预防方法,只有及时而有效地治疗溃疡病,使其早日痊愈且不复发,才是预防穿孔的最好办法。文献统计溃疡病发生穿孔的病例,仅 52% 过去曾经过适当的治疗,而正在住院治疗的溃疡病例绝少发生穿孔,可见积极治疗的重要意义。在溃疡活动期避免过度疲劳和精神刺激,避免暴饮暴食,对预防溃疡穿孔也有积极意义。

关于溃疡穿孔的治疗问题,有二点值得考虑:①究竟应该采用手术疗法或非手术疗法? 其各自的适应证为何? ②如采用手术疗法,应采用何种手术方式?

1.非手术疗法与手术疗法的选择

过去大多数的学者认为溃疡穿孔的治疗应以手术疗法为主,它应该被认为是最确切而有效的疗法。近年来文献上也有些学者主张采用非手术疗法,认为在有效的持续胃肠减压和抗生素的应用下,穿孔可以自行闭合,感染可以得到控制,如此可以避免手术,缩短住院日期。在严密观察下,如病情不见好转,仍可进行手术治疗。无可否认,有些小的穿孔在非手术的治疗下确有与附近器官发生粘连而自行闭合的可能,但不能因此而主张以非手术疗法作为治疗溃疡穿孔的主要方法。因为:①在非手术疗法下穿孔能否自行闭合并无绝对把握;②胃的穿孔一般较大,自行闭合的可能性很小,是否已有癌变更需考虑;而在手术前既不易肯定穿孔的大小与部位,更不能确定它是否已有恶变,非手术疗法很可能延误适当治疗的时机;③手术治疗除了缝闭穿孔外,同时还可以尽量吸除腹腔内的食物残渣和渗出液,而有利于控制感染,减少腹内脓肿的发生率;④在适当的条件下,手术(胃大部切除术或胃迷走神经切断术)还可对溃疡病本身及其恶变情况作根治性治疗;⑤非手术治疗需要对患者作严密的观察和细致的护理,它对医护人员的要求在各方面都不是较低而是更高。若延至病情恶化或保守疗法失效时再行手术,则手术的危险性、术后的并发症和总的死亡率必将比早期手术有所增高;⑥临床诊断可能错误,如为急性阑尾炎,肠系膜血管栓塞或绞窄性肠梗阻等情况,则延误手术更足以增加死亡的危险。根据上述原因,应该认为非手术治疗不是溃疡穿孔的根本疗法。

然而非手术疗法也有它一定的适应证。

(1)穿孔的早期诊断尚不明确,临床症状较为轻微者。

(2)患者为空腹穿孔、小穿孔,特别是后壁的慢性穿孔,穿孔后的症状不严重者。

(3)患者初诊时离穿孔已有几天,但腹内感染并不严重或已局限化而有形成脓肿趋势者。

(4)患者全身情况极端衰弱或者全身情况不能耐受手术者。

然而最后应该再次强调:如诊断不能肯定或者在初步的胃肠减压等保守措施后情况并无改善、甚至更加恶化者,应毫不迟疑地立即进行手术治疗。情况极度不良的病例也应积极创造条件争取早期手术。

非手术治疗包括下列具体措施:①患者取半卧位,禁食;②插入胃管,行连续的胃肠减压;③静脉输液输血,以维持水、电解质和酸碱平衡,并积极抗休克治疗;④给予抗生素,以控制感染;⑤肠外营养支持;⑥抑制胃酸分泌,静脉应用奥美拉唑等质子泵抑制剂;⑦严密观察病情之发展,做好随对手术的准备。

文献报道应用非手术疗法治疗溃疡穿孔的死亡率约 $5\%\sim10\%$ 左右。应该指出:凡是应用非手术治疗的病例多数是症状较轻的,但总的死亡率似比手术组的死亡率略高,故非手术疗法指征应严格把握。

2.单纯修补与胃大部切除术的选择

胃、十二指肠溃疡穿孔的手术疗法有下列几种:①单纯缝合或大网膜嵌入缝合术;②浆膜肌肉瓣转移缝闭术;③穿孔缝合、并做胃空肠吻合术;④临时性的十二指肠造瘘或胃造瘘术;⑤溃疡单纯切除缝合术;⑥胃大部切除术。在这几种不同的手术方法中,除穿孔的缝合术和胃的部分切除术以外,其余的各种手术大都已遭废用。

穿孔周围的浆膜肌肉瓣转移缝闭术,据前苏联文献报道,转移的浆膜肌肉瓣对于溃疡粘着迅速,有促进穿孔愈合的能力,特别适用于溃疡周围组织瘢痕较多、缝合困难的病例。其法即在距穿孔浸润缘 $3\sim5cm$ 处,作一舌形之浆膜肌肉瓣(长约 $6\sim8cm$、宽约 $5\sim6cm$),蒂部向穿孔侧。切开之深度达黏膜下层而不损伤黏膜,然后将此浆膜肌肉瓣反转掩覆在穿孔部位,周围做缝合固定;其所遗留的缺损部则可以将边缘缝合闭锁。此法操作上不如单纯缝合或大网膜嵌入缝合简单,长远疗效又不如胃大部切除之彻底,故在国内应用不多。

穿孔缝合后并做胃空肠吻合术,目的在于预防幽门部并发梗阻。经验证明:此法的近期疗效虽佳,但约 30% 的病例以后会发生吻合口溃疡,且溃疡穿孔经单纯缝合后发生狭窄的机会也不多,故此法现已很少应用。

临时的胃、肠造瘘术,适用于穿孔不能有效缝合的病例,即以橡皮管插入穿孔处造瘘以资减压,待情况好转后再作后续处理。事实上一般的穿孔都可用大网膜嵌入法缝合,其不能缝合的病例作造瘘术也未必可靠,且不如作胃部分切除更为彻底,故此法现已废用。

溃疡切除缝合术,亦即幽门成形术,适用于幽门附近的溃疡,但只有在溃疡较小、十二指肠易于游离,缝合并无困难而患者情况又属良好的条件下方可施行。此种手术对于患者情况及技术熟练程度等方面的要求并不亚于胃大部切除术,而远期疗效则不如后者,故目前也已废用。

最值得研究的是单纯缝合与胃大部切除术的选择问题。单纯缝合或大网膜嵌入缝合法仍是目前处理溃疡穿孔较常用的方法。1892年,VonHeusner首先用单纯缝合法治疗穿孔患者获得成功;而1896年Bennett则首先用大网膜嵌入巨大的穿孔内再加以缝合。自此以后,该法已被无数的经验证明为处理穿孔最简单而安全的方法。然而其远期疗效则并不理想:手术后溃疡症状消失者仅约20%,症状复发需要内科继续治疗者约有30%,另外50%的病例因发生其他并发症需要再次手术。近年来随着溃疡病内科治疗效果的明显改善,有必要重新评价单纯缝合在溃疡急性穿孔治疗中的应用价值,绝大多数患者先行单纯缝合修补,术后积极内科治疗使溃疡病痊愈。

不少学者主张在适当的情况下对溃疡穿孔病例行胃大部切除术,并报道获得了良好的成绩。这些学者均强调胃大部切除术的优点,认为这个方法在一次手术中同时解决了穿孔和溃疡本身的治疗,远期疗效与择期性胃切除术相同,而手术死亡率并不较单纯缝合为高,故认为胃大部切除术应为治疗溃疡穿孔的"标准方法"。

面对这二种不同的意见:一种认为应主要采用穿孔缝合术,一种强调应尽可能争取行胃大部切除术,究竟应作何种选择? 在决定选择手术方法之时,应该考虑下列几个因素:

(1)手术的安全性:任何手术必须以保障患者生命安全为首要条件,这和患者的一般情况和手术者的技术水平有关。如患者的一般情况良好,腹腔内的污染并不严重,进行较复杂的胃大部切除术又无技术上的困难,就可以考虑切除;否则可作单纯缝合较为有利。

(2)手术的可靠性:在溃疡发生穿孔时,应该承认首先要考虑的是如何使穿孔顺利愈合,从而消除危险的腹腔感染。从这个角度出发,单纯溃疡的穿孔经缝合后愈合的可靠性很大,而且远期疗效也较好,约20%~30%的病例缝合后并无复发,故此种单纯溃疡采取胃大部切除术似无必要。但相反地,如果溃疡较大、周围有严重的水肿或硬结、单纯缝合不可靠(包括大网膜嵌入)而有继续漏出之危险者,即应考虑作胃大部切除术。

(3)手术的彻底性:约2/3的病例于穿孔缝合后仍有溃疡复发现象多需要对溃疡病本身继续进行内科或者另一次外科治疗。此等病例多属病期甚久的慢性溃疡,为求治疗彻底起见,在安全的原则下行即期胃大部切除术自有其优点。此外,如胃溃疡有恶变倾向、溃疡穿孔并有出血或估计单纯缝合后可能并发幽门梗阻者,均为胃大部切除术的适应证。

总之,手术方法应该根据患者的具体情况加以选择,首先要考虑患者当前的安全,也应适当照顾远期的效果。

3.迷走神经切断术对溃疡穿孔的疗效

近年来,由于迷走神经切断术已广泛用以治疗单纯的十二指肠溃疡,不少学者也用迷切并行各种胃引流术来治疗溃疡穿孔。这种手术可以有多种形式:

(1)单纯的十二指肠溃疡穿孔、不伴有幽门狭窄者,可以作穿孔的单纯缝合加高度选择性迷走神经切断术。

(2)伴有幽门梗阻的十二指肠溃疡穿孔,可以作选择性迷走神经切断术加幽门成形术;如穿孔周围组织硬结或十二指肠水肿严重者,可将穿孔缝合后作选择性迷走神经切断术加胃空肠吻合术。

（3）并有出血的十二指肠穿孔或单纯的胃穿孔，可作选择性迷走神经切断术加胃窦部切除后的 Billroth Ⅰ式吻合术。

多年前钱礼教授曾对采用迷走神经切断术治疗溃疡穿孔作过以下论述，现仍可作为很好的借鉴：

①鉴于迷走神经切断术对单纯的十二指肠溃疡有肯定疗效，则迷走神经切断术对单纯的十二指肠穿孔亦应同样有效，且选择性迷走神经切断术较胃大部切除远为简便、而且安全，以选择性迷走神经切断术加某种胃引流术来替代胃大部切除应属合理。但高度选择性迷走神经切断术操作较复杂，且有污染后腹膜组织的危险，对溃疡穿孔并不适宜。

②对单纯的十二指肠溃疡穿孔，虽然也可以作穿孔的单纯修补加选择性迷走神经切断术，而不一定在术后有胃滞留现象，宁愿将溃疡周围组织略予切除后作幽门成形术，然后再做选择性迷走神经切断术。

③伴有幽门梗阻的十二指肠溃疡穿孔，可考虑作选择性迷走神经切断术，加幽门成形术或胃窦切除后的 Billroth Ⅰ式吻合术。如穿孔周围组织因瘢痕过多而不易作胃窦部切除时，可在穿孔修补后做选择性迷走神经切断术加胃空肠吻合术。但对合并有出血的溃疡穿孔，仍以选择性迷走神经切断术加胃窦部（或半胃）切除后的 Billroth Ⅰ式或Ⅱ式吻合术为宜。

④胃溃疡的穿孔一般不宜单以迷走神经切断术来处理，因胃溃疡伴有恶性变的机会较多；通常最好作选择性迷走神经切断术加半胃切除术（Billroth Ⅰ吻合）或者仍做胃大部切除。

⑤然而对小弯高处的胃溃疡，如能合理地排除恶变可能，则予其作困难的胃次全切除甚至全胃切除，不如在穿孔修补后做全胃迷走神经切断术加胃空肠吻合术，较为安全。

⑥继胃空肠吻合后发生的吻合口溃疡穿孔，再作胃大部切除术同样有困难；此时作选择性迷走神经切断术亦属合理，但在缝合穿孔时应注意防止吻合口狭窄。

总之，以选择性迷走神经切断术加半胃切除或其他胃引流术，来代替胃大部切除术治疗溃疡穿孔，是一种合理而可行的办法，它可用以处理绝大多数位于胃角远端部分的胃溃疡和十二指肠溃疡。对于靠近胃贲门部的高位溃疡，如能排除恶变的可能，则迷走神经切断术加穿孔的单纯修补亦属可行。随着胃迷走神经切断术的广泛开展，它在处理溃疡穿孔时也将逐渐占有重要地位。

4.经腹腔镜治疗溃疡病穿孔

现代微创外科的发展得以用腹腔镜治疗溃疡病穿孔。腹腔镜手术既能对术前诊断不明确的急性腹膜炎患者进行探查，在溃疡病穿孔诊断确立后，还可同时经腹腔镜进行相应的治疗，包括腹腔镜下单纯缝合、胃大部切除和高选择性迷走神经切断术，并可充分冲洗和清除腹腔渗液和外溢的消化道内容物。手术创伤较小，治疗效果与传统手术相似，但对仪器设备和医生手术技巧有特殊的要求，目前尚难得以普遍开展。

5.手术步骤

(1)平卧，上腹部正中或右正中旁切口。

(2)进入腹腔时常可见有气体溢出，并有一定量之渗出液涌出，可用吸引器吸净。

(3)将肝右叶用深拉钩向上牵引，胃体则轻轻向下牵拉，即可暴露胃小弯、幽门及十二指肠之球部,找到穿孔的位置。如为十二指肠溃疡,常见有胆汁性稍带泡沫样的肠液自穿孔处溢出;如为胃穿孔,漏出的液体常带黏液样。应警惕有可能不止一处穿孔。

(4)注意溃疡穿孔的大小,周围组织的水肿硬结程度。如认为可以用单纯缝合法处理者,可用丝线作三针间断缝线、褥式缝线或 Lembert 缝线缝合之:一针在穿孔之上缘,一针穿过穿孔处,另一针在穿孔之下缘(图 2-9A)。缝线之方向应与胃或十二指肠之长轴平行,以使缝线结扎后不致引起肠腔狭窄。缝线结扎时应勿过紧,以免撕碎组织。荷包缝合法一般不适用于溃疡穿孔,因其阻碍血运,使穿孔愈合困难。

较大的穿孔可在缝合时将一块游离或带蒂之大网膜置于缝线之下,缝线打结后即可使网膜固定掩覆在穿孔处。如穿孔周围炎症水肿反应过大,胃十二指肠壁十分脆弱或穿孔在幽门部,缝合后可能引起狭窄,则可仅用大网膜塞入穿孔内并予以固定(图 2-9B)。

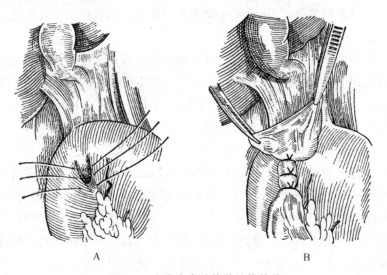

图 2-9　溃疡病穿孔的单纯修补法

A.溃疡的单纯修补术;B.有时可用一小块大网膜盖在穿孔上,然后结扎缝线使之固定

(5)再次检查腹腔内有无食物残渣或渗出液,特别注意肝下和盆腔内的积液,并予以充分的冲洗和吸净。视术中具体情况选择放置腹腔引流管。

三、溃疡大出血

(一)病因与病理

出血是消化性溃疡最常见的并发症,十二指肠溃疡并发出血的发生率略高于胃溃疡。大出血主要见于慢性溃疡,一般位于十二指肠球部后壁或胃小弯处。出血的量及程度取决于被侵蚀的血管,动脉呈搏动性喷射,而静脉出血则较为缓慢。出血是溃疡病活动的表现,当情绪紧张、过度疲劳、饮食不当及服用非甾体抗炎药时均可诱发消化性溃疡活动并出血,且均好发于男性,其原因可能为男性嗜好烟酒有关及社会心理压力较女性大有关。

(二)诊断

1.症状与体征

上消化道出血是临床上常见的急重症,上消化道出血的主要症状取决于出血的速度和量的多少,主要包括呕血和黑粪以及由于大量出血而引起的全身症状。如果出血很急,量很多,则既有呕血又有便血;由于血液在胃内停滞的时间短,呕血多为鲜血;因肠道蠕动加快,便血也相当鲜红。反之,出血较慢,量较少,则出现黑粪,而很少出现呕血。由于血液在胃肠道内存留的时间较长,经胃液及肠液的作用,便血常呈柏油便。幽门以下出血时常以黑粪为主,而幽门以上出血则引起呕血,并伴有黑粪,量小时可不引起呕血。十二指肠出血量较多时,部分血反流至胃内,亦可引起呕血。胃管内抽取物,如为鲜红色或咖啡色物或隐血实验阳性可诊断为消化道出血。有尿素氮升高时提示上消化道出血。

2.实验室与影像学检查

呕血或黑粪(便血)肉眼可确定或实验室检查可表现为隐血(+)。血红蛋白、红细胞计数、血细胞比容可估计出血程度。血浆胃蛋白酶原增高,有利于溃疡病出血的诊断。纤维胃十二指肠镜检查安全可靠,是当前首选的诊断方法。如果没有严重的伴发疾病,血流动力学相对稳定,患者应在住院后立即行纤维胃十二指肠镜检查,也可在 6~12 小时进行,检查越及时,阳性检出率越高,一般达80%~90%。选择性动脉造影,胃管或三腔二囊管也可用于诊断或治疗上消化道出血。

(三)治疗

临床表现具有低血容量休克时,首先建立两条静脉通路,十分重要的是建立一条够大的通道,例如经颈内静脉或锁骨下静脉达上腔静脉之途径,以便监测中心静脉压。先滴注平衡盐溶液及血浆代用品,备够可能需要的全血或红细胞。留置尿管观察每小时尿量。有条件应给予患者血压、脉搏、血氧饱和度监测或每 15~30 分钟测定血压、脉率,并观察周围循环情况,作为补液、输血的指标。强调不要一开始单独输血而不输液,因为患者急性失血后血液浓缩,血较黏稠,此时输血并不能更有效地改善微循环的缺血、缺氧状态。因此主张先输晶体后输胶体或者紧急时输液、输血同时进行。如果在输入平衡盐溶液 1500~2000mL 血压和脉搏仍不稳定,说明失血量大或存在继续出血,此时除了继续输平衡盐溶液,还应同时输注全血、血浆等。当收缩压在 50mmHg 以下时,输液、输血速度要适当加快,甚至需加压输血,以尽快把收缩压升高至 80~90mmHg 水平,脉率在 100 次/分以下。血压能稳住则减慢输液速度。输入库存血较多时,每 600mL 血应静脉补充葡萄糖酸钙溶液 10mL。对肝硬化或急性胃黏膜损害的患者,尽可能采用新鲜血。临床应用的电解质溶液与胶体溶液的比例以(3~4):1 为宜,只要保持血细胞比容不低于 30%,大量输入平衡盐溶液以补充功能性细胞外液丧失和电解质,是有利于抗休克治疗的。如血小板<50×10^9/L 或长期服用阿司匹林者则应输入血小板。凝血功能障碍者应输入新鲜血浆。

抑酸药物如 H$_2$ 受体拮抗药和抗酸药在上消化道出血发病中起重要作用,因为抑制胃酸分泌及中和胃酸可达到止血的效果。H$_2$ 受体拮抗药包括西咪替丁及雷尼替丁、法莫替丁等,已在临床广泛应用。去甲肾上腺素可以刺激 α$_2$ 肾上腺素能受体,使血管收缩而止血。胃出血时可用去甲肾上腺素 8mg,加入冷生理盐水 100~200mL,经胃管灌注或口服,每 0.5~1 小时灌注 1 次,必要时可重复 3~4 次,也可注入凝血酶等药物。应激性溃疡或出血性胃炎避免使用。在内镜检查时,对看到的活动性出血部位或在溃疡基底的血管,可经内镜下直接对出血灶喷洒止血药物,如孟氏液或去甲肾上腺素,一般可收到立即止血的效果或者采用高频电凝止血、激光止血方法。也可经内镜用稀浓度即 1/10000 肾上腺素做出血灶周围黏膜下注射，使局部血管收缩，周围组织肿胀压迫血管，起暂时止血作用。继之局部注射硬化剂如 1‰＋四烃基硫酸钠，使血管闭塞。条件允许可经内镜直视下放置缝合夹子，把出血的血管缝夹止血，伤口愈合后金属夹子会自行脱落，随粪便排出体外。该法安全、简便、有效，可用于消化性溃疡出血，特别对小动脉出血效果更满意。出血的动脉直径＞4mm，不宜采用内镜止血。如果患者的年龄在 45 岁以上，病史较长，多系慢性溃疡，这种出血很难自止，经过初步处理，待血压，脉率有所恢复后，应早期手术。有如下表现的也应手术治疗：①出血后迅速出现休克或反复呕吐者；②在 6～8 小时输血 600mL 或 24 小时内需要输血 2500mL 以上，而血压、脉率仍不稳定或止血后再次发生者；③年龄 50 岁以上，伴有动脉硬化者；④曾反复大出血，特别是近期反复出血者；⑤住院治疗期间发生出血后又需再次输血者；⑥慢性十二指肠后壁或胃小弯溃疡出血，可能来自较大动脉，不易止血者；手术可采用胃大部分切除术，切除出血的溃疡是防止再出血最可靠的办法。出血点缝扎，迷走神经切断术创伤程度比胃大部切除术小，适用于年老体弱或有重要器官功能不全的患者。倘若十二指肠溃疡位置低，靠近胆总管或已穿入胰头或溃疡周围有严重炎症、瘢痕，常使切除有困难，可切开十二指肠球部前壁，缝扎溃疡面的出血点，并在十二指肠上下缘结扎胃十二指肠动脉和胰十二指肠动脉，再做旷置溃疡的胃大部切除术。

四、幽门梗阻

幽门梗阻是溃疡病的一种常见并发症。位于幽门附近的胃或十二指肠溃疡，无论在溃疡病的早期或晚期，均可发生幽门梗阻，以致食物和胃液不能顺利地通过，常引起营养障碍和其他生理功能的紊乱。

（一）病因和病理

溃疡病引起幽门梗阻的原因有三：①幽门括约肌发生反射性的痉挛，其梗阻为间歇性；②幽门附近溃疡周围的黏膜水肿，可使幽门发生暂时性狭窄，但炎症水肿消退后梗阻即可缓解；③幽门附近的溃疡在愈合过程中有过多的瘢痕形成，致使幽门发生永久性的瘢痕狭窄。前两种情况主要是发生在溃疡病的活动期，而后者则完全为慢性溃疡之并发症。有时三种情况可以同时存在，但程度上仍有差异。如梗阻现象主要是因瘢痕挛缩所引起，则患者绝对需要手术治疗，否则，患者将难免因营养障碍和脱水而死亡。

引起幽门梗阻的溃疡绝大部分是十二指肠溃疡，其与胃溃疡之比约为 7：1，十二指肠球部后壁溃疡尤易引起幽门梗阻。瘢痕性的幽门狭窄是逐渐形成的，其所引起的梗阻现象也逐渐由部分变为完全。在梗阻初期由于胃蠕动加强、胃壁肌层肥厚而稍能代偿，胃的扩大不显著；久之代偿机能逐渐衰退、蠕动减弱、胃壁松弛，开始有明显的扩张；同时因胃内容物滞留愈严重，胃黏膜的炎症亦愈显著，将加重幽门的痉挛与狭窄程度，因而形成恶性循环，终至发生完全梗阻。

在幽门有高度梗阻时，食物与胃液均不能进入小肠，反而呕出体外，加以患者为了减轻症状，常自动限制食物与水分的摄入，结果必然造成营养不良和脱水现象。由于胃液中的盐酸和氯化物因呕吐而丧失，结果就会造成严重的脱水和碱中毒。进而因尿排出量减少，血中氮素排出不及时,将发生氮质血症。或因食物摄入不足,体内脂肪不能完全氧化,尿内可出现酮体。

(二)临床表现

多数患者有长时期溃疡病反复发作史。在幽门梗阻发生后,原有症状的性质和规律均将逐渐有所改变。

疼痛:由原来的上腹部空腹痛转为一种胀满或沉重感,以后又可出现阵发性的胃收缩痛,且于进食后反而加重,食欲亦渐减退。同时恶心、嗳气、反胃等症状亦更频繁而且明显;患者也往往自己设法诱起呕吐,以缓解症状。

呕吐:当梗阻逐渐趋于完全时,呕吐也逐渐成为突出的症状。呕吐量甚大,多为郁积的食物,甚至有一、二天前的宿食。呕吐物中并含有大量黏液,且有腐臭,但一般无胆汁或血液。呕吐后上腹部的胀满感即显著减轻,腹痛可完全消失,故患者每自行诱发呕吐。然而全身情况必然日趋恶化,出现消瘦、尿少、便闭、体力疲倦、食欲缺乏等症状。

胃蠕动:除全身的消瘦和脱水现象外,体检时可见到上腹隆起,并有明显的自左向右的胃蠕动,有时呈相反方向的逆蠕动。这是幽门梗阻的典型症状。

振水音:扩张的胃内往往含有多量的内容物,用手拍击上腹部时就可听到水振荡声。

(三)实验室检查

常见有某种程度的血液浓缩现象,这是脱水的表现。血液化学检查氯化物和血浆蛋白低于正常,低钾血症和低钠血症,二氧化碳结合力和非蛋白氮则增高。血气分析提示代谢性碱中毒。胃液分析时可抽出大量有恶臭的液体和食物残渣;一般常有胃酸过多现象,但长时期的幽门梗阻患者胃酸可能减低。

(四)X 线检查

患者在口服钡餐后作 X 线检查时,常见有明显的变化,足以确定诊断。胃有明显扩张,在代偿期可见胃蠕动增强,至后期则张力减低很久无蠕动出现。胃内容物有明显滞留。在正常情况下,胃内钡剂经 4 小时即可排空;如 6 小时后尚有 25% 的钡剂存留,即证明是有滞留,如 24 小时后尚有钡剂存留,多有幽门的机械性梗阻存在。然而 X 线检查有时并不能肯定地鉴别梗阻是良性或是恶性,亦不能绝对地区别梗阻是由于幽门痉挛或瘢痕狭窄。

(五)上消化道内镜检查

内镜检查常能确定幽门梗阻的部位和原因。有时可在慢性溃疡瘢痕区域发现急性溃疡。内镜下进行组织活检病理学检查可及时发现引起梗阻的恶性病变。在内镜检查前必须先胃肠减压并彻底清洗胃腔。

(六)诊断和鉴别诊断

有长期溃疡病史的患者,逐渐并有典型的胃滞留症状时,即可诊断为瘢痕性幽门梗阻。然而一部分患者过去并无溃疡病史,也可以发生幽门梗阻现象;故凡有较长时期的幽门梗阻症状者,都可能为溃疡病所引起。X 线钡餐检查和内镜检查可明确诊断。

然而在临床上,需要确定的不仅是幽门有无梗阻,还要通过现象看本质,进一步确定梗阻的原因,然后才能制订正确的治疗方案。溃疡病引起的幽门瘢痕性梗阻一般须与下列情况相鉴别:

1.活动性溃疡所致幽门痉挛和水肿

这个鉴别具有重要意义,因幽门痉挛和水肿是一时性病变,只需用内科治疗。若对幽门痉挛或水肿患者行不必要的手术——胃空肠吻合术,虽能取效一时,但至痉挛解除或水肿消退而致幽门管再通时,即将发生所谓胃肠内容物"恶性循环"的现象;食物经幽门进入十二指肠和空肠以后,又自吻合口反流入胃,如此循环不已,可重新出现呕吐等症状。

幽门梗阻由于痉挛或黏膜水肿所致者,其梗阻现象为间歇性,仍然伴有溃疡痛;呕吐现象虽然可以很剧烈,但没有胃扩张现象,吐出物很少有隔夜食物。经溃疡病的内科疗法及每晚行洗胃后,梗阻症状即可大为减轻。

2.幽门部的肿瘤

幽门部的良性或恶性肿瘤当然也可以引起梗阻现象,其与溃疡病的瘢痕性梗阻的鉴别,无论临床或 X 线检查都可能很困难。一般而论,胃癌患者病期较短,多无溃疡病史,胃扩张程度较小,胃蠕动波罕见,胃液内缺乏胃酸;X 线检查可能发现幽门窦部有缺损,而十二指肠球部则正常。胃镜活检加病理学检查可明确诊断。

3.幽门包括约肌肥厚

此症在成人罕见,临床上也很难与溃疡病的瘢痕性幽门梗阻或幽门癌相鉴别。X 线检查时可见幽门管细小而外形光滑,但无缺损或畸形。

4.其他

可能引起幽门梗阻的胃内疾病如胃结核、胃梅毒、胃黏膜脱垂等,十二指肠球部以下的梗阻性疾患如溃疡、肿瘤等以及可以压迫胃、十二指肠的外在疾患如淋巴结结核、胆囊周围粘连和肠系膜上动脉压迫十二指肠等,均应在考虑鉴别之列。

(七)治疗

对活动性溃疡所致幽门痉挛和水肿而引起幽门梗阻的患者,应考虑首先予非手术治疗。内科治疗包括持续胃肠减压、禁食、纠正水、电解质和酸碱失衡,积极治疗活动性溃疡,对已伴营养不良的患者应同时予肠外营养支持等。多数患者经 3～5 天治疗后幽门梗阻症状缓解。部分器质性幽门狭窄的患者,在内科治疗后症状缓解,但梗阻反复发作,对这些患者仍需择期手术治疗。

大约 75% 以上的溃疡病幽门梗阻患者需要外科手术治疗。瘢痕性完全性幽门梗阻是外科手术治疗的绝对适应证。手术治疗包括确定性的溃疡治疗和解除幽门梗阻两方面。手术方式的选择按瘢痕的部位和范围而定,主要有远端胃部分切除或胃窦切除加迷走神经切断和迷走神经切断加各种引流术。国内目前主要以远端胃部分切除为主,也有选择胃窦切除加迷走神经切断。对十二指肠瘢痕过多、广泛纤维化的患者,十二指肠切断是不安全的,应考虑行迷走神经切断加各种引流术,其中最常用的是迷走神经切断加胃空肠吻合术。对胃酸较低的,溃疡已愈合的、特别是全身情况不佳、不耐切除手术的老年患者,可以仅作胃肠吻合术或幽门成形术。腹腔镜下幽门梗阻的治疗主要为经腹腔镜迷走神经切断加胃空肠吻合术,胃空肠吻合可通过内镜吻合器或腹腔镜下缝合技术完成,手术者需熟练的腹腔镜手术技巧和丰富的手术经验。

应该再次强调:胃肠吻合术仅能作为溃疡病并发瘢痕性幽门狭窄时的一种附加手术,主要

用来解除胃出口梗阻,它的应用有其局限性,不能视为溃疡病本身的根治性治疗。因之下列情况应视为胃肠

吻合术之禁忌:

(1)幽门梗阻仅是幽门痉挛或黏膜水肿所致的一时性现象,在此情况下如贸然作胃肠吻合术,术后就有因幽门再通而发生恶性循环性呕吐的可能。这些患者应常规地给予内科疗法(包括解痉药物和每晚洗胃)约1周,以有助于鉴别。

(2)胃酸过高者,术后有并发吻合口溃疡的危险。

(3)因幽门窦溃疡引起的梗阻,应排除恶变的可能,多考虑作胃大部切除术。

(4)除幽门梗阻外尚并有较严重疼痛、出血等症状者。

胃肠吻合有胃十二指肠吻合与胃空肠吻合等方式;对幽门梗阻患者以胃空肠吻合术最为适用。

1.胃空肠吻合术

胃空肠吻合是胃肠吻合中最常用的方法,其目的在于使胃能更好地排空,以解除位于胃远端、幽门或十二指肠的梗阻或者在切除部分胃体及十二指肠后恢复胃肠道的连续性。

自1881年Woelfler首创以来,胃空肠吻合术已经过许多演变,在长期实践中证明此法疗效良好。迄今仍为大多数学者所沿用者有二种方式:①结肠前胃前壁-空肠吻合术,简称结肠前吻合术;②结肠后胃后壁-空肠吻合术,简称结肠后吻合术(图2-10)。经验证明:不论用上述二法中之任何一种,其疗效大致相仿,并无明显的优劣之分,唯在具体病例中,则需根据不同的具体条件,选用一种更为适当的吻合法,方能得到最好的结果。

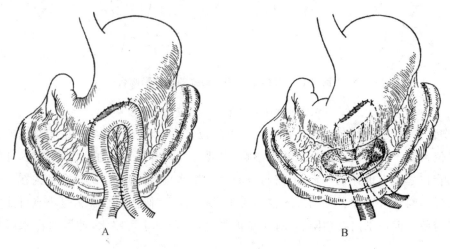

图2-10　胃空肠吻合术之模式

A.结肠前胃前壁·空肠吻合术(Woelfler法):有时需并行输入与输出空肠袢之间的侧侧吻合(Braun法)以免近端空肠袢中有滞留;B.结肠后胃后壁-空肠吻合术(Von Haeker法):吻合通过横结肠系膜中的切口进行

在上述两种吻合术的操作过程中,有若干细节可能影响到术后的效果,当先予简单说明。

(1)输入袢的长短和空肠侧侧吻合问题:不论作结肠前或后的胃肠吻合,输入袢(即自空肠起始部至吻合口)之长短对术后疗效有一定影响。Woelfler原始的结肠前吻合的输入袢较长,

约在 40～50cm 之间。在此情况之下,食物自胃进入输入袢后不易排出,易于发生梗阻现象。如输入袢过短,则又可能在 Treitz 韧带处发生过度屈折,因而造成空肠梗阻或者横结肠在空肠后被压迫过甚,发生结肠梗阻。1892 年,Braun 首先倡用输入空肠袢与输出空肠袢间的侧侧吻合术以纠正"长袢"胃空肠吻合的缺点,颇有成效;但因来自十二指肠的碱性分泌将不再经过胃空肠吻合口而直接进入输出袢中,吻合口的空肠黏膜将被酸性胃液侵蚀而易于发生"边缘溃疡"。以后的经验证明:不论为结肠前或后的胃空肠吻合,只要输入袢的长短适度,就毋须再做空肠侧侧吻合,既可避免手术操作的麻烦,又可防止边缘溃疡的产生,亦不致发生输入肠袢或横结肠之梗阻压迫现象。在作结肠前吻合时输入袢长约 15～20cm,在作结肠后吻合时输入袢长约 10～15cm,不做侧侧吻合,也可取得满意效果。

(2)顺蠕动吻合或逆蠕动吻合问题:在胃空肠吻合时,如空肠的输入袢对胃大弯、输出袢对胃小弯或者空肠的近端置于吻合口的左侧,远端置于右侧者称为顺蠕动吻合。反之,如空肠输入袢对胃小弯、输出袢对胃大弯或空肠之近端在吻合口右侧,远端在左侧者称为逆蠕动吻合(图 2-11)。无论是顺蠕动吻合或逆蠕动吻合,在术后效果上一般并无明显差别。

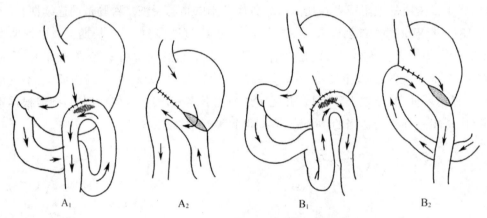

图 2-11 顺蠕动和逆蠕动式的胃空肠吻合

A.二种顺蠕动吻合;B.二种逆蠕动吻合

(3)吻合口的位置和大小:吻合口在胃壁上的位置,可以是直的,斜的或者是横的。事实上吻合口的位置对于胃内容物的排空并无影响,只要吻合口有部分是在胃大弯部位,食物即易于排空。吻合口之大小也并无一定,但需与胃的大小相称,通常吻合口的对合径约在 5～6cm(三横指宽)之间,吻合口过大者食物进入空肠太快,易于发生"倾倒综合征",过小有可能发生排空障碍和胃滞留。但在幽门有梗阻、胃有明显扩张时,吻合口宁可略大,使胃壁在术后有收缩之余地。

2.结肠前胃空肠吻合术

除胃空肠吻合的一般适应证外,结肠前吻合特别适用于下列情况。

(1)横结肠系膜较短或较肥厚,不易在系膜中找一个适当的"无血管区"作结肠后吻合者。

(2)因粘连、肿瘤或其他情况,致横结肠与空肠或胃有粘连,结肠后吻合无法进行者。

(3)胃远端部因癌瘤而致有阻滞,又不能行胃切除者,此时结肠前吻合的吻合口可做得比结肠后吻合高,有更长久的姑息疗效。

（4）结肠前吻合在操作上较简便；将来如因并发症或其他情况而需要作进一步处理时也较为方便。

手术步骤见图 2-12。上腹部正中、左旁正中或横切口均可获得满意暴露，一般以正中切口最常用。进入腹腔后先进行检查以明确手术之指征。在完成迷走神经切断术后，再进行胃空肠吻合术。将大网膜与横结肠提出腹腔外，在横结肠系膜根部偏左处找到十二指肠空肠曲，是即空肠之起始部。注意必须找到此起始部外上方的 Treitz 韧带，才可以确认是空肠上段，不致造成错误。选择空肠上段的一段，通常约距 Treitz 韧带 20～25cm，在横结肠及大网膜之前提上靠拢到胃大弯部，自左至右（顺蠕动）地安排着以备吻合。一般将空肠拉紧靠拢到胃大弯部，然后再放长约 10cm 即可。过去有学者主张将左半面的大网膜自横结肠及胃上切除一部分，使空肠在赤裸的横结肠前提上与胃大弯吻合，这样，就可以减少横结肠的受压，也能适当地缩短输入袢的长度至 15～20cm，以避免空肠输入袢的滞留现象。但多数学者认为大网膜切除只有在大网膜过于肥大累赘的情况下方考虑施行，一般无此必要。

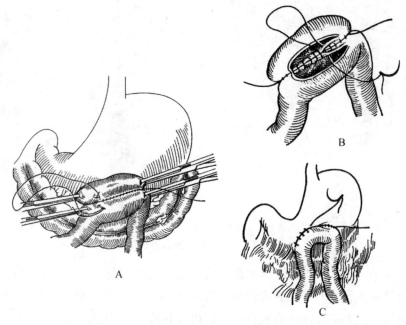

图 2-12　胃空肠之结肠前吻合术（Woelfler）

A.将距空肠起始部约 20cm 的一段空肠在结肠前提上、与胃大弯用黑丝线作顺蠕动之浆膜肌层缝合，长约 8～10cm；B.在胃壁和空肠壁上沿上述缝线各作平行切口，长约 6cm。用"0"或"00"号铬制肠线作吻合口内层之全层内翻缝合；后唇单纯连续缝合后，前唇用 Corinell 缝合法；C.再用细丝线作吻合口前唇的外层浆膜肌层缝合

用丝线将胃与空肠的浆膜肌层作连续的 Lembert 或 Cushing 缝合（图 2-13），作为吻合口后唇的外层缝合。

注意此缝线在胃壁上应沿着大弯，而在空肠壁上应与空肠系膜相平行，使空肠的对系膜面可供作吻合口之用。此层浆膜肌层缝合的长度应较吻合口稍长，以免空肠在吻合口两端处发生屈折；如吻合口对合时长约 6cm，则此后壁的浆膜肌层缝合两端各应长出 1～2cm，即共长约

8～10cm。有些外科医师在作此种吻合时喜用套有软橡皮管的肠钳分别钳夹胃和肠壁,以免胃肠内容物污染手术野。但一般无此必要,嫌其妨碍操作。缝线的两端应分别打结固定,暂时不必剪去,留作牵引之用。

沿上述缝线在胃与空肠壁上分别作切口长约6cm,此切口应相互平行,距浆膜肌层缝线各约0.5～0.6cm。切开时应用吸引器仔细将胃肠道内容物吸净。创缘的出血点应分别用细线结扎止血。

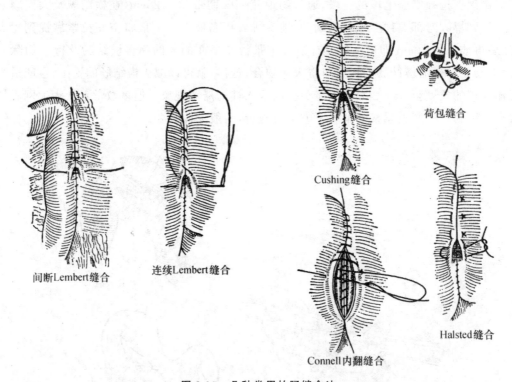

荷包缝合

Cushing缝合

间断Lembert缝合

连续Lembert缝合

Connell内翻缝合

Halsted缝合

图 2-13　几种常用的肠缝合法

(5)用"0"或"00"号可吸收缝线作吻合口内层的全层内翻缝合。先在切口的一端开始,把吻合口后唇的胃和空肠壁予以全层缝合并打结固定;线的短头暂不剪去,另一头则用连续单纯缝合或连续锁扣缝合法将吻合口的后唇缝合到切口的另一端;至此,经将切口尽头所形成的角内翻后,即改用连续的Connell缝合法将吻合口前唇的胃肠壁也全层内翻,直缝到此内层缝合的起始点止。在缝最后两针Connell缝合时,其最后一针必须是"自外向内",使缝线抽紧后在肠腔内与开始缝合时留下的一个短头打结,吻合口的内层缝合即告完成(图2-14)。缝合时并应注意:每针缝线必须适当地抽紧,两针间的距离应均匀,通常约为0.5cm,每针缝线与切口边缘也要保持一定的距离,一般亦为0.5cm,以使切口缘得到完善的止血。

作此全层内翻缝合时,可自后唇之中点开始,先在后唇之中点将胃与空肠壁缝合打结,使两根线头长度相等;于是一根线向左将后唇的左半边作连续单纯缝合,至左角处将角内翻后再用Connell法缝合前唇,至前唇的中点为止,暂时不打结;继将后唇留下的另一线头向右用同样方法也缝到前唇的中点,在此处与第一根线在肠腔外打结。上述方法有二个优点:①打结是在吻合口的前面而不是在角上,因为两角是吻合口的弱点,避免在该处打结可加强缝合的可靠性;②在前面打结可以把结打在肠腔外,不但操作方便,且可更有效地将肠壁内翻(图 2-15)。

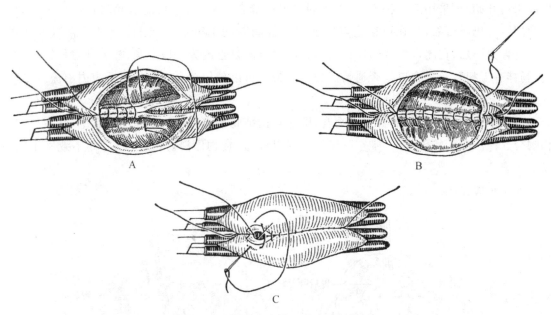

图 2-14　胃肠吻合的一种全层缝合法

A.缝合自切口的一端开始,先在肠腔内打结固定,继作连续单纯缝合或连续锁扣缝合;B.缝至切口之另一端时,缝线走向前唇,改用 Connell 氏内翻缝合法;C.再缝至内层缝合的起始点时,其最后一针必须是"自外向内",抽紧后在肠腔内与开始缝合时留下的一个线头打结

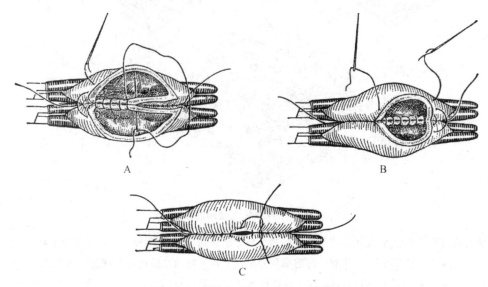

图 2-15　胃肠全层吻合的另一种方法

A.后唇之缝合自中点开始,分别向两端作连续缝合;B.至转角再分别转为前唇之 Connell 缝合;C.缝线在前唇之中点打结,结头是在肠腔外,肠壁可更好地内翻

上述的内层全层缝合完毕后,如有夹在胃肠壁上的肠钳,此时即可除去,手术医师并应更换手套以减少手术野污染之机会。然后将吻合口前唇的外层浆膜肌层缝合完毕,一般也用连

续的 Lembert 或 Cushing 缝合法。这条缝线可以用后唇的外层缝合留下的线,也可以用另一根线重新开始;可采用后一种方法,因用同一根线缝合前后唇,有可能引起吻合口狭窄。如发觉两层缝合仍不可靠,则在可疑之点应加缝几针间断的 Lembert 或 Halsted 缝合以资加强。胃肠吻合完毕后,在闭合腹壁前应再次检查所吻合的是否确为上段空肠,输入袢之长短是否适度,肠袢有无扭转及吻合口是否通畅。腹壁在最后可以分层缝合而无需放置腹内引流。

3.结肠后胃空肠吻合术

不少学者选择结肠后的胃空肠吻合,即先自横结肠系膜的切口中拖出胃后壁,然后与空肠相吻合。该法并无特殊优点,唯空肠输入袢可以较短,食物停滞之机会较少,亦不致发生横结肠受压现象。

操作步骤见图 2-16。

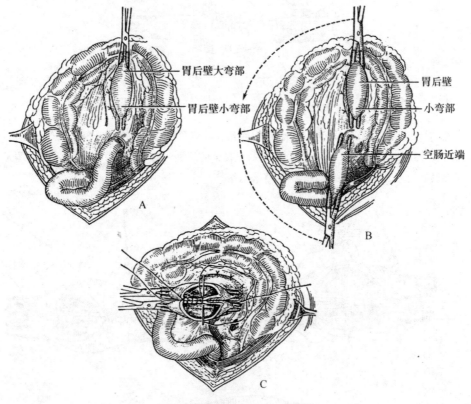

图 2-16　胃空肠之结肠后吻合

A.示横结肠系膜上翻后,在结肠中动脉左侧之无血管区作切口,及胃后壁自切口中拖出之状;B.将胃后壁及空肠的一段肠壁分别用钳夹住,注意钳的前端是分别对着胃小弯和空肠近端,两把肠钳相互靠拢,即可使胃肠壁紧贴以便吻合;C.示进行吻合之状。注意胃壁已和结肠系膜切口的边缘缝固,可免吻合口和空肠袢脱出至小腹膜腔中发生梗阻

(1)如开腹后探查结果认为情况适于作结肠后吻合,则将大网膜和横结肠向上翻,暴露出横结肠系膜,并认清结肠中动脉的位置。在结肠中动脉左侧的无血管区中作一纵形切口,长约7.5cm。注意在作此横结肠系膜上的切开时必须避免损伤结肠中动脉,否则横结肠即有坏死之虞。

（2）将胃后壁自横结肠系膜上的切口中拖出一个足够的部分，并用肠钳将它夹住；注意肠钳的前端是对着胃小弯、而钳的根部是对着胃大弯。把胃壁随即和横结肠系膜开孔的边缘用间断缝合法固定，以免将来吻合口和空肠袢脱出至小腹膜腔中发生绞窄梗阻。

（3）在横结肠系膜的根部找到 Treitz 韧带，并由此认明空肠上段。用另一肠钳将距离起始部约 10～15cm、长约 7～8cm 的一段空肠夹住；注意肠钳的前端是对着空肠近端、而钳的根部则对着空肠远端。当两把肠钳以相反的方向旋转靠拢时，空肠的近端就对着胃小弯、而空肠的远端则对着胃大弯，即所谓逆蠕动吻合。如前所述，所谓顺蠕动或逆蠕动吻合对疗效无何影响。如认为做顺蠕动吻合较为恰当，则胃后壁的切口就必须沿着胃大弯横置，并使空肠近端对贲门端，远段对幽门端。

（4）胃空肠吻合本身的操作法与前述的结肠前吻合相似，不再赘述。

（5）有时在切开横结肠系膜后发现胃后壁有粘连或者胃体较小，不便将它自横结肠系膜开孔中拖出以行吻合者，则可在横结肠上面进行吻合：在切开横结肠系膜后再切开胃横结肠网膜，将选择好的一段空肠从这二个开孔中拖到横结肠的上面，与胃后壁沿着大弯吻合；吻合完毕以后，将横结肠向上翻，将空肠-吻合口-胃后壁自横结肠系膜开孔中往外拖，然后尽量把横结肠系膜裂孔的边缘固定在胃后壁上，使吻合口和空肠不致脱入小腹膜腔中。事实上在上述情况下，宁愿做结肠前吻合较为简便。

4.胃空肠的 Rouxen-Y 式吻合术

如前所述，幽门不完全梗阻的病例施行胃空肠吻合术后，特别是在结肠前作长袢空肠吻合术后，有可能发生恶性循环的呕吐现象。为避免此种缺点，Roux 曾倡用一种 Y 形的吻合术：将空肠上段在距 Treitz 韧带 15～20cm 处切断，然后把空肠远切端穿过横结肠系膜上的开孔缝合到胃后壁上，空肠近切端则吻合到远段空肠的侧壁上，距胃空肠吻合口约 8～10cm。横结肠系膜上的裂孔边缘，仍须仔细地缝固在吻合口周围的胃壁上，术后不致引起空肠的束窄性通过障碍（图 2-17）。

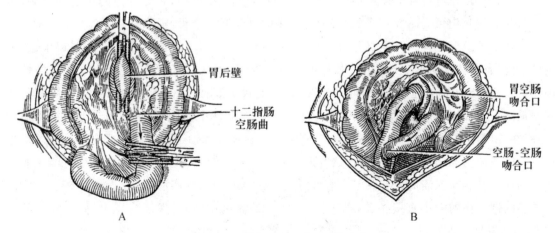

图 2-17　胃空肠之 Roux-Y 式吻合

A.示空肠上段切断之状；B.示空肠胃后壁间之端侧吻合和空肠—空肠间之端侧吻合

Roux-en-Y 式胃肠吻合术虽能避免"恶性循环"式的呕吐,但易引起吻合口溃疡,特别是胃酸度较高的患者而未行迷走神经切断术者可能性更大;且操作较复杂,故较少用以解除幽门梗阻。唯在全胃切除或胰十二指肠切除术后,为恢复消化道的联系,仍常用 Roux-en-Y 式吻合。

第五节 胃和十二指肠肿瘤

一、胃和十二指肠息肉

胃、十二指肠息肉是指突起于胃十二指肠黏膜的宽基或带蒂的隆起性病变,但其病理学性质只有通过组织学检查才能确定。胃、十二指肠息肉在组织学上包括多种良性、交界性和恶性病变,并随其病变部位、数量及自然病程的不同,而有着不同的发生、发展方式和临床意义。近年来,随着临床上消化内镜的普及,胃十二指肠息肉的检出率有增高趋势。对有消化道症状者,行内镜检查时息肉的发现率为 10%～60%,无明显性别差异。由于消化道腺癌可由良性的腺瘤性息肉缓慢发展、演变而来,许多原发为特征性的非肿瘤性息肉也具有一定的恶变倾向,所以,近年来胃十二指肠息肉的诊治问题颇受关注。

(一)胃息肉

1.病理组织学分类

胃息肉形态学上的分类方法较多,目前常用的是日本山田分类法。它将胃息肉分为 4 型:Ⅰ型最为常见,其形态一般呈无蒂半球形,息肉隆起与胃黏膜间角大于 90°,色泽与周围黏膜相似或稍红,好发于胃窦、胃体和胃底;Ⅱ型息肉常呈半球型,无蒂,息肉隆起与胃黏膜间角近 90°,表面发红,中央可见凹陷,多见于胃体、胃窦和胃底交界处;Ⅲ型息肉好发于幽门窦部,表面不规则,呈菜花样、山脉状或棒状,无蒂,息肉黏膜间角小于 90°;Ⅳ型息肉有细蒂,蒂之长短不一,表面光滑,亦可有糜烂或近似颗粒状,异型性显著。4 型中,Ⅳ型息肉的癌变率最高,可达 25.7%。胃息肉可为单发或多发,若为数众多的息肉遍布全胃,则称胃息肉病。

病理组织学上把胃息肉主要分为 3 类:①炎性假性息肉,约占全部息肉的 50%以上;②增生性息肉,有腺体组织增生,80%的患者伴胃酸缺乏,萎缩性胃炎和肠上皮化生;③腺瘤性息肉,约占胃息肉的 10%左右,并可再分为管状、绒毛状及混合性 3 种,其中以绒毛状腺瘤的恶变率最高。基底腺息肉是近年来由日本学者发现的胃良性小囊性息肉,病理学上为错构瘤的一种,在常规胃镜检查中的检出率为 0.1%～1.0%,目前在随诊过程中尚无恶变的报道。增生性息肉以往认为无恶变倾向,而最近研究发现,1.5%～3.0%的增生性息肉有恶变可能。有学者认为这与其含有腺瘤成分有关。腺瘤性息肉作为目前公认的癌前病变,恶变率 6%～75%,并与腺瘤性息肉的大小直接相关,据统计,≥2cm 的息肉中,24%发展为胃癌,而<2cm 的息肉,仅 4%发展为腺癌,故直径超过 2cm 被认为是判断腺瘤性息肉有恶变潜能的重要指标。

2.临床表现

胃息肉本身常无临床表现,但由于胃息肉常伴有慢性胃炎,因而可有相应的上腹部不适等症状。一旦出现并发症时,可出现恶心、呕吐或上消化道出血,发生于幽门附近的有蒂息肉可引起间歇性幽门梗阻,体位改变后可获缓解。

3.诊断

虽然胃息肉在尸体解剖病例中的发现率仅为0.12%~0.8%,但临床胃镜中的检出率却可达8.7%左右,且近50%胃息肉是在与息肉症状无关的胃镜检查中意外发现的。胃息肉的诊断主要依靠胃镜和X线胃肠钡餐造影检查,造影检查可检出较大、突出于胃腔的隆起性病变。胃镜除能检出大小不一的息肉外,并能观察息肉大小、数量、宽基或有蒂和息肉表面的表现,如息肉表面有糜烂坏死、基底部有浸润性改变、表面颗粒大小不等和息肉呈结节状时,则应考虑有恶变可能。内镜下所见到的息肉均应常规活检,要求多点取材,但仍有漏诊可能,因此,内镜下切除息肉后行连续切片的"全瘤活检"才是最理想的诊断方法。

4.治疗

由胃息肉引起的症状较少,故大多数的息肉切除的主要意义在于切除后的"全瘤活检",以排除漏检小的癌灶和预防癌变。目前,多数学者对胃息肉的内镜下切除持积极态度。Cinsberg等认为即使直径为0.5cm的息肉亦有恶变可能,并主张对大于或等于0.5cm的息肉均应完整切除。常用的内镜下息肉切除法有:高频电凝圈套摘除,激光切除、热活检钳烧灼、微波切除等,对<0.5cm的无蒂息肉以圈套摘除法较宜,圈套摘除的最大优点在于能回收全标本送病检,且并发症少、安全性高,最为常用;对>2cm的无蒂息肉因内镜下切除极易发生出血和坏死穿孔,宜采用胃部分切除术。

目前认为,胃息肉外科治疗的手术指征是:①出现疼痛、梗阻、出血等症状者;②直径>2cm的宽基或无蒂息肉;③内镜活检或黏膜脱落细胞检查证实有恶变者;④直径>2cm,不能确定良恶性,内镜又不能达到有效治疗者;⑤观察期间息肉进行性增大者。

(二)十二指肠息肉

十二指肠息肉的发病率与胃息肉相比,相对较低。十二指肠息肉多发生于降部,球部少见。可见于任何年龄,但以40~60岁多见,男女发病率大致相等。

1.病理组织学分类

十二指肠息肉的病理组织学分类与胃息肉相似,可分为炎性假性息肉、增生性息肉及腺瘤性息肉。腺瘤性息肉又可分为管状、绒毛状及混合性腺瘤3种。Matsui等对263例十二指肠息肉进行内镜活检研究,仅检出腺瘤性息肉14例(5.3%)。十二指肠绒毛状腺瘤癌变率为20%~40%,亦有报道高达80%。Brunner腺瘤不属肿瘤性息肉,而是黏膜下十二指肠腺的增生,可能与胃酸分泌紊乱有关。

2.临床表现

由于十二指肠息肉生长部位常与胆道引流系统有密切关系,十二指肠肠腔相对狭小,故常易引起多种症状。常见的临床表现有:上腹痛、上消化道出血、体重下降、腹部不适、恶心、呕吐等,少数绒毛状腺瘤可引起腹泻,息肉压迫胰管时可引发急性胰腺炎,压迫胆总管下端乳头开口时可引起梗阻性黄疸。

3.诊断

十二指肠镜检查是诊断十二指肠息肉最重要的方法,内镜的选择以侧视镜优于前视镜,两者结合使用效果更佳。因十二指肠息肉癌变多发生在息肉的基底部,故仅行十二指肠黏膜活检价值不大,以全息肉活检为宜。X线钡餐检查能发现较大的息肉,十二指肠低张造影能进一步提高病变的检出率,绒毛状腺瘤可呈特异性的"肥皂泡"征象,约占37%。

4.治疗

已明确诊断的十二指肠炎性假性息肉和增生性息肉可定期随访,单发和长蒂的息肉可在内镜下用圈套器摘除,<0.5cm者可用微波或激光凝除,腺瘤性息肉主要适用手术切除。手术方式、范围应根据息肉大小、部位及组织类型而定,腺瘤较小且距十二指肠乳头距离较远者可行部分肠壁楔形切除。腺瘤较大或为多发性者可行部分肠段切除,累及壶腹部疑有恶变时可行胰十二指肠切除。

舒林酸为非甾体类抗炎药,临床研究表明舒林酸能控制十二指肠和结直肠腺瘤的生长和细胞增殖,并使十二指肠的早期息肉消失,但有研究发现,停药后腺瘤可复发。

二、胃肠道间质瘤

胃肠道间质瘤(GIST)是消化道最常见的间叶源性肿瘤,其中60%～70%发生在胃,20%～30%发生在小肠,曾被认为是平滑肌肉瘤。研究表明,这类肿瘤起源于胃肠道未定向分化的间质细胞,具有c-kit基因突变和KIT蛋白(CD117)表达的生物学特征。胃的GIST约占胃肿瘤的3%,可发生于各年龄段,高峰年龄50岁和70岁,男女发病率相近。

(一)病理

本病呈膨胀性生长,可向黏膜下或浆膜下浸润形成球形或分叶状的肿块。肿瘤可单发或多发,直径从1～20cm或以上不等,质地坚韧,境界清楚,表面呈结节状。瘤体生长较大可造成瘤体内出血、坏死及囊性变,并常有上消化道出血、坏死及囊性变,并在黏膜表面形成溃疡导致消化道出血。

(二)诊断

1.症状与体征

瘤体小症状不明显,可有上腹部不适或类似溃疡病的消化道症状;瘤体较大可扪及腹部肿块,常有上消化道出血的表现。

2.影像学检查

钡剂造影胃局部黏膜隆起,呈向腔内的类圆形充盈缺损,胃镜下可见黏膜下肿块,顶端可有中心溃疡。黏膜活检检出率低,超声内镜可以发现直径<2cm的胃壁肿瘤。CT、MRI扫描有助于发现胃腔外生长的结节状肿块以及有无肿瘤转移。组织标本的免疫组化显示CD117和CD34过度表达,有助于病理学最终确诊。GIST应视为具有恶性潜能的肿瘤,肿瘤危险程度与有无转移、是否浸润周围组织显著有关。肿瘤长径>5cm和核分裂数>5个/50高倍视野是判断良恶性的重要指标。

(三)治疗

首选手术治疗,手术争取彻底切除,瘤体与周围组织粘连或已穿透周围脏器时应将粘连的邻近组织切除,不必广泛清扫淋巴结。姑息性切除或切缘阳性可给予甲磺酸伊马替尼以控制术后复发,改善预后。伊马替尼能针对性地抑制 c-kit 活性,治疗进展期转移的 GIST 总有效率在 50％左右,也可用以术前辅助治疗。完全切除的存活期明显高于不完全切除的病例。

三、Dieulafoy 病

Dieulafoy 病是胃黏膜下恒径小动脉破溃导致突发性上消化道大出血的一种急危重症,其病理特性介于血管丛异常和真性动脉瘤之间。该病出血量大,病变隐匿,具有较高的死亡率。

1884 年 Garland 首次报道因呕血致死 2 例,称为"胃黏膜下粟粒样动脉瘤"。Dieulafoy 于 1886—1898 年间连续报道类似的突发性大出血死亡患者 7 例,尸解发现胃上部黏膜缺损处有异常口径的动脉破裂出血,认为动脉破裂系胃黏膜的浅表溃疡引起,遂称为 Dieulafoy 溃疡,胃左动脉区溃疡,Dieulafoy 病等。1964 年 Goldman 回顾文献报道 24 例,将其命名为 Dieulafoy 胃血管畸形,1989 年 Dieulafoy 病正式列入美国"胃肠道和肝脏疾病"一书,Dieulafoy 的病名也逐渐被大多数学者所采用。

(一)发病机制与病理学特点

胃黏膜下恒径小动脉的先天存在,是本病发生的解剖学基础。正常情况下,胃供血动脉进入胃壁后,其分支逐渐变细,并在黏膜形成毛细血管网。如供血动脉分支到肌层或黏膜下层后仍不变细,即称之为恒径动脉。恒径动脉自浆膜下以 25～43 度角贯穿肌层,抵黏膜下层后又折返浆膜层;其内径常大于 1.8mm,最粗可达 4mm,为正常的 5～20 倍。由于其口径粗,血流量大,压力高,内膜可因受压而变性坏死,变薄等,常呈瘤样扩张,易于受损破裂。正常的胃黏膜下层组织疏松,动脉表面的黏膜可移动,而 Dieulafoy 病患者由于 Wanken 弹力纤维束将其固定于黏膜,就形成了特定的黏膜易损区,在外界因素的刺激下,黏膜的损伤就必然导致黏膜下的恒径小动脉的破裂出血。如:过量的烟酒、暴饮暴食、胆汁返流、强烈的胃蠕动等都可引起机械性与化学性的损伤,成为恒径动脉破裂出血的诱因。此外,老年人的动脉硬化、高血压、胃黏膜萎缩等也是相关的高危因素,也是 Dieulafoy 病患者发病年龄多数偏大的主要原因。

Dieulafoy 病病理组织学改变主要是:①黏膜多数呈直径小于 10mm、伴有轻度炎症、孤立卵圆形、凹陷性的浅表糜烂、缺损或溃疡,可深达黏膜肌层,但甚少达黏膜下层,更不侵犯肌层,故不同于慢性消化性溃疡。②黏膜缺损处有较粗的动脉,可持续一段行程,扭曲而壁厚,动脉具有正常的结构,然动脉中层肥厚,环行纤维减少或消失,内膜变性坏死或不典型增生,可有血栓附着,偶有动脉硬化表现。③伴行的静脉口径亦增粗,可有破裂出血,分支减少。

Dieulafoy 病的病灶常位于胃贲门部小弯侧后壁或前壁,以胃左动脉入胃点附近最为常见。据统计,85％的病灶位于贲门下 6cm 之内,81％位于胃小弯侧,但亦有少数位于十二指肠、空肠和结肠的报道。病灶多数为孤立,单发,但 2 处或 2 处以上者,占 7.9％。

(二)临床表现

本病常无临床前驱症状,突发性的大量呕血,黑便为其主要表现,呕血量多在 1000mL 以上,极易继发失血性休克。在病程中可出现暂时性的止血,在间歇期,胃肠减压、胃镜检查或剖腹探查时可发现胃内未存有血液,而于输血输液血压上升后或血块脱落后,又再发大出血,故常呈周期性的反复大出血的特点。其出血周期为 12 小时至数日不等。内科治疗常难奏效。

因此,如遇上述情况应想到有 Dieulafoy 病的可能。

(三)诊断

纤维胃镜检查能否确诊常取决于检查者对本病的认识和经验,其确诊率在 $35\%\sim82\%$ 不等。但仍是目前首选的诊断手段。胃镜检查在活动性出血期常可发现:①贲门区黏膜局灶性缺损伴有喷射状出血、血凝块或涌血;②黏膜小血管突出于黏膜表面,且有搏动性出血。在出血静止期检查时应注意如下要点:①操作时可注气使胃膨胀,黏膜皱襞展平,注意黏膜皱襞内微小病灶,如:凹陷、隆起、浅小溃疡等;②需调整镜头方向,以察看贲门附近和胃底黏膜有无病变;③对可疑病灶可用镜头或活检钳轻轻擦拭,常可诱发再出血而获确诊,但切忌作活检,以免引起难以控制的大出血,笔者曾遇 1 例,见胃上部后壁局限性隆起行活检而引起大出血,经急诊手术后痊愈。发现出血灶后,可于局部注射亚甲蓝,以便术中探查时定位。

选择性血管造影最好在出血活动期进行,因为出血量在 $0.5mL/min$ 以上时才能成功显示出血部位。由于恒径动脉大多源自胃左动脉,故插管应首选胃左动脉,如为阴性再选择肝总动脉、胃十二指肠动脉等血管,如发现病灶可同时行栓塞止血治疗。检查时如出血已暂时停止,可留置导管 $24\sim48$ 小时以上,待再出血时再行造影,有望获得确诊。文献报道选择性血管造影,确诊率约在 30% 左右。

放射性核素(^{99m} Tc-红细胞)显像对急性活动性出血有较高的阳性率,可检出 $0.05\sim0.10mL/min$ 的出血点,对 Dieulafoy 病的诊断已有成功报道。此外,国外尚有利用超声内镜和彩色多普勒诊断本病获得成功,但目前例数有限,经验尚需积累。

剖腹、剖胃探查术。胃镜和血管造影对 Dieulafoy 病的诊断均存在一定的局限性,且患者入院时 50% 以上已呈休克状态,难以忍受完成多种复杂的检查,故多数是在急诊手术探查中获确诊的,其优点是:在明确诊断的同时,还可进行最有效最彻底的治疗。

剖腹探查在排除胃十二指肠良恶性溃疡及食管下端门脉高压性静脉曲张破裂出血后,就应考虑胃黏膜病变,尤其是 Dieulafoy 病。由于本病浆膜并无异常和明显肿块可及,故常需纵行长切口切开胃壁行腔内探查。凡遇有下列情况之一者,可诊断为 Dieulafoy 病:①胃黏膜有直径小于 1cm、针尖圆点样的浅在糜烂、溃疡或红疹样隆起,表面有渗血或喷射状出血;②胃黏膜浅表缺损,中央有一突出于黏膜面的小动脉或有破裂出血;③用明胶海绵擦除黏膜表面的血凝块后,创面有活动性出血。而病灶周围黏膜正常。

Dieulafoy 病与出血性糜烂性胃炎,贲门黏膜撕裂综合征以及其他黏膜血管性病变等鉴别后,尚需与出血性胃溃疡病进行鉴别,国内近年有溃疡病与 Dieulafoy 病并存的报道,故对此应有所警惕。

(四)治疗

1.内镜治疗

当在内镜检查发现出血灶后,可同时进行止血治疗是其最大优点。内镜下止血方法有:电凝,注射硬化剂,喷射止血药,激光,微波等。然文献报道上述各种疗法均不及高渗盐水,加肾上腺素局部注射成功率高。目前国内外报道内镜治疗的成功例数仍然不多,并有 8% 左右的再出血率和 10.7% 的病死率。

2.血管栓塞治疗

与内镜一样,其治疗可与诊断同时进行,选择栓塞治疗的必须条件是:①导管必须超选择进入胃左动脉或其他部位出血灶的供血动脉;②血管造影已显示明确的出血病灶;无侧支血管;③生命体征平稳,有从容时间进行栓塞治疗。栓塞物宜采用明胶海绵＋不锈钢丝圈,可获永久性的止血效果。国外报道成功率可达50％,再出血率亦低于内镜治疗。笔者所遇的8例中,有2例采用血管栓塞止血,均获成功。

3.手术治疗

目前仍是首选的治疗方法。尤其是在其他治疗手段失败后,均应不失时机地进行手术治疗,以免酿成严重后果。手术方式包括血管电凝,血管缝扎,含病灶的胃局部楔形切除和近端(包括远端)胃部分切除术。电凝和缝扎术操作简单,然术后仍与复发出血的可能,而胃的局部楔形切除和部分切除,不仅疗效可靠,并能获取完整的病理标本而利于最终确诊。在国内20世纪90年代报告的38例中,除4例内镜止血成功外,34例均行手术治疗(89.5％)。其中行胃切除有14例,病灶楔形切除有11例,血管缝扎有9例;其中1例缝扎术后再出血死亡,余33例获痊愈。提示含病灶的胃楔形切除和胃部分切除效果更为可靠。值得注意的是:在此34例中有7例是经历了两次手术始获确诊治愈的,再次手术率为20.6％,再手术的原因均与盲目剖腹探查,盲目胃大部切除和盲目的术式选择有关。因此,全面提高对本病的认识,仍是提高本病治疗效果的关键。

四、胃癌

胃癌是常见的恶性肿瘤,近年来其发病率虽有所下降,但其死亡率仍居前列。有关胃癌的基础理论和临床研究均取得了一定进展,但诊断治疗进展并不显著,主要表现在早期胃癌诊断率仍低,进展期胃癌预后较差,其主要原因在于诊断确定时多属晚期,如能在早期确定诊断,则一定能改善预后。

(一)致病因素

导致胃癌的因素很多,但就具体患者而言,不可能用单一原因加以解释。已有资料显示,社会经济状况、饮食因素、某些化学致癌物质、遗传因素等在胃癌的流行病学调查中构成重要因素。

1.幽门螺杆菌感染

近年发现,幽门螺杆菌不仅是慢性活动性胃炎的病原菌,是消化性溃疡和胃黏膜相关淋巴瘤的重要致病因子,而且还可能是胃癌的协同致癌因子。流行病学调查表明,胃癌发病率与当地HP感染率呈正相关。13个国家的3194例追踪性国际研究结果表明,HP感染者发生胃癌的危险性较非感染者高6倍以上。HP感染与肠型胃癌关系较为密切,从HP感染、慢性浅表性胃炎、慢性萎缩性胃炎、肠上皮化生及异型增生到肠型胃癌的演变过程已经明确,而弥散型胃癌则未见类同的前期变化。

一些研究提示感染HP可产生细胞毒相关蛋白抗原,使胃黏膜产生急、慢性炎症,黏膜上皮损伤,细胞增殖增加,胃液中抗坏血酸浓度降低,游离自由基增加。HP又具有强烈的尿素酶活性,胃液中氨浓度增高,动物实验提示氨与 N-亚硝基化合物为共同致癌原,亦为致癌的促进剂,长期感染可导致萎缩性胃炎,引起胃酸降低和细菌过度生长,某些微生物能代谢硝酸盐成为亚硝酸盐。综上所述,HP 感染可能协同致胃癌。

2.癌前期病变

对临床医生而言,需要对病因正确理解并用以指导实际工作的,是胃癌的癌前期病变和具体危险因素的胃良性慢性病变两点。例如胃息肉,在内窥镜普及后,胃息肉的诊断及治疗常是外科会诊的内容。胃息肉可为腺瘤性息肉即真性息肉或息肉样腺瘤,这是一种新生物,可发生癌变或已存在癌变而活检未发现。故应先作局部切除及病理学检查,若为良性腺瘤则局部切除已足够;如有部分癌变,若限于黏膜层且基底膜完好则属原位癌,分化良好者局部切除亦已足够,但需胃镜多次随访;如已侵入黏膜下层,则应视作进展期胃癌进行处理。显然胃息肉样腺瘤是一种癌前病变。相反,胃假性息肉是胃黏膜慢性炎症时炎性增生性息肉,它常与溃疡病和慢性胃炎并存,都发生在胃窦,并不是一种新生物。若局限多发病变可作胃部分切除术,单发息肉应该用胃镜摘除,其目的主要是确定假性抑真性息肉。术后都应作胃镜多次随访。胃假性息肉不属于癌前病变,是有危险性的胃良性慢性病变。

胃黏膜癌前病变广义而言指胃黏膜发生改变,具有较正常黏膜高的癌发生可能性,也就是所谓"高危人群"。它包括慢性萎缩性胃炎、慢性消化性溃疡、溃疡愈合后瘢痕、胃部分切除术后等;但是狭义而言是从组织学上看,指胃黏膜病变已逐步变为癌细胞。但即使是癌也是原位性并无浸润生长,故组织学上仍不完全符合浸润癌的标准。譬如细胞核与细胞浆体积比率增加,核多形性排列不整齐等。癌前病变的认识可从胃手术切除标本原发癌邻近的胃黏膜病变认知。把癌前病变和异型增生等同看待是不妥的。

慢性胃黏膜病变中以萎缩性胃炎为最常见,它是 60 岁以上人群难以避免的慢性胃黏膜变化。萎缩性胃炎的诊断随胃镜普及活检增多而增加。慢性萎缩性胃炎若同时伴有恶性贫血则胃癌发生率据说可增加 6 倍,但临床上两者并存少见。萎缩性胃炎伴有肠上皮化生时,引起患者的恐惧,甚至考虑手术治疗而至外科会诊。实际上是临床医师传给患者错误的信息所造成恐慌。

胃黏膜异型增生 WHO(1978)分为 3 度(轻、中、重),此 3 度与日本胃活检材料分组中Ⅱ组(良性变化轻度异型变化)、Ⅲ组(良性与恶性细胞皆有界线性损害)、Ⅳ组(已为癌细胞但组织学上不完全符合标准)是一致的。轻度异型增生是再生性和(或)增殖性质,完全可能回复正常,仅极少数有肠上皮化生者经一段时间后可能转变为中度和重度。中度异型增生最常见于胃黏膜宽底隆起病变,此种病变很长时间维持不变,故已不能逆转,管状腺瘤即属此。重度异型增生则是一种不稳定病变已属原位癌而组织学上尚不完全符合,因未见浸润生长存在。理论上重度异型增生与癌前病变是可以区分的,但实际上是重叠存在的。值得注意的是病理学诊断重度异型增生时,另一位病理学医师诊断为"早期癌"。内窥镜下凡隆起宽底病损组织学上多为肠型早期癌,而凹陷型者多数是弥散型。在早期胃癌周围黏膜多数可见异型增生和结肠型上皮化生。胃黏膜的萎缩和化生随着老年到来可变为广泛,结果是主细胞逐步大量减少,使胃蛋白酶原Ⅰ产生减少,使血中胃蛋白酶原Ⅰ水平降低(<20ng/L),故胃蛋白酶原Ⅰ降低是萎缩性胃炎的标志。结肠性肠上皮化生是属晚期化生,虽然 H.E 染色有时也能确定之,

但最好是用高铁双胺阿尔西蓝染色,结肠上皮化生处染色成深棕色,提示硫黏蛋白含量多。轻、中二级肠上皮化生仍不需手术治疗,应该定期胃镜随访,每次应多处活检观察组织学是否有逆转或进一步恶化,必须多处活检确定病变范围。胃上皮异型增生之前先有肠上皮化生,由此发展为胃癌后即称为 A 型;无肠上皮化,直接从胃上皮细胞发生异型增生转变为胃癌者为 B 型。相对而言早期病变 A 型预后较 B 型为好。

胃空肠吻合术后胃镜检查常有吻合口处不同程度的慢性胃黏膜炎性改变,有上皮化生甚至异型增生出现,故有潜在发生胃癌的危险性,如果发生称为残胃癌,大多在术后 10～20 年发生,也有报告为术后 10 年,最短发生为 7 年。迄今无论是 BⅠ 或 BⅡ 式术后或迷走神经干切断加胃窦切除术后都有发生残胃癌的报道。

众所周知,胃癌灶上有溃疡形成称为癌溃疡,而慢性胃溃疡基础上发生癌称为溃疡癌。慢性胃溃疡发生癌变的说法虽已见于教材并广为流传,但实际上是否存在溃疡癌变仍有争论,而且是长久未能得到解决的问题,故是否存在溃疡癌也成问题。临床医生无能力也无暇参加此种争论。值得注意的是胃癌的溃疡面在药物治疗下可能愈合或缩小,症状亦可暂时消失。

3.癌基因与抑癌基因

胃癌的发生和发展是多阶段、多步骤的过程,不同的基因可能在不同的阶段起作用,也可能通过对细胞凋亡调节的失衡而起作用。理化和生物致癌因素可导致细胞中的原癌基因激活,活化的原癌基因称为癌基因。活化方式主要有基因点突变、扩增、重排或外源性基因的插入等;另一类基因变异表现为基因缺失和点突变,这类基因称为肿瘤抑制基因或抑癌基因,其缺失或突变与肿瘤的发生和发展密切相关。

目前经常检测的癌基因有 MET、EGFR、ERBB2、RAS 及 AKT-2 等,抑癌基因有 P53、P16、RB、APC 和 NM23 等,其中 MET、RAS 基因的过量表达发生在癌变早期,MET、ERBB2、EGFR 和 AKT-2 基因扩增与肿瘤的快速生长有关,NM23 和 P16 基因缺失或表达水平降低与瘤细胞恶性表型有关,BCL-2 基因可以抑制细胞凋亡,BAX 基因则促进细胞凋亡,野生型 P53 可促进细胞凋亡,突变型 P53 可抑制野生型 P53,促进细胞增殖,抑制细胞凋亡。有研究表明,在胃癌病例中凡有 3 个以上基因变异者,大多为分化低、有淋巴结转移和恶性程度高。

(二)诊断

胃癌早期得到诊断并非易事。首先,早期胃癌多无症状,除胃窦部早期癌可以出现进食后上腹不适、饱胀或疼痛等非特异性症状外,其他部位胃癌临床上早期大多数可以是没有任何症状的或有不引起患者注意的症状。其次早期诊断唯有依靠胃镜检查获得早期诊断,而不是吞钡或其他影像学方法。但是即使有胃镜检查,提高早期诊断率也不是轻而易举的,检查医师能否警惕认识早期胃癌损害,是否对任何怀疑部位进行活体组织检查或常规固定部位多处取材活检,至关重要。有些内镜检查医生不能完全规范施行,因而常常延误诊断。应用电子胃镜检查有录像记录,如此则可复核录像,判断取材部位和方法是否合适。即便是进展期胃癌,临床症状多无特异性,需与胆、胰等疾病相鉴别。

临床外科医师如能经常与病理科医师一起共同对手术标本在固定前进行肉眼观察并取材,则临床医师就能熟悉肉眼病理学表现和组织学检查后结果,更不用说黏膜染色和注射病损部位使之隆起后,圈套式取材等活检方法的使用,对胃镜录像中病损的认识就能大大提高。总之,要达到早期诊断,临床医师应坚持"先检查,后处方"和胃病检查"首选胃镜"这二条原则。胃癌诊断大多先经内科和内窥镜医师之手,故早期诊断仍有赖于临床首诊医师对胃癌的高度警惕和患者自身对建议作胃镜检查的顺应性。延误胃癌早期诊断既有初诊医师问病发药或应因患者要求给药,没有作检查也没有确切诊断即有处方的临床错误,也有不理解早期病变内窥镜检查为首选的检查的原则。患者常常拒绝内窥镜检查是由于不理解这种检查的必要性和畏惧检查心理,也是临床医师对此态度不坚决的后果。目前胃镜检查设施皆已普及,但是内窥镜医师的培养和常规活检检查等原则远远落后于客观需要。

日本自 20 世纪 70 年代起手术切除病例中早期胃癌比例大幅度上升,这奠定了日本手术治疗胃癌 5 年生存率居世界领先地位。早期胃癌发现增多关键在于日本早已奉行"内窥镜优先"的诊断方针和例行任何可疑处黏膜活检。胃镜性能和内窥镜技术不断改善,在早期胃癌诊断上已完全取代放射学检查。

首先是胃镜活检方法的改进,原有活检方式取材太少太浅,不能满足需要。1983 年 Tada 和 Takemoto 创用圈套活检法,能一次取得 2~3mm 直径黏膜和黏膜下层组织块。先用盐水注射需要活检局部,使黏膜病损处局部突起,盐水应注射于黏膜下层,然后对此人工造成的突起用钢丝圈套器勒断,用夹钳取出。此法对早期胃癌突起型者能完整取下,而且对下凹型早期胃癌直径≤1cm 者亦能取下,Tada 报告 111 例仅 1 例发生出血。

直径较细的广角前视式高分辨清晰度良好的内窥镜已完全取代了旧式内窥镜。

为了诊断胃癌黏膜上微小病损,1966 年 Yamakawa 报告用美蓝染色黏膜诊断早期胃癌。活体染色法最早为 Schiller 用 Lugol 液染色子宫颈早期诊断宫颈癌,此法称 Schiller 试验。此法在 20 世纪 70 年代用于内窥镜诊断食管癌,并用以区分食管与胃交界;此后又有刚果红染色判断泌酸。内窥镜染色技术现在常用以辨认胃肠道小的病变。

1984 年出现电子内窥镜,它包括内窥镜、电视显像和录像,还有摄像系统、电脑等附件。它的最大进步是产生高质量图像,供多位观察者同时观看。电子内窥镜所得到的图像不再经光导纤维传输,而是用电子信号传输。经光导纤维传输的图像质量决定于光导纤维的直径和数目,而电子信号传输的图像光点最少 3 倍于光导纤维最大可能得到的图像光点,故得到高清晰度高质量图像。电子内窥镜图像可以用图像定量分析,并用光盘刻录。经显示器屏幕观察图像,也有利于诊断和治疗时术者和助手之间配合动作。

放射学检查胃癌中吞钡空气对比造影也有很多进步,虽然早期胃癌的阳性结果远比内窥镜为低,尤其是胃癌近端 1/3 区只有用内窥镜检查才能诊断;胃前壁病变漏诊率高达 39%,而且小于 1cm 直径病变则不能用此发现。

进展期胃癌诊断中利用超声内镜检查可以判断侵犯胃壁深度、局部淋巴结转移和邻近胆管、肝、肾和肾上腺等重要脏器的结构与胃癌的关系。在内窥镜头上装置有高频超声探头(7.5~10MHz),探头上附有水囊,充水后可检查食管和心脏。在胃腔充水后即可经内窥镜定位下作胃壁 B 超实时检查。正常胃壁自黏膜至浆膜可见到 5 层清晰结构,即黏膜浅表面、黏膜层、黏膜下层、肌层和浆膜层。超声内镜对鉴别胃癌与其他良性肿瘤是独一无二的。

(三)分期

胃癌的分期的目的与其他肿瘤一样是为了衡量病情的早晚,判断其预后,由此决定治疗方案。而且只有在统一的分期下易于比较不同地区和医院之间治疗的结果。因此分期极为重要，且疑难之处也在此。对胃癌做出正确科学的分期很困难，需要做大量细致的工作，这在多数医院很难做到。

胃癌临床病理分期主要有两大系统，即国际抗癌联盟（UICC）和美国分期和预后委员会（AJCC）TNM 分期和日本癌症研究会（JRSGC）的胃癌研究规约。二者均以原发肿瘤分期、淋巴结分期和远处转移分期为主要内容，最重要的区别在于二者对淋巴结分期方法。

相当长时期内判断胃癌预后强调病理形态学上分型，对浸润深度和局部淋巴结检查重视不够。根据日本胃癌研究会（JRSGC）15584 例胃癌和美国外科流行病学和结果规划 4785 例分析结果，表明影响最重要因素顺次为侵犯胃壁深度、局部淋巴结转移范围、Borrmann 分型、原发癌所在部位（顺次为胃窦、胃体和胃底贲门区），最后才是组织学特征，按预后好坏顺次为乳头状、分化良好、中度分化、未分化和"印戒"细胞癌。因此，除已有远处转移预后很坏外，侵犯胃壁深度和局部淋巴结转移范围是决定预后最重要的因素。但是迄今很多手术切除标本的病理学检查报告对极为重要的侵犯胃壁深度和局部淋巴结转移并无详细报告。这种几十年来一贯不变的根本原因在于临床外科没有对病理检查提出此种要求，而病理学医师并不了解现在胃癌临床上进步。胃癌如已侵犯胃壁全层并穿透浆膜面，此时术中肉眼可见癌灶。问题在于早期胃癌的诊断，即仅侵犯至黏膜下层而并未累及肌层，因为胃癌向深层侵犯并不一定是"齐头并进"的，应该对原发灶间隔多处切面先作肉眼观察，然后选择侵犯最深处作组织学切片检查，否则即使有病理学报告仍可有误。

病理学检查分期最大的困难在于局部淋巴结检查。所见论著报道皆有病例分期，但是都没有具体详细资料回答下列问题：手术标本上是否全数取下淋巴结？是否逐个多张切片检查？是否分组记录阳性淋巴结部位（即 N_1 为胃周边淋巴结；N_2 为胃左、右动脉、肝总动脉、腹腔动脉、脾动脉和脾门处淋巴结；N_3 为肝十二指肠韧带、肠系膜上血管、结肠中动脉和腹主动脉旁淋巴结），故大多数文章报告的分期并不可靠。一般是低估分期，像绝大多数欧美文献所见都是如此。触诊标本淋巴结变硬，无疑可能有转移，但也不尽然，也有可能多平面 6 张切片仍无转移；另一方面直径小于 5mm 淋巴结术中肉眼不易辨认，手感也如脂肪一样，也很多已有转移。此种小于 5mm 直径淋巴结转移可占全数转移淋巴结中 2/3。而且这种外观手感并无转移的细小淋巴结切片中可能整个淋巴结皆为癌细胞充盈。因此得出术中手感和肉眼判断是不可信的结论，尤其是判断局部淋巴结"无异常"时。

目前国际上也没有对胃癌淋巴结检查做出具体规定，像乳癌 UICC 规定局部淋巴结组织学检查不能少于 10 枚，否则即作为 PN_x 看待；每枚淋巴结需 3 张切片 H.E.染色。20 世纪 70 年代日本 Soga 认为每例切除标本的局部淋巴结最少为 30 枚，此后德国文献报告对非肿瘤腹部无手术史的尸体作规范性全胃"根治式"切除，所检得局部淋巴结数统计结果也认可 30 枚数目是"金标准"。至于每枚淋巴结在胃部标本中应做出几张切片检查则并无统一规定，在病理学文献中早就有规定判断淋巴结转移对肿大淋巴结应作取三等份剖面，每一剖面作 2 张切片检查，其阳性检出率高于 3 张切片和单张切片结果。医院科室与病理医师合作对 35 例胃癌手术的切除标本，经固定、脱脂后共取得局部淋巴结 2691 枚，平均每例 76.89±27.16 枚。每枚淋巴结若大于 5mm 则作以淋巴结门蒂部三剖面 6 张切片，若小于或等于 5mm 则作连续 6 张切片,然后 H.E 染色由资深病理学医师读片。结果进展期胃癌局部淋巴结转移率为 82.76%,转移淋巴结数最少为 2 枚(转移度 2.86%),最多为 73 枚(转移度 79.35%)。实际上病理学检查胃癌切除标本上局部淋巴结数目是对手术规范化的一个重要的质量控制指标,也是正确分期的一个质控指标。漏检原因主要是微转移灶,在 1 张切片中往往只有少许(<50 个)癌细胞,且分散分布。另一方面大量淋巴结切片检查由于疲劳而漏检的情况也难避免。相反免疫组化染色时癌细胞十分容易辨认,实际上都是年轻外科医师和技术员就能确定是否转移。这样大大减轻了病理检查中高年医师的工作量,使局部淋巴结检查工作得以继续下去。1995 年 Maehara 报告了胃癌局部淋巴结微转移的重要意义,对 34 例因胃癌复发死亡的早期胃癌病例复查局部淋巴结时发现,发生漏检的大多是微转移所致,原先对淋巴结仅作单张切片 H.E 染色是不可靠的。胃癌局部淋巴结微转移的提出是在 20 世纪 80 年代后期乳癌淋巴结转移中有微转移现象才引起注意的,90 年代初对乳癌淋巴结微转移的临床意义给予肯定,然后我们才将此方法移植到胃癌的淋巴转移上来。

胃癌局部淋巴结检查中另一个难题是分组。局部淋巴结分组中困难是在处理标本时,对 5 组与 12 组、6 组与 14、15 组、7 组与 9 组、8 组与 9 组、2 组与部分 16 组等分组在标本上不易区分。当这些包含在系膜中的局部淋巴结连同胃标本一并切下后,只有手术者在术后几小时内能在标本上辨认其分组解剖关系,如果术中不做出分组标记,即使是手术者也很难在标本固定后次日加以区分。而手术者历经几小时的淋巴结解剖手术后已经十分疲劳,难以继续在术后及时对未固定标本作分组工作,而其他医师即使是第一助手也难以胜任对某些部位的分组。以肝十二指肠韧带肝固有动脉、门静脉和胆总管处淋巴结解剖为例,右侧部分腹膜和淋巴结连同十二指肠球部和 13 组切除,其内侧部分又连成一片与胃切下。又例如幽门下 6 组,它与肠系膜上血管旁淋巴结在解剖切除前很易区分,但连同 14、15 组一起解剖分离后在切除的胃标本上就很难区分了。此种分组上容易产生的错误,带来的是分期上的错误。另一方面日本的分组方法是否合理也引起疑虑。例如胃窦癌,胃周淋巴结 5 组与肝固有动脉周围 12 组是连成一片的,而前者属 N_1,后者属 N_3。当肝固有动脉分左、右肝动脉较早时,即肝固有动脉很短就迅速分左、右肝动脉,5 组与 12 组有些淋巴结是紧密相连的,因而此种情况下把 12 组计入 N_3 是不合理的。在局部淋巴结分组上 UICC 早就提出距离原发灶边缘 3cm 之内和 >3cm 的淋巴结来分组,而日本文献并未强调此点。此 3cm 数字距离是否有科学性都值得进一步研究。有鉴于此,许多学者尝试把阳性淋巴结总数目作为有局部淋巴结转移病例最重要的预后指标。显然这是受到结、直肠癌局部淋巴结转移数目≥4 枚时其预后与已有远处转移相似这一事实的影响;此外乳癌局部淋巴结的转移数目也直接与生存率呈显著相关事实都启发了对胃癌的局部淋巴结转移似乎应该从淋巴结的转移数量来分期。UICC/AJCC 公布的第 5 版 TNM 分期方案主要对淋巴结分期做出重大改变,即从距离改为淋巴结转移数目定量,规定 1~6 枚转移为 N_1,7~15 枚为 N_2,超过 15 枚为 N_3。这种淋巴结分期方法得到了众多学者赞同,认为优于日本的淋巴结分期方法。实际上这种分期方法也有缺点,未规定淋巴结检查总数和每枚淋巴结切片数的要求。如果只检查 5 枚淋巴结就不可能有 N_2、N_3 分期病例;如果对淋巴结作单张切片就有可能漏检而使分期发生错误。在取得一定数目的局部淋巴结(如每例最少为 30 枚)后,必需逐枚切片免疫组化染色检查,计算阳性淋巴结总数和转移度。因为即使在日本如

1990 的 Okusa 报告 433 例术后标本淋巴结总数检查总数仅 23.4 枚/例,显然是总数不够。淋巴结分期必需大量规范化胃癌切除手术病例和规范化取材作组织学检查后才能做到,并在长期完整随访后才能得出结论。为此需要很多医院参加研究才能完成,像日本、德国和丹麦都有全国性规划。另外,由于淋巴结总数不同,相同转移淋巴结数目患者的预后也是不一样的。因此,在量化分析的基础上,引入相对数指标——淋巴结转移度(阳性淋巴结/淋巴结总数,以百分数表示)作为淋巴结分期标准是必要的。

学者对有完整淋巴结病理学检查资料的 78 例胃癌患者的生存率进行了分析,共切除淋巴结 5388 枚,平均每例取得淋巴结 69.08 ± 26.66 枚($X \pm SE$),最少 30 枚,最多 157 枚。多变量逐步回归分析显示,不考虑淋巴结转移度时,浸润深度与淋巴结转移数目进入回归模型,是影响预后的主要因素,阳性淋巴结每增加一枚,其肿瘤相关死亡风险为原来的 1.04 倍,说明它不能反映风险增加的程度;不考虑淋巴结转移数目时,浸润深度与淋巴结转移度进入回归模型,皆是影响预后的主要因素,其中淋巴结转移度每增加 10%,肿瘤相关死亡风险为原来的 28.57 倍,说明它能反映风险增加的程度;若淋巴结转移数目、淋巴结转移度均考虑在内,则浸润深度、淋巴结转移度可进入回归模型,是影响预后的主要因素,而淋巴结转移数目不能进入回归模型。以上说明淋巴结转移度在判断预后方面优于淋巴结数目。这项研究结果表明,与生存率相对应的淋巴结分期为,NO 无淋巴结转移,$0 < N_1 \leqslant 10\%$,$10\% < N_2 \leqslant 25\%$,$N_3 > 25\%$。

胃癌局部淋巴结的跳跃指 N_1 全数、逐个、多张切片检查无转移,而 N_2 有转移;或 N_1、N_3 有转移而 N_2 规范化详细病理学检查未见转移。因此要确认跳跃转移也并非易事。跳跃转移是存在的,但发生率低。如跳跃转移为常见,则将根本上动摇胃癌 R_0、R_1 切除的定义,并对某些病例 D_2 手术是否存在 R_0 切除可能性提出疑问。国内外报道都有胃癌淋巴结跳跃转移的发生率,但大多数没有详细的病理学检查的资料,如淋巴结检查总数和分组数,是否逐个多张切片检查和染色方法等,因此不一定可靠。

胃癌的远处转移术前也常忽视,这并非指 CT 或 MIR 未能发现的肝细小转移灶或骨髓穿刺才能发现的亚临床转移癌细胞,是指常忽视的锁骨上淋巴结转移和腹膜陶氏腔转移。锁骨上肿大且有质地异常手感的淋巴结,术前活检常能得到阳性结果,但未有肿大和手感正常的锁骨上淋巴结或活检 HE 染色阴性病例却可能有此处淋巴结微转移可能,淋巴结微转移时不一定肿大,且目前能普遍应用的只有细胞角蛋白免疫组化染色才易发现。术前如能证实锁骨上淋巴结有微转移的临床意义就是远处转移,也意味着为 N_3 病例。有的病例在术前已能从肛门指检中得到陶氏腔腹膜有转移结果,但是相当多数病例仅在手术探查时才发现该处腹膜肥厚粗糙有细小转移颗粒。手术时如果原发肿瘤已穿透腹膜,在切口限制下任凭摸诊而不用肉眼观察也常常忽视陶氏腔腹膜转移的存在。因此术中用硬质乙状结肠镜放至陶氏腔,直接用长杆活检钳取材活检常能发现手感为"正常"的陶氏腔腹膜已有转移。盆腔腹膜有转移与腹腔清洗液细胞检查找到癌细胞的临床意义不同之处为前者已属远处转移存在而后者则否。另一方面腹膜转移灶是组织切片而腹腔洗液是细胞学检查,后者需要细胞学诊断有经验的医师才较可靠做出诊断。

(四)胃癌的规范化切除手术

1.概念

现在用规范化切除一词而不用根治性切除的理由是因为"根治"仅是人们的愿望,手术能否根治的关键仍在病理分期和手术质量,晚期病例根治性手术不能根本上改变预后。故现在用 D_1、D_2、D_3（D 代表解剖,dissection）切除表示手术切除 N_1、N_2、N_3 范围,原先用 R_1、R_2、R_3,此处 R 意为"根治",是 Radical 简写,表示手术根治性及其程度。从字面理解,既然为"根治"就不应该有程度差别。总之是废弃了一个不合理的名词,但手术解剖局部淋巴结范围仍是一样的。其根本原因是有 N_3 转移已属远期转移,手术不能根本上改变预后。胃癌手术治疗预后差的一个原因是对能手术切除病例施行的切除手术不规范,应该达到 R_0 切除的病例并没有施行 R_0 切除手术。所谓 R_0 切除是指无远处转移病例作规范性胃部分或全胃切除,伴同其系膜、局部淋巴结一并切除,不但手术中无肉眼可见残留病变,而且要得到病理组织学检查的确认。R_1 切除是指手术结束时肉眼观察无癌灶残留,但病理组织学检查发现标本边缘有癌组织。R_2 切除是指手术结束时肉眼即有癌灶残留可见。病理组织学检查认可应包括标本断端固定后 5mm 范围纵行取材切片组织学检查无癌细胞;局部淋巴结全数、分组取下,全数逐个对淋巴结片检查,若作 D_1 切除（指 N_1 淋巴结）而 N_1 已有转移,则不能认为是 R_0 切除,若作 D_2 切除（指 N_1、N_2 切除）,且 N_2 全数逐个检查完全无转移,此时才确认为 R_0 切除。同样即使作 D_3 切除后,N_3 已证实有转移,则可认为已有远处转移,虽然作 D_3 切除仍不能认为是 R_0 切除,此种病例应属 R_1 切除,即组织学检查有残余可能。

当原发灶已侵及浆膜层或 N_3 已有转移或局部淋巴结转移度已＞20％的晚期病例,手术后即使辅加化疗,也仅少数有 5 年生存机会。联想到乳癌根治术的命运,有腋淋巴结转移时就意味着大多数病例已有远处转移,而且即使无腋淋巴结转移乳癌病例也已有相当部分病例死于远处转移。因此临床上能发现的乳癌实际上多数已是一个全身性疾病了,手术所起的治疗作用日趋变小。胃癌手术治疗的将来如何尚在未卜。无论如何胃癌在切除胃或全胃同时应该切除其局部淋巴结,在早期胃癌有 N_1 转移时,作 D_2 切除则 5 年生存率可＞90％。这是与未作局部淋巴结一并切除病例相比而言。据 JRSGC 统计比较自 1963—1966 年、1967—1973年、1974—1978 年、1979—1987 年各个阶段的手术治疗共 48513 例结果,结论是 5 年生存率逐步提高,不单是发现病例分期逐步提早,而且也是由于手术扩大切除淋巴结范围所致。能切除病例 5 年生存率自 41.6％升至 71.3％;Ⅱ、Ⅲ 期也有改善,但 Ⅳ 期病例反而自 26.1％降至18.9％。从该报告可见在 25 年中全胃切除术应用更为广泛,自 16.4％升至 27.7％,虽然早期胃癌病例自 14.6％升至 47.5％,早期胃癌中也有需要全胃切除的;在此期中 D_2D_3 普及占手术病例也自 57.8％升至 87.2％,同时其总 5 年生存率也自 64.2％升至 87.2％。上世纪初德国的统计报告其 5 年生存率比日本低 20％～30％。按日本 Maruyama 意见存在这种差别根本原因是日本的手术范围较广泛,因而得到正确的病理分期,而欧洲方面由于技术上原因,并未做到 D_2D_3 切除,局部淋巴结切除和检查不足,因而低估分期。曾有认为此系种族差异所致,为此有学者统计分析了当年在夏威夷的美籍日本人胃癌手术疗效,资料表明,这些美籍日本人的5 年生存率远比在日本本土者为低而与欧洲相似,由此反驳欧美外科医师认为是种族差异造成疗效不同。欧洲回顾性统计 91 个医疗中心。1974—1988 年资料信访结果有 40％无局部淋巴结解剖记录;83％医院对近端 213 区胃癌作全胃切除术,且有 69％作脾和部分胰切除手术,但主动脉旁淋巴结从未解剖。统计结果结论是欧洲从未像日本那样普遍施行系统性局部淋巴结切除术,故其预后远远低于日本结果,有淋巴结转移者 5 年生存率仅 12％。但是 1993 年慕尼黑技术大学外科医院报告中可见胃癌切除的局部淋巴结总数已超过 40 枚/例,伴同脾胰切除者达 55.7 枚/例,转移度为 0.14～0.44,但大多数病例＜0.20。全德胃癌研究综合资料切除淋巴结总数亦超过 30 枚/例,但最高仅为 49 枚/例。转移度 0.20～0.35。说明欧洲也开始步日本之后赶上。20 世纪 90 年代中期以后,欧美对于适当扩大手术范围能够提高疗效已不再心存疑虑,随之获得了更好的手术疗效,欧美学者近年来总结道:西方应学习东方在胃癌外科方面的经验,包括高危患者筛查、仔细的局部淋巴结解剖和详尽的病理学分期。

应该指出系统性局部淋巴结切除之后,是否能对全数淋巴结逐个检查,并多张切片组织学检查,这又是一个不亚于手术的困难工作。

2.切除范围的选择

将胃大、小弯等分为三段,由此得到贲门区(C 区)、胃体区(M 区)和窦区(A 区)。此种 JRSGC 分区简单易行。原发灶仅限于 A 区者作远端胃部分切除术,C 区才作近端胃部分切除术,位于 M 区者作全胃切除术。这是指侵及肌层的进展期胃癌,早期胃癌在 M 区是否按此手术则有分歧。但原位癌在 M 区肯定不需全胃切除术;侵及黏膜下层如有 EUS(内窥镜超声检查)证据则可考虑远端胃部分切除术,但一般仍应作全胃切除术,因为胃切除多少尚属次要,主要是局部淋巴结切除。胃癌作部分切除术后残端可见癌细胞浸润者高达 20％,这是胃部分切除不够所致,也与有些胃癌呈弥散性生长有关,如 Borrmann Ⅳ型皮革胃。因而国内有报告中认为胃切断线应距瘤体 7cm 为妥。实际上如为“皮革胃”,无例外地应作全胃切除术;胃窦癌一旦侵及体部也应作全胃切除术,胃部分切除与全胃切除的差别并不单单是胃部分切除或全胃的不同。更主要的是局部淋巴结切除范围不同,对胃的局部淋巴结切除无实践经验的医师往往对距离病灶多少较重视。由于胃癌切除胃体不足而残余癌应称为胃残癌,用以与残胃癌相区别。

医师对全胃和近端胃部分切除时,以前常规切除左半胰并连同脾脏,目的是能完整地去除 10 组和 11 组,持否定态度理由有:①切除左半胰后胰瘘和局部相关合并症增加,这主要见于欧美文献中;②脾切除影响机体免疫功能;③左半胰切除后糖尿病发生可能增加。20 世纪 90 年代后期开始,我们对没有胰腺本身侵犯的病例仅切除脾脏,保留胰腺,但切除脾脏连同脾动脉全长去除保留胰段脾静脉,10、11 组淋巴结清除数目上无显著差别。因胰腺供血良好,有胰腺内伴随胰管横行动脉供血,切除脾动脉并无缺血之虞。

小网膜囊切除方面,全胃切除时应该完整切除,包括横结肠系膜的小网囊面、胰腺表面腹膜和肝总动脉与肝之间的后腹膜。但远端胃部分切除时则左半胰和左半横结肠系膜前面腹膜就未加切除,此时并非完全切除小网膜囊。

当原发灶与肝左叶、胰体尾部、横结肠和(或)其系膜粘连,无论是炎性粘连抑癌性浸润应联同切除。此种联合脏器的切除不能误认为是“治愈性”或 D_2、D_3 切除。D_2、D_3 切除是指 N_2、N_3 的局部淋巴结切除,由于其需要故联同左半胰和脾切除,但此种脏器同切除与原发灶粘连而联同切除脏器性质不同。

在多数医院术后淋巴结分期病理学检查工作不易进行,因而唯有根据原发灶浸润深度和有否锁骨上淋巴结、陶氏腔腹膜活检来判断有无远处转移。D_3 切除比 D_2 切除范围明显为广,N_3 转移即使作 D_3 切除亦不能显著改善预后,故在多数医院胃癌的手术治疗应选择 D_2 切除,早期和进展期皆是如此。

胃窦癌作远端胃部分切除(D_2)时切除 N_1N_2 组有 1、3、4b、c、5、6、7、8、9 组，D_3（N_3）切除时应增加 12、13、14、15 组。C 区癌近端切除（D_3）应包括 1、2、3（近端 2/3）、4a.b、7、8、9、10、11 组，D_3 切除时应增加 16 组、111 组。M 区全胃切除术（D_2）包括 1、2、3、4、5、6、7、8、9、10、11 组，D_3 切除应增加 12、13、14、15、16、111 组。

3.切除手术的关键

D_2、D_3 切除术是上腹部大手术，手术者必需有良好局部解剖知识和熟练的手术技巧，此外应熟悉病理学的肉眼观察表现。此种手术关键在于手术野暴露良好，要达到此点手术体位是关键所在。患者取仰卧位，利用腰桥和床面使其以剑突为中心的上腹部向腹侧凸起，手术床再取头高足低位 15°。取正中纵行自剑突至脐下 5cm 切口，切口长以良好暴露为度，切忌任意横向延长。故体位和正中长切口是良好暴露的关键，可使食管裂孔、腹腔动脉区、左侧肾上腺和肝十二肠韧带距腹壁切口距离较仰平卧位变浅 5～7cm。置于头侧的龙门式拉钩将两侧肋弓或剑突处用铁链拉钩拉开虽能使食管贲门部获得较好显露，但术后疼痛明显加剧，故不少人不赞成使用。以剑突为中心反弓式体位不能单凭"腰桥"抬起，必须把手术床以剑突和腰桥为中心，头、尾两侧稍低，然后整个手术床取头高足低位 10～15° 倾斜。此手术的另一关键是"精细解剖法"。即在解剖裸露肝十二指肠韧带的胆总管、肝固有动脉和门静脉时或腹腔动脉、肝总动脉、肠系膜上血管和结扎切断胃十二指肠动脉于其起点时，应采用神经外科常用的尖头平镊、神经剥离子和尖刀作锐性精细解剖.切开解剖动脉外层交感神经淋巴板层组织，顺血管纵向分开两片连同胃切除。此种精细耐心的锐性解剖是此手术的另一关键。显然必需熟悉腹腔动脉、肝固有动脉和其分支的各种"变异"，也是使手术时间延长的主要原因。

4.规范化手术的标志

规范化手术记录不在于写 D_2 或 D_3 手术结论，而是根据以下几点：

(1)结扎支配胃的动脉和静脉应在动脉的起点和静脉的终点。胃左动脉、脾动脉应结扎于其起点，就必需解剖暴露腹腔动脉及其分支；胃右动脉结扎于其起点就必需暴露肝总、肝固有动脉，结扎胃十二指肠于其起点切断，仅保留肝动脉血供，胃右、十二指肠上动脉等分支皆在肝动脉处结扎。为了胃右动脉确切在起点结扎离断，如果不结扎胃十二指肠动脉、十二指肠上动脉是不可能完整切除幽门上区局部淋巴结的，而且费时更多，因为解剖"变异"为常见。胃网膜右动脉亦应结扎于其起点胃十二指肠动脉上，虽然该动脉已经在起点结扎，但是只有这样才能清除幽门下区淋巴结。胃网膜左动脉在近端胃和全胃切除时不需结扎，因为已连同脾和左半胰一并切除，除非要保留脾脏。胃左静脉大多终至于胰体背侧脾静脉汇入门脉处，脾静脉在脾动脉处水平结扎。门脉离胰头颈部进入肝十二指肠韧带后，表面有几支细小静脉支应于结扎，很难确定是胃右静脉抑十二指肠上静脉，也不需去确定，只是结扎裸露门脉即可。

(2)规范化手术另一重要标志是裸露血管和其他器官及组织。它包括裸露"三管"，即胆总管、肝固有动脉和门脉，肝总动脉需保留故也应裸露；胰头颈部壁层腹膜应伴同血管淋巴结组织切除，且连同胃一起，以裸露颗粒状胰组织为标志，还有其附近的肠系膜上血管、结肠中血管（D_2 术）；食管裂孔和膈脚表面腹膜应连同胃切除，裸露有光泽的膈脚筋膜和有肌肉纵行纤维膈脚,在远端胃部分切除术时自食管末端起顺胃小弯直至断胃处的胃小弯纵行肌纤维应裸露,否则何能清除 1、3 组;小网膜囊全切除是在全胃手术中施行,裸露切除肝总动脉、腹主动脉、Winslow 孔和肝尾叶之间小网膜囊背侧后腹膜区,连同胃切除,横结肠系膜的网膜囊面也应连同大网膜胃体切除,并裸露结肠中动脉至其起点。切断脾肾和结肠脾曲腹膜翻起脾和左半胰,再结扎切断肠系膜下静脉,裸露左肾 Gerota 筋膜及其头侧左肾上腺。此处在肾上腺表面有一些血管伴随 16 组淋巴结应一并去除,裸露左肾上腺,顺此层次直至腹主动脉和腹腔动脉,并显露之;在腹腔动脉下方即为肠系膜上动脉应解剖显露,去除附于动脉上淋巴结神经组织。如果不解剖显露这些部位,如何能作 D_3 切除?因此结扎离断动脉的解剖部位和裸露一些必需保留的血管和脏器是判断规范化手术的标志。应该指出胃体癌和胃底癌距腹腔动脉、肠系膜上动脉发出处、左肾上腺腹侧皆可能十分接近,而这些部位淋巴结多数皆属 N_3,但在 3cm 范围内显然此种分组可能是不合理的。从切除标本上看,从上述 N_3 组织都附连于胃小弯上,因此只有手术者在未固定标本时才明白这是属主动脉而来自 N_3,而病理医师是无法想象揣测的。同时也反映 JRSGC 此种分组的缺点,主要是没有考虑到淋巴结引流途径距离来设计胃癌的淋巴结引流,仅考虑正常的胃淋巴引流。

5.重建方式

需要讨论重建方式仅是全胃切除术后病例。远端胃部分切除术和近端胃部分切除术后,前者用 BⅡ式吻合,后者用食管胃再吻合术。值得注意的是近端胃部分切除术后,常规做幽门成形术利于胃排空。胃癌手术应该切断迷走神经干,充分游离下段食管并拖向腹腔,以利于切断足够长度食管和"留有余地"以供吻合。因此幽门成形术是必须附加的,否则虽然仅有 1/4 病例发生胃排空障碍,但这足以使患者饱受其苦,而且使反流性食管炎的发生也增加。全胃切除术后我们一直采用 Roux-en-Y 术式原因是最简易迅速,患者已经历 4 小时冗长的解剖手术,故尽量采用最简单方式重建,而且这是大多数日本医院常用式式。近 10 年来不断有报告采用空肠间置 P 型吻合方式。国外文献有营养状况监测,同位素标记食糜排空监测记录,并与 Roux-en-Y 术式进行对比的报告。但结果意见并不统一,有认为 P 型吻合空肠间置可改善食物滞留时间和营养状况,但也有对比研究在营养状况上并无差别。未采用 P 型空肠间置方式原因有十二指肠球部已完全切除,因此有时可能需要作空肠端十二指肠降部侧吻合,费时太多,且是否有肯定效果尚存疑问。

食管空肠采用端侧吻合,首先将食管与两侧膈脚固定防止回缩产生张力,然后封闭空肠端,距断端 8cm 处空肠距离系膜 2cm 处(不在系膜对应缘)切开作口以备吻合,先作黏膜下止血后再将空肠袢上提至食管,将上提的空肠曲横形固定于膈脚上左右各两针。作食管空肠吻合,为单层较稀疏缝合,食管为全层,空肠为浆肌层(黏膜不应缝入),进针距切缘 8mm。吻合完成后,可见吻合口后壁有健康空肠壁作衬,而非裸露,再反转空肠端覆盖于吻合口腹侧并固定之。此种吻合口前后左右皆有健康血供良好空肠有浆膜的全层肠壁覆盖,这是防止吻合口瘘最简单可靠方法。

第六节 阑尾疾病

一、急性阑尾炎

据文献报告,约有7％的人在一生中可能患阑尾炎。急性阑尾炎在世界各地都是最常见的腹部急诊手术,在美国,每年大约有20万例因急性阑尾炎而施行阑尾切除手术。该手术首次报道见于1554年,由法国医生 Fernel 完成,距今已有400多年。但直到1886年,Fitz 对本病的临床表现和病理特点做了详尽的描述并正式定名为急性阑尾炎,提倡行阑尾切除术治疗本病,并认为最好的时机是在阑尾穿孔前。此后,这一理念迅速被外科医生们接受。1889年,McBurney 根据阑尾根部的位置定出其腹壁投影区(McBurney 压痛点)作为诊断阑尾炎的依据。使阑尾炎的临床诊断、治疗技术逐渐规范化,诊治水平不断提高。目前,在和平地区,几乎所有患者的急性阑尾炎都能得到早期诊断和及时治疗,因延误诊断而导致阑尾穿孔或患者死亡的情况已十分罕见。据国内统计,急性阑尾炎约占普通外科住院患者的10％～15％。但是,随着阑尾切除手术技术在外科医生中的不断普及与熟练,出现了另外一种情况,即阑尾炎的误诊、误治率上升。由于阑尾炎症状和体征的差异较大,而右下腹痛的患者中阑尾炎的概率又较高,因此,在阑尾切除术中出现了一定比例的误切除率(所切的阑尾未见炎症)。这种情况在儿童和妇女中较多见。容易混淆的疾病主要是肠系膜淋巴结炎和妇科附件炎。

(一)病因

阑尾黏膜下层淋巴滤泡的增生和粪石堵塞阑尾腔是造成急性阑尾炎的主要原因,前者约占60％,主要见于青少年;后者约占35％,多发生于成年人。其他因素,如阑尾管腔狭窄、各种阑尾或盲肠的肿瘤、特发性溃疡性结肠炎及憩室、克罗恩病、肠寄生虫、异物、纤维条索的压迫等也可引起阑尾腔阻塞。

阑尾腔阻塞后,黏膜仍继续分泌黏液,使阑尾腔内的压力不断增加、阑尾腔内细菌大量繁殖,致病菌多为肠道内的各种革兰阴性杆菌和厌氧菌。细菌分泌的内毒素和外毒素,能破坏黏膜上皮,引起炎症、溃疡,阑尾腔肿胀、积脓、扩张。随后细菌穿过黏膜,进入肌层,导致阑尾炎症。随着炎症过程的进展,阑尾壁的压力进一步增加,可压迫到阑尾的血管,引起阑尾壁缺血、坏死和穿孔,通常发生在炎症后24小时内。

(二)病理

1.病理改变

(1)急性单纯性阑尾炎:为阑尾炎的早期或轻度阶段。病变多见于阑尾黏膜及黏膜下层,阑尾轻度肿胀,浆膜面充血,失去正常光泽。镜下,黏膜层可见浅表小出血点或溃疡,中性粒细胞浸润和纤维素渗出,黏膜下各层均有炎性水肿。

(2)急性化脓性阑尾炎:是单纯性阑尾炎继续进展的阶段。此时,阑尾显著肿胀,浆膜高度充血,表面可见多量纤维素或脓性渗出物。镜下,可见炎性病变呈扇面形,由黏膜层向深层扩延,直达肌层及浆膜层。阑尾壁各层皆被大量中性粒细胞弥散性浸润,并有炎性水肿、纤维素渗出和小脓肿形成。阑尾浆膜面为渗出的纤维素和中性粒细胞组成的薄膜所覆盖,并伴有阑尾周围炎及局限性腹膜炎表现。

(3)急性坏疽性阑尾炎:是急性阑尾炎病程发展的严重阶段。此时阑尾因血运障碍或完全阻断而致阑尾坏疽、穿孔,外观呈暗红色或黑色。镜下见阑尾壁全层出现坏死或穿孔,常引起阑尾周围脓肿或弥散性腹膜炎。

2.急性阑尾炎的转归

①炎症消退:单纯性阑尾炎经过抗生素治疗后炎症消退或转成慢性阑尾炎。②炎症局限:化脓、坏疽或穿孔性阑尾炎被大网膜包裹粘连,炎症局限,形成阑尾周围包块或脓肿。③炎症扩散:阑尾炎症加重,大网膜没能完全包裹,使得炎症扩散,形成弥散性腹膜炎。

(三)临床表现

1.症状

(1)腹痛:是急性阑尾炎最常见的症状,绝大多数的急性阑尾炎患者因腹痛而就医。转移性右下腹痛是急性阑尾炎典型的腹痛表现,约占急性阑尾炎患者的 $70\% \sim 80\%$。在炎症早期,患者首先出现位置不确定的上腹部或脐周疼痛,疼痛为发作性隐痛,随病情进展,约 $6 \sim 12$ 小时后转移到右下腹,疼痛局限,走路或者咳嗽时疼痛加重。由于阑尾的内脏神经支配来自脊髓的胸 $8 \sim 9$ 节,也可为胸 $7 \sim 8$ 节或胸 $9 \sim 10$ 节,其体表的相应部位是上腹部或脐部周围。阑尾炎发病初期,主要病理变化是阑尾腔内梗阻、扩张,炎症限于阑尾壁内,腹痛属于内脏神经支配的内脏痛。随着阑尾炎症的加重,病变累及阑尾浆膜和壁层腹膜,此时,通过躯体神经反射,引起定位准确的右下腹疼痛。不同类型的阑尾炎,腹痛也有差异,急性单纯性阑尾炎表现为轻度隐痛;急性化脓性阑尾炎呈阵发性胀痛和剧烈腹痛;急性坏疽性阑尾炎呈持续性剧烈腹痛;阑尾穿孔后腹痛可暂时减轻,但患者的全身症状不减轻,伴随腹膜炎的加重,腹痛又会持续加剧。腹痛的程度也因人而异,老年人的痛觉反应迟钝,有时阑尾病变相当严重,但疼痛可不明显。慢性阑尾炎急性发作时,无明显的转移性右下腹痛。如果阑尾解剖位置异常,也会出现一些腹痛部位及性质的特殊情况,如盲肠后位阑尾炎时,有的患者感觉疼痛放射到右腰部;肝下区阑尾或者阑尾过长者,疼痛能转移至右上腹部;盆腔位阑尾炎时,腹痛会转移至耻骨上区,极少数阑尾炎呈左下腹疼痛。此外,由于阑尾和睾丸的神经支配均可来自胸 10 节,阑尾炎患者也可以出现睾丸疼痛。

(2)胃肠道症状:阑尾炎发病的早期,患者常伴有厌食、恶心,偶尔出现呕吐,呕吐一般发生在疼痛后几个小时,如果呕吐发生在疼痛之前,阑尾炎的诊断一般不宜考虑。少见的症状是腹泻,通常为 $1 \sim 2$ 次,为内脏疼痛反射引起,多数发生在阑尾炎的初期,如果出现持续性腹泻,可能是病毒或细菌感染引起。阑尾炎的后期,盆腔阑尾的炎性刺激直肠,可以出现持续腹泻,弥散性腹膜炎时可出现麻痹性肠梗阻,则表现为腹胀、排气减少。

(3)全身症状:发热是阑尾炎的后期表现,急性单纯性阑尾炎,体温一般在 $37.5 \sim 38℃$ 左右。阑尾化脓体温可达 $39℃$,阑尾穿孔后,体温甚至高达 $40℃$。如果发生门静脉炎时可出现寒战、高热、轻-中度黄疸。老年患者的反应性差,体温可不升高。但小儿急性阑尾炎时体温多在 $38℃$ 以上。

2.体征

(1)腹部体征

①压痛:典型的压痛点位于右下腹的 McBurney 点(在右髂前上棘和脐连线之间的中外 1/3 处)和 Lanz 点(左、右髂前上棘连线的右 1/3 交界点),这是急性阑尾炎常见的体征。当患者自诉上腹或脐周围疼痛时,压痛点在右下腹,有重要的诊断价值,压痛点和压痛程度与阑尾的位置和炎症的程度有关。但是,在阑尾炎的早期,阑尾浆膜面的炎症较轻,对壁层腹膜的刺激较轻或者肥胖患者过厚的脂肪垫都可能使压痛不明显,当阑尾炎症加重,压痛的范围会扩大,当阑尾穿孔时,可以引起局限性至弥散性腹膜炎,全腹压痛,仔细检查时,仍然以右下腹阑尾所在的位置压痛最明显。老年人压痛反应较轻。盲肠后位患者的压痛点常位置偏侧腹部。儿童和肥胖患者的压痛点定位多较困难。

②反跳痛(Blumberg 征)和肌紧张:按压患者的右下腹,可触到压痛及腹肌紧张,抬手后,疼痛再次加重,这是壁层腹膜受到炎症刺激后,产生疼痛,通过内脏腹壁反射引起的右下腹的肌紧张。炎症的初期,可能只有压痛,没有明显的肌紧张。肥胖患者、老年、小儿、多产妇,腹膜刺激征象可能不明显;阑尾穿孔,弥散性腹膜炎时,可同时出现肠鸣音减弱,甚至肠鸣音消失。

③右下腹包块:阑尾周围炎性包块或脓肿形成后,在右下腹可以触及包块,边界不清,包块与周围组织固定,按压时疼痛明显。

(2)几种特殊的检查

①结肠充气试验(Rovsing 征):急性阑尾炎时,按压患者左下腹,结肠内气体可经过横结肠传至盲肠和阑尾,出现右下腹疼痛。

②腰大肌试验(psoas 征):患者左侧卧位,右下肢被动过伸时,右下腹疼痛或疼痛加剧,为盲肠后位阑尾的炎症刺激腰大肌的结果。

③闭孔内肌试验(obturator 征):患者平卧位,右下肢被动屈髋屈膝 90°,内旋髋关节时出现右下腹疼痛,提示为盆腔位炎症的阑尾刺激闭孔内肌所致。

④皮肤感觉异常:阑尾穿孔前,用针头轻刮患者的右侧腹部皮肤时,有时可以发现胸 10~12 神经支配的右下腹区域感觉异常,有助于急性阑尾炎的诊断。

⑤直肠指诊:阑尾位于盆腔时,直肠右前壁可有触痛,在女性,有时可能是唯一的体征,盆腔炎症时,指诊也可阳性,须注意鉴别,阑尾脓肿形成后可触及包块。

⑥摇动试验:患者平卧,握住患者的双侧髂嵴,左右方向摇动骨盆,如果存在局限性腹膜炎,患者会感觉到右下腹阑尾区域的疼痛感。

3.辅助检查

(1)化验检查:大多数急性阑尾炎患者白细胞计数和中性粒细胞比例增高,平均白细胞计数在 $(11\sim17)\times10^9/L$ 左右,白细胞计数超过 $20\times10^9/L$,应该考虑阑尾穿孔或其他疾病的可能。也有 10% 左右的患者白细胞计数在 $10\times10^9/L$ 以下,中性粒细胞的比例在正常以下;感染 HIV 的阑尾炎患者,白细胞计数通常在正常范围。盲肠后或盆腔的阑尾邻近输尿管和膀胱时,尿内可出现少量白细胞和红细胞。如果出现明显血尿,须进一步检查,排除泌尿系统疾病。在生育期女性,应检查血清 HCG 除外异位妊娠。

（2）影像学检查

①X线检查:腹部 X 线平片可以发现大约 10% 的急性阑尾炎患者,在阑尾区域显示粪石影,有时可见右下腹局限性液气平面和软组织影,阑尾炎穿孔很少见到腹腔内游离气体,腹部 X 线检查在急性阑尾炎的诊断没有特异性。急性阑尾炎时,稀钡剂灌肠显示阑尾不充钡,盲肠下内侧无钡剂存留,当钡剂完全充盈阑尾时,可排除阑尾炎诊断。

②B 超和 CT 检查:近年来,高分辨率的 B 超广泛应用到阑尾炎疑似病例的诊断和鉴别诊断。超声诊断急性阑尾炎的标准:充血、水肿的阑尾呈低回声的管状结构,略僵硬,壁厚超过 2mm,直径大于或等于 6mm,用超声探头轻压右下腹,将周围肠内的气体推开时,阑尾形态不变。B 超诊断急性阑尾炎的敏感性为 75%,特异性 90% 以上。穿孔性阑尾炎,由于腹肌紧张及合并肠胀气,影响观察,超声的诊断率便明显下降。螺旋 CT 检查时可见急性阑尾炎患者的阑尾管壁增厚、管腔闭塞或积液,阑尾明显扩张,诊断的阳性率在 90% 左右,但由于 CT 价格昂贵,不是常规的检查手段。B 超和 CT 检查在阑尾脓肿的诊断和鉴别诊断中价值较大,对于典型的右下腹疼痛、压痛、体温升高、白细胞计数升高的患者,B 超和 CT 检查的阴性结果可能误导外科医生,延误诊断。

（四）诊断和鉴别诊断

临床病史和体征对于诊断急性阑尾炎非常重要,化验及辅助检查结果起辅助作用。急性阑尾炎的诊断主要依据右下腹疼痛、压痛、白细胞升高、中等度发热,其中尤其是转移性右下腹疼痛有重要的诊断价值。对缺乏典型症状和体征、诊断有一定困难的患者,尤其是小儿、育龄或妊娠期妇女或老年人,是阑尾炎误诊率较高的患者群体。为避免误诊,需要增加检查项目或延长一段观察时间,注意与相关疾病的鉴别。对于有些异位阑尾炎合并穿孔,发生弥散性腹膜炎的患者,鉴别诊断则更难,有时需待术中探查才能明确诊断。需要与急性阑尾炎鉴别的急腹症有以下的疾病。

1.急性结石性胆囊炎

正如急性发炎的胆囊因肿大而下垂,患者感到右下腹疼痛时,容易和急性阑尾炎混淆一样,当高位阑尾炎或者阑尾过长,尖端位于右上腹时,其临床表现可与急性胆囊炎相似。尤其在中年、女性腹痛患者中,应注意二者的鉴别。胆囊炎患者可能有晚餐食用油腻食物后,夜间突发右上腹绞痛的病史,疼痛常向右肩背部放射,查体可发现右上腹压痛、反跳痛和肌紧张,有时可触及肿大的胆囊,Murphy 征阳性。B 超检查可发现胆囊增大,壁增厚,胆囊内有结石的强回声影等便可明确诊断。

2.妇科疾病

对盆腔位阑尾炎引起的右下腹痛的女性患者,还容易和一些右侧的盆腔疾病混淆,应注意鉴别。例如,①女性盆腔炎多发生在月经后 5 天以内,多为双侧下腹部疼痛,可伴有腰痛,白带多有异味,腹部压痛点较低,直肠指诊时,盆腔有对称性压痛,妇科检查可发现患者常有脓性白带,宫颈触痛,阴道后穹窿穿刺有时可抽出脓液,多伴发热及白细胞计数升高。②异位妊娠破裂者多有停经史,腹痛无转移性,妊娠试验检查阳性,腹腔穿刺及后穹窿穿刺可抽出鲜血,结合血常规和 B 超检查,一般可鉴别,必要时可以腹腔镜探查,明确诊断和治疗。③卵巢滤泡破裂、黄体破裂等多发生在排卵期,症状和体征与异位妊娠破裂相似,有压痛和白细胞升高,很少有发热,妊娠试验检查阴性。④右侧卵巢囊肿蒂扭转一般为突发的右下腹剧烈疼痛,右下腹可触及压痛的包块,位置较低,有时扭转复位,疼痛可以自行缓解,结合盆腔检查和 B 超检查一般可以鉴别。

3.右侧输尿管结石

腹痛多位于右下腹,为阵发性剧烈绞痛,向会阴部和外生殖器放散。查体右侧腹部输尿管走行区可触及深压痛,无肌紧张,肾区有叩击痛,右下腹麦氏点可无压痛,尿常规化验检查可见多量红细胞,腹部 X 线平片有时可见结石影,B 超检查除可看到结石影外,有时可以看到肾积水。

4.胃及十二指肠溃疡穿孔

少数阑尾炎穿孔合并明显腹膜炎体征的患者需与溃疡病穿孔鉴别。这是因为溃疡病穿孔后,消化液沿升结肠旁沟流向右髂窝处,有时可引起类似阑尾炎的转移性右下腹疼痛。大部分患者有溃疡病史,为突然发作的上腹部剧痛,迅速波及全腹为特点,触诊可有板状腹,压痛以上腹为主,右下腹可触及压痛,肝浊音界消失,肠鸣音消失,胸腹部 X 线平片和 B 超均可发现膈下游离气体,有助于鉴别诊断。

5.急性胃肠炎

急性胃肠炎时主要以恶心、呕吐和腹泻等消化道症状为主,腹痛范围广,无固定的右下腹压痛和反跳痛,肠鸣音活跃,粪常规和粪便的细菌培养常有助于诊断。

6.肠系膜淋巴结炎

这是小儿急性右下腹痛的常见原因,其症状、体征也与急性阑尾炎很相似,应注意鉴别。肠系膜淋巴结炎多见于近期有上呼吸道感染病史的儿童,往往先有发热、后有腹痛,压痛范围不固定,可随体位变动,术前需要仔细区别。有时直到手术中才发现阑尾正常,远端回肠淋巴结增大而确诊。

7.梅克尔憩室炎和克罗恩回肠炎

患者均可感觉下腹中部及右下腹疼痛、检查时右下腹部可有压痛、反跳痛和肌紧张,白细胞计数可升高,易与阑尾炎混淆。术中若发现阑尾正常,无论男女患者,均应检查远端回肠 2m 左右,以排除梅克尔憩室炎和克罗恩回肠炎的存在。

8.其他

右侧结肠癌穿孔、结肠憩室炎及穿孔、伤寒性盆腔炎、腹型紫癜、小儿肠套叠、右下叶肺炎、胸膜炎、肝癌破裂出血等有时也需与阑尾炎鉴别。

(五)治疗原则

具有典型病史、症状、临床表现的急性阑尾炎患者,结合化验和辅助检查结果,确立诊断后,主张早期行阑尾切除术,对于诊断不清的患者,手术应慎重。各种类型急性阑尾炎的手术方法如下。

1.急性单纯性阑尾炎

可行(开腹)阑尾切除术,切口一期缝合,也可采用经腹腔镜阑尾切除术,对于首次发病,症状和体征较轻的患者,亦可应用抗生素保守治疗,如果效果欠佳,病情加重,应及时行阑尾切除术。

2.急性化脓性和坏疽性阑尾炎

应尽快行阑尾切除手术,术中发现少量脓汁,可用纱布蘸除,脓汁较多时,可以用吸引器吸出,右下腹局部用甲硝唑液清洁,缝合腹膜后再用甲硝唑冲洗腹壁,一期缝合切口,一般不放置腹腔引流。

3.阑尾周围包块或脓肿

急性阑尾炎的发病时间超过72小时以上,可以形成阑尾周围包块,发生率约3%,右下腹可以触及包块,由于腹膜炎局限,患者中毒症状可以不明显,应首先采用抗生素治疗,成功率在80%～90%,6～8周后,择期切除阑尾。如果在治疗过程中体温升高,腹痛加重,腹膜炎范围增大,B超或者CT检查,明确阑尾脓肿后,可在超声引导下穿刺抽脓,甲硝唑冲洗后置管引流或者开腹脓肿引流术,2～3个月后择期切除阑尾。

(六)阑尾切除术

1.切口选择

通常采用右下腹麦氏切口(McBurney切口),长约3～6cm,也可采用横切口,因其平行于皮纹,愈合满意,瘢痕较小。对于诊断不明确或已有弥散性腹膜炎必须手术的患者宜采用右下腹经腹直肌探查切口或下腹正中旁切口,便于术中探查。

2.寻找阑尾

经麦氏切口进入腹腔后,有时在切口下可直接看到阑尾,但通常在右下腹先找到盲肠,沿结肠带向盲肠方向,寻找结肠带的汇集点,可见到阑尾的根部,如未找到阑尾,盲肠不能提起,应考虑可能为盲肠后位阑尾,剪开盲肠外侧腹膜,可显露阑尾,如果找不到盲肠,可能为高位盲肠或结肠系膜过长,盲肠移向左侧。

3.切除阑尾

(1)顺行阑尾切除术:是阑尾切除手术中最常用的方法,首先用阑尾钳将阑尾提起,在阑尾根部的无血管区,穿过血管钳,切断并结扎阑尾系膜及系膜内的阑尾动静脉,如果阑尾系膜宽厚,可以分次切断、结扎。在距离盲肠0.5cm处结扎阑尾,距离结扎线远侧0.5cm处切断阑尾,断端用苯酚、酒精和盐水棉棒消毒或用碘酒、酒精和盐水处理阑尾残端。

(2)逆行阑尾切除术:如果阑尾尖部粘连固定,无法提起阑尾,可先结扎、切断阑尾根部,残端消毒,由根部向尖端分次切断结扎阑尾系膜,切除阑尾。

(3)浆膜下阑尾切除术:如果阑尾与后腹膜或周围组织严重粘连,游离阑尾可能损伤周围器官。可先找到阑尾根部,环形切开根部浆膜,切断、结扎阑尾,沿浆膜下向阑尾远端分离至全部阑尾游离出。如果阑尾位于盲肠壁内时,可沿阑尾纵轴全长切开浆膜层,在浆膜下剥除阑尾,切断、结扎阑尾根部。

4.阑尾残端的处理

阑尾切除后,如果阑尾根部和盲肠壁炎症水肿较轻,可在距阑尾根部结扎线近端1cm左右的盲肠壁上荷包缝合或者8字缝合,荷包顶端也用系膜覆盖,荷包缝合不宜过大,防止肠壁内翻过多,形成无效腔。腹腔镜手术时,也有主张阑尾根部单纯套扎或者用钛夹夹闭,不做荷包缝合。如果阑尾根部炎症重,不能耐受结扎,但盲肠壁炎症较轻,可先缝扎阑尾断端,用荷包缝合直接包埋阑尾根部。如果阑尾根部和盲肠壁均有重度炎症、水肿,只能缝合阑尾断端,用系膜或周围组织覆盖,盲肠外侧放置引流。

(七)阑尾切除术后并发症

1.切口感染和窦道形成

是阑尾术后最常见的并发症,尤其在化脓、坏疽性阑尾炎中多见。主要原因为术中切口污染或伤口止血不彻底。由于抗生素的应用,患者一般无明显的体温升高,表现为术后3～4天出现伤口胀痛,局部压痛,穿刺可抽出脓液,B超检查有助于诊断。处理原则:超声引导穿刺抽脓或拆除部分缝线,排出脓液,放置引流。预防措施:术中注意保护切口,彻底止血,切口仔细冲洗,消灭无效腔。如果反复出现切口红肿、破溃,经久不愈,形成窦道,应经窦道造影后手术切除窦道。

2.腹腔脓肿

多为阑尾炎诊断延误,未及时治疗的结果。最常见的是阑尾周围脓肿,多因阑尾穿孔,脓液较多,未将其除净引起。其次脓液还可在盆腔、膈下或肠间隙等处聚集形成脓肿。临床表现主要为全身感染中毒症状,伴有腹痛、腹胀等麻痹性肠梗阻的表现。查体有时可触及局限性压痛性包块,B超和CT诊断价值较大。腹腔脓肿的治疗以引流为主,膈下脓肿或腹腔内脓肿可以在超声引导下穿刺引流或者切开引流,盆腔低位脓肿可经直肠或阴道引流。盆腔高位脓肿可根据情况采用穿刺置管引流或手术引流。

3.粪瘘

主要原因为阑尾炎症较重,阑尾残端处理有难度;例如因有炎症水肿术后阑尾结扎线脱落或者缝合线撕裂盲肠壁。也可能是回盲部本身的病变,如回盲部结核、肿瘤,溃疡性结肠炎和克罗恩回肠炎等实行阑尾切除术后,病变继续发展,形成病理性粪瘘。粪瘘一般为局限性腹膜炎的临床表现,经充分引流,一般可自愈。若2～3个月后仍不愈合时,需进一步造影检查,明确诊断后,进行手术治疗。

4.阑尾残株炎、残端脓肿

阑尾残端保留长度超过1cm或者粪石残留,术后可继续表现阑尾炎的症状,一般需要再次手术切除阑尾残株。此外,盲肠荷包缝合过大,阑尾残端与荷包缝线间可积脓,形成脓肿,一般应手术引流。

5.术后出血

主要包括阑尾系膜结扎线脱落引起的腹腔内出血和关闭腹壁肌肉层时,止血不彻底引起的皮下出血和肌层内出血,腹腔内出血表现为腹痛、腹胀和失血性休克等症状,首先静脉输液,根据血红蛋白测定结果决定是否输血,当出血量大时,需要紧急手术止血。预防措施:术中处理系膜时,双重结扎,系膜结扎线及时剪除,避免牵拉结扎线,如遇系膜肥厚时,应分次结扎阑尾系膜。

6.术后粘连性肠梗阻

为阑尾切除术后的常见并发症,多发生在手术后的远期,也可以发生在术后的早期,晚期的肠梗阻多为粘连所致,临床表现为腹痛、腹胀、呕吐和排气、排便停止等,保守治疗多能缓解,如果为粘连带等压迫引起,有时需要手术治疗。早期肠梗阻多以腹胀为主,多为胃肠功能恢复较慢的结果,一般经非手术治疗可缓解。

（八）腹腔镜阑尾切除术

1980 年，Kurtsemm 在德国的基尔市完成首例腹腔镜阑尾切除手术，但是直至 1987 年法国医生 Mouret 完成首例腹腔镜胆囊切除手术之后，腹腔镜微创技术才得到快速推广。腹腔镜阑尾切除手术需要气腹机、监视器及必要的辅助设备。腹腔镜阑尾切除手术过程：首先建立 CO_2 气腹，通过脐下的 10mm 穿刺套管放置摄像机，另外一个 10mm 的套管安置在耻骨与脐的中点，穿过左侧腹直肌鞘，第三个 5mm 的套管放在耻骨上或者右上腹。阑尾系膜用钛夹夹闭止血或者缝合结扎止血，阑尾根部可以用圈套线结扎或者内镜下订合器钉合，切除的阑尾，通过脐部的套管取出。

应用腹腔镜进行阑尾切除手术，能够充分探查腹腔，对于阑尾炎和盆腔炎的鉴别诊断价值较大。腹腔镜阑尾切除手术和开腹阑尾切除手术比较：对于肥胖患者手术视野显露好，住院时间短，但腹腔镜阑尾切除术需要昂贵的设备，手术费用较高，手术时间略长。

（九）抗生素的使用

急性阑尾炎手术前常规使用广谱抗生素，对抗以革兰阴性杆菌和肠道厌氧菌为主的致病微生物。多采用 β 内酰胺类抗生素与甲硝唑类联合。通常根据阑尾炎症的程度决定抗生素使用的时间。阑尾没有化脓或者坏疽改变的，使用 24～48 小时的抗生素已经足够。阑尾化脓或坏疽穿孔的患者，抗生素的治疗可以延长使用到 7～10 天。

二、慢性阑尾炎

什么是慢性阑尾炎？目前认识上尚不完全统一，临床上它能否作为一种独立的疾病，意见尚有分歧。外科学教材至今也没给一个明确的定义，从字面上讲意味着患者症状反复发作或持续存在，而且组织证实了阑尾的病理改变。而实际工作中，病理学上的慢性阑尾炎和临床上的慢性阑尾炎两者之间，并不总是相符的。例如在切除无症状的阑尾送检时，相当部分阑尾在病理上有慢性炎症存在；而有典型临床表现切除后阑尾病理虽为慢性阑尾炎，但患者术后效果不满意；而阑尾病理未证实有慢性炎症，手术后症状却完全缓解。不过约 2/3 的患者的临床表现、病理诊断和手术的效果三者完全是一致的，因此可以考虑慢性阑尾炎在临床上为一个独立的疾病。目前以 WadLter 和 Israel 的定义更为妥当：阑尾的炎性破坏向自行愈合方向发展的迁延过程。

（一）诊断

1.腹部疼痛

主要位于右下腹部，其特点是间断性隐痛或胀痛，时重时轻，部位比较固定。多数患者在饱餐、运动或长期站立后，诱发腹痛发生。

2.胃肠道反应

患者常觉轻重不等的消化不良，病程较长者可出现消瘦、体重下降。一般无恶心和呕吐，也无腹胀，但老年患者可伴有便秘。

3.腹部压痛

压痛是唯一的体征，主要位于右下腹部，一般范围较小，位置恒定，重压时才能出现。无肌紧张和反跳痛,一般无腹部包块,但有时可触到胀气的盲肠。

4.X 线钡剂检查

钡剂检查不仅可明确压痛点位于阑尾处,尚可排除其他病变如溃疡病等。慢性阑尾炎的X 线征象为阑尾显影有中断、扭曲、排空迟缓,并因粘连不易推动等。如阑尾腔已全闭塞,则不显影,可根据回盲部显影的位置来判断压痛点与阑尾之间的关系。

这里需提到一个概念,即什么是"阑尾性腹痛",这是外科医生经常习惯用的一个词语。"阑尾性腹痛"的诊断主要根据以下标准:①3 次或 3 次以上复发性右下腹痛;②右下腹局限性压痛但没有腹膜刺激征或腹膜炎的表现;③钡剂造影显示阑尾不规则充填、24 小时后阑尾无充填和 72 小时后阑尾未排空。

(二)治疗

慢性阑尾炎一旦确诊,仍以手术切除阑尾为主要的治疗方法。如估计粘连较多或诊断不能完全明确时,应采用右中下腹直肌切口,以改善暴露和便于探查其他脏器,不过由于现在腹腔镜技术的发展,对于慢性阑尾炎已经很少采用开腹手术了。慢性阑尾炎手术既作为治疗,也可作为最后明确诊断的措施。术中发现阑尾增生变厚、系膜缩短变硬,阑尾扭曲,周围粘连严重,则可证实术前慢性阑尾炎的诊断正确。如发现阑尾基本正常或稍有炎症表现与临床不符,则应首先详细探查邻近有关器官,如盲肠、回肠末端、右侧输卵管等。手术后随访至关重要,如术后症状依旧,应继续追查可能病因;阑尾切除术后,慢性阑尾炎所引起的腹痛等症状应即消失,如术前症状仍然存在,必须进一步检查以明确腹痛的病因。不过经过调查分析,很多考虑慢性阑尾炎的患者都不愿选择手术治疗。

三、特殊性阑尾炎

(一)小儿阑尾炎

小儿阑尾炎是小儿外科最常见的急腹症,所占比例远远超过成人阑尾炎在急腹症中的比例,不过小儿阑尾炎的临床诊断也经常很困难,由于其高穿孔率,外科医生总是倾向于手术干预可疑的病例,从而也导致小儿阑尾高达 20% 的阴性切除率,但是这往往不是患儿父母愿意所接受的,因为手术带来的并发症有时对患儿来说是灾难性的。

1.诊断

(1)症状与体征:小儿阑尾炎主要表现为腹痛、呕吐和发热三大症状,但其症状和体征具有多变性,而且小儿常不能理解和准确地回答问题,但是小儿通常没有成人心理上的掩盖行为,因此医生只要提出答案只有"是或不是"的问题,就可以得到想要的结果。需要强调的是,小儿对疼痛的严重程度或类型、疼痛发生和持续时间非常模糊,但对恶心、呕吐、腹泻等症状以及现在和过去的疼痛部位却非常清楚。2 岁以下的小儿更不能做出明确的回答,该年龄组的症状也通常是无特异性的,比如呕吐是一个最常见的症状,但是许多小儿疾病都会出现这症状,因而意义也不大。仔细观察或询问其父母后可能会发现小儿有畏食、烦躁、难以入睡及局限性压痛的表现,一旦出现和成人一样的发热、心动过速、腹胀以及肠鸣音消失,就要高度怀疑是否并发了严重的内脏疾病,即穿孔导致的弥散性腹膜炎等。

对小儿的体格检查应该缓慢进行,如果患儿能够交流,就应该与小儿边交谈边检查。尽量先检查小儿不至于反感的部位,例如耳部、颈部等,即使这些检查毫无诊断意义,然而这些检查可以获得小儿的信赖。腹部的检查最好是让小儿握住医生触诊的大拇指,让患儿根据自己腹部压痛的程度排斥触诊的手,如果压痛明显时患儿就会拉开医生手。另外,诱发反跳痛即使对成年人也是一种特别痛苦的临床体验,所以虽然这是阑尾炎一个非常重要的体征,对小儿也应避免这样的检查,以免使小儿失去对医生的信任而拒绝合作。

(2)辅助检查:小儿的白细胞和C反应蛋白的正常值与成人急性阑尾炎不同,所测得的结果正常并不能排除阑尾炎诊断。

超声波是小儿阑尾炎的首选检查,其阴性预期值可达97%,不过这也和操学者的经验密切相关,毕竟小儿不会像成人那样配合检查。

螺旋CT的敏感性和准确性更优于超声,不过患儿父母总是担心它的放射性而抵触这种检查,目前也没有这方面的安全报告。

2.治疗

(1)阑尾穿孔:许多研究表明,小儿阑尾穿孔率高于成人,但并不清楚这是因为小儿阑尾炎时细菌侵袭性高、机体抵抗力低、阑尾壁比较薄弱,还是因为小儿阑尾炎诊断困难的原因。研究发现,10岁以下的小儿阑尾穿孔率高达40%,远远高于与其他年龄组(19%)。而且穿孔率与疼痛时间密切相关,对于5岁以下的小儿,当疼痛超过48小时,阑尾穿孔率可达98%。

当小儿出现阑尾穿孔后,面临与成人同样的两个问题,一是阑尾脓肿,二是抗生素应用问题。小儿阑尾脓肿的处理自20世纪初以来就一直存在争议,争议的焦点在于小儿的腹腔炎症局限化能力是否真的很差。有学者认为事实上婴幼儿使炎症局限化的能力比较强,证据1/3的1岁以内的小儿发生阑尾炎后,就诊时就已经出现阑尾包块。所以阑尾脓肿处理的观点和成人一样存在分歧,提倡立即手术治疗的学者认为,保守治疗容易出现阑尾炎复发,而且手术的并发症很低,主要为切口感染,可以接受;反对者认为保守治疗的复发率不高,而延期手术的并发症要少得多。至于抗生素的应用,长久以来,穿孔性阑尾切除术后辅助治疗的"金标准"是10天的住院静脉抗生素治疗联合腹腔引流。不过现在学者认为,大部分穿孔性阑尾炎在切除术后24小时,患者就可带口服抗生素出院。有一项研究对80例年龄为1~15岁的穿孔性阑尾切除术后的小儿(38例开腹手术,42例腹腔镜手术)进行评估。结果提示穿孔性阑尾炎行阑尾切除术后的患儿,在可以进食后出院并行口服抗生素治疗是安全的,而且不需要考虑患儿是否发热或白细胞是否升高。不过这种举措目前在国内实施起来有一定的困难,尚不说患儿父母不易接受,甚至部分医生也难以认可,毕竟这种出院后口服抗生素的治疗措施仍会有部分患儿(4%)出现切口感染等并发症。

(2)腹腔镜手术:小儿单纯性阑尾炎采用腹腔镜下阑尾切除术,这是一种效果确切的手术方式,腹腔镜下阑尾切除术在小儿中应用和成人没有什么区别,同样没有太明显的优势。有研究认为,腹腔镜不能用于已出现并发症的小儿,因为它可能增加术后其他并发症,不过通过改进技术和器械,腹腔镜带来的并发症并不比开腹手术多。主要的术中并发症为网膜积气、内脏穿孔、阑尾穿孔;术后并发症为切口血肿、网膜戳孔脱出、脓肿形成、小肠梗阻。

小儿外科习惯用单孔腔镜进行小儿阑尾手术,具体方法是患儿取平卧位,脐部穿刺插入外径 10mm 带有 5mm 器械操作孔道的腹腔镜,顺此腹腔镜的操作孔道插入无损伤钳探查腹腔,并沿结肠带找到阑尾。夹住阑尾尖端,缓慢解除气腹并将阑尾完整地从脐部戳孔内拖出腹腔外,结扎处理系膜直至阑尾根部,然后分别用 7、4 号丝线在阑尾根部不同平面结扎,切除阑尾不荷包缝合,将残端还纳腹腔。再次建立气腹,检查阑尾残端和系膜无出血后,将回盲部还原于右髂窝,完成阑尾切除术。术中注意拉出阑尾时,应尽可能放尽腹腔内 CO_2,使膨隆的腹壁回位靠近回盲部,以利于阑尾的拉出。拖阑尾过程中应夹住阑尾尖部轻柔拉出,切勿粗暴,以免拉断阑尾或撕裂阑尾系膜造成出血,当发现阑尾系膜撕裂出血或阑尾被拖断时应立即中转三孔法。阑尾拖出腹壁后,助手应立即夹住阑尾根部,以免阑尾再次滑入腹腔。若阑尾系膜短,不易全部拉出时,可拉出一段,处理一段阑尾系膜,直至其根部完全显露。阑尾残端处理完毕,送还腹腔后重新建立气腹,认真探查阑尾系膜和盲肠有无出血及意外损伤。必要时冲洗阑尾拖出的切口和腹腔,尽可能减少感染。

脐部单孔法腹腔镜小儿阑尾切除术是将传统的外科操作与现代腹腔镜技术结合在一起,此术式具有二者的优势。其优点一是寻找阑尾方便、减少误诊;二是省去了腹腔内电凝、止血、结扎等精细操作,阑尾直接牵出腹腔后,可直视下使用传统方法切除阑尾。脐部单孔法腹腔镜手术时间明显缩短,大部分仅 10~20 分钟,而且阑尾切断在腹腔外,减少了腹腔污染的概率、降低了腹腔残余感染的发生率。

(二)老年人阑尾炎

老年人急性阑尾炎相对来说是一种严重的疾病,因为其死亡率和并发症都要远高于年轻人。老年人急性阑尾炎的鉴别诊断也比较困难,这也是导致其并发症及死亡率高的原因。有学者将老年人阑尾炎概括为"三少四多",即症状少、腹部体征少、全身反应少和误诊多、穿孔多、伴发病多及并发症多。

1.诊断

(1)症状和体征:60 岁以上急性阑尾炎患者的体征和症状都多以全身表现为主,80 岁以上的老年人即使出现了弥散性腹膜炎,其腹部的症状和体征也不明显,所以也容易导致误诊。在一项对 60 岁以上阑尾炎患者回顾性研究中发现,只有 20% 的患者有食欲缺乏、发热、右下腹痛和白细胞增高的典型临床表现,住院时只有一半的患者考虑阑尾炎的可能,17% 的患者被怀疑为肝胆胰疾病,25% 患者考虑为肠梗阻。老年人急性阑尾炎可能开始出现的腹痛就为弥散性疼痛,而且疼痛也不常局限于右下腹。一项多因素逻辑回归分析表明,对 50 岁以上患者最能预示急性阑尾炎的因素为腹痛(相对危险因子 11)、腹部压痛(相对危险因子 39)和腹肌紧张(相对危险因子 19)。

(2)穿孔问题:通常老年患者的阑尾萎缩、淋巴组织减少和阑尾腔狭窄甚至消失,病理上通常表现为黏膜萎缩、脂肪浸润和阑尾壁纤维化等,而且老年患者经常伴随的血管疾病例如动脉硬化等致使阑尾的血供也明显减少,这些因素都是公认的导致老年人阑尾炎病情的发展迅速和阑尾穿孔率的增高的因素。不过也有学者对这种观点提出质疑,一项研究分析了 126 例急性阑尾炎患者从症状发生到出现穿孔的时间,并提出 $t_{1/2}$ 概念,结果发现,老年人阑尾穿孔的发生率和年轻患者没有显著差异。研究者认为,是由于老年人的非穿孔性阑尾炎发生率的下降,导致其总的急性阑尾炎发病率也下降,从而引起老年人阑尾穿孔所占的比例增大,而实际上发生穿孔的风险与其他年龄组没有区别。

2.治疗

(1)老年人阑尾炎的诊治延误问题：老年人阑尾炎经常会出现手术、治疗延误的问题。首先对于老年人，多数患者不喜欢住院(急诊住院总使他们有恐惧感，有时要行手术治疗时会使其联想到死亡)，不愿意寻求帮助(尤其是独身的老年人总不愿在夜间"麻烦"其子女)或考虑经济原因(老年人平时的医保花费就较多，有的甚至没有医保)以及其不典型的症状使其考虑为其他平时常有的疾病如便秘、消化不良等，这些都是患者延迟就医的原因。对于医生来说，老年人首先诊断不清，医生在鉴别诊断时有可能没有考虑阑尾炎，其次多数入院时的身体状况不稳定，伴随疾病较多，这样就会有过多的检查和会诊，甚至不少患者首先就诊于心内科等其他科室导致进一步的延误，而外科医生在诊断不明确之前也不愿意承担手术风险，这些原因都可导致在治疗上的延迟。这些因素各国都会出现，一份来自美国加利福尼亚州的报道显示了手术延误的情况，许多患者都没有在住院当日手术：其中 40～59 岁的患者为 21%，60～79 岁为 29%，而 80 岁以上高达 47%。这种治疗延误的结果就是老年人阑尾炎死亡率和并发症发生率均增高，医生或许无法改变上述的社会因素，不过对于那些不可避免手术的患者，尽早的治疗总是能降低一部分手术的风险。

(2)老年人阑尾炎与阑尾肿瘤：老年人阑尾炎有时需提防阑尾肿瘤的可能，尤其是对那些可疑的长期发作的不典型病例。在一项 384 例因疑诊阑尾炎而行阑尾切除术的阑尾标本研究中，8 例患者为肿瘤：其中 5 例为囊腺癌、2 例类癌、1 例腺癌，这些患者年龄均已超过 40 岁，平均年龄 70 岁。因而对于老年人，选择术中常规的冷冻病理检查是一个良好的习惯。

(三)妊娠期阑尾炎

妊娠期阑尾炎的手术风险要明显增加，尤其对合并穿孔、腹膜炎患者，更容易发生早产和胎儿、孕妇的死亡。另外，一方面孕妇和家属往往不愿接受手术治疗，其次孕妇的许多腹部疾病也增加了鉴别诊断的难度，这些因素往往由导致诊断及治疗的延误，从而导致死亡率和并发症的增加。

1.诊断

(1)症状与体征：妊娠期子宫增大时压迫阑尾基底部向上和向外移位，而且腹肌弹性减弱也增加了阑尾炎诊断的困难，因此妊娠期阑尾炎的症状和体征往往缺乏特异性。在一项 52 例回顾性研究中，患者表现仍以右下腹痛为主要症状，腹部压痛和反跳痛是最常见的体征，不过反跳痛在妊娠后期就不明显了，依靠症状和体征的诊断准确率只有 56%～68%。例如右下腹痛伴体温升高、白细胞计数增加也经常出现在泌尿系感染的孕妇中，而且正常的孕妇也会出现恶心、呕吐及畏食等。

有学者推荐以 Alder 征鉴别宫内和宫外病变。这种检查方法是让患者仰卧位，检查者手放在患者的腹部，确定最痛点后，嘱患者转向左侧而手位置和压力不变，如果改变体位后疼痛减轻或消失，病变位于宫内；假如疼痛固定，则为宫外。

(2)影像学检查：检查中应用最多的仍是超声波，不过由于子宫的增大往往使分级压缩法不适用，从而引起超声波的诊断准确性下降。另外，在国外还有学者用螺旋 CT 检查来鉴别诊断，虽然螺旋 CT 能比较准确地提供阑尾的状况，不过应用这种检查还是比较谨慎得好，尤其在妊娠 6 个月之内。

(3)诊断风险评估及防范:有研究表明,妊娠期阑尾炎 19％发病在孕期前 3 个月,60％在第 2 个 3 个月,15％在第 3 个 3 个月,6％在产后期,即不同的妊娠时期阑尾炎的发病率不同,不过有的研究并不支持这种观点。之所以探讨发病率,因为传统观点认为妊娠期前 3 个月手术容易导致流产,而后 3 个月则易导致早产,有回顾性调查的证实,急性阑尾炎导致的流产率在妊娠前 3 个月为 12％,第 2 个 3 个月为 6％;而早产率第 3 个 3 个月为 25％,第 2 个 3 个月为 8％。

妊娠期阑尾手术都要面临一个问题,即胎儿的丢失率(流产或早产)。目前来看,穿孔性阑尾炎手术仍是妊娠期胎儿死亡首要因素。通常随着子宫的增大,阑尾也缓慢升高,网膜不能包绕感染的阑尾,因此阑尾穿孔就容易出现弥散性腹膜炎。而且妊娠子宫血运丰富,这样也加重了炎性淋巴组织弥散的程度和范围。在妊娠 3 个月后,子宫间歇性收缩阻碍炎性部位粘连和包绕作用,这些都是增加了炎症局限的能力。炎症的扩散刺激了子宫,从而导致胎儿的流失。一般来说,非穿孔性阑尾炎的胎儿丢失率只有 9％,而一旦出现腹膜炎,则可高达 36％。需要提出的是,即使是阴性的探查同样会增加流产和早产的概率。

至于手术,有学者习惯对疑似病例采用正中横切口,这有时是为了方便剖宫产,而外科医生似乎更习惯用右侧旁正中切口,以方便探查。

2.治疗

腹腔镜技术的应用:在腹腔镜初期,妊娠期腹腔镜下阑尾切除术曾被认为是绝对禁忌证,因为二氧化碳可以通过腹膜吸收,导致胎儿酸中毒,同时气腹时腹内压也可能对胎儿产生不良影响。但是,由于妊娠患者在行腹腔镜探查后并没有出现不良的远期并发症,以及妊娠患者的腹腔镜下胆囊切除术近年来的逐步开展,促使腹腔镜也逐渐应用到妊娠期阑尾切除术中。目前的妊娠期腹腔镜下阑尾切除术还主要集中在妊娠早期和中期,虽然缺少评价妊娠患者的腹腔镜下阑尾切除术的随机研究,但与开腹手术相比,腹腔镜似乎并不增加孕妇和胎儿的死亡风险。

四、阑尾的其他病变

阑尾的其他病变较罕见,临床上具有一定重要性者包括:①阑尾的黏液囊肿和憩室;②阑尾的类癌和癌肿;③阑尾的放线菌病。

(一)黏液囊肿

阑尾的黏液囊肿罕见,占阑尾切除术的 0.1％～0.4％。该病可以合并肠梗阻,破裂后可以表现为腹膜假黏液瘤。

1.病因

所谓阑尾黏液囊肿,为阑尾腔末端因慢性炎症逐渐阻塞,致其黏膜分泌之黏液逐渐在腔内淤积而成。故其发生实有赖于三个因素:①阑尾腔部分阻塞;②阻塞部远端的黏膜仍能分泌黏液;③腔内并无细菌存在,不致并发感染。

2.病理

阑尾腔梗阻初期,阑尾壁往往增厚,日久以后其肌壁逐渐消失,代之以单纯的纤维组织或者呈玻璃样变。其内容物多为一种假黏液,大概是黏膜的一种变性分泌,也可能是在分泌以后在细胞外逐渐转变而成。有时候黏液也可变得很稠厚,如胶冻状物。黏液囊肿大小不一,小的直径不过 1mm,大的有达 15cm×39cm 者。

囊肿一旦形成,有时可引起其他并发症。最重要的是囊肿穿破,致内容物溢出至腹腔,造成腹膜假黏液瘤,情况正像卵巢的假黏液囊肿。腹膜假黏液瘤之所以能形成,不仅单纯由假黏液自破裂的囊肿中溢出所致。溢出黏液中含具有分泌机能之细胞,此种细胞一旦粘附在腹膜表面仍能不断分泌,遂形成腹膜假黏液瘤。虽然在黏液内一般很难找到黏液细胞,但鉴于囊肿一旦破裂形成腹膜假黏液瘤,即使将阑尾和腹腔内之假黏液瘤一并彻底切除,假黏液瘤常有复发,患者可因一再手术而衰竭死亡,上说是可信的。此外,黏液囊肿尚可与小肠粘连引起肠梗阻或者引起肠套叠或肠扭转。有时黏液囊肿可因继发感染而产生急性炎症或者在囊内有继发出血而表现为亚急性阑尾炎的现象。

3.症状

阑尾黏液囊肿如较小而又无并发症,一般并无症状,多数是为其他情况手术时偶然发现。偶尔囊肿较大者可在右下腹表现为一肿块,需要手术探查以明真相。已经产生各种并发症的阑尾黏液囊肿,术前也大多诊断不明,至手术时方能明确其病理性质。

4.治疗

唯一的治疗是将阑尾及其囊肿一并切除。手术时必须尽最大努力防止囊肿破裂和黏液溢出,以免术后有并发腹膜假黏液瘤之危险,如囊肿已与其他小肠袢粘连或已引起套叠、扭转等并发症,往往需将受累的肠袢一并切除。

(二)憩室

阑尾憩室的发生率较黏液囊肿为高,一般认为约有 0.5%～2%。不少穿孔的急性阑尾炎实际上是阑尾憩室的穿孔,因憩室穿孔后较难辨认,故临床上诊断为阑尾憩室之病例不多。

阑尾憩室亦有真、假两种,后者是阑尾黏膜自其肌层之裂隙中向外突出的结果,因此假憩室壁仅有浆膜和黏膜两层组织,而真憩室则像阑尾壁一样具有完整之肌层组织。憩室可以单个性的,也可以是多发性的,其位置多在阑尾系膜面上或者在阑尾之远端部分。

阑尾憩室的临床重要性有二:

(1)有憩室形成的阑尾,如一旦发生急性阑尾炎,该憩室部分极易早期破裂,以致病情迅速恶化,这是因为假憩室的壁层组织较薄,不能耐受较高的阑尾腔内压,且一旦发生炎症时亦易于坏死之故。

(2)憩室破裂后如同黏液囊肿一样,也有引起腹膜假黏液性病变之可能。因此对于已经形成憩室的阑尾,即使并无炎症等并发症,也应早予切除。

(三)类癌

类癌是一种比较常见的阑尾肿瘤,阑尾又是整个胃肠道中类癌发生率最高的部位。

1.病理

类癌是病理上一个有趣的问题。其细胞呈小椭圆形,有一个大而圆的细胞核,其细胞浆中含有某种颗粒体,用含铔的硝酸银溶液可染成黑色,故类癌又称嗜银细胞瘤,类癌细胞不仅在形态上有癌细胞的特征,且偶尔亦有浸润和转移的现象发生,但在临床表现上一般都较良性,如能及时切除,大多预后良好。

类癌可发生在胃肠道的任何部分,但与一般癌症有所区别,通常腺癌好发在胃和结肠,而类癌则仅以小肠和阑尾为多见。其中大多数为阑尾类癌。

阑尾类癌一般多累及阑尾远端部分,致阑尾之尖端肿大成一硬块,其切面则呈灰白色或特殊黄色。癌细胞主要是在黏膜和黏膜下层,但偶尔也可侵入肌层或浆膜下层。少数病例也可有区域淋巴结或肝脏之转移,但此等病例即使已有转移,其病程进展也较缓慢。类癌并肝脏转移也有长期生存的病例。

2.临床表现

阑尾类癌患者多为 10～30 岁的青少年,亦有老年人患此病者。有的报道女性患者稍多,但一般男女罹患之机会大致相等。患者并无特殊表现,但当类癌位于阑尾远端时,可能引起黏液囊肿之形成,少数(10％)位于阑尾根部的类癌则有时可导致阑尾的慢性炎症,故其临床表现不外为急、慢性阑尾炎的症状,事实上也多在手术切除后方能明确其病变之性质。

3.治疗

如病变仅局限于阑尾本身,单纯的阑尾切除即为一种恰当的疗法,术后疗效极为良好。偶尔类癌已侵及盲肠壁或已有区域淋巴结转移者,则应行右半结肠的根治性切除术。

(四)癌

阑尾癌一般认为是罕见的,阑尾癌有两种不同的类型:

1.囊肿型阑尾癌

亦称恶性黏液囊肿。其外观与前述的良性黏液囊肿无异,但囊内的上皮细胞在病理切片中可见有乳头状的增生突起。这种恶性黏液囊肿的上皮细胞有时可以直接浸润到肠壁的浆膜上,并继续分泌黏液,形成腹膜的假黏液瘤。病理切片可见在大团的黏液中有少量上皮细胞或腺样结构悬浮或者在上皮囊肿内有多量黏液积滞。这种病变与卵巢的假黏液性囊性乳头状癌颇相似。当病变尚局限在阑尾本身时,单纯的阑尾切除已属恰当,不必行右半结肠切除。

2.结肠型阑尾癌

此型阑尾癌最为罕见。其病变如结肠的一般腺癌,在黏膜上有溃疡或菜花状赘生物形成,至晚期则可有淋巴结或血运之转移。当癌肿尚局限于阑尾时,亦可作单纯阑尾切除,但如癌肿已侵蚀盲肠壁或有淋巴结转移时,即应行右半结肠切除。

第七节　肠梗阻

肠梗阻是指任何原因引起肠内容物不能正常顺利通过肠道。20 世纪初,肠梗阻病死率高达 50％。近百年来,肠梗阻的发病原因、治疗以及病死率已有很大变化。随着对肠梗阻病理生理认识的不断提高及治疗方法的改善,治疗效果有了很大提高,病死率已降至 10％ 以下。但肠梗阻仍是外科常见的急腹症,绞窄性肠梗阻的病死率仍相当高。

一、概述

（一）病因

肠梗阻的病因很多,80％以上是由于粘连、疝和肿瘤。过去50多年中肠梗阻病因谱发生了很大变化,疝从50％降至10％,粘连增至70％,肿瘤成为第三位的原因。主要因为早期行疝修补术,减少了疝所致的肠梗阻;而腹部手术增加导致粘连性肠梗阻增多,90％的粘连性肠梗阻患者有手术史。

（二）分类

按肠梗阻发生的基本原因可以分为三类。

1.机械性肠梗阻

这是由于肠腔变狭窄,肠内容通过发生障碍,最为常见。机械性肠梗阻的病因多种多样,由于粘连引起的成人肠梗阻中,90％的患者有腹部手术史,而无手术史的成人多因腹外疝。婴儿最常见的原因是先天性肠道闭锁。

(1)肠壁病变:如先天性肠道狭窄或闭锁、肠道转位不良、梅克尔憩室、炎性狭窄、肠壁血肿、肿瘤和放射性肠炎等。

(2)肠管受压:如环状胰腺、脐肠瘘、粘连带压迫、肠管扭转、嵌顿疝(腹内疝、腹外疝)或肿瘤压迫等。

(3)肠腔堵塞:如异物、寄生虫、粪石、胆石或药物(钡剂、考来烯胺)等。

2.动力性肠梗阻

发病较上类为少,是由于肠壁肌肉功能紊乱,使肠蠕动丧失或肠管痉挛,以致肠内容物不能正常运行,但无器质性的肠腔狭窄。

(1)腹腔内原因:常见的如急性弥散性腹膜炎、腹部大手术、先天性巨结肠或后天性巨结肠。

(2)腹膜后原因:如腹膜后血肿或感染、手术解剖腹膜后间隙引起的麻痹性肠梗阻。

(3)全身或其他系统疾病:全身性脓毒血症、低钾血症、慢性铅中毒及影响肠道蠕动功能的药物。

3.血运性肠梗阻

较少见,是由于肠系膜动、静脉阻塞(栓塞或血栓形成)、肠壁血运障碍发生肠麻痹,使肠内容物不能通过。

(1)动脉阻塞:动脉粥样硬化、血栓形成及小动脉痉挛。

(2)静脉阻塞:血栓形成。

按肠壁有无血运障碍,肠梗阻可分为单纯性和绞窄性两类:

①单纯性肠梗阻:只是肠内容物通过受阻,而无肠壁血运障碍。

②绞窄性肠梗阻:指梗阻并伴有肠壁血运障碍者,可因肠系膜血管受压、血栓形成或栓塞等引起。

按梗阻的部位,肠梗阻还可分为高位(如空肠上段)和低位(如回肠末段和结肠)两种;根据梗阻的程度,又可分为完全性和不完全性肠梗阻;此外,按病程进展快慢还可分为急性和慢性肠梗阻。若一段肠袢两端完全阻塞,如肠扭转,则称闭袢性肠梗阻。上述各种类型肠梗阻在一定条件下是可以互相转换的。

二、病理生理

肠梗阻发生后,肠管局部和机体全身将出现一系列复杂的病理生理变化,正确认识其变化,将更有效地治疗并改善预后。

机械性肠梗阻的病理生理改变:

(一)肠蠕动改变

机械性梗阻发生后,梗阻近端和远端肠管均反应性蠕动增加,为克服梗阻,近端肠蠕动将增加而导致阵发性腹部绞痛;如果是完全性梗阻,远端小肠反应性蠕动增加使肠内容排空,临床上表现为排气、排便停止。麻痹性肠梗阻由于神经、代谢和毒素等原因使肠蠕动消失;血运性肠梗阻可表现为最初肠蠕动增加,随后肠管显著膨胀且肠蠕动消失。

(二)肠管膨胀

正常静息肠内压为 $2\sim4mmHg(0.27\sim0.53kPa)$,当机械性肠梗阻发生时,肠腔因气体和液体的积聚而发生膨胀。液体主要来自梗阻近端胃肠道的分泌液;大部分气体是咽下的空气,部分是由血液弥散至肠腔和肠道内容物经细菌分解或发酵产生,肠内压常达 $10\sim14mmHg$ $(1.33\sim1.87kPa)$。结肠梗阻时细菌分解或发酵产生的甲烷、硫化氢等,占肠内气体的 $1/4$。肠梗阻部位越低,时间越长,梗阻近端肠膨胀越明显。为克服肠内容物通过障碍,梗阻近端以上肠蠕动增加,肠内压可达 $30\sim60mmHg(4.0\sim8.0kPa)$。急性完全性梗阻时,肠管迅速膨胀,肠壁变薄,肠腔压力不断升高。随着压力升高,首先是肠黏膜缺血,随后是黏膜下层、肌层乃至浆膜层供血不足。肠内压$>30mmHg(4.0kPa)$时肠壁淋巴管和毛细血管循环停滞;若肠内压$>60mmHg(8.0kPa)$将造成静脉充血,主要表现为静脉回流受阻,肠壁毛细血管及小静脉淤血,肠壁充血、水肿、增厚、呈暗红色。由于组织缺氧,毛细血管通透性增加,肠壁上可有出血点,并有血性渗液进入肠腔和腹腔。如果肠内压持续$>20mmHg(2.67kPa)$超过 28 小时,肠管可能丧失蠕动能力。随着血运障碍的发展,肠内压$>100mmHg(13.3kPa)$,将出现动脉血运受阻。肠壁血运障碍致肠蠕动减弱,血栓形成,肠壁失去活力,肠管变成紫黑色。完全性结肠梗阻时,如果回盲瓣功能不全,肠内压通常为 $10\sim25mmHg(1.33\sim3.33kPa)$;若回盲瓣功能正常,肠内压$>70\sim95mmHg(9.33\sim12.7kPa)$时将使回盲瓣开放,否则将发生闭袢性肠梗阻。又由于肠壁变薄、缺血和通透性增加,发生细菌移位,腹腔内出现带有粪臭的渗出物。最后,肠管可缺血坏死而溃破穿孔。根据 Laplace 定律(张力=压力×直径×3.14),盲肠较其他肠段更易穿孔,当其直径大于 10cm 时可能发生穿孔。

(三)体液丢失

体液丧失及因此而引起的水、电解质紊乱与酸碱失衡,是肠梗阻重要的病理生理改变。胃肠道的分泌液每日约为 8000mL,在正常情况下绝大部分被再吸收。对于急性肠梗阻患者,由于不能进食及频繁呕吐,大量丢失胃液肠液,使水分及电解质大量丢失,尤以高位肠梗阻为甚;

低位肠梗阻时,这些液体不能被吸收而潴留在肠腔内形成"第三间隙",功能上等于丢失体外。另外,肠管过度膨胀,影响肠壁静脉回流,使肠壁水肿,血浆向肠壁、肠腔和腹腔渗出。如有肠绞窄存在,将丢失大量血液。这些变化可以造成严重缺水,并导致血容量减少和血液浓缩以及酸碱平衡失调。但其变化也因梗阻部位不同而有差别。如十二指肠梗阻,可因丢失大量氯离子和酸性胃液而产生碱中毒;低位小肠梗阻,丧失的体液(第三间隙)多为碱性或中性,钠、钾离子的丢失较氯离子为多,在低血容量和缺氧情况下酸性代谢产物剧增,加之缺水、少尿可引起严重的代谢性酸中毒。

(四)循环功能障碍

严重的缺水、血液浓缩、血容量减少、电解质紊乱、酸碱平衡失调、细菌感染、中毒、腹压增高妨碍下腔静脉血液回流,而致循环功能障碍,严重时可引起休克。

(五)呼吸功能障碍

肠腔膨胀使腹压增高,膈肌上升,腹式呼吸减弱,影响肺内气体交换,致呼吸功能障碍。

(六)感染和中毒

肠内压增高及肠管膨胀导致毛细血管通透性增加和淋巴回流障碍造成肠壁水肿;且梗阻以上的肠腔内细菌数量显著增加,细菌大量繁殖,产生多种强烈的内、外毒素;黏膜下水肿改变肠管正常屏障功能,使液体、细菌和毒素渗透至腹腔,而腹腔很容易将其吸收入血,引起中毒和休克。内毒素主要影响肺和周围血管,是休克的主要原因;外毒素多为梭状芽孢杆菌α毒素,其入血可造成脓毒血症。另外,绞窄性肠梗阻也可影响肠壁肌肉收缩,临床表现为肠梗阻解除后仍有一段时间肠麻痹。

三、临床表现

肠梗阻的基本临床表现是腹痛、呕吐、腹胀及停止排气、排便。由于肠梗阻的类型、原因、部位、病变程度不同,其临床表现也不同。根据腹痛、呕吐、腹胀和停止自肛门排气、排便四大症状及腹部可见肠型或蠕动波、肠鸣音亢进等,一般可做出诊断。X线检查对确定是否肠梗阻帮助较大。但需注意,有时可不全具备这些典型表现,特别是某些绞窄性肠梗阻的早期,可能与输尿管结石、卵巢囊肿蒂扭转、急性坏死性胰腺炎等混淆,甚至误诊为一般肠痉挛,尤应警惕。

(一)症状

1.腹痛

是最常见的症状。

(1)机械性肠梗阻:由于梗阻部位以上肠管为克服狭窄而发生强烈蠕动,表现为阵发性绞痛,高位肠梗阻疼痛多在上腹部,低位及结肠梗阻多位于中下腹。

(2)麻痹性肠梗阻:腹痛多为中度弥散性胀痛,无阵发性绞痛等肠蠕动亢进的表现,反之为肠蠕动减弱或消失。

(3)血运性肠梗阻:可表现为中腹部或中背部剧烈的持续性腹痛。

(4)绞窄性肠梗阻:表现为剧烈的持续性腹痛,疼痛可为局限性或弥散性。急性小肠扭转表现为突然发作的剧烈腹部绞痛,多在脐周围,常为持续性疼痛,阵发性加重,腹痛常牵涉腰背部,患者往往不敢仰卧,喜取胸膝位或蜷曲侧卧位。

2.呕吐

在肠梗阻早期,呕吐呈反射性,为胃内容物。

(1)机械性肠梗阻呕吐随梗阻部位高低而有所不同,高位肠梗阻呕吐发生早、频繁,吐出物主要为胃液、肠液和胆汁;低位和结肠梗阻时,呕吐出现迟而少,吐出物可为粪性。

(2)麻痹性肠梗阻呕吐较轻,多呈溢出性。

(3)绞窄性肠梗阻和血运性肠梗阻常表现为剧烈的持续性呕吐。

3.腹胀

一般在梗阻发生一段时间后出现,其程度与梗阻部位有关。高位肠梗阻腹胀不明显,但有时可见胃型。低位肠梗阻及麻痹性肠梗阻腹胀显著,遍及全腹。结肠梗阻时,如果回盲瓣关闭良好,梗阻以上结肠可成闭袢,则腹周膨胀显著。腹部隆起不均匀对称,是肠扭转等闭袢性肠梗阻的特点。

4.肛门停止排气、排便

完全性肠梗阻发生后,在早期尤其是高位肠梗阻,因肠蠕动增强,而梗阻以下肠内残存的粪便和气体,可自行或在灌肠后排出,此后患者多不再排气、排便;某些绞窄性肠梗阻,如肠套叠、肠系膜血管栓塞或血栓形成,可排出血性黏液样粪便。

(二)体格检查

1.全身一般状况

单纯性肠梗阻早期,患者全身情况多无明显改变;梗阻晚期或绞窄性肠梗阻患者,可有脱水表现,全身虚弱无力,唇干舌燥,眼窝、两颊内陷,皮肤弹性消失,尿少或无尿。严重缺水或绞窄性肠梗阻可有休克表现。

2.腹部

(1)视诊:一般有不同程度的腹胀,肠扭转时腹胀多不对称,麻痹性肠梗阻则腹胀均匀,机械性肠梗阻常可见肠型和蠕动波。

(2)触诊:单纯性肠梗阻时腹壁柔软,按到肿胀肠袢时可有轻度压痛,但无腹膜刺激征。绞窄性肠梗阻时,可有限局性压痛和腹膜刺激征。有时可触及绞窄的肠袢。蛔虫性肠梗阻时,常在腹中部触及条索状团块。

(3)叩诊:腹部多处呈鼓音,绞窄性肠梗阻时腹腔有渗液,移动性浊音可呈阳性。

(4)听诊:膨胀肠袢内积气、积液量大,可听到振水音。机械性肠梗阻时,肠鸣音亢进,有气过水声或高调金属音。麻痹性肠梗阻时,肠鸣音减弱或消失。

3.直肠指检

可能触及直肠腔内外肿块,如直肠肿瘤、极度发展的肠套叠的套叠部或低位肠腔外肿瘤。

(三)实验室检查

任何实验室检查均不能作为诊断肠梗阻的依据,但对于肠梗阻的治疗非常重要。

1.外周血检查

早期单纯性肠梗阻变化不明显,随着病情进展,血红蛋白值及血细胞比容可因缺水、血液浓缩而升高。白细胞计数和中性粒细胞明显增加多见于绞窄性肠梗阻。

2.血生化及血气分析

可了解血清 Na^+、K^+、Cl^-、尿素氮、肌酐的变化，以及酸碱失衡、电解质紊乱的状况。

3.尿常规

血容量减低血液浓缩时尿比重也可增高。

4.呕吐物和粪便检查

有大量红细胞或隐血阳性时，应考虑肠管血运障碍。

5.X 线检查

腹部 X 线片、钡剂消化道造影和 CT 各有优、缺点，应全面考虑临床资料，包括病史、体格检查和实验室检查，选择恰当的影像学检查手段。

(1)腹部透视或摄片：腹部立位和卧位透视或摄片均有助于肠梗阻的诊断。立位透视或摄片，能看到肠梗阻引起的肠积气和液体；卧位检查则可借扩张肠祥内肠黏膜的特征判断梗阻的部位。当病情发展至绞窄性肠梗阻，疑有肠穿孔、腹膜炎时，立位或侧卧位平片上能看到膈下积气及肠间隙增宽。体弱者则可行侧卧位透视或摄片。一般在肠梗阻发生 4～6 小时后，X 线检查即显示出肠腔积气，可见多数液平面及胀气肠祥。如无上述征象，也不能排除肠梗阻的可能。由于肠梗阻的部位不同，X 线表现也各有其特点，如空肠黏膜环状皱襞可显示"鱼刺"状；回肠黏膜则无此表现；低位小肠梗阻，扩张的肠祥在中腹部，呈"阶梯状"排列，而结肠内无积气；结肠梗阻时扩大的肠祥分布在腹部周围，可见结肠袋，胀气的结肠阴影在梗阻部位突然中断，盲肠胀气最显著，小肠内胀气可不明显。麻痹性肠梗阻可显示大、小肠全部充气扩张；而机械性肠梗阻胀气限于梗阻以上的部分肠管，即使晚期并发绞窄和麻痹，结肠也不会全部胀气。完全性梗阻可见梗阻以上肠祥明显充气和扩张，梗阻以下结肠内无气体；不完全性梗阻肠祥充气扩张都不明显，而结肠内仍有气体存在。乙状结肠扭转腹部 X 线片显示巨大马蹄状双腔充气肠祥，圆顶向上并可见两个液平面。急性小肠扭转可见空肠和回肠换位或排列成多种形态的小跨度蜷曲肠祥等特有的征象。

(2)钡剂灌肠：当怀疑肠套叠、乙状结肠扭转或结肠肿瘤时，可行钡剂灌肠以助诊断。乙状结肠扭转显示扭转部位钡剂受阻，钡影尖端呈"鸟嘴"形。肠套叠可见空气或钡剂受阻，梗阻端钡影呈"杯口"状，甚至呈"弹簧"状阴影。

(3)CT：随螺旋 CT 的广泛应用，近来已有报道 CT 扫描用于肠梗阻诊断，揭示肠梗阻的原因并可立体重建成像。其优势在于及时、迅速，而且是非介入性的。对于采取保守疗法的不全性小肠梗阻，如有小肠粘连性肠梗阻、腹部肿物切除、炎性肠病病史的患者，CT 可以帮助判断新生物或炎性肠病的存在和范围。

6.纤维内镜检查

对于怀疑十二指肠或结肠梗阻，可考虑行纤维十二指肠镜或纤维结肠镜检查，以明确诊断及治疗。

四、治疗

急性肠梗阻的治疗包括手术治疗和非手术治疗，治疗方法的选择根据梗阻的原因、性质、部位以及全身情况和病情严重程度而定。不论采用何种治疗均首先纠正梗阻带来的水、电解质与酸碱紊乱,改善患者的全身情况。

(一)非手术治疗

1.胃肠减压

是治疗肠梗阻的主要措施之一,现多采用鼻胃管(Levin 管)减压,导管插入位置调整合适后,先将胃内容物抽空再行持续低负压吸引。抽出的胃肠液应观察其性质,以帮助鉴别有无绞窄与梗阻部位的高低。胃肠减压的目的是减轻胃肠道的积留气体、液体,减轻肠腔膨胀,有利于肠壁血液循环的恢复,减少肠壁水肿,使某些原有部分梗阻的肠襻因肠壁肿胀而致的完全性梗阻得以缓解,也可使某些扭曲不重的肠襻得以复位,症状缓解。胃肠减压可减轻腹内压,改善因膈肌抬高而导致的呼吸与循环障碍。

2.纠正水、电解质与酸碱失衡

水、电解质与酸碱失衡是急性肠梗阻最突出的生理紊乱,应及早给予纠正。当血液生化检查结果尚未获得前,可先给予平衡盐液(乳酸钠林格液)。待有测定结果后,再添加电解质与纠正酸、碱紊乱,在无心、肺、肾功能障碍的情况下,最初输入液体的速度可稍快一些,但需做尿量监测,必要时做中心静脉压(CVP)监测,以防液体过多或不足。

在单纯性肠梗阻的晚期或绞窄性肠梗阻,常有大量血浆和血液渗出至肠腔或腹腔,需要补充血浆和全血。

3.抗感染

肠梗阻后,肠壁循环有障碍,肠黏膜屏障功能受损而有肠道细菌异位或是肠腔内细菌直接穿透肠壁至腹腔内产生感染。肠腔内细菌亦可迅速繁殖。同时,膈肌升高引起肺部感染。因而,肠梗阻患者应给予抗菌药物以预防或治疗腹部或肺部感染,常用的有以杀灭肠道细菌与肺部细菌的广谱头孢菌素或氨基糖苷类抗生素,以及抗厌氧菌的甲硝唑等。

4.其他治疗

腹胀后影响肺的功能,患者宜吸氧。为减轻胃肠道的膨胀可给予生长抑素以减少胃肠液的分泌量。乙状结肠扭转可试用纤维结肠镜检查、复位。回盲部肠套叠可试用泛影葡胺灌肠与充气灌肠复位。

采用非手术方法治疗肠梗阻时,应严密观察病情的变化,绞窄性肠梗阻或已出现腹膜炎症状的肠梗阻,经过 2～3 小时的非手术治疗,实际上是术前准备,纠正患者的生理失衡状况后即进行手术治疗。单纯肠梗阻经过非手术治疗 24～48 小时,梗阻的症状未能缓解或在观察治疗过程中症状加重或出现腹膜炎症状时,应及时改为手术治疗。但是在手术后发生的术后早期炎性肠梗阻除有绞窄发生,应继续治疗等待炎症消退。

(二)手术治疗

手术治疗是肠梗阻的一个重要措施,大多数情况下肠梗阻需手术来解决。手术的目的是解除梗阻去除病因,手术的方式可根据患者的情况与梗阻的部位,病因加以选择。

1.单纯解除梗阻的手术

这类手术包括为粘连性肠梗阻的粘连分解,去除肠扭曲,切断粘连束带;肠内堵塞切开肠腔,去除毛粪石、蛔虫等;肠扭转、肠套叠的肠襻复位术。

2.肠切除吻合术

肠梗阻是由于肠肿瘤所致,切除肿瘤是解除梗阻的首选方法。在其他非肿瘤性病变,因肠梗阻时间较长或有绞窄引起肠坏死或是分离肠粘连时造成较大范围的肠损伤,则需考虑将有病变的肠段切除吻合。在绞窄性肠梗阻,如腹股沟疝,肠扭转,胃大部切除后绞窄性内疝,绞窄解除后,血运有所恢复,但肠襻的生活力如何,是否应切除,切除多少,常是手术医生感到困难之处。小段肠襻当不能肯定有无血障碍时,以切除吻合为安全。但当有较长段肠襻尤其全小肠扭转,贸然切除将影响患者将来的生存。为此,应认真判断肠管有无生活力。判断方法有:①肠管的颜色转为正常,肠壁保持弹性并且蠕动活跃,肠系膜边缘动脉搏动可见说明肠管有生机。在有经验的医生,经仔细判断后,准确性可在90%以上。但常出现过多切除现象。②应用超生多普勒沿肠管对肠系膜缘探查是否有动脉波动,而非探查肠系膜的血管弓部,准确性应在80%以上。③从周围静脉注入荧光素,然后紫外线照射疑有循环障碍的肠管部,如有荧光出现,表示肠管有生机。④肠管已明显坏死,切除缘必须有活跃的动脉出血。

肠管的生机不易判断且是较长的一段,可在纠正血容量不足与供氧的同时,在肠系膜血管根部注射1%普鲁卡因或是苄胺唑啉以缓解血管痉挛,将肠管标志后放回腹腔,观察15～30分钟,如无生机可重复1次,当确认无生机后始可考虑切除。经处理后肠管的血运恢复,也显示有生机,则可保留,但在24小时后应再次剖腹观察,如发现有局灶性坏死应再行切除。为此,第1次手术关腹时,可采用全层简单缝合的方法。

3.肠短路吻合

当梗阻的部位切除有困难,如肿瘤向周围组织广泛侵犯或是粘连广泛难以剥离,但肠管无坏死现象,为解除梗阻,可分离梗阻部远近端肠管做短路吻合,旷置梗阻部,但应注意旷置的肠管尤其是梗阻部的近端肠管不宜过长,以免引起盲襻综合征。

4.肠造口术或肠外置术

肠梗阻部位的病变复杂或患者的情况差,不允许行复杂的手术,可在膨胀的肠管上,亦即在梗阻部的近端肠管做肠造口术以减压,解除因肠管高度膨胀而带来的生理紊乱。小肠可采用插管造口的方法,可先在膨胀的肠管上切一小口,放入吸引管进行减压,但应注意避免肠内物污染腹腔及腹壁切口。肠插管造口管宜稍粗一些如F16、F18以防堵塞,也应行隧道式包埋造口,以防有水肿的膨胀肠管愈合不良而发生瘘。结肠则且做外置造口,结肠内有粪便,插管造口常不能达到有效的减压,因远端有梗阻,结肠造口应采用双口术式。有时,当有梗阻病变的肠襻已游离或是肠袢已有坏死,但患者的情况差,不能耐受切除吻合术,可将该段肠襻外置,关腹。立即或待患者情况复苏后再在腹腔外切除坏死或病变的肠襻,远、近两切除端固定在腹壁上,近端插管减压、引流,以后再行二期手术,重建肠管的连续性。

急性肠梗阻都是在急诊或半急诊情况下进行,术前的准备不如择期性手术那样完善,且肠襻高度膨胀有血液循环障碍,肠壁有水肿愈合能力差,手术时腹腔已有感染或手术时腹腔被肠内容物严重污染术后易有肠瘘、腹腔感染、切口感染。在绞窄性肠梗阻患者,绞窄解除后循环恢复,肠腔内的毒素大量被吸收入血循环中,出现全身性中毒症状,有些晚期患者还可能发生多器官功能障碍甚至衰竭。绞窄性肠梗阻的手术死亡率为 $4.5\% \sim 31\%$，而单纯性肠梗阻仅为 1%。因此，肠梗阻患者术后的监测治疗仍很重要，胃肠减压，维持水、电解质及酸碱平衡，加强营养支持，抗感染等都必须予以重视。

第八节　直肠肛管周围脓肿

直肠肛管周围脓肿是指直肠肛管周围软组织内或其周围间隙发生的急性化脓性感染，并形成脓肿。肛周脓肿是肛肠疾病中的常见病，发病率较高，仅次于痔。发病高峰年龄在 $20 \sim 40$ 岁，男性多于女性。肛周脓肿是肛腺受细菌感染后在肛门周围软组织引起的化脓性疾患。这些脓肿通常发生在直肠周围的各个间隙，并最终在肛门附近的体表形成肛管或直肠下段与会阴部皮肤相通的肉芽肿性管道，称为肛瘘。目前认为这种非特异性肛门周围脓肿和肛瘘是一个疾病发展的两个阶段：肛周脓肿是肛瘘的早期阶段，是急性发作期；肛瘘是肛周脓肿的后期，是炎症的慢性化阶段。

一、病因和病理

肛周脓肿是肠道细菌感染的结果，致病细菌的种类常是葡萄球状菌、链球菌及大肠埃希菌、魏氏梭形芽胞杆菌和其他厌氧菌，多为两种以上的混合感染。肛隐窝腺体感染学说的理论已被广泛接受，认为肛腺在肛门周围脓肿和肛瘘的病因方面扮演重要角色。位于齿线的开口于肛窦的肛腺有 $6 \sim 8$ 个，腺管向外下方伸展于黏膜下层，有一部分腺管穿过内括约肌。由于肛窦内容易积存肠道细菌，是容易造成感染的条件。感染由肛腺管进入肛腺，并通过腺体的走行方向和穿行范围向周围扩散到肛管直肠周围间隙，形成各种不同部位的脓肿；肠道细菌通过肛腺引起括约肌间隙感染，这是一个始发病灶，向下沿向下走行的纵肌纤维引起低位括约肌间脓肿；向上沿向上走行的纵肌纤维引起高位括约肌间脓肿；向后，感染灶可以穿过肛管后部薄弱的 Minor 三角形水平位间隙形成肛门后部脓肿；并且可以在 Courtney 间隙形成深部脓肿，由于脓肿张力的关系，可向一侧或两侧坐骨直肠窝扩散而形成单侧或双侧坐骨直肠窝脓肿。以肛提肌为界将直肠肛管周围脓肿分为肛提肌下部脓肿和肛提肌上部脓肿：前者包括肛门周围脓肿、坐骨直肠间隙脓肿；后者包括骨盆直肠间隙脓肿、直肠后间隙脓肿、高位肌间脓肿、肛门周围脓肿。

直肠肛管周围脓肿也可继发于肛周皮肤感染、损伤、肛裂、内痔、药物注射、骶尾骨骨髓炎等。克罗恩病、溃疡性结肠炎及血液病患者易并发直肠肛管周围脓肿。

二、临床表现

肛周脓肿初发时只感到肛门直肠周围有一局限性肿硬区，疼痛轻。很快疼痛加重，肛周肿胀明显，皮肤潮红并有压痛。很少有波动感。若脓肿较大，可引发全身症状：轻则不适发热，重则恶寒高热，很快形成脓肿。由于脓肿的位置不同，临床表现也不尽一致。

（一）低位肌间脓肿

最常见,全身症状轻微,局部疼痛显著,甚至有搏动性疼痛,红肿较局限,触痛明显,可有波动感。自溃或切开形成低位肛瘘。

（二）坐骨肛管间隙脓肿

又称坐骨直肠窝脓肿,是肛提肌以下最深最大的脓肿,较常见。多是肌间感染引发肛管后部的 Courtney 间隙感染向单侧或双侧坐骨直肠窝扩散形成;也可能是低位肌间脓肿沿联合纵肌纤维组织伸入外括约肌的纤维间隔蔓延而形成。由于坐骨直肠间隙较大,形成的脓肿亦较大而深,容量为 60～90mL。发病时患侧出现持续性胀痛,逐渐加重,继而为持续性跳痛,坐立不安,排便或行走时疼痛加剧,可有排尿困难和里急后重;全身感染症状明显,如头痛、乏力、发热、食欲缺乏、恶心、寒战等。早期局部体征不明显,以后出现肛门患侧红肿,双臀不对称;局部触诊或直肠指检时患侧有深压痛,甚至波动感。如不及时切开,脓肿多向下穿入肛管周围间隙,再由皮肤穿出,形成弯曲瘘,有时形成蹄铁形瘘。

（三）骨盆直肠间隙脓肿

又称骨盆直肠窝脓肿,较为少见,但很重要。脓肿位于肛提肌以上,顶部为盆腔腹膜,位置深,属高位肌间脓肿。多由肛腺脓肿或坐骨直肠间隙脓肿向上穿破肛提肌进入骨盆直肠间隙引起,也可由直肠炎、直肠溃疡、直肠外伤所引起。由于此间隙位置较深,空间较大,引起的全身症状较重而局部症状不明显。早期就有全身中毒症状,如发热、寒战、全身疲倦等不适。局部表现为直肠坠胀感,便意不尽,排便时尤感不适,常伴排尿困难。会阴部检查多无异常,直肠指诊可觉直肠内灼热,直肠壁饱满隆起,有压痛和波动感。可形成高位肌间肛瘘,脓肿偶可向肠腔破溃形成内瘘。诊断主要靠穿刺抽脓,经直肠以手指定位,从肛门周围皮肤进针。必要时做肛管超声检查或 CT 检查证实。

（四）直肠后脓肿

少见。亦由肛窦和肛腺感染引起,括约肌间脓肿、直肠损伤、直肠狭窄、直肠炎、骶骨和尾骨炎症也可引起。以全身症状为主:畏寒、发热、乏力、食欲缺乏。直肠内常有重坠感,骶尾部有酸痛并放散至股部后方。指检发现尾骨与肛门之间有深压痛,直肠后壁隆起并有波动。

（五）直肠黏膜下脓肿

位于直肠黏膜和肌层间结缔组织内,少见。一般较小,多位于直肠下部后方或侧方。肛门内有沉重坠胀感,排便、行走时加重。指检可及直肠壁上卵圆形隆起,有触痛。破溃形成内瘘。

三、治疗

（一）提肛肌下方脓肿（低位脓肿）治疗

1.低位脓肿切开引流术

（1）适应证:皮下间隙脓肿、肛管前、后浅间隙脓肿。

（2）禁忌证:严重血液病者,凝血功能障碍者。

（3）体位:截石位或侧卧位。

（4）手术步骤

①取截石位或左侧卧位,肛周常规消毒。麻醉生效后,于肛缘脓肿波动明显处做放射状切

口,即见脓液流出。修剪皮瓣使成梭形。

②以示指伸入脓腔,分离纤维隔,使引流通畅。填引流纱条包扎。

(5)术后处理

①患者当日不排便,患者每次排便后以聚维酮碘液体清洗伤口,外敷康复新液,填塞紫草油纱条引流。

②每日更换引流油纱条,纱条填塞创面,自基底生长致逐渐愈合。

(6)注意事项:放射状切口只切至皮下层,勿切入肌层,以免切断括约肌。

2.低位脓肿Ⅰ期根治术

(1)适应证:皮下间隙脓肿、肛管前、后浅间隙脓肿。

(2)禁忌证:严重血液病者,凝血功能障碍者。

(3)体位:

截石位或侧卧位。

(4)手术步骤

①放射状切开皮瓣,方法同切开引流术。

②以探针自切口伸入,在示指于肛内引导下于内口穿出

③沿槽探针切开内、外口间皮肤及皮下组织,搔刮基底坏死腐烂组织,修剪皮瓣使引流通畅,结扎出血点,填引流纱条包扎。

(5)术后处理

①患者当日不排便,患者每次排便后以聚维酮碘液体清洗伤口,外敷康复新液,堵塞紫草油纱条引流。

②每日更换引流油纱条,约 10 日局部炎症消退,在合适的时机行肛瘘手术。

(6)注意事项:需准确寻找内口,切忌盲目操作,以免术后复发。

3.Ⅰ期切开挂线术

(1)适应证:皮下间隙脓肿、肛管前、后浅间隙脓肿。

(2)禁忌证:严重血液病者,凝血功能障碍者。

(3)体位:截石位或侧卧位。

(4)手术步骤

①长效局部麻醉。放射状切开皮肤方法同切开引流术。

②槽探针寻找内口同Ⅰ期切除术。

③以橡皮筋或丝线挂线。

(5)术后处理

①患者当日不排便,每次排便后以聚维酮碘液体清洗伤口,外敷康复新液,中药泡洗熏蒸。

②每日换引流纱条至痊愈。换药中应检查有无分支瘘管,如有分支切开,一并换药引流。

(6)注意事项:探查内口时要认真仔细,不可求速或盲目制造假口,以免复发。

4.坐骨直肠窝脓肿切开引流术

(1)适应证:单侧或双侧坐骨直肠间隙脓肿。

(2)禁忌证:同低位脓肿切开引流术。

（3）体位：截石位或侧卧位。

（4）手术步骤

①常规肛周消毒，局部麻醉生效后，选择距肛口 3cm 以外脓肿波动明显处，做与肛缘平行的切口，切口长度与脓肿直径略同。

②以中弯钳伸入切口内，钝性分离纤维间隔，清除脓液和坏死组织，修剪两侧皮瓣呈梭形，填引流条，纱布包扎。

（5）术后处理：同低位脓肿切开引流术。

（6）注意事项

①凡脓量超过 90mL 者，系已累及对侧或为骨盆窝脓肿，应采取相应引流措施。

②勿做横切口，以免切断括约肌。

（二）肛提肌上方脓肿（高位脓肿）治疗

1.骨盆直肠窝脓肿切开引流术

（1）适应证：患者自觉肛周剧痛或发热，而肛门部无明显红肿（症状与体征不相符），触诊肛门有压痛者。

（2）禁忌证：同低位脓肿切开引流术。

（3）体位：截石位或侧卧位。

（4）手术步骤

①肛周常规消毒。麻醉生效后，以示指于肛门内做引导，于肛周饱满处使用注射器穿刺直接抽吸探查见脓，勿拔出针头，以确定脓液部位。沿穿刺针头切至脓腔。

②以中弯钳自切口伸向有脓部位钝性分离，另以手指于直肠内作引导，穿过肛提肌进入脓腔，按前后方向撑开止血钳，扩大肛提肌裂口，排净脓液。

③修剪两侧皮瓣呈梭形，放入引流纱条，纱布覆盖，包扎。

（5）术后处理

①患者每次排便后以聚维酮碘液体清洗伤口，中药泡洗熏蒸，外敷康复新液。

②每日油纱条引流，待炎症消除或瘘管形成后择期行肛瘘术。

（6）注意事项

①切口位置选择与坐骨直肠窝相似而更靠后方，较易找准脓腔。

②勿盲目切口，应先抽吸见脓后确定切口。

2.直肠后间隙脓肿切开引流术

（1）适应证：患者自觉骶尾部剧痛且放射至下肢，指检直肠后壁压痛并隆起者。

（2）禁忌证：同低位脓肿切开引流术。

（3）术前准备：同骨盆直肠窝脓肿切开引流术。

（4）体位：截石位或侧卧位。

（5）手术步骤

①常规消毒肛周及肛管。局部麻醉或骶部麻醉生效后，于肛门后正中线距肛缘 1.5cm 以外做纵切口。

②用止血钳经切口向直肠后钝性分离,穿过肛尾韧带进入脓腔,横向张开止血钳,扩张肛尾韧带和脓腔,使脓流顺畅。

③置入油纱引流,纱布包扎。

(6)术后处理:同骨盆直肠窝脓肿切开引流术。

(7)注意事项

①切口只切开皮肤及皮下组织,勿切断肛尾韧带。

②为分离方便,亦可向左右绕过肛尾韧带向脓腔分离。

3.直肠黏膜下脓肿切开引流术

(1)适应证:患者诉肛内剧痛,指检触及齿状线上直肠黏膜明显隆起,并有波动感者。

(2)禁忌证:同低位脓肿切开引流术。

(3)体位:截石位或侧卧位。

(4)手术步骤

①不需麻醉,将肛镜轻轻纳入肛内,在黏膜凸起明显处穿刺出脓液者,即脓肿部位。

②固定好肛门镜,拔出针头,改用手术刀纵向切开黏膜,放出脓液。用针管吸生理盐水冲洗脓腔。填引流油纱条,退出肛镜,纱布包扎。

(5)术后处理

①患者当日不排便,以后每次排便后填痔疮栓 1~2 枚。

②每天换药,填引流纱条至创面愈合。

(6)注意事项

①穿刺吸脓时针尖勿刺入过深。

②刀切黏膜放脓时勿切得过深。

③术刀纵向切开脓肿黏膜要充分,不要遗留兜状窝致引流不畅。

4.肛周脓肿预期根治术

(1)适应证:各类肛周脓肿。

(2)禁忌证:同低位脓肿切开引流术。

(3)体位:截石位或侧卧位。

(4)手术步骤:在脓肿切开引流完成后,示指在肛门内做引导,找到内口或疑似内口位置,按挂线法步骤,引入丝线或橡皮筋,但不扎紧,挂浮线。

(5)术后处理

①患者每次便后以聚维酮碘液体清洗伤口,外敷康复新液。

②每日换药,轻轻活动浮线,以利引流,紫草油纱条外敷创面。

③浮线引流 1~2 周,见局部肿硬消退,即可于长效局部麻醉下紧线,根治肛瘘。

(6)注意事项

①脓肿期的内口较之成瘘的内口相对易于找到。基本规律是:以两坐骨结节为线,脓肿病灶在此线前方且接近肛门者(3cm 以内),其内口多在直对切口的齿状线部;脓肿病灶在此线后方或虽在齿状线前方但远离肛门者(3cm 以外),其内口多在截石位 6 点齿状线部。

②切忌盲目穿通直肠黏膜导致假内口。在无把握准确找到内口时,不必勉强行此手术。

第九节　直肠癌

直肠癌是发生在直肠乙状结肠交界至齿状线之间的上皮来源恶性肿瘤，是常见的消化道肿瘤。中国人直肠癌具有 3 个流行病学特点：①直肠癌比结肠癌发生率高，约 1.5：1；②低位直肠癌所占的比例高，直肠指诊可触及绝大多数癌肿；③青年人直肠癌比例高。直肠癌根治性切除术后总的 5 年生存率在 60％左右，早期直肠癌术后的 5 年生存率为 80％～90％。

一、病因与病理

（一）病因

直肠癌的发病原因尚不清楚，目前认为是由环境、饮食、生活习惯等因素与遗传因素协同作用的结果。常见诱因包括高脂低纤维饮食，缺乏某些微量元素，吸烟饮酒等不良生活习惯，肥胖，心理精神因素等。

（二）病理

1.大体形态分型

分为溃疡型、肿块型、浸润型。

(1)溃疡型：多见，占 50％以上，圆形或卵圆形，中心凹陷，边缘凸起，向周围浸润生长。早期易出血，此型分化程度低，易早期转移。

(2)肿块型：亦称髓样癌、菜花形癌。向肠腔内生长，分化程度高，向周围浸润小，预后较好。

(3)浸润型癌：亦称硬癌或狭窄型癌。癌肿环肠壁浸润，有显著的纤维组织反应，易引起肠腔狭窄和梗阻，分化程度低，转移早而预后差。

2.组织学分类

(1)腺癌：占大多数，癌细胞排列成腺管状结构或腺泡状，依分化程度可分为 1、2、3 级。3级分化最差，细胞排列呈片状或索条状。

(2)黏液癌：由分泌黏液的癌细胞构成，癌组织内有大量黏液为其特征，恶性度较高。

(3)未分化癌：癌细胞较小，呈圆形或不规则形，排列不规则，浸润明显，容易侵入小血管和淋巴管，预后差。

(4)印戒型细胞癌：由弥散成片的印戒细胞构成，胞核深染，偏于胞质一侧，似戒指样，恶性程度高，预后差。

从外科治疗的角度，临床上将直肠癌分为低位直肠癌（距齿状线 5cm 以内）；中位直肠癌（距齿状线 5～10cm）；高位直肠癌（距齿状线 10cm 以上）。此分类对直肠癌根治手术方式的选择有重要的参考价值。

二、临床表现

直肠癌的主要临床表现为便血及排便习惯改变，多呈鲜血或暗红色血便，与大便不混合，可含有血块和坏死组织,伴大便变细。排便次数增加,甚至每日数十次之多,可伴有排便困难、肛门坠胀感及排便不尽感。晚期因侵犯骶前神经可出现骶尾部剧烈持续性疼痛。癌肿侵犯前列腺、膀胱,可出现尿频、尿痛、血尿。晚期出现肝转移时可有腹腔积液、肝大、黄疸、贫血、消瘦、水肿、恶病质等。

三、诊断

根据病史、体检、影像学和内镜检查不难做出临床诊断,准确率亦可达 95% 以上。多数患者常有不同程度的延误诊断,包括患者对便血、大便习惯改变等症状不够重视,也有医生警惕性不高的原因。具有可疑临床表现者均应考虑直肠癌可能,需进行进一步检查。

直肠癌的筛查应遵循由简到繁的步骤进行。

(一)便隐血试验

简便、快速,可作为大规模普查或对高危人群作为结、直肠癌的初筛手段。阳性者再做进一步检查。每年 1 次便隐血试验检查可将直肠癌病死率降低 33%。

(二)直肠指诊

是诊断直肠癌最重要的方法,约 80% 的直肠癌患者于就诊时可通过自然直肠指检被发现。可触及质硬凹凸不平包块,晚期可触及肠腔狭窄,包块固定,指套血染。当患者出现便血、大便习惯改变、大便性状改变等情况时,均应行直肠指诊。指诊可了解癌肿部位、距肛缘的距离、癌肿的大小、范围、固定程度、与周围脏器的关系等。

(三)内镜检查

包括直肠镜、乙状结肠镜和纤维结肠镜检查,门诊常规检查时可用直肠镜或乙状结肠镜检查,操作简便、不需肠道准备,但在明确直肠癌诊断需手术治疗时应行纤维结肠镜检查,除外多发癌可能。肠镜可直观显示肿瘤大小、形状、部位,并可取病理活检行组织学检查。

(四)影像学检查

1.钡剂灌肠检查

是结、直肠癌最简单安全的常规检查方法,对结、直肠癌诊断和早期发现有重要意义,可用以排除结、直肠多发癌和息肉病,但若要得到最终的明确诊断,仍需结肠镜检查。

2.腔内 B 超检查

用腔内超声探头可检测癌肿浸润肠壁的深度及有无侵犯邻近脏器,内镜超声逐步在临床开展应用,可在术前对直肠癌进行术前分期,指导肿瘤及肿大淋巴结活检,还能够评价治疗效果和随访。

3.MRI 检查

具有多方位扫描和三维成像,软组织分辨率高,无离子辐射等优点,近年来随着快速屏气序列的开发、躯体与盆腔程控线圈的发展,解决了扫描时间长等缺点,MRI 可显示肿瘤在肠壁内的浸润深度及肿瘤与周围组织器官的关系,对直肠癌的诊断及术前分期有重要价值。

4.CT 检查

不作为直肠癌诊断的首选检查,主要目的是对已知肿瘤进行分期,作为选择治疗方案的依据,可以了解直肠癌盆腔内扩散情况,有无侵犯膀胱、子宫及盆壁,是术前常用的检查方法,能对术后有无肿瘤残留、复发和转移提供客观信息。腹部 CT 扫描还可了解有无肝转移及腹主动脉旁淋巴结肿大。CT 仿真肠镜能够以内镜图像为主的多种形式直观显示病灶的三维形态以及毗邻关系,但对肠道清洁度要求较高,对于扁平病变及炎症性病变存在局限性。

5.正电子发射计算机断层显像检查

针对病程较长、肿瘤固定的患者,为排除远处转移及评价手术价值时,有条件者可进行 PET-CT 检查。该检查可发现肿瘤以外的高代谢区域,了解有无远处转移,有助于制定治疗方案。

6.腹部 B 超检查

由于直肠癌确诊时有 10%～15% 同时存在肝转移,腹部 B 超或 CT 检查应列为常规。

(五)肿瘤标志物

目前公认的在大肠癌诊断和术后监测有意义的肿瘤标志物是癌胚抗原。ASCO 专家不建议 CEA 用作筛查手段,主要应用于结、直肠癌的治疗、辅助预后判断、监测复发、评价治疗应答等方面。其他常用肿瘤标志物包括 CA199、CA724、CA50 及 TPA。多种肿瘤标志物联合检测可提高诊断的敏感性。

(六)其他检查

伴有腹股沟淋巴结大的患者,可行淋巴结活检。癌肿位于直肠前壁的女性患者应做阴道检查及双合诊检查。男性患者有泌尿系症状时应行膀胱镜检查,除外泌尿系统受侵。

四、治疗

(一)腹会阴联合直肠癌切除术

直肠癌腹会阴联合切除术(APR)(Miles 术),是在 1908 年由 Miles 在其观察和总结的直肠癌转移规律的基础上,提出的一种经典直肠癌术式,切除范围包括乙状结肠及其完整系膜、直肠及全部系膜、肛提肌、坐骨直肠窝内脂肪组织、肛管和肛门周围 3cm 范围以上皮肤,并于肠系膜下动静脉根部进行结扎切断,清扫肠系膜下动脉根部和周围淋巴结,于左下腹壁做永久性结肠造口。

1.适应证

肿瘤距肛缘上 5cm 以下、肛门外括约肌受侵者、已有肛门功能障碍的低位直肠癌者、保肛术后局部肿瘤复发能切除者或肛管及肛门周围癌。

2.麻醉与体位

气管内插管或喉罩置入、静脉复合全身麻醉及连续硬脊膜外阻滞麻醉,体位可取头低足高膀胱截石位(图 2-18)。

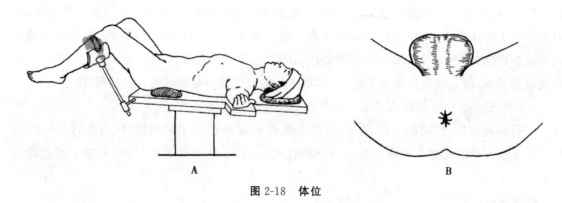

图 2-18　体位

3.手术步骤

（1）腹部切口：下腹部正中切口向右绕脐或左下腹部旁正中切口。自耻骨联合上止于脐上 3～5cm（图 2-19）。入腹后，放置切口保护膜或纱布垫严密保护好切口。

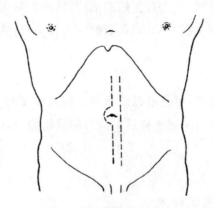

图 2-19　腹正中切口
A.截石位侧面观；B.截石位正面观

（2）腹腔探查：按照从远到近，从正常到肿瘤的顺序原则，探查肝脏、腹膜、腹主动脉旁及肠系膜下动脉和髂内动脉附近淋巴结有无转移，肿瘤有无浸润膀胱、前列腺、子宫及其附件，根据探查结果决定手术的切除范围。确定切除时，在肿瘤近端用纱布带结扎肠腔。置头低脚高位，用湿纱布垫将小肠推向上腹部，充分显露手术野。

（3）游离乙状结肠：一般情况下，乙状结肠及系膜常与左侧腹壁有不同程度的粘连，需先行分离。提起乙状结肠向右侧牵引，自粘连处切开左侧后腹膜达盆底腹膜至膀胱直肠或直肠子宫陷凹处，向上游离至乙状结肠系膜根部。同时游离切除左髂动静脉前的脂肪淋巴组织。此处注意保护左侧输尿管及性腺血管（图 2-20,2-21）。

（4）同样方法游离切开直肠及乙状结肠右侧系膜：向下至右侧盆底达膀胱直肠或直肠子宫陷凹处与左侧切口汇合（图 2-22）。向前向上牵引乙状结肠，直视下沿系膜后面向上分离至肠系膜根部（图 2-23）。

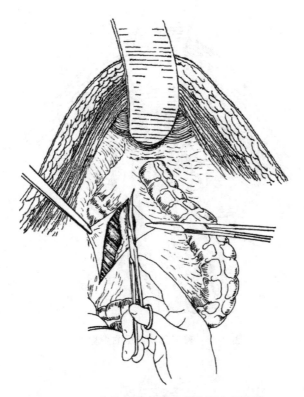

图 2-20 自粘连处剪开乙状结肠左侧腹膜

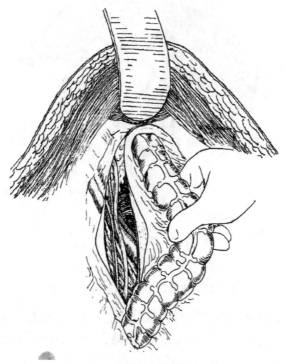

图 2-21 显露左侧腹膜后组织

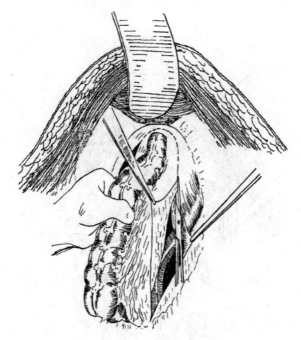

图 2-22　剪开乙状结肠右侧腹膜

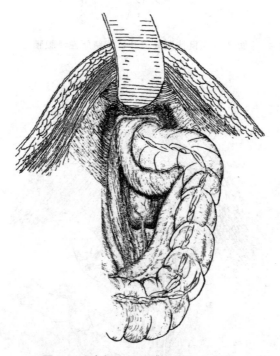

图 2-23　直视下沿系膜后面向上分离

（5）结扎肠系膜下动、静脉血管：提起乙状结肠向上游离乙状结肠系膜达肠系膜下血管根部，切开其表面腹膜，游离并解剖出肠系膜下动、静脉，于根部结扎、切断，近心端双重结扎或缝扎（图 2-24）。

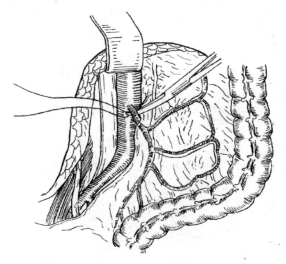

图 2-24　于根部结扎切断肠系膜下动脉

（6）直肠后壁的分离：提起直乙状结肠和系膜，上腹下神经丛在骶骨岬下方 1～2cm 分为左右腹下神经，加以保护。骶前隧道式分离，向前下牵引直肠，即可显露直肠固有筋膜与骶前筋膜间的疏松结缔组织，即为直肠后间隙，沿此间隙直视下用电刀锐性分离直肠后方（图 2-25），从上向下、从中央向两侧进行分离，至侧韧带后方。沿腹下神经内侧游离直肠侧壁至侧韧带，因侧方间隙较狭小，应靠近直肠固有筋膜分离，以免损伤侧方神经和盆壁静脉分支。于骶 4 水平切开较强韧的直肠骶骨筋膜（Waldeyer 筋膜），进入肛提肌上直肠后间隙，即可充分游离直肠系膜及后壁至尾骨尖肛提肌平面至肿瘤远端 5cm（图 2-26）。在游离分离过程应保持直肠固有筋膜完整，以免损伤骶前和盆壁静脉丛和分支。

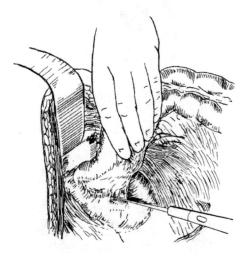

图 2-25　自骶前向下游离直肠后壁

（7）直肠前壁的分离：向前牵开膀胱或子宫，向后上牵拉直肠，在直肠与膀胱或子宫之间的腹膜反折上 0.5cm 处弧形切开腹膜，于 Denonvillier 筋膜后叶前方与精囊腺（图 2-27）在 Denonvillier 筋膜间分离直肠前壁（图 2-28）前列腺或阴道后壁之间的疏松结缔组织间隙，沿筋膜表面从中央向两侧纵向或横向用电刀切割，使两侧精囊腺或阴道后壁显露，向尾侧游离至前列腺尖端或女性会阴中心腱（图 2-28）。注意避免损伤精囊腺、前列腺或女性阴道后壁及支配泌尿生殖的神经分支。

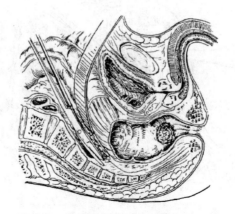

图 2-26　游离直肠系膜至肿瘤远端 5cm

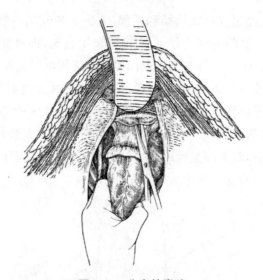

图 2-27　分离精囊腺

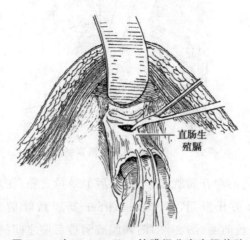

直肠生
殖膈

图 2-28　在 Denonvillier 筋膜间分离直肠前壁

（8）直肠两侧分离和切断直肠侧韧带：牵引直肠向对侧，即可显露直肠侧韧带（图2-29），通常直肠中动脉穿行于侧韧带前下方，同时沿腹下神经确认盆神经丛位置，靠近直肠固有筋膜外缘用长弯止血钳钳夹、结扎切断侧韧带（图2-30）。若肿瘤侵及浆膜层，可靠近盆壁结扎切断直肠侧韧带及同侧盆神经丛。同法处理左侧直肠侧韧带。此时，直肠已完全游离。

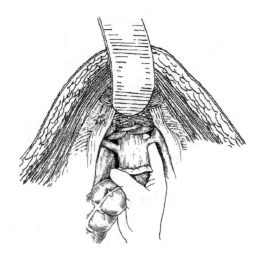

图 2-29　分离直肠两侧韧带

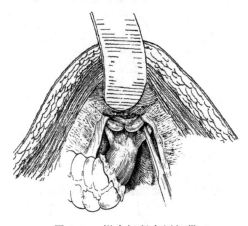

图 2-30　钳夹切断右侧韧带

（9）切断近端结肠：距癌肿上缘10～15cm以上切断乙状结肠及相应系膜，断端用酒精纱布消毒处理，近侧肠管用肠钳阻断，远侧肠管断端用粗丝线双重结扎并套入无菌橡皮手套结扎固定。在左下腹壁行结肠永久性造口。

（10）会阴部手术操作：重新消毒会阴部（女性同时消毒阴道）。

①用丝线荷包缝闭肛门（图2-31）：距肛门3cm环绕肛门作梭形切口，切口前至会阴中点，后至尾骨尖，两侧到坐骨结节内侧缘（图2-32）。女性患者，如果肿瘤浸润阴道后壁，可同时切除部分或全部阴道后壁（图2-33）。

②清除坐骨直肠间隙大部分脂肪组织，用电刀沿臀大肌前缘、坐骨结节内缘、会阴浅横肌后缘清除坐骨直肠间隙内脂肪，至肛提肌下方。于坐骨直肠窝顶部可见直肠下动脉自外行向内方，予以切断结扎。

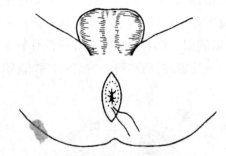

图 2-31　会阴部切口

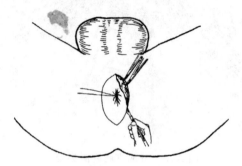

图 2-32　距肛缘 3cm 切开皮肤和皮下组织

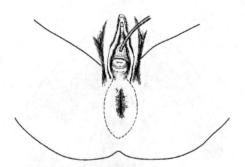

图 2-33　切除阴道后壁的会阴部切口

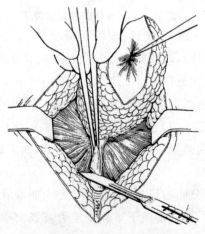

图 2-34　切断肛尾韧带

③于尾骨尖前方切断肛尾韧带后,用左手示指从切口下方肛提肌,直至直肠后间隙,并靠近盆壁切开后方肛提肌,即髂骨尾骨肌、耻骨尾骨肌,直到前外侧处的耻骨直肠肌外缘(图 2-34)。此时,会阴与盆腔仅有一层直肠骶骨筋膜相隔,可借助血管钳与盆腔贯通会师,进入盆腔(图 2-35)。

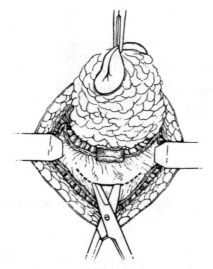

图 2-35　剪开骶前筋膜

④然后向左侧分离肛提肌切断结扎(图 2-36),同法切断右侧肛提肌,勿盲目钝性分离,将其自骶骨上撕脱造成骶前静脉出血。

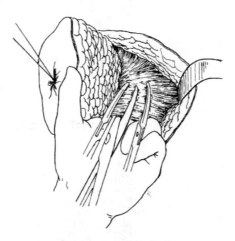

图 2-36　切断肛提肌

⑤伸入卵圆钳将已切断的乙状结肠、直肠经会阴切口后方拉出(图 2-37)。

⑥沿会阴浅横肌后缘切断会阴中心腱,显露会阴深横肌及直肠外侧的耻骨直肠肌。术者示指伸至直肠前壁与前列腺之间,明确尿道部位,并引导用电刀切断或钳夹切断耻骨直肠肌(图 2-38)、直肠尿道肌,完全分离直肠前壁,切除手术标本(图 2-39)。对男性患者,分离过程中应随时确认导尿管位置,避免损伤后尿道,女性患者避免损伤阴道后壁。最后行乙状结肠造口。

⑦手术创面及切口处理:缝合相应系膜切口,关闭造口肠管与侧腹壁间隙,争取无张力缝合盆底腹膜。逐层缝合腹部切口。于骶前间隙放置引流管,经会阴部另行小切口引出固定(图2-40)。

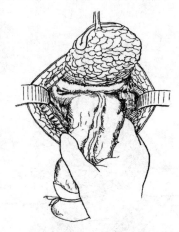

图 2-37　经会阴部切口拉出乙状结肠和直肠

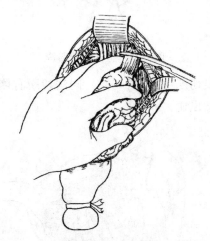

图 2-38　切断耻骨直肠肌和耻骨尾骨肌

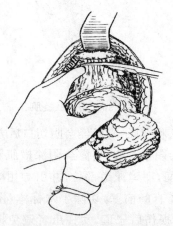

图 2-39　切断直肠尿道肌

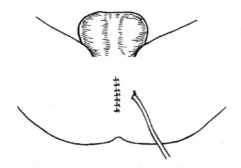

图 2-40　缝合会阴部切口,骶前引流

4.术中注意事项

(1)膀胱损伤:切开腹膜下部时,要先推开膀胱以防损伤。

(2)无瘤操作原则:进入腹腔后先要在肿瘤近端结扎阻断直肠腔,以减少因挤压肿瘤导致细胞的溢出、脱落、播散和种植。

(3)输尿管损伤:术中游离乙状结肠系膜时需注意在 Toldt 筋膜表面,左侧生殖血管和输尿管均在此筋膜平面深面。输尿管在髂内外血管交叉处最表浅,容易损伤,尤其在体型肥胖者该操作平面不易掌握,常导致损伤。因此,术中应将双侧输尿管仔细显露加以保护。

(4)术中大出血:①进入骶前间隙,骶前静脉丛为骶前筋膜所覆盖,位于骶骨骨膜面,经骶骨骨孔与椎静脉系统相沟通,其静脉压为下腔静脉 3 倍,一旦破裂出血,止血十分困难。按照直肠全系膜切除的原则分离骶前间隙。分离直肠后方时应在直视下看清间隙并进行锐性分离,避免盲目钝性分离,以免损伤。一旦发生骶前静脉丛出血,不要勉强钳夹、缝扎或电凝止血,可用止血海绵或纱布直接压迫暂时止血,标本去除后再止血,骨腊封闭骶骨孔或用止血海绵放置出血处加水泥图钉按压,常达到较好止血效果,如出血不能控制时可用纱布卷填塞盆腔压迫止血,止血效果可靠。②前列腺后方静脉丛或阴道后壁静脉丛由于显露困难,术中分离直肠前壁与前列腺间隙时,易撕破前列腺包膜引起出血,女性患者易损伤阴道后壁静脉丛而引起出血。应尽可能在直视下锐性分离,避免出血。

(5)后尿道损伤:会阴部游离肛门前方时容易损伤男性后尿道,应在切断后方、侧方肛提肌后进行。分离平面应为会阴浅、深横肌后缘,切断直肠尿道肌时不能超越前列腺后壁平面,术者左手示指可伸入直肠前壁与前列腺间为引导,并随时确认导尿管位置,可避免损伤后尿道。

(6)阴道后壁损伤:会阴部游离肛门前方时容易损伤女性阴道后壁,分离平面应为会阴浅、深横肌后缘,必要时术者左手示指可伸入阴道触及后壁作为引导,可避免损伤阴道后壁。

(7)盆神经丛和自主神经干损伤:在分离结扎、切断直肠侧韧带时,靠近直肠系膜缘以免损伤盆神经丛。在分离解剖肠系膜下动脉结扎、切断时注意保护自主神经干,使其免受损伤。

5.术后处理

(1)Miles 手术创伤较大,术后应严密观察生命体征,应密切注意休克发生及电解质平衡失调,维持比较稳定的血压及适当的尿量,必要时可以输血。

(2)注意观察结肠造口血循环,有无回缩、狭窄等情况。

(3)术后应留置尿管 5~7 天,拔管前夹闭 1~2 天,每 3~4 小时开放 1 次,以促进膀胱排尿功能恢复。

（4）观察骶前引流液的量和性状，注意有无短时间内大量引流出血液，一般引流 24 小时，引流液逐渐减少、颜色变淡，引流液每日少于30～50mL 时，既可拔除引流管。

6.并发症处理与预防

（1）术后肠梗阻：盆底腹膜缝合间距过大或造口肠管与侧腹壁间隙未缝闭，肠管易疝入，导致肠梗阻。表现为术后不易缓解的腹胀或肠梗阻，一旦确诊，应立即手术。术中应仔细缝合盆底腹膜与造口肠管侧间隙，加以预防。

（2）盆腔感染：多由于骶前间隙引流不畅所至，可经引流管持续冲洗或拆开会阴部切口缝线，进行坐浴，通畅引流。对延迟愈合的会阴部切口可间断进行清创处理。

（3）结肠造口并发症：造口缺血及坏死、回缩、狭窄，造口旁疝。

①造口坏死：较少见，由于造口结肠的血循环障碍所致。坏死多为局限性，可形成肉芽组织自愈。如肠段坏死广泛，应立即再手术处理，重建造口。

②造口回缩、狭窄：主要由于拉出腹壁的结肠及其系膜过短所致，多见于肥胖患者。也可因术后粪便长期刺激造口肠管发生浆膜炎，引起纤维增生和瘢痕挛缩所致。对于造口轻度回缩，可行规律的手指扩张，防治狭窄。对于造口严重回缩狭窄，应行手术重建造口。

③造口旁疝：多见于直接经腹腔造口的肥胖患者，早期造口旁疝可使用腹带，增大时则应手术修补或补片成形。建议采用经腹膜外造口的方法，造口旁疝发生率较低。

（4）会阴部创口延迟愈合：原因主要有：创面感染、缝线等异物残留以及引流不畅等。经过换药创口不愈且窦道较深者，可进行适当清创，去除坏死组织、异物和不健康的肉芽组织等。

7.疗效评价

Miles 手术历经 100 多年来已成为治疗低位直肠癌的标准手术，该手术根治彻底、局部复发率低、治愈率高，在直肠癌的外科历史上贡献巨大。但由于代价是牺牲肛门、腹部做永久性结肠造口，对患者的生活质量影响较大，给患者带来生理功能的丧失和心理上的问题，使得患者难以接受。随着医学的飞速发展、新的吻合器和缝合切割吻合器的问世、低位直肠癌保肛手术技术的不断完善，直肠癌保肛手术已占直肠癌手术的 70％。Miles 手术主要适用于距肛缘 4cm 以下的低位直肠癌，目前 Miles 手术仍然作为治疗低位直肠癌的标准术式。

（二）直肠癌低位前切除术

直肠低位前切除术（Dixon 术）是由 Dixon 于 1948 年提出的一种术式，已有 60 余年历史。该手术是将直肠癌肿根治性切除后作乙状结肠与直肠端.端吻合，其最突出的优点是比较符合生理功能要求、手术操作较简单，但最大的缺点是对肥胖、骨盆狭小、超低位者吻合操作比较困难。前切除术根据其吻合口的位置，吻合口在腹膜反折以上的称为高位前切除术，吻合口在腹膜反折以下的称为低位前切除术，若吻合口在肛提肌上缘与齿状线之间则称为超低位前切除术。该手术术后大部分患者均能保持正常的排便控制功能，被认为是比较理想的术式，目前临床上较为常用。

1.适应证

（1）乙状结肠下段癌和直肠上段癌。

（2）距肛缘 6cm 以上，切除癌肿远端正常肠段 3cm 后，肛管直肠环 1cm 以上的直肠长度可供进行低位吻合者。

（3）肿瘤无广泛浸润，生物学特性相对较好。

2.麻醉与体位

气管内插管或喉罩置入、静脉复合全身麻醉及连续硬脊膜外阻滞麻醉,取头低足高膀胱截石位(图2-41)。

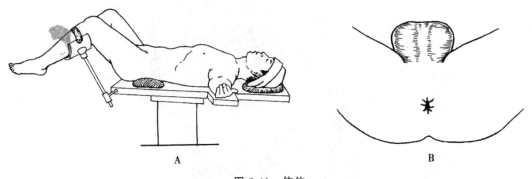

图 2-41　体位

A.截石位侧面观;B.截石位正面观

3.手术步骤

（1）腹部切口:下腹部左旁正中切口,自耻骨上至脐上 4cm。入腹后,放置切口保护纱布垫严密保护好切口(图2-42)。

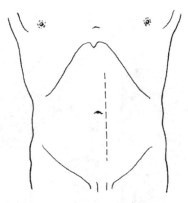

图 2-42　左下腹旁正中切口

（2）腹腔探查:进腹后常规腹腔探查,确定有无肝等远处转移,然后在肿瘤近端约10cm处直肠系膜中穿过,以纱带或粗丝线结扎阻断肠管。根据肿瘤部位,确定直肠低位前切除的清扫范围(图2-43)。

（3）乙状结肠游离:用电刀或超声刀将乙状结肠系膜与左侧腹膜的先天性粘连切开,向内侧沿 Toldt 筋膜表面游离,在髂总动脉表面容易发现生殖血管,在血管内侧左输尿管从上而下经过髂内外动脉分叉处表面,生殖血管、输尿管均在 Toldt 筋膜深面、髂血管表面,游离平面只要在 Toldt 筋膜浅面,就可以避免损伤,游离过程中注意保护。在肠系膜下动脉根部平面以下,沿乙状结肠系膜与左侧后腹膜融合处(Toldt 筋膜线)切开,向盆腔方向游离至腹膜反折直肠肿瘤下方,剪开左侧腹膜至膀胱直肠反折处(图 2-44),注意保护输尿管,避免损伤(图 2-45)。向上提起直肠和乙状结肠,从右侧自上向下切开后腹膜,并与左侧切开处汇合(图 2-46)。

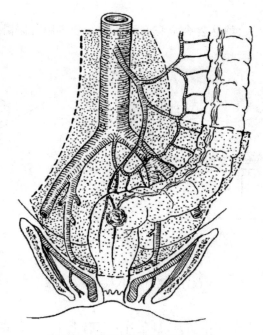

图 2-43　直肠前切除的清扫范围

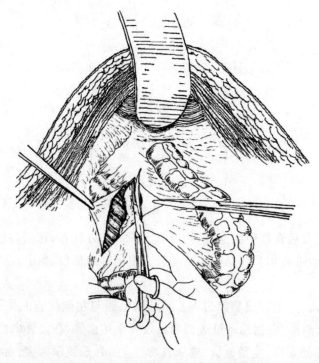

图 2-44　剪开乙状结肠左侧腹膜

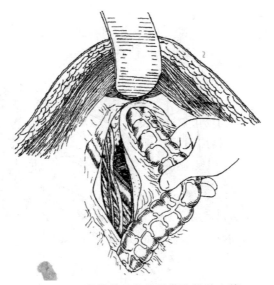

图 2-45　显露并保护输尿管和性腺血管

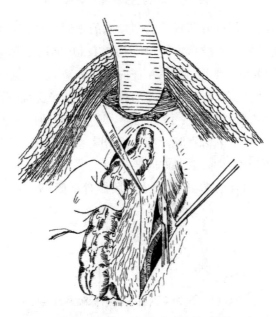

图 2-46　切开右侧后腹膜，与左侧切开处汇合

（4）显露肠系膜下动脉根部：从肿瘤下方的右侧沿右 Toldt 筋膜线向上方游离腹膜回到肠系膜下动脉根部，术者左手拇指置于乙状结肠系膜前方，其余四指位于后方探查，确定肠系膜下动脉位置，向左前方牵拉乙状结肠，用电刀或超声刀游离肠系膜下动脉根部，在距离腹主动脉发出部位约 1cm 近端双重结扎切断（图 2-47）。同时注意保护降、乙状结肠血管弓的完整，以保证结肠远端血液循环。注意保护上腹下神经丛，然后继续沿 Toldt 筋膜表面向左侧游离，于同一平面结扎切断肠系膜下静脉。如肠系膜血管根部出现淋巴结转移，应继续游离肠系膜下静脉至胰腺下缘平面，再结扎切断。继续向近侧游离结肠系膜至肠壁，确定肿瘤近端切除平面（距肿瘤上缘至少 8～10cm）。

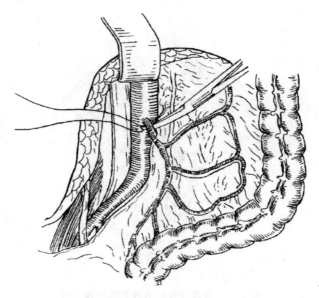

图 2-47　结扎肠系膜下动脉

　　(5)游离直肠:根据高位、低位或超低位前切除术的不同,直肠游离的长度亦不同。助手向左上方牵拉乙状结肠,沿直肠上动脉后方、骶岬前方、Toldt 筋膜延续下来的盆壁筋膜(骶前筋膜)与直肠内脏筋膜之间(Holly 平面)向下方直视锐性分离,进入骶前间隙(图 2-48),此平面为疏松结缔组织,骶前静脉丛及双侧下腹神经均位于盆壁筋膜深面,分离平面若正确不会出血和损伤神经。如果肿瘤为乙状结肠或上段直肠癌,可分离至肿瘤下方 5cm,如果肿瘤位置较低,则行直肠系膜全切除。直视下沿直肠背侧锐性分离直肠系膜(图 2-49)。分离过程中注意骶尾骨形状为凹状,在骶岬处游离时电刀方向要稍微朝向背侧,到骶。水平后电刀方向需转向腹侧,同时此处筋膜向直肠固有筋膜增厚,形成直肠骶骨筋膜(Waldeyer 筋膜),将其切断后直肠可拉直 3～5cm。

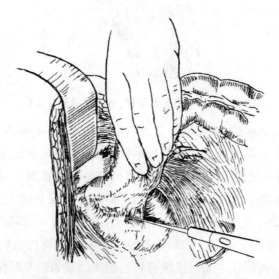

图 2-48　骶岬平面进入骶前间隙游离直肠

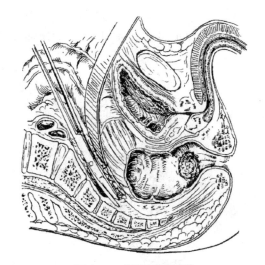

图 2-49 切除直肠系膜

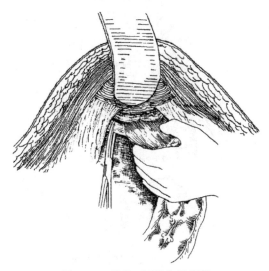

图 2-50 结扎、切断左侧韧带

　　(6)游离直肠侧方及前方:助手用 STMARKS 拉钩或 S 形拉钩将膀胱子宫拉向腹侧,将左侧卵巢输卵管及腹膜拉向左侧,术者左手将直肠牵向右侧,保持手术平面有一定张力,沿之前确定的切除线及后方切除平面之间分别游离直肠侧方及前方。腹膜反折下方直肠前外侧分布下腹下神经丛(盆丛),此丛伴随髂内动脉的分支组成直肠丛、膀胱丛、前列腺丛、子宫阴道丛等,分布于盆腔各器官。游离侧方时,尤其在侧方转向前方时,注意靠近直肠,贴近直肠固有筋膜层外侧游离,两侧显露直肠侧韧带,紧贴盆壁结扎、切断左侧韧带(图 2-50)。同法结扎、切断右侧韧带(图 2-51),避免损伤盆丛神经。有时侧韧带内有直肠中动脉经过,注意结扎止血。由侧方游离至前方,此处有 Denonvillier 筋膜将直肠与前方膀胱、精囊腺及前列腺隔开(图 2-52)(女性此处为直肠子宫阴道隔,此层筋膜不太明显)。Heald 认为理想的 TME 手术应该切除此层筋膜,我们认为,由于此筋膜前层与前方器官连接紧密,切除此层筋膜容易导致出血及泌尿生殖神经丛损伤,从而引起术后泌尿生殖功能的障碍,因此理想的平面应该在该筋膜与直肠固有筋膜之间的疏松结缔组织间，一可避免损伤前方结构，二可保证完整切除前方直肠系膜。但如果肿瘤位于前壁且侵出系膜，为保证足够的环周切缘，此层筋膜必须切除。

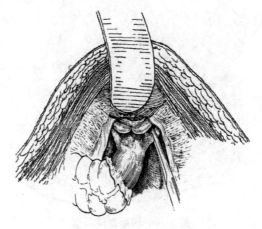

图 2-51　结扎、切断右侧韧带

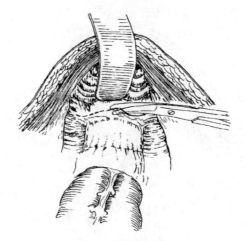

图 2-52　显露双侧精囊腺

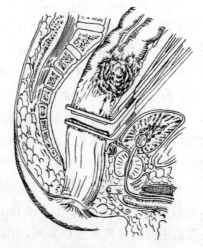

图 2-53　距肿瘤下缘 2cm 处切断直肠

(7)清除肿瘤平面:以下 5cm 处的直肠周围血管、脂肪、结缔组织。在距肿瘤下缘 2cm 处放置两把直角钳,阻断直肠,在两把直角钳间断离直肠(图 2-53)。盆腔内以 1000mL 蒸馏水液冲洗并吸净。

(8)结肠直肠吻合:将远断端乙状结肠拉下与远端直肠对合,先行端-端间断后壁外层缝合,再间断全层缝合后壁内层(图 2-54)、间断内翻缝合前壁全层(图 2-55),最后再间断缝合前壁外层(图 2-56)。

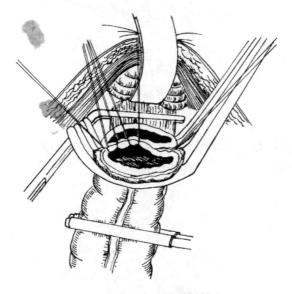

图 2-54　结肠与直肠后壁缝合

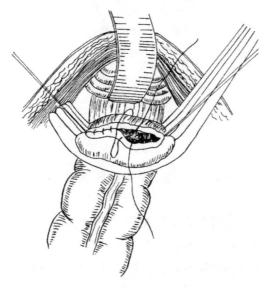

图 2-55　前壁全层缝合

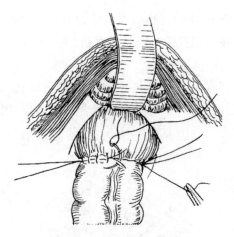

图 2-56　前壁浆肌层缝合

4.放置引流与关腹

结直肠吻合完毕,用含有甲硝唑的生理盐水冲洗盆腔并吸净,缝合盆底腹膜,盆腔内留置负压引流管自切口下部引出(图 2-57),腹壁切口逐层缝合。

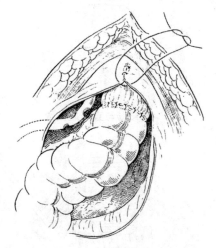

图 2-57　盆腔腹膜外放置引流

5.术中注意事项

(1)开腹下方切口到耻骨联合时注意不要损伤膀胱,打开腹膜至膀胱上缘时注意偏向一侧,一旦损伤,及时缝合。

(2)乙状结肠系膜与侧方腹膜有先天性粘连,游离此粘连时注意不要误以为是 Toldt 线,平面过深易打开腰大肌筋膜,进入腹膜后平面。

(3)由外向内游离乙状结肠系膜时需注意在 Toldt 筋膜表面,左侧生殖血管和输尿管均在此筋膜平面深面。输尿管在髂内外血管交叉处最表浅,容易损伤,尤其在体型肥胖者,该操作平面不易掌握,容易损伤。此筋膜向上延续为 Gerota 筋膜,游离近端降结肠时平面在 Gerota 筋膜表面,防止打开该筋膜进入肾前脂肪层,甚至进入肾后间隙。

(4)切断肠系膜下动脉根部时注意离开根部 1cm 左右,太靠近根部结扎切断可损伤上腹下神经丛。

（5）直肠后方游离平面在直肠固有筋膜和骶前筋膜之间，注意游离至骶4水平时两层筋膜增厚为直肠骶骨筋膜，游离时电刀需随骶骨凹陷平面转向腹侧，将此筋膜切断，如继续按原来方向可能损伤骶前静脉丛；侧方游离时注意贴近直肠，勿损伤盆丛，切断侧韧带时注意有时有直肠中动脉经过，注意结扎止血；前方游离时注意除非肿瘤位于前壁且侵出系膜，否则游离平面在 Denonvillier 筋膜后方，保持精囊腺前列腺包膜（女性为直肠子宫阴道隔）完整，勿损伤盆丛在前方器官的分支。

（6）如果肿瘤位于一侧并侵出系膜或浆膜，为保证足够的环周切缘，侵出处可选择性地多切除部分结缔组织。

（7）肠吻合完成后，肠管及系膜处于松弛状态，亦无张力。如吻合口有张力时必须游离结肠脾曲。

（8）应常规盆腔内留置负压引流作持续吸引引流，避免盆腔内积血、积液导致感染，而影响吻合口的愈合。

6.术后处理

（1）引流管：不常规留置胃管，在麻醉复苏后或到术后次日晨引流胃液少于200mL可拔除胃管。骶前闭式引流：如果术后骶前引流液逐日减少，一般2～3天拔除。

（2）进食及活动：术后第2天可进少量水，然后清流质饮食，术后3～4天半流饮食，逐渐增加量并过渡到普通饮食。鼓励患者尽早活动，术后6小时麻醉完全苏醒后患者即可于床上活动四肢。如果盆底腹膜已缝合，次日可取头高脚高位，可在床上翻身。床上静卧容易导致下肢深静脉栓塞，尽早活动可减少心脑血管疾患的发生，利于身体恢复。如果恢复顺利，术后第3日即可下床于床边活动。

（3）术后支持治疗：术后可使用1天抗生素。根据引流情况补充生理需要量及损失量，补液种类用葡萄糖或葡萄糖氯化钠溶液即可，不必按全胃肠外营养补充。

7.疗效评价

基于 TME 和自主神经保留手术的原则，低位前切除术已经成为直肠癌根治术的标准术式，能达到根治效果，术后局部复发率和5年生存率与 Miles 类似。由于保留了完整的肛门括约肌和直肠肛管结构及正常的肛门排便功能，术后排便控制功能良好，患者的生活质量较高。吻合器技术的发展和临床大量的推广应用，使得低位前切除手工缝合技术临床很少采用。目前，肿瘤距肛缘5cm 以上的直肠癌采用器械吻合，一般均可以保留肛门功能。

第十节 肛裂

肛是肛管，裂是裂开，肛裂（anal fissure）是消化道出口从齿状线到肛缘这段最窄的肛管组织表面裂开，形成小溃疡，方向与肛管纵轴平行，呈梭形或椭圆形，长约0.5～1.0cm，常引起肛周剧痛。肛裂最常见的部位是肛门的前后正中，以后正中为多。肛裂的发病率约占肛肠病的20%，多以年轻人为主，但肛裂更青睐女性，尤其是年轻女性。我国女性发病率约是男性的1.8

倍,日本大肠肛门会志报告的结果是 1.6 倍。肛裂有急性和慢性之分,慢性肛裂由于病程长和反复发作,裂口上端的肛门瓣和肛乳头水肿,造成肛乳头肥大,下端皮肤呈袋状垂向下突出于肛门外,形成"前哨痔",肛裂、前哨痔、肛乳头肥大常同时存在,称为肛裂三联征。

一、病因

(一)大便异常

肛裂首先是因为来自外力的冲击或摩擦。如果粪便过粗过硬,此时肛门适应性较差,会使肛管裂开,有学者研究发现,不仅是便秘,腹泻也会产生肛裂,可占到肛裂诱因的 4%～7%。

(二)内括约肌痉挛

肠道、肛管或肛窦的炎症刺激、酸性粪便刺激、括约肌外露、气愤紧张等异常情绪,均可引起肛门内括约肌张力高,可造成肛管静息压明显增高,如此时肛门的舒展性不够,当干硬的粪便通过时,会产生裂口。

(三)解剖缺陷

肛门外括约肌在肛管前后形成两个三角形裂隙,对肛管缺乏足够的支撑,但粪便撞击时可产生裂。同时肛门动脉从两侧向中间分布,在肛门前后交叉,结果在肛门前后形成两个分布薄弱区,导致此区供血亦较差。肛管与直肠成 90 度角相延续,排便时肛管后壁承受压力最大,故后正中线处最易发生肛裂。

二、临床表现

肛裂的典型临床表现为疼痛、便血和便秘。

(一)疼痛

是肛裂的最主要症状,疼痛的程度和持续的时间预示着肛裂的轻重。一次典型的肛裂疼痛周期是:疼痛-缓解-高峰-缓解-再疼痛。排便时粪便刺激溃疡面的神经末梢,造成便后严重的烧灼样或刀割样疼痛,可放射到臀部、会阴部、骶尾部或大腿内侧,称为排便时疼痛。便后数分钟疼痛缓解,此期称疼痛间歇期。之后因内括约肌痉挛,产生剧痛,持续数分钟或数小时,此时患者会坐立不安,难以承受,直至括约肌疲劳后,肌肉松弛,疼痛逐渐缓解。待到再次排便,疼痛再次发生。

(二)便血

以排便时滴血或便后纸上擦血为主,血色鲜红,出血的多少与裂口的深浅、大小有关,但不会像痔疮一样出现喷血,很少大出血。肛裂便血也会周期性反复发作。

(三)便秘

很多肛裂患者本身就有便秘,一些患者在患肛裂后因肛门疼痛恐惧排便,久而久之引起粪便更为干硬,便秘又可使肛裂加重,如此往复形成恶性循环。

三、检查

肛裂检查也很简单,不需要特殊设备,在肛肠科门诊即能完成。但要注意,可看,可触,但不要随便用肛镜,避免造成患者更大痛苦和肛门撕裂伤。

(一)看

1.看"哨兵痔"

肛裂患者一般都会在肛缘前后侧长赘皮,这在临床被形象称为"哨兵痔",是肛裂的重要标志之一。

2.看裂口

位于肛门的前后正中位置,需要轻轻把肛门牵开才能看到。看看裂口是否新鲜,深度如何。有时会看到裂口内是白色的,这说明比较深,已经裂到内括约肌表面的筋膜组织。

(二)摸

肛裂指诊一定要轻、缓、柔。

1.摸肛管紧张度

指套多放润滑油,轻轻放入肛管,感受肛管的紧张度,借此判断肛裂的严重程度。肛管张力过大,即使没有裂口,也应该治疗。

2.摸瘢痕组织和瘘管

瘢痕组织轻重预示肛裂的病程和预后。肛裂合并的皮下瘘也需要指诊来判断。

3.摸肛乳头

肛裂患者尽量不要用肛镜,可以用手指去检查是否有肛乳头肥大。

四、诊断

根据病史、典型临床症状和检查时所见,不难诊断。若肛裂边缘柔软、整齐,底浅无瘢痕,色淡红,易出血,表明为急性肛裂。若裂口周围有瘢痕,底深不整齐,呈灰白色,不易出血,并有"肛裂三联征",表明为慢性肛裂。

五、治疗

肛裂的治疗策略取决于肛裂病程的长短(急性或慢性)以及患者的症状主诉,发病原因和肛裂的并发症也会影响到治疗方法的选择。

(一)急性浅表性肛裂的治疗

保守治疗浅表性肛裂的原则是打破从剧烈疼痛到肛门括约肌痉挛的恶性循环。治疗方法包括以下几种。

(1)软化大便,如选择高膳食纤维饮食,增加水分的摄入,服用促成便药物(如 isphagula)和缓泻剂。

(2)温水坐浴,有助于改善肛周不适感并缓解括约肌痉挛。

(3)排便前后在肛管局部使用局部麻醉药物,如利多卡因乳膏等,可缓解肛管疼痛。

(4)如果存在感染,可使用抗生素、抗阿米巴及抗寄生虫药物。

一般来说,大多数急性肛裂的患者通过上述治疗后可得到缓解,其余的可能需要其他治疗,与治疗慢性肛裂基本一致,将在后文详述。

（二）持续性急性肛裂和慢性肛裂的治疗

1.药物治疗

药物治疗的目的是消除引起肛裂的致病因素,包括软化大便、松弛肛门括约肌、充分缓解疼痛和促进裂口愈合。

(1)温水坐浴:有助于改善肛周不适感并缓解括约肌痉挛。

(2)高膳食纤维饮食:可作为维持治疗以降低复发率。有研究表明,如果肛裂治愈后未坚持高膳食纤维饮食,30%～70%的患者会发生肛裂复发,而如果患者能坚持高膳食纤维的摄入则复发率可下降至15%～20%。因此,建议患者终身保持该饮食习惯。

①药物括约肌切开术:病程趋于慢性的肛裂患者可局部使用含有硝酸盐或钙通道阻滞剂的软膏,这一非手术治疗的方法有较好的疗效,被称为药物括约肌切开术。理想的肛裂局部治疗方法应能够减轻疼痛,同时使裂口愈合,尽量减少复发和其他不良反应的发生,不损伤排便功能。

②外用硝酸甘油(局部应用):是一种硝酸盐供体和血管扩张剂,有助于改善局部血流量。它也可以通过在细胞水平由硝酸甘油代谢释放一氧化氮从而减轻内括约肌痉挛。一氧化氮可通过鸟氨酸环化酶途径作用于内括约肌起到药物括约肌切开术的作用,从而缓解疼痛和促进愈合。0.2%和0.4%浓度的硝酸甘油都可以用于局部治疗,使用时戴上指套用手指涂抹药物于肛管局部,每天2～3次,连续使用8周。硝酸甘油缓解疼痛的效果可持续2～6小时,有报道称70%～80%的肛裂可愈合。与安慰剂相比,硝酸甘油可减少50%的复发率。使用剂量递增或专门的缓释装置进行给药的0.75mL含0.3%硝酸甘油软膏,虽然给药量是肛门内缓释管或透皮贴给药的3倍,但并不能提高肛裂的治愈率。硝酸甘油用于治疗肛裂的主要并发症是头痛,其他并发症还包括高血压反弹、晕厥、渐进性心绞痛和过敏性皮炎。

③外用地尔硫䓬(2%):是局部使用的2%地尔硫草是一种钙通道阻滞剂,通过每天使用2次,连续使用8周,可治疗肛裂。该药物通过阻断细胞中的钙离子通道使得平滑肌在受到刺激时收缩减弱,从而使肛门括约肌松弛,肛管静息压下降,促进愈合。有研究表明,外用地尔硫草效果良好,总治愈率可达到88%。与局部使用硝酸甘油软膏相比,外用地尔硫草的不良药物反应很少,主要包括头痛、嗜睡、情绪波动和肛周瘙痒。口服地尔硫草60mg的疗效比外用地尔硫草差38%且药物不良反应较多。

④外用硝苯地平(0.3%):是一种钙通道阻滞剂,可使平滑肌松弛,有效率在94.5%左右。口服硝苯地平(20mg,每天2次,持续6周)有效率低,不良反应多,一般不推荐使用。

⑤外用氨甲酰甲胆碱:是一种副交感神经胆碱酯,可选择性激动M胆碱受体,促进氧化亚氮合成,从而降低肛管静息压。氨甲酰甲胆碱不被乙酰胆碱酯酶水解,所以作用时间较长。外用0.1%氨甲酰甲胆碱可使肛裂愈合,有效率约为60%,且不良反应极少。

⑥肉毒杆菌毒素:可抑制神经末梢乙酰胆碱释放,并已经应用于诸如斜颈、贲门失弛缓症等疾病。通过抑制神经冲动到肌肉的传导,使得肌肉在用药后数小时内发生麻痹松弛。这一作用可持续3～4个月,直到有新的神经末梢再生。在治疗肛裂时可使用10～100U肉毒杆菌毒素,通过肛裂病灶两侧和(或)病灶底部注射于肛门内括约肌内。有报道称用药后2周有效率为60%～80%,二次注射后可将有效率提高到100%。有研究发现,肉毒杆菌毒素对青年患

者和老年女性患者更有效。这一治疗方法可在门诊进行。肉毒杆菌毒素的不良反应包括心脏传导阻滞、皮肤过敏、残余尿量增加、肌无力、直立性低血压伴有心率和血压的波动;约有10%的患者会出现一过性尿失禁。经济成本高也是制约肉毒杆菌毒素在临床中应用的另一原因。目前肉毒杆菌毒素治疗的具体剂量、重复次数和具体注射位置仍需进一步研究。虽然根据需要可以重复给予肉毒杆菌毒素治疗,但使用该治疗方法的临床数据仍十分有限。

⑦外用枸橼酸西地那非:局部使用枸橼酸西地那非可通过抑制磷酸二酯酶提高细胞内cGMP 的浓度,因为磷酸二酯酶可使 cGMP 降解,而后者是导致平滑肌松弛的主要介质。枸橼酸西地那非还可以通过间接地提高一氧化氮含量而产生疗效,因为后者浓度的增加可引起cGMP 的降解。在实际使用时常将 0.75mL 含 10%枸橼酸西地那非乳膏用 1mL 的预装注射器于肛门内注射使用。枸橼酸西地那非的不良反应有肛周短暂的瘙痒和烧灼感。然而到目前为止还没有足够的文献可以用来评估本药物对肛裂的治疗效果。

⑧米诺地尔:是一种钾离子通道开放剂,可引起平滑肌松弛和血管扩张;但这种药物对肛裂的治愈率只有 30%。

保守治疗和药物治疗是治疗肛裂的有效手段,它可以避免麻醉和手术,所以对于不适合或不愿意手术的患者应给予上述治疗。如果患者药物治疗失败或复发,应该进一步考虑手术治疗。

2.手术治疗

肛裂患者经保守治疗无效的、起初愈合后又复发的、肛门疼痛剧烈难以忍受的以及有其他并发症的可考虑手术治疗。一些继发性的肛裂也需要手术干预。对于那些经过保守治疗效果不佳的患者,如果肛门疼痛难以忍受,不需试用各种药物使内括约肌松弛的方法,可直接选择手术治疗,因为手术治疗是一种可以立即缓解疼痛并且不需要进一步处理而使患者获得满意疗效的治疗方法,且其并发症安全可控。

肛裂手术的主要原则是缓解肛门内括约肌痉挛,降低肛管最大静息压,改善组织血供,促进创面愈合。

根据文献报道,肛裂手术治疗有许多不同的术式,从扩肛术到目前公认的手术治疗肛裂的金标准——闭合式侧方内括约肌切开术。

(1)内括约肌切开术:1951 年,Eisenhammer 报道了通过切断肥大的肛门内括约肌缓解肌肉痉挛从而使肛裂愈合。手术时从侧方(左侧或右侧,具体方向根据术者的习惯)做横切口,要避免在 6 点钟处做切口,以避免发生术后肛门"锁孔"畸形。虽然闭合性内括约肌切开术被认为是手术治疗顽固性肛裂的金标准,但根据文献报道开放手术和闭合手术在手术疗效方面没有显著差别。此式式可在多种麻醉方式下进行,但在全麻状态下能更好地评估括约肌状态。许多医师习惯在局部麻醉下完成此手术,以便于患者更快恢复,但这也增加了术后的复发率;当然如果选择局部麻醉,此手术还可以作为日间手术。手术时在截石位 3 点钟到 5 点钟将手术刀的尖端刺入皮肤形成封闭式切口;然后术者将左手示指置于肛管中,引导刀刃由外向里在齿状线下方切断肛门内括约肌的下 1/3;注意保护肛管黏膜。剩下的肌纤维可通过手指钝性分离和止血压迫等操作离断。一般手术时留下的伤口不做处理。在开放手术中,可在内括约肌区域做肛周小的弧形或放射样切口,在确认内括约肌后用刀片或电刀将内括约肌切断。然后用 3-0 薇乔可吸收缝线间断缝合切口。如果肛周合并有较大的前哨痔或皮赘,手术中可将前哨痔或皮赘一并切除,但这样会引起患者术后的疼痛不适。根据统计,闭合性内括约肌切开术和开放性内括约肌切开术在术后疗效和并发症发生率方面没有明显差别。

经典的内括约肌大部切开术和保守的部分内括约肌切开术孰优孰劣,目前尚无可靠的证据可以得出结论。在部分内括约肌切开术中,内括约肌仅游离至肛裂上缘水平;而经典的内括约肌大部切开术须将括约肌游离至齿状线水平。有些患者的肛管可能比较短,特别是女性患者,常因产伤会造成肛管较短。所以对于这种患者,特别是女性,在侧方内括约肌切开术中应注意内括约肌的边界,避免术后发生肛门失禁。其他患者如曾经罹患括约肌损伤、多次阴道分娩、炎性肠病和各种潜在的损伤性大便失禁,也需要在侧方内括约肌切开术前给予额外注意,以避免发生括约肌功能进一步下降。部分内括约肌切开术与经典的内括约肌切开术术后发生肛门失禁的可能性无明显差别。虽然经典的内括约肌大部切开术可以迅速地使症状缓解,但从长期效果来看两者无明显差别。

将肛门内括约肌切开后,可消除括约肌痉挛,从而使得肛裂加快愈合。侧方内括约肌切开术术后的疼痛缓解率可达到 99%,复发率为 3%;术后发生肛门排气失禁的概率为 6%,排便失禁为 1%。目前侧方肛门括约肌切开术的并发症包括大便失禁(12%～33%)、感染(1%～2%)、瘘(1%)、皮肤瘀斑和血肿。侧方肛门括约肌切开术与后正中肛门括约肌切开术相比术后愈合快、痛苦少、发生术后肛门失禁的风险小。

在手术中可将二氧化碳激光和冷冻技术用于括约肌的分离和肛裂病灶的局部汽化,但由于该类技术成本较高阻碍了其在临床中的广泛应用。已有报道称,射频消融技术可在肛裂括约肌切开术中用于一并处理合并的脓肿、肛乳头肥大、息肉、瘘管和痔等疾病。射频消融手术过程迅速、出血少,但射频消融技术需要一个射频发生器,而这是一项新技术目前还没相关的临床随机试验提供可靠的数据,所以还需要更多的研究来分析其远期疗效。

治疗慢性肛裂到底是选择手术还是药物来达到松弛括约肌的目的,目前仍然存在争议。有研究表明,侧方肛门内括约肌切开术治疗慢性肛裂,其病灶愈合率在用药后 6 个月时明显好于硝酸甘油组(92.1% vs.27.2%,P<0.01)。而硝酸甘油组的不良反应明显高于手术组(84% vs.30%,P<0.01),在硝酸甘油组中 20% 的患者由于无法耐受头痛而提前终止治疗。但是也有支持药物疗法的学者指出,有相当一部分肛裂患者通过药物治疗后得到治愈,且没有发生并发症,这部分患者的费用、风险和不适感都明显少于手术治疗。

(2)经肛裂病灶后方括约肌切开术:由于经肛裂病灶后方括约肌切开术在肛门后正中线上通过肛裂病灶切开内括约肌,此处血供较差,手术失败或术后复发的概率较大,所以不推荐此术式用于治疗肛裂。

(3)肛裂切除术:Gabriel 在 1948 年具体介绍了肛裂切除术,用该术式将前哨痔、肥大的肛乳头以及肛裂病灶两侧慢性硬化无法愈合的皮缘切除。在治疗肛裂时,一般同时行侧方内括约肌切开术或扩肛术。如果肛裂位置为截石位 6 点钟,则因尽量避免在肛裂病灶底部行肛门内括约肌切开术,以免形成锁孔畸形和由此引起的其他不良后果。肛裂切除术本身留下的伤口会引起很大不适,一般需要 4～6 周才能愈合。有些外科医师通过皮瓣移植来覆盖这些伤口以期加快创面愈合。

（4）扩肛术：由 Recamier 首次报道，操作简单，术中不需要使用任何特殊的器械或设备，术后也不需要特别护理。目前扩肛术由于可引起并发症而饱受非议，仍然有许多普通外科医师愿意选择此术式治疗肛裂。在深度全麻下双手各伸出两指插入肛门后向两侧扩张肛门括约肌，维持 3~4 分钟；具体操作可能在不同的外科医师间有差别，但都大同小异。一般来讲，可由一指开始，逐渐过渡到两指（双手各出一指），再用三指，最后达到双手各出两指。由于此操作无法控制具体扩张肌肉的位置，肛门内、外括约肌在不同部位形成撕裂可造成肛门内、外括约肌暂时性麻痹从而缓解疼痛。12%~27% 的患者会发生术后肛门失禁，6%~7% 的患者会发生术后肛裂复发。此术式也会发生出血、肛周损伤、内痔脱垂嵌顿、肛周感染、Fournier 坏疽、菌血症和直肠脱垂等并发症。1992 年，Sohn 和他的同事报道了他们在扩肛术中将肛管精确扩张至直径 4.8cm，如应用直径 40mm 乙状结肠直肠球囊，术后肛裂的治愈率为 93% 和 94%，但是每组都并发发热症状。术后用肛管内超声和直肠肛管内测压仪显示，平均肛管静息压有明显下降。扩肛术的禁忌证包括肛管先天性窄缩、直肠肛管角平直、老年性肛门括约肌松弛和较严重的内痔脱垂。无论是徒手行扩肛术还是利用充气球囊，术后发生肛裂复发和肛门失禁等并发症的概率要明显高于侧方内括约肌切开术。扩肛术还会引起不可控制的括约肌受损，所以对有些患者禁止开展扩肛术。

（5）V-Y 推进皮瓣移位成形术：对于肛管静息压不高的肛裂患者，特别是产伤引起的肛裂，内括约肌切开术的疗效一般不佳，所以可以选择行 V-Y 推进皮瓣移位成形术。皮瓣一般在肛裂切除术或侧方内括约肌切开术后用来覆盖肛裂病灶表面的黏膜缺损，皮瓣成形术可在初次手术时一并完成，也可作为对术后肛裂愈合不佳而行的二次手术。皮瓣移位成形术是否可以和其他外科干预措施（如气囊扩张辅助控制性括约肌切开术，应用冷冻、激光、射频等能源的射频消融手术）一起用于治疗肛裂，目前尚无充分的临床经验。

（6）肛门内括约肌分离术：由 P.J.Gupta 提出，主要是在术中用手指钝性分离内括约肌，术后可使 86% 的患者疼痛症状迅速缓解，术后 91% 的患者在 4 周内痊愈，术后复发率为 6%。这是一项简便易行的技术。

（7）直流电灼治疗：有报道，对少部分肛裂并伴有痔的患者在门诊采用直流电灼治疗。在选择的慢性肛裂患者中，对其他保守治疗方法无反应时，这种非手术的治疗被认为是安全有效的方法。

六、并发症

肛裂是肛管皮肤全层裂开形成慢性梭形溃疡，并伴有周期性疼痛的肛门疾病。多发于肛门的前后正中部位，也可发生在其他任何部位。肛裂形成的主要病理机制是排便时反复创伤和内括约肌痉挛。一般非手术疗法只用于新的肛裂，而对于陈旧性肛裂则多采用手术治疗。迄今为止，所报道的治疗肛裂的手术方法已多达几十种，但还没有一种可靠的通用方法。各种手术的一个共同特点是通过解除括约肌痉挛来促进肛裂愈合。肛裂手术后的并发症相对较少见，但如果不加注意，也会发生一些并发症。下面将各种手术常见的并发症综合讨论。

（一）瘀斑

皮下瘀斑是肛裂扩张术和皮下潜行内括约肌切开术的常见并发症，主要是由于局部小血管损伤破裂引起的。浸润麻醉时刺伤血管有时也可见到瘀斑。瘀斑的出现一般临床意义不大。预防主要是术前检查凝血功能;术中操作应稳、准、细,避免因粗暴造成不必要的损伤;内括约肌切开时应尽量一次完成,避免反复切割,切开后应立即予以压迫或边切边压迫。如果出现瘀斑,可进行坐浴或进行红外线理疗以促进淤血吸收消散。

(二)出血

术后出血主要见于开放性手术时。引起术后出血的相关因素有:①全身性疾病导致凝血功能障碍,如血友病、再生障碍性贫血、血小板减少、急慢性白血病等;②括约肌切开术后,出血点缩入肌肉内,不易止血;③挂线手术时,若出血点位于挂线处的下方,不能有效地结扎止血或在脱线过程中,发生出血;④伴有肛乳头炎切除肛乳头时未做贯穿缝扎;⑤术后大便干燥,排便时擦伤创面或导致出血点处结扎线滑脱。

预防术后出血,首先应严格掌握手术的适应证,对有凝血功能障碍的患者,不宜手术,可在治疗原发病的同时,采用非手术疗法治疗肛裂。在手术中见到出血点,特别是搏动性出血点,应及时结扎,避免过后找不到出血点,留下出血隐患。肥大乳头切除前应先进行缝扎,如果采用单纯结扎,最好不予切除而令其自行脱落。术后应服用灌肠通便类药物,防止大便干燥。

发生出血后,最好仔细寻找出血点,予以缝扎或结扎,也可采用电凝止血。对于没有明确出血点的创面渗血,可采用压迫止血,创面可以涂撒肾上腺素、凝血酶或止血粉或采用吸收性明胶海绵压迫止血。

(三)疼痛

引起肛裂术后疼痛的情况及处理方法大致有如下。

1.麻醉不满意与手术刺激

由于肛管皮肤神经丰富,感觉十分敏感,受到手术刺激后可产生剧烈疼痛。

处理方法:术前消除患者顾虑,对疼痛耐受较低的患者,手术结束时,给予局部应用长效镇痛药封闭(亚甲蓝 1mL 加入 1%利多卡因 10mL 中备用)。

2.括约肌痉挛

肛裂手术时内括约肌切断不完全而创伤又可引起括约肌的痉挛,引起肛门抽痛。

处理方法:术前根据患者的情况,制定适当的手术方案,严格执行手术操作规范,同时选用合理的麻醉方法。轻度疼痛,仅需温水或中药却毒汤煎后坐浴即可;如疼痛较重时,可以适当给予镇痛药物索洛芬酸钠 10mg 口服;疼痛仍不止时,考虑长效镇痛药局部封闭治疗。

3.大便刺激

排便时粪便对创面的刺激或便后伤口内残存的粪便刺激皮下神经而引起肛门疼痛。

处理方法:术后禁食辛辣刺激性食物,保持大便质软而且通畅;便后温水或中药坐浴时,注意用手垫小毛巾沾水,由外向创面再向肛内轻轻挤压按摩,使嵌塞在创面上的粪便残渣得以洗净,从而减少因刺激引起的疼痛;换药时认真清洁伤口,用棉签进一步擦净创面上的分泌物及残存粪便,放置油纱条引流,操作动作轻柔,认直仔细。

4.创面处理不当

创面的渗血、水肿、感染刺激皮下神经而引起肛门疼痛。

处理方法:手术操作认真规范,减少出血;术中切除肛裂时,肛缘处伤口应向外延伸1cm,

创面两侧皮缘修剪齐整,使其引流通畅,以避免或减少水肿及感染的发生;术后应用抗生素,口服诺氟沙星 0.4g,每日 2 次,可以有效防止感染。

5.电刀灼伤

术中运用电刀后可因伤口切缘的灼伤,而引起术后肛门疼痛。

处理方法:术中应尽量少用电刀或用电刀直接切除皮肤,将肛管皮肤损伤降到最低;术后轻度疼痛可用五倍子煎汤后坐浴;换药时用生肌玉红膏肛内敷用;疼痛较重者可用长效镇痛药,伤口周围皮下封闭。

6.排便困难

术后便秘、粪嵌塞和排尿困难等引起括约肌的痉挛而引起伤口疼痛。

处理方法:术后严密观察大便及小便的排泄情况,如术后小便排泄不畅,尿意频繁,膀胱隆起,需及时置管导尿;在术后不控制饮食的情况下,大便最迟应 48 小时排出,若未见到大便,要及时口服润肠通便药物如麻仁软胶囊 1.2g,每日 2 次。避免大便壅滞嵌塞在直肠壶腹,反射性引起括约肌痉挛,而引起伤口疼痛。

(四)肛门溢液

肛门溢液,污染内裤是肛裂术后较常见的并发症,年老体虚的患者尤为常见。与肛门溢液产生有关的因素包括:①暴力扩张肛门;②括约肌切开过多;③肛裂切除时创面过大或患者为瘢痕体质,致使术后瘢痕形成过多,影响肛门功能。

预防术后肛门溢液,应注意在采用扩肛疗法治疗肛裂时,不可使用暴力,而应缓慢、持续、均匀地利用示指、中指向两侧牵开扩肛(男性患者可前后扩张),避免括约肌损伤。关于扩肛治疗肛裂的问题,曾有一种说法认为"4 个手指 4 分钟可以治愈肛裂,而且与内括约肌切开术一样。"但许多经验说明扩肛比内括约肌切开术后更容易产生肛门溢液、排气甚至排便功能损害。这主要是因为扩肛疗法不仅扩张了内括约肌,而且扩张了外括约肌和耻骨直肠肌。鉴于以上情况,对于老年体虚患者应禁忌采用扩肛法治疗肛裂。在括约肌切开术和肛裂切除术中,应注意掌握其深度以切断栉膜带和部分内括约肌为度,不宜过深,肛管上皮切除不宜过多。术后肛门溢液的治疗,主要是指导患者进行提肛锻炼,对瘢痕组织过多者,可采用理疗以促进瘢痕软化。

(五)大便失禁

由于内括约肌在控制排便方面所起的作用很小,所以内括约肌切开不致引起肛门失禁。发生术后大便失禁,主要由于上端切开过深,切断了肛管直肠环所致。因此,要预防术后大便失禁,就需要熟悉肛门括约肌的解剖知识,在肛裂上端切开时加以注意,避免切得过深。如果发生肛门失禁,可行修补术,首先检查肛门收缩功能,探明括约肌断端位置,然后分离皮瓣,暴露括约肌断端瘢痕,分离出括约肌肌束,进行端-端缝合或端-侧缝合术。

(六)"锁眼"畸形

"锁眼"畸形是由于后方(截石位 6 点处)肛裂切除和后正中线上内括约肌切开术引起的一种并发症。其肛门外观颇似锁眼,这种畸形的结果可引起黏膜脱出,污染内裤,产生严重的瘙痒症状。矫正这种畸形需要进行肛门成形术。

处理方法:手术结束时要注意检查创面引流是否通畅,存在这种情况时,要注意延长引流口,避免因引流不畅引起水肿,造成(锁眼)畸形。矫正这种畸形需要在局麻下将锁眼的外侧端切开引流,对水肿的组织用10％高渗盐水湿敷或用中药九一丹涂在创面上以祛腐生肌,有利于组织的生长愈合。

(七)肛周脓肿和肛瘘

肛裂手术后产生肛周脓肿和肛瘘的原因主要有:①陈旧性肛裂继发的肛隐窝炎或肛腺炎及瘘管在术中未做处理或处理不当;②闭合性内括约肌切开术时,手术刀穿透直肠黏膜或肛管皮肤,造成瘘管;③肛裂挂线术后感染,由于皮线的存在影响局部引流,导致肛周脓肿和肛瘘的形成;④肛裂术后创面桥形愈合,导致瘘管形成。

预防术后肛周脓肿和肛瘘,要求在术前对肛裂进行仔细检查,以对肛裂的并发症做出诊断,手术中应对这些并发症做相应处理,尤其应注意处理肛隐窝炎、肛腺炎和皮下瘘管。在肛裂切除术中,应注意切开肛裂上端与肛隐窝相沟通的黏膜与皮缘。术后每日坐浴和换药,防止感染。换药时注意观察创面愈合情况,务求肉芽组织自创面基底部向外逐渐生长愈合,要避免皮肤缘表面愈合过速,而形成桥形愈合,如遇上述现象时,应将皮肤缘分开或在局麻下切除一部分皮缘,使创面敞开。挂线术后应注意观察挂线处下方是否有感染及脓液引流不畅现象,如果有,应及时去除皮线,搔扒创面使引流通畅。

如果形成肛周脓肿和肛瘘,应切开引流,寻找内口,进行肛瘘切除术。

(八)伤口愈合缓慢

1.愈合缓慢原因

肛裂术后创面愈合缓慢的原因主要有以下几种。

(1)解剖原因:肛裂常发生于后位,最重要的原因是对肛管支持的括约肌和肛提肌存在一定的弱点,此处无肌肉支持,血液循环缺乏,成为生理上的薄弱区。由于以上解剖原因和手术对外括约肌皮下部的切断,使微循环血量减少,更加重了肛管后部正中线血液循环缺乏,从而对手术后创口的愈合产生了一定的影响。

(2)术中原发病灶未切除:由于肛裂发病原因与肛窦炎、肛乳头炎、肛瘘、内痔、息肉有直接关系。肛腺感染后形成脓肿和肛管内破裂等,是引起肛裂的原因。如术中没有仔细检查和发现原发病灶并未给予彻底切除,而单纯行肛裂切除,原发病灶遗漏,故虽肛裂溃疡创面得以切除,但原发病灶依然存在,继续对肛裂创面产生炎性刺激,造成肉芽反复增生、水肿,经多种局部处置,如肉芽搔刮、高渗盐水及中药外敷等均无好转。另外,有些医院无条件在蛛网膜下隙阻滞麻醉或全麻下施行肛裂手术,而只有在局麻下施行此手术,由于局麻,肛管暴露不如以上麻醉松弛充分,给术中探查带来困难,容易把原发病灶遗漏,也是创口延期愈合的原因之一。

(3)术式选择和手术技术上的原因:目前肛裂术式很多,但较常用的有:①肛裂切除术;②纵切横缝术;③侧切法。具体手术方法又有:皮下潜行切断栉膜带及内括约肌法;内括约肌及栉膜带挑出切断法;肛管皮下切断内括约肌及栉膜带法;肛门后方内括约肌及栉膜切断法;行括约肌、栉膜带切断法;皮瓣移植术,以上多种术式都有其相应的适应证,每个患者需根据局部检查所见决定术式,不能千篇一律。如肛裂切除术只适用于慢性肛裂并发痔裂、瘘管、肛乳头肥大等,而侧切法适用于无乳头肥大、瘘管及无明显裂痔者。手术必须按手术原则进行,严格掌握适应证,不然势必影响术后创口愈合。

(4)其他原因:①全身性慢性疾病,如贫血、营养不良、糖尿病、维生素 C 缺乏症、慢性肠炎等;②未切开肛裂上端与肛隐窝相沟通的黏膜与皮缘,术后创面形成慢性溃疡,经久不愈;③术中未切除肛裂下端的皮垂,术后皮垂摩擦刺激,引流不畅,影响创面愈合;④肛裂切除术后皮瓣残留过多发生卷曲或肛裂周围有痔核存在;⑤伤口内有异物或线头刺激;⑥换药方法不当,创面多余和水肿的肉芽组织未及时处理,引流不畅等。

2.预防及处理

预防术后伤口愈合缓慢,要求对有慢性疾病或消耗性疾病的患者,应待全身情况好转后再行手术。术中对肛裂的并发症做一并处理,力求治疗彻底,既要避免组织损伤过多,同时也要避免皮瓣残留过多。对于肛裂周围的痔核,应视情况予以结扎或切除,以免术后影响创面生长。术后应加强营养,给足够的维生素、蛋白质等营养丰富的食品,以促进伤口愈合。术后换药时应注意清除伤口处的线头等异物,对于肉芽组织过生和水肿应及时清除,对影响局部引流的因素应及时去除。

如果发生创面愈合缓慢,应寻找原因,针对不同情况做相应治疗。

(九)狭窄

肛裂术后肛门狭窄主要见于纵切横缝或皮瓣移动术后,这种并发症非常罕见,只要术中注意保证示指能顺利通过肛管,就可以防止这种并发症。

(十)复发

1.慢性肛裂术后复发的常见原因

慢性肛裂术后复发的原因是很复杂的,对于术后复发性肛裂,应通过仔细地病史询问和体格检查,必要时借助辅助检查来明确复发的原因。

(1)导致慢性肛裂术后复发的非手术原因:对于久治不愈或术后复发性肛裂,应首先注意除外继发性原因。最常见的继发原因是克罗恩病(CD)。Lewis 等报道,在 21 例括约肌切开术后肛裂仍未愈的患者中,有 5 例发现同时患有 CD。文献报道在 CD 患者中,肛裂的患病率为 26%,而且肛裂还有可能见于没有其他胃肠道表现的 CD 患者。一般来说,CD 患者的肛裂疼痛轻微或无疼痛,但也并非全部如此。

人类免疫缺陷病毒(HIV)感染也可能出现类似肛裂的肛门部病变。Nadal 等报道,在 1860 例 HIV(+)患者中肛裂的患病率为 7.4%。获得性免疫缺陷综合征患者可以出现良性肛裂,但更多表现的是类似于肛裂的特发性溃疡,临床上应注意鉴别。获得性免疫缺陷综合征特发性肛门溃疡一般位置较高,常波及齿状线以上,其肛门括约肌松弛,无哨兵痔,但常有黏膜桥出现,其疼痛特点不是周期性疼痛,而是持续性剧痛。临床上对于复发的或持续不愈的男性肛裂,应追问其性生活史,考虑到 HIV 感染的可能性。

结核性肛裂较为罕见,其特点是肛裂久不愈合,临床上难以诊断,局部分泌物抗酸染色并不可靠,其确诊一般需要进行活检。对于有结核病史或 X 线检查肺内有结核征象的复发性肛裂患者,应注意结核性肛裂的可能。

其他引起肛裂不愈的原因还有肛门部皮肤病、肿瘤等。

(2)与复发有关的手术因素:目前在我国,慢性肛裂的主要治疗方法是手术治疗,手术方式很多,但内括约肌切开术是基本的治疗方法。一般来说,手术治疗的疗效是满意的。但手术适应证或操作方法不当会影响手术效果,导致术后复发。

慢性肛裂日久,反复发作常引起肛管狭窄,此时若单纯采用内括约肌切开术,尤其是侧切术,肛门狭窄情况不能得到有效解除,术后排便仍不畅,可引起术后复发。

在手术操作方法不当方面,最常见的是内括约肌切断不完整或误将外括约肌当内括约肌切断。皮下潜行侧切因其操作方便、创伤小、出血少、痛苦小而深得医生和患者青睐,但这种术式由于是在非直视下盲切,容易造成内括约肌离断不完全,使手术后内括约肌张力仍较高,致使术后复发。肛裂手术最主要的是将内括约肌切开,但临床上仍有少数医生误将外括约肌皮下部当内括约肌切开,导致肛裂不愈合术后复发。

慢性肛裂常并发肛隐窝炎、肛乳头肥大和结缔组织外痔,手术中若不同时进行适当处理,也会引起术后复发。肛隐窝炎可以刺激内括约肌引起内括约肌痉挛,影响肛管局部血供,造成术后肛裂不愈或愈合不牢固,致使日后复发。肛裂引起的结缔组织外痔和肥大肛乳头在肛裂手术时应一并切除,若术中未做处理,则会影响肛裂处伤口的引流,进而影响愈合,致使术后复发。

2.术后复发性肛裂的临床处理原则

在处理术后复发性肛裂时,应考虑再次手术的必要性和安全性。

(1)处理方法应个体化:肛裂术后复发意味着既往手术治疗的失败,但正如前面所讨论的那样,其原因是多种多样的,因此,其处理方法也不可能千篇一律,应针对其复发的原因采取恰当的治疗方案。对于继发于其他原因引起的肛裂应以非手术治疗为主,对于因手术不当产生的复发,可根据既往手术的情况和患者的全身和局部情况确定是否再次手术。在治疗过程中,应注意纠正患者的排便异常,如便秘等。

(2)注意保留肛门功能:肛裂手术治疗的关键是内括约肌切开。近来研究发现,肛门内括约肌对于肛门自制功能有着很重要的作用。内括约肌功能的完整是维持肛管静息压和肛门随意抑制反射功能良好的必要条件,尽管肛裂术后严重肛门失禁是非常罕见的,但是,轻微的和一过性的肛门失禁情况却并不少见。据报道,排气失禁率为 $0 \sim 36\%$,而有粪便污染内裤的为 $0 \sim 39\%$。因此,在复发性肛裂的治疗方面更应注意肛门功能的保留。一般来说,女性的肛管较男性为短,内括约肌损伤后产生的后果也较男性严重,对于肛管长度较短的女性患者,尤其是产后肛裂,应当慎用或禁用手术治疗。另外,对于肛门括约肌张力减低的复发性肛裂患者,也应尽量避免再次手术治疗。对于肛门括约肌张力确实增高甚至痉挛的患者,可以考虑再次手术治疗。有条件时,可采用直肠腔内超声检查,在术前判断肛门内括约肌的长度和完整性,为手术方法的选择提供客观依据。

(3)再手术方式的选择:侧切术是慢性肛裂最常用的手术方式,但对于复发性肛裂,手术方式的选择就并非如此简单。要考虑的因素很多,应针对每个人的具体情况选择相应的术式。

对于既往行肛裂侧切术但因内括约肌切断不完整而引起复发者,可再次采用侧切术,但侧切的部位应选择对侧,并应尽可能在直视下侧切,以确保手术效果。

对于伴有肛门狭窄的复发性肛裂,应选择纵切横缝术。

对于因肛窦炎、肛乳头肥大或哨兵痔未做彻底处理而引起的复发性肛裂,可采用后位内括约肌切开术,并彻底切除肛裂继发性的病理改变。

对于肛门括约肌张力无明显增高甚至降低或伴有腹泻或肛门外括约肌已有损害以及妇女产后肛裂复发者，为防止术后肛门失禁，应选择皮瓣前移术，可采用菱形或椭圆形皮瓣前移术。也可采用 Y-V 成形术，但 Y-V 成形术因局部缝合后张力较高，裂开后引起手术失败的可能性较大，应根据肛门局部皮肤组织情况合理选用。

（十一）肛周皮肤溃疡

樊瑛瑛等报道了肛裂术后合并肛周皮肤溃疡 1 例。并发肛周皮肤溃疡几个因素有：①术后肛门部加压包扎过紧或时间过长，导致局部缺血或皮肤破损，继发溃疡；②患者术前有肛周皮肤疾病，且长期外用激素类药物，局部皮肤脆性增加；③术后由于分泌物刺激，加上敷料与皮肤摩擦导致皮肤破损，继发溃疡；④患者本身皮肤较敏感，常规药物对其刺激较大，进一步加重皮损，导致溃疡。

在治疗方面应注意：①术后塔纱不宜压迫过紧或过久，避免肛周皮肤受到过度压迫而引起压迫性溃疡；②患者有长期肛周瘙痒等疾病者应找出原发病因，针对病因进行治疗；③使用 TDP 照射，保持溃疡面清洁干燥，必要时局部适当使用抗生素以预防感染；④尽量少使用对患者刺激性较大的药物，预防药物刺激加重皮肤破损而造成溃疡面进一步扩大；⑤减少活动，尽量避免仰卧位，避免溃疡面受压或受到摩擦，可使用棉垫或棉球保护溃疡面。

（十二）便秘

便秘是比较常见的术后并发症之一，一般术后 3 天大便困难者称为便秘。往往是术后疼痛惧怕大便，大便在直肠内储积时间过长，水分被吸收；或老年体弱、精虚血少之体；或长期卧床；或习惯性便秘者，术后暂停服用润肠药物；或用鞍麻、腰麻造成直肠括约肌长时间麻醉，引起排便反射减弱；或因术前钡剂检查，钡剂未完全排出；或术后服镇痛药汗出过多等均可引起便秘。

常用的预防与治疗方法为：术后要提倡适当活动，多吃些蔬菜、蜂蜜、水果等，术前有便秘史或年老体弱者术后第 3 天开始服用润肠药物，一般可根据不同的情况选用脾约麻仁丸、润肠丸、生大黄、番泻叶等，病情未缓解可酌情选用开塞露或 5％甘油 60mL、肥皂水 100mL 灌肠，直至大便排出。

（十三）感染

1.感染的原因

（1）抵抗力差：患者身体虚弱，抵抗力降低或代谢性疾病如糖尿病患者血糖控制不佳。

处理方法：及时治疗原发病，有效地控制血糖；对素体不佳者，可运用中医药补虚扶正辨证治疗。

（2）手术因素：手术时无菌操作不严格；术后没有运用抗生素；肛裂潜行侧切时皮下出血较多；创面缝合时留有无效腔；术后伤口感染。

2.处理方法

术中要严格无菌操作，术后 24 小时即可以坐浴，尤其是便后及时坐浴，既可以清洁肛门，通畅引流，减少感染的机会，又可以缓解肛门括约肌痉挛，使疼痛减轻；皮下出血或创面的缝合留有无效腔，除注意不留无效腔外，侧切或缝合后及时纱布压迫，防止渗血瘀结形成感染，发现后应在 B 超引导下及时吸净，若无效果则及时切开引流；术前或术后（尤其是侧方切开，直视下的内括约肌切断术,其皮肤需要缝合的患者),根据患者情况适当应用抗生素可以预防感染发生;术后伤口感染主要发生在侧位切开直视下的内括约肌切断术后缝合的伤口,感染多在术后 3～4 天发生。如果发现感染,要及时处理,适当运用抗生素,局部用中药却毒汤熏洗,外敷金黄膏,必要时扩创或切开引流。

第十一节　直肠脱垂

一、概述

直肠脱垂是指直肠黏膜、肛管、直肠和部分乙状结肠向下移位,脱出于肛外的一种慢性疾病。以大便时直肠黏膜脱出,下腹坠痛,便之不净;重者可发生直肠黏膜充血、水肿、溃疡、出血等为主要临床表现。

直肠脱垂常见于儿童及老年,在儿童,直肠脱垂是一种自限性疾病,可在 5 岁前自愈,故以非手术治疗为主。成年人完全性直肠脱垂较严重的,长期脱垂将致阴部神经损伤产生肛门失禁、溃疡、肛周感染、直肠出血,脱垂肠段水肿、狭窄及坏死的危险,应以手术治疗为主。

二、病因

全身功能状态尤其是神经系统功能的减退对脱垂的发生有重大影响,但局部因素如解剖结构缺陷和功能不全、肠源性疾病、腹压增高等,也是造成脱垂的重要条件。一般认为其发病因素常有以下几种:小儿发育未成熟、体质虚弱、患者呼吸、消化及泌尿生殖等系统的某些疾病,如前列腺肥大和泌尿系结石致排尿困难等使腹压持续升高的疾病;神经、肌肉受损等。

(一)解剖因素

小儿骶尾弯盐度较正常浅,直肠呈垂直状,当腹内压增高时直肠失去骶骨的支持,易于脱垂。某些成年人直肠前陷凹处腹膜较正常低,当腹内压增高时,肠襻直接压在直肠前壁将其向下推,易导致直肠脱垂。

(二)盆底组织软弱

老年人肌肉松弛,女性生育过多和分娩时会阴撕裂,幼儿发育不全均可致肛提肌及盆底筋膜发育不全、萎缩,不能支持直肠于正常位置。

(三)长期腹内压力增加

如长期便秘、慢性腹泻、前列腺肥大引起排尿困难、慢性支气管炎引起慢性咳嗽等因素,均可致直肠脱垂。

三、发病机制

目前对直肠脱垂的发生有两种学说。一是滑动性疝学说:认为直肠脱垂是直肠盆腔陷凹腹膜的滑动性疝,在腹腔内脏的压迫下,盆腔陷凹的腹膜皱襞逐渐下垂,将覆盖于腹膜部分之直肠前壁压于直肠壶腹内,最后经肛门脱出。二是肠套叠学说:正常时直肠上端固定于骶骨岬附近,由于慢性咳嗽、便秘等引起腹内压增加,使此固定点受伤,就易在乙状结肠直肠交界处发生肠套叠,在腹内压增加等因素的持续作用下,套入直肠内的肠管逐渐增加,由于肠套叠及套叠复位的交替进行,致直肠侧韧带、肛提肌受伤,肠套叠逐渐加重,最后经肛门脱出。也有学者认为以上两种学说是一回事,只不过是程度的不同,滑动性疝也是一种肠套叠,只是没有影响到整圈肠壁。而后者是全层套叠。

根据脱垂程度,分部分性和完全性两种。

(一)部分脱垂(不完全脱垂)

脱出部仅为直肠下端黏膜,故又称黏膜脱垂。脱出长度为 2～3cm,一般不超过 7cm,黏膜皱襞呈放射状,脱垂部为两层黏膜组成。脱垂的黏膜和肛门之间无沟状隙。

(二)完全脱垂

为直肠的全层脱出,严重者直肠、肛管均可翻出至肛门外。脱出长度常超过 10cm,甚至20cm,呈宝塔形、黏膜皱襞呈环状排列,脱垂部为两层折叠的肠壁组成,触之较厚,两层肠壁间有腹膜间隙。

四、临床表现

早期仅在排粪时有肿块自肛门脱出,便后可自行缩回。随着病情的发展,因肛提肌及肛管括约肌缺乏收缩力,则需用手帮助回复。严重者在咳嗽、喷嚏、用力或行走时亦可脱出,且不易回复。如未能及时复位,脱垂肠段可发生水肿、绞窄,甚至有坏死的危险。此外常有大便排不尽与肛门部下坠、酸胀感,有的可出现下腹胀痛,尿频等现象。嵌顿时疼痛剧烈。

五、诊断

直肠外脱垂诊断不难,患者蹲下做排粪动作,腹肌用力,脱垂即可出现。部分脱垂可见圆形、红色、表面光滑的肿物,黏膜呈“放射状”皱襞、质软,排粪后自行缩回。若为完全性,则脱出较长,脱出物呈宝塔样或球形,表面可见环状的直肠黏膜皱襞。直肠指检感到括约肌松弛无力。如脱垂内有小肠,有时可听到肠鸣音。

六、鉴别诊断

直肠黏膜脱垂需与环状内痔相鉴别。除病史不同外,环状内痔脱垂时,可见到充血肥大的痔块,呈梅花状,易出血,且在痔块之间出现凹陷的正常黏膜。直肠指检,括约肌收缩有力,而直肠黏膜脱垂则松弛,这是一个重要的鉴别点。

直肠内脱垂诊断较困难,需行排粪造影协助诊断,但当患者诉述直肠壶腹部有阻塞及排粪不全感时应疑本病。

七、治疗

保守措施只是姑息性的处理。完全性直肠脱垂的治疗方法是有针对性的手术治疗。到目前为止,超过 100 种手术方法用于治疗脱垂的直肠,间接表明目前没有完美的手术方法。

理想的手术方式应简单有效,并能恢复正常的解剖结果术后复发率与并发症的发生率低,还应该同时能处理功能性障碍,如便秘和尿失禁。手术的目的是通过缩小肛门口,切除冗肠或者通过固定或不固定直肠到骶骨的方式折叠冗肠,并在直肠前折叠耻骨直肠肌,恢复和重建盆底的强度和功能。术前制订手术方案时必须要考虑到患者年龄、性别、合并疾病、术前肠道功能和是否存在子宫或膀胱脱垂。手术可以通过腹部或会阴部进行操作。

(一)经腹手术

各种经腹操作技术的区别仅在于直肠的游离程度、直肠固定方法和是否有直肠的切除。直肠固定不建议使用合成材料,因为这会导致相关的并发症,如感染、梗阻。肠管腐蚀破坏。

经腹手术时直肠应完全从骶骨游离,直到直肠肛管连接处,在盆底肛提肌后侧,将直肠上提后固定于上端骶骨。未能将直肠拉直可能很快出现手术失败症状,因为已固定于骶骨远端的直肠会继续脱垂。直肠固定的基本原理是保持直肠附着在预期抬高的位置,直到它纤维化固定。大便失禁患者,扩开的括约肌约 1 个月后开始恢复其张力,2～3 个月后恢复控制大便功能。

1.缝合直肠悬吊术

1959 年,Cutait 在体质虚弱的老年患者中第一次描述使用这种手术方式。此手术方式对伴有便秘的直肠脱垂患者有效。它包括彻底游离直肠,直肠头侧拉直,并将直肠固定在骶骨岬骶前筋膜。

直肠游离和随后纤维化愈合后,保持直肠固定在一个抬高的位置。在文献中,没有缝合直肠悬吊术相关死亡率的报道。复发率为 0～9％。大多数报道显示,本术式能改善大便失禁。对便秘的影响有较多变化。

Briel 等回顾 24 例缝合直肠悬吊术治疗直肠脱垂和大便失禁患者,发现整体临床结果在男性中更好。故他们推断,女性患者中手术的成功率低可能是因为存在隐匿性括约肌缺陷。另认为直肠悬吊术后女性仍存在顽固性大便失禁,是因为生产时有会阴撕裂或会阴侧切史。这些患者应在腔内超声诊断后,手术修复括约肌。Karas 等进行了一项随机对照试验,研究是否有固定直肠的必要。他们获得的结论是,无直肠悬吊术与直肠悬吊术相比复发率更高(8.6％ vs.1.5％)。Khanna 还报道了骶骨直肠悬吊的简化技术,仅在右侧切开腹膜,游离直肠,而直肠前壁不游离,也不分离侧韧带,在骶骨岬中线进行一处或两处缝合。切开右侧腹膜的优点包括,在技术上比左侧更容易,左侧输尿管更靠近直肠近端,避免分离侧韧带有助于保护性功能。此操作术后无 1 例患者发生性功能障碍。另外,保留韧带能改善大便失禁和便秘。

2.人工网片直肠悬吊术

因为相关并发症的发生,现较少使用人工网片行直肠悬吊术。有认为,这些外部材料的使用比普通缝合直肠悬吊术更能促进纤维组织形成。使用的材料包括阔筋膜、非吸收性合成网片[如尼龙、聚丙烯、聚乙烯醇、聚四氟乙烯]和可吸收网片[如聚羟基乙酸和聚乙醇酸]。有三种网片直肠悬吊术:直肠后方网片悬吊术、直肠前方吊带悬吊术和腹部直肠悬吊术。

3.直肠后网片悬吊术

在这一手术过程中,直肠完全游离后,将人工材料或网片放置在骶骨与直肠之间,首先缝合直肠,然后是缝合骶骨岬的骨膜;也有用海绵的直肠悬吊术,将聚乙烯醇海绵放置在直肠与骶骨之间。据报道,这些手术的复发率是0~6%。

4.Ripstein术(直肠前方吊带悬吊术)

此手术是在1952年最先由Ripstein描述。它涉及用阔筋膜加固,直肠前肌提肛折叠的方法;在1963年此术式得以改进,成为现在经典的Ripstein修补术。这一手术是为了恢复直肠后方的曲线。先将直肠游离到肛提肌水平,合成网片放置并包裹在直肠前壁的腹膜反折水平,网片固定于距中线1cm的骶前筋膜两侧。在缝合悬吊时,要防止缝线穿透直肠前壁,并使用不可吸收性缝线缝合结肠。这种使用人工网片的技术已经不再普及使用,因为有更好的替代方法。因为发生的并发症与网片有关,加重梗阻症状,并有较高的约10%的复发率。

5.肠管切除的直肠悬吊术

1969年,Frykman和Goldbergh报道了肠管切除的直肠悬吊术。直肠乙状结肠切除术的理论基础是直肠低位前切除术后,吻合口缝合线与骶骨之间形成致密纤维化,从而能确保其贴附于骶骨。切除冗长的直肠乙状结肠能防止肠扭转,达到将左半结肠拉直的另一种固定方式。在一些患者中,此手术也能缓解便秘。此手术方法适用于乙状结肠冗长和长期便秘的患者。在切除术中,乙状结肠被充分游离,并标准切除,使用吻合器或手工进行吻合,降结肠不游离,用以稳定吻合口,并防止复发。切除冗长乙状结肠能改善便秘和减少用力排便,从而打破恶性循环。乙状结肠前切除直肠悬吊术是目前美国最常用的手术方法,在美国的复发率是0~9%。

6.经腹直肠悬吊术

这是一种新的手术方法,通过开腹或腹腔镜技术治疗内部和外部直肠脱垂。此手术方法安全并且可以改善排便梗阻症状,不会像直肠后悬吊术一样术后引发便秘。术中在直肠前方和右侧进行游离,将带状网片固定于骨盆和直肠下端,拉起后固定于骶前筋膜;避免完全解剖直肠后方,从而减少骨盆神经损伤的风险。

7.腹腔镜下直肠悬吊术

1993年,Munro等报道了首例腹腔镜直肠悬吊术,与开腹手术相比,腹腔镜直肠悬吊术具有疼痛轻,住院时间短,恢复快,能早期恢复工作的优点。

该手术包括单纯缝合或直肠后置网片的悬吊术,同时进行或不进行肠管切除术。现此手术已经普及,因为它相对简单和容易完成。如果有必要,就行肠管切除并吻合。有报道随访8~30个月,腹腔镜直肠悬吊术后,死亡率是0~3%,复发率是0~10%。研究表明,此手术方法与开放手术治疗直肠脱垂的效果相同。大便失禁和便秘的治疗效果取决于直肠悬吊术的手术类型。有两项随机报道,比较开放与腹腔镜使用网片直肠悬吊术的结果发现,复发率无显著性差异。

8.机器人辅助腹腔镜直肠悬吊术

2014年,Germain等报道了77例机器人辅助腹腔镜直肠悬吊术的临床经验。他们对小于75岁和75岁以上的患者进行比较,发现在改善大便失禁、复发和满意度方面没有差别,即使在老年患者,机器人辅助腹腔镜直肠悬吊术也是安全的。机器人直肠悬吊术安全可行,并具有与腹腔镜直肠悬吊术相似的结果,但手术时间较长,成本较高。功能方面和远期的结果有待于进一步研究,因为这方面的经验目前仍然有限。

（二）经会阴手术

经会阴手术的优势在于避免剖腹，这使得它们更适合于高危患者。事实上，即使在健康的年轻患者此手术也很受欢迎，因为没有排尿和性功能障碍的风险。以后再通过腹部手术用以治疗复发。

1.Thicrsch 术

在 1988 年，Thiersch 最早报道了肛门环扎术，通过使用银线加强或替换肛门括约肌，并缩小肛门口。它能触发异物反应并诱导纤维化。银线会导致组织破损和皮肤糜烂的问题，也有使用其他材料，如尼龙、涤纶、聚丙烯、硅橡胶、聚四氟乙烯及阔筋膜等。肛门环扎术并不纠正直肠脱垂，只是防止其下垂，并有较高复发率，达 33%～44%。术后并发症包括狭窄溃疡、脓肿和便秘。由于高复发率和并发症的高发生率，此手术只适用于无法进行其他手术操作，并有严重合并症的患者。

还有许多改良的直肠环扎手术，其中之一是在 12 点、3 点、6 点和 9 点钟位置上做小切口，用 Prolene 1.0 的线将脱垂直肠浆肌层缝合在骨盆壁的不同层面上。然后按顺序结扎这些线，然后用薇乔 1.0 线缝合埋在皮肤下。此手术现变成了一种微创的经会阴环扎术或是改良的 Thiersch 术。

2.Dclorme 术

Delorme 在 1900 年最早地报道了此手术方式。手术从齿状线上 2cm 开始，沿折叠的固有肌层分离、切除黏膜和黏膜下层到脱垂的顶端，然后将分离的黏膜和黏膜下层断端缝合。此手术适用于无法耐受较大手术的患者，比如年老体虚、临床上不宜行大手术的患者。此操作的另一个优点是如果存在直肠溃疡，可以一并切除。手术并发症包括出血、尿潴留、缝合线断裂、腹泻和狭窄，发生率为 0～32%。Pescatoriet 等报道，行 Delorme 术结合括约肌成形术的 33 例患者中，79% 的患者取得良好结果，大便控制能力提高了 70%，便秘治愈率为 44%。他们认为，如果临床和生理的检查结果显示患者直肠脱垂伴有严重的盆底功能障碍，就应该行 Delorme 术与括约肌成形术相结合治疗。然而，在没有行括约肌成形术的报道中显示，Delorme 术能改善 40%～50% 患者的大便失禁。而术后复发率要比 Altemeier 术高 7%～22%。导致 Delorme 术失败的因素，包括排粪造影时发现的直肠近端脱垂伴骶后分离、大便失禁、慢性腹泻及会阴明显下降（用力排便时＞9cm）。在没有这些因素情况下，Delorme 术能获得令人满意而持久的效果，此术式适合于治疗全层脱垂限于部分肠管（如仅前壁）和脱垂不超过 4cm 的全层脱垂患者。

3.经会阴直肠乙状结肠切除术（Altemeier 术）

此术式最早由 Mikuliczin 在 1889 年提出，而 Miles 又在 1933 年提出，Altemeier 等在 1971 年对此术式进行推广普及。它涉及直肠全层切除，也有可能包括部分乙状结肠切除，并使用可吸收线间断缝合，使用吻合器吻合术。手术中切除一部分形成道格拉斯窝的冗余前腹部腹膜。肠道完整游离是成功的关键。但过多的肠切除可能导致吻合口张力过大，结扎肠系膜多可能导致缺血。此手术适用于全层大的脱垂嵌顿、坏疽性直肠脱垂，以及通过其他经会阴手术后复发的直肠脱垂患者。研究报道的死亡率范围为 0～5%，复发率为 0～16%。主要是因为冗肠切除不完整。术后一般恢复平稳。患者的痛苦轻微。术后 24～48 小时内开始经口进食,数日之内肠功能恢复。可能的并发症包括出血、吻合口瘘和盆腔脓肿。据报道,此手术会产生一些并发症,如内裤污便、大便紧迫感和由于缺乏储便功能而导致大便失禁。有张力和血供差可导致吻合口裂开。此手术导致非生理性的作用是因为其降低了休息时肛门的压力和顺应性。因此,一些医师提出经会阴直肠乙状结肠切除术的同时行肛提肌成形术。

同时行肛提肌成形术可以最大限度地延长复发间隔期,降低复发率,显著改善大便失禁,因为此手术重塑了直肠肛门角。Altemeier 术最适合用于大的全层直肠脱垂的老年高危患者,同时行肛提肌悬吊术适用于治疗直肠脱垂伴大便失禁的患者。

第十二节　痔

痔(俗称痔疮)是一种位于肛门部位的常见疾病,任何年龄都可发病,但随着年龄增长,发病率逐渐增高。在我国,痔是最常见的肛肠疾病。

一、病因

关于痔的病因主要有两种学说。首先是静脉曲张学说,认为痔是直肠下段黏膜下和肛管皮肤下的静脉丛淤血、扩张和屈曲所形成的静脉团。然而目前广为接受的理论是 Thomson 的肛垫下移学说,认为痔原本是肛管部位正常的解剖结构,即血管垫,是齿状线及以上 1.5cm 的环状海绵样组织带。只有肛垫组织发生异常并合并有症状时,才能称为痔,才需要治疗,治疗目的是解除症状,而非消除痔体。痔的诱发因素很多,其中便秘、长期饮酒、进食大量刺激性食物和久坐久立是主要诱因。

二、分类

痔按发生部位的不同分为内痔、外痔、混合痔。在肛管皮肤与直肠黏膜的连接处有一条锯齿状的可见的线叫肛管齿状线。在齿状线以上的为内痔,是肛垫的支持结构、静脉丛及动静脉吻合支发生病理改变或移位,被覆直肠黏膜,由于内括约肌收缩,肛垫以 Y 型沟分为左侧、右前侧、右后侧三块,因此内痔常见于左侧、右前侧及右后侧;在齿状线以下为外痔,被覆肛管黏膜,可分为结缔组织性外痔、静脉曲张性外痔、血栓性外痔;兼有内痔和外痔的为混合痔,是内痔通过静脉丛与相应的外痔融合,即上、下静脉丛的吻合,混合痔脱出肛门外,呈梅花状时,称为环形痔,若被括约肌嵌顿,形成嵌顿性痔。

三、临床表现

(1)主要表现为便血,便血的性质可为无痛、间歇性、便后鲜血,便时滴血或手纸上带血,便秘、饮酒或进食刺激性食物后加重。

(2)单纯性内痔无疼痛仅坠胀感,可出血,发展至脱垂,合并血栓形成、嵌顿、感染时才出现疼痛。

(3)内痔分为 4 度。①Ⅰ度:排便时出血,便后出血可自行停止,痔不脱出肛门;②Ⅱ度:常有便血;排便时脱出肛门,排便后自动还纳;③Ⅲ度:痔脱出后需手辅助还纳;④Ⅳ度:痔长期在肛门外,不能还纳;其中,Ⅱ度以上的内痔多形成混合痔,表现为内痔和外痔的症状同时存在,可出现疼痛不适、瘙痒,其中瘙痒常由于痔脱出时有粘性分泌物流出。后三度多成混合痔。

(4)外痔平时无特殊症状,发生血栓及炎症时可有肿胀、疼痛。

四、检查

(一)肛门视诊
除Ⅰ度内痔外均可见,蹲位可观察脱出程度。

(二)直肠指诊
对内痔意义不大,但可了解直肠有无其他病变。

(三)肛门镜
可直视下了解直肠、肛管内情况。

五、鉴别诊断

(一)直肠癌
主要症状为大便习惯改变,可有直肠刺激症状,指诊可及菜花样肿物,结肠镜及活检病理可定性。

(二)直肠息肉
儿童多见,多为低位带蒂息肉,呈圆形、实性,活动度好。

(三)直肠脱垂
黏膜呈环形,表面光滑,括约肌松弛。

六、治疗

痔的治疗应考虑痔脱垂的程度、症状的性质和严重程度、外科医师的专业经验及可供选择的医疗设施。痔的治疗方案应包括饮食调整、药物治疗、早期和症状较轻痔的局部非手术治疗以及Ⅲ、Ⅳ度痔的手术治疗。

(一)饮食和生活方式调整
增加纤维和水分的摄入可减轻便秘,社区卫生服务是治疗各种程度痔不可或缺的一部分。应该建议患者摄入富含纤维(20~30g/d)的饮食。纤维素补充剂(车前子、甲基纤维素、聚卡波非钙)已被证明可以改善痔整体症状和出血。纤维素补充剂通常推荐给那些在日常饮食中无法摄入足够纤维的患者。车前子和水可湿润粪便从而减少便秘。

调整生活方式可对痔患者的症状改善起重要作用。忽略初始便意、过度延长如厕时间及过度用力排便是排便时常见的不良习惯,需要纠正。

(二)药物治疗
尽管无法从文献中找到严格的依据,但局部和全身药物治疗仍广泛用于痔患者以缓解症状。少于 15 分钟的温水(40℃)坐浴或短暂的冰袋外敷可以有效地缓解症状。局部使用含有类固醇、局部麻醉剂、抗菌剂、减充血剂等成分的软膏或乳霜也可以缓解症状。微粉纯化黄酮药物可通过增强静脉壁张力发挥作用。有文献证明,局部使用硝酸甘油可以通过减少肛门内括约肌张力从而有效缓解内痔嵌顿。由于局部使用药物会引起局部的过敏反应和皮肤敏感性增加,所以应该尽量避免长期使用外用药物。局部使用外用药物可以改善症状,但是无法完全消除该疾病。

羟苯磺酸钙可用于局部治疗,也可以全身给药 500mg,每天 2 次。羟苯磺酸钙能够减轻毛细血管通透性,减少血小板聚集,降低血黏度;另外,它还可以增加局部淋巴的引流。羟苯磺酸钙被认为可以安全、快速、有效地治疗急性痔发作。

(三)局部非手术治疗

1.硬化剂注射治疗

这项技术是由美国克林顿市的 Mitchell 在 1871 年首创的。他一直将该治疗方法保密,去世前将这一方法卖给了"江湖游医"。这种治疗逐渐由这些"游医"在美国国内播散,而这些"游医"则被形象地称为"江湖痔核医师"。最终芝加哥的 Andrews 从一名"游医"处得到了这项治疗技术的秘密,并在 1879 年将其作为一种专业的治疗方法在行业内推广。

硬化剂注射治疗主要用于治疗Ⅰ度和Ⅱ度痔,但不能用于血栓性外痔、脱垂性内痔、痔合并感染、痔组织溃疡及坏疽的痔。用于注射的硬化剂主要有含 50% 苯酚的植物油、奎宁、鱼肝油酸钠、十四烷基硫酸钠和高渗盐水。一般每次将 5mL 硬化剂注入黏膜下组织间隙(区别于硬化剂注射治疗静脉曲张时,将硬化剂直接注入曲张静脉中),总共可以使用 12～15mL 硬化剂。在注射时可以用 Gabriel 注射器通过直肠镜将硬化剂注入位于肛管直肠环处的痔组织基底部。硬化剂治疗可以在局部造成组织的炎症反应、纤维化并将黏膜固定于固有肌层,从而使得脱垂的痔组织萎陷缩小。

Gabriel 注射器的简体上有两只侧环,在活塞的顶端有一个环,这样在握持时就可以保持稳定。注射针是直的或稍成角,长约 2cm,在注射时硬化剂应该推注顺利,如果注射时有阻力则说明针头不在正确的组织间隙里。给药的多少取决于黏膜松弛的程度。在注射后红色的黏膜变为紫色;约 1 小时后这些液体硬化剂凝固成颗粒状固体并引起疼痛。第一次注射治疗是最有效的,治疗后 1～2 年如果症状再次出现可以再次进行硬化剂注射治疗。因为每次治疗会导致局部组织的纤维化,所以重复多次硬化剂注射治疗是十分困难的。注射后 2～3 周在注射部位会有一硬结,然后硬结会慢慢消退。硬化剂注射治疗的并发症有疼痛、出血、局部感染、坏死、溃疡、化脓性门静脉炎、前列腺炎、血尿和勃起障碍。疼痛是由硬化剂流入或注入敏感区域所致,这就是术后要求患者在床上抬高双腿平躺数小时的原因。出血可以使用直肠镜或手指压迫止血。硬化剂注射治疗还可以用于凝血功能障碍的患者。1988 年,学者 Senapati 和 Nicholls 通过临床研究发现口服纤维素补充剂治疗与硬化剂注射治疗疗效相当。

2.胶圈套扎疗法

胶圈套扎疗法是在 1963 年由 Baron 第一次提出;该治疗方法简单、经济,后被广泛用于治疗罹患Ⅰ度、Ⅱ度、Ⅲ度内痔伴有出血和脱垂症状的门诊患者。在治疗过程中,被胶圈套扎的痔组织会发生缺血坏死,术后约 1 周坏死组织脱落,留下一个溃疡面,溃疡由纤维组织填充愈合并将周围组织固定于下层的肛门括约肌上。胶圈套扎法应尽量避免用于合并有凝血功能障碍的患者。

圈套器的种类繁多。传统的 Baron 痔套扎器由直径 11mm 的空心套筒组成,使用时先将胶圈通过锥形引导头置于内侧空心滚筒头端,然后由外部的空心滚筒向下滑动将胶圈推入痔组织根部。空心滚筒筒体装有手柄并配有触发装置。痔组织可用特制的空心圈套钳或 Allis 钳拉进空心滚筒内。在放置胶圈时应保证套扎部位距离齿状线至少 2cm,以避免术后疼痛。使用时激发扳机后,外侧的空心滚筒向下滑动超过内侧空心滚筒,推动内侧空心滚筒头端预先放置的胶圈,使得胶圈紧紧地套扎在痔组织根部。将圈套钳或 Allis 钳松开痔核后即可移去套扎器,完成操作。

McGown 吸引套扎器是一种改良型圈套器,在使用过程中可利用真空吸引的方法将痔核吸入套扎器的空心滚筒内,从而实现单手操作,无须助手帮助。另外,这种套扎器体积小,可以套扎一些较小的痔核。

O'Regan 发明了一种类似一次性注射器样的圈套器,可以简化操作流程,方便医师和患者使用。

对于有多个痔组织的患者,可以同时行数个痔组织的套扎操作,这样做并不明显增加术后的并发症。但有些医师还是更倾向于先行其中一个痔组织的套扎操作,根据第一次操作的结果再决定是否用同样的方法处理其他痔组织。一般来讲,每次套扎操作后 4~8 周可再次进行操作。

虽然有些患者会在第一次胶圈套扎治疗后一段时间要求再次行该治疗,有 60%~70% 的患者在接受第一次胶圈套扎治疗后痔症状得到明显缓解。一项比较痔切除术和胶圈套扎法治疗Ⅰ度到Ⅲ度痔的荟萃分析发现,手术治疗痔的近、远期疗效更好,但胶圈套扎治疗的并发症较少。与硬化剂注射法治疗痔相比,胶圈套扎法具有相同的并发症发生率,但疗效更好。

疼痛是最常见的并发症,5%~60% 的患者会发生这一并发症,可以使用白内障手术用的刀片切割胶圈来缓解疼痛。操作后 24~48 小时,由于胶圈上方的组织水肿影响齿状线,患者会出现涉及整个痔组织的延迟性疼痛。这种延迟性疼痛可以通过卧床休息和给予抗炎药物治疗。

胶圈套扎治疗后 5~10 天,由于痔组织脱落可能导致出血这一主要或次要并发症,常见于排便时。出血的患者需要绝对卧床休息。术后并发肛周脓肿和盆腔脓肿的患者会出现肛门疼痛、发热、排尿和排便困难。术后发生肝脓肿和坏疽性感染等罕见并发症也有报道。发生这些并发症的患者需要住院治疗,给予静脉补液,使用抗生素,清创并引流脓腔。

3.冷冻疗法

该治疗方法的原理是基于快速冷冻后细胞的极速凝固所造成的组织破坏。用一氧化氮使组织在 $-80\sim-60℃$ 冻结或用液氮在 $-190\sim-60℃$ 冻结,可使肛垫组织由于微循环栓塞发生坏死从而治疗痔。这一治疗方法耗时长,治疗过程中伴随腥臭坏死组织的排出和局部组织刺激。除了疼痛和愈合缓慢,冷冻疗法的不当使用还会导致肛管内括约肌坏死,从而引起肛门狭窄和肛门失禁,所以冷冻疗法不再被推荐用于内痔的治疗。

4.红外线凝固法(IRC)

该治疗方法所用的红外线由钨卤素灯管发出,通过镀金反射镜和特制的高分子管材处理后再用于局部照射。

红外线凝固法治疗痔是由 Natti 首先报道的,而在 1979 年该疗法由 Neiger 进一步推广使用。红外线以 100℃ 热能的形式穿透黏膜至黏膜下 3mm 水平,形成局部烧伤,导致局部组织的破坏和瘢痕形成。它不仅可以使局部血管组织消失,亦可以导致痔核组织萎陷,从而缓解出血和脱垂症状。该疗法对小的有出血症状的 Ⅰ 度、Ⅱ 度痔效果良好。红外线局部照射的部位与硬化剂注射治疗、胶圈套扎治疗的治疗部位相同。在每个痔组织的基底部可以选择 3～4 个部位进行照射,一般每个痔核的照射时间约为 30s。肛管三个主要部位的痔可以在同一次一并治疗。有些患者需要在首次治疗后 2 个月再次进行红外线凝固治疗。红外线照射凝固治疗后 4～5 天痔组织局部会形成溃疡,从而导致肛门黏液分泌和肛门坠胀等不适;溃疡创面一般在 4 周后完全愈合,不适症状也会一并消失。

有一项荟萃分析通过对 5 个比较不同方法治疗痔的临床试验进行统计分析后发现,在治疗后 12 个月红外线照射法、胶圈套扎法和硬化剂注射法的整体疗效没有明显差别。但红外线照射凝固治疗的并发症少且较轻。所以该荟萃分析的学者认为红外线凝固法是非手术治疗痔的较佳治疗方式。

并发症的情况:在使用红外线探头照射时患者会有短暂的不适感,这是正常现象。但如果肛管局部疼痛持续存在,那可能是由于照射部位太靠近齿状线而导致的。在红外线照射治疗后 6～8 天可能会发生局部出血,一般经过卧床休息和药物止血等保守治疗可以痊愈。

5.双极电凝凝固法(双极电凝系统或计算机反馈控制双极电刀系统)

该技术是通过局部高能量的释放从而导致局部组织的破坏、溃疡形成和纤维化。一般可以使用双极电凝系统,在钳夹组织后,高能量电流通过所钳夹的组织释放能量使得组织凝固。单极电凝能量释放时热量常影响组织深部,而双极电凝可有效地避免这一现象。应用双极电凝在痔组织适当的部位进行凝固操作可达到红外线照射凝固治疗相同的作用,并且它可以根据需要重复使用。Ⅰ 度、Ⅱ 度、Ⅲ 度痔使用该技术治疗可获得较高的成功率。

6.直流电疗法

该疗法是通过肛门镜用直流电对痔组织核进行直接烧灼。对于较大的痔组织,该技术无法获得良好的疗效,所以该疗法没有得到广泛推广。

7.肛门扩张或牵拉治疗

这一疗法的主张者认为,通过牵拉和扩张肛管可以增加静脉回流,从而使得痔组织萎陷以及症状减轻。但该治疗常由于损伤括约肌而导致肛门失禁,所以已经被淘汰。

(四)手术治疗

任何涉及直肠肛门的手术治疗都应该在精心护理、正确判断、谨慎处理的基础上被严肃对待,应该像处理泌尿道或胆总管一样小心谨慎。手术治疗的适应证是那些经过保守或非手术治疗无效的痔、巨大外痔、Ⅲ 度或 Ⅳ 度内外痔、血栓性痔、伴随痔组织绞窄坏疽的痔以及合并有肛瘘或肛裂的痔。但一些症状较轻或较低级别痔患者也可能要求手术治疗。如果手术方法正确,手术后痔复发是比较少见的。虽然手术是治疗痔最有效的方法,特别是对于 Ⅲ 度痔的患者,但也仅有 5%～10% 的痔患者适合手术治疗。

痔的手术治疗有多种术式:① 传统的手术,将痔核组织手术切除后等待二期愈合(Milligan Morgan 痔切除术)或一期缝合(Ferguson 痔切除术)。② 应用各种器械进行痔切除操作的改良术式,如痔组织电灼术、双极电凝切除术、应用 Ligasure 的痔切除术、应用超声刀的痔切除术、吻合器痔环切术、单纯超声多普勒引导下痔动脉结扎术(DGHAL)或联合直肠肛管成形术(RAR)。

1.开放性痔切除术(Milligan Morgan 法)

该术式所需要的麻醉方式和患者体位可根据患者的情况和手术者的偏好进行个性化选择。目前开放性痔切除术已被外科医师作为日间手术进行管理。

由 Milligan 等医师推广,到 1960 年开放性痔切除术已经在全世界范围内被广泛用于治疗痔。该术式由于简单易行曾在全世界流行,特别是在英国和欧洲各国。

用血管钳将痔组织脱出至肛管直肠环水平,在痔组织相对应位置的肛门和肛周皮肤做"V"形切口。"V"形切口的顶点应距肛缘 1～1.5cm。沿皮下组织向内分离黏膜,由痔核的两侧逐渐向中间汇聚至痔组织根部,应避免切除过多的黏膜。在分离过程中应注意避免损伤肛门内括约肌。痔组织根部用 1-0 的带圆针薇乔缝线缝扎,然后切除痔组织。当切除肛管多个位置痔组织时,应在切口之间留下足够的肛管皮肤和黏膜组织以形成"皮岛",避免术后发生肛管狭窄。在完成手术后,肛周的伤口应该呈 3 个梨形,看起来像三叶草。当患者术后伤口无法一期缝合、存在痔组织坏疽或为环痔时,可选择行开放性痔切除术。虽然该术式效果很好,但术后肛门疼痛较为严重,患者术后恢复时间较长,而且术后肛门狭窄的发生率也较高。

2.闭合性痔切除术(Ferguson 法)

Ferguson 和 Heaton 在 1959 年首先报道了闭合性痔切除术。多年来,经过广泛实践,本术式已经被接受并在美国比较流行。闭合性痔切除术有三大原则性目标:① 尽可能多地切除痔组织而不牺牲"皮岛"。② 减少术后严重渗出以加快愈合。③ 避免术后肛门狭窄。

将患者放于合适体位后,先决定应首先切除哪个痔组织。一般来说,对于有多个病灶的痔首先应该解决的是引起主要症状的痔组织。在整个操作过程中应避免过度牵拉痔组织造成扭转变形。痔组织越大,则手术切口越长;其长宽比应在 3∶1 左右。痔切除过程与开放性痔切除术相同。当游离"V"形切口底边处的痔组织根部至直肠肛管环水平后,应在切净痔组织的前提下预留足够多的黏膜边缘以方便行切口无张力缝合。从切口内侧的痔组织底部开始用 2-0 薇乔缝线做连续缝合。肛管内无须放置敷料。闭合性痔切除术的优点是术后痛苦小,住院时间短,术后无须门诊治疗,无须术后行肛门扩张术。此术式偶尔也可在痔组织处行线性切口,仔细游离皮瓣后清除痔组织而无须切除肛管黏膜或皮肤,然后将切口缝合以减少术后发生肛门狭窄的风险。一项比较开放性痔切除术和闭合性痔切除术治疗Ⅲ度或Ⅳ度痔疗效的前瞻性随机对照试验发现,接受闭合性痔切除术的患者术后疼痛较轻。但是也有研究表明,虽然闭合性痔切除术较开放性痔切除术患者术后恢复更快,但两者在术后疼痛和并发症的发生率方面没有明显差别。

3."白头"(黏膜下)痔切除术

这一术式可以用来治疗需要重复治疗的痔组织。此术式操作难度大,出血多,术后发生肛门狭窄的概率大,也可能导致肛门感觉丧失以及肛管黏膜外翻。术后肛管黏膜外翻的发生十分常见,所以这一术式又被称为"白头畸形"。然而有一些术者报道在改进手术方法后此术式可有良好的疗效。

1965 年,Allen Park 报道经他手术的黏膜下痔切除术效果良好。根据他的说法由于没有切除肛管黏膜和皮肤,伤口在生长过程中出现硬结、瘢痕、狭窄的概率小,愈合较快。

4.激光痔切除术

由 CO_2 和 Nd:YAG 激发产生的激光已被用于痔的外科治疗。它们都能用于痔组织的切除和气化。当激光发生器被当作切割工具时,此技术与刀片的作用是一样的。激光手术后的创面愈合时间与运用其他技术基本相同,但激光治疗具有较大的术后肛管狭窄的风险。

5.应用 LigaSure 的痔切除术

LigaSure 是一种双极电凝装置。在痔切除手术中使用 LigaSure 可将对邻近组织的热损伤控制在最小范围,从而减少术中出血。

6.应用超声刀的痔切除术

超声刀依靠超声波同时产生切割和止血作用,在使用过程中可将对邻近软组织的热损伤控制在最小范围,可有效减少出血,因此该术式被称为"无血超声刀痔切除术(BUSH)"。经过科学论证,这一术式在治疗Ⅲ度和Ⅳ度痔时可以获得良好的疗效,并在全世界得以推广。超声刀痔切除术最理想的适应证是切除Ⅱ度到Ⅳ度的 1~2 个部位的痔组织。虽然超声刀可以用来切除全部 3 个好发部位的痔,但有学者认为吻合器痔切除术(PPH 术)更适用于环痔的治疗。

(1)作用机制:电子信号可使超声刀的压电陶瓷元件发生伸缩振动,在这个过程中电能转换为超声机械能并向超声刀刀头传送。超声机械能使得超声刀的刀头以 55.5Hz/s 的速度进行纵向移动,这就相当于每秒振动 55500 次。超声机械能在超声刀刀头传递过程中逐渐放大,至刀头尖端达到最大,产生 50~100μm 范围内的振动。超声刀刀头所产生的机械能在接触组织后,能量被传递到组织蛋白,产生空化作用,迅速令组织内水分汽化,蛋白氢键断裂,蛋白质变性成黏性凝结物,从而达到切割、凝闭组织和止血的作用。

(2)协同自适应凝固:超声刀刀头所产生的超声机械能在接触组织后,能量被传递到组织蛋白,使得细胞内摩擦导致蛋白氢键断裂;蛋白质发生挛性而形成黏性凝结物,凝结物可堵塞封闭直径<3mm 的血管。上述组织变性过程中局部组织温度一般不超过 100℃,所以可以很大程度上减少炭化和烟雾的产生。相比之下,电刀烧灼所产生的温度在 100~150℃可使组织的水分蒸发脱水;而激光照射可产生 150~400℃的高温使组织燃烧并形成焦痂。

在使用超声刀过程中应保持钳夹的组织有一定的张力,这种张力与刀头运动相结合可使组织得以分离。另外,超声机械能在组织张力的引导下通过刀头传递到局部组织,也最大限度地减少了所产生的热能向邻近组织的扩散。

(3)空腔化效应:超声刀的刀头由两叶组成,分别为传递超声机械能的振动叶和静止的底座叶,两叶之间可钳夹组织。在超声刀工作时振动叶与底座叶之间(也就是钳夹组织的区域)产生一低压区,可造成组织解离。在组织解离过程中组织液气化为蒸汽释放出来,在邻近组织中扩散可进一步引起周围组织沿天然的解剖层次发生分离。在这一可视的血管和组织层面分离可提高手术中解剖的精度和效率。

一般超声刀刀头设计有不同的平面，可用于切割和凝固组织。

超声刀的优点如下。

①相比较其他的能量平台（电外科设备），超声刀在组织切割和凝固方面可提供更好的操控力和精确度。

②超声刀的横向热损伤可控制在 1～3mm，相比双击电凝（2～6mm）、激光烧灼（4～8mm）、单极电刀（4～12mm），是最小的。

③炭化所产生的烟雾少。

④无杂散能量（与邻近组织产生电火花）。

⑤因为直接作用于组织的是热能而不是电能，所以对神经肌肉没有刺激作用。

⑥相比单极电刀，超声刀的使用过程中没有电流通过患者身体，所以降低了潜在的烧伤风险，特别是对于那些需要在手术中使用其他电外科设备（心脏起搏器）的患者。超声刀不使用接地电板，可使手术更加安全。

（4）手术技巧：超声刀手术可以在脊髓麻醉或静脉麻醉联合局部麻醉下进行。先用超声刀刀头的头端点凝出要切除的痔组织范围，注意要完整切除痔核根部，但要保留足够的肛管黏膜。然后用利多卡因＋肾上腺素行痔组织根部的皮下或黏膜下注射，以起到止血作用，并使得皮下组织结构分离，更好地显露血管和肛门内括约肌。

用电刀或超声刀直接切割皮肤会形成类似烧焦的塑料片样凝结物，最好使用手术刀或剪刀来做皮肤切口；电刀或超声刀会加重切口水肿和焦痂形成，导致术后发生伤口感染和其他并发症；虽然用手术刀或剪刀做切口会有少许出血，但与上述风险相比还是值得的。一般来讲，这样的出血是缓慢渗出的，由助手用纱布块压迫止血一段时间后就可控制。外科医师通过经历数个手术病例后找到正确的解剖平面进行操作是实现"无血手术"的关键。

超声刀的振动叶应始终置于术者的可视范围内。先用超声刀沿事先标记切口线离断肛门皱皮肌，显露黏膜下层与肛门内括约肌之间的解剖层面。将肛门内括约肌横向牵拉远离切口，用血管钳提起痔组织然后用超声刀在低功率挡逐步切除。在切除痔核组织时可先用超声刀在痔组织基底部进行电凝操作，然后再于电凝操作处的游离侧用超声刀切除痔组织，这样可以避免在最后切除痔组织时发生出血。在最后切除痔组织时应该特别注意，术者往往在手术快完成时看到创面干净无出血便盲目自信，不由自主地加快手术进度以期快速完成手术，往往就在这时，由于用力牵拉未完全用超声刀凝固的痔组织而导致出血。术者在匆忙间急于控制出血可能会加紧使用超声刀进行电凝操作，但由于电凝会使血管断端缩回黏膜内，反而进一步加重出血。遇到上述情况，正确的做法是用可吸收缝线做出血部位的深部缝扎止血操作，有效控制出血。所以在进行最后的痔组织切除时，术者应该耐心等待超声刀将组织完全凝固后自然离断，切勿急于求成而过度使用张力。

如果存在小的渗血，可以用超声刀的刀头或刀头背面进行凝固止血。依据术者的习惯可以选择像 Miligan Morgan 痔切除术一样开放切口等待二次愈合，也可如 Ferguson 痔切除术用可吸收缝线一期缝合切口。Goligher 在他所著的教科书中指出无论是开放伤口或一期缝合，术后 1 周切口在组织学形态上是相同的。

综上所述,超声刀痔切除术是安全、有效的;手术中横向热损伤小,止血效果好,凝固和切除同时进行;术后疼痛轻,并发症如感染、肛门失禁、肛门狭窄等的发生率低,患者满意度高。

7.吻合器痔切除术或 PPH 术

在 20 世纪 90 年代当外科医师 AntonioLongo 创造性地提出了 PPH 术治疗痔后,传统的通过手术单纯将痔组织切除的手术理念被颠覆。

1993 年,Antonio Longo 在进行 500 例痔切除术后发现手术疗效差强人意,继而萌生了寻找新的手术方法来治疗痔。在 1993—1996 年他使用传统的圆形吻合器来进行脱垂性痔切除术。

1995 年,Longo 在第二十四届拉丁地中海国际会议上第一次提出他的假设:对于肛管来说,痔组织是正常的,而痔的病理学基础则是痔组织上方的黏膜发生了脱垂。治疗痔时,切除痔组织本身是不必要的。他提出用吻合器在痔组织上方的直肠黏膜行环形切除,可以纠正脱垂。他最初的设想是只有通过将痔核组织重新定位于肛管才可能改善痔症状并且恢复肛管的解剖和生理学功能,同时可以避免传统痔切除术后所发生的并发症。

PPH 术使得手术治疗痔的理念从"切除所有不同形式的痔组织"转变到"纠正脱垂但保留痔组织"。

Longo 设计了 PPH 术的手术器械——一种环形切割缝合装置,并于 1998 年在罗马举行的第六届世界内镜手术大会上提出了的关于"切除黏膜,缓解痔脱垂"的理念和手术技术。他发表了令人注目的假说,称肛垫组织对于肛管来说是维持肛管功能完整必不可少的,是不能被切除的。痔组织的病理表现主要由于黏膜和黏膜下肛垫组织的脱垂所造成的。手术治疗痔应该将肛垫组织拉回或重新固定于原来的正常部位而不是单纯地切除它们。

"如果你的裤子滑落了,你肯定不会把多出来的裤管剪去,而是把它提上来。"

由 Longo 最初设计的术式被称为"PPH 术",手术用的专用器械被称为 PPH01。后来很多学者称其为"吻合器痔切除术",并在业内流行开来;而 Longo 自己称这一术式为"吻合器直肠固定术"。

大约在同一时间,Allegra、Pernice 等学者报道用环形吻合器行痔切除术后造成了灾难性的后果。而 Longo 则努力地解释使用吻合器的痔切除术与吻合器直肠固定术之间在理论上的差别——两种对立的概念和术式。

吻合器痔切除术的适应证是Ⅲ度和Ⅳ度的痔、环状痔和经其他治疗都无效的痔;其禁忌证是痔合并有肛周脓肿、肛门狭窄或直肠脱垂。

一些术者在一开始开展吻合器直肠固定术这一新术式时发生了许多并发症,其主要原因是术者并没有真正领会痔发病理论的变迁,而是仅把它当作利用吻合器的痔切除术。PPH 术的要领有以下几点。

(1)脱垂性痔手术的专用器械套装起初被称为 PPH01,经过改进现在为 PPH03;主要包括一个环形吻合器(HCS33)、一个缝合线牵引钩(sti00)、一个环形肛管扩张器(CAD33)和一个荷包缝合肛门镜(PSA33)。

(2)用环形肛管扩张器扩张肛门后用不可吸收单股缝线在齿状线近端侧约 4cm 处行黏膜和黏膜下层的荷包缝合,缝合时注意避免损伤肌层和女性的阴道。

（3）做荷包缝合的位置一定要足够高，以保证吻合器激发时不会影响齿状线、肛管皮肤以及深层的肛门内括约肌。

（4）将吻合器的钉砧头伸出后插入肛门，穿过荷包缝合水平后收紧缝线并打结固定；缝线从吻合器两侧的缝线窗引出后轻轻牵引并闭合吻合器。

（5）切除环形完整的黏膜和黏膜下层，其宽度应约为 2cm。

在痔组织上方环形切除黏膜和黏膜下组织可切断直肠上动脉对痔核的血供，并且可将痔组织向上提拉展平以减少脱垂。有文献报道，吻合器直肠固定术治疗Ⅲ度脱垂性痔可明显减少疼痛，缩短住院时间，恢复快，不影响肛门正常功能，有着良好的远期疗效。

有许多文献报道，吻合器直肠固定术后有些患者仍可存在由于肛管黏膜或皮肤的静脉扩张所导致的外痔皮赘，所以需要另外行肛门皮赘或外痔切除术才能彻底缓解症状。

也有一些报道提出由于荷包缝合不完整所带来的问题以及使用各种方法来克服解决这一问题。来自美国加利福尼亚的 Hoffman 曾提出用带穿刺针的垫圈穿刺黏膜取代荷包缝合来解决这一问题。

吻合器直肠固定术的并发症：所有外科手术都有发生术中或术后并发症的固有风险。吻合器直肠固定术的主要并发症包括术后出血、脓毒血症、吻合口裂开或狭窄、直肠下段或肛门括约肌损伤、排便里急后重感以及女性患者的直肠阴道瘘。

这些并发症主要发生在那些对该术式的病理生理原理不完全理解的术者以及那些在进行该术式前未接受正规培训的医疗中心内。Antonio Longo 提出术后疼痛的主要原因可能是术中切除了部分肌肉组织，也可能是因为损伤了肛管黏膜中的神经或肛管皮肤。这些案例相对还是比较少见的。大多数吻合器直肠固定术的术后效果都是令患者和医师满意的。Tjandara 和 Chan 在对 25 项比较吻合器直肠固定术和传统痔切除术治疗痔的临床研究进行荟萃分析后得出结论，吻合器直肠固定术安全性好并具有良好的短期疗效（手术时间短，术后肠功能恢复快，痛苦小，住院时间短，伤口愈合快，术后恢复工作早和患者满意度高）；其远期疗效和传统的痔切除术相当。另外一项对 29 项随机临床试验的荟萃分析也得到了相同的结果，并且指出对于吻合器直肠固定术术中仪器设备的费用成本增加可通过缩短手术时间，减少住院时间和早日恢复工作而得以抵消。

综上所述，与闭合性痔切除术相比，吻合器痔组织固定术（吻合器直肠固定术）治疗痔核比较大且有症状的痔，术后早、晚期并发症少，是安全、有效的术式。

8.超声多普勒引导下痔动脉结扎术（DGIIAL）

直肠上动脉分支进入直肠肌层的变异很多（两支约占 82%，三支约占 12%），由于这些动脉都是终动脉，所以直肠动脉的位置很难预测。如果能够全部结扎这些动脉可有效控制痔出血和脱垂。Aigner 等在 2004 年的一篇文献中报道，他们通过研究发现痔患者直肠上动脉的直径是正常人的 3 倍，有症状的痔患者其直肠上动脉的血流量亦接近正常人的 3 倍。他们的研究有力地证明了肛垫的病理发展与动脉血供密切相关。血管扩张和血流量增加表明痔的发生、发展更可能是由于动脉血流量增加造成的，而不是静脉淤血或静脉引流的问题。因此，通过超声多普勒准确地探查这些动脉分支并给予结扎就成为一项十分合理的治疗方法。直肠的动脉血供较好，有效的动脉结扎技术近来得到了合乎逻辑的发展。通常情况下，只有 3 条动脉分支可被探及,但使用超声多普勒进行探测时,动脉数目可达 12～15 条。直肠上动脉可能并不在其常见的直肠黏膜位置(截石位 3 点、7 点、11 点);而直肠中动脉可能在 20.6% 的患者中两侧都是缺如的。

超声多普勒引导下痔动脉结扎术的概念是由 Kazumasa Morinaga 在 1995 年提出的,在同年由美国寒品和药品管理局(FDA)批准通过。这是目前为止在世界范围内开展的最新的最具创新性的用于治疗痔的微创手术术式。痔动脉结扎手术是一项旨在不切除痔组织的前提下消除痔组织的一种新技术。因此,它是一种相对无痛的手术,患者在术后 24～48 小时即可带着极其轻微的不适恢复工作。这一术式的操作原理是使得痔组织回到其正常的解剖位置并阻断供应痔组织血管垫的血液供应,从而使得痔组织缩小。

(1)操作过程:超声多普勒引导下痔动脉结扎术可在局部麻醉、区域神经阻滞麻醉或全身麻醉下完成,一般取截石位或左侧卧位。术前禁食 6 小时,手术当日清晨灌肠,常规预防性使用广谱抗生素。对于Ⅰ度或Ⅱ度痔,由于仅需行痔动脉结扎术,所以可以联合使用 2% 利多卡因凝胶和 5% 利多卡因软膏进行表面麻醉完成手术,患者可在手术当日出院。而对于Ⅲ度和Ⅳ度痔,由于麻醉方式相对复杂,患者需要整晚留院观察,于术后第 2 天出院。对于这样的患者,除行痔动脉结扎术外,还需行直肠肛管成形术以处理脱垂的黏膜。

完成这一术式需使用一套特制的直肠镜设备,这种直肠镜具有内置多普勒探头,可以在术中探测痔动脉,指导具体结扎的位置,即带图像显示和内置式打印机的多普勒探测仪及带痔动脉结扎器的直肠镜。这种微缩多普勒超声探头在插入用润滑剂充分润滑的肛管和直肠后,可在齿状线上方 2～3cm 处根据动脉的血流回声确定支配痔组织的动脉分支的位置,并在屏幕上显示出来。此外探头还可以提供动脉深度等信息以方便结扎操作。通常在操作时我们从 12 点位置开始先顺时针后逆时针探查并结扎所有明显的痔动脉分支。一旦血管被结扎血流阻断,血流的超声回声就会消失;痔组织会立即或在术后数天、数周后逐渐萎陷。一般来讲,可探及 4～9 条痔动脉分支,可使用 2-0 带 5/8 圆针的薇乔可吸收缝线完成缝扎。对于脱垂性痔或Ⅲ度、Ⅳ度内痔则需要加做直肠肛管成形。这需要使用另一种类似直肠镜的器械,称为直肠肛管成形术装置。将该装置插入直肠内,转动并将缝合操作窗口对准脱垂性痔组织;第一针将痔核组织缝合,固定于直肠近端深部组织,然后在齿线上方傲连续缝合;将装置取出后缝最后一针。收紧缝线并打结可将痔组织向上提拉锚定,实现直肠黏膜固定。至此,在手术接近尾声的时候一个几乎外观正常的肛门呈现在术者面前。手术结束前在肛管中留置一小袋胶状物以压迫止血,可于术后 3 小时取出。由于鞍麻后患者需要平躺,常常导致尿潴留,所以需要给予留置导尿;导尿管可于术后第 2 天上午拔除。因为该术式中缝合操作主要发生在缺少痛觉神经的直肠下段,所以整个过程是无痛的。大多数患者可在术后 24～48 小时带着极其轻微的不适恢复工作。

术后只需注意饮食控制,常规给予大便软化剂、短疗程抗生素和局部 2% 利多卡因凝胶;建议不要坐浴。

(2)术后并发症:对 17 项研究共纳入 1996 例患者的系统评价研究发现,随访时间在 1 年或以上的包含有 6 项研究的亚组(其中 850 例患者接受了超声多普勒引导下痔动脉结扎术)其术后出血、排便时疼痛和脱垂的并发症发生率分别为 10%、9% 和 11%;随访时间在 1 年以下的包含有 9 项研究的亚组（其中 855 例患者接受了超声多普勒引导下痔动脉结扎术），其术后出血和脱垂的并发症发生率为 6％ 和 8％。术前患者罹患出血、疼痛和脱垂的概率分别为 45％～100％、12％～83％ 及 12％～100％。有报道显示，术后并发症的发生率越低，术后疼痛的发生率也越低。出血、尿潴留、脱垂和外痔肿胀是超声多普勒引导下痔动脉结扎术术后的主要并发症，这些并发症可以通过传统保守治疗的方法进行处理。

（3）结果：多普勒引导下痔动脉结扎术术后痔的复发率为 6％～13％。无论接受何种术式，一般在痔术后的最初 12 个月有 10％～20％ 的患者再次罹患痔。这主要是由于患者术后不能控制自己的饮食和调整自己的生活方式造成的。

多普勒引导下痔动脉结扎术与其他治疗痔的手术相比，特别是吻合器痔固定术，其术后疼痛小，住院时间短，首次排便时间早，功能恢复快，并发症和复发明显少。多普勒引导下痔动脉结扎术对Ⅱ度或Ⅲ度痔最为有效，但并不能改善环状痔的脱垂症状。也有学者认为多普勒引导下痔动脉结扎术的短期临床疗效和 1 年复发率与传统的痔切除术没有明显差别。考虑到由于局部组织再血管化所导致的痔复发的可能性，多普勒引导下痔动脉结扎术的长期疗效还有待于进一步研究。对直肠肛门成形术术后 12 个月的随访检查发现，25％ 的患者会出现轻微的残留痔组织脱垂，只有 5％ 的患者会出现症状，如排便疼痛和瘙痒。Scheyer 等在 2006 年通过对 308 例接受直肠肛门成形术治疗的Ⅱ度和Ⅲ度痔患者进行调查后发现，60％ 的患者虽然术后出现轻微疼痛但对手术能够缓解症状感到满意。

总的来说，多普勒引导下痔动脉结扎术是一种安全、有效、微创的治疗痔的手术方法；此术式没有发生术后排便失禁的风险，术后疼痛轻微，复发率低，患者恢复工作早，满意度高。

第十三节　痔的中医治疗

一、概述

痔是由于肛垫病理性肥大移位和肛周皮下血管丛扩张，血流瘀滞，血栓形成，结缔组织增生或组织炎性肿胀形成的团块。痔俗称痔疮，是一种常见病、多发病。据 1975—1977 年对全国 29 个省、市、自治区的 76692 人的普查结果显示：痔的发病率占整个肛肠疾病的 87.25％，其中以内痔最为常见，占所有肛肠疾病的 52.19％；女性的发病率为 67％，男性的发病率为 53.9％，任何年龄段的人群都可以发生痔，以 20～40 岁的人群较为多见，随着年龄的增加发病率也逐渐增加。

中医对痔的论述较多。春秋战国时期，《山海经》中就记载了"痔""瘘"等病名及药物治疗经验。《医学纲目》中说："如大泽之中有小山突起为峙；在人九窍中，凡有小肉突起皆曰痔。"痔与峙其意相通，有突起之意，认为凡是在九窍中发生的高突肿块，都称为痔。后来由于肛门部发病的概率较高而专指肛门部的突起疾病。在《说文解字》中说："痔者后病也。"这里的痔指的是所有的肛门直肠疾病，是痔的广义说法。而痔疮只是肛门直肠疾病之中最常见的一种。《素问·生气通天论》中说："因而饱食,筋脉横解,肠澼为痔。"对痔的病因病机有了最早的认识。1973 年长沙马王堆汉墓出土的《五十二病方》中最早记录了"牡痔""牝痔""血痔""脉痔"等痔的分类。中医古代典籍里对痔的治疗经验也早有记述,如宋代《太平圣惠方》中就已记录了枯痔钉的制作及应用,并发展了痔的结扎术。到了明代陈实功《外科正宗》对痔进行了专篇论述。

痔疮的英文名为 hemorrhoid 和 piles。前者出自希腊文 haimorrhais,由希腊医圣希波克拉底最早提出,意思是出血,着重强调痔疮的主要症状是出血,但有些类型的痔疮并无出血症状,所以它并不适用于各型痔疮。后者来自拉丁文,意思是球。由于每一种痔疮都会产生不同程度的肿胀,因此 piles 更适合各型痔疮。在一般医学文献中,前者指有症状的痔疮,后者泛指所有痔核。

二、病因病机

中医学认为,脏腑本虚、气血亏损是痔的发病基础,而饮食不节,进食辛辣醇酒厚味,便秘努责,泻痢日久,久坐久蹲,劳倦过度,腹腔癥瘕,妇女妊娠,以及风、湿、燥、热四气侵袭机体等多为发病的诱因,以致脏腑阴阳失调,燥热内生,气血运行不畅,血液瘀积,热与血相搏,气血纵横,筋脉交错,结滞不散而成。因此,痔的发生以瘀为本,气血瘀滞、筋脉横解是其基本病机。

(一)风伤肠络

《症治要诀》说:"血清而色鲜者,为肠风……"《见闻录》说:"纯下清血者,风也。"说明风邪可引起下血,而风多挟热,致血不循经而下溢外注,风又善行而数变,故风邪引起的便血,其色泽较鲜红,下血暴急呈喷射状。风性善行而数变,还可见肛门瘙痒。

(二)湿热下注

湿性重浊,常先伤于下。湿与热结,致肛门部气血纵横,经络交通而生痔。热盛则迫血妄行,血不循经,则血下溢而成便血;湿热下注大肠,肠道气机不利,经络阻滞,瘀血凝聚,故肛内肿物外脱;热积肠道,则肛门灼热。

(三)气滞血瘀

气为血之帅,气行则血行,气滞则血瘀。燥热内结肠道,气机运行不畅,致瘀阻肛门,可见肛管坠胀紧缩,肛内肿物脱出,甚至嵌顿。气机失畅,无力统摄,可出现便血或形成血栓。瘀血为有形之邪,凝聚于肛门,气血运行不畅则肛门疼痛。

(四)脾虚气陷

妇人生育过多,小儿久泻久痢,老年人气血不足,机能衰退,以及某些慢性疾病等,都能导致中气不足,脾气不升而反下陷,无力摄纳致肛内肿物外脱;气虚则无力摄血,易致下血,可见便血色鲜或淡或面色少华。

三、辨证诊断

(一)血热风燥型

1.临床表现

内痔便血,色鲜红,滴血或射血,时作时止或内痔脱出,糜烂渗血或外痔红肿充血,有触痛或伴口渴喜饮,大便秘结,小便短赤等。舌质红,苔黄,脉洪数等。

2.辨证要点

血色鲜红,外痔红肿、充血、疼痛,口渴喜饮,尿黄,便干。舌红,苔黄,脉数。

(二)湿热下注型

1.临床表现

内痔便血,色鲜红或有痔核脱出,黏膜糜烂,分泌物较多,外痔红肿或有糜烂,坚硬肿痛,坐卧不安或伴大便黏滞不爽,肛门坠胀,潮湿不适。舌质红,苔黄腻,脉濡数或滑数。

2.辨证要点

便血色鲜,分泌物多,外痔肿痛糜烂,大便黏滞不爽,肛门坠胀。舌质红,苔黄腻,脉滑数。

(三)气血郁滞型

1.临床表现

肛缘肿胀或外痔水肿或见血栓,质硬,触压疼痛或内痔嵌顿,不能回纳肛内,表面紫暗、糜烂。舌质暗红或有瘀斑,苔薄,脉弦,微数。

2.辨证要点

肛缘水肿,血栓或内痔嵌顿,色暗,疼痛剧烈。舌质暗红或有瘀斑,脉弦。

(四)气血两虚型

1.临床表现

内痔便血日久,患者面色苍白或萎黄无华,神疲乏力,头昏眼花,心悸,失眠,纳呆食少,内痔脱出而色淡。舌质淡,苔薄,脉细弱或芤。

2.辨证要点

内痔便血日久,痔核脱出,色淡,面色苍白,神疲乏力,头昏眼花。舌淡,脉细弱或芤。

(五)气虚下陷型

1.临床表现

内痔脱出或脱出后不易复位,肛门松弛,肛周皮下静脉曲张,隆起明显,患者少气懒言,肛门坠胀,面色萎黄无华。舌质淡,苔薄,脉缓无力或细弱。

2.辨证要点

内痔脱出后不易复位,肛门松弛,坠胀,少气懒言,面色萎黄无华。舌质淡,脉缓无力或细弱。

(六)阴虚肠燥型

1.临床表现

便血量少,色鲜红,大便干结难解,形体瘦弱或伴口咽干燥,潮热盗汗。舌质红,苔薄,脉细数。

2.辨证要点

便血量少,色鲜红,便干,口干,潮热盗汗。舌质红,脉细数。

四、治疗

(一)非手术治疗

1.分证论治

(1)风热肠燥证

证候:大便带血,滴血或喷射状出血,血色鲜红,大便秘结或有肛门瘙痒,舌质红,苔薄黄,脉数。

治法:清热凉血祛风。

方药:凉血地黄汤加减。药用生地黄、当归、地榆、槐角、黄连、天花粉、升麻、枳壳、黄芪、荆芥、侧柏炭、甘草。大便秘结者,加当归、生地黄、麻仁、桃仁。

(2)湿热下注证

证候:便血色鲜红,量较多,肛内肿物外脱,可自行回纳,肛门灼热,重症不适,苔黄腻,脉弦数。

治法:清热利湿止血。

方药:槐花散加减。药用槐花炭、侧柏炭、地榆炭、当归、荆芥炭、生地黄、槐角、甘草。出血多者加仙鹤草。

(3)气滞血瘀证

证候:肛内肿物脱出,甚或嵌顿,肛管紧缩、坠胀疼痛,甚则内有血栓形成,肛缘水肿,触痛明显,舌质红,苔白,脉弦细涩。

治法:清热利湿,行气活血。

方药:止痛如神汤加减。药用秦艽、桃仁、皂角刺、苍术、防风、黄柏、当归尾、泽泻、槟榔、熟大黄。

(4)脾虚气陷证

证候:肛门松弛,内痔脱出不能自行回纳,需用手还纳,便血色鲜或淡,伴头昏,面色少华,神疲自汗,纳少,便溏等,舌淡,苔薄白,脉细弱。

治法:补中益气,升阳举陷。

方药:补中益气汤加减。药用黄芪、党参、白术、陈皮、当归、升麻、柴胡、赤石脂、槐角、地榆、炙甘草。血虚者加当归、熟地黄、白芍、川芎。

2.中成药治疗

中成药主要适用于痔出血、肿痛、脱出及肛门坠胀等症状,具有清热凉血、祛风除湿、活血止痛、益气升提的功效,可针对痔的症状治疗。常用于内服的中药物有地榆槐角丸、痔宁片、化痔丸、脏连丸、致康胶囊、补中益气丸等。外用的中成药常用的有马应龙麝香痔疮膏、龙珠软膏、肛泰软膏、云南白药痔疮膏、麝香痔疮栓、化痔栓、熊胆痔疮栓等。

3.西药治疗

常用口服药物为改善痔静脉血管张力的静脉增强剂,如微粒化纯化的黄酮成分、草木犀流浸液片、银杏叶萃取物等,常用的有地奥司明片、草木犀流浸液片等,可减轻内痔急性期症状,但数种静脉增强剂合用无明显优越性。非甾体抗炎药物可通过改善微循环,降低毛细血管通透性,抑制炎性介质合成,减轻局部炎症反应来改善痔出血和疼痛。

4.外治

外科治法,局部给药直达病所,发挥作用快,效宏力专,且直接进入大循环而不经过肝脏解毒,这样既减少了肝脏对药物的破坏,又减少了药物对肝脏的刺激。同时直肠局部给药可避免胃酸和消化道酶对药物的破坏,也避免了药物对胃黏膜的刺激。因此外治法在肛门直肠疾病的治疗中占有很重要的地位。

(1)熏洗法:是指以中药煎汤或用散剂直接冲泡熏洗肛门会阴部,通过热和药的作用,使气血运行通畅,达到治疗的目的。具体方法是先用蒸汽熏蒸肛门,待水温降至40℃左右时,再行肛门坐浴。本法具有清热解毒、凉血止血;通经活络、消肿止痛;祛风燥湿、杀虫止痒;去腐生新,生肌收敛等功效,既可作为非手术疗法的一种重要疗法,又可用于手术后治疗。熏洗药物种类繁多,中医主张辨证论治,辨证施药进行熏洗。主要代表方药如下。

①银芷肛肠熏洗剂:由金银花、白芷、昆明山海棠、生大黄、荆芥、生艾叶、细辛、花椒、三棱、莪术等组成。方以金银花清热解毒,白芷消肿止痛相配共为君药;昆明山海棠除湿消肿止痛,生大黄消肿散瘀止血,荆芥散风止血消疮,生艾叶行气止血止痛,细辛祛风止痛,共为臣药,助金银花、白芷清热解毒,消肿止痛;佐以花椒活血通络,三棱、莪术破血行气,消积止痛为使药。全方共奏清热解毒,活血化瘀,行气去湿,消肿止痛止血之功,治疗痔便血、肿痛、黏膜糜烂等症状起效快,疗效显著。

②祛毒汤:由苦参30g,五倍子30g,朴硝30g,侧柏叶20g,苍术15g,炙甘草10g,葱白三段等组成。煎汤局部坐浴有活血消肿止痛之功。主治痔疮肿痛,术后水肿等。

③痔宁散:由大黄20g,地榆20g,枯矾10g,五倍子10g,海螵蛸10g,煅石膏20g,芒硝15g,冰片5g等组成。熏洗坐浴治疗痔疮60例,治愈率为86.67%,显效率为11.67%,无效率为1.67%,总有效率为98.33%。

④黄花荆榆汤:由大黄10g,槐花15g,荆芥炭15g,地榆炭15g,五倍子12g,乳香10g,没药10g,野菊花12g,玄明粉10g等组成。坐浴治疗痔疮50例,治愈25例,显效12例,有效9例,无效4例,总有效为92.0%,且止血、止痛、固脱、促进痔体萎缩效果明显。

⑤洗痔汤:由枯矾、芒硝、没药、硼砂、冰片等组成,治疗急性痔瘘120例,治愈75例,显效40例,无效5例,总有效率为95.83%。

(2)外敷法:是指将药物直接涂敷于肛门局部的方法,也是目前治疗痔的非手术治疗的主要疗法之一,主要有消肿止痛,凉血止血,收敛生肌等功效。以下介绍几种临床常用的药物。

①四黄膏:黄连、黄芩、黄柏、栀子各等份,共研细末制成四黄粉,与凡士林共同混合调匀成膏备用,直接帖敷患处或注入肛内,有消肿清热、凉血止痛的功效,适用于内痔出血、外痔发炎肿痛。

②熊冰膏(《医学入门》):以熊胆2份半,片脑半份,研匀,用白雄鸡胆汁调匀,主治新痔脱出引起肛缘肿痛者。

③痔疮消痛膏:五倍子、延胡索、玄明粉各50g,制乳香、制没药、冰片各30g,上药共研细末,过100目筛;再以活地龙50g,吐净泥沙后加入冰片,化成浆水,然后将研细药末加入凡士林适量与地龙浆水搅拌均匀,密封备用。本品有清热解毒、消肿止痛、活血化瘀的功效,直接外敷患处或注入肛内治疗痔肿痛890例,452例治愈,316例显效,122例好转,0例无效。

④敷痔散:枯矾400g,五倍子、胡黄连、大黄各50g,儿茶、血竭各20g,熊胆30g,冰片10g,麝香5g。上述各药共研极细末,过120目筛备用。本品有清热利湿、活血散瘀、消肿止痛、敛疮止血的功效。取1~2g敷痔散均匀散布于比痔核表面积稍大的凡士林纱布上,外敷痔核表面,可明显改善肛缘肿胀、痔核坏死、疼痛、血水渗液等症状,缩小嵌顿痔体积,治疗7天后总有效率为97.8%。

⑤愈痔膏:由地榆、苦参、白紫草、黄连、明矾、五倍子、石榴皮、川楝子、乳香、没药加工配制

成,使用时加入医用凡士林200g,充分调匀备用,用时取适量敷于痔核表面。本品有清热解毒、行气活血、散瘀消肿、止痛止血之功,治疗嵌顿痔73例,治愈46例,好转26例,无效1例,有效率为98.6%。

⑥冰黄痔炎膏:由冰片15g,樟脑30g,氧化锌50g,黄柏、大黄各80g,白芷60g,煅石膏100g组成。将上药研细末,加凡士林配制成20%药膏备用。本品有清热解毒、行气止痛之功,外敷患处或注入肛内治疗内痔出血、外痔发炎肿痛、痔瘘术后疼痛。

(3)塞药法:是指将栓剂塞入肛门内,使药物溶化后在局部吸收,达到治疗目的的方法。栓剂在中医治疗方法中也有很悠久的历史。东汉张仲景在《伤寒论》中首创了肛门栓剂。他发明的蜜煎导方,以食蜜炼后捻作梃,令头锐,大如指,长二寸许,冷后变硬,纳谷道中,即是治疗便秘良好的肛门栓剂。后世医家在其基础上使用栓剂治疗痔有良好的消肿止痛、收敛止血的功效。栓剂的应用目前可见中药制剂、西药制剂、中西药复方制剂,在痔治疗中的应用也日趋广泛。含有角菜酸酯黏膜修复保护和润滑成分的栓剂对痔具有较好的治疗作用。目前,临床常用的太宁栓即为复方角菜酸酯栓剂,纳肛后在直肠末端及肛管皮肤表面形成胶性膜,可抵抗粪便对直肠黏膜及肛管皮肤的机械性或化学性损伤,并为痔黏膜的愈合提供了一个良好的环境,可以迅速消除症状,有良好的消炎止血作用。

5.针灸疗法

历代医家著作中曾经记录了许多治疗痔疮的穴位和方法。如《针灸甲乙经》中记录有:"痔,会阴主之。"常用的穴位有长强、承山、燕口、龈交、白环俞、攒竹、会阴等,可用艾灸5～15分钟,以灸至皮肤温热红晕,而又不致烧伤皮肤为度,主要适用于痔出血、肿痛、脱出及肛门坠胀等症状。

6.物理治疗

物理治疗包括激光治疗、冷冻疗法、直流电疗法和铜离子电化学疗法、微波热凝疗法、红外线凝固治疗等,主要适应证为Ⅰ、Ⅱ、Ⅲ度内痔。主要并发症有出血、水肿、创面愈合延迟等。

7.扩肛疗法

在腰俞穴或局部麻醉下,以手指对肛管进行扩张,一般可扩大到4～6指,持续3～5分钟,一般每周1次,2～3周为1个疗程。

(二)手术治疗

1.枯痔钉插药术

枯痔疗法也是中医传统治疗痔的有效方法之一。但是,一方面由于药钉制作过程较为复杂,传统的枯痔钉往往含砒量超标,不能进入《中华人民共和国药典》,市场上无销售;另一方面由于注射疗法的发展,限制了枯痔疗法的应用。其原理是将枯痔钉插入痔核组织,局部产生无菌性炎症反应,继而产生血栓使痔静脉闭塞,痔体纤维萎缩或坏死脱落,创面逐渐愈合。

适应证:内痔或混合痔的内痔部分。

禁忌证:外痔或肛管直肠有急性炎症时;伴有严重的心、肝、肾、血液系统等疾病的患者及汞过敏患者。

操作方法:术区常规消毒,铺洞巾。局部麻醉后观察内痔的位置、大小、形态及数目,用手压住内痔根部,将其翻出肛外再插入,术者左手固定内痔,右手捏住钉尾,在距齿状线上

0.2cm,钉尖对准痔体与表面成15°角,用力快速插入痔黏膜后,再缓慢插入痔内,每钉之间距离为0.2~0.3cm,每个内痔根据大小插入3~5枚,一次总量可插入10~20枚。插入后,将痔面多余部分剪掉,仅留1~2mm即可。再逐个将痔核送回肛内,包扎固定。

术后处理:①如有发热、出血等应考虑过敏反应,宜尽早停止治疗。②便后坐浴熏洗换药。③保持大便通畅。

注意事项:①不论痔体大小,尽量一次插完。②插钉不宜过深、过浅、穿透或低于齿状线,否则易致健康组织坏死、疼痛和感染。

2.注射疗法

注射疗法是目前治疗内痔的常用方法之一。其应用已有一百多年的历史,注射剂也有数百种。根据注射剂对痔组织产生的作用不同可将其分为两类,即引起痔组织坏死的坏死剂和使痔组织产生炎症反应、导致纤维化而引起坏死的硬化剂。由于坏死剂多造成痔组织坏死、感染和大出血,故目前很少使用。常用药物为硬化剂,但高浓度、大剂量的硬化剂亦可导致痔组织坏死,因此在注射时多主张小剂量、低浓度注射,认为其具有坏死少、疗效高、并发症少的优点。但这种注射法复发率较高。硬化剂目前主要代表药有消痔灵注射液、芍倍注射液、5%苯酚甘油、4%~6%明矾液、无水乙醇等。坏死枯脱剂目前主要代表药有10%苯酚甘油、5%鱼肝油酸钠、枯痔液、新六号枯痔注射液等。

适应证:各种内痔及混合痔的内痔部分。

禁忌证:各种急性疾病,肛门周围急、慢性炎症或腹泻;痔伴有严重肺结核、高血压、肝肾疾病或血液病患者;因腹腔肿瘤引起的内痔和临产期孕妇等。

(1)消痔灵注射法:是由北京广安门医院史兆岐教授研制成功的中药硬化剂,其药理作用大致有注射后使痔血管收缩;直接使痔血管产生栓塞;痔间质纤维化,使黏膜和黏膜下层粘连固定;使松弛的Parks韧带产生纤维粘连固定四个方面。为降低痔的复发率,史兆岐教授首次提出了低浓度、大剂量注射的四步注射法。消痔灵注射所需的主要器械:喇叭状肛门镜,5号短针头(消痔灵注射用),5mL注射器一支,带刻度40mL搪瓷杯。

操作方法:

①常规局部消毒,铺洞巾。局部麻醉后在肛门镜下检查内痔的部位、数目,并做直肠指检确定痔区有无动脉搏动。黏膜消毒。用消痔灵注射液原液与0.5%的利多卡因按1∶1配比分四步注射。第一步:痔上动脉区注射。距痔核上极0.2cm进针,用1∶1浓度分别注射1~2mL。第二步:痔的黏膜下层注射。先在母痔中心进针,入黏膜、黏膜固有层、黏膜肌层、黏膜下层深部,针尖接触肌层有抵抗感,不要刺入肌层,针尖稍退开始用1∶1浓度消痔灵行扇形注射,注入药量多少以痔核弥漫肿胀为度,一般为3~5mL。第三步:痔黏膜固有层注射。当第2步注射完毕,缓慢退针,多数病例有落空感,可作为针尖退到黏膜肌板上的标志,注药后以黏膜呈水泡状,血管网清晰为度,注药量是第二步注药量的1/3,一般每个痔核注射1~2mL,即完成第三步注射。第四步:洞状静脉区注射。先在母痔下极的齿状线上方0.1cm处进针,针尖刺入痔体的斜上方0.5~1cm的黏膜下层最深部位,每点注药1~2mL,再边退针边注药1mL。

②注射完毕后,用手指反复揉压已注药部位,使药液均匀散开。以免由于药液集中,不能吸收,形成局部黏膜坏死。

③注射药量参考值：四步注射法注药总量 20～30mL。

④注射后的不适反应：肛门坠胀感，2～24 小时症状消失。偶有轻度疼痛，绘一般常用的镇痛药即可缓解。排尿困难，排尿不畅，给予对症处理。低热较少见，个别会出现低热，如不超过 38℃，一般 1～2 天恢复，不需处理。

⑤常见并发症：大出血：主要是由于注射药物过多、过浅、过于集中，导致直肠黏膜发生坏死后感染，如果局部的小动脉没有栓塞，便可能发生较大的出血。直肠狭窄：第 1 步注射药液药量过多，在痔核的上方黏膜形成环状带，使黏膜发生重度环形坏死感染，创面愈合后形成瘢痕性狭窄。

术后处理：术后当日不排大便。使用抗生素 3～5 天，预防感染。便后坐浴熏洗换药。

注意事项：a.根据不同病情，注入不同药量。b.第一步注射药量不宜过大，以免发生黏膜坏死，继发术后直肠狭窄。c.不可进针过深，以免穿过直肠壁进入直肠周围组织。如刺入前列腺、尿道、子宫颈，产生相应部位的并发症。d.切勿对外痔进行注射，否则会引起或加重外痔炎症，导致肛门局部红肿剧痛。

(2)其他硬化萎缩注射法：患者取侧卧位，常规消毒，铺洞巾。局部麻醉后在肛门镜下检查内痔的部位、数目，以皮试针筒(5 号针头)抽取 5％苯酚甘油或 4％～6％明矾液在齿状线上 0.5cm 的痔核上进针，刺至黏膜下层，针头斜向上 15°注射，每个痔核注射 0.3～0.5mL，一般每次注射不超过 3 个痔核。相隔 7 天后再进行注射，一般需要 3～4 次治疗。对止血有明显的效果。

术后处理：①术后当日不排大便。②便后坐浴熏洗换药。

注意事项：①防止注射部位过浅，以免引起黏膜溃烂，过深则易引起肌层组织发生硬化。②切勿对外痔进行注射。

(3)坏死枯脱注射法：患者取侧卧位，在腰俞穴或局部麻醉下，常规消毒铺巾，嘱患者用力努挣，将内痔脱出于肛门外，用中弯血管钳夹住痔核齿状线稍上部位，左手将痔核轻轻向外牵拉，用右手持盛有枯痔注射液的注射器，在齿状线上 0.5cm 处刺入痔核黏膜下层，缓缓将药液注入痔区，使药液由一点逐渐扩散至整个痔内，直至该内痔肿大面有小白点为度。然后边注射边向外退针，于针头全部退出之前再注入药液少许，如此依次将所有的内痔进行注射后推回肛门内。

术后处理：①术后当日不排大便。②使用抗生素 3～5 天，预防感染。③便后坐浴熏洗换药。④保持大便通畅，防止便秘努挣。

注意事项：①根据不同病情，注入不同药量。②注射药量不宜过大，以免发生黏膜坏死，继发术后直肠狭窄，以内痔有小白点为度。

3.内痔结扎术

内痔结扎术是指用丝线缠扎在痔核的根部，阻断痔核的气血流通，使痔核坏死脱落，创面经修复而愈的治疗方法。结扎法分为单纯结扎法和贯穿结扎法。

适应证：各期内痔及混合痔，尤以Ⅱ、Ⅲ、Ⅳ度内痔为适宜。

禁忌证：肛门周围有急性炎症者，伴有严重的心、肝、肾、血液系统等疾病的患者。

操作方法：患者取侧卧位或截石位，常规消毒铺巾，行局部麻醉后，消毒肛管，以组织钳将痔核牵出肛门外，用止血钳将内痔痔核基底部夹紧，在止血钳下黏膜皮肤交界处做一切口，用7号线沿此切口结扎内痔痔核，减去部分痔核。亦可用圆针系7号线在止血钳下作贯穿"8"字缝扎，即先从止血钳下方中间一侧进针，从另一侧穿出，将线从痔核上方绕过，再从第一次进针处稍下方进针，另一侧穿出后，由止血钳下痔核下方将两线头打紧，打第一结后松止血钳，再将第二结打紧，剪除部分痔核，将痔核纳入肛内。

术后处理：①术后预防性应用抗生素防止感染。②保持大便通畅，禁止排便努挣。③便后熏洗换药。

注意事项：①结扎务必牢固，否则可出现脱线坏死不全。②同时结扎3个以上痔核时，可松解肛门括约肌，防止术后肛门疼痛和狭窄。③贯穿结扎时，缝线不宜过深，以免脱落后引起出血。

第十四节　胃肠外科疾病超声诊断

一、胃溃疡

（一）病理与临床

胃溃疡是消化道最常见的疾病之一。据统计，10%以上的西方人曾罹患此病，国内认为总患病率可能占人口的10%～20%。溃疡多位于胃小弯或胃窦部，多为单发，直径多在2cm以内。发病年龄多在20～50岁。男性多于女性。临床表现为进食后上腹部疼痛、反酸、暖气等症状。病情呈慢性经过，易反复发作，可并发呕血、便血、幽门梗阻及急性胃穿孔等病变。

（二）超声表现

（1）胃壁限局性轻度增厚，厚度一般不超过1.0cm，范围＜5.0cm。其黏膜面局限性中断，出现凹陷，形态规则，底部光滑，呈"陷坑"样。除凹陷处局部层次可消失外，其余胃壁层次清晰。

（2）增厚之胃壁呈低回声，表面或凹陷内可附着点状强回声，不随蠕动波影响而消失。

（3）较大溃疡的凹陷可突出胃壁。部分凹陷边缘可见黏膜皱襞隆起聚集，称"黏膜纠集征"，此征具有诊断意义。

（4）胃蠕动多较正常，仅在巨型溃疡时局部胃壁蠕动减弱。

（5）当连续超声观察发现溃疡凹陷不规则扩大，进展迅速或凹陷缩小，而周围隆起明显增厚、范围扩大、形态不规则时，应高度警惕溃疡恶变。

（三）鉴别诊断

1.胃溃疡需与溃疡型胃癌鉴别

胃溃疡需与溃疡型胃癌鉴别见表2-2。

表 2-2　良性溃疡与溃疡型胃癌的超声鉴别

	良性溃疡	溃疡型胃癌
溃疡形状	陷坑状	火山口状
溃疡特点	腔外型、规则	腔内型、不规则
溃疡口	光滑、口底一致	口小、底大
溃疡底部	回声强、平滑	回声低、不平整
周缘形态	城墙状、匀称	堤坡状、不匀称
周缘壁厚	一般<15mm	多数>15mm
隆起壁回声	较强、匀质	较低、不均质
黏膜纠集征	有	无
桥征	有	无
蠕动跳跃	一般没有	均有
周围浸润	少	多见
远处转移	无	有

2.胃溃疡与糜烂性胃炎鉴别

前者胃壁局限性增厚,黏膜面不完整、凹陷,呈"陷坑"样;后者病变广泛,胃壁结构完整,故容易鉴别。

(四)临床价值

超声虽可显示胃壁 5 层结构及其溃疡数目、大小和深度等断面征象,但敏感性较低,对浅表或较小溃疡容易漏诊。胃及周围肠管的内容物、残胃及肥胖等均可影响超声检查,导致假阴性或假阳性;对良、恶性溃疡的鉴别目前还存在一定难度。因此,超声诊断胃溃疡的临床价值受到限制。首选的常规影像学检查方法应为 X 线钡剂造影和内镜检查,胃镜下病理活检是最终确诊的方法,超声可作为诊断的辅助手段,并进行随诊。

二、胃癌

(一)病理与临床

胃癌起源于胃黏膜上皮,是最常见的恶性肿瘤之一,其发生率占消化道恶性肿瘤的首位。好发部位依次为胃窦(包括幽门前区)、小弯、贲门、胃底和胃体。组织学来源主要是腺癌。此外,较常见的还有黏液癌(包括印戒细胞癌)和低分化癌(包括髓样癌和硬癌)。胃的转移性肿瘤罕见。

病理可分为早期胃癌(病变局限于黏膜和黏膜下层)和进展期胃癌(病变侵犯超越黏膜下层,达到固有肌层或更深,也称中晚期癌)。早期癌又可分隆起型、浅表型和凹陷型;进展期胃癌可分为结节/肿块型(Borrmann Ⅰ型)、局限性溃疡型(Borrmann Ⅱ型)、浸润性溃疡型(Borrmann Ⅲ型)、局限性浸润和弥散性浸润型(后者称 Borrmann Ⅳ型)等主要类型。

早期常无特异性症状,可出现不同程度的上腹不适。随病情发展逐渐出现钝痛、隐痛,恶心,食欲缺乏,嗳气和消瘦等症状,部分出现呕血,黑粪或吞咽困难。当胃癌浸润穿透浆膜侵犯胰腺或横结肠系膜时,可出现持续性剧烈疼痛,并向腰背部放射。极少数癌性溃疡穿孔的患者也可出现腹部剧痛和腹膜刺激征象。

晚期可出现左锁骨上、左腋下淋巴结肿大。

(二)超声表现

1.早期胃癌

经腹超声检查相当困难且仅限于隆起型,敏感性约 15％。由于无症状,早期癌诊断主要依赖纤维胃镜检查,包括对高危人群定期筛查。纤维胃镜结合超声内镜的检查,对早期癌的进一步诊断和明确临床分期极有帮助。

2.进展期胃癌

(1)胃壁局限性或弥散性增厚、隆起,厚度一般超过 1.0cm,形状不规则,通常呈不均质低回声。声像图类型有结节/肿块型、溃疡型、限局/弥漫浸润型(限局/弥漫增厚型)等多种表现,少数胃癌呈外生性生长。①肿块型胃癌:基底宽,呈低回声或不均质病灶,边缘可不规则;②溃疡型胃癌:肿物突向胃腔,基底宽,肿物表面溃疡凹陷呈"火山口征";③弥漫或限局增厚型胃癌:病变可限于胃窦区或弥漫至整个胃壁("皮革胃"),其短轴断面呈假肾征或"面包圈征"。

(2)胃壁层次不清晰、紊乱、中断,黏膜面不光滑,表面可附着点状中强回声,局部胃壁僵硬。

(3)局部蠕动消失。胃窦幽门部肿物可导致排空减慢甚至胃潴留。

(4)胃癌转移征象:胃癌除直接扩散外,常发生淋巴转移、血行转移、腹膜种植转移。①淋巴转移。多见于胃周(小弯侧、大弯侧)、腹腔动脉旁、主动脉旁淋巴结肿大,可以单发和多发,也可呈融合性。②血行转移。肝转移癌,常为多发性,边界较清晰,多呈类圆形的低回声结节或较强回声,典型病例呈"靶环"状。③腹膜种植转移。胃癌细胞,特别是黏液癌细胞浸润至浆膜层,可脱落到腹膜腔,种植于腹膜、腹壁、盆腔器官,发生转移瘤。声像图表现为胃浆膜层回声连续性中断、腹腔积液,可合并肠粘连。此外,女性胃癌患者可转移至卵巢,为双侧或单侧性实性肿瘤,称 Krukenberg 瘤。对于女性卵巢肿物合并腹水者,应注意寻找胃或其他部位有无原发癌。

(三)鉴别诊断

1.胃良性肿瘤

少见,仅占胃肿瘤的 3％。可分为两类:一类来自胃黏膜上皮组织,为息肉样腺瘤,比较少见,一般不超过 2cm,有蒂,乳头状,向表面隆起,与基底宽的息肉样腺癌不同;另一类比较多见的是胃壁间质细胞瘤。过去学者们认为它是"胃平滑肌瘤",大多数为良性肿瘤,有 2％的患者为"平滑肌肉瘤"。

2.胃恶性淋巴瘤

发生在黏膜下,有息肉样、结节/肿物型、弥漫增厚等多种类型,尽管有低回声、黏膜保持完好的特点,有时与腺癌也很难鉴别。此时,病理组织学检查显得极为重要,因为它涉及了本病治疗方案的制定及预后的判断。

（四）临床价值

（1）作为一种无创性的诊断方法，胃超声检查的优点不仅在于它可以显示胃壁层次的断面结构，还可清晰显示胃癌的部位、大小、形态及其侵犯范围和深度，对判断胃周器官有无转移亦有较大价值，可以弥补胃镜和 X 线检查的不足，为临床选择治疗方案提供了依据。

（2）超声检查对于胃癌淋巴结转移的敏感性仅为 60％，与淋巴结的大小、部位、仪器性能和检查者技术有关。关于残胃癌的超声检查，因其位置深在，受干扰因素多，尤其残胃与空肠吻合者难以显示，除非肿瘤体积很大。

（3）纤维胃镜有助于无症状早期胃癌以及癌前病变的筛查，同时完成组织学活检。内镜超声有助于进一步确定早期胃癌的诊断和进行胃癌分期。内镜超声检查结果与胃癌病理分型有很高的一致性，对提高胃癌的诊断水平具有重要价值。

（4）CT 能够清楚地显示胃壁、胃周侵犯情况，邻近及远处淋巴结转移和远隔脏器转移，在胃癌的分期诊断中起着重要的作用。但是，CT 对早期胃癌诊断价值不大，主要用于中、晚期胃癌的诊断和分期。

三、肠梗阻

（一）病理与临床

肠梗阻是指肠腔内容物由于病理因素不能正常运行或通过肠道时发生障碍，是常见而严重的急腹症之一。肠粘连是小肠梗阻最常见的原因，肿瘤是导致结肠梗阻最常见的原因。其典型临床表现为腹痛、呕吐、腹胀，停止排气、排便。腹痛特点多为间歇性发作性绞痛，麻痹性肠梗阻可以无腹痛。由发作性转为持续性腹痛，应考虑为绞窄性。持续性疼痛多为血管因素所致，由持续性转为"缓解"应考虑肠坏死。本病可分为机械性肠梗阻（非绞窄性、绞窄性）和麻痹性肠梗阻两类，还可分为完全性肠梗阻和不完全性肠梗阻。

（二）超声表现

由于肠梗阻的病因、梗阻部位、病程久暂以及有无绞窄等，其声像图可有多种表现。

（1）梗阻近端肠管显著扩张，其内大量液体充盈。小肠梗阻时，小肠内径多＞3.0cm；结肠梗阻时，结肠内径多＞5.0cm。立位或坐位纵行扫查时可见"气液分层征"。

（2）梗阻近端肠管蠕动频繁、亢进，蠕动波幅度增大，伴有肠内液体往复流动以及"气过水"征。梗阻局部肠蠕动减弱或消失。麻痹性肠梗阻肠蠕动亦减弱或消失。

（3）肠壁改变：肠襻纵断面黏膜皱襞清晰，可伴有水肿增厚，表现为"琴键征"或"鱼刺征"。肠襻弯曲扭转可形成"咖啡豆征"。

（4）绞窄性肠梗阻的动态变化

①肠蠕动由增强迅速减弱，以至完全消失。

②由肠间无或少量积液征象，逐渐转为大量积液。

（5）提示肠梗阻原因的特殊声像图征象

①梗阻末端强回声团提示巨大结石，各类粪石引起的梗阻或蛔虫性肠梗阻。

②梗阻末端低回声团块提示肠管病变，如肿瘤、克罗恩病等。

③沿肠管长轴呈多层低和中等回声相间的结构即"套袖征",短轴切面呈"同心圆征",为肠套叠。

④肠壁均匀性显著增厚,回声减低,内部血流信号明显减低且发病急速者,提示肠系膜血管阻塞。

⑤阴囊内、腹壁内见到肠管回声是肠管疝出或嵌顿的佐证。

⑥腹腔内见到闭襻状肠管扩张时,提示肠扭转或粘连。

(三)鉴别诊断

超声检查一般不易诊断肠梗阻的病因,但肠套叠或肠肿瘤等梗阻时有特殊征象。例如,肠套叠时横断面声像图呈多层"同心圆征"。当肿瘤导致梗阻时,可见肠壁增厚,肠腔回声偏离中心或呈"假肾征"。蛔虫如扭结成团可以堵塞肠腔,患者以少年和儿童居多,有蛔虫病史,声像图上小肠扩张可不严重,但可显示线团状的蛔虫征象。

(四)临床价值

小肠梗阻时依据临床表现一般可以确诊,超声检查诊断小肠梗阻的意义在于:梗阻早期扩张的肠管内尚无明显气体,因缺乏气体对比,X线检查可无阳性发现。但超声扫查不难发现小肠积液扩张和肠蠕动改变,从而能早于X线检查提示小肠梗阻诊断。

如发现短期内腹水明显增多或肠蠕动由强变弱,虽此时阵发性绞痛的剧烈程度有所减轻,在腹膜炎症状出现之前,容易误认为病情好转,而超声征象却可明确提示病情恶化。

另外,对妊娠女性疑有肠梗阻者,因X线检查有伤害,超声检查可作首选。

四、肠套叠

(一)病理与临床

一段肠管套入相连接的另一段肠管内称为肠套叠。本病是常见的小儿外科急诊,占儿童肠梗阻首位,多在2岁之内发生,95%原因不明,成人较少见。一般为近侧肠管套入远侧肠管,远侧套入近侧者罕见。套叠处形成3层肠壁:外壁称为鞘部;套入部由反折壁与最内壁组成。鞘部的开口处为颈部,套入部前端为顶部。套入的肠管常因血管受压而发生充血、水肿、肠壁增厚,甚至坏死。肠套叠的类型最多见的是回盲型;其次为回结型;回回型、结结型较少,无论哪种类型,几乎都导致肠梗阻。

腹痛、呕吐、血便、腹部包块是肠套叠的主要临床表现。腹痛为突然发生,间歇性反复发作,发作时常呕吐。发作数小时内多数排果酱样黏液便。体检时腹部可扪及活动性包块。肠套叠发病1天后多数出现完全性肠梗阻的表现。

(二)超声表现

声像图表现为沿肠管长轴见局部呈多层低和中等回声相间的结构即"套筒征",短轴切面呈"同心圆征"或"靶环征"。在成年人应注意套入的肠管壁有无肿瘤等异常回声。CDFI有助于显示套叠肠管壁和系膜的血流信号及其改变。完全缺乏血流信号提示肠壁缺血坏死。

(三)鉴别诊断

肠套叠主要应与肠道肿瘤鉴别。后者起病慢,病程相对较长,声像图多数表现为"假肾征",边缘欠规整,很少有"同心圆征"。对成年人肠套叠,要特别注意同时有无肿瘤存在。

此外,有时排空的胃窦部也可呈现为"同心圆征",但是这种征象多为暂时性,不固定,动态观察可随蠕动消失。

(四)临床价值

超声对肠套叠诊断的准确率在92%以上,与传统采用的X线空气或钡剂灌肠检查比较,方法简便、迅速,结果准确、可靠。在超声监视下,对小儿单纯性套叠利用加温生理盐水灌肠复位治疗,效果良好,与国内报道的X线下空气灌肠复位成功率相近,且无X线照射的缺陷,为治疗肠套叠开辟了新途径。

五、急性阑尾炎

(一)病理与临床

急性阑尾炎是外科最常见的急腹症之一。诊断主要依靠临床症状(发热、转移性右下腹痛、呕吐等)、体征(右下腹/麦氏点压痛、肌紧张、反跳痛)及实验室检查(白细胞计数、中性粒细胞增高)。依据其病理改变分为单纯性阑尾炎、化脓性阑尾炎和坏疽性阑尾炎。

(二)超声表现

正常阑尾超声不易显示,国内外报道其显示率为50%~60%。正常阑尾纵断面呈盲管状结构,横断面呈同心圆形,管壁层次清晰,柔软并可压缩。外径<7mm[平均(4.5±1.0mm)]。

阑尾炎声像图表现:

(1)阑尾肿胀,外径:成人≥7mm,儿童≥6mm,阑尾壁厚≥3mm。加压时管腔不可压缩,局部压痛明显。

(2)纵断面呈盲管状结构,盲管另一端与盲肠相连,横断面呈圆形或同心圆形,中央无回声区代表积液或积脓。

(3)单纯性阑尾炎时,阑尾层次结构比较清晰完整;黏膜界面回声或其他层次中断或消失、阑尾形状不规则、不对称代表溃疡、坏死甚至穿孔;阑尾周围可以伴有低-无回声区代表积液或积脓。

(4)阑尾腔内可伴有粪石样强回声,后方伴声影。粪石嵌顿于阑尾根部时阑尾根部增粗伴有腔内积液(脓)征象。偶见阑尾腔内积气。

(5)间接征象:①阑尾系膜脂肪增厚或阑尾周围覆盖厚层网膜脂肪组织,不可压缩并伴有压痛,为感染引起的炎性脂肪组织。②患儿常伴有肠系膜淋巴结肿大。③相邻回肠/盲肠黏膜增厚。

(6)CDFI:多普勒能量图可以发现位于浅表的阑尾和炎性脂肪血流信号增加而有助于诊断,腔内张力过高、坏疽性阑尾炎和深部阑尾炎可无血流信号出现。

(三)鉴别诊断

在诊断中应注意将阑尾周围炎与阑尾穿孔形成的周围脓肿相区别,前者为包绕在阑尾周围的无回声带,而后者系阑尾旁较大的局限性不规则无回声区。还应将发炎的阑尾与含液的肠管进行鉴别,肠管管腔内径较大,可压闭,动态观察可见蠕动及环状皱襞,并与上、下端肠管连通。

阑尾穿孔时,还须与各种急腹症鉴别。

(1)右侧宫外孕或黄体囊肿破裂:患者为育龄女性,宫外孕者多有停经史,无转移性右下腹痛。无回声或混合回声包块以盆腔内为主,液体较多时无回声区出现在右结肠外侧沟及其他部位。穿刺可吸出不凝血液。

(2)胆囊或上消化道穿孔:主要表现为穿孔部位有不规则的囊性或囊实性包块,压痛明显。而阑尾部位无明显包块。前者有胆囊结石病史,后者超声检查或立位 X 线透视均可见右膈下游离气体。

(3)此外,还应与卵巢肿物扭转、输尿管结石、回盲部肿瘤、回盲部结核、肠套叠、克罗恩病、限局性肠梗阻、脓肿等相鉴别。

(四)临床价值

据国外报道,临床拟诊阑尾炎而手术的患者中阴性者竟占 20%～40%。另一方面,由于患者症状不典型而延误诊断,以致阑尾炎合并穿孔和腹膜炎者也并非少见。传统影像技术,如腹部 X 线、钡剂灌肠等阳性率较低,通常无助于临床诊断。CT 虽然具有重要价值,但有放射性辐射和设备昂贵的缺点。自从 1985 年 Puylaert 首次描述"靶环征"为多数急性阑尾炎的声像图特征以来,超声因其方便快捷、敏感性和特异性较高、无电离辐射等优点,应用比较广泛。20 余年的临床研究和经验证明,超声诊断急性阑尾炎有以下优点:

(1)高分辨力超声对急性阑尾炎的检出率较高,可提供许多客观的影像学依据,并可确定阑尾的变异位置,对指导手术、确定切口位置有一定帮助。

(2)超声能准确提示阑尾有无穿孔、周围有无渗出、粘连以及阑尾周围有无脓肿形成等重要信息,有利于选择合理的治疗方法。

(3)方法简便,无创伤,便于重复,对疑有阑尾炎的儿科患者、孕妇等常作为首选。

但是,对于体型肥胖、腹部胀气显著的患者,超声检查是困难的。由于超声仪器和技术条件的限制,部分超声检查结果模棱两可,有必要进一步行 CT 检查。

第三章　肝脏外科疾病

第一节　肝外伤

在开放性腹部外伤中,肝是最容易受伤的器官;在闭合性腹部外伤中,其受伤机会仅次于脾。作为体内最大实质性脏器,正常情况下肝质脆,包膜脆弱,易在外力影响下发生裂伤甚至碎裂。肝结构复杂,血液循环丰富,承担着复杂而重要的生理功能。复杂肝外伤的处理对外科医师来讲,至目前仍是棘手的问题。这些患者早期往往死于出血性休克,稍晚多死于胆汁性腹膜炎、继发性出血及感染等并发症。肝外伤还往往合并其他器官损伤,从而使伤情及处理更复杂化,并发症率及死亡率亦随之升高。

一、损伤机制

正常情况下,肝质地脆,包膜薄弱;从解剖位置上看,肝与脊柱关系密切,右肝更与肋弓有密切联系。在外力作用下,肝易受挤压伤,有时外伤致肋骨骨折,断端可能会直接刺伤肝;肝膈面与膈肌间有韧带相连,在剪切外力作用下,可发生撕脱,损伤肝包膜甚至肝实质。另外,在特殊情况下,临床上某些有创操作有时可致肝损伤,如 TIPS,肝穿刺活检,肝穿刺引流,胆道系统引流等。肝包膜甚至肝实质在操作过程中撕裂或穿破后,可发生出血或胆漏。

在钝性腹部外伤中,肝损伤机制一般有下面两种情况。①在车祸伤或高空坠落伤中,常见肝减速伤。身体因外力突然停止移动,而肝还在运动中,此时,往往在其与膈肌附着部发生包膜甚至肝实质的撕裂伤。裂隙常见于右前叶、右后叶之间。②外力直接作用于腹部,如钝击伤,肝间接受力发生挤压伤,受伤部位常见肝中间部分(Couinaud Ⅳ、Ⅴ、Ⅷ)。如果挤压严重,脊柱前方的尾状叶亦可能受伤。

贯通伤常见原因有枪伤、刀刺伤,根据伤口不同位置,可伤及肝任何部位。而在枪伤,往往同时并发其他脏器损伤,使病情复杂化。

二、肝损伤分级

根据美国创伤外科协会(AAST)脏器损伤分级委员会(OIS)1994 年肝损伤分级,按损伤的程度,肝损伤分为 6 级(表 3-1)。

表 3-1 AAST 肝损伤分级

级别	类别	具体损伤情况
Ⅰ	血肿	被膜下,<10%肝表面积
	裂伤	被膜撕裂,肝实质裂伤深度<1cm
Ⅱ	血肿	被膜下,占肝表面积 10%~50%;位于肝实质内,直径<10cm
	裂伤	被膜撕裂,肝实质裂伤深度 1~3cm,长度<10cm
Ⅲ	血肿	被膜下,>50%肝表面积;位于包膜下但表面破裂或肝实质血肿;肝实质内血肿直径>10cm 或为扩展性
	裂伤	肝实质裂伤深度>3cm
Ⅳ	裂伤	肝实质破裂累及 25%~75%肝叶或 1~3 个肝段
Ⅴ	裂伤	肝实质破裂累及 75%以上肝叶或单个肝叶中累及 3 个以上肝段
	血管	肝附近静脉损伤,如肝后下腔静脉或主要肝静脉损伤
Ⅵ	血管	肝撕脱

一般来讲,Ⅰ、Ⅱ级损伤属于轻度肝损伤,占 80%~90%肝损伤患者,非手术治疗效果良好或仅需简单手术治疗;Ⅲ至Ⅴ级属于严重损伤需要手术治疗;Ⅵ级肝损伤一般没有生存机会。

三、病理

肝损伤后因大量出血会出现不同程度的休克。胆管损伤或肝组织内小胆管破裂将致胆汁外渗引起腹膜刺激症状。大量血液和胆汁积聚于腹腔内,可引起心率快、电解质紊乱、代谢性酸中毒、肾衰竭或急性呼吸窘迫综合征等。胆汁性腹膜炎可加重细胞外液的丢失,引起凝血机制障碍,出现继发性出血和感染。肝损伤后,肝包膜下血肿的容量可以是数毫升,但也可以多至 2000~3000mL,甚至更多;肝实质破裂可造成广泛的肝组织坏死。如此前肝损伤机制所述,肝右叶受伤的机会是左肝的 4~5 倍,膈顶部损伤在所有肝外伤中约占 40%。

四、诊断

(一)症状与体征

肝外伤的临床表现因致伤原因、损伤程度及病理类型而异。主要表现是腹腔内出血、休克或腹膜刺激症状。表浅裂伤出血和胆汁外渗不多,且在短期内多能自行停止,故临床表现轻微,一般仅有上腹部疼痛,很少出现休克,且症状可逐渐消退。

严重肝裂伤或贯通伤.因广泛肝组织碎裂和肝内较大胆管及血管断裂,腹腔内出血和胆汁渗出较多。临床上常有不同程度的休克,剧烈腹痛,体格检查时有明显的腹膜刺激征。

肝严重碎裂或合并有肝门大血管、下腔静脉破裂时,可发生大出血。患者往往因失血过多来不及抢救而死亡。

(二)辅助检查

肝在实际工作中,应根据致伤原因及部位或者开放性损伤的伤口来判断有无肝外伤可能。

但在合并多处、多发伤时或创伤严重,患者神志不清,不能配合临床检查时,诊断常有困难。如果患者血流动力学暂时稳定,可借助辅助检查明确诊断。常用辅助检查方法如下。

1.诊断性腹腔灌洗

肝损伤较明显,出血量相对较多时,腹腔穿刺多能获得阳性结果。当穿刺阴性仍然疑诊肝破裂时,可行腹腔灌洗协助诊断。以细导管经穿刺针插入腹腔内,进行抽吸,如抽吸不到液体,即将无菌生理盐水(20mL/kg)经导管注入腹腔内,并轻柔地帮助患者向左右两侧移动,2～3分钟后,将液体吸出,进行检查。若液体清亮则为阴性。若红细胞＞10万/mm³,白细胞＞500/mm³ 或检测出胆红素,表明有肝破裂可能。

2.创伤患者重点超声

腹部超声通常作为肝外伤初诊首选的影像学检查方法。随着现代技术的发展,超声检查设备的移动性得到加强,更有便携设备在临床得到广泛应用。在创伤外科,超声具备了无创、快速、便携的特点,结果判读实时化,可快速发现腹腔内异常积液、积血,对肝实质的损伤亦可清晰的发现,创伤外科医师尝试将其作为DPL的替代检查方法。实际应用中,对于腹部创伤,发现病变的敏感度在82%～88%,特异度可达到99%。但超声检查对检查者的依赖性较强,结果判读时应充分考虑这个不确定因素。

3.CT

一般情况稳定的腹部实质脏器创伤患者,CT扫描是目前普遍应用的影像学检查方法。对于肝创伤,CT有很高的敏感度与特异度,随着创伤与扫描间隔时间的延长,这个敏感度与特异度会更加升高。CT扫描不仅能发现肝创伤,而且对创伤部位,创伤程度可以清晰显示,并可以据此对肝损伤进行精确分级;在检查肝的同时,CT还能发现腹腔内其他脏器损伤,减少遗漏诊断的机会。

4.选择性肝动脉造影

借助数字减影血管造影(DSA),选择性肝动脉造影可清晰显示肝内血管破损部位。在其他诊断方法无效时,可考虑行血管造影明确诊断。选择性血管造影不仅有重要诊断价值,还有重要的治疗价值。损伤位置借造影明确后,可同时行选择性肝动脉栓塞,达到止血的目的。

5.腹腔镜技术

腹腔镜技术在腹部创伤患者中的应用日益广泛。对于诊断困难的患者,腹腔镜探查可明确诊断;对于非严重创伤,腹腔镜下可同时给予治疗。初步应用表明,腹腔镜的应用可以减少阴性或非治疗性开腹探查率,缩短患者住院时间,减少治疗费用。

五、治疗

治疗主要分为非手术治疗和手术治疗。

(一)非手术治疗

临床资料显示,部分肝外伤患者可采用非手术方法治愈,这是因为人们对肝外伤的自然转归有了更深入的了解。随着现代医学的发展,现代医疗检查设备(B超、CT、MRI等)的应用,高质量的CT、B超等检查设备能较准确地判断肝损伤的部位及腹腔积血量以及腹腔内其他脏器的损伤情况。临床医师经验不断丰富,综合处理的手段和监测能力不断加强。相当一部分肝外伤患者采用非手术治疗而痊愈,减少了患者的痛苦,节约了医疗费用,故在临床观察、B超及CT检查监测的基础上。近年来,国内外的许多文献有选择地应用非手术治疗闭合性肝外伤。

1.非手术治疗指征

(1)单纯性肝裂伤或肝内血肿或伤情较轻,属Ⅰ～Ⅲ级肝损伤,无活动性出血,血肿不进行性扩大者。

(2)无腹腔内其他脏器损伤而需手术探查者。

(3)患者血流动力学稳定,无明显的腹膜炎体征。

(4)患者神志清楚,在观察中反复多次检查都合学者。

(5)腹腔积血<250～500mL,少量输血(<200mL)就能纠正血流动力学的改变。

(6)观察过程中CT扫描证实已好转或已稳定。

(7)具备重症监护的条件及高素质CT或B超专业人员,若病情发生变化能及时转手术治疗。

2.注意事项　由于肝外伤病情的复杂性,在非手术治疗期间,要严密动态观察病情变化。

(1)严密观察生命体征和腹部情况。观察是否合并腹腔内其他脏器损伤,防止漏诊消化道穿孔,必要时要做多次B超及CT检查以明确腹腔内积血、渗漏胆汁及肝脏的愈合情况。

(2)监测血流动力学的变化。检验包括血红蛋白、红细胞计数及血细胞比容等。

(3)用B超对肝损伤进行动态监测。

(4)做好术前准备,随时中转手术。如发现患者有腹痛进行性加重,持续的血流动力学不稳定,血压下降,腹胀、腹膜炎体征逐渐加重时,要及时行B超或CT检查,如果腹腔出血量持续增加,化验红细胞计数、血红蛋白含量及血细胞比容进行性下降或发现合并其他脏器较严重的损伤,必须及时转手术治疗。

3.治疗措施

(1)严密观察伤情变化及生命体征:入院48小时内每小时测1次血压和脉搏,而后改每2～4小时测1次。每2～3天测血红蛋白、血细胞比容、白细胞总数及分类。经常检查腹部体征,动作要轻柔。

(2)建立通畅的静脉通道,纠正水、电解质紊乱,酌情输血,有休克者积极抗休克治疗,应用止血药物,促凝、抗纤溶药物联用,必要时联用小血管收缩剂。

(3)禁食,静脉营养支持,必要时胃肠减压,以促进胃肠功能恢复,使腹腔内积血易于吸收。72小时后若伤情稳定,可开始进食。

(4)选择适当的抗生素预防感染,以胆汁可能存在的细菌为依据。

(5)绝对卧床休息2周以上;吸氧,适当的镇静、止痛。

(6)72小时内每日复查CT或床边B超,以后每5～7天复查1次,观察肝脏创伤愈合及腹腔积血吸收情况。

(7)出院后3个月内限制剧烈活动,半年内避免重体力劳动。

非手术治疗需要维持血流动力学的稳定。输血量与失血量有关,如输血不能使血流动力学稳定,应立刻手术。

如患者没有进行性加重的腹痛,血流动力学稳定,部分患者可行选择性动脉造影,查找出出血灶后栓塞出血部位的肝动脉分支,效果较好。

非手术治疗肝外伤的最大危险是延迟性出血。一般认为,肝外伤延迟性出血多发生在伤后2周内,且多与腹内压突然异常增加、剧烈活动或再次外伤有关,在非手术治疗期间应绝对卧床休息2周,避免腹内压增加,3个月内避免剧烈活动,半年内避免重体力劳动。如果发生延迟性出血,应立即中转手术治疗,不再适宜采取非手术治疗的方法。如出院后发生再出血,应立即收住院观察治疗。如住院期间出现渐进性出血,但血流动力学稳定,可继续非手术治疗,如血流动力学不稳定或突发大出血,应迅速手术治疗。选择非手术治疗时,要注意避免漏诊其他脏器的损伤,如肠破裂、胰腺裂伤、十二指肠损伤,以及合并胸部联合伤等,否则可造成严重的后果,危及患者的生命。因此,选择非手术治疗要严格掌握适应证,不要盲目从一,要随时调整治疗方案。

(二)手术治疗

手术是治疗严重肝外伤最重要且有效的方法。

1.适应证

当肝外伤患者有明显的腹腔内出血,血流动力学不够稳定,疑有腹腔内脏器合并伤,多量腹腔内积血、积液者,应在积极抗休克的同时行剖腹探查术。

2.手术治疗原则

彻底清创,有效止血,阻止胆漏,清除坏死肝组织,通畅引流以及处理合并伤。

3.手术探查

(1)切口:闭合性钝挫伤,明确受伤部位为右上腹或右胸部撞击,术前怀疑为肝破裂为主可做右腹部切口,可采用右肋缘下切口,切口宜大,暴露充分,便于手术操作;火器伤或车祸伤,术前不能排除多脏器伤,一般选用上腹正中切口,此类切口可根据术中需要向上、向下延伸或可延伸至第七肋间成胸腹联合切口。

(2)止血:不能控制出血是肝外伤患者早期死亡的主要原因,据估计,在伤后24小时死亡的患者,60%～80%是死于出血,因此,肝外伤处理的根本问题就是出血和如何控制出血。开腹后边抽吸腹腔内的积血边注意出血来源,凝血块较集中处往往为出血部位。明确出血部位后,可根据具体情况选用以下几种止血方法。

①肝门阻断法:若见创面出血多,速度快,可用指压法阻断肝门,一般术者左手拇指、示指自小网膜孔分别压住肝蒂即可止血,但此法不能持久,且妨碍术者进行手术操作;再换用准备好的乳胶管自小网膜孔穿入,分开肝胃韧带后传出,以血管钳钳夹乳胶管可暂时阻断肝动脉、门静脉血流而达到止血的目的,此时,即可进行肝创面的清创,阻断肝血流以20分钟为限,以免造成肝脏的缺血性损伤,故每隔20分钟松开止血乳胶管一次。若行肝门阻断后仍有大量出血,从肝破裂处涌出,提示肝破裂可能累及肝静脉主干或下腔静脉,是肝外伤最危险、处理最困难的合并伤,其出血量大、迅速,且有并发空气栓塞的可能,死亡率高达80%。直接修补静脉破裂口因术野出血多,且显露不佳而十分困难,通常需将切口延至胸部以改善显露,并将一带有气囊的硅胶管经肾静脉下方、下腔静脉前壁小切口植入下腔静脉内,气囊插至膈肌上方时,

即向气囊注水,同时在肾静脉上方用纱带缚住下腔静脉,以建立暂时性静脉血流内转流,这样可大大减少肝静脉破裂处的出血,且此时较易看清楚肝静脉或下腔静脉损伤范围,有利于肝静脉或下腔静脉裂口的修补。

②纱布填塞法:适用于严重肝外伤、肝双叶广泛的碎裂伤,出血难以控制、广泛扩展的肝包膜下血肿、已有休克,在无大量输血条件,无肝切除技术,患者情况较差不能耐受较大手术时,可用此法暂时止血,待情况稳定后再做进一步的处理。此外,若肝门阻断法止血效果不佳,疑为肝静脉或下腔静脉损伤时。应迅速用纱布卷肝后填塞止血。创面以吸收性明胶海绵、淀粉海绵或止血纱布垫压数块,纱布尾端经腹壁切口或另做腹壁戳孔引出,原切口缝合。手术后第3～5日起,每日抽出纱条一段,7～10日取完。此法有并发感染或在抽出纱条的最后部分时引起再次出血的可能,故非不得已,应避免采用。

③局部止血法:结扎肝裂伤创缘内小动脉、门静脉分支,较大的分支血管双重结扎或结扎加缝扎;对于肝创面渗血可用微纤丝胶原、胶原片、海绵纤维蛋白、止血纱布等止血。

④肝动静脉结扎术:适用于创伤局部结扎不能止血或术中止血效果不佳及手术止血后继发性出血者,尤其是星芒状、中央型破裂伤及深度断裂伤、肝广泛爆炸伤、广泛扩展的肝包膜下血肿者,可行肝动脉结扎术。一般只行结扎肝左动脉或肝右动脉的选择性肝动脉结扎术,因其止血效果与肝动脉结扎术相似,但对肝功能影响更小。在严重肝外伤中,由于肝静脉损伤致大出血,为争取时间,抢救患者的生命,在不宜也无法行肝静脉修补时,可采用肝静脉结扎术。动物实验证明,结扎猪的肝静脉(累及全肝的50%)可导致局部充血,4～6个月后组织检查与正常组织无明显区别,累及全肝75%的肝静脉结扎,可导致局部纤维化,但局部仍有功能,有保留的价值,因此,肝静脉的部分结扎不至于导致完全的肝功能丧失。随着科学实验的不断深入、临床经验的不断丰富,曾经视为禁忌证的肝静脉结扎术也逐步应用,并取得了良好的效果,成为抢救严重肝外伤大出血患者的重要手段。

(3)清创缝合术:对于裂口浅、创口整齐的肝损伤,常采用单纯缝合术。该术式简便、快捷,且能在短时间内控制出血、修复创面。大多数伤口可做间断缝合或褥式缝合。缝合的要点是经裂口底部缝合,不残留残腔,并常规放置引流。对于肝脏钝性或高速投射物伤、有肝组织粉碎、创缘不整齐、失活组织较多者,彻底的清创是手术的关键步骤。原则上应切除、清除已失活的肝组织碎片,修齐创缘,经创缘结扎、缝扎肝内断裂血管、胆管,清除血凝块,但应尽可能保留健康的肝组织,彻底止血。有生机的肝组织的判断标准是肝创面上有鲜血渗出,清创后的肝创面应达到无失活肝组织、无渗血、无胆漏。创面渗血可用止血纱布压敷或大网膜覆盖后,用1号丝线或肠线做间断"8"字缝合或交叉垂直褥式缝合,缝合时进针要深不留残腔。

(4)清创性肝切除术:清创性肝切除术是指清除外伤造成的失去活力或脱落、损毁的肝组织碎块及部分肝叶、肝段,并直接于创面上止血。清创性肝切除术适用于复杂严重的肝外伤,如刀刺伤、高速枪弹伤、腹部钝挫伤的肝部分毁损、离断,火器伤、挤压伤以及星芒状破裂伤、多发碎裂伤等都有较大范围失活的肝组织或肝碎片相连,尤其是第Ⅷ段的星状破裂常合并有肝内血肿或在同一肝平面上有两条平行的裂伤时,中间的肝组织无生机者。若肝脏的损毁或撕脱伤局限于肝脏一叶、一段、半肝时或肝叶、肝段的肝动脉、门静脉、胆管完全断裂时,可行肝叶切除术。施行清创性肝切除术仍具有较高的死亡率。尽管如此,清创性肝切除对治疗严重肝外伤仍不失为一种有效措施。清创性肝切除的要点为清创性肝切除术与规则性肝切除术的区别,就在于前者常跨段、跨叶切除,即肝破到哪里就切到哪里,手术简单、止血可靠,正常肝组织破坏少。在清创切除时,应注意观察创面远侧残留肝脏的颜色,如呈暗紫色,则应及时将缺血部分切除。

(5)肝网片包裹术:肝脏碎裂严重而无法行修补的,采用合成网片行碎裂肝脏包裹术,即肝网片包裹术,此法能较好地达到肝修复的目的。对严重肝外伤的治疗取得了良好的效果。具体为用可吸收性聚乙二醇酸等人工合成的网织片,紧紧包裹受损伤的肝脏一叶和(或)全肝达到压迫止血目的,为近年开展治疗严重肝外伤的新技术,尤其适用于大面积肝实质星芒状裂伤而各碎块未失活且与肝蒂相连者。其禁忌证为伴有主肝静脉或肝段腔静脉损伤而出血难以控制者。该方法操作较为简单,也克服了纱布填塞需再次手术的缺点。

(6)引流术:所有的肝外伤经外科处理后均放置腹腔内引流,以引流渗出的血液和胆汁,这是减少肝外伤后并发症的一项重要措施。一般在肝下间隙放置烟卷引流或双套管引流,术后持续吸引双套管,以免胆漏引起胆汁性腹膜炎。

(7)腹腔镜在肝外伤中的应用:腹腔镜是近年来兴起的一门微创技术,自法国的 Mouret 首次将腹腔镜应用于临床以来,不断在世界各地兴起了腹腔镜的外科热潮。由于肝脏的解剖特点,使得腹腔镜技术在肝脏外科中的应用受到限制,无法施展其操作空间,故在肝脏外科中应用发展较慢。近年来,由于腹腔镜技术已广泛应用于临床,随着对肝脏外科领域的不断探索,也逐步应用于肝脏损伤。腹部闭合性外伤行腹腔镜检查可判断损伤的部位、损伤的程度,以及指导具体的治疗,国外已成为常规检查手段。对轻型肝外伤可利用腹腔镜行修补术,可减少患者的创伤,利于术后恢复。运用腹腔镜行肝动脉结扎术,可配合应用医用生物胶涂撒于肝损伤创面,减少出血,并可做腹腔积液的清洗与引流等处理。我国腹腔镜技术在肝外伤中的应用尚处于初步探索阶段,有待进一步实践、总结经验,不断提高技术水平。

(8)肝移植:本法适于极严重肝损伤,特别是肝门撕脱、断裂而造成无法修复的致命性损伤时,采用肝移植挽救患者生命是一种唯一合理的手段。肝外伤行肝移植术多为急诊手术,往往在技术和肝源上存在问题。

第二节　肝癌

一、流行病学

原发性肝癌是世界上流行率最高的 10 种恶性肿瘤之一。主要发生于温暖、潮湿、居民饮用闭锁水系的地区。其病程短,死亡率高。在我国广泛流行,占恶性肿瘤的第三位,其发病率为欧美的 5~10 倍,约占全世界肝癌病例的 42.5%。发病年龄可由 2 月婴儿至 80 岁以上老人,而 40~49 岁为发病年龄高峰。男性较女性的发病率显著高,高发地区男女之比为(3~4):1。美国为 2.4:1,英国为 3.1:1,加拿大为 2:1,我国为 7.7:1。女性肝癌发病较少,是否与内分泌系统有关,有待研究。70 年代我国肝癌硬化死亡率为 10.09/10 万人,每年 9~11 万人死于肝癌,其中男性死亡率达 14.52/10 万人,为第三位恶性肿瘤;女性为 5.61/10 万人,为第四位恶性肿瘤,上海地区最高 17.68/10 万人,云南最低 4.41/10 万。据部分城市和农村统计肝癌死亡率在部分城市中为第三位恶性肿瘤,仅次于肺癌(32.89/10 万)和胃癌(21.51/10 万),部分农村中为第二位恶性肿瘤,仅次于胃癌(25.94/10 万)。死亡年龄从 20 岁组突然上升,40 岁组达最高峰,70 岁以后有所下降。

我国原发性肝癌的地理分布显示,沿海高于内地;东南和东北高于西北、华北和西南;沿海江河口或岛屿高于沿海其他地区。而且即使在同一高发区,肝癌的分布亦不均匀。

二、病因学

和其他恶性肿瘤一样,原发性肝癌的病因仍不十分清楚。实验证明,很多致癌物质均可诱发动物肝癌,但人类肝癌的病因尚未完全得到证实。根据临床观察,流行病资料和一些实验研究结果表明,肝癌可能主要与肝炎病毒、黄曲霉素、饮水污染有关。

(一)病毒性肝炎

1.乙型肝类病毒(HBV)

HBV 与肝细胞癌(HCC)的关系已研究多年,发现乙肝病毒与原发性肝癌有一致的特异性的因果关系,归纳为:①二者全球地理分布接近,乙型肝炎高发区,其肝癌的发病率也高,我国肝癌三个高发区(启东、海门、扶缓)研究结果表明 HBsAg 阳性者发生肝癌的机会较 HBsAg 阴性者高 6~50 倍。②原发性肝癌患者的血清学与病理证实其 HBsAg 阳性高达 89.5%,抗-HBc 达 96.5%,明显高于对照人群(5% 以下);免疫组化亦提示 HCC 者有明显 HBV 感染背景;在肝癌流行区及非流行区,男性 HBsAg 慢性携带者发生原发性肝癌的危险性相对恒定,且前瞻性研究表明,HBsAg 阳性肝硬化者发生原发性肝癌的概率比 HBsAg 阴性肝硬化者高,且标志物项越多(除抗-HBs)患肝癌危险性越高,流行病学调查证明病毒感染发生在肝癌之前。③证实 HCC 患者中有 HBV-DNA 整合,我国 HCC 患者中有 HBV-DNA 整合者占 68.2%。分子生物学研究提示 HBV-DNA 整合可激活一些癌基因(如 N-ras、K-ras 等),并使一些抑癌基因突变,已发现 HB。Ag 的表达与 p53 突变有关。④动物模型(如土拨鼠、地松鼠、鸭等)提示动物肝炎与肝癌有关。

我国约 10% 人口为 HBsAg 携带者,每年约有 300 万人可能从急性肝炎转为慢性肝炎,每年约 30 万人死于肝病,其中 11 万死于肝癌。肝炎的垂直传播是肝癌高发的重要因素,表面抗原阳性的孕妇可使 40%~60% 婴儿感染乙型肝炎,这些婴儿一旦感染乙型肝炎,约有 1/4 可能发展到慢性肝炎,还有一部分发展到肝硬化和肝癌。国外有学者认为,高发区婴儿接种乙型肝炎疫苗,可减少 80% 的肝癌患者。

2.丙型肝炎病毒(HCV)

HCV 主要经血传播,亦可由性接触传播,HCV 与 HCC 关系的研究近年受到重视。在西班牙、希腊 HCC 的抗-HCV 阳性率分别达到 63% 和 55%,HBsAg 阳性率为 39% 左右,而印度抗-HCV 阳性率为 15.1%,香港 7.3%,上海为 5%~8%,表明该型肝炎病毒与肝癌的关系有地理分布关系。

流行病学的证据说明 HBV 是肝癌发生的重要危险因素,但不是唯一的因素。HCV 与肝癌的关系在部分地区如日本、西班牙、希腊可能是重要的,在中国的作用有待进一步研究。流行病学研究提示了病毒病因参与了肝癌的发病过程,随着分子生物学的发展,进一步从分子水平提示了病毒病因的作用机制。乙肝肝炎病毒(HBV)在人肝癌中以整合型 HBVdNA 和游离型 HBVdNA 两种形式存在。病毒在整合前,首先要通过游离病毒的复制,因此在早期以游离型 HBVdNA 存在于肝癌中,由于整合型 HBVdNA 中,相当部 X 基因存在断裂,部分或全部缺少,游离型 HBVdNA 可能是 X 基因表达的反式激活因子。

3.黄曲霉素(AF)

黄曲霉素和产生曲霉的产毒菌的代谢产物,动物实验证明有肯定的致癌作用。黄曲霉毒素 B1(AFB1)是肝癌的强烈化学致癌物,能诱发所有实验动物发生肝癌;在人体肝脏中发现有纯代谢黄曲霉素及黄曲霉毒素 B1 的酶。霉变食物是肝癌高发区的主要流行因素之一,肝癌高发区粮食的黄曲霉素及黄曲霉毒素污染程度高于其他地区。这可能与肝癌高发区多处于温潮湿地带真菌易于生长有关,非洲和东南亚曾进行过黄曲霉素与肝癌生态学研究,发现男性摄入的黄曲霉毒素高的地方,肝癌发病率亦高;摄入黄曲霉素的剂量与肝癌发病率经呈线性函数关系 Y(肝病发病率)=0.42×AFBlng/kg+6.06。分子流行病学的研究,也进一步证实黄曲霉素曲霉毒素 B1(AFB1)与肝癌发生密切相关。

(二)其他

微量元素、遗传因素等在原发性肝癌发病中有一定作用。有学者认为硒是原发性肝癌发生发展过程中的条件因子,有资料表明血硒水平与原发性癌发病率呈负相关。硒的适量补充可降低原发性肝癌发病率的 2/3～1/3。国内外均有原发性肝癌高发家系的报道,我国启东对原发性肝癌和健康对照组家庭中肝癌的发生情况进行调查,结果表明原发性肝癌高于对照组,统计学检验有显著差异。另外发现肝细胞癌与血色素沉着症(一种罕见的遗传代谢异常)的联系仅仅存在于那些患此病而长期生存以致产生肝硬化的患者。通常情况下遗传的是易患肿瘤的体质而非肿瘤本身。此外饮酒、吸烟、寄生虫,某些化学致癌物、激素、营养等与人类肝癌的关系尚有不同的看法。迄今认为,原发性肝癌是多因素协同作用的结果,在不同的阶段,不同的地区,其主要因素可能会有所不同。肝炎病毒 HBV、HCV、黄曲霉素、亚硝胺、饮水污染是原发性肝癌的主要病因。因此,管水、管粮、防治肝炎是预防肝癌的主要措施。

三、病理

(一)大体分型

肝癌大体分型为

1.巨块型

除单个巨大块型肝癌外,可由多个癌结节密集融合而成的巨大结节。其直径多在 10cm以上。

2.结节型

肝内发生多个癌结节,散布在肝右叶或左叶,结节与四周分界不甚明确。

3.弥漫型

少见,癌结节一般甚小,弥漫分布于全肝,与增生的肝假小叶有时难以鉴别,但癌结节一般质地较硬,色灰白。

4.小肝癌

单个癌结节直径小于 3cm,癌结节数不超过 2 个,最大直径总和小于 3cm。

(二)组织学分型

1.肝细胞癌

最常见,其癌细胞分类似正常肝细胞,但细胞大小不一,为多角,胞质丰富,呈颗粒状,胞核深染,可见多数核分裂,细胞一般排列成索状,在癌细胞索之间有丰富的血窦,无其他间质。

2.胆管细胞癌

为腺癌,癌细胞较小,胞质较清晰,形成大小不一的腺腔,间质较多,血管较小。在癌细胞内无胆汁。

3.混合型肝癌

肝细胞癌与胆管细胞癌混合存在。

4.少见类型

(1)纤维板层型:癌细胞索被平行的板层排列的胶原纤维隔开,因而称为纤维板层肝癌(FCL)。以多边嗜酸肿瘤细胞聚成团块,其周围排列着层状排列的致密纤维束为特征。FCL 肉眼观察特征,绝大多数发生在左叶,常为单个,通常无肝硬化和切面呈结节状或分叶状,中央有时可见星状纤维瘢痕,这些有助于区别普通型 HCC,电镜下 FCL 的胞质内以充满大量线粒体为特征,这与光镜下癌细胞呈深嗜酸性颗粒相对应。有学者观察到 FCL 有神经分泌性颗粒,提示此癌有神经内分泌源性。

(2)透明细胞癌:透明细胞癌肉眼所见无明显特征,在光镜下,除胞质呈透明外,其他均与普通 HCC 相似,胞质内主要成分是糖原或脂质。电镜下透明癌细胞内细胞器较普通 HCC 为少。透明细胞癌无特殊临床表现,预后较普通 HCC 略好。

(三)分期

肝癌的分期对于预后评估、合理治疗方案的选择至关重要。结合中国的具体国情及实践积累建立中国肝癌的分期方案(CNLC),可分为:

CNLC Ⅰa 期:体力活动状态(performance status,PS)评分 0~2 分,肝功能 Child-Pugh A/B 级,单个肿瘤、直径≤125px,无血管侵犯和肝外转移;

CNLC Ⅰb 期:PS 0~2 分,肝功能 Child-Pugh A/B 级,单个肿瘤、直径>125px 或 2~3 个肿瘤、最大直径≤75px,无血管侵犯和肝外转移;

CNLC Ⅱa 期:PS 0~2 分,肝功能 Child-Pugh A/B 级,2~3 个肿瘤、最大直径>75px,无血管侵犯和肝外转移;

CNLC Ⅱb 期:PS 0~2 分,肝功能 Child-Pugh A/B 级,肿瘤数目≥4 个、肿瘤直径不论,无血管侵犯和肝外转移;

CNLC Ⅲa 期:PS 0~2 分,肝功能 Child-Pugh A/B 级,肿瘤情况不论、有血管侵犯而无肝外转移;

CNLC Ⅲb 期：PS 0～2 分，肝功能 Child-Pugh A/B 级，肿瘤情况不论、血管侵犯不论、有肝外转移；

CNLC Ⅳ期：PS 3～4 或肝功能 Child-Pugh C 级，肿瘤情况不论、血管侵犯不论、肝外转移不论。

肝癌治疗领域的特点是多种治疗方法、多个学科共存，包括肝切除术、肝移植术、局部消融治疗、TACE、放射治疗、全身治疗等多种手段。

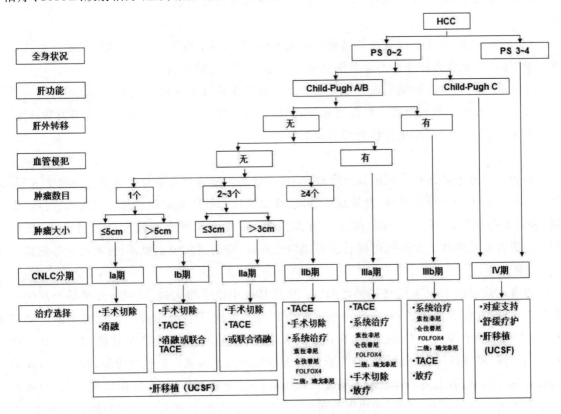

四、诊断

（一）症状与体征

原发性肝癌的临床病象极不典型，其症状一般多不明显，特别是在病程早期。通常 5cm 以下小肝癌约 70% 无症状，无症状的亚临床肝癌亦 70% 左右为小肝癌。症状一旦出现，说明肿瘤已经较大，其病势的进展则一般多很迅速，通常在数周内即呈现恶病质，往往在几个月至 1 年内即衰竭死亡。临床病象主要是两个方面的病变：①肝硬化的表现，如腹水、侧支循环的发生，呕血及肢体的水肿等；②肿瘤本身所产生的症状，如体重减轻、周身乏力、肝区疼痛及肝增大等。

1.分型

根据患者的年龄不同、病变之类型各异，是否并有肝硬化等其他病变亦不一定，故总的临床表现亦可以有甚大差别。一般患者可以分为4个类型。

(1)肝硬化型:患者原有肝硬化症状,但近期出现肝区疼痛、肝增大、肝功能衰退等现象;或者患者新近发生类似肝硬化的症状如食欲缺乏、贫血清瘦、腹水、黄疸等,而肝增大则不明显。

(2)肝脓肿型:患者有明显的肝增大,且有显著的肝区疼痛,发展迅速和伴有发热及继发性贫血现象,极似肝的单发性脓肿。

(3)肝肿瘤型:此型较典型,患者本属健康而突然出现肝大及其他症状,无疑为一种恶性肿瘤。

(4)癌转移型:临床上仅有癌肿远处转移之表现,而原发病灶不显著,不能区别是肝癌或其他癌肿;即使肝增大者亦往往不能鉴别是原发性还是继发性的肝癌。

上述几种类型以肝肿瘤型最为多见,约50%的患者是以上腹部肿块为主诉,其次则为肝脓肿型,约1/3以上的病例有上腹部疼痛和肝增大。肝癌的发生虽与肝硬化有密切关系,但临床上肝癌患者有明显肝硬化症状者却不如想象中之多见。

2.症状

癌患者虽有上述各种不同的临床表现,但其症状则主要表现在全身和消化系统两个方面。60%~80%的患者有身体消瘦、食欲缺乏、肝区疼痛及局部肿块等症状。其次如乏力、腹胀、发热、腹泻等亦较常见,30%~50%的患者有此现象;而黄疸和腹水则较国外报道者少,仅约20%的患者有此症状。此外还可以有恶心、呕吐、水肿、皮肤或黏膜出血、呕血及便血等症状。

3.体征

患者入院时约50%有明显的慢性病容。阳性体征中以肝增大最具特征:几乎每个病例都有肝大,一般在肋下5~10cm,少数可达脐平面以下。有时于右上腹或中上腹可见饱满或隆起,扪之有大小不等的结节(或肿块)存在于肝表面,质多坚硬,并伴有各种程度的压痛和腹肌痉挛,有时局部体征极似肝脓肿。唯当腹内有大量腹水或血腹和广泛性的腹膜转移时,可使肝的检查发生困难,而上述的体征就不明显。约1/3的患者伴有脾大,多数仅恰可扪及,少数亦可显著肿大至脐部以下。20%的患者有黄疸,大多为轻、中度。其余肝硬化的体征如腹水、腹壁静脉曲张、蜘蛛痣及皮肤黏膜出血等亦时能发现;其中腹水尤属常见,约40%的患者可能有之。

(二)并发症

原发性肝癌的并发症可由肝癌本身或并存的肝硬化所引起。这些并发症往往也是导致或促进患者死亡的原因。

1.癌结节破裂出血

肝癌可因肿瘤发展、坏死软化而自行破裂,也可因外力、腹内压增高(如剧烈咳嗽,用力排便等)或在体检后发生破裂。巨块型肝癌发生破裂的机会较结节型多见。当肝癌破裂后,患者有剧烈腹痛、腹胀及出冷汗,严重时可发生休克。肝癌因破裂小所致的内出血量少,往往可被大网膜黏着而自行止血,3~5天后症状即能自行缓解。体检时可发现腹部有压痛、反跳痛和肌紧张,重者脉搏细速、血压低、腹部膨胀、有移动性浊音等。肝癌破裂引起的大出血可在短期内导致患者死亡。如手术止血,部分患者可延长生命。也有早期小癌结节破裂经手术切除而长期生存者。

2.肝性脑病

通常为肝癌终末期的并发症,这是由于肝癌或同时合并的肝硬化导致肝实质广泛的严重破坏所致。肝癌出现肝性脑病,其预后远较其他肝病并发的肝性脑病为严重。损害肝的药物、出血、感染、电解质紊乱、大量利尿药的应用或放腹水等常为诱发肝性脑病的因素。

3.消化道出血

大多数因肝硬化或癌栓导致肝门静脉高压,引起食管胃底静脉曲张破裂而出血。患者常因出血性休克或诱发肝性脑病而死亡。此外晚期肝癌患者亦可因胃肠道黏膜糜烂、溃疡加上凝血功能障碍而引起广泛渗血等现象。

4.其他并发症

原发性肝癌因长期消耗,机体抵抗力减弱或长期卧床等而易并发各种感染,尤其在化疗或放疗所致白细胞减少的情况下,更易出现肺炎、败血症、肠道及真菌感染等并发症。靠近膈面的肝癌可直接浸润或通过淋巴、血液转移引起血性胸腔积液。也可因癌破裂或直接向腹腔浸润、播散而出现血性腹水。

(三)化验检查

近年来用于肝癌检测的血清标记物主要有:①甲胎蛋白(AFP)及其异质体;②GP73蛋白;③各种血清酶,如γ谷氨酰转肽酶同工酶Ⅱ(GGT-Ⅱ)、碱性磷酸酶同工酶Ⅰ(ALP-Ⅰ)、岩藻糖苷酶(AFU)、5′-核苷酸磷酸二酯酶同工酶Ⅴ(5′-NPD-V)。其中AFP的诊断价值最大。对于AFP阴性肝癌的诊断,以上几种血清标记物联合应用,具有一定的诊断价值。

1.甲胎蛋白(AFP)及其异质体

甲胎蛋白由Bergstrand和Czar于1956年在人胎儿血清中首次发现,为一种胚胎专一性甲种球蛋白,由胚肝实质细胞和卵黄囊细胞合成。1963年,Abelev首先发现小鼠接种肝癌可合成AFP,随后Tatarinov在原发性肝癌患者血清中检测到AFP,并由此广泛地应用于临床和普查。此外,妊娠、活动性肝病、生殖腺胚胎性肿瘤、继发性肝癌和消化道癌中的少数也可呈血清AFP阳性。1977年,全国第1届肝癌协作会议提出单项AFP检测诊断原发性肝癌的标准:AFP对流法阳性或定量≥400μg/L,持续2个月以上,并能排除妊娠、活动性肝病、生殖腺胚胎性肿瘤者。

AFP的临床应用价值在于:①AFP为临床诊断原发性肝癌高度专一性的指标。临床发现有60%～70%的原发性肝癌AFP升高,如按标准诊断,假阳性率仅为2%。②鉴别诊断原发性肝癌与其他肝病。③通过普查,早期发现肝癌。④评价手术或其他疗法的疗效,判断预后。AFP阳性肝癌根治性切除的,AFP在术后1～2个月转阴。术后AFP不能降至正常或降而复升者,提示有癌细胞残存。观察肝癌患者经其他疗法后的AFP变化,亦可判断疗效和估计预后。

2.GP73蛋白

是存在于高尔基体的一种跨膜蛋白,Kladney等于2000年首先发现其存在于正常人肝组织中,GP73主要由胆管内皮细胞表达,而肝细胞表达很少甚至不表达。Block等于2005年首先提出,在肝癌患者血清中,GP73水平显著升高。近年来,国内研究也证实GP73蛋白在肝细胞癌患者血清中显著升高,血清GP73蛋白对肝细胞癌的诊断亦是一个较好的检测指标,具有较好的敏感度和特异度,且均高于 AFP。

3.γ谷氨酰转肽酶同工酶Ⅱ(GGT-Ⅱ)

应用聚丙烯酰胺梯度凝胶电泳可将 GGT 分离出 12～13 条区带,其中 GGT-Ⅱ和Ⅱ带是肝癌特异性同工酶带。GGT-Ⅱ对肝癌诊断的阳性率 25％～75％,且与 AFP 无关。国内有学者报道其对肝癌的敏感性为 79.7％,优于 AFP,特异性为 96.4％,与 AFP 接近,是诊断肝癌较好的标记物之一。

4.岩藻糖苷酶(AFU)

是一种广泛存在于人和动物组织液中的溶酶体水解酶。可用分光光度比色法或荧光比色法检测其活性,正常值为 450mmol/(mL·h)。肝细胞癌患者血清中 AFU 活性显著高于肝硬化和继发性肝癌。但 AFU 高亦可见于病毒性肝炎、糖尿病、突眼性甲状腺肿及胃肠道癌肿。其诊断敏感性为 75％,特异性为 90％。

5.碱性磷酸酶同工酶Ⅰ(ALP-Ⅰ)

ALP 增高多见于中、晚期肝癌,小肝癌中仅占 12％。ALP-Ⅰ对肝癌的诊断特异性高达98.6％,但敏感性较低,仅 16.7％。ALP-Ⅰ有助于少数 AFP 阴性肝癌的诊断。

6.5′-核苷酸磷酸二酯酶同工酶Ⅴ(5′-NPD-Ⅴ)

是一种非核酸酶,其活性与肝癌的生长速度相平行。在 AFP 阳性肝癌中阳性率为 84.6％～85.7％,AFP 阴性肝癌其阳性率为 76％。但转移肝癌可达 72％～98％。良性肝病的假阳性率仅为 8.3％～13.3％,可供鉴别。

(四)影像学检查

1.超声检查

为非侵入性检查,对人体组织无任何不良影响,其操作简单、直观准确、费用低廉、方便无创、广泛普及,可用于肝癌的普查和治疗后随访。实时超声造影对于小肝癌的鉴别诊断具有重要的临床价值,常用于肝癌的早期发现和诊断,对于肝癌与肝囊肿和肝血管瘤的鉴别诊断较有参考价值,而术中超声直接在开腹后的肝表面探查,避免了超声衰减和腹壁、肋骨的干扰,可发现术前 CT、超声检查皆未发现的肝内小病灶。超声造影(CEUS)诊断肝细胞癌是目前一种重要的新型影像诊断技术,CEUS 又称增强超声成像,是能实时检测肝细胞癌的组织血流动态改变特征的有效方法。CEUS 是在普通超声的基础上,经静脉注射超声造影剂,可以观察肿瘤的血液灌注和微血管网分布状况,从而有助于更准确地判断病灶的血供特点。但是,超声检查容易受到检查者经验、手法和细致程度的影响。

2.CT

是一种安全、无创伤、高分辨力的检查方法。对肝癌的定位诊断很有价值。CT 能显示肿瘤的大小、位置、数目及与周围脏器和大血管的关系,可检出 1cm 左右的早期肝癌。并有助于了解是否伴发肝外转移,如肝门淋巴结,胰头后淋巴结等。结合增强扫描可以判断病变的性质,对肝癌与肝血管瘤的鉴别有较大的价值。平扫下肝癌多为低密度占位,边缘清晰或模糊,部分有包膜的肝癌可显示晕圈征。较大的肝癌可见更低密度的坏死区,少数肝癌可见钙化。肝癌在动脉期尤以注药 20s 内强化最为明显,癌灶密度高于周围肝组织。30～40s 后造影剂进入细胞间隙转入实质期,病灶又恢复为低密度,显示更为清晰。近年快速发展起来的肝 CT

灌注成像(HCTPI)技术,特别是 64 层螺旋 CT 全肝灌注成像,具有扫描范围广、空间分辨力高、血流测量准以及可重复性强等优点,临床实践证明其在肝癌的诊断中具有重要意义。

3.MRI

是在发现磁共振现象的基础上发展起来的一种新型医学影像学技术。MRI 具有较高的软组织分辨力,多序列、多参数成像,对直径≤3.0cm 的肝细胞癌检出率甚至高于螺旋 CT,常规 MRI 平扫检出率为 70%～80%,加用动态增强扫描可以使检出率达 90% 以上,在检测和鉴别 SHCC 上,MRI 拥有比 CT 更多的优势,包括更高的软组织对比度和血管内对比剂的敏感性以及更多类型的序列。与 CT 相比其优点为无电离辐射,能获得横断面、冠状面、矢状面 3 种图像,对肿瘤与肝内血管的关系显示更佳;对软组织的分辨力高;对肝癌与肝血管瘤、囊肿及局灶性结节性增生等良性病变的鉴别价值优于 CT。国外报道 MRI 对＞2cm 的肝癌的检出率为 97.5%,＜2cm 者为 33.3%,检出最小的肝癌为 1.5cm。近年有采用钆离子螯合剂作对比增强剂成像,提高了 MRI 对微小病灶的检出率,并有助于肿瘤性质的判断。原发性肝癌在 T_1 加权像上多为低信号占位,少数可为等信号或高信号,坏死液化信号更低;伴有出血或脂肪变性则局部呈高信号区;钙化表现为低信号。在 T_2 加权像上,绝大多数肝癌表现为强度不均的高信号区,少数可呈等信号区;液化坏死区信号强度很高;钙化则为点状低信号。肝门静脉或肝静脉癌栓在 T_1 加权像和质子密度像上呈稍高的信号;在 T_2 加权像上为较低的信号强度。假包膜在 T_1 加权像表现为肿瘤周围的低信号带,在 T_2 加权像上内层纤维组织为低信号带,外层丰富的受压的小血管或胆管则为高信号带。MRI T_1 加权像可显示清晰的肝血管解剖,对指导手术有很大的参考价值。

4.数字减影血管造影(DSA)

DSA 对小肝癌的定位诊断是目前各种方法中最优者。其诊断阳性率为 90% 以上,可显示 0.5～1.0cm 的微小肿瘤。但由于肝动脉造影为一侵入性检查,故不列为首选。其应用指征为:①临床高度怀疑肝癌或 AFP 阳性而其他影像检查正常者。②其他影像学检查疑有肝占位病变但结果不一致或难以确定病变性质者。③术前怀疑有 1～2cm 的子灶需做 CTA 以确定位置和数目指导手术者。④肝癌行肝动脉栓塞化疗者。原发性肝癌的肝动脉造影主要特征为早期动脉相肿瘤血管团,肿瘤实质期染色,动脉变形、移位,增粗,动、静脉瘘,肿瘤包绕动脉征以及"池状"或"湖状"造影剂充盈区等。

5.正电子发射体层显像技术(PET)及单光子发射计算机体层显像(SPECT)

SPCET、PET、PET/CT 多种示踪剂显像等技术能利用病变细胞内各种物质代谢的原理显像病变组织,能在肝细胞形态结构未出现明显改变前探测出其功能上的变化,对 SHCC 的早期监测,良、恶性肿瘤的鉴别,分化程度的判断及转移灶的发现有着较高的临床价值。以核素标记的 AFP 或抗人肝癌单抗行放射免疫显像等新技术,使肝癌的检出率有所提高,可检出最小约 2cm 癌灶。

(五)肝穿刺活体组织检查

肝穿刺活检对确定诊断有一定帮助。但由于其阳性率不高,可能导致出血,癌肿破裂和针道转移等,一般不作为常规方法。对无法确诊的肝内小占位,在 B 超下行细针穿刺活检,可望获得病理学证据。

（六）原发性肝癌的诊断标准

1.病理诊断

单凭发病史、症状和体征及各种化验资料分析，最多仅能获得本病的拟诊，而确切的诊断则有赖于病理检查和癌细胞的发现，临床上大多通过肝穿刺、腹水或胸腔积液中找癌细胞、锁骨上或其他淋巴结或转移性结节之活组织检查、腹腔镜检查以及剖腹探查等不同的方法来达到确定诊断的目的。

2.临床诊断

①AFP≥400μg/L，能排除妊娠、生殖系胚胎源性肿瘤、活动性肝病及转移性肝癌，并能触及肿大、坚硬及有大结节状肿块的肝或影像学检查有肝癌特征的占位性病变者。②AFP＜400μg/L，能排除妊娠、生殖系胚胎源性肿瘤、活动性肝病及转移性肝癌，并有两种影像学检查有肝癌特征的占位性病变或有两种肝癌标记物（DCP、GGTⅡ、AFU及CA19-9等）阳性及一种影像学检查有肝癌特征的占位性病变者。③有肝癌的临床表现并有肯定的肝外转移病灶（包括肉眼可见的血性腹水或在其中发现癌细胞）并能排除转移性肝癌者。

五、治疗

（一）治疗原则

亚临床肝癌治疗可给予中医中药、保肝治疗等。如发现肝癌显示，可手术或局部药物注射。

1.Ⅰa（肿瘤直径＜3cm）

以手术切除为主，有严重肝硬化，可在B超引导下无水乙醇瘤内注射或射频消融术。术后应予中药或免疫药物、化疗药物。

2.Ⅰb、Ⅱa

以手术切除为首选。如肝功能异常，可先用中药或西药保肝治疗后，等肝功能恢复，再考虑手术。手术切除后，如切缘有残癌，应考虑术后的放射治疗或动脉内化疗；血管内有癌栓者，术后可用中药、免疫治疗，亦可考虑肝动脉内化疗、全身化疗。如术后切缘阴性、门静脉内未见癌栓者，术后采用中药或生物治疗法等以提高远期疗效。

3.Ⅱb

争取做根治性切除，如术前估计无法切除，亦可进行肝动脉栓塞化疗术（TAE）、局部放射治疗、生物治疗或中药治疗，等肿瘤缩小后再争取手术切除。对手术难度较大或不能手术、肝功能正常、肝硬化不严重者，均可采用放射治疗。放疗过程中，同时服用中药或瘤内注射无水乙醇，亦可进行TAE。直径在13cm以上者，可考虑先行介入治疗，予动脉内注射化疗药物或栓塞，待肝癌缩小后再行放射治疗，并同时可用中药。由于介入治疗维持有效时间较短，远期疗效不高。在介入治疗后，如肝癌缩小，应结合手术切除或放射治疗，以提高远期疗效。如肝癌呈多发，亦可考虑放射治疗或介入治疗结合放射治疗。肝癌病灶呈弥漫型，可考虑全身化学药物治疗。如雌激素受体阳性，亦可考虑用他莫昔芬治疗或应用生物治疗及中药治疗。如肝癌病灶弥漫、肝硬化严重者，可以中医中药治疗为主，亦可采用生物治疗。

4.Ⅲa、Ⅲb

肝癌伴腹水者,可先予中药或西药利尿剂治疗。如腹水消退,根据肝内肿瘤情况,仍可按上法治疗。如为血性腹水,则不易消退;门静脉或肝静脉有癌栓者,予中、西药利尿不易见效。如肝癌结节破裂出血,予止血处理。肝癌伴黄疸者,如系肝门区有肿块压迫所致阻塞性黄疸,可采用局部放射治疗或局部瘤内注射或介入治疗或内支架或外引流;如系非阻塞性黄疸,可予中药治疗、保肝治疗。肝癌有肺转移者,如肝癌原发灶已控制、单个肺转移灶,可考虑切除或局部放射治疗。如系多个转移灶或弥漫两肺者,可考虑放射治疗(全肺野照射)或化疗药物、生物治疗。如肝癌原发灶未治疗或治疗未见控制,转移灶为单个或较为局限,亦可考虑放疗。如全肺弥漫转移者,则可采用生物治疗或化疗药物、中药治疗。晚期肝癌骨转移,如转移灶为单个或几个,可采用放射治疗。如骨转移广泛,可予化疗药物、生物治疗或放射性核素治疗,亦可予氯曲膦酸钠(骨膦)、帕米膦酸钠(阿可达)等治疗。对门静脉、肝静脉、下腔静脉有癌栓者,可试用肝动脉灌注化疗,一般不采用肝动脉栓塞,可用生物治疗或中药治疗。

(二)外科手术治疗

肝切除是目前治疗肝癌的首选方法,任何其他方法都无法达到与手术相当的效果,文献报道术后总体5年生存率多在30%～40%,微小肝癌切除术后5年生存率可达90%左右,小肝癌为75%左右。

1.切除术式及选择

肝切除术式的选择应根据患者全身情况、肝硬化程度及肿瘤大小、数目、部位和血管浸润状况而定,以提高切除率和生存率、降低手术死亡率。目前,对肝癌的手术适应证是:

(1)患者一般情况:①较好,无明显心、肺、肾等重要脏器器质性病变;②肝功正常或仅有轻度损害,按肝功能分级属A级或B级经短期保肝治疗可恢复至A级;③肝外无广泛转移性肿瘤。

(2)下述情况可行根治性肝切除:①单发微小肝癌;②单发小肝癌;③单发向肝外生长的大肝癌和巨大肝癌,表面较光滑,周围界限较清楚,受肿瘤破坏的肝组织小于30%;④多发肿瘤,但肿瘤结节小于3个,且局限于肝的一段或一叶内。

(3)下述情况可行姑息性肝切除:①3～5个多发肿瘤,局限于相邻2～3个肝段或半肝内,影像学显示无瘤肝组织明显代偿性增大,达全肝的50%以上;如肿瘤分散,可分别做局限性切除;②左半肝或右半肝的大肝癌或巨大肝癌,边界较清楚,第一、二肝门未受侵犯,影像学显示无瘤肝组织明显代偿性增大,达全肝的50%以上;③位于肝中央区(肝中叶或Ⅳ、Ⅴ、Ⅵ、Ⅶ段)的大肝癌,无瘤肝组织明显代偿性增大,达全肝的50%以上;④Ⅰ或Ⅷ段的大肝癌或巨大肝癌;⑤肝门部有淋巴结转移者,如原发肿瘤可以切除,应行肿瘤切除,同时行肝门部淋巴结清扫;淋巴结难以清扫者,术后行放射治疗;⑥周围脏器(结肠、胃、膈肌、右侧肾上腺等)受侵犯,如原发肿瘤可以切除,应连同受侵脏器一并切除;远处脏器单发转移肿瘤(如单发肺转移),可同时行原发肝癌切除和转移瘤切除术。

(4)肝癌合并胆管癌栓、门静脉癌栓和(或)腔静脉癌栓时,如癌栓形成时间不长,患者一般情况允许,原发肿瘤较局限,应积极手术。切除肿瘤,取出瘤栓。

(5)伴有脾功能亢进和食管胃底静脉曲张者,切除肿瘤同时行脾切除及断流术。

（6）对不能切除的肝癌的外科治疗：可根据具体情况，术中采用肝动脉结扎，肝动脉化疗栓塞、射频、冷冻、激光、微波等治疗。

（7）根治性切除术后复发肝癌的再手术治疗：对根治性切除术后患者进行随访，监测 AFP 水平及 B 超等影像学，早期发现复发，如一般情况好，肝功正常，病灶局限允许切除，可行二次手术甚至多次手术。

（8）肝癌破裂出血的患者，可行肝动脉结扎或动脉栓塞术，也可行射频或冷冻治疗，情况差者仅行填塞止血。如全身情况较好，病变局限，可行急诊肝叶切除术，对于出血量较少，生命体征平稳者，可行保守治疗。

需要指出，在临床工作中应当根据患者实际情况，采用个体化治疗，选择最佳治疗方案。

2.肝移植术

目前认为，肝移植如用以治疗小肝癌特别是伴有肝硬化者，疗效较好，优于根治性切除术。理想的病例选择是提高肝癌患者肝移植术后生存率的关键。目前主要参照以下标准：

（1）米兰标准：①单一结节直径≤5cm；②多结节直径≤3 个，每个直径≤3cm；③无大血管浸润及远处转移。

（2）UCSF 标准：①单一癌灶直径≤6.5cm；②多癌灶直径≤3 个，每个直径≤4.5cm，累计癌灶≤8cm；③无大血管浸润及肝外转移。

（3）杭州标准：①肿瘤无大血管浸润及肝外转移；②所有肿瘤结节直径之和≤8cm；或所有肿瘤结节直径之和大于 8cm，但是满足术前 AFP 水平小于400ng/mL，且组织分化级为高中分化。一般认为，肿瘤直径<5cm、单发结节、局部淋巴结无肿大、无血管受侵、肿瘤有假包膜、非侵袭性生长、病理分化程度好、组织切缘阴性、轻度或没有合并肝硬化、没有合并乙肝病毒感染等，这些患者肝移植后疗效较好。

3.二期切除

（1）患者选择：①右叶或肝门区单个大肝癌，包膜完整，因伴有肝硬化特别是小结节性肝硬化而不能切除者；②右叶大肝癌伴卫星结节，但仍局限于右肝者；③主瘤在右叶而左叶有 1～2 个小的可切除结节者。

（2）二期切除指征：肿瘤直径缩小至原先的 50% 以上，对 AFP 阳性肝癌而言，肿瘤缩小应伴 AFP 显著下降。白/球蛋白比例恢复正常。综合治疗后不良反应消失，患者体重上升。各种影像学检查提示技术上有切除可能。

（三）肝动脉介入化疗栓塞

治疗前提：肝癌诊断应该以病理学诊断为标准，因此，需要取得细胞学或组织学诊断。

1.肝动脉化疗（HAI）适应证

（1）已失去手术机会。

（2）肝功能分级 Child C 或难以超选择性插管者。

（3）肝癌手术后复发或术后预防肝动脉灌注化疗。

2.HAI 禁忌证

对于全身情况衰竭、肝功能严重障碍、大量腹水、严重黄疸及严重骨髓抑制者应禁用。

3.肝动脉栓塞(HAE)适应证

(1)肝肿瘤切除术前应用可使肿瘤缩小,有利于切除,同时能明确病灶数目,控制转移。

(2)不能手术切除的中晚期肝癌,无肝、肾功能严重障碍、无门静脉主干完全阻塞、肿瘤占据率<70%。

(3)小肝癌。

(4)外科手术失败或切除术后复发者。

(5)控制疼痛、出血及动静脉瘘。

(6)肝癌切除术后的预防性肝动脉栓塞术。

4.HAE禁忌证

(1)大量腹水或重度肝硬化,肝功能属 Child C 级。

(2)门静脉主干完全梗阻,侧支血管形成少者。

(3)感染,如肝脓肿。

(4)癌肿占全肝 70% 以上者(若肝功能基本正常,可采用少量碘油分次栓塞)。

(5)严重骨髓抑制。

(6)全身已发生广泛转移者。

(7)全身情况衰竭者。

5.肝动脉化疗栓塞术操作程序

采用 Seldinger 方法,经股动脉穿刺插管,导管置于肝总动脉造影,对比剂总量为 30～40mL,流量为 4～6mL/s。图像采集应包括动脉期、实质期及静脉期。若发现肝脏某区域血管稀少或缺乏,则需要探查其他血管(此时常需行选择性肠系膜上动脉造影),以发现异位起源的肝动脉或侧支供养血管。在仔细分析造影片表现,明确肿瘤的部位、大小、数目及供血动脉后,超选择插管至肝固有动脉或肝右、左动脉支给予灌注化疗。用生理盐水将化疗药物稀释至150～200mL,缓慢注入靶血管。化疗药物灌注时间不应少于 15～20 分钟。然后注入碘油乳剂和(或)明胶海绵栓塞。提倡用超液化乙碘油与化学药物充分混合成乳剂,经导管缓慢注入。碘油用量应根据肿瘤的大小、血供情况、肿瘤供血动脉的多寡灵活掌握,透视下依据肿瘤区碘油沉积是否浓密、瘤周是否已出现少许门静脉小分支影为界限,通常为 10～20mL,一般不超过 30mL。碘油如有反流或滞留在血管内,应停止注射。如有肝动脉-门静脉瘘和(或)肝动脉-肝静脉瘘,可先用明胶海绵或不锈钢圈阻塞瘘口,再注入碘油或将适量明胶海绵颗粒和(或)少量无水乙醇与碘化油混合,然后缓慢注入。

6.肝癌 TAE 治疗原则

(1)先用末梢类栓塞剂行周围性栓塞,再行中央性栓塞。

(2)碘油用量应充足,尤其是在首次栓塞时。

(3)不要将肝固有动脉完全闭塞,以便于再次 TAE,但肝动脉—门静脉瘘明显者例外。

(4)如有两支或两支以上动脉供应肝肿瘤,应将每支动脉逐一栓塞,以使肿瘤去血管化。

(5)肝动脉-门静脉瘘较小者,仍有碘油栓塞,但应慎重。

(6)尽量避免栓塞剂进入非靶器官。栓塞后再次肝动脉造影,了解肝动脉栓塞情况,满意后拔管。穿刺点压迫止血 10～15 分钟,局部加压包扎。介入术后穿刺侧肢体需制动,卧床8～

12小时,观察生命体征、穿刺点有无出血和双下肢足背动脉搏动情况。

7.肝癌动脉用药原则

(1)铂类药:顺铂(DDP)、卡铂(CBP)、奥沙利铂(L-OHP)。

(2)抗生素类:丝裂霉素(MMC)、阿霉素(ADM)、表阿霉素(EPI-ADM)。

(3)中药类:康莱特、华蟾素、榄香烯、鸦胆子。

(4)基因类药:p53基因治疗药物(今又生)。

(5)免疫制剂:干扰素(IFN)、白介素-2(IL-2)、肿瘤坏死因子(TNF)。

8.肝癌介入治疗注意事项

(1)栓塞时应始终在透视下监视,若碘油在血管内流动很慢,应暂停注入,缓慢推注肝素生理盐水冲洗,待血管内碘油消失后再注入碘油。若注入肝素生理盐水仍不能使碘油前行时,应将血管内碘油回抽入注射器内。切忌强行注射,以免误栓非靶部位。

(2)在注入碘油的过程中,患者可有不同程度肝区闷痛、上腹疼痛等症状,经导管注入2%利多卡因溶液可以缓解,一般总量为100～500mg。少数患者可出现心率变慢(<50次/分)、胸闷,甚至血压下降,此时应停止操作,并及时给予患者吸氧,经静脉注入地塞米松10mg、阿托品0.5～1.0mg,持续静脉滴注多巴胺60～100mg。待心率、血压恢复正常后,再酌情处理。

(3)对于高龄肝癌患者(>65岁)或肝硬化较重患者,但不伴门静脉主干或大支癌栓、肝功能指标正常或轻度异常、无或少量腹水者,可超选择插管于肿瘤供养动脉,给予单纯化疗性栓塞[如MMC10mg、表柔比星(EADM)40～60mg,与超液化乙碘油5～15mL混悬成乳剂],然后再使用2～3条短明胶海绵栓塞。若伴有门静脉主干或大支癌栓,碘油乳剂和明胶海绵的使用均应慎重。

(4)寻找侧支血管进行肝癌的栓塞治疗。多次肝动脉栓塞后,肝癌的原有动脉血供减少或消失,必然会建立侧支循环。如临床上发现局部肝脏动脉血管缺乏、稀少或肿瘤内碘油沉积呈偏向性时应考虑有侧支循环形成可能,需探查其他血管。

9.肝癌的相关介入治疗方法

(1)肝段性栓塞疗法:采用微导管超选择至供养肿瘤的肝段动脉支,行肝段化疗性栓塞,可使肿瘤的栓塞更为彻底,肝功能不受损害或损害很轻,疗效明显提高,不良反应大大减低。肝段性栓塞的理论基础是正常肝动脉与门静脉之间存在着吻合支,如胆管周围动脉丛、门脉的营养血管、肝表部位的动、门脉直接交通,在正常情况下不太开放,当肝动脉压异常增高或门静脉高压时,这些吻合支可开放。另外,在肝癌患者中,肝动脉、门静脉瘘的发生率为63.2%。肝段性栓塞时注入过量碘油乳剂,可同时栓塞肝肿瘤的动脉血供、微血管及瘤周的门静脉小分支,达到肝动脉、门静脉联合栓塞的目的,使肿瘤灶坏死更彻底。手术切除的标本显示主瘤及瘤周的微小病灶均完全坏死,因此,应推广应用肝段性栓塞疗法。

(2)暂时性阻断肝静脉,行肝动脉化疗栓塞术:由于肝静脉的暂时阻断,窦状隙内压力增高,致使肝动脉与门静脉间的吻合支开放,化疗药物进入门静脉分支,使肿瘤浸浴在高浓度化疗药物中达到双重化疗的目的。随后行碘油乳剂栓塞,则达到了肝动脉-门静脉联合栓塞目的,可明显提高疗效。行肝静脉阻断时,应注意球囊导管需放置在肿瘤所在叶、段的引流静脉,如肝右静脉、肝中静脉、肝左静脉。另外,阻断肝静脉的时间以30～40分钟为限。

(3)经肝动脉注入无水乙醇,碘油乳剂混合物及 TAE 后加用无水乙醇注射治疗肝癌:超选择插管至肝段动脉,经导管灌注无水乙醇与碘油乳剂的混合物,比例为 1:2 或 1:3。对于肝动脉化疗栓塞(TACE)后肝肿瘤内碘油沉积欠佳者,可在 1 周后 B 超导引下直接向瘤体内注射无水乙醇,以弥补 TACE 的不足。

(4)肝肿瘤缩小后二期切除。大肝癌经介入治疗后缩小,多数学者主张Ⅱ期外科手术切除,但应严格掌握手术适应证。有以下情况者不宜行Ⅱ期外科手术切除:肝动脉造影及 CT 片除显示主瘤灶之外,还有数个子结节且难以切除者;瘤体直径>5cm,仅能做姑息性手术切除者;门静脉主干或大分支或肝静脉大支内有癌栓者;已有肝外转移者;严重肝硬化者。

(5)肝肿瘤术后的预防性介入治疗:肝癌切除术后 40 天左右行首次肝动脉插管,若肝动脉造影未发现复发灶,先行化疗,再注入 5~6mL 碘油,2~3 周后行 CT 复查,以期达到早期发现和治疗小的复发灶。若无复发灶,则分别间隔 3 个月和 6 个月行第 2、3 次肝动脉预防性灌注化疗。

(6)胆管细胞性肝癌的连续动脉灌注化疗和(或)放射治疗:原发性肝癌中大多系肝细胞性肝癌,仅少数为胆管细胞性肝癌。该类型肝癌属少血供,常用的肝动脉灌注化疗、栓塞效果不佳,选择肝动脉保留导管连续性灌注化疗,可提高疗效。常采用经皮穿刺左锁骨下动脉插管途径,保留导管在肝固有动脉内,导管尾端外接药盒,埋植在皮下,每天灌注化疗药物。配合放射治疗,可以提高疗效。

(7)肝癌合并梗阻性黄疸时的治疗:肝癌压迫、侵蚀、阻塞胆管所致梗阻性黄疸,可先行经皮穿刺肝脏胆管减压引流术(PTBD)或置放胆管内支架于梗阻部位,使胆汁引流通畅,2 周后再行选择性动脉灌注化疗或栓塞。

(8)肝癌伴门静脉癌栓的治疗:若门静脉主干被瘤栓完全阻塞,肝动脉栓塞属相对禁忌证,需视肝门附近有无较丰富侧支循环、瘤体占肝脏体积百分比、肝功能状况及有无严重食管静脉曲张等酌定。若有较丰富侧支血管、肝功能 Child B 级以上者,可进行栓塞,但需用超液化乙碘油,用量一般不超过 10mL,否则易引起肝功能衰竭。对于门静脉主干癌栓完全阻塞,无侧支血管形成,肝动脉栓塞属绝对禁忌证。对于合并门静脉右支癌栓,处理原则同门静脉主干。对于仅合并左支癌栓、肝功能 Child B 级以上者或合并门静脉 2 级分支癌栓,可进行常规栓塞。对于门静脉主干癌栓,在介入治疗 3 周后待肝功能及白细胞恢复正常时,可加用放射治疗。经皮穿肝门静脉插管或经皮穿脾门静脉插管灌注化疗。经皮穿肝或经皮穿脾途径行门静脉内支架置放术。

(9)肝癌伴下腔静脉栓的治疗处理:此类肝癌,视下腔静脉阻塞情况而定。若血管腔狭窄<50%,则按常规化疗、栓塞。若狭窄>50%,则应于狭窄部位置放金属内支架,保持下腔静脉的畅通,同时行肝动脉化疗栓塞术。

(10)肝癌伴肺转移的治疗:对于肝癌伴肺转移者,仍应把治疗重点放在肝脏,同时处理肺部转移灶。若肺部病灶数目≤3 个,多采用一次性支气管动脉或/和肺动脉灌注化疗,亦可用微导管超选择至支气管动脉 2~3 级分支,谨慎地用碘油乳剂栓塞或采用局部外放射治疗。

(11)肝癌伴门静脉高压的介入治疗:肝癌由于肝硬化病变或肿瘤所致肝动脉.门静脉瘘、门静脉癌栓堵塞,均可发生门静脉高压,甚至出现消化道大出血。处理方法:在介入治疗前 2

天及治疗后 3 天,每天皮下注射奥曲肽(善宁)200μg(100μg/次,每天 2 次),以降低门静脉压力。如肝癌病灶不在穿刺道上,亦可酌情行经颈内静脉肝内门体分流术(TIPS)或经皮穿肝内门静脉(PTPE)以减轻门静脉压力,防止静脉曲张破裂出血。行脾动脉栓塞术也可减轻门静脉高压。肝癌并门静脉高压时,常伴有脾功能亢进,在 TAE 治疗的同时可行部分性脾动脉栓塞术,以缓解脾亢症状。

(12)用微导管超选择插管,保护患者肝功能。原发性肝癌多数是在肝炎后肝硬化基础上发生的肿瘤,其肝功能常有异常或处于临界值。介入治疗对肝肿瘤虽有较好疗效,但同时也不可避免地损伤了患者肝功能。采用微导管超选择插管技术可以成功地从靶血管支给予化疗和栓塞,既能有效地控制肿瘤,又保护了患者肝功能。对于肿瘤数目<3 个者,应使用微导管超选择性分别插入每个肿瘤周缘的供养动脉支;肿瘤数目>3 个者,需将微导管插入肝右或肝左动脉,并避开胆囊动脉。同时,还要寻找肿瘤的侧支供血动脉,予以处理。

(13)制订优化的"个体化"方案:根据每位患者肝肿瘤的类型和大小、有无门静脉癌栓、肝硬化程度、肝功能状况、年龄及全身情况,制订适合于个人的不同介入治疗方案。如对于高龄肝癌患者(≥65 岁)或肝硬化较重者,应超选择插管于肿瘤供养动脉,给予单纯性化疗栓塞;而对于 TAE 后随访时发现肝癌病灶内大部碘油沉积密实,仅小部分边缘碘油缺损,可在 B 超导引下直接注射无水乙醇或射频消融治疗。介入治疗的间隔时间依随访而定。通常介入治疗每次间隔50 天至 3 个月,原则上是从患者上次介入术后恢复算起,至少 3 周以上。若影像学检查肝肿瘤病灶内碘油沉积浓密、肿瘤组织坏死且无新病灶或无新进展,则暂不行介入治疗。

(14)介入治疗间隔期综合治疗宜采用保肝、提高免疫力及中医扶正固本治疗。①中医中药:介入术后即可开始应用。原则为健脾理气、扶正固本、提高免疫力。禁用以毒攻毒、软坚散结、活血化瘀、清热解毒类药物;②提高免疫力措施:应用干扰素、胸腺肽、转移因子、白细胞介素-2、肿瘤坏死因子、香菇多糖、保尔佳等,可单独或选用 2~3 种药物联合使用。

(15)制订疗效观察、分析的指标和方案:临床观察和实验室检查,前者指症状和体征的变化,后者包括 AFP 水平、肝功能和血常规等。影像学检查主要了解肝肿瘤缩小和坏死程度及有无新病灶。B 超和彩色多普勒超声简单易行,可观察肿瘤缩小情况,了解肿瘤病灶的血流情况。CT 不但能显示肿瘤病变大小,而且能观察肿瘤内碘油沉积情况;磁共振成像(MRI)不仅能显示肿瘤的大小,还可以显示肿瘤组织坏死和存活情况。影像学随访检查常在 TACE 后 30~35 天进行。首次介入术后,通常行 CT 检查。若 CT 显示肿瘤缩小,肿瘤内碘油沉积密实,无新病灶,则间隔 1 个月后行彩色多普勒超声检查。若 B 超检查显示肿瘤继续缩小或情况同前,可再间隔 1 个月后行 MRI 检查,了解肿瘤组织坏死和存活情况。选用何种影像学检查,依检查目的和患者的经济情况而定。

(16)原发性肝癌 TACE 后的疗效评价:无论是 WHO 标准还是 RECIST 均不适用,通过CT 观察碘油沉积判断疗效并未得到普遍认可。根据临床观察、实验室和影像学检查结果,综合考虑患者的进一步治疗方案。疗效判定指标分为临床治愈、明显好转、好转、暂时稳定、进展或恶化五种情况。①临床治愈:肿瘤病灶消失或缩小 75% 以上,瘤灶内碘油沉积密实,MRI 检查显示肿瘤组织完全坏死,DSA 无肿瘤血管和肿瘤染色,甲胎蛋白正常。患者生存期达 5 年以上;②明显好转:肿块缩小≥50% 以上,瘤灶内碘油沉积密实,充填面积≥肿块面积的 80%。

MRI 检查显示肿瘤组织大部坏死,仅在肿瘤周缘有少许肿瘤血管和肿瘤染色。甲胎蛋白下降到术前的 70% 以下。患者生存期达 1 年以上;③好转:肿块缩小≥25% 但<50%,瘤灶内碘油非均匀性沉积,充填面积≤肿块面积的 50%。MRI 检查显示肿瘤组织部分存活、部分坏死,坏死区域占 30%~50%。甲胎蛋白下降到术前的 50% 以下。患者生存期达 6 个月以上;④暂时稳定:肿块缩小<25%,瘤灶内碘油沉积稀疏,充填面积≤肿块面积的 30%。MRI 检查显示肿瘤组织大部分存活,仅小部分坏死,坏死区域≥10% 但<30%。甲胎蛋白未下降或仅下降到术前的 30% 以下;⑤进展或恶化:肿块增大,瘤灶内无碘油沉积或呈散在斑点状,充填面积≤肿块面积的 10%。MRI 检查显示肿瘤组织大部分存活,肿瘤血管明显增多,肿瘤染色明显,可见新的肿瘤病灶。甲胎蛋白升高。

(四)肝癌放射治疗

1.适应证

下列情形的肝癌经放射治疗后,有可能达到癌灶控制并完全缓解(CR),甲胎蛋白降至正常,全身情况好转,有较长的生存期:全身情况良好,Kamofsky 评分 70 以上;肝内癌灶单个直径在 8cm 以下;或癌灶局限于一叶,总体积占肝脏体积 50% 以下;无明显癌栓存在;肝功能分级 Child A。下列情形的肝癌经放射治疗后具有一定的姑息价值,包括肝内癌灶得到一定的控制,达到部分缓解(PR)、稳定(S)的情况;改善症状,如肝区疼痛、胀满等;门静脉内癌栓得到一定的控制;对远处转移的治疗为控制转移灶或改善症状;其他治疗后肝内残存或复发癌灶的姑息价值,可作为放射治疗的相对指征:肝内癌灶直径大于 8cm 或多个癌灶占肝脏总体积 50% 以上;门静脉总干或其左、右分支有癌栓,针对癌栓做放射治疗;肝门区附近癌肿,伴有阻塞性黄疸存在,可试行肝门区放疗以缓解症状;不论原发灶有否控制,而存在肺、骨、淋巴结转移或已有脊髓受压症状时,可采用放疗缓解症状;手术后或介入治疗后癌灶残存未控制或有肝内播散,一般情况好。

2.禁忌证

(1)全身情况差,出现恶液质。

(2)重度肝硬化,肝脏功能严重受损,白蛋白<30g/L,PT、APTT 明显延长。

(3)炎症性肝癌,病情凶险,进展迅速,短期内可能死亡者。

(4)黄疸严重,并发肝昏迷、上消化道出血、肝肾综合征等。

(5)肿瘤巨大,伴有大量腹水和腹腔及远处转移者。

(6)伴有全身严重感染及其他严重疾病者。

3.适形放疗技术

又称三维立体放射治疗。该技术使高剂量区(即治疗区)剂量分布的形状在立体方向上与肿瘤的实际形状一致。立体放射治疗作为一项照射技术受到极大的欢迎。它对肿瘤组织起到"手术刀"式的效果,最大限度地保护了肿瘤组织周围的正常组织和重要器官。该疗法已成为放射治疗肝癌的主流。

放射剂量和放射分割,局限野照射,2~3Gy/(每野·每次),肿瘤总量 2.5Gy 以上。照射野面积愈小,给予放射总量则可愈高,高者可达 60Gy。一般每周照射 5 天,每天照射一次。

（五）生物及免疫治疗

1.IL-2

生理盐水 250mL＋IL-220 万～60 万 U 每日静脉滴注；4 周为一疗程，休息 2～4 周后重复。

2.胸腺肽

生理盐水 250mL＋胸腺肽 40～200mg 每日静脉滴注；4 周为一疗程，休息 2～4 周后重复。

3.α-干扰素

100 万～300 万 U/肌内注射，隔日一次或每周两次；4 周为一疗程，休息 2～4 周后重复。

4.其他

常用的有卡介苗、小棒状杆菌、左旋咪唑、瘤苗、转移因子、免疫核糖核酸、淋巴因子激活的杀伤细胞等，疗效尚不确切。

（六）其他局部治疗

（1）集束电极射频治疗。

（2）冷冻治疗：采用－196℃液氮冷冻固化。

（3）局部无水乙醇注射疗法：在 B 超引导下经皮穿刺注射无水乙醇，适用于肿瘤体积较小而又不能或不愿手术者。一般需重复数次。

（4）瘤体内 p53 腺病毒注射液治疗。

第三节　门静脉高压

门静脉高压症是指各种肝内外因素引起的肝门静脉系统压力持续增高，继而出现脾增大和功能亢进、食管胃底静脉曲张和上消化道出血、腹水等临床综合征。绝大多数情况下由肝硬化引起。正常人群的肝门静脉压力为 1.27～2.35kPa（13～24cmH$_2$O），平均值为 1.76kPa（18cmH$_2$O），比肝静脉压高 0.49～0.88kPa（5～9cmH$_2$O）。门静脉高压症时，肝门静脉压力持续＞2.45kPa（25cmH$_2$O），大都增至 2.9～4.9kPa（30～50cmH$_2$O）。

一、概述

（一）解剖

肝门静脉是收集消化道的腹内段、脾、胰腺和胆囊的静脉血液到肝的血管。其起始于 L$_2$ 水平，在胰腺颈部的后方由肠系膜上静脉和脾静脉汇合而成的，正常情况下约 20％的血液来自脾。肝门静脉的左、右分支分别进入左、右半肝后逐级分支，其小分支和肝动脉小分支的血流汇合于肝小叶内的肝窦（肝的毛细血管网），然后回流到肝小叶的中央静脉，再汇入小叶下静脉、肝静脉，最后汇入下腔静脉。所以，肝门静脉系位于两个毛细血管网之间，一端是胃、肠、脾、胰的毛细血管网，另一端是肝小叶内的肝窦。

（二）生理

正常情况下，肝门静脉和肝动脉的小分支血流不但仅在肝小叶内的肝窦内混合，在进入肝窦之前已经在肝小叶间汇管区借着无数的动静脉间的小交通支相互流通。这种动静脉之间的交通支一般仅在肝内血流量增加时才被开放利用。当肝门静脉压力升高到超过 $40cmH_2O$ 时，门体静脉之间的交通支得到充分的开放，因此，一般情况下无论肝门静脉血回流障碍的有多么的严重，由于肝门体静脉交通支的充分开放和自发分流的增加，抑制了肝门静脉压力过度的升高，所以临床上罕有见到肝门静脉压力超过 $50cmH_2O$ 者。来自肝门静脉和肝动脉的两种压力不同的血流经过肝小叶内的肝窦和利用肝小叶间汇管区的动静脉交通支后得以平衡，最后汇入肝小叶的中央静脉。

正常人饥饿状态下全肝血流量每分钟约为 1500mL，其中肝门静脉血占 $60\%\sim80\%$，平均为 75%；肝门静脉血流量每分钟约为 1100mL；肝动脉血占全肝血流量的 $20\%\sim40\%$，平均为 25%；肝动脉血流量每分钟约为 350mL。肝门静脉血最终全部进入肝窦，而只有 3/4 的肝动脉血进入肝窦，其余 1/4 动脉血入肝后供给了胆管和结缔组织。虽然肝门静脉血流量大，但由于其含氧量相对较低，故肝门静脉和肝动脉对肝的供氧各占 1/2。

（三）交通支

正常情况下，肝门静脉系统与体静脉之间有交通支相连，共有以下 4 个交通支。

1.胃底、食管下段交通支

肝门静脉血流经胃冠状静脉、胃短静脉，通过食管胃底静脉与奇静脉、半奇静脉的分支吻合，流入上腔静脉。

2.直肠下端、肛管交通支

肝门静脉血流经肠系膜下静脉、直肠上静脉与直肠下静脉、肛管静脉吻合，流入下腔静脉。

3.前腹壁交通支

肝门静脉（左支）的血流经脐旁静脉与腹上深静脉、腹下深静脉吻合，分别流入上、下腔静脉。前者经腹上静脉、乳内静脉进入上腔静脉，后者经腹下静脉、髂外静脉进入下腔静脉。脐周扩张的皮下静脉似"海蛇头"状，分流量大时可触及震颤及听到"莹莹"的静脉杂音，称之"克-鲍"综合征。

4.腹膜后交通支

在腹膜后，有许多肠系膜上、下静脉分支与下腔静脉分支相互吻合，统称 Retzius 静脉丛。

在以上 4 路交通支中，有重要临床意义的是胃底、食管下段交通支。这些交通支在正常情况下管径细小，血流量稀少。

胃左静脉的局部解剖在贲门周围血管离断术中有重要意义。胃左静脉又称胃冠状静脉，其起于胃小弯角切迹处的胃支。胃左静脉胃支在小弯侧与胃左动脉伴行，于肝胃韧带两层之间走向贲门，在贲门处接受食管旁静脉及食管周围静脉的汇入，随向后下至网膜囊后壁腹膜所形成的胃胰襞后面，向右下汇入肝门静脉或其属支。胃左静脉的分支主要有以下几个。①胃左静脉胃支（胃冠状静脉胃支）：是接受胃部静脉血回流的主要属支，其走行紧贴胃小弯。胃支分为前、后 2 支，收纳小弯侧前、后壁的分支静脉及 1～2 支腹后壁间隙的分支静脉。胃支的上端收纳胃底分支静脉和食管支静脉（食管旁静脉）后汇入胃左静脉；其下端与胃右静脉分支相连,形成一个弓状血管。胃小弯前、后壁有 10 余支分支静脉。流入胃左静脉胃支。②胃左静脉食管支(胃冠状静脉食管支):是胃左静脉在食管贲门区的延伸部分,又称为食管旁静脉,正常情况下多为 1 支,管径较细,但肝门静脉高压症时则明显增粗纤曲,发出多支分支静脉,分布于食管壁的右侧周围,形成食管旁曲张静脉丛。其一般距食管壁 0.5cm,走行与食管平行,自食管下端向上,穿过膈肌后进入胸腔。③穿支静脉:有 5~6 支,从胃左静脉的食管支(食管旁静脉)发出后呈垂直状进入食管下端,约长 0.5cm,正常情况下一般较细,但肝门静脉高压症时明显增粗。④食管周围及胃底贲门部静脉丛:胃左静脉的食管支、胃支与奇静脉、半奇静脉的食管支在食管下端、胃底贲门部的黏膜下层内有极丰富的吻合。黏膜下的静脉丛穿过肌层,在食管及胃壁表面汇集成食管周围及胃底贲门部静脉丛。

二、病因及发病机制

肝门静脉高压症的发病机制复杂,近百年的基础及临床研究逐渐形成了 3 种学说。

(一)后向性血流学说(肝门静脉系统血液回流障碍学说)

肝门静脉血流阻力增加,常是门静脉高压症的始动因素。肝门静脉阻力增加的原因主要是由于继发于肝组织纤维化及再生结节挤压导致的肝正常结构的扭曲。除了这种结构上的改变导致阻力增加外,肝内还存在着主动性的血管收缩,在肝阻力增加中起 20%~30% 的作用。肝内血管收缩的原因主要是由于内源性一氧化氮合成减少。肝门静脉压力的持续增加导致门腔侧支循环的形成及开放,然而即使有了侧支循环开放,肝门静脉高压依旧存在。随着深入的研究发现,肝硬化的程度与脾大小及肝门静脉压力之间没有明显的相关性,给实验动物肝门静脉内注射二氧化硅颗粒未能造成持久的门静脉高压症模型,甚至结扎人的肝门静脉主干 7~10 天后,肝门静脉压力开始逐步恢复正常且不发生脾增大和食管静脉曲张,因此单纯用肝门静脉血液回流障碍并无法解释门静脉高压症的所有成因。

按照梗阻发生的部位,可将门静脉高压症分为肝前、肝内和肝后 3 型。其中肝内型占绝大多数,肝内型门静脉高压症又可分为窦前、窦后和窦型。在我国,肝炎后肝硬化是引起肝窦和窦后阻塞性门静脉高压症的常见病因。由于肝小叶内增生的纤维结缔组织和再生的肝细胞结节挤压肝小叶内的肝窦,使其变窄或闭塞,导致肝门静脉血流受阻,肝门静脉压力也就随之增高。而位于肝小叶间汇管区的肝动脉小分支和肝门静脉小分支之间的许多动静脉交通支,在肝窦受压和阻塞时由平时的不开放变为大量开放,以致压力高的肝动脉血流直接注入较低的肝门静脉小分支,使肝门静脉压力进一步增加。常见的肝内窦前阻塞病因是血吸虫病肝硬化。血吸虫在门脉系内发育成熟、产卵,形成虫卵栓子,顺着门脉血流抵达肝小叶间汇管区的门脉小分支,引起这些小分支的虫卵栓塞、内膜炎和其周围的纤维化,以致门脉的血流受阻,门脉的压力增高。窦前阻塞到了晚期,也就继发的导致肝细胞营养不良和肝小叶萎缩。在血吸虫流行区域,血吸虫病性肝硬化引起的门静脉高压症较多见。肝前型门静脉高压症占门静脉高压中的比例不到 5%,常见病因是肝外门静脉血栓形成(脐炎、腹腔内感染如急性阑尾炎和胰腺炎、创伤等)、先天性畸形(闭锁、狭窄或海绵样变等)和外在压迫(转移癌、胰腺炎等)。这种肝外门静脉阻塞的患者,肝功能多正常或轻度损害,预后较肝内型好。肝后型门静脉高压症的常见病因包括 Budd Chiari 综合征、缩窄性心包炎、严重右心衰竭等。

（二）前向性血流学说

本学说也称高动力学说。Witte 和 Beniot 提出了高动力学说,认为肝门静脉的高血流量同肝门静脉的回流障碍一样也是形成门静脉高压症的原因之一。不存在梗阻的情况下肝接受血流量的代偿能力很大,单纯高动力学说很难解释门静脉高压的发病,但是当肝门静脉部分梗阻后再用胰高血糖素制造肝门静脉高血流量时则能引起显著的肝门静脉压力升高,因此肝门静脉回流障碍和内脏循环的高动力状态两种因素共同导致了门静脉高压症。有研究认为门静脉高压症的成因中 60% 是门脉阻力增加所致,40% 是内脏高动力循环引起。前者是门静脉高压症的发病基础,后者是门静脉高压症持续存在的重要原因。

（三）液递物质学说

肝发生病变及门体静脉侧支循环开放后,多种血管活性物质和激素在肝内灭活减少,血液中浓度增加,它们通过影响内脏血管的阻力和血流量来影响肝门静脉的压力。

三、病 理

（一）脾增大、脾功能亢进

肝门静脉血流受阻后,首先出现淤血性脾增大。门静脉高压症时脾标本的病理学检测可见脾窦扩张,脾内纤维组织增生,单核-吞噬细胞增生和吞噬红细胞现象。临床上除有脾增大外,还有外周血细胞减少,最常见的是白细胞和血小板减少,称为脾功能亢进症。

（二）门体交通支的扩张

由于肝内门静脉的回流受阻,肝门静脉又无静脉瓣,4 个交通支大量开放,交通静脉扩张、扭曲成团形成静脉曲张。在扩张的交通支中最有临床意义的是在食管下段、胃底形成的曲张静脉。这些静脉离肝门静脉主干和腔静脉最近,压力差最大,因而受门静脉高压的影响也最早、最显著。其他交通支也可以发生扩张,如直肠上、下静脉丛扩张可以引起继发性痔;脐旁静脉与腹上、下深静脉交通支扩张,可以引起前腹壁静脉曲张;腹膜后的小静脉也明显扩张、充血。肝硬化患者中大约有 50% 可以看到食管胃底静脉曲张,并且它们的出现与肝疾病的严重程度成正比。Child A 级患者中大约 40% 出现曲张静脉,而在 Child C 级患者中有 85% 的人合并食管胃底曲张静脉。没有食管胃底曲张静脉的肝硬化患者每年新出现曲张静脉的比率为 8%,最初做胃镜时没有曲张静脉的患者以后发生曲张静脉的最有效预测因子是肝静脉压力梯度（HVPG）>10mmHg。小曲张静脉也以每年 8% 的比率发展成为大曲张静脉。失代偿期的肝硬化（Child B 及 C 级）,酒精性肝硬化及出现红色条纹征提示小的曲张静脉会发展成为大的曲张静脉。

（三）食管胃底曲张静脉破裂出血

每年曲张静脉破裂出血的发生率为 5%～15%,预测曲张静脉会破裂出血的最重要因子是其直径,出现大曲张静脉的门静脉高压症患者发生出血的比率最高。其他预测因子包括肝硬化失代偿期以及红色条纹征表现。过去人们认为外部损伤作用于薄而脆的食管曲张静脉壁,如吞咽硬质的食物或胃-食管反流后的胃酸腐蚀,是导致食管胃底曲张静脉破裂出血的原因。这一理论因缺少证据而被否定。目前人们用爆破理论来解释食管胃底曲张静脉破裂出血的原因：当曲张静脉内的扩张力超过管壁的张力，可使曲张静脉破裂，而导致出血。因此作用于曲张静脉壁的牵张作用力比曲张静脉内的压力更重要。曲张静脉张力与其跨壁压和它的半径成正比，与管壁厚度成反比。管腔不断扩张时，血管壁可借助其弹性来限制这种扩张，当超出这种弹性限度时，曲张静脉壁不能抵抗管腔的继续扩张而发生破裂。大而壁薄的曲张静脉比小而壁厚的曲张静脉更易破裂出血，因而大曲张静脉的门静脉高压症患者发生出血的比率最高。约 40%（也有报道高达 70%）的食管曲张静脉破裂出血患者会自发性出血停止，然而即使近年来治疗手段及技术进步了，曲张静脉破裂出血仍会导致出血后 6 周内 20% 的死亡率。HVPG>20mmHg 的患者出血后 1 周内再次出血的风险或控制出血失败率及 1 年死亡率都较 HPVG<20mmHg 者高。约 60% 的未经干预的患者会在首次出血后 1~2 年再次出血。

（四）腹水

肝门静脉压力升高，使肝门静脉系统毛细血管床的滤过压增加，同时肝硬化引起的低蛋白血症，血浆胶体渗透压下降及淋巴液生成增加，促使液体从肝表面、肠浆膜面漏入腹腔而形成腹水。门静脉高压症时虽然静脉内血流量增加，但中心血流量却是降低的，继发刺激醛固酮分泌过多，导致钠、水潴留而加剧腹水形成。有的患者可伴有胸腔积液，称之为肝性胸腔积液，以右侧常见。

（五）门静脉高压性胃病

约 20% 的门静脉高压症患者可并发门静脉高压性胃病，并且占急性上消化道出血的 2%~12%。门静脉高压性胃病的病因还没有完全研究清楚。一般认为门静脉高压时，胃壁淤血、水肿，胃黏膜下层的动-静脉交通支广泛开放，胃黏膜微循环发生障碍，导致胃黏膜防御屏障的破坏，是形成门静脉高压性胃病的原因。内镜下胃黏膜出现特殊病变伴有黏膜和黏膜下层血管、毛细血管的明显扩张、扭曲，而组织学上并无明显的炎症。门静脉高压性胃病多见于胃底、胃底近端和贲门，但有时可出现在胃窦部。当门静脉高压胃病较重时，内镜下胃黏膜还可见到粉红色、樱桃红色斑点或呈猩红热样疹，统称为红斑征。

（六）肝性脑病

门静脉高压症时由于自身门体血流分流或是医源性手术分流，导致大量肝门静脉血流不流经肝细胞或因肝实质细胞功能严重受损，致使有毒物质（如氨、硫醇和 7-氨基丁酸）不能代谢与解毒而直接进入体循环，从而对脑产生毒性作用并出现精神神经综合征，称为肝性脑病或门体性脑病。门静脉高压症患者自然发生肝性脑病的不到 10%，常因胃肠道出血、感染、高蛋白质摄入、镇静药、利尿药等而诱发。

（七）肝肺综合征

肝病时可发生肺循环异常，出现肺内血管扩张、肺气体交换障碍，引起与呼吸道疾病无关的通气-灌注失衡、气体弥散障碍和动脉血氧张力降低，称为肝肺综合征。临床表现为杵状指、发绀、呼吸困难等。

四、临床表现

（一）病史

常有慢性肝炎病史，尤以乙型肝炎最常见。门静脉高压症多见于 30~50 岁男子，病情发展缓慢。

（二）症状

（1）脾大、脾功能亢进，一般于门静脉高压症时最早出现，大者可达脐部。早期脾脏质软且活动；晚期质地变硬，活动度减少。门静脉血流受阻或血流量增加均可引起脾脏充血性肿大，长期脾窦充血，可引起脾内纤维组织增生和脾髓细胞增生，血细胞的机械破坏增加。另外，脾脏内单核巨噬细胞增生也是引起脾大的原因。脾肿大越明显，脾功能亢进越明显，患者表现为全血细胞减少。

（2）上消化道出血，约占25％，表现为出血量大且急。因肝功能损害使得凝血酶原合成发生障碍，又因脾功能亢进使血小板减少，以致出血不易自止。患者耐受出血能力较正常人差，约有25％患者在第一次出血时因失血引起严重休克或肝组织严重缺氧导致急性肝衰竭而死亡。部分患者出血常复发，第一次出血1～2年，约有半数患者可再次出血。

（3）腹腔积液：腹腔积液是肝功能受损的重要标志，它也受门静脉压力增高的影响，患者出现腹腔积液后，常伴有腹胀和食欲减退，少量腹腔积液患者在排尿后可在膀胱区叩诊呈浊音，中度腹腔积液患者可叩及移动性浊音，大量腹腔积液患者可见蛙状腹。

（三）体征

体检时触及脾脏，提示可能有门静脉高压，如有黄疸、腹腔积液、前腹壁静脉曲张等体征，表示门静脉高压严重。如果能够触及质地较硬、边缘较钝而不规整的肝脏，肝硬化的诊断就能成立，但是有时硬化的肝脏难以触到，患者还可以出现慢性肝病的其他征象如蜘蛛痣、肝掌、睾丸萎缩、男性乳房发育等。

五、辅助检查

（一）实验室检查

1.血常规

脾功能亢进时，血细胞计数减少，以白细胞和血小板下降最为明显。出血、营养不良、溶血等均可引起贫血。

2.粪常规

上消化道出血时出现柏油样便或隐血实验阳性。

3.肝功检查

可反映在血浆清蛋白降低，球蛋白升高，清蛋白、球蛋白比例倒置。

许多凝血因子在肝脏合成，加上慢性肝病患者常有原发性纤维蛋白溶解，故常伴有凝血酶原时间延长，还应做肝炎病毒免疫学以及甲胎蛋白检查。

（二）影像学检查

1.B型超声和多普勒超声

提示肝脏萎缩、多发点状强回声、脾大、门静脉主干或脾静脉、肠系膜上静脉增宽，有时可探及腹腔积液、门静脉内血栓及逆肝血流形成。

2.CT扫描

对门静脉高压症及其病因学诊断具重要意义，肝内型的CT图像表现有肝脏体积缩小，可见肝裂增宽和肝门区扩大,肝表面高低不平,肝脏密度不均可见局灶性低密度灶,并可见脾脏明显增大,门静脉主干扩张,还会出现侧支血管扩张和扭曲,还可见到较大量腹腔积液,对肝外型门静脉高压也具有重要意义,可提示门静脉及属支血栓形成及闭塞情况。

3.食管钡餐检查

在70%～80%的患者显示明显的静脉曲张。食管充盈时,食管黏膜呈虫蚀样改变,食管排空后,曲张静脉为蚯蚓样或串珠样充盈缺损影。

4.门静脉造影检查

亦对诊断有帮助,但属非常规检查。在有需要及条件许可时进行此类检查。方法:术前在右侧第九或第十肋间隙和腋中线交叉处经皮穿刺肝脏,行门静脉造影,可以确定门静脉主干有无阻塞,也即是可确定肝内型或肝外型。由于病变肿大肝脏在穿刺后可发生出血,门静脉造影一般直接在术前进行。术中直接测定自由门静脉压是最可靠的诊断方法。如果压力超过30cmH$_2$O,则诊断肯定。方法是应用一根标有刻度的,长约60cm的细玻璃管,连接在暂用血管钳夹住的塑料管和穿刺针上,管内充满等渗盐水,测定时,针尖可刺入胃网膜右静脉或其较大分支内,但准确的是直接刺入门静脉内。必须注意的是,玻璃管的零度应相当于腰椎体前缘的平面。测压应在不给全身血管舒缩药物下进行,休克患者应在休克纠正后再测,重复测压时,患者动脉压的相差应不大。

(三)其他检查

1.胃镜检查

可见曲张的食道胃底静脉,门静脉高压症时门静脉血回流受阻,胃左、胃短静脉发生逆流,形成食管胃底静脉曲张,使门静脉血经胸、腹腔段食管静脉侧支流入奇静脉和半奇静脉。Spence 在有食管静脉曲张的标本上,见到食管下段黏膜上皮内和上皮下充满血液的管道,其突向食管腔内的顶端只有一层鳞状上皮,极为菲薄,这种改变可能相当于内镜检查时所见到的樱红色斑点,表示即将有破裂出血的可能,有时可见胃黏膜糜烂或溃疡。任何发生在胃内的曲张静脉(可伴有或不伴有食管静脉曲张)理论上均可成为胃底静脉曲张。与食管静脉曲张诊断不同,胃底静脉曲张的诊断有时存在困难。内镜下对胃底静脉曲张的检查必须注入足够的气体使胃腔充分扩张,展开粗大的黏膜皱襞,并准确、细致地观察胃底部。尽管如此,仍有少数患者可能难以确定诊断。内镜超声的应用对胃底静脉曲张的诊断更加准确,有助于发现胃底静脉曲张,尤其是能准确区分粗大的黏膜皱襞和曲张血管,但操作较困难限制了其使用。目前,内镜检查仍然是胃底静脉曲张的主要诊断方法。

2.骨髓穿刺检查

排除其他血液性疾病。在门静脉高压症时常表现为增生性骨髓象。

六、诊断

(一)病史

详询有无肝炎、血吸虫病、黄疸等病史,有无鼻出血、牙龈出血及上消化道出血史,有无长期饮酒、慢性腹泻、腹胀、下肢水肿等病史。

（二）体征

注意有无黄疸、肝掌、蜘蛛痣及腹壁静脉曲张,脐周能否闻及静脉鸣。肝脾是否肿大,肿大程度及硬度,表面是否光滑,肿大之脾脏能否推动;有无腹腔积液等。

（三）实验室检查

血、尿、便常规,大便隐血试验,血小板计数,出、凝血时间,凝血酶原时间,血清总胆红素、结合胆红素、清蛋白、球蛋白、转氨酶及尿素氮,甲胎蛋白和酶谱,乙肝相关的抗原抗体,有条件的应作蛋白电泳、乳果糖廓清试验。怀疑血吸虫病者应作粪孵化试验或血清环卵试验。

（四）B超检查

了解肝、脾大小和有无肝硬化、腹腔积液及其严重程度。

（五）彩超检查

了解脾静脉、门静脉、肾静脉直径及有无血栓形成,门静脉血流量及血流方向等。

（六）纤维胃镜检查

可确定有无食管、胃底静脉曲张及其严重程度,以及有无出血危象。

（七）X线检查

钡餐检查观察有无食管、胃底静脉曲张,静脉肾盂造影可了解双侧肾功能,必要时可作肝静脉、门静脉及下腔静脉造影。

七、鉴别诊断

（一）胃十二指肠溃疡出血

约占一半,其中 3/4 是十二指肠溃疡。详细追问病史,全面体检和化验检查包括肝功能实验、血氨测定和磺溴酞钠实验等,都有助于鉴别。要注意的是肝、脾肿大不明显、没有腹腔积液的患者,尤其在大出血后,门静脉系血量减少,脾脏可暂时缩小,甚至不能扪及。还需要指出,10%～15%肝硬化患者并发胃或十二指肠溃疡;必要时,可行 X 线钡餐检查、纤维胃镜检查等来迅速明确出血原因。对某些难以鉴别的患者,可试行三腔管压迫止血;如果不是食管胃底曲张静脉破裂出血,应是无效的,

（二）出血性胃炎

又称应激性溃疡,约占 5%。根据病史、临床表现及实验室检查等可资鉴别。

（三）胃癌

占 2%～4%。黑粪比咯血更常见。

（四）胆道出血

各种原因导致血管与胆道相通,引起血液涌入胆道,再进入十二指肠。最常见的病因是肝外伤。

八、治疗

（一）预防性治疗

所谓预防性治疗是指食管胃底静脉有曲张但未发生过破裂出血,为了防止日后发生破裂出血而做的治疗。这是因为食管胃底曲张静脉一旦发生破裂出血往往来势凶猛,病死率高,我

国 20 世纪 50 年代首次出血的病死率高达 60%，近年来由于止血药物和非手术止血方法的进步，首次出血的病死率已降至 20% 以下，但仍面临较大的死亡威胁，出血本身及出血对硬化肝脏的打击是主要死亡原因。预防性治疗的意义就在于避免这部分患者面临死亡的威胁。另一方面，并非所有食管胃底静脉曲张的患者都会发生破裂出血，据统计，发生破裂出血者不足 2/3，1/3 以上患者并不发生出血，后一部分患者实际上不需要做预防出血的治疗。因此，临床上并非对每例门静脉高压症合并食管胃底曲张静脉者做预防性治疗，而是选择出血可能性较大者。当门静脉压力超过 3.73kPa(38cmH_2O) 或门体压力梯度＞1.60kPa(16cm^2H_2O)，食管胃底曲张静脉容易发生破裂出血。在没有做门静脉测压的病例，临床上一般根据胃镜所见曲张静脉的程度和颜色判断出血的可能性大小。根据 2008 年中华医学会消化学分会发布的文献(共识)提出的一级预防即预防食管胃底曲张静脉破裂首次出血治疗指征为胃镜下确定中、重度食管和胃底静脉曲张：静脉曲张呈蛇形迂曲隆起且有红色征或曲张静脉曲张呈串珠状、结节或瘤状(不论是否有红色征)，应做预防性治疗。预防性治疗药物，如非选择性 β 受体阻滞药普萘洛尔、纳多洛尔推为首选，可降低出血率 45%，合用硝酸酯类药物，有望取得更好的疗效。近年提出的病因治疗也值得重视，对病毒性肝炎导致的肝硬化抗病毒治疗可减轻肝纤维化，降低门脉压力，从而起到预防静脉曲张发生或出血的作用。此外，主要预防性措施包括内镜治疗、经颈静脉肝内门体分流术(TIPS)和手术治疗。

1.内镜治疗

内镜治疗包括经内镜食管曲张静脉栓塞疗法(EVS)和经内镜食管曲张静脉结扎术(EVL)，类似于痔的硬化疗法和套扎。

(1)EVS：有曲张静脉旁和静脉内注射硬化剂两种方法，前者是通过造成静脉周围化学炎症使血管硬化而阻断血流，后者则主要是通过静脉血管内形成血栓而止血。二者各有其优缺点，目前一般主张静脉内与静脉外注射相结合。通常使用的硬化剂有：乙醇胺油酸酯、乙氧硬化醇、十四烃基硫酸钠、α-氰基丙烯醇酯(TH 胶)、鱼肝油酸钠和无水乙醇等，以 1% 的乙氧硬化醇、组胺(如 histoacry 或 bucrylate)等疗效较好而不良反应较少。疗程：1～3 次治疗后直至静脉曲张消失。每次治疗间隔 2 周，1 个月后复查胃镜。并发症包括胸痛、发热、食管溃疡及狭窄、胃黏膜损害及出血。由于 EVS 的并发症如组胺导致的异位栓塞等较严重，近年来有被 EVL 取代的趋势。

(2)EVL：在胃镜头端安装结扎器，当胃镜寻找到曲张静脉后，启动吸引器通过负压将其吸入结扎器的内套管腔内，拉动导丝使套在内套管上的橡皮圈脱落并束缚于曲张静脉的基部，完成 EVL，该法由美国 Stiegmann 和 Goff 医生先报道，由于安全性高、并发症少，目前临床运用越来越普遍，对于预防性或有过出血的约 70% 的患者经过重复治疗可使曲张的静脉闭塞。由于未闭塞的曲张静脉可发生再出血，EVL 与 EVS 联合运用可提高疗效。EVL 的并发症主要为胸骨后隐痛不适和短暂的吞咽困难；与 EVS 相比，食管狭窄、穿孔、发热等并发症明显减少。另外，EVL 可加重门静脉高压性胃黏膜病变。

2.TIPS

经颈静脉肝内门体分流术(TIPS)的基本方法是运用放射介入技术经颈静脉插入特制的同轴套针至肝静脉，在肝内向门静脉穿刺建立肝静脉-门静脉间通道，扩张此通道后置入金属支架,形成肝内门-体静脉分流道。TIPS 具有创伤小、并发症少、适应证广、近期疗效好等优点,TIPS 后即时门静脉压可下降 50%～60%,食管、胃底静脉曲张完全消失者占 60%～75%,曲张程度明显减轻者占 15%～25%,术前有腹水的病例 80%于术后 3～4 周内腹水消退。但 TIPS 的中远期疗效不够满意,主要原因是肝内分流道由于血栓形成或内膜增生导致的狭窄闭塞,其半年和 1 年发生率分别达 45%和 70%。另外,TIPS 术后有一定的肝性脑病发生率,TIPS 可加重门静脉和全身血流高动力状态。目前临床上多应用于 Child C 级,突发上消化道大出血,保守治疗无效,又不具有外科手术条件的病例可达到抢救生命并为接受肝移植创造条件。

3.预防性手术治疗

鉴于并非所有门静脉高压症合并食管胃底静脉曲张者均会发生破裂出血以及即使发生破裂出血也大多可经非手术治疗获得止血,目前国外多数学者不主张对没有出血史的患者做预防性手术治疗,欧美国家已很少有关于预防性手术的报道。而国内多数学者认为,预防性手术是可取的,曾有对照研究显示行预防性手术治疗的患者其远期生存率显著高于非手术治疗者;据国内的一项调查,预防性手术一直占择期手术的 1/3,而且随着内镜检查的广泛应用,近年来这一比例有所增加。目前认为预防性手术的指征应为:①重度食管胃底静脉曲张,特别是有红色征者;②中度食管胃底静脉曲张伴严重脾功能亢进者;③中度以上食管胃底静脉曲张合并肝癌行肝切除者。预防性手术治疗的术式以断流术为主,国内资料断流术与分流术之比为 7:1;在断流术中又以贲门周围血管离断术为首选。

(二)手术治疗

食管胃底曲张静脉破裂出血的急诊治疗以非手术治疗为主。随着药物治疗的进步和急诊内镜治疗的开展,目前非手术治疗的止血率已得到明显提高,需要急诊手术止血者已较少。急诊治疗除补充血容量抗休克特别是初始的复苏和保护呼吸道防止吸入等常规治疗外,待循环稳定后尽早实施以下止血措施。

1.药物止血

(1)常规止血药物:包括酚磺乙胺、氨甲苯酸、维生素 K_1、巴曲酶、凝血酶原复合物、纤维蛋白原及局部止血药物凝血酶、去甲肾上腺素液等,临床上根据具体病例加以选用。

(2)加压素及其衍生物:血管加压素可通过收缩内脏动脉而减少门静脉血流量,尤其是胃冠状静脉血流减少而使出血停止,它可控制约 60%的出血,但对防止再出血和改善生存率没有帮助,目前仍然是国内临床上第一线止血药物,用法和剂量为:5%的葡萄糖液 500mL 中加入加压素 10～30µg,以 0.2～0.4µg/min 做持续静脉滴注,持续 12～24 小时后停药或减半量再维持 8～12 小时。加压素的即时止血率为 50%～70%,但停药后再出血率可达 30%～50%,故只能作为暂时止血措施。加压素也可使全身血管收缩而引起一系列并发症,尤其是心、脑并发症,因此,部分患者不能耐受加压素治疗。三甘氨酰赖氨酸加压素为加压素的人工含成衍生物,在体内经氨基肽酶作用而转化为具有活性的加压素,具有较长的生存半衰期(10 小时,而加压素仅为 15 分钟),临床上每 6 小时静脉推注 2mg,即时止血率可达 70%,同时对肾功能有保护作用。

(3)生长抑素及其类似物:生长抑素商品名为施他宁,为一种 14 肽激素,主要由胃肠道及胰腺D细胞产生,半衰期为2～4分钟。生长抑素降低门静脉压力的机制主要是通过兴奋α受体使腹腔内脏小动脉收缩而使门静脉血流量减少,也有研究认为生长抑素是通过抑制血管活性肠肽、降钙素基因相关肽以及P-物质和氧化亚氮的合成而使门静脉血流量减少,从而降低门静脉压力。自1978年用于临床以来,已被广泛用于治疗食管胃底曲张静脉破裂出血,急诊止血率达70％～80％。由于疗效肯定、不良反应少,不少学者主张该药取代加压素成为一线药物。目前临床上常用的是人工合成的8肽生长抑素类似物奥曲肽,它是一种环化的8肽结构,其中4个氨基酸在排列上与天然生长抑素相同,故具有其生物活性。奥曲肽的最大优点是半寿期长(90分钟),且皮下、肌内、静脉均可注射,临床应用方便。奥曲肽首剂0.1mg静脉注射,以后以25μg/h静滴维持,直至出血停止;也可每8小时皮下注射0.1mg。

2.双气囊三腔管压迫止血

食管胃底曲张静脉破裂出血在经上述药物治疗后仍不能止血,可行气囊填塞。所用气囊有双腔单囊管、双气囊三腔管和四腔二囊管等,国内以双气囊三腔管较为常用。

(1)使用方法

①向气囊充气检查气囊膨胀是否均匀,并置于水下检查气囊是否漏气。

②三腔管涂石蜡后经患者鼻孔插入胃内(50～60cm,至抽得胃内容物为止),向胃气囊充气约200mL,将导管往外拔直至有阻力不能再被拔出为止,用滑轮装置以500g重物作牵引。

③在胃气囊充填压迫后仍有出血者,立即向食管气囊充气(100～150mL,4.0～5.3kPa)。

(2)使用时注意事项

①双气囊三腔管压迫可引起患者严重不适,插管前应做好解释工作,以取得患者配合,并于鼻咽部喷洒少许0.5％～1％丁卡因溶液。

②将患者头部偏于一侧,注意吸出咽喉部分泌物,以免发生吸入性肺炎。

③监测气囊压力,并及时补充气体。

④严密观察,慎防气囊上滑堵塞咽喉而造成窒息。

⑤三腔管压迫24小时后开始放气,先放食管气囊后放胃气囊,观察12～2小时,如确定已止血则拔除导管。

⑥若三腔管放置超过24小时,则每隔6小时放气10～3分钟,总放置时间不宜超过3～5天。

双气囊三腔管压迫止血的效果与出血的部位、放置技术及气囊质量有关,文献报道即时止血率在44％～90％,但拔管后再出率也高达20％～50％,因此,该方法不能作为单一的治疗方法,仅可作为一种暂时的止血措施;且双气囊三腔管压迫对患者造成较大不适,故近年来在有条件的医院,部分病例已为急诊内镜止血所取代。

3.急诊内镜止血

经上述治疗仍不能止血者可行急诊内镜止血,经验显示,在活动性出血时只需粗略观察靶静脉轮廓便可完成套扎操作,在上述方法获得暂时止血后也可经内镜做进一步止血处理。综合国内外文献报道结果,EVS和EVL的急诊止血成功率均在90％以上,在急性出血得到控制后一般还需多次重复EVS或EVL治疗。经内镜止血的另一个优点是还可对胃、十二指肠黏膜做全面检查,以对出血原因做出更为准确的诊断,因为部分门静脉高压症患者的上消化道出血是来自门静脉高压性胃黏膜病变或消化性溃疡。

4.TIPS 止血

在上述方法不能止血或止血后再出血的部分病例可行 TIPS 止血,据报道 TIPS 急诊止血率可达88%~100%。

5.手术止血

在非手术治疗无法控制出血的情况下可考虑行急诊手术止血。但患者在大出血时往往情况较差,尤其是出血对肝功能的损害较大,如再加上手术打击,患者术后容易发生肝功能衰竭而死亡,目前国内急诊手术死亡率在 20%左右,与 20 世纪 60、70 年代相仿。由于急诊手术死亡率居高不下,大多数学者对急诊手术持否定态度,认为应尽量避免在急性大出血时手术。据国内一项调查资料显示,急诊手术与择期手术的比例已从 20 世纪 60、70 年代的 1∶5 降至 90年代的 1∶9。对急诊手术的术式选择目前已基本达成共识,宜采用手术简单、创伤小的贲门周围血管离断术。

第四节 肝良性占位性病变

一、肝血管瘤

肝血管瘤是肝最常见的良性肿瘤,正常人群的发病率为 0.5%~0.7%,特别是近年来随着影像学技术的迅速发展,其检出率明显增加。目前对肝血管瘤确切的病理发生机制尚未明了,可能与先天性血管发育异常及后天性内分泌影响有关。肝血管瘤多见于成年人,其临床表现及治疗方法因肿瘤的部位、大小、增长速度及肝实质受累程度不同而异。

(一)流行病学及组织学分型

肝血管瘤正常人群发病率 0.5%~0.7%,可发生于任何年龄,30~70 岁多见,平均 47 岁,男女比例 1∶3。组织学上分为硬化型血管瘤、血管内皮细胞瘤、毛细血管瘤和海绵状血管瘤4 型,其中以海绵状血管瘤最多见。

(二)诊断

1.临床表现

小血管瘤可无临床症状,常因其他原因进行腹部影像学检查时发现。临床上肝血管瘤多见于青年妇女,有报道妊娠期或口服避孕药者血管瘤可迅速增大而出现症状,机制不明确。当瘤体直径>4cm 时可牵拉肝包膜或压迫胃肠道等邻近组织器官而出现上腹隐痛、餐后饱胀、恶心呕吐等症状。因肝血管瘤多在肝外包膜下自发生长,并有自发或创伤性破裂出血的可能,一旦破裂,病死率达 70%以上,因此文献中一般将直径>4cm 的血管瘤称为巨大血管瘤。

肝血管瘤可合并血小板减少症或低纤维蛋白原血症,即 Kasabach-Merritt 综合征。这与巨大血管瘤内近期血栓形成消耗了大量的凝血因子有关,为肝血管瘤的罕见并发症,多见于儿童。婴儿肝血管瘤可出现腹部包块,较大瘤体在肝内形成动静脉瘘时,可致心回心血量增加,发生充血性心力衰竭,某些病例特别是儿童还可同时有皮肤或其他内脏器官血管瘤的存在。部分肿瘤较大的病例,可出现内分泌激素水平变化,如睾酮、肾上腺皮质激素水平升高等。

2.辅助检查

(1)X线:由于肝血管瘤缺乏特异性的临床表现,诊断主要有赖于各种影像学检查的结果。X线平片检查在巨大肝血管瘤时显示右膈肌抬高,消化道气体受压改变,且无特异性,当肿瘤出现钙化时应考虑肝血管瘤的可能。

(2)超声检查:超声检查简单易行并且无创,是首选的影像学方法。超声可检出直径>2cm甚至1cm以下的小血管瘤。肿瘤的图像常见有高回声型、低回声型和两者混合型。高回声型血管瘤的超声诊断符合率可高达90%,但低回声型易误诊为原发性肝癌,总的来说超声诊断符合率可达到54.5%~91.9%。血管瘤的典型超声表现为均质、强回声、边缘清楚及后壁声影增强的肝内占位,中心可出现小的低回声区。65%~75%的血管瘤呈现上述典型表现,其余病灶呈低回声、等回声、混合回声。高回声也非血管瘤的特异征象,同样见于少数血管丰富的肝细胞癌转移灶、腺瘤、灶性结节性增生等病灶。较大的血管瘤(直径>5cm)者表现为内部高低混杂回声,边界不整,形状不一,此为瘤内有纤维性变、血栓形成或坏死所致。有时肝癌也可有类似图像,需做其他影像学检查加以鉴别。

(3)CT检查:平扫肝血管瘤表现为圆形或卵圆形低密度灶,可多发或单发。绝大多数密度均匀,边界清楚,脂肪肝内血管瘤密度较高。瘤内机化较多时呈星状或裂隙状低密度,有时瘤内可显示不定形钙化。瘤体直径>5cm时,肝叶有明显的变形,表现膨胀性局限性突出,边缘光滑整齐。CT增强扫描对肝血管瘤的定性有很大的帮助,尤其在与肝癌的鉴别上。肝血管瘤的CT增强表现为:早期病灶边缘呈高密度强化与同层之腹主动脉一致;增强区域呈进行性向心性扩展;延迟(>5分钟)扫描病灶呈等密度充填,再延迟1小时后病灶又恢复到平扫的低密度,简称为造影剂为"快进慢出"表现;肝癌CT增强造影为"快进快出"征象。肝转移瘤CT增强早期,边缘或整个病灶出现明显强化,在门静脉期造影剂基本排出,有的可有"牛眼"征,延迟扫描病灶呈低密度,很少出现等密度充填,可与肝血管瘤相鉴别。

(4)MRI检查:MRI对肝血管瘤具有特殊的诊断意义,且不会遗漏较小的病灶。T_1弱信号,T_2高强度信号,是鉴别肝癌的重要指征。T_2WI表现为特征性的"灯泡征"样高信号,增强扫描可查及直径>1.5cm的血管瘤,并能提高其诊断正确率。T_2时间的延长是成年人肝血管瘤的特征,对儿童则提示血管瘤内无血栓形成。应引起注意的是源于胃癌、肉瘤、类癌的肝内转移灶亦可呈现均匀高信号,即所谓"灯泡征",需结合临床病史、肝血池显像、肝动脉造影和肝细针穿刺活检等加以确诊。

(5)动脉造影:肝血管瘤动脉造影是肝血管瘤最可靠的诊断方法之一。造影剂进入肝血窦后密度呈很高的染色,形似大小不等的"小棉球"或"爆米花",瘤体巨大的则出现"树上挂果"征。动脉期很早出现,持续时间长,可达20秒甚至更长,即"早出晚归"征。巨大血管瘤同时还显示被推移的肝动脉。

(6)放射性核素显像:核素标记红细胞肝扫描对诊断血管瘤具有高度特异性,单光子发射计算机体层扫描(SPECT)肝血流-血池显像方法对肝血管瘤的诊断有高度的特异性和敏感性,是诊断肝血管瘤的最佳方法。肝血管瘤胶体显像表现为放射性缺损区;静脉注入^{99m}Tc-RBC

显示放射性明显高于周围肝组织的血管瘤影像,这种过度填充的特点,即为肝血管瘤的特异指征,其他任何占位性病变均无此特点。

3.分级

国内外学者根据肝血管瘤瘤体大小将其进行分级。Adam 将直径＞4cm 的血管瘤称为巨大的血管瘤,并称由于该类患者 80% 将出现并发症,因而将其列为手术指征。亦有学者指出,三级分类法较适合临床实际情况,并可作为选择处理对策的参考标准之一,即直径＜5cm 者称小血管瘤,直径≥5cm 者称大血管瘤,直径 10cm 以上者称巨大血管瘤。

(三)治疗

肝血管瘤是否需要治疗取决于患者的临床症状和严重程度以及肿瘤的生长速度和有无恶变。一般认为肝血管瘤发展缓慢,预后良好,对于无症状者大都不需要治疗。当患者存在严重的心理压力时应考虑治疗。对有明显症状、生长迅速、肿瘤＞4cm 或不能排除肝癌者,应进行治疗。肝血管瘤常用的治疗方法有手术治疗(手术切除、血管瘤捆扎术、肝动脉结扎术)、介入治疗(肝动脉栓塞或肝栓塞＋瘤体硬化术)、激素治疗、放射治疗、射频治疗以及微波、电化学、冷冻、注射疗法等,甚或包括肝移植,治疗方法的选择应根据肿瘤的大小、部位、患者的肝功能及全身情况而定。

基于循证医学的文献及统计结果表明,手术治疗被认为是治疗肝血管瘤的首选,无论是瘤体剥除术还是肝段肝叶切除术均具有相当的疗效,但手术治疗的术中风险和肝功能损伤较大以及住院时间较长仍是其不足之处。肝动脉栓塞相对射频消融术更加安全、微创、简单易行,使其易于推广。但疗效与不良反应需更多的随机对照试验来提供更多的证据支持。

1.适应证

(1)明确诊断的血管瘤,一旦肿瘤≥5cm、增大趋势明显、位置不好(位于肝门区、胆囊旁、尾状及近肝表面等部位)、出现症状、多发以及与肝恶性肿瘤难以鉴别等任何一种情况下,均应予以积极处理。

(2)鉴于现代治疗技术的发展及疗效的进一步确定,相对于一种良性病变来说,应当积极探索发展简易有效的微创疗法。

2.常用治疗方法

(1)手术:有开腹与腹腔镜两种方法。有学者报道血管瘤外科治疗 20 年的经验认为手术方法可沿肿瘤分界施行血管瘤补剜除术或规则性的肝叶、半肝切除术。

①开腹巨大肝血管瘤切除术:手术切口根据瘤体部位和大小采取个体化切口,多采用长的右侧肋缘下切口或“人”字形切口,对于生长肝右后叶的瘤体可采用右侧第 8 肋间的胸腹联合切口。

血管瘤瘤体与正常肝组织间有明确的界限,一般可沿此界限分离,可将肿瘤剜除;分离时注意切勿破碎瘤体包膜,避免难以控制的出血发生。如病程较长或曾施行过经导管肝动脉化疗栓塞,分界线不清或伴有纤维增生、炎症、水肿,肝实质脆而易出血者,可行包含瘤体在内的规则性肝切除;可采用分侧肝门控制或分侧再加上全肝门控制,减少或避免出血。切除时一般可采用前径路,肝右叶巨大肿瘤特别是右后叶的巨大血管瘤有将肝后下腔静脉向前推移的倾向,甚至肿瘤一部分伸至下腔静脉后方将下腔静脉部分包绕,采用前径路可经过最短途径达到下腔静脉的前壁,便于对肝短静脉和肝右静脉的分离和处理。保持肝流出道通畅非常重要,对有损伤的主要肝静脉须妥善修复。创面处理要仔细妥善地止血,并放置腹腔引流管。

②腹腔镜肝血管瘤切除术:根据病变部位采用不同的体位,肝前叶和左中病变采用仰卧位,右后叶采用左侧卧位。脐部置入 30°腹腔镜,其他操作孔位置选择以最有利于肝的游离和手术操作为原则,通常选择剑突下和右肋缘下做操作孔。

手术步骤包括肝的游离、血管的控制阻断、肝实质切开、肝断面的处理和标本取出等。具体步骤如下:a.显露第一肝门,以备术中出血量大而需阻断入肝血流,预计肝切除简单时可不需此操作;b.充分游离肝,用超声刀离断肝圆韧带、镰状韧带、左三角韧带、左冠状韧带,按"左规右不规"原则切除病变;c.离断肝实质,切除范围距肿瘤边缘 2cm 以上,电凝钩置预切线,吸引器协助吸引及显露术野,超声刀沿预切除线逐步离断肝组织,根据显露管道用可吸收夹或钛夹闭合,最后用直线切割闭合器(Endo-GIA)切断肝左静脉;d.冲洗创面,用电刀或氩气刀止血,对裸露较粗脉管可吸收夹夹闭,创面覆盖止血纱布,喷洒生物蛋白胶,于肝断面放置引流管引出体外;e.切除标本置入标本袋内,卵圆钳钳夹取出。也可如开腹肝血管瘤切除术一样腹腔镜下沿瘤体边缘用 LigaSure 或超声刀逐渐切除瘤体。

③风险防范:a.出血的控制。可采用第一肝门暂时阻断减少或避免出血,每次阻断时间控制在 15 分钟以内。b.术中减少对血管的损伤,出血时及时有效地止血,术中采用超声刀或 LigaSure 解剖分离可减少术中失血量;沿瘤体与正常肝组织的界线分离,避免破坏包膜进入瘤体导致难以控制的大出血发生;也可采用 Lapdisc 辅助下肝切除术,结合手指触摸、钝性分离明确大的管道结构,先引线结扎,于结扎线间切断,减少出血。c.气体栓塞,采用超声刀止血、控制好气腹压,分离血管防止损伤等。术前行 CT 血管造影明确瘤体与周围血管的关系,增加术中操作的目的性,减少意外发生,进而减少出血和气体进入血管的机会。d.严格掌握手术指征,充分考虑手术的安全性、有效性和最终疗效,结合瘤体的部位、大小、患者临床表现和术中探查情况以及技术条件等综合考虑手术方式。

(2)介入治疗

①方法:采用 Seldinger 技术行肝动脉插管造影,先了解血管瘤的数目、大小、位置、染色特征及血供情况,再超选插管至血管瘤的供血支,将栓塞剂与血管硬化剂经肝动脉注入瘤体血窦后填充并滞留其中,达到破坏血窦内皮细胞和闭塞瘤体血窦的作用。

常用的栓塞剂有碘化油、鱼肝油酸钠、无水乙醇、平阳霉素、尿素、TH 胶、明胶微粒、真丝微粒等以及多种组合应用。

此外,栓塞治疗对于需要进行外科手术的患者,术前一定范围的肿瘤栓塞对于减少术中出血也有一定的意义。

②风险防范:栓塞的严重并发症如肝坏死、纤维化、胆管坏死、胆管狭窄、肝内胆汁瘤、肝脓肿、死亡,以及严重疼痛、发热等栓塞后并发症,都与肝内胆管血供特点相关——如不适当地从肝动脉注入硬化剂后将使肝内胆管毁损、同时引起左右肝管的硬化与闭塞;此外与采用强烈的血管硬化剂作为栓塞剂、肝巨大血管瘤等也密切相关。选择适当病例、采用温和缓慢的平阳霉素碘油乳剂作为栓塞剂等可避免栓塞后严重并发症的发生。目前,经肝动脉栓塞治疗在血管瘤治疗中的应用价值尚未达成共识,应慎重实施;对于巨大肝血管瘤应视为禁忌证。

（3）其他治疗方法：如射频消融术（可经皮、经腹腔镜或经开腹等），经皮注射疗法（采用无水乙醇、鱼肝油酸钠、平阳霉素、放射性核素等），经皮冷冻消融及放射治疗。这些治疗中的风险防范是避免出血、远离大血管与胆管、超声监测硬化剂避免周围组织及管道内渗漏与蔓延、注入硬化剂每次剂量不宜过大等。

二、肝细胞腺瘤

（一）概述

肝腺瘤是一种比较少见的肝脏良性肿瘤，有学者将其分为先天性和后天性两种。先天性肝腺瘤可能与胚胎期发育异常有关，多见于婴幼儿病例。后天病例可能和肝硬变、肝细胞结节性增生密切关系，但近年来认为本病的发生和口服避孕药有密切关系。文献报道肝腺瘤几乎全部发生于女性；有报道，避孕药中所含的乙烯雌二醇甲酯与肝腺瘤的发病增多有关。但德国学者 Heinemann 等经过 7 年的多中心调查研究发现，长时间服用口服避孕药并未增加肝细胞腺瘤的发病率，因此本病发生的真正原因不明。

（二）病理生理

根据细胞来源不同可分为肝细胞腺瘤（肝腺瘤）、胆管细胞腺瘤（胆管腺瘤和胆管囊腺瘤）即混合腺瘤。肿瘤呈圆形或椭圆形，多为单发（占 70.3%），亦可多发（占 29.7%），多见于肝右叶，大多位于肝实质内逐渐向肝表面凸出。多数肝腺瘤有完整的包膜，少数无包膜者容易发生恶变。与周围组织分界清楚，质地较硬、颜色较周围组织稍淡，呈灰色、黄色或棕黄色。瘤体直径可从 1cm 至 20cm，Edmondson 报道的最大腺瘤直径为 38cm，重 2700g。显微镜下显示，肝腺瘤由类似正常的肝细胞或胆管细胞组成。肝细胞腺瘤在显微镜下可见瘤细胞与正常肝细胞相似，细胞呈多边形，排列成索状，细胞索之间有毛细血管，瘤细胞大小不等，细胞核亦大小不等，数目不一，胞质偶见空泡。胆管细胞瘤多位于肝包膜下，很少有包膜，多呈灰白色小结节，瘤细胞排列成小管状，细胞呈立方形或柱状，部分病例管腔扩张成为囊腺瘤，可发生恶性变。胆管囊腺瘤在切面上可见许多大小不等含澄清液体或黏液的囊，囊壁衬复方柱状或高柱状上皮细胞，胞质呈细颗粒状、淡染、胞核的大小和形状相当一致，位于细胞中央。混合瘤是肝腺瘤和胆管腺瘤两者同时存在于一体的腺瘤，一般多见于儿童。

（三）检查

1.血清学检查

肝功能多正常，甲胎蛋白（AFP）阴性。

2.B 型超声检查

对判断肿瘤的部位、大小及内容物有一定帮助。

3.CT 检查

可见肿瘤边界清晰，有完整包膜。增强后表现为均匀强化，边界清楚可见。

4.放射性同位素[67]Ca（镓）扫描

在肝癌多为放射性浓聚，而在肝腺瘤多表现为放射性稀疏区或缺损。

（四）临床表现

肝腺瘤发展慢，病程长。临床表现随肿瘤大小、部位以及有无并发症而不同。肿瘤体积小者可无任何症状,当肿瘤增大压迫正常肝细胞或影响邻近器官的功能时,可出现上腹部胀痛不适、恶心、纳差和上腹牵拉感等症状,约 1/3 的患者上腹部可触及表面光滑、质硬的肿块。随着肿瘤的增大,其中心部可发生坏死和出血,其主要临床表现为急腹症。瘤内出血者,常有发作性右上腹痛、发热,偶有黄疸或寒战,右上腹肌紧张、压痛,白细胞计数及中性粒细胞增高等表现。肿瘤破裂引起腹腔内出血者,突发右上腹剧痛,心慌、出冷汗,腹部有压痛、反跳痛等腹膜刺激症状,严重者可出现休克。

(五)诊断

本病的术前诊断比较困难。育龄妇女长期口服避孕药后,发现缓慢增大的肝脏肿块应警惕本病。放射性核素肝扫描和 B 超显像能检出 80%～96% 的病例,是首选检查方法;肝动脉造影几乎能证实全部腺瘤。经皮肝穿刺活组织检查易引起出血,应属禁忌。经纤维腹腔镜高频电凝活检或剖腹活组织检查有助于肝腺瘤的定性诊断。

(六)鉴别诊断

本病主要和肝癌相鉴别,肝腺瘤易误诊为原发性肝癌,特别是肝细胞腺瘤与分化好的肝细胞癌在组织形态上极为相似,有时病理报告上也可出现误差,但前者发展慢、病程长、自觉症状轻、全身状况较好,特别是预后较好等,可资鉴别。结合甲胎蛋白阴性,CT 表现为边界清晰、均匀强化的特点以及放射性扫描表现为放射性稀疏区或缺损,一般可以鉴别。但有些病例需要依靠剖腹探查,才能做出明确的诊断。肝穿刺活检会引起腹腔里出血,宜慎重采用。

(七)治疗

原则上应尽早剖腹探查,手术切除。常用的手术方法:

1.肿瘤切除术

肿瘤侵犯部分肝脏时,可连同部分肝组织楔形切除。肿瘤近第一、二肝门,不能将其完整切除时,可行肿瘤囊内剥除术,但术后易复发。不能除外恶性者,尽量不采用此手术。

2.肝叶切除术

肿瘤侵犯一叶或半肝时,可行肝叶或半肝切除,但全身状况欠佳,有肝硬化者行肝叶或半肝切除术要慎重。

3.肝动脉结扎术

肿瘤位于第一、二肝门的深位,邻近较大的血管和胆管或肿瘤与邻近器官紧密粘连不易分离而无法切除肿瘤时,可结扎肝固有动脉或一侧的肝动脉,以减少肿瘤的血供和防止破裂出血。

三、肝胆管良性肿瘤

肝胆管囊性肿瘤(BCTs),可发生于肝内外胆管任何部位。呈球形,外表光滑,直径为 2.5～25cm,多在 10cm 以上。中年女性多见。影像检查的广泛普及使肝囊性病变的检出率明显提高。胆管囊腺瘤及囊腺癌是少见的肝恶性上皮性肿瘤,约占肝囊性病变的 5%,肝恶性肿瘤的 0.41%,BCTs 有恶变可能需要手术切除。BCTs 包括胆管囊腺瘤(BCA)及胆管囊腺癌(BCAC)。BCAC 是一种少见的肝恶性肿瘤。Ishak KG 首次报道了 6 例 BCAC 病例。目前,世界上多为个案报道,缺乏大规模的综合性研究。

(一)发病机制

目前胆管囊性肿瘤起源于胆道的具体机制尚不明确。有研究认为囊腺瘤是先天性的胆管畸变错构、肝内胆管囊肿恶变或胚胎时期异位胆囊发展而来。

(二)病理

1.大体表现

BCTs 大部分位于肝内,极少位于肝外。常为单发的巨大囊性病变,被较厚的纤维组织包裹,含有多个与胆管不相通的囊腔。囊壁明显增厚、界限清晰,可见附壁增生结节。有研究者统计 9 例 BCAC 的病理结果显示:2 例为单房,7 例为多房;病变直径为 4.5～18.5cm,平均 11.8cm;6 例位于左半肝,3 例位于右半肝;6 例腔内为黏液,1 例为血性液体;囊腔内均可见菜花样附壁结节,其中 5 例局限在囊腔内部,另外 4 例呈浸润性生长,突破纤维囊壁侵犯肝实质及相邻膈肌。

2.镜下表现

对于 BCAC,镜下可见分化良好的乳头状囊腺癌细胞,其间可见纤维血管基质。癌细胞为立方形或柱状,细胞核分层及有丝分裂象明显。囊壁富含疏松的纤维组织、炎性细胞浸润及充满含铁血红素的巨噬细胞。肿瘤细胞可表现为不同程度的周围浸润,如向邻近的肝窦、淋巴结、神经的浸润。按照肿瘤是否向周围侵犯及临床预后的不同特点,有学者将 BCAC 患者分为两型。①非浸润型:无周围肝实质及器官的浸润,术后 3 年生存率 80%(4/5);②浸润型:肿瘤侵犯周围脏器包括膈肌、肝组织,术后 1 年生存率 75%,3 年生存率 0。但是两者的免疫组织化学及病理学特点没有明显差异。上述分型有利于准确诊断、决定治疗方案及预后的评估。非浸润型 4 例患者术后无肿瘤复发,提示囊腺癌增厚的囊壁能够限制肿瘤细胞的转移,实施适当的外科手术可使患者长期存活。浸润型有 3 例术后存活超过 1 年,优于肝内胆管细胞癌(平均存活 7 个月)。肝内胆管囊腺癌的病理特点与肝内胆管癌相似,如可出现 CEA、TPA 及 CA19-9 的阳性染色等。肝内胆管癌组织的 CEA 染色明显强于正常胆管,肝内胆管囊腺癌也表现出类似特点。CEA 染色及分布明显强于正常胆管细胞是与肝内其他囊性病变相鉴别的要点。

(三)诊断

胆管囊腺瘤好发于中年女性;囊腺癌好发于 60 岁左右女性。患者平均年龄 55 岁(25～67 岁),男女比例为 2:1。

1.症状与体征

BCTs 进展缓慢,囊肿较小时无明显不适,均为偶然发现。症状取决于病变大小、位置。腹部包块、腹胀伴腹痛为最常见症状。患者通常不伴有肝硬化及肝内胆管结石;胰、肾均不伴囊性病变。此外,肿瘤恶变可以导致水肿、黄疸。如果肿瘤增长迅速或伴有囊内出血、感染可引起新发症状如腹痛加重、寒战及发热等。

2.化验检查

无特异性肿瘤标记物能够确诊 BCTs。有研究显示,BCAC 患者术前碱性磷酸酶(ALP)、天门冬氨酸氨基转移酶(AST)明显升高且有统计学意义。虽然 CA19-9 在 BCAC 组高于

BCA 组但没有统计学差异。抽取胆管囊性肿瘤囊液进行分析发现肿瘤标记物 CEA 水平升高。只在个别 BCAC 患者囊液中观察到了不典型细胞,且没有特异性。

3.影像学检查

(1)超声表现:腹部多普勒超声为首选检查手段,不仅能够发现肝内无回声团块,内有乳头状突起或者低回声团块伴分隔囊腔,而且可以测量囊壁厚度,甚至探查膈膜血流。

(2)CT:BCTs 好发于左半肝,原因是肿瘤起源于胚胎时期的胆囊。多表现为单发囊肿,有学者观察 7 例 BCAC 全部为单发性囊肿。囊液密度一般<30Hu,但每个囊腔的密度可以不同,取决于囊内物质如:黏液、血浆、出血坏死物等。既往研究表明 BCTs 的影像学特点为大囊肿有分隔、多个囊腔、囊壁增厚、钙化不规则;囊腔内可见附壁结节或乳头状突起;增强扫描时囊壁无明显强化;膈膜及囊腔内附壁结节明显强化。由于 BCTs 的压迫可导致肿瘤远侧肝内胆管扩张。CT 不仅能够评价肿瘤的位置、大小,还有助于决定手术方式。

(3)MRI:T_1 加权像显示囊腔低信号;T_2 加权像显示囊腔高信号。如肿瘤出血则 T_1 加权像表现为高信号。一般来说,BCA 与 BCAC 单纯从影像学上很难鉴别。

(4)PET/CT:糖代谢显像剂[18]氟-脱氧葡萄糖(^{18}F-FDG)可以通过观察组织内 FDG 摄取量确定其占位病变的性质,恶性肿瘤高摄取 FDG 是因为高表达的葡萄糖转运受体、高水平的己糖激酶和低水平的葡萄糖-6-磷酸化酶等因素导致 FDG 聚集并滞留在肿瘤细胞内从而使肿瘤细胞得以显像,且恶性肿瘤 FDG 摄取量明显高于正常组织及良性病变。有文献报道了 PET/CT 诊断肝内胆管囊腺癌的特点,但均为个案报道,尚需积累临床资料。

4.穿刺化验检查

文献表明,囊液 CEA、CA19-9 水平有助于确诊 BCTs。但也有学者认为囊液 CEA、CA19-9 的诊断不够精确,穿刺过程中有导致肿瘤转移的风险,因此术前不行细针穿刺囊液生化及病理检查。此外囊液肿瘤标记物数值偏差较大。术前囊液分析较少,大部分数据为术中超声定位细针穿刺获得,且需要稳定的试剂、浓度及操作,才能获得比较客观的结果。83.3% 的 BCTs 及 75% 的单纯肝囊肿 CEA、CA19-9 浓度均可超过正常值,而只有 50% BCAC 的 CEA 明显升高,可见 CEA 及 CA19-9 的特异性均较差。血浆与囊液的肿瘤标记物浓度无相关性。囊液的细胞学检查极少获得阳性结果。还有研究报道,术前 7 例 BCAC 患者进行了肝脏细针穿刺活检病理检查,其中 3 例发现恶性肿瘤细胞但没有特异性,仅有 1 例在超声定位下穿刺后诊断为BCAC。因此认为囊液穿刺细胞、生化检查对诊断及良恶性的判定无明显帮助。

(四)治疗

一旦诊断为 BCTs 即应该施行外科手术完整切除囊肿。根据肿瘤的部位及大小行肝叶切除或不规则切除。

相对于原发性肝癌及肝内胆管癌而言,BCAC 远处转移少见,预后较好。也有文献总结 9 例 BCAC 患者的治疗及结果:肝叶切除者 5 例;囊肿及肝组织不规则切除者 2 例;1 例未手术仅行药物化疗;1 例开腹探查时发现囊腺癌已经广泛转移未进一步手术;3 年生存率为 50%。Jeong Kyun Seo 等研究了 20 例 BCTs 患者,其中囊腺瘤 13 例,囊腺癌 7 例。9 例(69.2%)囊腺瘤患者在确诊后 1 年内行手术治疗;所有囊腺癌患者确诊后 1 个月内均行手术治疗。平均随访 29 个月后,1 例 BCAC 患者因腹腔转移死亡,其余患者均无复发转移。随访 13 例 BCA

患者平均 78.5 个月(18～118 个月)没有发现 BCA 恶变为 BGAC。但 Ishak 将肝内胆管囊腺瘤与囊腺癌对比后，认为囊腺癌是由囊腺瘤恶变而来的。

(五)诊疗风险的防范

1.诊断方面

(1)胆管囊腺瘤与胆管囊腺癌的鉴别诊断：出现上腹胀痛、腹部包块、发热、黄疸等症状；超声及 CT 检查发现肝囊性占位性病变；囊肿壁厚，可见膈膜将其分为多个囊腔，膈膜内可有钙化、增强 CT 扫描可被强化，如符合上述特点可以诊断为 BCA。

有研究显示，85.7% 的 BCAC 有附壁结节，明显高于 BCA 组($P<0.01$)；BCAC 囊液密度不均、合并肿瘤远侧肝内胆管扩张比例均高于 BCA。单变量 Logistic 回归分析显示附壁结节、合并胆管扩张是肿瘤恶变的危险因素。但也有学者认为附壁结节、胆管扩张的存在与 BCAC 的相关性尚存在争议。

(2)与其他囊性占位的鉴别诊断

①单纯性肝囊肿：肝单纯性囊肿与 BCTs 的大小没有差别。单纯性肝囊肿囊液为浆液性清亮液体；BCTs 囊液富含蛋白、黏液、胶冻样物质，甚至出现血水、脓液。通常 BCTs 与单纯性肝囊肿容易鉴别，但个别肝囊肿影像学特点类似于胆管囊腺瘤，容易被误诊为 BCTs。有文献总结了 4 家医院的病例资料，比较 20 例 BCTs 及 19 例类似 BCTs 的单纯性肝囊肿特点后发现，BCTs 出现临床症状的比例高于单纯性肝囊肿；附壁结节、肝左叶囊肿、ALP 升高提示 BCTs 的可能性较大。此外还观察到 65% 的 BCTs(13/20)可见合并肝内胆管扩张。

②肝脓肿：肝脓肿液化坏死也可以表现为囊性病变，但通常有感染中毒症状并且在短期内有明显的影像学变化，即从实性占位变为囊性占位。20% 的肝脓肿可见气液平面，是特征性变化。此外肝脓肿周边水肿带早期强化也有别于 BCTs。

③肝包虫病：常有牧区居住史，腹部平片可见右季肋区明显钙化灶，超声可见单囊或多囊，CT 见囊腔内密度不均，条索状结节状钙化。结合包虫皮试实验可鉴别此病。

④囊性转移瘤：大部分肝转移瘤为实性，如果肿瘤生长过快可部分或全部囊变，常见于神经内分泌肿瘤、肉瘤、黑色素瘤等。囊性转移瘤其囊壁亦不规则，厚薄不均，有时也可以见到壁结节，增强扫描也可见囊壁及壁结节的强化，与胆管囊腺癌相似。但转移瘤常为多发，大小不一，瘤周水肿，无纤维组织分隔，细针穿刺结合原发肿瘤病史不难鉴别。

2.治疗方面

BCTs 患者多不伴有肝硬化等慢性肝病，因此，手术可切除性较高，可行囊肿及邻近肝组织不规则切除或肝叶切除术，文献均未提及附加局部淋巴结清扫。除术中发现肿瘤晚期远处转移者外，大部分 BCTs 患者手术后预后良好。

胆道引流不仅可以缓解症状，而且可以为进一步明确诊断提供有效帮助。精确定位对于肝内胆管囊腺瘤治疗策略的制定至关重要，完整切除肿瘤是最佳治疗方案，可有效防止其复发；全肝多发囊腺瘤可以通过分期处理得到较好的短期疗效。

但应在诊断时注意与肝囊肿、囊性转移瘤、肝脓肿的鉴别。后几种疾病的治疗与肝内胆管囊性肿瘤的治疗存在明显差别，预后也存在很大不同。

四、肝脏局灶性结节性增生

（一）概述

肝脏局灶性结节性增生（FNH）是一种少见的来源于肝细胞的良性肿瘤。因缺乏典型临床表现和影像学特征及特异血清学检查，临床确诊十分困难，尤其是与肝癌常难以鉴别。由于 FNH 通常没有症状及并发症，也无恶变的可能，一般情况下只需随访观察，只有在诊断不明确或者有症状时才需手术切除。因此临床医师往往对 FNH 认识不足，当并发严重并发症时，导致诊断及治疗不及时。

（二）流行病学

肝脏局灶性结节性增生约占所有肝脏原发肿瘤的 8%，在人群中的患病率约为 0.9%，多见于青年女性，单发者居多，男女之比为 2.3∶1，年龄为 5.5～68 岁，平均 35.2 岁。

（三）病因

其病因尚未完全清楚，一般认为本病是因肝动脉畸形造成局部肝组织血流过度灌注，继发引起局部肝细胞的反应性增生所致，也可能与服用类固醇性药物有关。

（四）病理

2/3 的 FNH 为单结节实体型，1/3 为多结节型，直径多为 1～3cm，平均 4.7cm，偶可大于 15cm。结节多位于肝包膜下，偶呈向肝脏表面凸出的带蒂结节，但也可位于肝实质深部，周围肝组织常无肝硬化。切面结节略呈棕黄色或灰白色，质较硬，呈不规则分叶状，以出现中央性灰白色星状或放射状纤维瘢痕为特征。镜下病灶由增生的肝细胞性结节构成，细胞无异型性，呈 1～2 层肝细胞板排列，仍存在血窦内皮细胞和 Kupffer 细胞，无正常门管区结构，结节之间可见星状瘢痕分隔。典型的星状瘢痕由增生的纤维组织、薄壁小静脉、厚壁肝动脉、增生小胆管以及数量不等的淋巴细胞构成，为重要的诊断依据。FNH 组织边缘常可见到大的或中等大小的厚壁动脉血管。CD34 染色可有两种阳性形式，一种为局灶型，仅在纤维瘢痕两端的肝组织内出现少量微血管染色；另一种为弥漫型，类似"肝细胞癌型染色"，需注意鉴别。PCNA 染色显示肝细胞为弱阳性，表明其增生活性并无异常增高。

FNH 无发生恶变的报道。鉴于纤维板层型肝细胞癌有时会呈现类 FNH 样瘢痕，因此，对疑有 FNH 癌变的病例应首先排除纤维板层型 HCC 和高分化 HCC 的可能性。

（五）诊断

1.MRI 诊断

FNH 具有特异性，典型者不难做出诊断。在 T_1 加权像上为略低信号，T_2 加权像呈略高信号或等信号，病灶中心如存在瘢痕，T_1 加权像为低信号，T_2 加权像为高信号，说明瘢痕内水含量较多。增强扫描，中央"星芒状"瘢痕可持续强化。在 T_1 和 T_2 加权像上的等低及等高信号也可能与实际应用的 MR 场强大小不同有关，不同脉冲系列也有影响。

2.超声诊断

FNH 的声像图表现与其大小有关。3cm 以下者诊断符合率较低，超声介入细胞学检查可以弥补超声图像的不足，具有重要的诊断价值。

（六）诊断标准

（1）是较少见的肝脏良性病变，发病较肝腺瘤常见。

（2）常在腹部非特异症状影像检查时发现，50％～90％病例偶然发现。

（3）本病与服用避孕药无明显关系。

（4）发生破裂、出血、门静脉高压等并发症罕见。

（5）本病为非癌前病变。

（6）10％～20％患者为多灶性。

（7）5％～10％伴有肝血管瘤。

（8）B超、CT、肝动脉造影有定位诊断价值。

（9）磁共振成像在病灶中心出现瘢痕为本病特征。

（10）肝放射性核素扫描可见，胶体金在中心集聚，亦为区别肝腺瘤的特征。

（七）治疗

手术切除是FNH的有效的首选治疗，一般认为FNH不发生癌变，有学者主张对明确诊断为FNH的无症状者，可以保守治疗，严密随访。我们认为基于以下理由仍应积极采用手术治疗：①FNH较少见，影像学难于定性，最后的诊断仍须病理学判断，在鉴别诊断上仍有一定的困难，误诊率较高。特别是在影像学上无法与肝脏恶性肿瘤相鉴别时，可避免延误治疗。②患者年龄较轻或肿瘤较大，在日常生活中可能引起破裂出血者。③患者有明显症状且精神负担较重者。④手术疗效肯定，术后随诊无复发。对于有手术禁忌或肿块巨大不适宜手术治疗的患者，可采用肝动脉栓塞，使肿块缩小，但仍须严密观察，定期随诊。

第五节　肝脏外科疾病超声诊断

一、肝血管瘤

（一）概述

肝血管瘤是肝内最常见的良性肿瘤，发病率约为0.4％～20.0％，尸检发现率0.35％～7％。30～50岁女性多见，男女发病率比例为1∶6～1∶10。

肝血管瘤以海绵状血管瘤最常见.一般认为是血窦发育异常所致。直径从数毫米到数十厘米不等，可发生于肝脏任意部位。肉眼观察呈紫色或蓝色，质地软，断面呈海绵状，由大小不等的血窦组成，血窦内含大量暗红色静脉血。镜下血窦壁内衬单层内皮细胞，南厚薄不一的纤维分隔开，血管腔内有新鲜或机化血栓。可退行性变，内部出现纤维瘢痕组织及钙化灶。

一般生长缓慢，较小时无任何临床症状，当肿瘤增大到一定程度少数可出现上腹部不适和隐痛。肝血管瘤内血栓反复形成，造成肿瘤肿胀，可引起肝包膜牵拉产生胀痛。最严重的并发症是瘤体破裂，但很少发生。患者多在健康体检或因其他疾病就诊时偶然发现，血清肿瘤标志物、肝功能等实验室检查一般正常,确诊主要依据影像学,穿刺活检已不再被认为是禁忌,但包膜下的血管瘤穿刺需要注意出血风险。

对于体积较小的肝血管瘤而又无任何症状者,一般可不需特殊治疗,如有增大趋势或者位于肝包膜下,有大出血可能,危及生命,应早早治疗。目前治疗方式主要包括外科治疗、动脉栓塞治疗、射频消融等。

(二)普通超声

1.灰阶超声

(1)肝脏形态、大小多正常。但位于包膜下的小血管瘤和直径大于 5cm 的血管瘤常使肝脏变形。肝实质回声多无异常,合并脂肪肝及肝硬化时则出现相应的改变。

(2)单个或多个病灶。大小不等,直径 1cm～3cm 者多见,最大的可达 60cm。

(3)病灶形态多呈形态圆形或椭圆形。直径大于 5cm 的血管瘤形态上可能变得不规则,甚至呈分叶状。

(4)肿瘤边界多清晰,病变周围多见薄的高回声环绕,肿瘤藉高回声环与周围肝组织区分,呈"浮雕样"。该征象特异性极高,是鉴别诊断的重要依据。较大血管瘤边界开始变得不清,周围高回声环不完整或厚薄不一致。

(5)部分可见到周围的小血管直接进入病灶内部,呈现"边缘裂隙征"。瘤内血窦较大时,内部甚至可见缓慢流动的云雾状回声。瘤体后方回声轻度增强。

(6)位置表浅或较大的血管瘤在探头加压时瘤体形态改变,放松后则恢复原状。

(7)随访观察短期内无明显增大迹象。

(8)根据病变大小、扫查方向、病灶深度及肝脏背景的不同,可表现为不同回声;甚至同一血管瘤不同时间扫查或瘤内的血流充盈状态不同时,可表现回声不同,动态观察对明确诊断有一定的意义。肝血管瘤的回声类型主要分为以下四种:

①高回声型:最常见(占 50％～60％),内部回声均匀致密,可见散在的管道状或点状无一低回声区,呈"筛网状"分布。多见于直径＜3cm 的血管瘤。

②低回声型:较少见,占 10％～20％。多见于中等大小或合并脂肪肝的血管瘤,其内部以低回声为主,周边常有条索状高回声环绕,呈花瓣状或浮雕状改变。后方回声可轻度增强。内部亦可呈"筛网状"分布。合并脂肪肝时也多呈低回声。

③混合同声型:常见于较大的血管瘤,瘤内含有高回声、等回声、低回声、无回声等多种组合的同声,呈网格状或蜂窝状改变,分布不均匀,同声强弱不等。

④等回声型:少数,超声较易漏诊。仔细观察瘤体周边的环状高同声有可能得以辨认,但多系偶然发现。

⑤无回声型:非常少见,占 1％～2％。表现类似囊肿,但透声略差。

血管瘤内部同声类型是瘤内血管腔、血管壁及血管间隙之间纤维隔的多少和厚薄的综合体现。内部若发生栓塞、血栓形成、纤维化、钙化等改变时,则同声更复杂。

2.彩色多普勒超声

肝血管瘤内尽管血窦丰富,但血流速度较低,因此较小血管瘤或深部血管瘤彩色多普勒超声常难以测出其内部的血流信号,检出率约为 10％～30％。

部分血管瘤内部及周边可见星点状或短棒状的血流信号,随着血管瘤增大检出血流信号概率增加。

脉冲多普勒显示动脉性血流,峰值流速一般低于 40cm/s,阻力指数多小于 0.60。

少数直径小于 2cm 的血管瘤内部可见极其丰富的血流信号,并测出高速血流信号。

(三)超声造影

肝血管瘤典型造影表现为动脉期周边快速结节状高增强,增强时间早于或等于周围肝实质,门静脉期及延迟期逐渐向心性充填,增强持续至延迟期,体积较小的病灶可以充填至全瘤增强,大部分病灶延迟期仍为部分充填,可能与病灶内部纤维化、出血、血栓形成有关(图 3-1~图 3-3)。

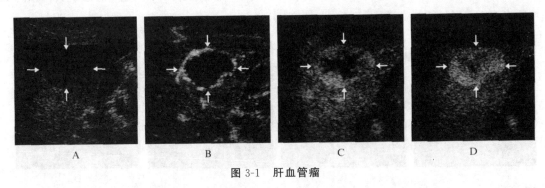

图 3-1　肝血管瘤

A:灰阶超声表现为低回声,周边见环形高回声;B:超声造影动脉期(14s)呈典型的周边快速结节状高增强;C:门静脉期(60s)呈逐渐向心性充填;延迟期(120s)呈持续增强,几乎全瘤增强。

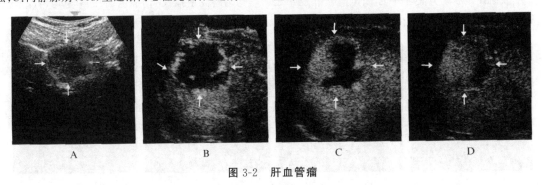

图 3-2　肝血管瘤

A:灰阶超声表现为低回声,周边见环形高回声;B:超声造影动脉期(21s)呈典型的周边快速结节状高增强;C:门静脉期(62s)呈逐渐扩大的向心性增强,部分充填;D:延迟期(121s)仍为部分充填。

其他少见的增强模式有动脉期全瘤高增强,多见于少数直径小于 2cm 的小血管瘤,门静脉期及延迟期持续增强,病灶被完全或部分充填,呈高增强或等增强(图 3-4)。

此外,在延迟期后半部分少数血管瘤亦可表现为低增强,可能与造影剂逐渐廓清有关,需与恶性肿瘤延迟期的低增强相鉴别(图 3-5)。少数较小高回声血管瘤也可表现为三期持续低增强。

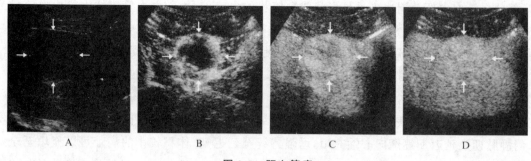

图 3-3　肝血管瘤

A:灰阶超声表现为低刮等同声,周边见环形高回声;B:超声造影动脉期(14s)呈典型的周边快速结节状高增强;C:门静脉期(68s)增强范同呈逐渐向心性扩大,部分充填;D:延迟期(137s)全瘤增强,呈等增强。

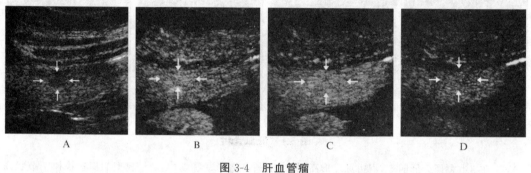

图 3-4　肝血管瘤

A:灰阶超声表现为低回声;B:超声造影动脉期(22s)旱均匀略高增强;C:门静脉期(56s)旱均匀等增强;D:延迟期(127s)呈均匀等增强。

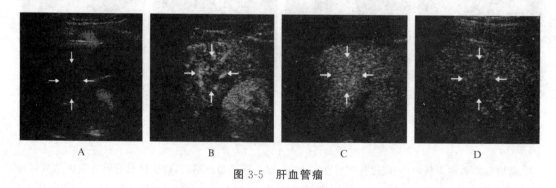

图 3-5　肝血管瘤

A:灰阶超声表现为等回声.周边见环形高回声;B:超声造影动脉期(26s)呈稍高增强;c:门静脉期(43s)呈略高增强;D:延迟期(303s)呈略低增强。

(四)鉴别诊断

1.肝局灶性结节增生(FNH)

普通超声鉴别肝血管瘤与 FNH 有一定的困难。典型血管瘤动脉期呈特征性的周边结节状高增强,容易与 FNH 相鉴别。当肝血管瘤表现为动脉期全瘤增强模式时,与 FNH 鉴别存在困难。大部分 FNH 呈动脉期快速高增强,门静脉期及延迟期持续高增强,而肝血管瘤全瘤增强时,增强慢于 FNH,强度低于 FNH。FNH 特有的轮辐状增强、中央瘢痕也可帮助鉴别。

2.肝硬化再生结节

在肝硬化背景下普通超声对较小的高回声、等回声肝血管瘤的诊断较为困难,难以与肝硬化结节鉴别。肝硬化再生结节超声造影一般三期均为等增强。

3.肝局灶性脂肪缺失

低回声型血管瘤应注意与局灶性脂肪缺失相鉴别。后者在超声造影上通常表现为三期等增强,一般可明确诊断。

4.肝内恶性肿瘤

典型的肝血管瘤与肝内恶性肿瘤鉴别不难,后者多有门静脉期或延迟期低增强,而肝血管瘤在这两个时相多为等增强。血管瘤动脉期的周边结节状增强也可帮助鉴别。

(五)临床价值

肝血管瘤的诊断要点如下:①肝内实性结节。②病灶内部管道状或点状无一低回声区,呈"筛网状"分布。③病变周围高回声环,呈"浮雕样"改变。④彩色多普勒超声见低阻动脉性血流或稀少血流。⑤超声造影动脉期呈周边结节状高增强,门静脉期和延迟期增强范围向心性扩大,持续增强。如符合以上几条,诊断敏感性及准确性可达到95%以上;如随访1年以上无变化,基本可以明确诊断。

典型的肝血管瘤超声诊断不难。但有以下几种情况需要注意:

(1)合并慢性肝病或肝硬化时,高回声肝血管瘤应注意与高回声的硬化结节或高回声型HCC鉴别。内部"筛网状"回声、周边高回声环及"浮雕样"改变可资鉴别。如不能明确,建议超声造影或血清肿瘤标志物检查。

(2)合并脂肪肝时,高回声型肝血管瘤应注意与局灶性脂肪变性鉴别;低回声型血管瘤应注意与局灶性脂肪缺失、HCC、肝转移瘤等鉴别。

(3)较大肝血管瘤当边界不清、形态不规则时应注意与肝内恶性肿瘤鉴别。

(4)如超声造影仍无法区分,可先考虑进一步增强CT、MRI检查,亦可超声引导穿刺活检证实。

二、肝局灶性病变

(一)肝囊肿

1.病理与临床

肝非寄生虫性囊肿是一种良性病变,多为潴留性、先天性或老年退行性变,肝囊肿生长缓慢,可为单个或多发,以多发多见。

2.超声表现

(1)二维超声:较小的肝囊肿可不引起肝形态变化,较大的肝囊肿可使肝局限性膨大,靠近肝被膜的肝囊肿常常有肝局限性隆起。囊肿多为圆形或椭圆形,囊壁光整菲薄,囊内一般呈无回声,后方回声增强,常伴有侧方声影。囊肿较小时也可表现为两条短亮线而侧壁显示不清。囊肿合并感染或出血时囊腔内可见微弱点状回声,并可随患者体位改变而移动,这点可以与实性肿瘤相鉴别。

（2）多普勒超声：肝囊肿内部无血流信号，少数于囊壁可见短线状血流。

3.鉴别诊断

肝囊肿合并感染时与肝脓肿鉴别困难。

4.临床价值

肝囊肿超声声像图特征典型，超声诊断简便，诊断准确度高，优于其他影像学检查。

（二）肝脓肿

1.病理与临床

肝脓肿是由于阿米巴原虫或细菌感染引起，一般的病理变化过程为：炎症、部分液化坏死、脓肿形成。细菌性肝脓肿由化脓性细菌侵入肝所致，常伴有典型临床症状，以恶寒、高热、右上腹痛、肝大和肝区压痛为主要症状和体征，可分为单发性和多发性，实验室检查可见白细胞和中性粒细胞增高。阿米巴性肝脓肿多发生于阿米巴痢疾后，阿米巴的溶组织酶直接破坏肝细胞和原虫大量繁殖阻塞肝静脉等造成肝组织梗死形成，临床症状不典型，多为单发于肝右叶，脓腔较大，脓腔内充满褐色黏稠坏死物质。

2.超声表现

不同病程阶段肝脓肿声像图有不同表现。

（1）病程早期：脓肿尚未液化，声像图表现为局部低弱回声区，周边常有稍高回声环绕，病变不规则，边界模糊不清。病灶内部及周边有点状或条状彩色血流信号，脉冲多普勒可探及动脉血流信号，且多为低阻力指数。

（2）病程进展：脓肿部分开始液化，液化不全，声像图可见液化区呈无回声，后方回声轻度增强，有时也可表现为蜂窝状结构，脓肿边界清楚但边缘不光滑。液化区内无彩色血流信号，未液化区域有少量点状或条状彩色血流信号，脉冲多普勒可探及低阻动脉血流信号。

（3）脓肿形成期（典型肝脓肿）：脓肿轮廓清晰，脓肿液化范围较广，呈无回声区，其内有少许细小点状回声或斑块状回声，脓肿壁常较厚，内壁常不光滑呈"虫蚀状"，脓肿后壁和后方回声增强。若合并产气型细菌感染，还可见强回声气体回声。脓肿壁处偶可及少量彩色血流信号。

（4）脓肿吸收期：脓肿无回声区逐渐缩小，可见边界清晰的回声减低区，也可见稍高斑块状回声，局部血流信号逐渐回复。

（5）慢性厚壁肝脓肿：脓肿无回声区内多有不规则团状或点状高回声，由于脓肿壁肉芽组织形成，与周围组织炎性粘连，导致脓肿壁厚而不光滑，回声较强，有时可伴有钙化，表现为强回声伴后方回声衰减。

典型脓肿常有伴发征象，如右侧膈肌活动受限和右侧胸腔反应性积液等。

3.鉴别诊断

阿米巴肝脓肿与细菌性肝脓肿声像图表现相似，难以区分，但阿米巴肝脓肿起病多较缓和、隐匿，多为单个位于肝右叶，且较大，致肝增大明显，阿米巴肝脓肿壁较细菌性肝脓肿壁薄，脓液内有细小均匀点状弱回声，脓腔内无气体样强回声，偶可在脓肿壁上见彩色血流信号。

肝脓肿声像图表现与脓肿的病理过程有关，某一次超声检查常只反映脓肿病程中某一阶段的声像图变化，而各个阶段的病理变化特征不同，肝脓肿声像图表现复杂。因此，在肝脓肿的诊断中密切结合病史、体征、治疗过程,进行动态观察。

4.临床价值

超声成像对典型肝脓肿诊断较为容易,并能实时引导对脓肿进行穿刺抽吸,做涂片或细菌培养,并注射抗生素治疗。

三、肝脂肪瘤

(一)概述

肝脂肪瘤是一种罕见的肝脏良性间叶性肿瘤。镜下是成熟的脂肪组织成分。直径从数毫米到十余厘米不等,无恶变倾向。患者无临床症状,多为偶然发现。肝脏脂肪瘤如出现明显增大,可手术切除治疗。

(二)普通超声

(1)灰阶超声多表现为肝内高回声肿块,与周围肝组织相比,回声水平明显增高,境界清晰,形态规则,内部回声均匀,有包膜。

(2)彩色多普勒超声病灶内部多无明显血流信号显示。

(三)超声造影

肝脂肪瘤超声造影表现仅见个案报道,无法对其增强模式做出总结。有报道称肝脂肪瘤在动脉期表现为均匀高增强,门静脉期及延迟期呈持续等增强。也有报道发现肝脂肪瘤在延迟期表现为低增强,类似恶性肿瘤的特征。

(四)鉴别诊断

1.肝脏局灶性脂肪浸润

普通超声常表现为楔形或不规则高回声区,边缘不清,无占位效应,有正常血管穿行于病灶中。超声造影时,病灶与周围肝组织相比呈均匀等增强表现。

2.肝血管瘤

肝血管瘤普通超声表现为内部"筛网状"回声、周边高回声环及"浮雕样"改变。超声造影表现为周边结节样高增强,增强范围向心性逐渐扩大。

(五)临床价值

超声检查对疾病诊断有一定的参考价值。由于肝脂肪瘤极为罕见,普通超声及超声造影表现仅为个案报道,须进一步总结经验。

四、肝细胞腺瘤

(一)概述

肝细胞腺瘤是一种罕见的良性肝脏肿瘤。本病原因未明,可能与长期口服避孕药有密切关系,多见于中青年女性。多无肝炎、肝硬化病史,绝经后妇女极少发生。男性肝腺瘤可能与糖尿病、糖原贮积症等有关。最近研究表明肝细胞腺瘤不是单一病变,而是一类具有特征性基因表达、病理改变和肿瘤生物学行为的病变。根据基因和病理学改变,分为炎性肝细胞腺瘤、核因子1α突变型肝细胞腺瘤、β-连锁蛋白突变型肝细胞腺瘤和"未分类"型肝细胞腺瘤(没有基因异常)四个亚型。

病变大小不一,大者可达 20cm 以上。包膜较完整,境界清楚。个别突出肝外有蒂。瘤体与正常肝组织间有纤维包膜分隔。炎性肝细胞腺瘤可见广泛的多形性炎性浸润、明显的窦样扩张淤血和厚壁动脉。核因子 1α 突变型有明显的肿瘤内肝细胞脂肪沉积,无门静脉成分或者细胞、细胞核异常,免疫组化特征是缺乏脂肪酸结合蛋白。β-连锁蛋白突变型的肝细胞具有细胞学异常如核质比增大、核异型、腺泡形成,与分化成熟的肝细胞癌鉴别困难。

患者大多无症状,偶有非特异性腹痛。由于肝细胞腺瘤具有出血和恶变潜能,常需外科手术治疗。出血可以发生于 20%～25% 的肝细胞腺瘤,直径大于 5.0cm 和包膜下的腺瘤更容易出血破裂。肝细胞腺瘤平均恶变率在 5%～10%,其中 β 连锁蛋白突变型恶变风险最高,炎性肝细胞腺瘤恶变风险约 10%,而核因子 1α 突变型几乎不会恶变。

(二)普通超声

1.灰阶超声

病灶大小 1cm～20cm,肝右叶多见。表现为圆形或类圆形病灶,境界清晰,可见包膜。内部回声多均匀,可表现为各种回声类型,20%～40% 为稍低回声,30% 为高回声,其余为等回声或混合回声。瘤体较大时可出现出血,此时内部回声不均匀,可见病灶内部及周围散在的无回声或高回声区。瘤体破裂时,腹腔内可见游离无回声区。

2.彩色多普勒超声

肝细胞腺瘤血供丰富.彩色多普勒见散在或短棒状分布血流信号,频谱多普勒可检出动脉性血流信号,流速和阻力指数均较低。

(三)超声造影

由于肝细胞腺瘤富含血供,动脉期多表现为均匀性高增强,早期内部可见血管结构。病变较大、内部出现出血坏死时,可表现为不均匀高增强。门静脉期及延迟期表现为持续性高或等增强。少部分病例延迟期消退至低增强。包膜多表现为细环状高增强,为此病较具特征性的表现。按其病理亚型又有以下特点:

1.炎性肝细胞腺瘤

动脉期表现为特征性的向心性高增强,门静脉期中央消退呈低增强,周边呈持续性环状高增强。

2.核因子 1α 突变型

动脉期等或稍高增强,门静脉期及延迟期呈等增强。

3.β-连锁蛋白突变型及未分类型

表现出肝脏良性占位的增强模式,但没有特异性。

(四)鉴别诊断

在做出诊断前应注意先排除其他疾病,腺瘤主要应与 FNH 及肝细胞肝癌(HCC)鉴别。

(1)FNH:FNH 常为等或稍低回声,内部回声较均匀,较少出现出血坏死。彩色多普勒检查典型者可见轮辐状血管。超声造影 FNH 具有特征性的动脉期轮辐状血管,呈离心性,均匀高增强,肝腺瘤则多为向心性增强模式。FNH 门静脉期及延迟期不消退,部分可见中央瘢痕。

(2)HCC:HCC 多合并肝硬化,结节周边可见低回声晕。超声造影典型者表现为快进快出,动脉期均匀或不均匀高增强,门静脉期及延迟期多呈低增强。腺瘤超声造影门静脉期及延迟期表现为持续性高或等增强,但有少数延迟期也表现为低增强,难以与肝恶性肿瘤相鉴别,此时应结合临床病史、肿瘤标志物及其他影像学检查,必要时行穿刺活检确诊。

(3)因为转归预后和治疗方法的巨大差异,需对各亚型的肝细胞腺瘤进行鉴别,其中内部呈均匀的高回声是核因子1α突变型肝细胞腺瘤的典型特征,超声造影动脉期向心性高增强是炎性肝细胞腺瘤的特征,β-连锁蛋白突变型及未分类型肝细胞腺瘤没有特异性的普通超声及超声造影表现,需要穿刺活检来明确诊断。

(五)临床价值

肝细胞腺瘤在西方国家多见,我国少见。灰阶超声和彩色多普勒超声表现缺乏特异性,典型超声造影表现有助于良性病变的诊断。

诊断要点有:①生育期女性。②有长期口服避孕药史。③肝内边界清晰、形态规则的实性肿块。④一般无病毒性肝炎和肝硬化病史。⑤超声造影表现特征性的向心性高增强模式,周边呈持续性环状高增强。门静脉期及延迟期表现为持续性高或等增强。有上述表现者应考虑本病的可能。如瘤内出现不规则无回声、突发上腹痛、腹腔有积液者更应高度怀疑此病。

应注意普通超声及超声造影表现无特异性,须结合患者年龄、性别、肝背景、临床表现、实验室检查及其他影像学检查等帮助诊断。必要时仍需通过穿刺活检予以证实。因为肝腺瘤具有出血和恶变潜能,存在手术指征,在排除了肝血管瘤、FNH等常见肝脏良性肿瘤的情况下,若考虑诊断为肝细胞腺瘤应建议患者手术治疗。

五、肝局灶性结节增生

(一)病理与临床

肝局灶性结节增生是良性类肿瘤病变,女性较男性多见,病因不明,目前多认为是先天性血管发育异常下的肝细胞的增生反应,口服避孕药可促进其生长。常为单发,多位于肝被膜下,少数位于肝深部。由增生的肝细胞及胆管上皮细胞组成,中心有星形或长条形纤维瘢痕,内有血管及小肝管。

(二)超声表现

1.二维超声

多位于肝右叶,呈类球形,肿瘤较大时局部肝增大,肿瘤边界清晰,包膜回声不明显,肿瘤实质多低或等回声,回声不均匀,部分中心可见条状或星状瘢痕回声,中心若出现强回声伴声影,是较为特异的征象。结节后方回声常有轻微增高。周围肝组织回声正常。

2.多普勒超声

肝局灶性结节增生可表现为多血流信号,有时可显示从中心供血动脉向周围发出的放射状血流信号,呈低阻力指数的动脉血流频谱。

(三)鉴别诊断

肝局灶性结节增生声像图多变,无典型临床症状,发病率低,诊断该病前应排除以下疾病。

1.肝细胞肝癌

直径2cm左右的小肝癌多数表现为低回声型,周围伴"声晕"。癌肿直径>5cm时常伴有门静脉癌栓。

2.转移性肝癌

常为多发性,典型声像图表现为"牛眼征""靶环征",少数无此征的单发转移结节难与肝局灶性结节增生鉴别,应仔细检查其他脏器有无原发灶。

3.肝血管瘤

典型的血管瘤内呈"网络状",边缘见线状强回声环绕呈浮雕状。

4.肝腺瘤

肝腺瘤与肝局灶性结节增生声像图表现极为相似,难以鉴别,但前者瘤内易发生出血、坏死和液化而使声像图发生相应的改变。

5.肝再生结节

发生于肝硬化病例,呈圆形或形态不规则的低回声区,周围可见不规则结缔组织高回声。

(四)临床价值

超声检查对肝局灶性结节增生具有较高的检出率,但定性诊断困难,需结合超声造影或其他影像学检查方法进行鉴别诊断,有时还须行超声引导下穿刺组织学活检或细胞学检查。

六、原发性肝癌

(一)病理与临床

原发性肝癌是我国常见的恶性肿瘤之一,男女性别比为 2.59:1。

原发性肝癌根据大体形态,通常分为 3 型。

1.巨块型

最多见,多发于肝右叶者,肿块直径>5cm,少数达 10cm,可为单个巨大肿块或多个癌结节融合而成,周围可见小的卫星癌结节。多数病例在门静脉系统中有癌栓形成,少数病例肝静脉或下腔静脉中也可出现癌栓。巨块型肝癌的内部多伴有出血、坏死和胆汁淤积,易发生自发性破裂。

2.结节型

肿瘤直径 1.0~5.0cm 不等,癌结节可单发或多发,为多中心发生或肝内转移所致,大多伴有严重肝硬化。

3.弥漫型

最少见,癌结节小且数目众多,弥漫分布于肝,大多伴有明显肝硬化。

从组织学上原发性肝癌可分为肝细胞癌,胆管细胞癌及混合型 3 类。

肝癌早期多无临床症状,出现症状时已属中、晚期。主要表现为肝区疼痛、上腹饱胀、食欲减退、乏力、消瘦、发热、肝脾大、黄疸和腹水等。

(二)超声表现

1.原发性肝癌肿块形态类型

(1)巨块型:肝内巨大实性肿块,呈类球形或分叶状,边缘可见低回声声晕,与肝实质分界清晰,回声多不均匀,瘤体较大时表现为多个结节融合状,即"瘤中瘤"表现。伴有急性出血时可见腹腔游离积血。

(2)结节型:肿瘤呈一个或多个球形或椭圆球形,边界清晰,边缘可见低回声声晕,肿块多成高回声,也可表现为等回声或不均匀回声,肿块可见"镶嵌样"结构。周围肝实质常伴有肝硬化表现。

(3)弥漫型:肿瘤数目众多呈弥漫散布于肝脏,其直径多在 1.0cm 左右,内部以不均匀低回声多见,也可出现不均匀高回声。常伴有肝硬化,声像图上有时很难区别癌结节和硬化结节,超声诊断颇为困难,但弥漫型肝癌易伴发门静脉及肝静脉内广泛性癌栓,且弥漫型肝癌肝动脉血流丰富,呈高速血流。

2.原发性肝癌肿块内部回声类型

(1)低回声型:肿块回声低于周围肝组织,内部回声不太均匀,多见于较小病变。

(2)高回声型:肿块回声高于周围肝组织,内部回声多不均匀,此型肿块体积多较大。

(3)混合回声型:肿块内多种回声交织混合或高回声与低回声分别独立存在或肿块出现不规则无回声区。此型多见于体积较大的肿块,肿块内伴出血、坏死和液化者。

(4)等回声型:肿块回声接近周围肝组织,仅可凭借肿块周围低回声晕环而得以辨认,此型较少见,癌肿直径也较小,易漏诊。

3.原发性肝癌继发征象

(1)肝内转移征象

卫星癌结节:多见于巨块型肝癌周围肝组织内,直径<2cm,呈圆形或椭圆形,多呈低回声,周边可伴声晕。

门静脉癌栓:可以表现为门静脉管腔内边界清晰的等回声或低回声团块,癌栓周围可有血流通过或门静脉管腔完全阻塞,无血流信号;也可表现为一支或数支门静脉癌栓填充,且管壁受浸润而连续性中断或显示不清,门静脉于周围形成广泛的吻合支而呈"海绵样"改变,多普勒超声显示门静脉内血流充盈缺损,其周见筛网状彩色血流信号。

肝静脉与下腔静脉癌栓:表现为肝静脉与下腔静脉腔内中、低回声团块,但管壁回声多正常。

(2)肿块对周围组织挤压征象

肝内血管压迫:肿块压迫肝内血管管腔变窄,发生移位或环绕肿块边缘。

肝内胆管压迫:肿块压迫某一支肝内胆管引起远端胆管扩张,位于肝门部的肿块则可使肝内胆管普遍扩张。

靠近肝被膜肿块局部肝被膜膨隆,肿块紧邻肝膈面时可引起右侧膈肌抬高,肿块位于肝脏面时可压迫右肾及胆囊等脏器,使之移位。

4.多普勒超声

绝大多数原发性肝癌肿块(包括部分门静脉癌栓)内及周边可见斑片状、线状乃至呈树枝状分布的彩色血流信号,频谱呈高速的动脉频谱,阻力指数可高可低。伴发门静脉癌栓的患者,门静脉血流可由向肝血流变为逆肝血流,门静脉-肝动脉短路时可在门静脉腔内检测到动脉样搏动频谱。

5.超声造影

肝细胞性肝癌典型表现是早期快速增强和快速消退,整体完全增强和斑片状增强。其增强的强度明显高于其周围的肝组织。

(三)鉴别诊断

1.肝血管瘤

肝血管瘤生长缓慢,边界较清晰,形态规则,周边多有线状强回声环绕,肿块质地柔软,较大者探头加压可发生形变,很少发生肝内血管绕行征和血管压迫征。原发性肝癌肿块边界多不规则、不清晰，周边多有声晕，对周围管道系统有明显的挤压征象，多普勒超声检查血管瘤周边及内仅可见彩色血流信号。

2.转移性肝癌

一般为多发，往往具有典型的"牛眼征"，癌结节边界较清晰。多数情况下，超声发现转移瘤的患者已确诊其他部位有原发瘤存在。

3.肝硬化

结节性肝硬化声像图可表现为弥散性分布的低回声再生结节，与弥散性肝癌极易混淆，但肝硬化肝体积萎缩，而盲目性肝癌往往伴广泛的门静脉及肝静脉癌栓。

4.肝脓肿

肝脓肿早期病变组织没有发生液化时声像图与肝细胞癌颇为相似，但随病程进展会迅速变化，当出现液化较完全的无回声区时易与肝癌鉴别。

5.其他

直径＜3cm的小肝癌还应注意与局限性脂肪肝、局灶性结节增生、肝腺瘤等肝良性病变鉴别。结节周边伴低回声声晕及彩色多普勒检查显示结节内部和周边的动脉血流有助于小肝癌的诊断。

（四）临床价值

超声对肝癌的诊断准确度高，并可反映肝癌位置、大小、数目及血管内栓子等情况，在肝癌诊断中有独特的优势。随着现代超声技术的进展，超声在肝癌的诊断、治疗及疗效观察中均发挥着重要的作用。术中超声常可以发现小病灶并判断肿瘤与血管的关系，从而指导手术方式及术后治疗；超声引导下肝肿瘤穿刺在肝癌定性诊断中发挥重要作用；超声引导下肝癌射频治疗为无法手术的患者提供了新的治疗方案；经静脉注射微泡造影剂对肝癌的诊断、鉴别诊断及治疗后疗效观察都提供了有价值的信息。

但是超声成像也有一定的局限性：受患者体型及肠道气体的干扰，有时观察不满意；对于肝顶部肿块显示效果不佳；不易检查出等回声肿瘤。

七、转移性肝癌

（一）病理与临床

肝是多种恶性肿瘤最易发生转移的器官，胃肠道及胰腺肿瘤最易转移至肝，其次是乳腺癌、肺癌、肾癌、鼻咽癌、妇科恶性肿瘤等。转移途径有门静脉、肝动脉血行转移和淋巴结转移，邻近脏器如胆、胃等癌肿也可直接浸润播散至肝。转移性肝癌常为多发性，少数转移也可为单个结节。转移性肝癌较少合并肝硬化和侵犯门静脉形成癌栓。癌结节自发性破裂者也很少见。

转移性肝癌早期无明显症状和体征，一旦出现临床症状，病灶多已巨大或数目众多。出现类似原发性肝癌的症状，但多较轻。

（二）超声表现

1.转移性肝癌肿块形态类型

（1）结节型：最为多见，常多发，多结节可以融合，形成"葡萄串"征，偶有单发。中块内部回声多种多样，可为低回声、强回声或混合回声，且常出现"牛眼征"即高回声中央部有小片状无回声区或弱低回声,为出血坏死所致;或"靶环征",即癌肿周边有较宽的低回声晕环绕,其边界清晰,内部为比较均匀的高回声或等回声。

(2)巨块型:单发为主,直径 5～10cm,内常发生大片出血、坏死,声像图上主要表现为混合型回声。

(3)浸润型:位于肝周邻器官如胃、右肾、胆囊等部位的肿瘤可直接浸润至肝。声像图显示原发癌与肝脏毗邻部见有不规则肿块,其边界不清晰,内多为不均匀的低回声。有时从声像图上难以区分何为原发癌。

2.转移性肝癌内部回声类型

(1)高回声型:肿块内部回声高于正常肝组织,常见于结肠癌、胃癌、食管癌。

(2)等回声型:肿块内部回声与正常肝组织接近,周围常伴有声晕、血管绕行和局部肝被膜隆起等征象。

(3)低回声型:肿块内部回声低于正常肝组织,多见于乳腺癌和胰腺癌。

(4)无回声型:肿块表现为无回声,囊壁可厚薄不均,多见于鼻咽癌。

(5)混合回声型:肿瘤内部回声高低不均匀,见于较大的转移性肝癌。消化道、卵巢、骨肉瘤及部分腺癌的肝转移可见肿块内出现弧形或块状强回声,伴声影。

3.周围组织的继发征象

转移性肝癌罕见有门静脉、肝静脉或下腔静脉癌栓出现。

4.多普勒超声

转移性肝癌彩色多普勒显示率不高,部分富血供肿瘤肝脏转移,可见肿块周边血流信号。

(三)鉴别诊断

1.肝细胞癌

原发性肝癌多为单发,且常伴有不同程度的肝硬化,易侵及门静脉引起癌栓。多普勒超声原发性肝癌周边及内部可见彩色血流信号,且多为高速动脉血流,而转移性肝癌多属少血供。

2.肝血管瘤

高回声型转移性肝癌后方可伴衰减,并常伴有声晕,而血管瘤后方无衰减,亦无周边声晕;低回声型转移性肝癌与血管瘤的鉴别主要是后者周边多见线状强回声环绕,且内部见筛网状回声。

(四)临床价值

超声是恶性肿瘤患者筛查有无肝转移瘤的首选影像检查方法,多普勒超声有助于检出肿瘤的血供情况,经静脉注射微泡造影剂有助于检出小的实性病变,超声引导下穿刺活检有助于病变定性诊断。有脂肪肝、肝硬化背景下转移性肝癌不易由超声检出,需结合其他影像学检查方法。

八、肝包虫病

(一)病理与临床

肝包虫病即肝棘球蚴病,是一种人畜共患寄生虫病,在我国多分布于西北畜牧地区。因吞食棘球绦虫虫卵后,其幼虫在人体肝脏寄生引起。包虫病在我国有两种即细粒棘球蚴所致的单房性棘球蚴病和多房性棘球蚴所致的多房性棘球蚴病。

单房性棘球蚴病由寄生于肝内的蚴虫发育所形成的囊腔,外层形成纤维包膜,构成棘球蚴外囊,内囊分化为两层,外层为角化层,无细胞结构;内层为生发层,可以不断芽生出具有空腔化作用的细胞,逐渐扩大为生发囊腔,即母囊,在母囊壁上又可产生数量不等的带有吸盘,小钩的原头蚴,发展为子囊、孙囊,生发层还可向囊腔内长出较小的生发囊泡,由母囊脱落,进入囊液,聚集成囊砂。多房性棘球蚴在肝内以群集的小囊泡向周围组织浸润扩散,呈外殖性芽生,无被膜形成,在肝内形成肿块状或弥散性结节状损害。

(二)超声表现

典型单房性肝包虫病表现为囊壁较厚,呈双层结构,内层为欠规则的内囊,外层为光滑而回声强的外囊,两层间间隙常<1mm。若为新发生的肝包虫囊腔呈饱满的球形单腔囊肿,内无子囊,当内囊脱落后,囊腔内出现漂动的不定形膜状回声;当子囊进入囊腔后,可见大囊内多个大小不等的小囊,形成"囊中囊"的特征性改变。小囊间及大囊内可见有囊砂形成的大小不等的颗粒状强回声,可随改变体位而移动。囊肿后方回声增强。伴有囊壁钙化者,在囊壁可出现斑片状或弧状强回声,伴有声影。肝包虫病继发性表现包括病变区肝局部被膜隆起,肝增大,肝包虫病变周围管道受挤压,变细或移位,肝活动度常因增大的囊肿而受限。

多房性包虫病少见,多由肝泡状棘球蚴的无数小泡性囊肿集合而成,因囊壁回声强而密集,周围有较多间质,多表现为类实质性团块回声,形态不规则,在较大的病灶中心出现坏死液化形成不规则的无回声区;亦有病灶呈小结节状弥漫分布,病灶内有许多点状和小圆圈状钙化强回声等特征性表现。

肝包虫囊肿变性、退化、坏死时声像图可见内囊分离,囊肿壁内外间隙扩大,呈"套环"征;内囊破裂塌陷于囊液中呈卷曲条带中高强回声呈"水上百合花"征;子囊退化,囊内组织破碎机化时,整个囊肿完全失去囊性特征,类似实性表现。

(三)鉴别诊断

肝包囊虫病的诊断需根据流行病学资料,典型的超声表现,如"囊中囊"征、"套环"征"水上百合花"征或囊内有囊砂征等征象,结合 Casoni 试验或血清学检查阳性结果,即可确定诊断。部分声像图不典型的肝包虫病应注意与肝内其他囊性病变相鉴别,但疑及肝包虫病时切勿做穿刺抽液检查,以免导致囊液外溢,发生其他部位的种植。

(四)临床价值

超声成像可以明确肝包虫囊肿大小、部位、个数及内部形态,较其他影像诊断法更能真实地显示肝包虫囊壁及内囊结构特征,操作简便,诊断准确度较高。

第四章　胆道外科疾病

第一节　胆管炎

一、急性胆管炎

胆道炎症,以胆管炎症为主者称胆管炎,多是在胆汁淤积的基础上继发细菌(主要为大肠埃希菌、副大肠埃希菌和葡萄球菌等)感染所致。细菌可经淋巴道或血道到达胆道,也可从肠道经十二指肠乳头逆行进入胆道,在我国以后者更为常见,可分为急性和慢性两种类型。

急性胆管炎(AC)是临床上的常见病、多发病,是一种胆道感染和急性炎症的一种病理状态,本病病理自 1877 年夏科首次报道并提出三联征,他认为胆道细菌几乎全部来自肠道,可经血行、淋巴和自壶腹部肠液向上反流进入胆道,由于胆道压力梯度差的改变,细菌可由肝内小胆管经肝窦入血,当胆道梗阻后,感染在高压下可引起暴发性败血症和脓毒性休克。1959 年雷劳德提出五联征,并认为中枢神经抑制和脓毒性休克是由于胆道完全梗阻后脓性物质蓄积所致。急性胆管炎是全身严重感染性疾病,需要迅速处理且死亡率是比较高的。急性胆管炎的病死率由 1980 年前的 50% 降低至 1980 年后的 10%～30%,20 世纪 90 年代初美国和日本等国家已降至 5% 左右。过去称作"急性化脓性梗阻性胆管炎(AOSC)"的诊断,现诊断为"急性重症胆管炎(ACST)",包含了急性胆管炎和 AOSC 病理过程,后二者是同一疾病的不同病理过程。ACST 是胆道感染中最严重的一种疾病,如胆道梗阻未能解除,感染未被控制,病情进一步发展,则导致大量细菌、毒素和胆红素进入人体循环,内毒素可直接或间接触发机体的过度炎症反应,不仅造成机体高代谢状态,而且引起免疫功能紊乱,最终导致呼吸衰竭、肾衰竭、心力衰竭、DIC、多器官功能障碍甚至死亡。尽管近年来抗生素及介入、内镜治疗、重症监护和营养支持等治疗康复手段有了长足的进步,但 ACST 仍有 20%～30% 病死率。因此,急性胆管炎依旧是外科医生棘手的、需要高度关注的疾病之一。

(一)流行病学

ACST 在东南亚一带是地方性疾病,在中国(包括港台地区)、马来西亚、日本等国发病率高。相反,欧美各国却异常罕见。在西方国家的亚洲移民中,发病率亦有所增加。该病在我国较为常见,尤其在西南地区发病率高,占收治胆道疾病的 1/5～1/4,男女患者的发病率相近,发病的高峰年龄为 40～49 岁,大多数发生于经济条件相对较差的人群中。由于卫生条件、健康状况和营养状况的不断改善,ACST 总发病率已有明显降低的趋势,而老年患者的发病比例则有所上升。中国报道的 ACST 病死率为 4.5%～43.5%,国外为 20%～87.5%,仍是胆道良性疾病的首要死亡原因。

（二）病因

ACST 的病变特点是在胆道梗阻的基础上伴发胆管急性化脓性感染、积脓和胆道高压，大量细菌内毒素进入血液，导致多菌种、强毒力、厌氧菌与需氧菌混合感染的败血症、内毒素血症、氮质血症、高胆红素血症、中毒性肝炎、感染性休克以及多器官功能衰竭等一系列严重并发症。其中，感染性休克、胆源性肝脓肿、脓毒败血症及多器官功能衰竭为导致患者死亡的三大主要原因。

在我国，AC 最常见的原因是肝内外胆管结石，其次为胆道蛔虫和胆管良性狭窄，胆管、壶腹部或胰腺肿瘤，原发性硬化性胆管炎（PSC），胆-肠吻合或胆道内支架置入术后；经 T 管造影，经皮肝穿刺胆道造影术（PTC）或内镜逆行胰胆管造影术（ERCP）等亦可引起。最近报道胆道恶性肿瘤和 PSC 引起 AC 的发病率呈上升趋势。恶性肿瘤引起占 AC 的 10％～30％。AC 最常见的菌种有大肠埃希菌、肠球菌、克雷伯杆菌等，厌氧菌占 50％以上，主要为梭状芽孢杆菌、脆弱类杆菌和产气荚膜杆菌。

（三）病理

1.胆管内细菌感染

正常人胆管远端的 Oddi 括约肌和近端毛细胆管两侧紧密排列的肝细胞，分别构成了肠道与胆道、胆流与血流之间的解剖屏障；生理性胆汁流动，可阻碍细菌存留于胆管黏膜上；生理浓度时，胆汁酸盐能抑制肠道菌群的生长；肝库普弗细胞和免疫球蛋白可形成免疫防御屏障。因此，正常人胆汁中无细菌生存。当上述屏障受到破坏时（如结石、蛔虫、狭窄、肿瘤和胆道造影等），可引起细菌在胆道内大量繁殖，形成持续性菌胆症。

2.胆道梗阻和胆压升高

导致胆道梗阻有多种原因。我国常见的病因依次为①结石、寄生虫感染（蛔虫、中华分支睾吸虫）、纤维性狭窄；②其他较少见的梗阻病有：胆-肠吻合术后吻合口狭窄、医源性胆管损伤狭窄、先天性肝内外胆管囊性扩张症、先天性胰胆管汇合畸形、十二指肠乳头旁憩室、原发性硬化性胆管炎以及各种胆道器械检查操作等；③西方国家则以胆管继发结石和乏特壶腹周围肿瘤较多见。

3.内毒素血症和细胞因子的作用

内毒素是革兰阴性菌细胞壁的一种脂多糖，其毒性存在于类脂 A 中在 ACST 的发病机制中发挥重要作用，可直接损害细胞、使白细胞和血小板发生凝集、损害血小板膜、损害血管内膜，使纤维蛋白沉积于血管内膜上、增加血管阻力，再加上肝细胞坏死释放的组织凝血素、使凝血机制发生严重阻碍；刺激巨噬细胞系统产生一种多肽物质即肿瘤坏死因子（TNF），在 TNF 作用下发生一系列由多种介质参与的有害作用；内毒素激活补体反应、补体过度激活并大量消耗，丧失其生物效应从而加重感染和扩散，其降解产物亦可刺激嗜碱性粒细胞和肥大细胞释放组胺，加重血管壁的损伤；产生免疫复合物、导致其发生强烈免疫反应，引起细胞蜕变、坏死，加重多器官功能损害；氧自由基对机体的损害。

4.ACST 的基本病理过程

胆道梗阻、感染、内毒素休克和器官功能衰竭、组织缺血，再灌注等均可引起氧自由基与过氧化物的产生。氧自由基的脂质过氧化作用于生物膜，改变其流动液态性，影响镶嵌在生物膜上的各种酶的活性；也可改变生物膜的离子通道，致使大量细胞外钙离子内流，造成线粒体及溶酶体的破坏。

5.高胆红素血症

正常肝脏分泌胆汁的压力为 8.1kPa(32cmH$_2$O),当胆管压力超过约 3.43kPa(35cmH$_2$O)时,肝毛细胆管上皮细胞坏死、破裂,胆汁经肝窦或淋巴管逆流入血(即胆小管静脉反流),胆汁内结合和非结合胆红素大量进入血循环,引起以结合胆红素升高为主的高胆红素血症。如果胆管高压和严重化脓性感染未及时控制,肝组织遭到的损害更为严重,肝细胞摄取与结合非结合胆红素的能力急剧下降,非结合胆红素才明显增高。

6.机体应答反应

(1)机体应答反应异常:临床常注意到,手术中所见患者的胆道化脓性感染情况与其临床表现的严重程度常不完全一致。仅仅针对细菌感染的措施,常难以纠正脓毒症而改善患者预后。

(2)免疫防御功能减弱:本病所造成的全身和局部免疫防御系统的损害是感染恶化的重要影响因素。

(四)诊断

根据典型的腹痛、寒战高热、黄疸(即夏科三联症),即可明确诊断;如伴有休克、中枢神经系统受抑制的表现(即雷诺五联征),可诊断为重症胆管炎。据文献报道,急性胆管炎最常出现的临床症状是发热和腹痛,其发生率达 80％以上,夏科三联症的发生率不超过 72％,雷诺五联征仅占 3.5％～7.7％。因此 2006 年东京会议对急性胆管炎的诊断标准作了重新修订。除夏科三联症可诊断急性胆管炎外,如有胆道疾病史(包括胆道手术或胆道支架置入)、临床表现有寒战高热、黄疸、右上腹或上腹疼痛其中任意两项或两项以上,可诊断急性胆管炎可疑;如再伴有肝功能异常及胆道梗阻等影像学表现,急性胆管炎的诊断即可成立。

(五)分类

1.分期

从对临床诊断治疗上可分为四期①前期:在始动原因(胆石症、胆囊炎、胆道蛔虫症等)的作用下发生单纯性胆道感染;②早期:为胆管化脓阶段,临床上出现夏科三联症;③中期:大量脓性胆汁入血引起菌血症、内毒素血症、脓毒血症、胆源性败血症等,出现中毒性休克、中枢症状、肝脓肿;④晚期:出现多器官衰竭。

2.东京会议分型

东京会议最新分级重点是以早期内科治疗的效果以及是否伴有器官功能障碍为标准,将急性胆管炎分为三型。Ⅰ型:经支持和抗生素治疗可好转;Ⅱ型:经内科治疗后临床症状和实验室检查没有明显改善,但不伴器官功能障碍;Ⅲ型:经内科治疗无效同时伴有全身任一系统或器官的功能障碍。

(六)治疗

对急性胆管炎严重程度的评估是制定治疗方案的重要依据。根据东京会议分型及临床上常用的各种评分系统对急性胆管炎的严重程度和预后进行评估如急性生理学及慢性健康状况评分系统Ⅲ(AP 急性胆管炎 HEⅢ)作为重症胆管炎预后预测和治疗方案可行性的量化指标,其分值与实际病死率呈正相关。Ⅰ型可先行非手术治疗,病情恶化者及Ⅱ、Ⅲ型应尽早解除梗阻,待病情稳定后再行相关的病因治疗。

1.非手术治疗

急性胆管炎的非手术治疗主要包括抗炎、纠正水电平衡、补液抗休克及对症治疗。非手术治疗虽不能解除梗阻或进行有效的引流,但对不能耐受手术、拒绝手术或病情较轻的患者仍有一定的疗效。急性胆管炎最常见的菌种有:大肠埃希菌、肠球菌、克雷伯杆菌等,厌氧菌占50%以上,主要为梭状芽孢杆菌、脆弱类杆菌和产气荚膜杆菌。由于多重感染和耐药菌株的出现,临床多采取联合用药,常用三代头孢菌素、氨基糖苷类抗生素、喹诺酮类,另加甲硝唑。必要时根据血、胆汁细菌培养和药敏试验调整用药。外科手术或 ERCP 操作前预防性使用抗生素可明显降低感染并发症的发生。支架置入术、内镜下逆行括约肌切开术(EST)及鼻胆管引流术(ENBD)术后的患者,给予抗生素治疗可降低术后急性胆管炎的发生率。

2.内镜治疗

内镜治疗可以解除约 90% 急性胆管炎患者的胆道梗阻,尤其是胆道远端梗阻,主要包括 ENBD 和支架置入术。两者的成功率、疗效及病死率无明显差异。重症胆管炎病情凶险、病死率高,早期预测是否需行急诊胆道减压及正确选择引流时机很重要。年龄>75 岁、有慢性吸烟史、经非手术治疗无效者,需尽早行胆道减压。B 超提示胆总管扩张、血糖升高、心率>100/min,白蛋白<30g/L,血清总胆红素>50μmol/L,凝血酶原时间>14 秒,也是需急诊减压的预测因素。

临床上常用的内镜手术有 ENBD、EST、内镜下十二指肠乳头气囊扩张术(EPBD),单纯的 ENBD 简单安全、并发症少、成功率高。病情危重、EST 困难或结石不易取出者,直接行 ENBD,待病情稳定后再行进一步治疗。病情允许时可将 EST、机械碎石、取石及 ENBD 同步进行。ENBD 对良、恶性梗阻性急性胆管炎均有效。一般 EST 后常规行 ENBD,以引流残留结石及避免胆管壁脓痂、脓栓阻塞胆道。ENBD 可以动态观察引流胆汁的情况,并可经鼻胆管做定期冲洗、注入抗生素以及留取胆汁做细菌培养和药敏试验,以指导临床用药。是否行 EST 应根据患者的情况以及胆总管结石的数目和大小。EPBD 操作与 EST 相仿,其优点是不破坏乳头括约肌结构,术后括约肌功能基本恢复,减少了出血和穿孔的危险,避免了远期胆肠反流性胆管炎、胆囊炎等并发症的发生。

对于恶性肿瘤、老年人及手术高危者以支架置入术为主。与 ENBD 相比,它减轻了不适感、不易滑脱、引流更通畅、不丢失胆汁,因此可以较长时间放置。对于恶性梗阻引起的急性胆管炎、一般情况差、结石巨大或坚硬者,经内镜胆管内引流术(ERBD)较为适合。由于 EST 出血发生率较高,对于凝血功能障碍以及重症胆管炎者最好行单纯支架置入术,如有结石梗阻在引流术后择期行取石术。支架置入术后亦可能发生急性胆管炎,预防性应用抗生素可明显降低其发生率。

3.介入治疗

经皮经肝胆管引流术(PTBD)为有创性治疗,对良、恶性胆道梗阻及胆-肠吻合术后狭窄等各种原因引发的急性胆管炎或内镜治疗失败后可以考虑行 PTBD 治疗。其中包括外引流、内外引流和内引流。PTBD 的主要并发症有败血症、气胸、胆道内出血、胰腺炎、胆汁腹腔内瘘等。多项临床表明 PTCD 是一项治疗重症胆管炎简单有效的方法,可明显改善症状,并为手术创造条件,也可作为肿瘤患者长期姑息治疗手段,延长患者寿命。

4.手术治疗

手术治疗的目的应是解除梗阻和引流胆道,手术方式是决定患者预后的又一重要因素,所以手术应力求简单、安全有效、避免复杂的术式。急性重症胆管炎的传统方式包括胆总管切开取石、T管引流,胆总管切开取石、T管引流加胆囊切除,胆总管切开取石、T管引流加胆囊造口术等。但术式的选择应视患者的全身情况、局部解剖、病理改变而定,如对于一般情况较好、术中麻醉效果满意的年轻患者可于严密的监护下行彻底性手术,术中注意仔细探明梗阻的位置;对单纯的胆管一般采用胆总管切开取石,T管引流术;对合并胆囊结石、胆囊炎者则可辅以胆囊切除或胆囊造口术;而对于肝内型重症急性胆管炎患者应设法解除肝内胆管梗阻,尽量取净结石,必要时还可将细径引流管置入梗阻部位以上胆管,以达充分减压的目的;对可能导致结石残留的肝内外胆管结石,还应放置大管径的T形管;对壶腹周围癌引起的重症急性胆管炎,如探查发现可行根治性切除者可先行胆总管切开,T管引流,再择期行切除手术;对于肿瘤已无法切除,则除行胆总管切开、T管引流外,可加做胆肠吻合术;对于情况较差的患者则宜行简单的胆囊空肠吻合,不主张行复杂、耗时的胆管空肠吻合术。手术时必须注意解除引流口以上的胆管梗阻或狭窄,故手术时引流口上方胆管应有胆汁流出。若病变属于肝胆管及胆总管下端的双重梗阻,则胆道引流管的一端必须放置肝管梗阻处的上方,手术才能达到目的。手术后需维持全身治疗,待病情平稳后,再做逆行胆道造影,并据其结果做进一步治疗的准备。

二、急性梗阻性化脓性胆管炎

(一)概述

急性梗阻性化脓性胆管炎(AOSC)亦称急性重症型胆管炎(ACST)。多继发于胆管结石、肿瘤、蛔虫或Oddi括约肌炎性水肿、痉挛引起的胆道阻塞。病情凶险,进展迅速,病死率高,是导致良性胆道疾病患者死亡的最主要原因,引起死亡的最常见原因是由于胆道感染所致的多系统器官功能不全,器官衰竭发生频率的顺序常为肝、肾、肺、胃肠道、心血管、凝血系统和中枢神经系统。

(二)病因

急性梗阻性化脓性胆管炎的基本病理改变是胆道梗阻和在胆道梗阻基础上发生的胆道感染。任何引起胆道梗阻的因素均可成为急性梗阻性化脓性胆管炎的发病原因,诱发急性梗阻性化脓性胆管炎的原因可因不同地区而异,主要病变和诱因是胆道蛔虫病、胆管结石和胆管狭窄。引起急性梗阻性化脓性胆管炎的细菌种类与一般胆道感染相同,主要为革兰阴性细菌,如大肠杆菌、变形杆菌和铜绿假单胞菌等,其中以大肠杆菌最多见,厌氧性细菌感染也较多见,厌氧菌中以类杆菌属多见。

(三)病理

胆道的梗阻及感染是急性梗阻性化脓性胆管炎的基本病理改变。胆管梗阻可发生在肝外胆管、左肝管或右肝管。梗阻早期,胆汁淤滞,胆总管扩张多不明显,因为化学刺激等因素胆管黏膜充血、水肿,随病变的进一步发展,胆道压力升高,可见胆总管显著扩张,但胆管扩张情况亦与病情无明显相关,肠道内细菌可逆行感染,胆道黏膜充血、水肿更加明显,黏膜面上常有溃疡;当胆管内压升高至 $20cmH_2O$ 时,即可发生胆血反流,大量内毒素及细菌经肝内毛细胆管破溃进入血循环,造成菌血症和败血症,引发严重的全身感染,急性梗阻性化脓性胆管炎的死亡原因多由此引发。肝脏受感染表面常充血、肿大,镜下见肝细胞肿胀、胞浆疏松不均,肝索紊乱,胆管壁及周围有炎性细胞浸润,可有大片的肝细胞坏死以及多发性肝脓肿。含游离胆红素颗粒的胆汁可经坏死的肝细胞而进入肝窦、肝静脉等,临床上引起程度不同的急性肝静脉阻塞综合征。这些病理改变一旦发生,即使手术解除了胆管高压,但在肝实质和胆管仍会留下损害。胆沙性血栓还可经下腔静脉进入肺循环,造成肺局部梗死。晚期患者可发生感染性休克、多脏器功能损害等一系列病理生理性变化。

(四)分型

临床上按 ACST 的病理类型,可分为以下三种。

1.重症急性化脓性胆管炎型

指胆管的低位阻塞,引起肝内、外胆管广泛的化脓性炎症,表现有腹痛、寒战、高热和明显的黄疸,由于是全胆道的急性炎症,病情可以十分严重,进展十分凶险,甚至出现多种并发症。这种类型亦可见于继发性胆管结石的壶腹部嵌顿,而且由于结石突然由胆囊降至胆管,胆管突然高压,整个临床表现及过程往往比原发性胆管结石的梗阻更严重,也易并发急性胰腺炎。

2.重症急性化脓性肝胆管炎型

指左、右肝管开口阻塞的以半肝范围为主的胆管炎这同样也是嵌闭性炎症,又可不出现黄疸,亦不表现典型的绞痛发作,而以中毒性感染最为突出。

3.复合性重症急性化脓性胆管炎

指同时有肝内、外大胆管的阻塞。

(五)分级

华西医科大学根据对 1635 例急性梗阻性化脓性胆管炎的分析,将病情分成四级。

一级:单纯 AOSC。

二级:感染性休克。

三级:肝脓肿。

四级:多器官衰竭。

病情分级可以有利于对情况的判断和在不同组别之间治疗效果的比较。

(六)临床表现

1.病史

患者常有胆管结石、肿瘤、蛔虫或胆道手术病史。

2.症状

起病急,进程快,急性梗阻性化脓性胆管炎患者多呈典型的 Charcot 三联征常表现上腹痛,而腹痛的性质可因原有疾病不同而异,如胆总管结石、胆道蛔虫多为剧烈的绞痛,肝管狭窄、胆道肿瘤梗阻则可能为右上腹胀痛。患者常有寒战,继之出现体温变化,一般可达 39℃ 以上,有时每天可能有不止一次的寒战、高热。黄疸也是常见症状,但随病程的长短和胆道梗阻的部位不同而异,由一侧肝胆管阻塞引起的急性梗阻性化脓性肝胆管炎,可能不表现黄疸或黄疸较轻。病程长者,多有明显的黄疸。约半数患者于 Charcot 三联征后很快出现烦躁不安、意识障碍、昏睡及昏迷等神志改变,同时出现血压下降,有时血压可一度略呈升高,随后很快地下降,即 Reynolds 五联征,后期患者可并发肝脓肿、多器官功能衰竭,并出现相应症状、体征,严重者可出现中毒性休克,在发病后数小时内死亡。

3.体征

多有程度不同的黄疸,约 20% 的患者亦可无明显的黄疸。腹部检查右上腹有压痛和肌紧张,肝脏可肿大,若梗阻位于一侧的肝管,则肝脏常呈不均匀的肿大,肝区可有叩击痛,有时胆囊亦肿大。

(七)辅助检查

1.实验室检查

(1)同一般胆道感染,白细胞计数常高于 $20 \times 10^9/L$,其上升程度常与胆道感染的严重性成比例,白细胞发生核左移,可出现中毒颗粒。尿中常有蛋白及颗粒管型。肝功能常呈损害表现,血清胆红素、转氨酶、碱性磷酸酶值升高。

(2)血气分析有明显酸碱平衡紊乱表现,常发生严重的水、电解质紊乱。代谢性酸中毒及低血钾均较常见。血培养常有细菌生长。

2.影像学检查

B超最为实用,简单、无创,及时可见结果,检查时可见梗阻近段胆管扩张,并可了解梗阻部位性质等,必要时行 MRCP、ERCP 或 CT 检查。

(八)诊断

根据急性梗阻性化脓性胆管炎患者的临床表现可做出初步诊断,同时可做下列检查。

(1)白细胞计数常显著增高,其上升程度常与胆道感染的严重性成比例。

(2)部分患者血培养有细菌生长。

(3)肝功能常呈损害。

(4)尿中常有蛋白及颗粒管型。

(5)代谢性酸中毒及低钾血症均较常见。

(九)鉴别诊断

本病需与急性胆囊炎、消化性溃疡穿孔、急性坏疽性阑尾炎、重症急性胰腺炎以及右侧胸膜炎、右下大叶肺炎等鉴别诊断。在这些疾病中,都难以具有重症急性胆管炎的基本特征,综合分析,不难得出正确的结论。

(十)治疗

急性梗阻性化脓性胆管炎是一紧急的病症,严重威胁患者生命,及时解除胆道梗阻是救治急性梗阻性化脓性胆管炎患者的关键。

1.非手术治疗

非手术治疗既是治疗手段,也是为手术治疗做准备。部分患者经上述紧急处理后,若病情趋于稳定,生命体征保持平稳,可于渡过急性期之后,再择期施行手术。但当有胆管梗阻、胆管内积脓时,非手术治疗多不能达到预期的效果,延长非手术治疗的时间,反而加重感染及休克对全身的不良影响,若经过紧急处理,病情未能稳定,则应积极地进行急症手术。非手术治疗应控制在 6 小时之内。

(1)疾病早期,在严密观察下可试行非手术治疗,包括以下几项。

①监测生命体征,吸氧,降温,禁饮食,止痛、解痉。

②补充血容量,改善组织灌注,预防急性肾功能不全等脏器功能障碍,必要时应用血管活性药物,常用药物多巴胺、多巴酚丁胺等。

③依据血气分析等化验室检查纠正代谢性酸中毒及水、电解质平衡紊乱。

④使用肾上腺皮质激素,抑制全身炎症反应。

⑤抗感染：宜早期、足量应用广谱抗生素及对厌氧菌（特别是类杆菌属）有效的抗生素，如有可能，可依据细菌培养药敏试验选用敏感抗生素。近年来，随着强力有效的抗生素问世和普遍应用，急性梗阻性化脓性胆管炎患者死亡率明显下降，但不可盲目过分依赖抗生素而错过最佳的手术时机。

⑥全身营养支持治疗，静脉内给予维生素 K。

（2）经内镜鼻胆管引流术（ENBD）：通过十二指肠镜经十二指肠乳头于胆道内置入导管，如可跨越胆道梗阻平面，即可有效引流梗阻近段胆管内高压感染的胆汁，达到胆道减压目的，部分患者可避免急诊手术。鼻胆管引流术一般只适用于胆管下端的梗阻，在高位的胆管阻塞时，引流常难以达到目的，如经 ENBD 治疗，病情无改善，应及时改行手术治疗。

2.手术治疗

（1）手术原则：积极做好术前准备，紧急手术、解除胆管梗阻、通畅引流。手术力求简单、有效，选择有利的时机施行才能达到目的，如果已出现严重的并发症，则单纯的引流胆道不能达到目的，治疗的策略上又需要做相应的改变。

（2）手术方式：通常采用胆总管切开减压、T 管引流。手术时必须注意解除引流口以上的胆管梗阻或狭窄，胆道引流管的一臂必须放置于最高梗阻平面的上方，手术才能达到目的，在梗阻远端的引流是无效的，病情不能得到缓解。如病情条件允许，还可切除炎症的胆囊，待患者渡过危险期后，再彻底解决胆管内的病变。禁忌手术中的造影、加压冲洗和反复搔刮，甚至对于胆总管下端结石引起的梗阻，如手术中患者情况不允许，不必强行取石，可待术后 6～8 周后，待患者病情稳定经胆道镜取石。多发性肝脓肿是本病严重而常见的并发症，应注意发现和及时处理。胆囊造瘘术因胆囊管细、迂曲，不能有效引流胆管，手术常常无效，应不予采用，所以强调对胆总管的直接减压、引流。

第二节　胆管癌

一、概述

胆管癌（CCA）是一种来源于胆管上皮的肝胆系统恶性肿瘤，可分为肝内胆管癌（ICC）和肝外胆管癌（ECC）。

肝内胆管癌又称外周型胆管癌（PCC），为来自肝内胆管二级分支以下胆管树上皮的恶性肿瘤，约占胆管癌的 10%。ICC 具有发生隐匿、恶性程度高、发展迅速、临床预后差等特点。世界范围内 ICC 占原发性肝癌的 10%～20%。其发病率近年来呈上升趋势，欧洲每年新增原发性肝癌约 50000 例，其中 20% 为肝内胆管癌。由于 ICC 位于肝实质内，过去通常将其称为胆管细胞性肝癌与肝细胞肝癌一道统称为原发性肝癌。但 ICC 具有更高的淋巴结转移率，而淋巴结转移是影响 ICC 预后的重要因素，肝切除和淋巴结清扫已成为提高 ICC 患者预后的常规手术。因 ICC 生物学行为（肿瘤发生、侵袭和转移等）与肝细胞肝癌显著不同，而与肝外胆管癌一致，因此更多的学者主张将肝内胆管癌归入胆管癌的范畴。

肝外胆管癌是指发生在左右肝管至胆总管下端的胆管癌，约占胆管癌的 90%，按其发生部位,可分为:①上段胆管癌或称高位胆管癌、肝门胆管癌,肿瘤位于肝总管、左右肝管及其汇合部,位于后者部位的癌肿又称 Klatskin 瘤;②中段胆管癌瘤位于胆囊管水平以下、十二指肠上缘以上的胆总管;③下段胆管癌,肿瘤位于十二指肠上缘以下、肝胰壶腹以上的胆总管。其中肝门部胆管癌占肝外胆管癌的 55%～75%,中下段胆管癌占 25%～45%。

胆管癌的发病率有逐年上升的趋势,不同地域之间发病率差异很大,主要原因是各地环境危险因子不同。欧洲每年新发胆管癌为 10000 例,年龄标化的年发病率为 1.5/10 万,绝大部分患者发病时超过 65 岁,高峰年龄为 70～80 岁。男性略多于女性,可能与原发性硬化性胆管炎的男性发病率高有关。西方国家肝内胆管癌的发病率持续增加,可能与其国家的工业化有关。美国每年新增胆管癌约 2500 例,胆管癌的发病率为 1/10 万至 2/10 万,日本和以色列最高分别为 5.5/10 万人和 7.3/10 万人,年龄多在 50～70 岁。在我国,尚无胆管癌发病率的精确数字,但从临床资料总结发现,肝外胆管癌的发病率已高于胆囊癌,患者的年龄大多在 50～70 岁,男性与女性的比例为(2～2.5):1。

胆管癌预后很差,总的 5 年生存率不足 5%。肝内胆管癌的 5 年生存率为 13%～42%,平均生存时间为 18～30 个月。肝门胆管癌的预后最差,平均生存时间短于肝内胆管癌和中下段胆管癌,为 12～24 个月。可能与肝门胆管癌特殊的解剖部位有关,因其起病隐匿、难以早期发现,大多数患者就诊时已属晚期,肿瘤常因侵犯周围重要血管和肝而不能根治性切除,且术后极易复发(复发率高达 60%～90%),75% 的患者在 1 年内死亡。因此,改善胆管癌预后的关键是早期诊断、早期治疗,以及合理的综合治疗。

(一)病因学

胆管癌的确切原因尚不明确。目前,已确认胆管慢性炎症和胆道梗阻诱发的胆道细胞损伤是胆管癌发展进程中的两个主要因素,炎症状态下胆汁微环境中释放的细胞因子可导致细胞恶性转化。胆管癌可能与以下危险因素相关。

1.原发性硬化性胆管炎(PSC)

在西方国家,与胆管癌发病关系最密切的疾病是 PSC。一项瑞典研究发现 8% 的 PSC 患者在 5 年之内发生胆管癌。PSC 患者容易在早期(30～50 岁)罹患胆管癌,常见为多病灶并难以切除。PSC 患者胆管癌危险性增加是由于上皮性炎症不断增生并随着胆汁中内源性诱变剂产生而发生,并且胆汁淤积可进一步增加发生胆管癌的危险性。在因 PSC 而行肝移植术切除的肝标本中,36%～40% 可发现隐灶性胆管癌。

2.肝吸虫病

肝吸虫病是另一个比较明确的危险因子。麝猫后睾吸虫感染在泰国、老挝、马来西亚北部存在地方性,这些地区胆管癌的发生率高。肝吸虫致癌机制可能与成虫在胆管内蠕动的机械性刺激,虫体代谢产物和胆汁成分的化学刺激有关。感染麝猫后睾吸虫的叙利亚仓鼠可观察到胆管上皮细胞的恶性转化。另外地方性的致癌因素比如用盐腌的鱼引起的人体亚硝酸复合物增加被认为对麝猫后睾吸虫感染有协同作用。

3.先天性胆管扩张症

与胆管癌的发生有一定关系。癌变率可高达 30%,其中 75% 发生在成年人胆管囊肿(包括 Caroli 病),平均年龄 40～50 岁。未经治疗的胆管囊肿患者在 30 岁时发生恶性肿瘤的可能性达 15%～20%,较散发性病例发病年龄明显提前,病程越长癌变的危险性越高。肿瘤发病的机制可能与下列因素有关:胆胰管异形汇合、胰液反流入胆道、慢性炎症、细菌感染。胆管囊肿伴有肝内外胆管结石时,癌变的风险更大。

4.胆胰管连接异常(APBDJ)

易发生包括胆囊癌在内的胆道恶性肿瘤。胆总管囊肿患者患胆道肿瘤的风险均增加,其中胆囊癌的发生率约为12%。

5.肝炎病毒

病毒性肝炎是亚洲较常见的危险因素,10%以上的胆管癌患者患有肝炎。我国是HBV感染的高发区,HBV携带者约占总人口的9%。大量的流行病学和分子生物学研究已证实了HBV是人肝细胞癌(HCC)和肝内胆管细胞癌的重要的致病因素。有学者对年龄在35~74岁的658例胆道癌新病例进行流行病学调查,收集390例胆囊癌、195例胆管癌和73例壶腹癌的临床资料,结果胆管癌患者血清中HBV的感染率高达72%,国内外学者先后在肝外胆管癌组织中检测出HBVDNA及HBV的翻译产物,提示HBV的慢性感染与肝外胆管癌的发病密切相关。近来研究发现表明,丙型肝炎病毒(HCV)也是肝细胞癌危险因子,并且在胆管癌组织中已识别出HCV的RNA。HBV和HCV为嗜肝细胞性病毒,由于肝细胞与胆管细胞在胚胎发生上有同源性、在解剖学上有连续性且内环境也相同,因此HBV和HCV可感染肝细胞和肝内、外胆管细胞。当HBV和HCV感染胆管上皮细胞,在免疫作用下造成病毒性胆管细胞损伤,但其确切致癌机制尚不清楚。

6.胆石症

在西方非常少见,但在亚洲相当普遍,接近10%的肝内胆管结石患者将产生胆管癌。在日本,有6%~18%接受肝切除的胆管癌患者有肝内胆管结石,在中国台湾则高达70%。在我国,20世纪80年代前肝内外胆管结石的发病明显高于胆囊结石,随着生活水平提高和环境卫生明显改善,胆囊结石的发病明显高于胆管结石。肝内胆管结石与肝内胆管癌密切相关,癌变率0.36%~10%。一般认为,是肝胆管结石对胆管壁的长期机械刺激以及所引起的慢性胆道细菌感染和胆汁滞留产生的致癌物质(如胆蒽和甲基胆蒽等)等因素,导致胆管壁的慢性增生性炎症,继而引起胆管黏膜非典型上皮增生。对不同级别的胆管癌和胆管结石伴发黏膜上皮不典型增生的细胞DNA含量进行测定,提示此不典型增生是胆管癌的癌前病变,以后可逐渐移行成腺癌。

7.溃疡性结肠炎

胆管癌发生率0.4%~1.4%,较一般人群高9~21倍,平均年龄40~50岁;病程长、全结肠受累更易患胆管癌;药物治疗和肠切除术不能降低其发生率。与溃疡性结肠炎致胆囊癌相同,发病机制不明,可能为:胃肠道中的梭状芽胞杆菌使肠肝循环中的胆汁酸→还原→3-甲基胆蒽(致癌物质),以及胆道感染等因素有关。

8.伤寒和副伤寒杆菌感染和带菌者

患胆管癌危险性比正常人高100倍以上,机制不明。

9.胆管腺瘤和乳头状瘤

临床少见,但具有恶变倾向,是癌前病变。

10.手术

行胆管空肠鲁氏Y形吻合术、肝胰壶腹括约肌成形术后,由于肠内容物及细菌反流入胆管内,长期反复感染和机械性损害亦可导致胆管黏液上皮增生、癌变。

11.其他

暴露于某些化学物质和放射性核素可能诱发胆管癌(如亚硝胺、石棉、胶质二氧化钍、氡等)。某些药物如异烟肼、甲基多巴、口服避孕药等,以及 EB 病毒感染、错构瘤等也可能是胆管癌发生的危险因素。口服亚硝胺类化学物质可诱发仓鼠的胆管癌,如同时伴有胆道不完全性梗阻,则胆管癌发生率更高。

据上海市胆道癌临床流行病学调查资料,既往有胆囊炎病史者胆管癌的危险性升高,调整的比数比(OR)为 1.9(95% CI 1~3.3)。肝硬化者胆管癌的危险性明显增加,OR 为 3(95% CI 1~9.1)。尚无证据显示吸烟与普通人群胆管癌发生有关,但吸烟与 PSC 患者胆管癌的发生密切相关。近来研究提示肥胖也是肝外胆管癌发生的危险因素之一。

(二)病理学

1.大体分型

巨检时,胆管癌可分为乳头型、结节型、硬化型和弥散型。肿瘤可以多中心和伴发胆囊癌。

(1)硬化型:最常见,多位于肝门部。呈生姜样质硬肿块,剖面灰白色或淡黄色,胆管壁极度增厚,中央仅见纤细腔道,甚至完全闭锁,与正常胆管交界处呈漏斗样缩窄。肿瘤常沿胆管周围组织、神经淋巴间隙、血管浸润扩展,并可侵犯肝实质。有时肿瘤沿黏膜向近或远端胆管浸润延伸,黏膜增厚和发白处即为肿瘤组织。

(2)乳头型:少见,多位于胆管下段和壶腹部。肿瘤呈息肉状或菜花样向腔内生长,扩张的胆管壁薄,隔着胆管壁能扪及质软肿瘤,边界清晰、稍能推动。癌细胞分化程度高,很少向胆管周围、血管、神经侵犯,手术切除率高,预后好。

(3)结节型:少见,多位于胆管中下段。肿瘤小而局限,呈结节状凸向胆管腔,管腔不规则狭窄,胆管壁稍增厚。肿瘤可侵犯胆管周围组织、血管和肝。此类型癌细胞分化程度高、生长缓慢,切除率较高,预后稍好。

(4)弥散型:极少见。肿瘤细胞分化程度低,肝内外胆管受到广泛侵犯,胆管壁广泛增厚,呈一条索状管道结构,管腔狭窄,管周结缔组织炎症反应明显与硬化性胆管炎难以鉴别。手术切除率极低,预后极差。

2.组织分型

98%以上为腺癌。高分化腺癌最常见,占 60%~70%,中分化占 15%~20%,低分化及未分化腺癌少见。镜检时,胆管癌大部分是分化良好的有黏液分泌的腺癌,甚至在其转移灶中有时也很难找到腺体及细胞的异形。癌细胞呈腺泡状、小腺腔、腺管状或条索状排列。癌细胞为柱形,核长卵型,浅或深染,异形性不大。同一腺腔中细胞异质性,核质比例升高,核仁明显,间质和周围神经浸润。腺腔周围的间质富于细胞,并呈同心圆排列,这些都是胆管癌的重要特征。其中,正常的腺上皮和那些核大、核仁明显的腺上皮存在于同一腺腔中最具有诊断价值。硬化型胆管癌伴有明显纤维化。部分胆管癌伴有神经内分泌分化,这种癌的预后较差。胆管癌可向肝十二指肠韧带旁、肝总动脉与腹腔动脉周围淋巴结转移,亦可向胰头后和肠系膜上动脉周围淋巴结扩散,肝转移亦较多见,但较少发生远处转移。

3.转移途径

直接侵犯和淋巴转移是胆管癌的主要转移方式,血行转移和种植转移少见。胆管癌常沿胆管周围组织、神经淋巴间隙、血管浸润扩展,并可侵犯肝实质。有时肿瘤可沿黏膜向近或远端胆管浸润延伸。胆管癌具有较高的淋巴结转移率。

二、临床表现

(一)黄疸

患者可出现黄疸,为逐渐加重的持续性黄疸,伴瘙痒和体重减轻。少数无黄疸患者表现为上腹部疼痛,有时伴发热、腹部包块。其他症状有食欲缺乏、恶心呕吐、乏力、消瘦。

(二)二便异常

大便灰白,呈白陶土色,尿色深黄,如浓茶。

(三)胆囊肿大

中段、下段胆管癌患者可触及肿大的胆囊,但 Murphy's 征可能阴性;而肝门部胆管癌胆囊一般不肿大。

(四)肝脏损害

肝功能失代偿可出现腹水或双下肢水肿。肿瘤侵犯或压迫门静脉,可造成门静脉高压;晚期患者可并发肝肾综合征。

(五)胆道感染

患者可合并胆道感染,感染细菌最常见为大肠杆菌、粪链球菌及厌氧性细菌。内镜和介入放射性检查可诱发或加重胆道感染,出现右上腹疼痛、寒战高热、黄疸,甚至出现休克。

(六)胆道出血

如癌肿破溃可导致上消化道出血,出现黑便,大便潜血阳性、贫血。

三、检查

(一)实验室检查

血总胆红素、直接胆红素、碱性磷酸酶和 γ-谷胺酰转移酶可显著升高。转氨酶一般轻度异常,这种胆红素、转氨酶升高不平衡现象有助于与病毒性肝炎相鉴别。凝血酶原时间延长。部分患者 CA19-9、CEA 可升高。

(二)影像学检查

影像学检查可以有助于明确胆管癌的诊断,了解有无转移灶及评估肿瘤可否切除。

1.超声显像检查

B 超检查简便、快捷、准确、花费少,可发现:①肝内外胆管扩张;②显示胆道的梗阻部位;③梗阻的性质。超声检查是梗阻性黄疸的首选检查。

内镜超声可以避免肠气的干扰,超声探头频率高,可以更清晰、显示肝外胆管肿瘤。它对中下段胆管癌和肝门部胆管癌的浸润深度断的准确性较高。还能判断区域淋巴结有无转移。引导下可以做直接胆道造影,也可以穿刺抽取胆汁测定 CA19-9、CEA 和做胆汁细胞学检查。在超声引导下还可以穿刺病变组织做组织学检查;也可以抽取梗阻部位胆汁做脱落细胞检查。

2.经皮肝穿刺胆道造影(PTC)

PTC 可清晰地显示肝内外胆管树的形态、分布和阻塞部位。该检查是侵袭性的操作,术后出血和胆漏是较常见和严重的并发症。

3.内镜逆行胆胰管造影(ERCP)

ERCP 不宜作为胆管癌的常规检查,甚至是相对禁忌的。对高位胆管癌,经皮肝穿刺胆道造影可以显示胆管癌的部位,也可以置放内支撑导管减黄。ERCP 对下段胆管癌有诊断意义,有助于与十二指肠乳头肿瘤、胰头癌相鉴别。

4.CT 检查

CT 能较准确显示胆管扩张和梗阻部位、范围,对确定病变的性质准确性较高,三维螺旋 CT 胆道成像(SCTC)有代替 PTC、ERCP 检查的趋势。

5.磁共振胆胰管成像(MRCP)

MRCP 检查,是一种无创伤性的胆道显像技术。可以详尽地显示肝内胆管树的全貌、肿瘤阻塞部位和范围、有无肝实质的侵犯或肝转移,是目前肝门部胆管癌理想的影像学检查手段。

6.核素显影扫描

使用 99m 锝 EHIDA 静脉注射,然后用 γ 相机连续摄影,可获得胆道的动态图像,对患者无损害,方法简单。

7.选择性肝动脉造影和门静脉造影

主要目的是了解门静脉及肝动脉与肿瘤的关系及受侵犯情况,帮助术前对肿瘤的可切除性做出评估。数字减影造影(DSA)可以显示肝门部入肝血流与肿瘤的关系,对胆管癌的扩大根治术有意义。

四、诊断

胆管癌根据临床表现即可考虑诊断。结合实验室检查和影像学检查可进一步明确诊断。影像诊断的发展,为胆管癌诊断提供了有效的手段。

五、鉴别诊断

鉴别诊断首先考虑胆总管结石,其特点是发作性胆道不全性梗阻,伴有胆石性胆管炎特有的三联症;而恶性梗阻性黄疸一般为持续性。胆总管下端的恶性肿瘤往往伴胆囊肿大,而结石性梗阻较少见。如果胆囊不肿大,临床上应排除原发性胆管硬化、药物性黄疸、慢性活动性肝炎等疾病。

六、治疗

(一)治疗原则

胆囊癌的治疗目标是:根治;延长生存期,提高生活质量;缩短住院时间。治疗原则也有三,即早期治疗、根治治疗、综合治疗。改善预后的关键是:重预防,早发现早治疗,规范胆囊癌手术,重视综合治疗

1.早期治疗

早期治疗的关键在于早期诊断。由于胆囊癌早期症状不典型,临床上不易早期诊断。大

多数是在常规胆囊切除术中或术后(包括开放胆囊切除术和腹腔镜胆囊切除术)快速冷冻活检或石蜡病理中确诊。这类患者多为 Nevin Ⅰ期、Ⅱ期或 TNM 分期为 0 期、Ⅰ期,以往认为仅行胆囊切除术即可达治疗目的。但近年的研究表明,由于胆囊壁淋巴管丰富,胆囊癌可有极早的淋巴转移,并且早期发生肝转移也不少见。因而,尽管是早期病例,亦有根治性切除的必要。

对有胆囊癌易患因素的病变行预防性胆囊切除术,特别是对 50 岁以上的慢性萎缩性胆囊炎、结石直径>3cm、瓷性胆囊、胆囊息肉、胆囊腺肌病、原发性硬化性胆管炎(PSC)、胰胆管汇合异常等患者,应行预防性胆囊切除术。

2.根治治疗

胆囊癌根治性手术的目标是肿瘤完全切除,病理学切缘阴性,切除范围至少应包括胆囊、受累的肝(切除胆囊附近 2cm 以上肝组织,甚至肝右叶切除或扩大肝右叶切除)和区域淋巴结。淋巴清扫要求将整个肝十二指肠韧带、肝总动脉周围及胰头后方的淋巴结缔组织连同血管鞘一并清除,真正使肝门骨骼化才符合操作规范,必要时还需游离胰头十二指肠,行腹主动脉周围骨骼化清扫。若位于胆囊颈部的肿瘤侵犯胆总管或胆囊管手术切缘不够,应该进行胆总管切除和肝管空肠吻合。

3.综合治疗

不能切除或不宜切除的胆囊癌,可采用综合治疗,包括化疗、放疗、免疫治疗、中医治疗和靶向治疗等。对放化疗等辅助治疗的效果存在争议,传统的观念认为胆囊癌对放化疗均不敏感,疗效有限。但随着辅助治疗的研究深入,新的放化疗技术方法的进步以及新的化疗药物的应用,越来越多的前瞻性研究显示了令人振奋的结果,放疗、化疗及免疫治疗等综合治疗能明显地提高胆囊癌患者的生存时间和生活质量,因此,随着胆囊癌的综合治疗的研究不断深入,综合治疗将会更加受到重视。

(二)整体治疗方案

1.胆囊癌治疗方法选择的依据

在选择胆囊癌的治疗方法前,需弄清以下情况。

(1)肿瘤情况:TNM 分期是国际公认的确定治疗方法的依据之一,包括肿瘤的大小、胆囊壁的浸润深度、肝受犯范围和程度、淋巴结转移情况,肝外胆管和血管(尤其是门静脉和肝静脉)的受犯范围和程度,邻近脏器(胃、十二指肠、胰腺和横结肠等)受犯情况,以及远处脏器是否有转移等。通常 0～Ⅲ期可选择手术治疗,Ⅳ期则根据具体情况可选择手术和姑息性治疗。

(2)肝功能情况:对需要行较大范围肝切除的患者,术前应对肝储备情况进行精确评估。

(3)全身情况:包括年龄、心肺功能、糖尿病、其他脏器严重病变。

2.治疗方法的选择

应严格按照病理分期(TNM 分期)、邻近器官受犯情况、肝功能情况及患者的全身情况,选择合理的治疗方案。

(1)手术治疗

①单纯胆囊切除术:沿肝将胆囊完整切除。T_{is} 及Ⅰ期切缘阴性患者 5 年生存率可达 90%以上。

②胆囊癌根治术:包括完整切除胆囊及胆囊床外 2cm 以上的肝组织,将肝十二指肠韧带骨骼化清扫(包括肝门区后胰头后淋巴结)。Ⅱ期、Ⅰ期切缘阳性患者,5 年生存率 70%～90%。

③扩大根治术:胆囊癌根治术同时需切除邻近脏器(胃、十二指肠、结肠等),累及肝外胆管时,同时行肝外胆管切除、胆管空肠鲁氏Y形吻合术,甚至胰十二指肠切除术。Ⅲ期及部分ⅣA期患者,5年生存率可达20%～40%。

④姑息性手术:对部分Ⅳ期胆囊癌患者出现相关的并发症,为延长患者生存时间或改善患者生活质量而施以相应的手术,5年生存率为0～5%。

姑息性减黄术:对无法根治性切除或不能耐受手术的胆囊癌患者出现梗阻性黄疸时,可行PTCD外引流或置入金属内支架管或经ERCP置入塑料胆道内支撑管或金属内支架管,近来可回收胆道金属内支架及具有内放射治疗作用的金属胆道支架管,也开始应用于临床。部分能耐受手术的患者,也可行肝胆管空肠鲁氏Y形吻合术、U管或T管支撑引流术、金属胆道支架置入术。

胃空肠吻合术:伴有十二指肠梗阻。

姑息性胆囊切除术:对伴有胆囊炎患者,出现局限性腹膜炎,胆囊可能发生坏疽甚至穿孔时。

(2)规范胆囊癌的活检方法:不应剖开胆囊取组织活检,应整块切除胆囊送检,避免胆汁外溢、癌细胞播散和种植。

方法:在胆囊肿块周围正常肝、胃、肠处解剖和分离,整块切除胆囊游离缘肿块,将胆囊从胆囊床全层切下。肿瘤位于胆囊床一侧或向肝浸润性生长应行肝楔形切除;肿块向横结肠、十二指肠、胃窦部浸润性生长则应行胃、肠部分切除术;黄色肉芽肿性胆囊炎和胆囊胃肠道瘘:肿块处穿刺活检,化学胶封堵。

高度癌疑照此方法处理而病理为良性病变者,亦不应视为违反医疗常规,但对此观点,因受现行的医疗规范的限制,目前尚有争议。

(3)腹腔镜在胆囊癌诊治中的相关问题:当腹腔镜胆囊切除未及时发现肿瘤时,关于腹壁戳孔处肿瘤种植和胆囊切除几个月内便有腹腔内广泛播散的事实(发生率约6%,发生戳孔种植或腹腔播散的患者平均生存时间不足10个月),已越来越引起人们关注,因此,术前高度怀疑或已确诊为胆囊癌的患者,一度被视为腹腔镜手术的禁忌。若在腹腔镜手术下怀疑为胆囊癌(可切除)时,应立即中转开腹手术。腹腔镜胆囊切除术中应避免胆囊破裂、胆汁外溢,应用标本袋装入标本后取出,并常规剖检胆囊,对可疑病灶,应及时送快速病理检查。

随着腹腔镜技术的完善以及对术中操作的重视和改进,由于50%以上的胆囊癌患者在手术时被发现不能切除,因此,部分学者主张:对TNM分期Ⅰ～Ⅲ期胆囊癌患者,先行腹腔镜探查,如经探查发现肿瘤能被切除则转开腹手术,如不能切除则终止手术或选择其他治疗方法。优点是创伤小、恢复快,可明显改善患者的生活质量、缩短住院时间,也有利于其他综合治疗方法的尽早实施。

(4)化疗

①术后辅助治疗:以往的文献报道显示胆囊癌的化疗效果不佳,常用的药物有氟尿嘧啶(5-FU)、丝裂霉素(MMC)、多柔比星、表柔比星、顺铂等。近年来,一些新的化疗药开发并应用于胆管癌的治疗,以及化疗增敏方面的研究的进展,胆管癌的辅助化疗值得期待。例如:紫杉醇、紫杉特尔、依立替康、吉西他滨等。单一用药的有效率约为10%;联合化疗:FAM方案(5-FU＋ADM＋MMC)、吉西他滨＋顺铂、吉西他滨＋紫杉特尔、吉西他滨＋氟尿嘧啶等,有

效率为 15％～30％。有文献报道口服希罗达对胆管肿瘤效果较好,对晚期胆囊癌有效率为 50％。

复旦大学中山医院普外科对胆囊癌和肝外胆管癌体外药敏实验的研究发现,药物敏感性由高到低依次为紫杉醇(TAL)100％,吉西他滨(GZ)75％,米托蒽醌(Mito)66.7％,长春新碱(VCR)58.3％,羟喜树碱(HPT)58.3％,丝裂霉素(MMC)48.9％,卡铂(CP)48.5％,顺铂(DDP)46.7％,表柔比星(EADM)46.7％,多柔比星(ADM)30.3％,氟尿嘧啶(5-FU)33.3％,甲氨蝶呤(MTX)15.6％。结果提示,胆囊癌和胆管癌对 TAL,GZ,Mito,VCR,HPT 较敏感,MMC,CP,DDP,EADM 次之。

近年来有关胆囊癌化疗的系列性研究报道逐年增加,尤其是一些新的化疗药开发并应用于胆道癌的治疗,以及化疗增敏方面的研究的进展,辅助化疗的价值将日益受到重视。目前较为常用的胆囊癌化疗方案有:紫杉醇或紫杉特尔或吉西他滨联合奥沙利铂的方案。

②术前辅助化疗:胆囊癌的新辅助化疗,临床应用少,鲜有报道。

③选择性动脉插管灌注化疗:有报道在手术中经胃网膜右动脉置管入肝动脉,经皮下埋藏灌注药泵,于切口愈合后,选用 FMP 方案等化疗药物进行灌注化疗,根据病情需要间隔数周重复使用。此外,通过门静脉注入碘化油加入化疗药物,使其微粒充分进入肝窦后可起到局部化疗和暂时性阻断肿瘤扩散途径的作用,临床应用取得了一定效果,为无法切除的胆囊癌伴有肝转移的患者提供了可行的治疗途径。

④腹腔化疗:腹腔内灌注顺铂和氟尿嘧啶对预防和治疗胆囊癌的腹腔种植转移有一定的疗效。亦有报道开腹手术直视下置入缓释氟尿嘧啶,未开腹术后患者通过腹腔引流管在 B 超指导下将缓释氟尿嘧啶洒于胆囊床周围,可能会延长生存期。

(5)放疗

①适应证:胆囊癌根治术后、不能切除或姑息性切除的晚期胆囊癌、术后局部复发者。

多组前瞻性的研究结果显示,胆囊癌对放疗有一定敏感性,可减少胆囊癌根治术后的复发率,对术后局部复发的病例以及不能切除或姑息性切除的晚期胆囊癌可缓解症状和延长生存时间。其中以 Kresl 和 Coworkers 的报道效果最好,外照射联合氟尿嘧啶等化疗可使根治性切除术患者的 5 年生存率由 33％提高到 64％。近年来,伽马刀、射博刀等定向放射也有应用于胆囊癌原发灶和转移灶的治疗,可能有一定疗效,但缺乏大宗资料的研究。

②放疗方法选择:放疗方法有术前、术中、术后放疗以及经 PTCD 导管实施腔内照射,临床上应用最多的是术后放射治疗。术前放疗的目的是:降低肿瘤细胞的活性,减少术中转移的机会;尽可能地缩小肿瘤,增加手术切除的机会。但术前放疗临床应用少,鲜有报道。根据手术中明确的肿瘤部位和大小,并以金属夹对术后放疗的区域做出标记,进行外照射治疗。照射的剂量为 40～70Gy,分 5～7 周完成。术中放疗的剂量通常为 20～30Gy,术后可联合外照射和化疗治疗:45Gy 外照射、氟尿嘧啶 350mg/m² 第 1～5 和第28～32 天滴注化疗。

体外照射范围,原则上应包括原发灶和区域淋巴结。病灶局限又无远处转移的非根治性切除是术后体外照射的最好适应证。综合各家术后放疗结果报道,接受术后放疗的患者中位生存期均高于对照组,尤其是对于 Nevin Ⅲ期、Ⅳ期或非根治性切除的病例,相对疗效更为明显。术后放射治疗一般在术后 4～5 周开始,外照射 4～5 周,选择的剂量既为肿瘤的治疗量又应在正常组织耐受范围之内。一般每周照射 5 天,1/d,每次为 1.8～2.0Gy。治愈性切除的预防性照射进行 5 周,总量为 50Gy,非治愈性切除的放射总量为 60～65Gy。腔内照射是指通过 PTCD 的导管将^{226}镭、^{60}钴及^{192}铱等密封的小放射源送入胆管腔内的放疗。腔内照射具有局部病灶照射剂量大、周围脏器放射损伤小的优点,尤其适用于胆管狭窄。但对远离放射源的胆管断端及手术剥离面照射剂量不够,所以一般将腔内照射与体外照射联合应用,剂量分别为 10～20Gy 和 40～50Gy。

（6）介入治疗

①介入性胆道引流术:对已失去手术机会伴有黄疸的晚期胆囊癌,尚可采用介入性胆道引流术减黄,如 PTCD 外引流或经 PTCD 或 ERCP 途径置入胆道内支撑管或金属内支架引流等。

②介入区域性化疗:对肿瘤姑息性切除和肝转移患者还可行介入区域性化疗。具体方法是首先行选择性腹腔动脉造影,导管进入肝总动脉后,30 分钟内持续输注丝裂霉素 20mg,以后隔 6 周重复 1 次上述治疗。从第 2 次起每次丝裂霉素剂量为 10～15mg,每个患者至少接受 5～7 次治疗,总剂量为 75～85mg。也可选用紫杉醇、吉西他滨和奥沙利铂等化疗药物。结果表明,高选择性动脉内化疗对肿瘤局限于胆囊壁(Nevin Ⅰ～Ⅲ期)者效果较好;如果肿瘤侵犯胆囊壁以外,区域性化疗起不到控制肿瘤生长的作用。介入区域性化疗的优点是:a.靶器官的药物浓度高;b.术前应用使肿瘤和周围血管之间产生炎性间隙,有助于提高手术切除率;c.术后应用可杀死体内残留的肿瘤细胞,减少术后复发和转移;d.对于不能切除的胆囊癌患者,介入性区域性化疗能有效地抑制肿瘤生长,延长患者生存期;e.减轻全身性的毒副作用。

（7）靶向治疗:有关胆囊癌的靶向治疗的研究报道不多,但研究已证实表皮生长因子受体(EGFR)和 C-Erb-B2 在胆囊癌组织中均有表达,因此,厄洛替尼,一种口服的表皮生长因子的酪氨酸激酶抑制药物,可用于胆囊癌的靶向治疗。环氧化酶-2(COX-2)在血管内皮生长因子介导的肿瘤发生中具有重要作用,预示 COX-2 抑制药可用于胆囊癌的靶向治疗药物,也可与化疗联合。

（8）其他治疗:其他治疗方法包括免疫治疗、生物治疗、中医治疗、射频消融治疗等,疗效尚不确定。有文献报道应用干扰素 α-2b 及胸腺素或喷丁、白介素-Ⅱ等生物制剂联合化疗,可提高疗效。

3.意外胆囊癌的诊治

意外胆囊癌是指在术中未能及时发现而在术后经病理证实的胆囊癌,常见原因有:术中未能认真剖检胆囊而漏诊;急性胆囊炎手术因胆囊壁明显增厚而不易发现病灶;胆囊息肉行腹腔镜胆囊或开腹手术以及胆囊壁增厚误诊为黄色肉芽肿性胆囊炎等,术中未送病理检查。

AJCC 会议强调了意外胆囊癌再次根治性手术的必要性,应根据癌肿的部位、大小、浸润深度、累及范围、病理分期、术中是否弥散,决定是否再手术及手术方式。①病理分期:查阅原始病历资料、术前术后影像学资料、手术记录、病理巨检和镜检报告;②癌肿是否弥散:了解术中胆囊破裂、癌组织破碎、胆囊大部分切除残留黏液烧灼、LC 穿刺孔种植、有无腹块、腹腔积液。一般而言,Ⅱ～Ⅲ期的意外胆囊癌应再手术治疗,术前应行相关检查,排除癌症转移或播散。

其实大多数意外胆囊癌只要术中仔细剖检胆囊并及时送病理检查是可以发现的,因此,意外胆囊癌防治的关键首先是在术中仔细剖检胆囊并及时送病理检查,对符合再手术条件的应及时再手术。

4.胆囊癌并发症的处理

(1)胆囊癌相关并发症的处理:合并急性胆囊炎胆囊肿大坏疽甚至穿孔,可行姑息性胆囊切除或胆囊造口术;出现阻塞性黄疸时,可根据具体情况选择合适的减黄方法,如内引流或外引流等;出现十二指肠梗阻时可行胃空肠吻合术等。

(2)胆囊癌术后并发症的处理:胆囊癌的术后并发症发生率为 20%～30%,死亡率为 0～4%,主要包括:腹腔脓肿、胆汁瘤、胆道感染、肺部和伤口感染、胆道狭窄严重时可出现黄疸等。对胆汁漏、腹腔感染可在超声引导下穿刺置管引流,并加强营养支持和积极抗感染治疗;对出现黄疸患者,可采用介入性胆道引流减黄术,如 PTCD 外引流或经 PTCD 或 ERCP 途径置入胆道内支撑管或金属内支架引流减黄。

5.出院后建议

(1)适当休息。

(2)调节饮食,加强营养。消炎利胆、保肝治疗。

(3)门诊定期随访复查:定期复查 B 超或 CT、肝功能、CEA 及 CA19-9 变化等。

(4)行胆道外引流患者,保持引流通畅,并记录每日引流量。

(5)胆道梗阻患者,如出现腹痛、发热和黄疸,及时到医院就诊。

(6)根据整体治疗方案安排辅助放化疗等治疗。

6.胆囊癌的预后

目前胆囊癌的预后仍很差,系列的大宗病例资料回顾性研究显示,胆囊癌患者(包括手术和非手术)的 5 年生存率不足 5%,平均生存时间不足 6 个月,根本原因是 40% 以上的患者就诊时已属晚期,不能根治性切除,根治性切除率仅约 25%。根治性手术可明显提高生存率,其生存时间主要取决于肿瘤侵犯胆囊壁的深度和范围以及淋巴结转移情况根治性切除患者的总的 5 年生存率超过 40%,T_1 期行单纯胆囊切除术患者的 5 年生存率接近 100%,T_2 及 T_3 期没有淋巴结转移的患者根治性切除术后 5 年生存率超过 50%,出现黄疸、淋巴结转移或远处转移的患者 5 年生存率为 0～10%。

(1)影响预后的因素:临床因素中,意外胆囊癌预后最好,中位生存期 26.5 个月;可疑胆囊癌患者中位生存期为 9.2 个月。同时,因肿瘤引起的梗阻性黄疸、胆道感染以及肠梗阻这一系列并发症均影响其预后。

病理因素方面,与绝大多数恶性肿瘤一样,胆囊癌预后与 TNM 分期明显呈正相关,分期越晚预后越差,其中 T 分期尤其重要。T 分期不但指肿瘤侵犯深度,同时预示淋巴结转移以及远处转移的概率;不同 T 分期患者,手术切除率不同,直接影响患者预后。淋巴结转移以及远处转移患者,均提示预后差。

(2)治疗方法与预后:手术切除是胆囊癌唯一有效的治疗方法,其预后与能否行根治性切除术以及切缘是否阴性密切相关。$T_{1a}N_0M_0$ 患者,行单纯胆囊切除术,术后切缘为阴性者,术后 5 年生存率为 99%～100%;$T_{1b}N_0M_0$ 患者为 95%～100%。$T_2N_0M_0$ 患者行根治性切除术(切缘为阴性者),术后 5 年生存率为 60%～80%,高于行单纯胆囊切除患者的 5 年生存率(10%～22%)。T_3 患者行根治性切除术后 5 年生存率为 15%～63%。T_4 患者绝大部分由于伴有门静脉侵犯或腹膜种植等原因,无法根治性切除,故行姑息性手术或行内支架置入术,其术后 5 年生存率几乎为零。

(3)胆囊癌的生物学特性与预后:胆囊癌恶性程度高、预后差,在基因水平上研究胆囊癌的生物学行为,有助于胆囊癌的早期诊断和治疗。胆囊癌的发生、发展是一个多基因共同作用的结果,许多基因与胆囊癌的发生、发展、转移以及预后有密切关系。目前对胆囊癌相关基因的研究集中在对 p53 和 ras 基因,关于其他基因的报道很少。随着胆囊癌分子生物学研究的进一步发展,将逐渐揭示胆囊癌发生、发展、转移的基础,并寻找特异性高、敏感性高、简便实用的肿瘤标记物用于临床检测,改善胆囊癌的预后情况。

7.胆囊癌的预防

改善预后的关键是:重预防,早发现早治疗,规范胆囊癌手术,合理的综合治疗。预防胆囊癌最有效的方法是:对有胆囊癌易患因素的病变行预防性胆囊切除术,特别是对 50 以上的慢性萎缩性胆囊炎、结石直径>3cm、瓷性胆囊、胆囊息肉、胆囊腺肌病、原发性硬化性胆管炎(PSC)、胰胆管汇合异常等患者,应行预防性胆囊切除术。流行病学研究资料显示,全人群中其胆囊结石患者 20 年内发生胆囊癌的概率不足 0.5%,对无症状胆囊结石患者,行预防性胆囊切除术是不必要的。

(1)一级预防:即病因预防。胆囊癌仍无明确的病因,国内外的流行病学研究已经证明:胆囊结石、瓷化胆囊、胆囊息肉以及沙门菌感染等是胆囊癌的最重要的危险因素。加强卫生宣教,对老年胆囊结石患者等有危险因素的人群,定期门诊随访,必要时行预防性胆囊切除。

(2)二级预防:即早发现、早诊断、早治疗。对于具有危险因素患者如胆石症、胆囊息肉患者,一旦发现恶变可能,建议手术治疗。腹腔镜胆囊切除术中发现的意外胆囊癌患者,需术中冷冻明确肿瘤病理分期和切缘情况,以确定是否行进一步根治性手术治疗。同时建议腹腔镜胆囊切除术中尽量避免胆囊破损,取出胆囊标本时应置入标本袋内以防止意外肿瘤造成切口种植。对于不能行根治性切除术的患者,建议行姑息性治疗,解除胆道梗阻,其方法如内引流术、内镜胆道内支架置入术、PTCD 术等。

(3)三级预防:康复预防。对不能手术或手术后的患者,争取康复治疗,包括减黄、保肝支持治疗以及中西医结合治疗,以减轻痛苦,提高生活质量。

(4)预防复发转移的措施:①预防性全身化疗:根据个人具体情况制定个体化治疗方案;②局部放疗:根据个人具体情况制定相关治疗方案;③细胞因子免疫治疗;④细胞过继免疫治疗;⑤分子靶向治疗;⑥中医治疗。

第三节　胆囊炎

一、急性胆囊炎

急性胆囊炎是常见的急腹症之一,多为急性结石性胆囊炎,常于中年以后发病,男女发病率之比为(1:2)~(1:3)。随着人民生活水平的提高,膳食结构的改变,导致胆囊结石发病率的增高,相应的急性结石性胆囊炎的发病率也呈增高趋势。近年来,国内急性无结石性胆囊炎有增加趋势,占急性胆囊炎总数的 2%~12%。

(一)病因

急性胆囊炎按胆囊内有无结石,分为急性结石性胆囊炎和急性非结石性胆囊炎。

急性结石性胆囊炎的发病主要是由于结石阻塞胆囊管,造成胆囊内胆汁潴留,继发细菌感染而引起的急性炎症。胆囊流出道阻塞,胆汁排出受阻,从而滞留浓缩。高浓度胆汁酸的细胞毒性,造成黏膜细胞损害,引起黏膜的炎症水肿,甚至坏死。嵌顿的结石也可直接损伤受压部位的黏膜引起炎症。另外受损的胆囊黏膜细胞释放的磷脂酶可促使胆汁中的磷脂酰胆碱转变为溶血磷脂酰胆碱,后者是一种毒性复合物,又可引起进一步的感染。正常情况下胆囊内胆汁并无细菌生长。急性胆囊炎时,致病菌可经胆管逆行或经血循环及淋巴途径侵入胆囊,在急性胆囊炎时,胆汁或胆囊壁细菌培养阳性率为 50%~70%,胆囊内胆汁的细菌计数往往≥106cfu/mL(每毫升菌落生成数)。细菌种类多为革兰阴性杆菌,最常见的是大肠埃希菌、厌氧菌感染亦较常见,其他有链球菌、克雷伯菌、葡萄球菌、伤寒杆菌、粪链球菌等,少见的有副流感嗜血杆菌、脑膜炎奈瑟菌、产气杆菌等,有时亦可发生梭状芽孢杆菌感染,使胆囊的囊腔、囊壁甚至周围间隙积气,称为急性气肿性胆囊炎。单纯的胆囊梗阻并非一定导致急性胆囊炎。

急性非结石性胆囊炎在国内较少见,国外报道发病率占急性胆囊炎的 9.5%~20%,尤以有心血管疾病的老年男性患者居多。此病患者有急性胆囊炎的临床表现及病理改变,但无胆囊结石。急性非结石性胆囊炎的病因尚未完全清楚,大多发生在手术、创伤、肿瘤及危重患者和长时间的 TPN 治疗患者。急性非结石性胆囊炎病情发展迅速,病情危重复杂,胆囊易发生坏疽穿孔,死亡率高。一般认为应激反应所致神经内分泌因素的改变,导致胆囊收缩功能降低,胆汁潴留刺激胆囊黏膜的急性介质分泌;低组织灌注使胆囊壁局部缺血及胆囊黏膜抵抗力下降,在此基础上发生细菌感染,从而发生急性胆囊炎。长时间的 TPN,肠道失去食物刺激,从而缺乏肠激素之一的 CCK,使胆囊收缩频率失调,造成胆汁滞留,形成胆泥,可引起急性非结石性胆囊炎。Warren 根据病因、临床特点及病理过程,将非结石性胆囊炎分为三型:Ⅰ型发生在肿瘤或急性重症疾病的住院患者,死亡率高(45.8%),主要发生在男性(75%),术前诊断率为 50%;Ⅱ型无上述病理基础,表现为急性胆囊炎的症状,死亡率仅 5%,多发生在年龄较大患者,术前诊断率高(90%);Ⅲ型与非结石性因素梗阻有关,具有中度的死亡率(23.1%),而术前诊断率最低(15.4%)。

(二)病理

急性胆囊炎的病理学变化过程,取决于胆囊颈管梗阻的程度、细菌的毒力、机体的抗病功能及诊治是否及时和正确。

炎症初期,为急性单纯性胆囊炎,胆囊肿大,黏膜充血水肿,黏液腺分泌亢进,渗出增加。此时及时治疗,炎症可逐渐消退。若病情进一步发展,演变成了急性化脓性胆囊炎,胆囊全壁被炎性细胞浸润,浆膜层出现脓性渗出物。如果胆囊颈管梗阻仍不能解除,炎症得不到控制,胆囊内压力持续上升,胆囊壁血循环障碍而缺血坏疽,成为坏疽性胆囊炎,易在胆囊底部和颈部造成穿孔,引起急性弥散性腹膜炎或胆肠内瘘。急性胆囊炎的病理改变起于黏膜,后波及全层,根据病变程度分为单纯性胆囊炎、化脓性胆囊炎、坏疽性胆囊炎。急性胆囊炎治疗不彻底,则可迁延成慢性。

（三）临床表现

1.症状

患者多有胆管疾患的病史。常有一些诱因引发,如饮食不当、油腻饮食、饱餐、过劳、受寒、精神因素等。睡眠时体位改变,胆囊内原来浮在胆汁中的结石易移至胆囊颈部造成胆囊流出道梗阻,因此急性结石性胆囊炎常在夜间发作。

（1）腹痛:胆绞痛是最具特征性的症状,常由胆囊管被结石阻塞引起。疼痛的部位多在右上腹,也可在中上腹。疼痛呈阵发性加重,并可放射至右肩或右背部。随继发细菌感染,右上腹痛持续加重。

（2）恶心、呕吐:疼痛发作时常伴恶心、呕吐,但一般并不严重,主要是由于胆囊壁平滑肌强烈收缩所致,经抗感染和解痉药物治疗后可在短期内获得缓解。如不缓解或变得更加严重,应考虑胆囊结石进入胆总管内或继发胰腺炎的可能性。

（3）发热:患者一般无高热,体温在 38℃ 左右,无寒战。若病情发展,继发细菌感染,在化脓性胆囊炎阶段可出现高热和寒战。

（4）黄疸:10%～25%患者出现轻度黄疸。这可能是胆色素通过受损的胆囊黏膜进入循环或邻近炎症引起 Oddi 括约肌痉挛所致。也可能是胆囊内结石排入胆总管引起阻塞造成。

2.体征

检查时患者有右上腹饱满,呼吸运动受限,右上腹压痛和肌紧张,Murphy 征阳性。在约40%的患者可触及肿大的胆囊,肿大的胆囊在肋缘下呈椭圆形,随呼吸上下移动,并有明显触痛。胆囊张力的大小对选择手术时机很有意义,高度紧张的胆囊常提示胆囊内压力高,发生坏疽和穿孔的危险性大,需早期行手术治疗。如大网膜包裹形成胆囊周围炎性团块时,则右上腹肿块触诊不清,活动度也受限。

急性非结石性胆囊炎的临床症状和体征和急性结石性胆囊炎相似,但常不典型,且病情发展迅速,并发症发生率高。

3.实验室检查

白细胞及中性粒细胞轻中度增高,白细胞计数一般在$(12～15)×10^9/L$。如果白细胞计数超过 $20×10^9/L$,常提示有严重并发症发生。老年患者由于机体反应性差,白细胞变化可不明显或仍在正常范围。肝功能检查约有 20%的患者出现血清胆红素轻度升高。如果血清胆红素值超过 5mg/dL,常提示有胆总管结石。有的患者可有血清转氨酶的略微增高,这可能是由于胆囊炎症波及肝脏造成轻度肝功能损害引起的。急性胆囊炎的患者可有血尿淀粉酶增高,但一般为轻度升高,若升高明显,应考虑胆源性胰腺炎的可能。

4.影像学检查

（1）腹部平片:由于胆囊结石大多数透光率高,仅有 10%～15%的胆囊结石因含钙量高,可呈现阳性影像。因此,腹部平片或透视对诊断帮助不大。但 X 线平片有时可显示肿大的胆囊及炎性肿块的软组织影以及气肿性胆囊炎时可见到胆囊炎及胆囊周围的气体影。此外,尚有一些间接的 X 线征象,有助于急性胆囊炎的诊断,如胆囊下方小肠扩张,充气等反射性肠淤积症。

（2）B超：由于B超具有简便、安全、无损伤的优点，且可在床边进行监测，故为急性胆囊炎诊断的最常用方法，确诊率可达80％～90％，急性胆囊炎的B超声像图的主要表现有：①胆囊呈圆形或椭圆形肿大，且横径增加比纵径增加更具诊断意义。②胆囊壁弥散性增厚，呈高回声，其间出现间断或连续的弱回声带，形成胆囊壁的"双环征"。③多伴有胆囊结石，往往嵌顿于胆囊颈管部。④胆囊收缩功能差或丧失。⑤胆囊积脓时，胆囊切面无回声区内出现稀疏密集的分布不均的细小或粗大回声斑点，呈云雾状。⑥胆囊穿孔时，可显示胆囊壁的局部膨出或缺损，以及胆囊周围的局限性积液。

（3）CT：CT扫描不常用于诊断急性胆囊炎，但国外一些研究发现CT较B超诊断急性胆囊炎更为有效。Aoun研究了14例经手术证实的急性胆囊炎患者的CT特征，发现胆囊周围脂肪线是急性胆囊炎最常见的CT表现，次之为胆囊膨大。Paulson研究29例经手术证实的急性胆囊炎患者的CT图像，最常见的表现依次为胆囊壁增厚、胆囊周围脂肪线、胆囊膨大、胆囊周围积液、浆膜下水肿、密度增高的胆汁及黏膜脱落，当上述表现存在时，可诊断为急性胆囊炎。

（4）MRI：国外研究表明，MRI在诊断急性胆囊炎方面要优于B超及CT。MRI的表现基本上同CT与B超，需要提出的是胆囊壁增厚在TWI显示更好。国外有报道胆胰造影磁共振成像（MRCP）发现壁内高信号增强影诊断急性胆囊炎具有较高的准确性，而且能发现胆囊外其他胆系疾病，如胆总管结石诊断率明显优于B超及CT，认为MRCP在急性胆囊疾病术前检查中有可能取代CT和内镜逆行性胰胆管造影（ERCP）。

（5）胆管核素扫描：胆管核素扫描是一种简单、安全、可信度高的检查方法，准确率在95％以上，而且在血清胆红素上升到20mg/dL。仍可应用。最常用的造影剂为^{99m}Tc二异丙酯，如PIPIDA和DISIDA。核素扫描可以用来评价胆囊管是否通畅，正常人一般在注射^{99m}Tc dISIDA后1小时内可见胆囊显影。急性结石性胆囊炎的病理改变是胆囊管阻塞，因此在1小时内胆囊显像者可排除急性胆囊炎的诊断。如果3小时以内胆总管及近侧小肠已显像而胆囊仍未显像者提示胆囊管有梗阻，如在注射3～5小时后胆囊延迟显像，则表明胆囊收缩功能丧失。

（四）治疗

1.非手术治疗

急性胆囊炎早期阶段若无严重并发症出现，应在严密观察下，先行积极有效的综合性非手术治疗。由于抗生素研究的不断发展，为治疗急性胆囊炎提供了重要条件。经非手术治疗，80％～85％的患者能得到缓解。而且，在非手术治疗期间，密切观察病情，深入了解病史，有助于更好的判断病情，做好充分的术前准备工作。非手术治疗主要包括如下几种。

（1）抗感染：应选用针对性强、抗菌谱广，毒性反应小，血和胆汁中浓度高的抗生素，以抑制胆管内需氧菌和厌氧菌的生长，防止感染向全身扩散。临床上常选用的有氨苄西林、氨基糖苷类抗生素及甲硝唑。另外，第二代、第三代头孢菌素，具有强大的抗菌作用，并经胆汁排泄，更适宜于急性严重感染的胆囊炎患者。

（2）禁食，胃肠减压：禁食是必要的。对病情较重或伴有呕吐的患者，留置胃管持续减压可减少胃、胰液的刺激和胆囊痉挛的发作。

（3）解痉止痛及对症处理。

（4）纠正水电解质和酸碱平衡失调。

（5）严密观察病情变化：包括全身和局部症状、体征的变化及了解各器官的功能，充分评估病情，考虑手术的患者，应积极做好术前准备。

2.手术治疗

（1）手术时机

①急诊手术：急性胆囊炎已穿孔并胆汁性腹膜炎或胆囊化脓坏疽有穿孔趋势者；或急性胆囊炎伴结石嵌顿于胆囊颈和胆囊管，右上腹疼痛剧烈，难以忍受者；患者全身中毒症状明显，高热、白细胞计数升高，已有休克倾向者；急性结石性胆囊炎伴有急性梗阻性化脓性胆管炎者，行急诊手术治疗，已为共识。

②早期手术：胆囊结石伴急性胆囊炎经抗感染、补液、胃肠减压等积极治疗后，腹痛无缓解，腹部压痛和反跳痛不见减轻者；B超检查显示胆囊无明显萎缩及胆囊周围无液性暗区者；发病在72小时内，应早期手术治疗。

③延期或择期手术：急性结石性胆囊炎是延期或择期手术治疗，目前仍有争议。有学者认为，急性胆囊炎经抗感染治疗后，症状虽缓解，但局部充血、水肿，解剖结构不清，胆囊三角区难于解剖游离，无法顺利切除胆囊而被迫行胆囊造口术，而且手术出血多，也易误伤邻近脏器。因此主张，急性期尽量非手术治疗，待炎症消退后3～6个月再择期行胆囊切除。另有学者认为，结石性胆囊炎虽有各种非手术治疗，如体外震波碎石、口服溶石剂溶石、中西医结合排石等，均难得到稳定有效的结果，非手术综合治疗结石性胆囊炎就会使患者反复多次就医和住院，不仅给患者身心造成很大痛苦，而且增加经济负担。胆囊反复感染，与周围组织粘连严重，胆囊纤维化萎缩，给手术增加困难。因此主张急性胆囊炎采取早期手术，即入院后经抗感染治疗，炎症高峰期稍过，完成必要的术前检查，复查B超，只要不存在胆囊周围炎或胆囊三角完全不清晰，即可行手术治疗，若胆囊周围炎明显，一般认为炎症控制3～6个月再手术，较为稳妥。对反复发作的慢性胆囊炎、胆囊壁明显增厚，胆囊的浓度和收缩功能明显减退，引起长期消化不良症状或因反复发作影响日常的生活和工学者，胆囊管发生结石梗阻，引起胆囊积水或慢性萎缩性胆囊炎，胆囊结石疑有胆囊恶性肿瘤，均应行择期手术。

（2）胆总管探查指征：胆总管探查术是常用的一种胆管手术，它既是一种检查方法，又是一种治疗手段。决定是否行胆总管探查的指征，既包括术前检查，又包括手术中发现。胆总管探查的指征包括：①病史中有典型胆绞痛、寒战发热，尤其是有黄疸病史者；②B超检查发现胆管内有结石光团和光点伴声影，胆管扩张、囊状影像；③其他影像学检查发现胆总管或1～3级肝内胆管扩张或狭窄，胆管内有充盈缺损（结石、蛔虫或肿瘤）；④十二指肠引流中查到胆色素颗粒或胆固醇结晶或有脓细胞者；⑤胆总管内触到结石、蛔虫或肿瘤；⑥胆总管扩张，直径在1.5cm以上；⑦胆总管坏死、穿孔；⑧胆总管管壁增厚、硬变；⑨胆总管穿刺抽出脓性胆汁、血性胆汁或胆汁内有泥沙样胆色素颗粒或沉淀；⑩胰腺特别是胰头部肿大，腺体显著增厚或在胰腺管区触到结石或肿块；胆囊内有多个小结石，胆囊管扩张或胆囊管断端处发现结石；胆囊和胆管畸形，胆囊萎缩而胆囊管扩张短缩；术中B超或胆管造影显示胆管内有结石、蛔虫或肿瘤负影、胆管狭窄、扩张或解剖位置异常等。

（3）手术方法

①胆囊切除术：胆囊切除术是急性胆囊炎的常规术式和主要方法。多数资料表明，在48小时或72小时内施行手术，并不增加操作技术方面的难度，术后并发症及死亡率与择期手术相比，并无显著性差异。而在72小时后施行手术，则并发症及死亡率明显增加，这包括一些因发生了严重并发症而行急诊手术的患者。这是因为，急性胆囊炎早期的病理改变主要为胆囊壁的充血水肿和增厚，并不妨碍肝门部重要结构的显示，而胆囊床因炎症和组织水肿，组织较脆，较易行胆囊切除。

根据胆囊病理改变的不同，可采用不同方法完成胆囊切除，即顺行法、逆行法、顺逆结合、胆囊部分切除及黏膜烧灼等，顺行式胆囊切除术适用于胆囊炎症不重，胆囊颈及Calot三角无明显炎症水肿，局部解剖较清晰者。该法优点为先处理胆囊动脉，分离和切除胆囊过程中出血少。而对于炎症较重，周围粘连较多，胆囊三角区解剖不清者，为避免医源性胆管损伤，应采用逆行式胆囊切除术，即从胆囊底部开始解剖，操作中应轻柔。此外，胆囊的多发小结石，可能由于操作中的挤压使胆囊内小结石进入胆总管，故胆囊切除后应注意探查胆总管。目前，临床中更多采用的是顺逆结合法，不仅有利于防止术中胆管损伤，还可防止胆囊内小结石因术中操作被挤压滑入胆总管的弊端。对于胆囊颈部与周围致密粘连而无法分离时，可做部分胆囊切除术，对残留的黏膜经搔刮后再用苯酚和5%碘酊烧灼，然后直视下缝合胆囊管口或行内荷包缝合，对于难切除的胆囊，不失为一种有效而实用的方法。

急性胆囊炎的腹腔镜手术处理在国内外已普遍开展，临床研究及文献报道也比较多。国外一项研究将急性胆囊炎组和慢性胆囊炎组的腹腔镜胆囊切除术情况作比较，除中转开腹率在急性胆囊炎组较高外，手术时间、住院天数及并发症率并无统计学的差异。另一项前瞻性研究，将急性胆囊炎随机分为开腹手术组和腹腔镜手术组，两组平均手术时间及并发症率无显著差别，而术后住院天数腹腔镜组明显少于开腹手术组（该研究腹腔镜组中转开腹率为15%）。腹腔镜胆囊切除术应在急性胆囊炎确诊后马上进行，最好在发病3天内进行，发病3天后手术与3天内手术相比，手术难度与中转开腹率明显增加，并发症发生率也增高。影响完成腹腔镜切除术的主要因素为：a.非结石性急性胆囊炎，因胆囊壁表现为严重坏死改变，周围组织特别是Calot三角区常有严重的水肿致解剖关系不清，腹腔镜手术极为困难，故对非结石性胆囊炎一般不考虑行腹腔镜胆囊切除术；b.急性病程持续的时间，一般在3天内手术成功率比较高；c.经输液、抗炎等内科处理后，症状体征能在数小时内明显缓解者，手术一般困难不大；而对临床上出现高热（体温＞39℃），白细胞计数超过$20×10^9$/L，经内科综合治疗后症状体征不能缓解或反而加重者，腹腔镜手术失败率则明显增加，一般只行传统开腹手术。

②胆囊造瘘术：对一些危重急症病例，由于发病时间久或全身情况差无法完成胆囊切除而病情又不允许继续非手术治疗时，胆囊造口术仍不失为有价值的治疗方法，它可使患者安全度过危险阶段，为二期根治手术创造基础。胆囊造瘘术主要适应于：a.病程在3天以上，出现胆囊周围脓肿、胆囊坏疽、穿孔、腹膜炎。b.老年患者，有重要器官的严重病变，不能耐受胆囊切除术。c.病情危重者，要求采取尽量简单手术者。d.病情重的急性非结石性胆囊炎。胆囊造瘘术可分为传统的开腹手术及超声引导下经皮胆囊穿刺置管引流术。后者在国外目前报道较多，认为对严重的急性胆囊炎患者是一种安全、有效、简便的方法，尤其适用于高危患者及老年

患者。对老年重症急性胆囊患者应作为首选方法。经皮胆囊穿刺置管引流术后,患者临床症状常可迅速缓解。常见的并发症有结肠损伤、气胸、胆汁性腹膜炎、出血、导管脱出等,但一般发生率很低。使用该法应在诊断明确的前提下进行。术后应严密观察,防止并发症的发生。经皮胆囊穿刺置管引流不仅有治疗作用还有诊断作用,既可经导管造影了解胆管情况,又可作为全身性感染来源的评价,如在引流48小时后症状无缓解应考虑合并急性胆管炎及胆囊坏死。

胆囊造瘘术后2周,当胆管内感染已控制时,可经造瘘管行胆管造影。胆囊造口术后3个月应行二期胆囊切除术,但对于高龄患者,胆囊有残石或伴有其他疾病不能行胆囊切除术时,有条件可通过瘘管取出胆囊结石。对于无残石无症状的高龄并且不能耐受手术的患者,不应强求二期切除胆囊。胆管内结石可通过联合内镜行Oddi括约肌切开经胆总管取石。原则上为避免日后胆管症状复发。

(4)胆囊切除术的并发症及其处理

①出血:急性胆囊炎局部充血、水肿,手术游离时易于出血或因反复发作、胆囊纤维化萎缩,Calot三角区结构显示不清,很难显露胆囊动脉;或胆囊部分位于肝内,手术时易损伤肝包膜及肝实质;或因合并肝硬化,胆囊周围静脉曲张,以上情况下行胆囊切除术,很容易造成出血。此时最重要的是要细致地解剖Calot三角,显露胆囊动脉,结扎、切断。若术中遭遇难以控制的出血,切勿忙乱.更不要盲目钳夹或缝合出血区,可先用纱布垫暂时压迫止血,最好采用改良的Pringle法(即以左手伸入Winslow孔,拇指压迫肝门三联区)阻断第一肝门血供。吸净积血,边移去压迫物边吸引,发现出血点,用无操作组织钳准确钳夹、缝扎或结扎,达到有效止血,且不损害邻近重要脏器的目的。胆囊床的渗血,也可用吸收性明胶海绵、止血绵、凝血酶等局部覆盖止血。经各种止血方法均无效仍广泛渗血不止。用纱条填塞止血,也不失为挽救患者生命之举。

②肝外胆管损伤:是胆囊切除术的严重并发症之一,发生率为0.3%～0.5%。常发生于Calot三角区粘连,解剖不清时。胆囊结石嵌顿于胆囊颈或Hartmann袋,压迫胆总管,胆囊管汇于胆总管的位置异常,因而:a.最常见的是处理胆囊管时过于用力牵拉而误扎或误切胆管。b.在胆囊管起始部盲目钳夹结扎了胆管。c.过度分离引起胆管缺血性狭窄。d.探查时,操作粗暴引起起始部盲目损伤。术中一旦发生胆管损伤,应力争一期修复成功。其修复方式应根据损伤部位、程度、类型和近端胆管情况而定:a.部分或完全缝扎,应拆开缝线,观察胆管通畅情况,证实胆管有无损伤。b.部分损伤行纵向切开整形,横向结扎缝合修复,胆管内置一合适直径的"T"形管支撑引流3～6个月。c.完全横断伤:将两断端游离、整形后,保持胆管血供良好,然后黏膜对黏膜端吻合,吻合口应通畅而无张力,将适当直径的"T"形管置于吻合内,支撑引流3～6个月。d.胆管损伤较重,缺损过长,对端吻合困难时,可将远端胆总管结扎或缝合封闭,近端与空肠行Roux-en-Y吻合或与十二指肠行端-侧吻合。吻合时亦要求黏膜对黏膜,吻合口要大于2cm,且无张力,吻合后,胆管内亦用"T"形管支撑引流3～6个月。如术中未能及时发现,术后出现梗阻性黄疸或腹膜炎并已超过72小时,则常只能先做外引流待炎症消退后3～6个月后再次手术。

③胆瘘:10%～20%的人解剖上存在右副肝管。胆囊切除时,若不慎切断右副肝管,且未

予结扎,术后出现胆瘘,又未被及时发现,均可能造成术后胆瘘。少量胆瘘,可经腹膜吸收或经腹腔引流管排出。低流量(200mL/d 以下)胆瘘,引流较长时间后,可以愈合;若引流不畅,而致胆汁性腹膜炎或膈下脓肿,往往需再次手术,再次手术的目的应以引流胆汁为主。引流量超过 200mL/d 者,经造影胆瘘与功能性胆管相通者,在做好充分的术前准备下,一般应在引流3 个月后行再次手术。

④胆囊残株炎:胆囊切除时,由于粘连严重、解剖困难,尤其是壶腹部结石或胆囊嵌顿性结石,胆囊管显示不清,残株遗留过长,黏膜又未处理,日后逐渐扩张使胆汁淤积或感染,并可发生结石。尤其是胆总管下段有结石或狭窄梗阻时,出现原有的胆囊炎症状,常需再次手术,切除过长的胆囊残株。

⑤胆囊切除术后综合征:胆囊切除术后 4%～5% 的患者仍有症状或新的主诉。究其原因,一类是胆管功能紊乱或伴有其他系统疾病,如术后胆管压力异常升高,胆汁流动障碍或因溃疡病、慢性胰腺炎、冠心病等所表现的症状。这类征象往往经药物治疗可缓解。另一类是胆管器质疾病,如残留的胆石、胆囊管残株炎及结石、狭窄性乳突炎、胆管损伤等。此类疾病应做详细地检查,如能得到确诊后,往往需再次手术治疗。

二、慢性胆囊炎

慢性胆囊炎在我国多见,女性发病率高,女:男为(2～3):1。慢性胆囊炎病因繁多复杂,包括年龄、性别、种族、饮食习惯、肥胖、遗传、胆道感染、胆汁滞留等诸多因素,多为综合性因素作用的结果。随着我国人民生活水平的提高和卫生状况的改善,国民平均寿命延长,近十年来,慢性胆囊炎的发病率逐日增高,尤其大城市增高更明显。

(一)病因

慢性胆囊炎多发生于胆囊结石的基础上,且常为急性胆囊炎的后遗症。其病因主要有以下几种。

1.结石因素

绝大多数慢性胆囊炎患者伴发胆囊结石。如结石较大,且位置较固定时,可在局部造成压迫,久之逐渐出现溃疡。另外,结石长期机械性刺激胆囊壁,亦可造成胆囊的慢性炎症改变。

2.代谢性因素

由于胆固醇代谢发生紊乱,而致胆固醇酯沉积于胆囊的内壁上,引起慢性炎症。胆囊黏膜一旦有胆固醇酯沉积,常伴有轻度炎症,约半数病例胆囊内可有胆固醇结石形成。胆囊外观多无明显异常,囊壁有时稍增厚,颜色较苍白,不再呈现正常的蓝绿色,胆囊切开可见黏膜有较明显的充血肥厚,黏膜上有无数黄白色的胆固醇沉积,形如草莓,故本病亦称"草莓胆囊"。

3.感染因素

在正常情况下,胆道系统内无细菌生长,但在胆汁潴留时就会有不同程度的感染存在。主要包括细菌、病毒和寄生虫的感染。感染的途径可经血液、淋巴系统、邻近器官炎症的蔓延和经十二指肠乳头逆行感染至胆囊。如肝炎病毒可随胆汁进入胆囊,直接或间接侵袭胆囊壁发生慢性炎症改变。寄生虫病,如蛔虫、血吸虫、华支睾吸虫等也可在胆囊内形成慢性感染病灶。

4.化学因素

胆汁中浓缩的胆盐对胆囊黏膜具有强烈的化学刺激作用。当胆胰管汇合处解剖异常时,胰液可经胆囊管逆流入胆囊内,有活性的胰消化酶可侵蚀胆囊壁,引起化学性胆囊炎。

5.其他因素

妇女在妊娠期,由于性激素的影响,导致胆囊排空延缓;胃大部分切除术后,由于迷走神经被切断,亦可导致胆囊排空障碍,造成胆汁浓缩,浓缩胆汁中的胆盐刺激胆囊黏膜形成胆囊的慢性炎症改变。

(二)病理

慢性胆囊炎多来自未完全消退的急性炎症或因结石阻塞引起胆汁潴留所致。有的胆囊仅表现为轻度的炎症改变,囊壁水肿,略增厚。当慢性胆囊炎反复急性发作时,胆囊浆膜与周围组织粘连,囊壁层次不清;当胆囊管被结石嵌顿或胆囊管黏膜遭破坏被结缔组织替代而完全堵塞时,胆囊内胆汁中的胆红素被吸收,同时胆囊黏膜不断分泌黏液,胆囊膨胀,囊壁变薄,囊腔内充满无色胆汁,称为胆囊积液;慢性胆囊炎中结石常可压迫局部组织发生溃疡或局部坏死,并发胆囊穿孔;若炎症累及胆囊周围组织,引起粘连,并可导致局部包裹性脓肿或炎性肿块形成;若穿破胆囊黏着的肠腔,则形成内瘘。

慢性胆囊炎可形成一些特殊的形态,如"葫芦胆囊",这是胆囊颈、体之间发生瘢痕性收缩,导致胆囊局部环形狭窄,呈葫芦状。还有"瓷样胆囊",这是因为胆囊壁弥散性纤维化,黏膜和浆膜均变成灰白色,质地坚硬而有光泽,看上去如瓷器一样。此外,由于代谢紊乱及增生性病变,胆囊也可出现以下一些病理改变:如胆固醇沉积症,表现为胆囊壁固有层脂质的异常沉积,弥漫型表现为胆囊黏膜呈砖红色伴有多数黄色小结节沉积,外观酷似草莓,又称"草莓样胆囊";局限型可表现为单发或多发附着胆囊壁的胆固醇息肉,约50%伴发胆囊结石。胆囊腺肌增生病则主要表现为胆囊黏膜腺体和肌层组织的明显增生,病变部位胆囊壁明显增厚。

(三)临床表现

1.症状

慢性胆囊炎的临床表现常不典型。有的患者可多年无症状,仅在体检时超声扫描发现胆囊壁增厚,甚至胆囊已萎缩;有的患者反复发作右上腹部钝痛或隐痛不适感,疼痛常呈持续性,可伴有反射性恶心,少有呕吐及发热、黄疸等症状。腹痛常发生于餐后,并于进油腻食物后加重,伴有餐后上腹部饱胀、嗳气、呃逆,食欲缺乏、便秘等,可能与胆囊功能紊乱、不能浓缩胆汁或胆汁排泌受阻有关。由于经常隐痛不适,患者很少运动,体重常有所减轻。在胆囊炎症急性发作或结石嵌顿在胆囊管时可有急性胆囊炎或胆绞痛的典型症状。约80%的患者可有恶心、呕吐(但恶心、呕吐在平时则属少见)。25%伴有胆囊结石的患者在发作时还有轻度的黄疸,而如结石进入胆总管,黄疸发生率可高达60%。故在剧烈胆绞痛后出现黄疸者,大多表示胆总管内有结石阻塞。但有时也可能虽有结石存在而无疼痛或黄疸出现。

2.体征

除右上腹胆囊区有轻压痛或不适外,一般无其他阳性体征。慢性胆囊炎急性发作时同急性胆囊炎的表现。少数患者因胆囊管阻塞而胆囊肿大者,还可在右上腹部扪及圆形肿块。有的还可发现患者略有皮肤和巩膜轻度黄染,提示可能存在胆道系统病变。

3.实验室和影像学检查

慢性胆囊炎急性发作时与急性胆囊炎的实验室检查相同,无急性发作时可无异常改变。临床诊断主要借助于影像学检查手段。其中超声检查是诊断慢性胆囊炎的首选方法,其次为口服胆囊造影,两者均具有较高的准确性。此外核素扫描、CT、MRI、内镜逆行胰胆管造影等,主要应用于诊断较难病例。

(1)超声扫描:胆囊正常或缩小,囊壁增厚,囊内透声差,合并结石时胆囊内有一个或多个典型的结石强回声光团。胆囊萎缩时,仅见结石强光团伴声影,未见囊腔内液性暗区。口服脂肪餐后可见胆囊收缩功能减退或消失。此外,超声扫描胆囊缺如,亦常提示为胆囊疾病,常见于缩小的病态胆囊。

(2)口服胆囊造影:是一种简单、安全、有效的检查胆囊形态和功能的方法,可了解胆囊的浓缩及收缩功能,适用于症状酷似慢性胆囊炎而超声检查报告正常或超声检查难以确定时。用于口服胆囊造影的造影剂,必须具备从肠道吸收和经肝排泄的特点,常用的有碘番酸和吡罗勃定等。慢性胆囊炎时胆囊显影很淡或不显影,即使显影的胆囊,在服用脂肪餐后胆囊收缩较差。口服胆囊造影胆囊不显影时,除慢性胆囊炎外,造影剂在吸收、运转、排泄的全过程中的任何一个环节都可影响胆囊显影情况,应注意区别。

(3)胆道核素扫描:当胆囊管通畅时,核素扫描多表现为胆囊充盈延迟。胆囊管完全或不完全梗阻时,胆囊不显影,与急性胆囊炎影像相似。由于慢性胆囊炎核素扫描无特异性影像,目前应用较少。

(4)CT和MRI检查:CT扫描表现为胆囊壁均匀增厚达3mm以上,胆囊壁可有钙化或胆囊缩小。由于CT扫描诊断胆道结石并不比超声准确,所以CT不作为常规检查方法。MRI检查对诊断慢性胆囊炎有重要价值,其准确率较CT高,但因其价格昂贵,也不作为常规检查方法。

(5)内镜逆行胰胆管造影:慢性胆囊炎时胆囊显影淡薄或不显影,胆囊阴影缩小或浓缩功能不佳,可发现胆囊内结石。

(四)诊断

慢性胆囊炎患者一般诊断并不困难,因多数患者有反复发作进油腻食物后上腹部隐痛不适和消化不良的症状;超声检查可见胆囊形态及大小有变化、胆囊壁增厚等;口服胆囊造影可了解胆囊的浓缩及收缩功能。慢性胆囊炎正确的诊断有赖于临床表现、体格检查、超声、口服胆囊造影或CT、MRI等辅助检查,其中超声检查是首选的方法。

慢性胆囊炎的主要并发症有:胆囊积水,白胆汁,石灰乳胆汁,瓷器样胆囊。临床诊断时应注意区别。

(五)鉴别诊断

一般情况下,典型的临床表现与影像学检查相结合诊断慢性胆囊炎并不困难,但需与其他一些慢性疾病相鉴别。

1.消化性溃疡

症状不典型的消化性溃疡与慢性胆囊炎容易混淆,且此类疾病常与慢性胆囊炎并存。除仔细询问病史外,上消化道钡剂、纤维胃镜及B超检查有助于鉴别。

2.慢性胃炎

各种慢性胃炎的症状与慢性胆囊炎有相似之处,纤维胃镜检查是诊断慢性胃炎的重要方法,诊断明确后行药物治疗如症状好转,则可与慢性胆囊炎相鉴别。

3.胆-心综合征

胆-心综合征是指胆道疾患同时伴有心脏症状的情况。胆-心综合征的发病率甚高,特别是老年患者,占同时同龄病例的 51％,胆囊疾病与冠心病关系密切,能同时发病或加重心绞痛发作或引起各种类型的心律失常。对有典型或不典型心绞痛患者,均应详细询问病史。心绞痛多在饱餐、寒冷刺激或活动劳累后发作;而胆绞痛多在高脂肪餐后、休息时发作。心绞痛发作性质为紧缩感,多有心前区放射到颈根部或左肩,发作时有濒死感,不敢活动;胆绞痛发作时的性质为右上腹发作性绞痛,发作时患者常坐立不安。心绞痛发作时间短,用扩冠药物能缓解;胆绞痛发作时间长,扩冠药物仅偶能缓解。胆绞痛引起的心律失常用抗心律失常药物治疗无效,而阿托品、哌替啶则可缓解心律失常改变;胆绞痛引起的心电图变化为一过性的 ST-T 段改变,疼痛缓解后可恢复正常。

4.十二指肠憩室

本病是部分十二指肠壁向外扩张所形成的袋状突起。仅约 10％ 的十二指肠憩室有临床症状,多在憩室有并发症时才出现症状,与胃肠或胆道疾病的症状类似。诸如上腹部疼痛、饱胀不适、嗳气、腹泻等,这些症状可经控制饮食和服用制酸药后症状缓解。较大的憩室压迫后方的胆总管可出现黄疸,有憩室炎发生时腹部可有压痛。十二指肠憩室 X 线典型表现是钡剂充盈憩室呈圆形或椭圆形突出肠腔外,外形光滑,十二指肠黏膜皱襞经憩室颈与憩室黏膜相连,站立位见憩室内呈现气液钡三层现象,十二指肠低张造影可提高憩室检出率。纤维十二指肠侧视镜的诊断价值高且可行胰胆管造影以明确其与胆胰管的关系,CT 检查能显示突入胰实质内的十二指肠憩室。

5.食管裂孔疝

本病常见的症状是上腹或两侧季肋部不适,典型者表现为胸骨后疼痛,多在饱餐后 0.5～1 小时发生,饭后平卧加重,站立或半卧位时减轻,可有嗳气反胃表现。而慢性胆囊炎患者的腹痛多在右季肋部,饭后加重而与体位无关。因食管裂孔疝约 20％ 的患者合并慢性胆囊炎,故二者临床症状常同时并存。钡剂检查有助于鉴别诊断。

6.原发性肝癌

原发性肝癌早期多无自觉症状,后期可出现肝区疼痛、腹胀、食欲缺乏、和消瘦等,临床上有些原发性肝癌早期常被诊断为慢性胆囊炎。肝癌患者常有肝炎病史,血清甲胎蛋白检测一般明显升高,超声及 CT 检查可见肝占位性病变。

7.胆囊癌

本病早期临床表现与慢性胆囊炎、胆石症相似。以右上腹痛为主要症状,向右肩胛部放射,伴有食欲缺乏、乏力、腹胀、低热、恶心及黄疸等。对 40 岁以上患者,有长期慢性胆囊炎、胆石症病史,若疼痛性质从阵发性发作转变为右上腹持续钝痛,且进行性加重,局部触及胆囊肿块,伴有进行性黄疸、消瘦明显等情况出现,应考虑胆囊癌。胆囊癌晚期则可有肝增大,腹水、恶病质等表现。如此时行超声、CT、MRI 检查均有较高诊断价值,有助于与慢性胆囊炎鉴别。

8.其他特殊类型的胆囊疾病

临床有一部分慢性胆囊疾病,其本质上并不属于炎症,而属于代谢性或者增生性病变,同样表象为上腹部不适,慢性消化不良等类似慢性胆囊炎的症状,临床上应该注意鉴别。①胆囊胆固醇沉积症:这是一种胆囊内胆固醇代谢紊乱所造成的疾病,约50%以上的胆固醇沉积症同时有胆固醇结石。胆固醇结石的胆囊黏膜外观酷似草莓,临床上又称之为"草莓样胆囊"。②胆囊腺肌增生症:胆囊腺肌病是一种以腺体和肌层增生为主的原因不明的良性胆囊疾病,为胆囊增生性疾病的一种。它以慢性增生为主,兼有退行性改变,临床表现无特异性症状,可有腹痛及类似胆囊炎、胆石症症状。本病临床明确诊断较为困难,超声可见胆囊壁增厚,呈弥散性、节段性或局限性改变,增厚的胆囊壁内,可见无回声暗区或回声增强区。CT主要表现为胆囊壁增厚及伸入其内的多个小壁内憩室,它们与胆囊腔相通。③胆囊神经瘤病:又称"胆囊神经增生病",分为位于黏膜的浅层神经增生和位于肌层周围的深层神经增生,主要靠病理检查做出诊断。类似胆囊炎的症状明显时,适合胆囊切除治疗。

(六)治疗

1.手术治疗

慢性胆囊炎最佳的治疗方法就是手术切除病变的胆囊,这样才能彻底消除感染病灶,并能避免并发症的发生。一般说来,凡慢性胆囊炎症状明显,发作频繁而且剧烈者,特别是伴有胆囊结石者,手术切除大多效果良好;反之如症状轻微,尤其是无结石性慢性胆囊炎或年老患者并有其他严重的器质性病变者,做胆囊切除的疗效可能较差,不宜随便做胆囊切除术,以防因手术带来更为严重的并发症和后果,应予以重视。

2.综合治疗

慢性胆囊炎患者,应选用低脂饮食。因为高脂饮食能促进胆汁分泌,胆囊收缩,低脂饮食可减轻胆囊负担,减少胆绞痛发生。慢性胆囊炎如没有急性发作,可不必服用消炎药物,主要使用利胆药物治疗。特别是那些经超声检查胆囊壁厚、粗糙的患者,可经常服用利胆药,如硫酸镁、消炎利胆片等;合并胆囊结石的慢性胆囊炎患者,可应用熊去氧胆酸、鹅去氧胆酸等溶石药物治疗,但熊去氧胆酸主要溶解以胆固醇为主的结石。故在治疗前,一般要分析了解胆石性质、胆石成分,再选用药物;有寄生虫感染者应当驱虫治疗。慢性胆囊炎的膳食,应根据病情给予低脂肪、低胆固醇的半流质食物或低脂肪,低胆固醇的软食。低脂肪指脂肪总量以20~30g/d为宜,并把这些脂肪总量分在各餐中;低胆固醇:指忌食用含胆固醇较高的食物,如蛋黄、脑、肝、肾及鱼子等,因鱼油中含大量多烯酸,能降低血中胆固醇水平,所以平日可多食用些鱼类食物;同时嘱患者经常保持愉快的心情,注意劳逸结合,寒温适宜。劳累、气候突变、悲观忧虑均可诱发此病急性发作。

3.中医疗法

中医认为,慢性胆囊炎多为肝胆郁热、疏泄失常所致。当以清利肝胆、疏肝行气、调理气机为治。

第四节　胆囊结石

一、概述

胆囊结石病是指原发于胆囊内的结石所引起的各种胆囊病理改变。胆囊结石主要是胆固醇结石,其次为混合结石和黑结石。多年来对胆囊结石的研究多集中在胆石的成分方面,对胆石的形成机制仍缺乏清楚的了解。近年对胆石的病因和形成机制研究取得了一些进展,但距离防止结石形成和结石溶解的目标仍很远。

胆囊结石在我国胆石病中发病率最高,成年女性患者多见,男女之比约为 1:3。

二、病因及发病机制

(一)相关因素

病因研究和流行病学调查表明胆囊结石的发生与以下因素有关。

1.年龄

青少年少见,成年人胆石病发病率随年龄增长而增长,高发年龄为 50～59 岁。

2.性别

胆囊结石发病以女性为多,男女发病之比约为 1:2.57。

3.饮食

动物脂肪、蛋白质和精细碳水化合物摄入的增加,纤维素食物摄入的减少,均可使胆囊结石的发病率升高。1992 年 33 所医院普查统计,由于我国居民膳食结构的改变,胆囊结石的发病率由 10 年前的 52.8%上升为 79.9%,胆固醇结石则从 50.64%上升为 69%。

4.肥胖

研究表明,肥胖者胆汁酸池较小,胆囊胆汁胆固醇常呈过饱和状态,容易析出形成结石。有研究发现,体重/相同性别和身高的平均体重×100,高出 20%以上的人群,其患胆囊结石病的危险性比高 10%以下者增加近两倍。

5.经产次数

经产次数多者胆石症的发病率明显高于未经产妇女。

6.药物

关于药物与胆石形成的关系仍有争论。有文献报道,某些药物可促进胆石形成,如:噻嗪类利尿剂、雌激素、安妥明及口服避孕药等。但也有研究认为,口服避孕药对胆囊功能无影响,与胆石的形成无明显关系。

7.疾病

胆结石病与许多内科疾病有关,如镰状细胞贫血、地中海贫血、糖尿病及肝硬变等。某学者对肝硬变与胆石症的关系进行了研究,发现肝硬变并发胆结石病比无肝硬变者高 1～4 倍,肝硬变者胆色素结石占 64.52%。

8.胆囊收缩功能异常

多数学者研究结果表明胆囊结石的形成与胆囊动力学障碍有关。胆囊收缩功能减退是结石形成的重要因素。Festi 发现胆囊结石患者在空腹状态下的体积和进食脂肪餐后的残余体积均较正常者为大,胆囊排空减慢,胆囊收缩功能下降。

此外,迷走神经切断术后患者,全胃肠外营养患者及老年人也存在胆囊收缩功能减退,易患胆囊结石。

(二)胆石形成机制

关键是生理情况下呈溶解状态的胆固醇和葡萄糖醛酸双酯胆红素不能在胆汁中保持溶解状态而析出沉淀形成结石。胆固醇结石形成机制有:

1.胆汁中胆固醇过饱和

胆固醇分子具有疏水性,只有与胆汁酸、卵磷脂共同形成微胶粒时,才能在胆汁中保持溶解状态。若胆固醇分子呈过饱和状态,超出了胆汁酸和卵磷脂的溶解能力,则易析出形成结石。

2.胆汁中促、抗成核因子在胆石形成中的作用

人们在研究中发现,人类肝胆汁的胆固醇饱和度要比胆囊胆汁高的多,而胆固醇结石极少在肝胆管内形成;40%~80%正常人的胆囊胆汁是胆固醇过饱和胆汁,却也未形成结石。近年研究发现胆汁中存在着促成核因子和抗成核因子,二者组成了调节胆固醇成核的动力体系。正常人胆汁这两种因子处于平衡状态,而胆固醇结石患者的胆汁,成核因子则处于优势。

(1)促成核因子:现已证实黏蛋白、糖蛋白、免疫球蛋白、胆红素、Ca^{2+}、小分子多肽等具有促进胆固醇结石形成的能力。

(2)抗成核因子:1984 年,Holgbach 发现由胆汁中蛋白介导的抑制成核效应,即正常人胆囊胆汁中存在小分子量蛋白质,可抑制模拟过饱和胆汁胆固醇单水结晶(CMC)形成。后来证实这类小分子量蛋白质是载脂蛋白 A_1、A_2,它们能延长模拟过饱和胆汁的成核时间。近年又先后发现 58/63KD,16KD,74KD 和 28KD 糖蛋白也有抗成核活性。但有关抗成核因子研究的文献报道较少。

三、临床表现

(一)症状

胆囊结石的症状取决于结石的大小和部位以及有无梗阻、炎症和胆囊的功能。部分胆囊结石患者终身无任何症状,即"隐性结石",常在体检时经 B 超发现。有症状的胆囊结石常表现为中上腹或右上腹不适、厌油腻食物等消化不良症状,常误诊为"胃病"。胆囊结石也可于进食油腻饮食后或睡眠时体位改变,移位梗阻于胆囊管或胆囊壶腹部而引发胆绞痛。较大结石可持续压迫胆囊壶腹部或胆囊颈部,引发"Mirizzi 综合征"。由于胆囊的收缩,较小的结石有可能通过胆囊管进入胆总管而诱发梗阻性黄疸,甚至胆源性胰腺炎。部分患者结石压迫和炎症可引起胆囊胆道瘘,甚至排入肠道引发肠梗阻。部分结石或可停留在胆管内成为继发性肝外胆管结石。结石亦可长期梗阻胆囊管不发生感染,而仅形成胆囊积液,积液呈无色透明,称

为"白胆汁"。

(二)体征

多数无阳性体征。胆囊结石在无感染时，一般无特殊体征或仅有右上腹轻度压痛。但当有急性感染时，可出现中上腹及右上腹压痛、肌紧张有时还可扪及肿大而压痛明显的胆囊，Murphy 征常阳性。如同时伴有其他并发症时，可出现相应体征，如高热、寒战和黄疸等。

四、检查

(一)B超

最可靠的检查方法。当发现胆囊液性暗区内有强回声信号伴声影，且随体位的改变，而在胆囊内移动时，诊断的准确率可高达96%以上。但超声诊断的正确率很大程度上取决于检查者的经验。诊断错误的常见原因有：①含有气体的十二指肠对胆囊的压迹可产生酷似结石的回声并伴有声影；②胆囊或附近淋巴结的钙化、胆囊内积气或稠厚胆汁、胆囊内的沉淀物等，可误认为结石；③胆囊颈部螺旋瓣和胆囊壁生理性折叠，其断面有时呈一强回声突起，甚至可伴有声影；胆囊萎缩，结缔组织增厚，也可产生结石假象；④若结石很小或胆囊内充满结石或胆囊管内结石，可发生漏诊。

(二)X线检查

在 X 线平片上，约20%的胆囊结石因含钙量高，可呈阳性影像。由于结石阳性率低，肝胆区的 X 线平片已不作为临床诊断要求。但 X 线平片可显示肿大的胆囊及炎性肿块的软组织影以及在气性胆囊炎时可见胆囊内及胆囊周围的气体影。此外，一些间接的 X 线征象，往往有助于急性胆囊炎的诊断：①胆囊下方小肠的扩张、充气等反射性肠淤积症；②胆囊区软组织阴影增大；③腹膜的刺激征象，如右侧的腹膜脂肪线模糊或消失、右侧膈肌抬高；④右侧胸膜反应性积液或右下肺叶盘状肺不张等。

(三)其他检查

在十二指肠引流术中所取得的胆汁中发现胆砂或胆固醇结石，也有助于诊断。CT、MRI和 MRCP 等对诊断胆囊结石均有一定帮助，但价格昂贵，准确率不及 B 超，不宜作为首选检查手段。

五、诊断

胆囊结石病临床症状常不典型。有急性发作病史的胆囊结石，一般根据临床症状体征不难做出诊断，但若无急性发作史，诊断则主要依靠辅助检查。B 超检查能正确诊断胆囊结石，诊断正确率可达95%。口服胆囊造影有时可显示胆囊内结石，也可观察胆囊收缩功能。

诊断要点如下：

(1)反复发作急性胆囊炎、慢性胆囊炎、胆囊积液或胆绞痛，而皮肤黏膜无黄染或黄疸轻。

(2)反复多年发作胆囊炎而无黄疸，此次发作伴有黄疸，应考虑胆囊结石伴继发性胆总管结石。

(3)B超发现胆囊内有结石，胆囊肿大、积液，壁增厚或萎缩；口服胆囊造影证实胆囊内结石。B超诊断正确率可达95%以上。

六、鉴别诊断

胆囊结石病并发急性胆囊炎时应注意与以下疾病相鉴别。

(一)胃、十二指肠溃疡穿孔

患者多有溃疡病史。腹痛发作突然并很快波及全腹。腹壁呈板状强直；腹腔内有游离气体。较小的十二指肠溃疡穿孔或穿孔后很快为网膜所包围，形成一个局限的炎性病灶时，易与急性胆囊炎混淆。

(二)肝脓肿

位于肝右前叶下方的脓肿，临床上表现有发热、腹痛、右上腹部肿块，可误诊为急性胆囊炎。

(三)急性阑尾炎

高位急性阑尾炎的临床表现与急性胆囊炎相似，二者的鉴别在于详细的分析病史及症状。急性胆囊炎多有胆道疾患病史。

(四)急性胰腺炎

急性胰腺炎常并发于急性胆囊炎及胆管炎，需及时加以识别，合理处理。急性胰腺炎呈持续性疼痛，范围较广泛并偏向腹部左侧，压痛范围也较广泛，血、尿淀粉酶一般均升高。

七、治疗

自1882年Langenbuch首次成功实施开腹胆囊切除术以来，胆囊切除术便成为目前治疗胆囊结石的主要方法，但医务工学者们一直在不断寻求和探讨更为安全有效、痛苦少、微创伤和更易于患者接受的治疗方法。近年曾出现许多对胆囊结石病的新治疗方法，有的曾风行一时，最终还需通过实践的检验。目前胆囊结石治疗分非手术治疗和手术治疗。

(一)非手术治疗

1.口服溶石药物治疗

目前口服溶石治疗的主要药物是鹅去氧胆酸及熊去氧胆酸。

(1)鹅去氧胆酸：吸收后转运至肝，在肝与甘氨酸和牛磺酸结合，随胆汁分泌至胆道。CDCA的作用机制可以归纳为①通过抑制肝 HMG-COA 限制胆固醇的生物合成；②减少肠道胆固醇的吸收；③降低 7α-羟化酶活性，以抑制内源性胆酸的生物合成，同时减少胆固醇进入可交换的胆固醇池；④CDCA 有增加血中低密度脂蛋白的作用。

其不良反应包括①血清转氨酶升高，一般为暂时性，很少超过正常的2倍；②血清胆固醇持续升高；③大剂量时发生腹泻。

(2)熊去氧胆酸：是 CDCA 的 7-β 同分异构体。其作用优于 CDCA，且无 CDCA 的不良反应。二者的作用机制不同，UDCA 对胆固醇的生物合成和胆酸生物合成没有抑制作用，可使胆汁中 UDCA 含量增加。UDCA 的不良反应少，效果可能较好。

CDCA 和 UDCA 只对胆固醇结石有效，仅适用于直径<1cm 的结石，数量可以是单个或

多个,结石为透 X 线者,且胆囊功能良好的患者。持续服药半年到 2 年有效。由于疗程长,能坚持治疗者不足 10%。复发率高,药物有不良反应,药价昂贵,使其应用受到限制。

2.灌注溶石法

甲基叔丁醚(MTBE)和单辛脂(MO)能溶解胆固醇结石,MTBE 作用较 MO 至少强 50 倍。可经皮肝穿刺胆囊置管注入 MTBE,也可通过胆囊管内镜套管插管注入 MTBE 溶石。MTBE 能迅速有效地溶解胆固醇结石,其沸点为 $55.2℃$,较乙醚的沸点高,进入人体内不会立即挥发,接触 24 小时左右胆固醇结石可以溶解。应用条件要求胆囊结石数量较少、能透X线、胆囊功能良好、无急性炎症。必须注意注药前应尽可能抽尽胆汁,MTBE 的比重是 0.74,有胆汁存在则分层,会影响溶石效果。MTBE 药液应定时更换,以保证有效药液与胆石接触。综合文献资料,应用此药接触溶石的不良反应包括:①上腹部烧灼痛;②引起肠炎和溶血,多在药液灌注过快时发生;③局限性肝实质坏死和出血性肺炎。因此,用 MTBE 溶石存在一定的危险,必须十分慎重。

3.体外冲击波碎石治疗

目前临床上多把 ESWL 与溶石合用,因存在结石复发问题,费用亦高,效果不甚确切,所以 ESWL 在临床应用受到一定限制。

(1)分类:按冲击波的发生原理不同分为 3 种类型:①液电冲击波;②电磁冲击波;③压电冲击波。

(2)适应证:我国首届(1991)胆道 ESWL 会议制订的适应证:①症状性胆囊结石;②口服胆囊造影确定胆囊功能正常;③胆囊阴性结石;④5~25mm 单颗或 5~15mm 的 2~5 颗结石。

(3)禁忌证:①口服胆囊造影胆囊不显影或胆囊位置过高或有畸形致结石定位困难;②阳性结石;③胆囊萎缩或胆囊壁增厚达 5mm 以上;④胆囊急性炎症时期;⑤凝血机制有障碍;⑥有心、肺、肝、肾以及十二指肠溃疡病,特别有起搏器者不宜选择行此治疗;⑦妊娠期;⑧碎石 3 次仍无效者。

(4)并发症及预防:常见并发症有胆绞痛,约 1/3 患者发生;皮下瘀斑,约 14% 患者出现;胰腺炎,约1.2%患者发生;此外,尚有发热、黄疸、心律失常、胆管炎、黑便、血尿、血丝痰、胆道出血等,严重者有休克发生。为了提高冲击波碎石的安全性,防止不良反应的发生,必须严格掌握病例选择,不断提高碎石机的整体性能和工作人员的素质,应当由有经验的外科医师组成治疗小组,指导 ESWL 治疗。

(二)手术治疗

1.保胆取石

近年来国内不少学者,对于传统的切胆理论提出了怀疑和挑战,争论的焦点主要是切胆和保胆。这些学者提出了保胆取石的新概念,开展了内镜微创保胆取石的临床实践。

(1)保胆取石不同阶段:保胆取石术经历了胆囊造口取石术、经皮胆镜碎石清除术(PCCL)和纤维胆道镜保胆取石术 3 个阶段。早期的胆囊造瘘取石术结石复发率太高,目前仅用于危急病例无法行胆囊切除而病情不允许继续非手术治疗者;PCCL 由学者于 1988 年首先实施并获得成功,并作为一项新技术得到推广,但其所用的硬性胆囊镜不能弯曲,故术后因结石遗漏所致的"复发率"较高,因此该手术逐渐被废弃;纤维胆道镜弥补了硬性胆囊镜的缺点,其导光及显像系统均由光导纤维组成,末端可弯曲,能全面探查胆囊内部的情况,并允许使用取石网或篮进行微创取石,避免了对胆囊黏膜的损伤。

(2)适应证:为了减少术后胆囊结石的复发,避免保胆取石术的滥用,多数学者认为,胆囊结石患者在具备以下条件时可以考虑保胆手术。①胆囊大小基本正常,胆囊壁厚<3mm;②胆囊功能良好;③胆囊管无结石梗阻;④胆囊结石少;⑤近期无急性发作;⑥患者有明确的保胆要求,并且完全理解结石复发的可能性。

(3)禁忌证:出现以下情况之一,应视为保胆手术的禁忌证,必须胆囊切除。①胆囊炎症明显;②胆囊充满型结石;③胆囊分隔;④胆囊萎缩;⑤伴发胆管结石或急性胰腺炎;⑥可疑胆囊恶性肿瘤;⑦胃大部切除术后;⑧严重糖尿病患者。

(4)手术方法:术前B超检查可充分了解胆囊大小、壁厚情况、结石数目及大小,并且可对胆囊底的位置进行定位。在肋缘下2cm做2~3cm皮肤切口,逐层切开入腹。对个别胆囊位置较深者,不易探及,常需扩大切口。直视下寻找胆囊,用卵圆钳通过小切口将胆囊底提出到腹壁外,也可通过腹腔镜引导的方法完成上述操作。注意牵拉胆囊要轻柔,以防将其撕裂。将胆囊壁浆膜层与周围腹膜固定数针或者用纱布垫保护切口,以防胆汁流入腹腔。于胆囊底做一长约1cm切口(视结石大小而定),用0号丝线缝扎3针并牵拉固定。插入纤维胆道镜,通过吸引器吸净胆汁,注入生理盐水清晰视野。在纤维胆道镜直视下,用取石网或取石篮套取结石。禁用钳夹、勺刮,以免结石破碎。取净后再反复用纤维胆道镜检查,确认无残留结石及胆囊管通畅,胆汁反流良好后,用5-0可吸收线缝合胆囊黏膜下层及浆肌层。关闭腹壁切口,皮肤用免缝胶带拉拢。

2.开腹胆囊切除术

传统的开腹手术分顺行性切除和逆行性切除两种,如遇胆囊三角解剖异常或炎症、水肿、严重粘连不易分离时,亦可采用顺逆结合的方法切除胆囊。

(1)开腹手术适应证:胆囊结石伴急性胆囊炎,发病72小时以内,有明确手术指征(化脓性、坏疽性、梗阻性);慢性胆囊炎胆囊结石反复发作,经非手术治疗无效,超声提示胆囊壁增厚者;有症状的胆囊结石,尤其是易造成嵌顿的小结石;胆囊萎缩已无功能;胆囊内、外瘘,特别是胆囊造口术后的黏液性瘘管;糖尿病患者的胆囊结石。

(2)开腹手术禁忌证:不能用胆囊病变解释的右上腹部慢性疼痛,超声和胆囊造影未发现胆囊异常;梗阻性黄疸病因未明确前不应盲目切除胆囊;严重心、肺、肝、肾功能不全或有其他严重内科疾病不能耐受胆囊切除者。对符合以下情况的急性胆囊炎患者可以先用非手术治疗,待急性期过后施行择期手术:①初次发作症状较轻的年轻患者;②非手术治疗后病情迅速缓解者;③临床症状不够典型者;④发病已3天以上,无紧急手术指征、非手术治疗症状减轻者。

(3)顺行性胆囊切除:①显露和处理胆囊管,沿肝十二指肠韧带外缘剪开胆囊颈部左侧的腹膜,仔细分离出胆囊管,距胆总管0.5cm处钳夹切断胆囊管结扎。②处理胆囊动脉,解剖胆囊三角,找到胆囊动脉,注意其与肝右动脉的关系,证实其分布至胆囊后,在靠近胆囊一侧钳夹、切断并结扎,近端双重结扎。如能清楚辨认局部解剖关系,可先于胆囊三角区将胆囊动脉结扎切断后,再处理胆囊管。这样手术野干净、出血少,可放心牵拉胆囊管,使扭曲盘旋状的胆囊管伸直,容易认清和胆总管的关系。如胆囊动脉没有被切断、结扎,在牵拉胆囊时,很可能撕破或拉断胆囊动脉,引起大出血。③剥除胆囊:在胆囊两侧与肝面交界的浆膜下,距离肝边缘1～1.5cm处,切开胆囊浆膜,如近期有过急性炎症,即可用手指或纱布球沿切开的浆膜下疏松间隙进行分离。如胆囊壁增厚、与周围组织粘连不易剥离时,可在胆囊浆膜下注入少量无菌生理盐水或0.25%普鲁卡因,再进行分离。分离胆囊时,可从胆囊底部和胆囊颈部两端向中间会合,切除胆囊。如果胆囊和肝之间有交通血管和迷走小胆管时,应予结扎、切断,以免术后出血或形成胆瘘。④处理肝:剥除胆囊后,胆囊窝的少量渗血可用热盐水纱布垫压迫3～5分钟止血。活动性出血点应结扎或缝扎止血。止血后,可将胆囊窝两侧浆膜用丝线做间断缝合,以防渗血或粘连。但若胆囊窝较宽、浆膜较少时,也不一定做缝合。

(4)逆行胆囊切除术:①切开胆囊底部浆膜,用卵圆钳夹住胆囊底部做牵引,在胆囊周边距肝界1cm处的浆膜处切开。②分离胆囊,由胆囊底部开始,在胆囊的浆膜下间隙分离胆囊至体部。分离时的结扎、切断都必须紧靠胆囊壁进行。遇粘连紧密、分离困难,可切开胆囊底,用左手示指伸入胆囊内做引导,在胆囊壁外周进行锐性分离。③显露、结扎胆囊动脉,当分离达胆囊颈部时,在其内上方找到胆囊动脉,在贴近胆囊壁处将动脉钳夹、切断、结扎,近端双重结扎。④分离、结扎胆囊管,将胆囊颈部夹住向外牵引,分离覆盖的浆膜,找到胆囊管,分离追踪到与胆总管的交界处。看清二者的关系,在距胆总管0.5cm处钳夹、切断后,切除胆囊。胆囊管残端用中号丝线结扎后加缝扎。

3.腹腔镜胆囊切除术

腹腔镜胆囊切除术现已成为一种成熟的外科技术,并以创伤小、患者痛苦少、恢复快为特点,为广大患者所接受。但应严格掌握手术的适应证、禁忌证,并加强技术训练。

(1)适应证:①有症状的胆囊结石。②有症状的慢性胆囊炎。③直径>3cm的胆囊结石。④充满型胆囊结石。⑤有症状的和有手术指征的胆囊隆起性病变。⑥急性胆囊炎经过治疗后症状缓解有手术指征者。⑦患者对手术的耐受良好者。

(2)禁忌证:①合并急性胆管炎或Mirizzi综合征。②胆源性胰腺炎。③急性胆囊炎合并严重并发症如胆囊积脓、坏疽、穿孔等。④原发性胆总管结石及肝内胆管结石。⑤胆肠内瘘。⑥胆囊癌或胆囊隆起性病变疑为癌变。⑦腹腔感染、腹膜炎。⑧中、后期妊娠。其他尚有慢性萎缩性胆囊炎。伴有出血性疾病、凝血功能障碍。重要脏器功能不全,难以耐受手术、麻醉以及安放有心脏起搏器者。全身情况差不宜手术或患者已高龄。国外有学者将手术医生经验不足认定为腹腔镜胆囊切除术的手术禁忌证。

腹腔镜手术的适应证范围随着技术的发展不断扩大。某些原来是手术禁忌证的疾病也不断被尝试用腹腔镜来完成。如继发胆总管结石已部分能用腹腔镜手术来解决。

(3)手术步骤

①制造气腹:沿脐窝下缘做弧形切口,约10mm长,若下腹有过手术,可在脐上缘以避开原手术瘢痕,切开皮肤。术者与第一助手各持布巾钳从脐窝两侧把腹壁提起。术者以右手拇指、示指夹持气腹针,腕部用力,垂直或略斜向盆腔刺入腹腔。在穿刺过程中针头突破筋膜和腹膜时有2次突破感;判别针尖是否已进入腹腔。可接上抽有生理盐水的注射器,当针尖在腹

腔内时呈负压。接上气腹机,若充气压力显示不超过1.73kPa,表明气腹针在腹腔内。开始充气时不应过快,采用低流量充气,1～2L/min。同时观察气腹机上的腹腔内压力,充气时压力应不超过1.73kPa,过高说明气腹针的位置不正确或麻醉过浅及肌肉不够松弛,要做适当调整。当腹部开始隆起和肝浊音界消失时,可改为高流量自动充气,直至达到预定值(1.73～2.00kPa),此时充气3～4L,患者腹部完全隆起,可以开始手术操作。

在脐部气腹针处用巾钳将腹壁提起,用10mm套管针穿刺,第1次穿刺带有一定的"盲目性",是腹腔镜中较危险的一个步骤,要格外小心。将套管针缓慢地转动,用力均匀地进针,进入腹腔时有一个突然阻力消失的感觉,打开封闭的气阀有气体逸出,此即穿刺成功。连接气腹机保持腹腔内恒定压力。然后将腹腔镜放入,在腹腔镜的监视下进行各点的穿刺。一般在剑突下2cm穿刺,放入10mm套管以备放电凝钩、施夹器等器械;在右锁骨中线肋缘下2cm或腹直肌外缘和腋前线肋缘下2cm各用5mm的套管针穿刺,以放入冲洗器和胆囊固定抓钳。这时人工气腹和准备工作已完成。由于制造气腹和第1次套管针穿刺可误伤腹腔内的大血管和肠管,且术中不易发现。近来有改为在脐部开一小口,找到腹膜,直接把套管针放入腹腔充气。

②解剖Calot三角区:用抓钳抓住胆囊颈部或Hartmann囊,向右上方牵引。最好将胆囊管牵引与胆总管垂直,以便明显区分两者,但注意不能把胆总管牵引成角。用电凝钩把胆囊管上的浆膜切开,钝性分离胆囊管及胆囊动脉,分清胆总管和肝总管。因该处离胆总管较近,尽量少用电凝,以免误伤胆总管。用电凝钩上下游离胆囊管。并看清胆囊管和胆总管的关系。在尽量靠近胆囊颈的地方上钛夹,两个钛夹之间应有足够的距离,钛夹距离胆总管至少应有0.5cm。在两钛夹之间用剪刀剪开,不能用电切或电凝以防热传导而损伤胆总管。而后在其后方找到胆囊动脉,并置钛夹剪断。切断胆囊动脉后不能用力牵拉,以免拉断胆囊动脉,并注意胆囊的后支血管。仔细剥离胆囊,电凝或上钛夹止血。

③切除胆囊:夹住胆囊颈向上牵引,沿着胆囊壁小心剥离,助手应协助牵拉使胆囊和肝床有一定的张力。将胆囊完整地剥下,放在肝右上方。肝床用电凝止血,用生理盐水仔细冲洗,检查有无出血和胆漏(在肝门处置一纱布块,取出后检查有无胆汁染色)。吸尽腹腔内积水后将腹腔镜转换到剑突下套管中,让出脐部切口,以便下一步从结构比较松弛、容易扩张的脐部切口取出>1cm的含结石的胆囊,如果结石较小也可以从剑突下的戳孔取出。

④取出胆囊:从脐部的套管中将有齿爪钳送入腹腔,在监视下抓住胆囊管的残端,将胆囊慢慢地拖入套管鞘内,连同套管鞘一起拔出。在抓胆囊时要注意将胆囊放在肝上,以避免锋利的钳齿误伤肠管。如果结石较大或胆囊张力高,切不可用力拔出,以免胆囊破裂,结石和胆汁漏入腹腔。这时可用血管钳将切口撑大后取出,也可用扩张器把该切口扩张至2.0cm,如果结石太大可将该切口延长。如有胆汁漏至腹腔,应用湿纱布从脐部切口进入将胆汁吸净。结石太大不能从切口中取出时也可以先把胆囊打开,用吸引器吸干胆囊内的胆汁,钳碎结石后一一取出,如果发现有结石落入腹腔中要予取尽。检查腹腔内无积血和液体后拔出腹腔镜,打开套管的阀门排出腹腔内的二氧化碳气体,然后拔出套管。在放置10mm套管的切口用细线做筋膜层缝合1～2针,将各切口用无菌胶膜闭合。

第五节　胆道外科疾病超声诊断

一、胆囊炎

（一）概述

胆囊炎分为急性胆囊炎和慢性胆囊炎。

急性胆囊炎是由胆囊管梗阻（胆囊结石、肿瘤或寄生虫等）、胰液反流或细菌感染等原因引起的一种急性炎症性病变。梗阻性胆囊炎的机制为：胆囊管梗阻后，胆囊内胆汁潴留致胆囊内压力增高，胆汁酸刺激胆囊黏膜，黏膜出现水肿、充血、渗出等炎性反应。非梗阻性胆囊炎的机制为：由多种因素协同产生，多与应激、胰液反流、创伤和手术等相关。根据炎症的不同程度，临床上分为三种类型：单纯性胆囊炎、坏疽性胆囊炎和化脓性胆囊炎。急性胆囊炎是常见的急腹症之一，常在油腻饮食后诱发。临床症状表现为右上腹持续性疼痛并阵发性加剧.可伴有右肩部放射痛、发热、恶心和呕吐等。体格检查可有右上腹压痛、Murphy 征阳性、皮肤轻度黄疸等。实验室检查白细胞计数可升高。急性胆囊炎治疗方案视病情可选择保守治疗或超声引导下经肝胆囊穿刺引流治疗。

慢性胆囊炎可由急性胆囊炎反复迁延而来，也可由于长期胆囊结石慢性刺激和化学损伤造成。炎症的反复刺激致胆囊壁增厚、纤维组织增生、慢性炎性细胞浸润，最终导致胆囊收缩功能减退、胆囊萎缩、体积变小。临床症状常无特异性，患者可有急性胆绞痛病史，以及腹胀、厌油腻和打嗝等消化不良症状。

（二）普通超声

1.灰阶超声

急性胆囊炎：①胆囊体积增大、形态饱满，其中胆囊横径增大（常大于 4cm）更有诊断价值。②胆囊壁弥散性增厚呈高回声，中间见间断或连续的弱回声，胆囊壁呈"双边征"改变，此征象是由于胆囊壁水肿、出血和炎性细胞浸润等改变所致。③胆囊腔内胆汁浑浊，可见稀疏或密集的细小光点，呈絮状或斑片状，后方无声影，随体位改变可移动。④80％伴有胆囊结石，后方伴声影.随体位改变可移动。⑤超声 Murphy 征阳性：探头置于胆囊区时有触痛或者探头深压胆囊区并嘱患者深吸气，患者触痛加剧伴突然屏气。⑥当急性胆囊炎穿孔时，肿大的胆囊突然变小，胆囊壁连续性中断，局部膨出或缺损，胆囊周围可见局限性积液。

慢性胆囊炎：在疾病早期，胆囊体积可无明显改变。随着病程延长，胆囊壁增厚（可呈不均匀增厚）、回声增高、毛糙。当慢性胆囊炎急性发作时，胆囊壁可出现"双边征"。反复炎性发作使胆囊体积缩小，胆汁透声差，可见云雾状或团块状的胆泥或炎性坏死物质回声，改变体位时可见其缓慢移动，形态可发生变化。慢性胆囊炎多合并胆囊结石，囊腔内可见团状强回声后伴声影，当囊腔内充满结石时，可出现典型的"WES"征：囊壁、结石和声影。因长期慢性炎症，致胆囊与周围肝实质分界不清。脂餐试验显示胆囊收缩差或者无功能。

2.彩色多普勒超声

急性胆囊炎时胆囊壁血流信号丰富且流速明显高于正常，若胆囊动脉有血栓形成，血流阻力指数增高。慢性胆囊炎时胆囊壁一般血流信号稀少或无血流信号。

(三)超声造影

急性胆囊炎:增强早期,胆囊壁内层先增强,随着时间延长,增厚的胆囊壁呈均匀高增强,早于周围肝实质。典型增厚的胆囊壁增强可见3层结构:内侧的黏膜层和外侧的浆膜层连续,呈高增强,中间水肿区呈低增强,即"双轨征"。胆囊壁与周围组织分界清晰。胆囊内呈无增强,当合并胆囊结石、胆泥沉积或血块形成时,仍表现为持续的无增强。增强晚期,胆囊壁消退早于周围肝实质,呈低增强。急性胆囊炎或慢性胆囊炎急性发作伴有穿孔时,可见高增强的胆囊壁连续性中断,中间可见无增强带。

慢性胆囊炎:增强早期,胆囊壁增厚区呈均匀高增强,胆囊壁层次不清,与周围组织分界不清。胆囊腔内呈无增强。增强晚期,呈稍低增强。

(四)鉴别诊断

1.胆囊壁增厚

急性胆囊炎胆囊壁增厚需与其他原因引起胆囊壁增厚相鉴别,如急性病毒性肝炎、肝硬化和低蛋白血症等,后者胆囊一般并不明显肿大,病史与临床表现也不同。某些慢性胆囊炎也可以表现为胆囊壁增厚、壁内出现暗带,但慢性胆囊炎往往胆囊壁厚而囊腔小。

2.弥漫型胆囊腺肌增生症

慢性胆囊炎需要和弥漫型胆囊腺肌症相鉴别,弥漫型胆囊腺肌症表现为胆囊壁弥漫型增厚,壁内可见无回声小囊腔是其特点。

3.厚壁型胆囊癌

慢性胆囊炎需要和厚壁型胆囊癌相鉴别,厚壁型胆囊癌胆囊壁多局限性增厚,黏膜层与肝脏分界不清。慢性胆囊炎囊壁多均匀增厚,黏膜层光滑,与肝脏分界较明显。超声造影上胆囊癌增强早期呈快速高增强,早于周围肝实质,迅速消退呈低增强,囊壁连续性中断,此特点可用于两者鉴别。

(五)临床价值

急性胆囊炎一般无需超声造影检查。超声造影对于鉴别慢性胆囊炎与胆囊癌有较高的临床价值。慢性胆囊炎由于反复炎症反应致胆囊壁不均匀增厚,与周围组织分界不清,易与胆囊癌混淆。当伴有胆囊内胆泥沉积时,灰阶超声上表现为实性低回声,此时易误诊为胆囊癌。慢性胆囊炎超声造影上表现为:增强早期囊壁呈均匀高增强,且囊壁连续、完整,囊内实性低回声如胆泥沉积表现为无增强。而胆囊癌超声造影上表现为:增强早期病变区呈不均匀快速高增强,胆囊壁连续性中断、层次不清。超声造影可明显提高鉴别诊断能力。

(六)病例分析

1.病例一

(1)简要病史:患者男性,48岁,进食油腻食物后出现右上腹痛1个月余,伴有恶心呕吐,无寒战高热。急诊给予抗炎、解痉、止痛治疗后腹痛减轻。

(2)重要实验室检查:白细胞:7.21×10^9/L;中性粒细胞:58.0%;C-反应蛋白:36.0mg/L;谷丙转氨酶:120.1U/L↑;谷草转氨酶:61.8U/L↑;癌胚抗原:2.81ng/mL;甲胎蛋白:4.81ng/mL;

糖类抗原 CA199:12.92U/mL。

（3）普通超声：见图 4-1A～B。

（4）超声造影：见图 4-1C～D。

（5）相关影像学检查：见图 4-1E～H。

（6）病理结果：见图 4-1I。

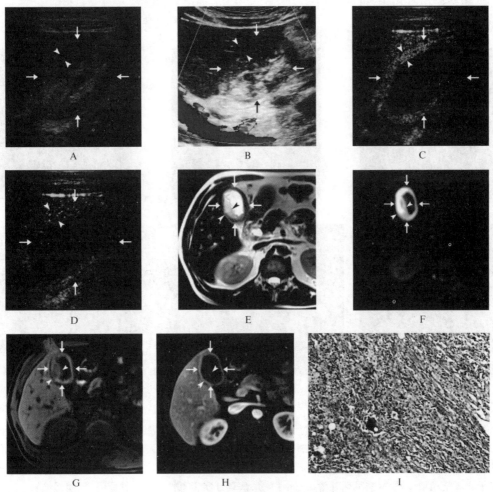

图 4-1　慢性胆囊炎急性发作

A:灰阶超声上胆囊轮廓模糊,正常胆囊内腔消失。胆囊壁毛糙,壁厚 0.5cm,胆汁透声差,腔内可见絮状物;B:彩色多普勒超声显示胆囊壁末见明显血流信号;C:超声造影增强早期(28s)囊壁增强早于肝实质,呈高增强;D:增强晚期(132s)囊壁增强较肝实质消退早,呈低增强;E～H:七腹部 MR 平扫十增强提示胆囊壁明显增厚;I:手术病理证实为慢性胆囊炎急性发作伴多核巨细胞反应。

（7）诊断思路：普通超声提示胆囊壁增厚,胆囊腔内可见絮状物回声,超声造影显示胆囊壁均匀增厚、连续,呈"双轨征"增强模式,胆囊腔内絮状物无增强,结合患者进食油腻食物后出现有上腹痛 1 月余,伴有恶心呕吐等病史资料,可以明确诊断急性胆囊炎。

2.病例二

（1）简要病史：患者女性,38 岁,进食油腻食物后出现上腹部胀痛伴恶心呕吐一日余,伴腰部放射痛,无发热。患者 3 年前体检提示胆囊结石,既往有上腹部疼痛发作 3 次。

(2)重要实验室检查:白细胞:$12.42×10^9/L↑$;中性粒细胞:$84.2\%↑$;C-反应蛋白:36.0mg/L;谷丙转氨酶:25.6U/L;谷草转氨酶:14.5U/L。

(3)普通超声:见图 4-2A~B。

(4)超声造影:见图 4-2C~D。

(5)相关影像学检查:见图 4-2E。

(6)病理结果:见图 4-2F。

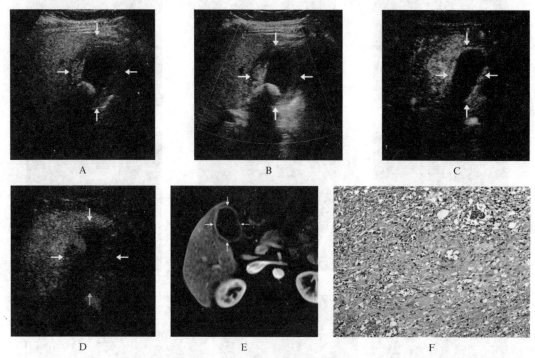

图 4-2　急性蜂窝织性胆囊炎

A:灰阶超声上胆囊壁增厚,最厚处厚约 12mm,与相邻的肝实质分界不清,胆囊腔内可见强回声的胆囊结石;B:彩色多普勒超声显示胆囊壁见星点状血流信号;C:超声造影增强早期(14s)胆囊内壁呈明显的线状高增强,相邻的肝实质亦呈高增强;D:增强晚期(129s)胆囊壁呈低增强,邻近的肝实质呈等增强;E:上腹部 MR 显示胆囊壁稍增厚,胆囊窝见明显渗出;F:手术后病理证实为急性蜂窝织性胆囊炎,胆囊结石。

(7)诊断思路:普通超声提示胆囊壁增厚,与周围肝实质分界不清,胆囊腔内可见结石。超声造影显示胆囊壁增厚、连续,超声造影增强早期,胆囊壁与邻近的肝实质呈同步高增强,增强晚期胆囊壁呈低增强,邻近肝实质呈等增强,胆囊壁与邻近肝实质分界清晰。结合患者进食油腻食物后出现上腹部胀痛伴恶心、呕吐、腰部放射痛,白细胞计数升高等病史资料,可诊断为急性胆囊炎。邻近肝实质的增强模式亦是急性胆囊炎引起的炎性反应的典型表现,可与肿瘤性病变浸润肝脏相鉴别。

二、胆囊结石

(一)病理与临床

胆囊结石是最常见的胆囊疾病,是引起急腹症的常见病因之一,发病率仅次于阑尾炎。胆囊结石按化学成分不同分为胆固醇结石、胆色素结石、混合性结石等。

较大的结石不易引起胆囊的梗阻,可长期不发生症状,患者无任何不适感觉,仅在 B 超体检时发现。当结石嵌顿于胆囊颈部或胆囊管时,则出现典型的胆绞痛发作。表现为突然发生的右上腹绞痛,呈阵发性加剧,同时向右肩或胸背部放射,可伴有恶心及呕吐。胆囊结石常与慢性胆囊炎并存,并互为因果。临床上表现出慢性胆囊炎的症状,如饭后上腹饱胀或隐痛,且多与吃油腻食物有关。平时有上腹不适及暖气等消化不良症状,有时感右上腹及肝区隐痛,多为持续性,同时出现一些胃肠道症状。

(二)超声表现

1.典型声像图表现

典型胆囊结石有 3 个特征:①胆囊腔无回声区内的强回声;②强回声后方伴有"干净"的声影;③强回声可随体位改变移动。

2.不典型胆囊结石

(1)充满型胆囊结石:①胆囊无回声区不显示,胆囊区内出现一条弧形光带,其后带有一条宽而明晰的声影。②胆囊无回声区不显示,可见胆囊前壁弧形强回声,其厚度和回声强度变化不大或比正常增厚,回声减弱。在其后方出现多数团状及斑点状强回声,互相聚集在一起,其后方有一条宽声影带。③胆囊轮廓缩小,增厚的胆囊壁低回声带包绕着结石的强回声团,其后方带有声影,构成囊壁-结石-声影三联征,即"WES"征。

(2)胆囊颈部结石:①横断面可见"靶环征",有胆汁衬托时典型;②结石嵌顿于颈部时,强回声团不明显,可表现为胆囊肿大伴颈部声影。

(3)泥沙样结石:①胆囊内出现沿胆囊后壁分布的强回声带,内为点状及斑点状强回声,回声强弱不等,直径多<5mm;②随体位改变强回声可沿胆囊后壁移动,且强回声带的形状和大小均有改变;③层状回声较厚或回声光点光斑粗大时常伴有声影。

(三)鉴别诊断

1.胆囊内正常结构

主要是和胆囊颈部粗大的黏膜皱襞鉴别,多切面观察可见皱襞来源于囊壁。

2.胆囊内非结石性高回声

非结石性高回声病变包括软组织肿瘤、凝血块、胆泥、陈旧性胆汁、黏稠的脓性分泌物等,其后方均无声影,肿瘤随体位改变不移动。

3.胆囊内回声伪像

多重混响、部分容积效应及肠气旁瓣伪像均可于胆囊内见高回声,但应用适当的检查技术及多切面观察,可排除此类伪像。

(四)临床价值

超声可明确胆囊结石的诊断,准确性在 95% 以上,是首选的检查方法。在有胆汁充盈状态下,超声可显示直径 0.2mm 的结石,且具典型的声像图特征。但是容易受肥胖、胃肠道气体影响,导致诊断困难。

三、胆囊壁脓肿

（一）概述

胆囊壁脓肿多由急性或慢性化脓性胆囊炎发展而来。大体标本上见胆囊壁增厚,局部壁内可见小脓腔形成。临床表现与胆囊炎相似,患者可出现右上腹疼痛、发热、轻度黄疸等表现,实验室检查可见血常规白细胞计数升高。

（二）普通超声

1. 灰阶超声

胆囊壁增厚,壁内局部可见无回声区,胆囊壁连续性中断、层次不清,与周围肝组织分界不清。囊壁旁肝组织内可见低回声或混合回声结构,与胆囊分界不清,代表周围肝实质受炎症浸润或脓肿形成。

2. 彩色多普勒超声

胆囊壁内无明显血流信号。

（三）超声造影

病灶区的胆囊壁增强早期呈快速高增强,增强晚期呈稍低增强,脓腔无回声区超声造影全程无增强。其余胆囊壁增强模式同慢性胆囊炎。如胆囊穿孔伴肝脓肿形成时,局部胆囊壁连续性中断,肝脓肿增强早期呈不均匀高增强,增强晚期呈低增强。余胆囊壁层次清楚、完整。

（四）鉴别诊断

1. 胆囊腺肌增生症

典型征象是增厚的胆囊壁内可见多个小的无回声区。当脓肿多发时,两者较难鉴别。需结合患者临床症状及实验室检查。

2. 胆囊癌

早期多表现为胆囊壁上的低等回声病灶。当慢性胆囊炎囊壁不均匀增厚时需与之鉴别,超声造影上胆囊癌增强早期呈快速高增强,早于周围肝实质,之后迅速消退呈低增强,囊壁连续性中断,此特点可用于两者鉴别。

（五）临床价值

当胆囊壁内脓肿的脓腔较小显示欠清时,主要表现为胆囊壁增厚,此时与慢性胆囊炎及胆囊癌不易区分。超声造影可帮助鉴别胆囊壁脓肿、慢性胆囊炎和胆囊癌。若胆囊壁多发小脓肿时,即使是超声造影也不易与胆囊腺肌增生症鉴别,需结合其临床表现或实验室检查协助诊断。

（六）病例分析

(1)简要病史:患者女性,75岁,无明显诱因出现右上腹痛5天,发热,体温最高37.8℃。

(2)重要实验室检查:白细胞:9.2×10⁹/L;中性粒细胞:84.9%↑;C-反应蛋白:140.0mg/L↑;谷丙转氨酶:166.5U/L↑;谷草转氨酶:61.8U/L↑;癌胚抗原:1.52ng/mL;甲胎蛋白:1.67ng/mL;糖类抗原CA199:463.4U/mL↑。

(3)普通超声:见图4-3A～B。

（4）超声造影：见图 4-3C~D。

（5）病理结果：见图 4-3E。

（6）诊断思路：普通超声提示胆囊增大，增厚胆囊壁内可见无回声区，超声造影显示增厚胆囊壁增强早期呈高增强，增强晚期呈低增强，壁内无回声区始终呈无增强。邻近肝实质呈典型的炎性反应性增强模式：动脉期呈高增强，门静脉期及延迟期呈等增强。结合患者无明显诱因出现右上腹痛、发热、体温升高、C-反应蛋白升高等病史，可明确诊断急性胆囊炎，同时考虑合并胆囊壁脓肿形成。

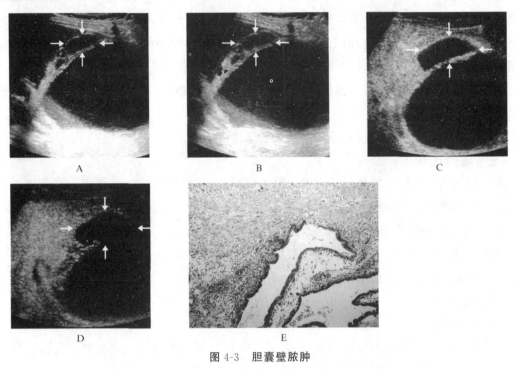

图 4-3　胆囊壁脓肿

A：灰阶超声上胆囊增大，大小约 14.5cm×7.2cm，胆囊壁增厚，与肝脏相邻处胆囊壁局部增厚，厚约 6.2cm×1.6cm，增厚的囊壁内见多个无回声区；B：彩色多普勒超声胆囊壁见星点状血流信号；C：超声造影增强早期（20s）胆囊壁及邻近肝实质同步快速高增强；D：增强晚期（172s）胆囊壁呈低增强，邻近肝实质呈等增强，脓腔呈无增强；E：手术后病理证实为慢性胆囊炎急性发作，伴脓肿形成。

四、胆囊腺肌增生症

（一）概述

胆囊腺肌增生症是胆囊壁的一种非肿瘤性、非炎症性的良性病变。病因及发病机制尚不明确，部分学者认为由于胆囊内压力升高致黏膜上皮内陷，也有学者认为由于胆囊结石或慢性胆囊炎长期刺激所致。其基本病理特征是黏膜上皮及肌层增生，黏膜内陷或穿过增厚的肌层形成罗-阿窦。罗阿窦与胆囊腔相通，内常有胆汁、结石、胆泥等。根据病变范围，可分为：局限型、弥漫型和节段型。局限型最常见，呈肿块样增厚，又称腺肌瘤，多位于胆囊底部。弥漫型：相对少见，胆囊壁弥散性增厚，可达正常胆囊壁厚的 5 倍，壁内可见扩张的罗阿窦。节段型：多发生在胆囊体、颈部,累及胆囊的一部分,受累区域的胆囊壁明显增厚。本病多见于成年女性,常合并胆囊结石、胆囊炎。临床上无特异性表现,常表现为恶心、纳差、上腹部不适等症状,部分患者在进食脂肪性食物后症状加重。

(二)普通超声

1.灰阶超声

最常见胆囊壁上小点状强回声,后方伴彗星尾征。伴或不伴胆囊壁增厚。

典型者表现为胆囊壁局限性、节段性或弥散性增厚。局限型者,胆囊底部或体部呈圆锥帽状增厚。节段型者,显著增厚的肌层呈三角形向腔内突出,形成所谓"三角征"。弥漫型者,胆囊壁呈弥散性向心性增厚,内部凹凸不平,胆囊内腔狭窄。增厚的胆囊壁内可见罗-阿窦呈小囊状的低回声或无回声区。

合并小结石时,囊腔内可见强回声,后方伴声影。合并胆囊炎时则出现相应的超声表现。

2.彩色多普勒超声

增厚的胆囊壁内可见少量血流信号或无明显血流信号。

(三)超声造影

病变周围的胆囊壁在增强早期表现为黏膜层和浆膜层呈高增强,黏膜层与浆膜层连续性完整。病变处增强早期表现为稍高增强或等增强,增强程度可稍低于周围胆囊壁。病变内部可见罗-阿窦形成的多个小的无增强区,典型者呈"蜂窝状"改变。

部分病灶增强早期表现为周边环状高增强,内部低或无增强。

增强晚期多减退为稍低增强。

(四)鉴别诊断

1.慢性胆囊炎

当胆囊腺肌增生症超声表现不典型时,易与慢性胆囊炎混淆。但两者对脂餐试验反应不同,胆囊腺肌增生症脂餐试验胆囊收缩亢进,而慢性胆囊炎相反。

2.胆囊癌

胆囊癌和胆囊腺肌增生症均表现出胆囊壁增厚,有时普通超声鉴别困难。超声造影可帮助鉴别两者,超声造影显示胆囊癌的囊壁连续性破坏,层次不清,而胆囊腺肌增生症胆囊壁内外膜连续、完整。胆囊腺肌增生症囊壁常见小的无增强区,胆囊癌一般无此征象。

(五)临床价值

增厚的胆囊壁内可见小囊样结构是胆囊腺肌增生症的特征性表现,对该病具有较高的诊断价值。而超声造影主要用于与胆囊癌鉴别。本病是否有恶变倾向尚无定论,有学者认为胆囊腺肌增生症是胆囊癌的危险因素,因此临床上发现本病需要密切随访。

(六)病例分析

1.病例一

(1)简要病史:患者男性,39岁,10天前进食后出现右上腹疼痛不适、隐痛。于外院行 CT 检查提示胆囊腺肌增生症、胆囊炎。

(2)重要实验室检查结果:谷丙转氨酶:19.5U/L;谷草转氨酶:21.4U/L;癌胚抗原:

2.27ng/mL;甲胎蛋白:4.36ng/mL;糖类抗原 CA199:9.05U/mL。

(3)普通超声:见图 4-4A～B。

(4)超声造影:见图 4-4C～D。

(5)病理结果:见图 4-4E。

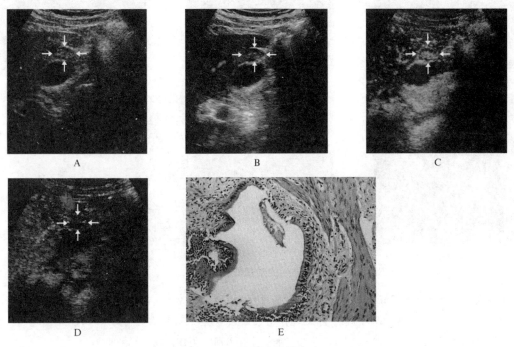

图 4-4 胆囊腺肌增生症

A:灰阶超声上胆囊底部局部囊壁增厚、呈结节状,大小约 2.2cm×1.8cm,胆囊壁光滑,内呈等同声;B:彩色多普勒超声显示局限型增厚的胆囊壁内未见明显血流信号;C:超声造影增强早期(20s)增厚胆囊壁呈稍高增强,增强程度稍低于周围正常胆囊壁的高增强;周边呈环状高增强;D:增强晚期(129s)病变呈低增强,胆囊壁光滑,与周围肝组织分界清晰;E:手术后病理证实为慢性胆囊炎伴局部腺肌增生症。

(6)诊断思路:普通超声及超声造影均显示局限型增厚的胆囊壁光滑,与周围肝实质分界清晰,患者年轻,仅有右上腹疼痛不适,为隐痛,实验室检查结果均阴性,外院 CT 亦提示胆囊腺肌增生症,故可明确诊断胆囊腺肌增生症。

2.病例二

(1)简要病史:患者女性,69 岁,体检发现胆囊底部实性结节,无临床症状。

(2)重要实验室检查结果:阴性。

(3)普通超声:见图 4-5A～B。

(4)超声造影:见图 4-5C～D。

(5)病理结果:见图 4-5E。

(6)诊断思路:普通超声提示胆囊底部可见"圆锥帽状"低回声结构,超声造影显示该结构增强早期呈稍高增强,增强晚期呈低增强,胆囊壁光滑、连续,与周围组织结构分界清晰,患者无临床症状,体检时偶然发现,实验室检查结果均为阴性,可与肿瘤性病变及炎性病变相鉴别。

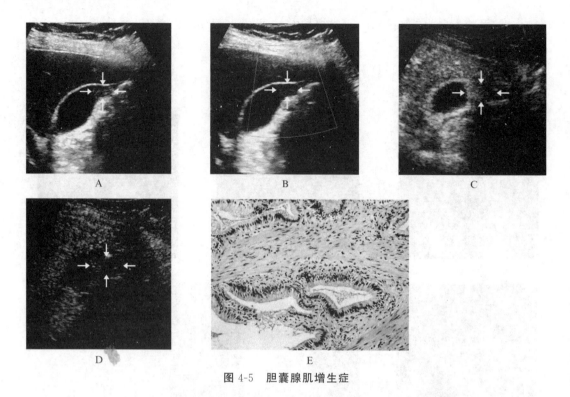

图 4-5　胆囊腺肌增生症

A:灰阶超声上胆囊底部可见低回声结构,呈"圆锥帽状",大小约 2.4cm×1.2cm;B:彩色多普勒超声显示局限型增厚的胆囊底部未见明显血流信号;C:超声造影增强早期(14s)呈均匀稍高增强;D:增强晚期(120s)呈低增强,胆囊壁连续;E:手术后病理证实为慢性胆囊炎伴腺肌增生症。

五、胆管疾病

(一)胆管先天性疾病

1.病理与临床

胆管先天性疾病主要为胆管囊状扩张症。先天性胆管囊状扩张可发生于除胆囊外的肝内、外胆管的任何部位,胆管末端狭窄或闭锁以及胆管壁先天性发育不良是本病的基本因素。目前国内临床上仍沿用 1975 年日本学者的分类方法将其分为 5 种类型。Ⅰ型:胆总管囊性扩张型,包括胆总管囊性扩张、节段性的胆总管囊性扩张以及胆总管梭状扩张;Ⅱ型:胆总管憩室型,较少见,仅占 2%～3.1%,在胆总管侧壁有囊肿样扩张,囊肿以狭窄的基底或短蒂与胆总管侧壁连接,胆管的其余部分正常或有轻度扩张;Ⅲ型:胆总管囊肿脱垂型,罕见,仅占 1.4%,病变表现为胆总管末端扩张并疝入十二指肠内,此型在临床上有时被误诊为十二指肠内息肉或肿瘤;Ⅳ型:是指多发性的肝内或肝外的胆管扩张,既可以是肝外胆总管扩张同时合并肝内胆管扩张,也可以是肝外胆管的多发性扩张;Ⅴ型:肝内胆管扩张(caroli 病),目前部分学者认为这是一独立的病症,与先天性胆管扩张症有着本质的区别。但不管怎么分型,声像图按发病部位可大致分为三大类:肝外胆管囊状扩张、肝内胆管囊状扩张以及肝内外胆管均囊状扩张。

本病的典型临床表现为腹痛、黄疸和腹部包块三联征,但临床上具有典型的三联征者非常少见,大多数患者无特异性临床表现。

2.超声表现

(1)肝外胆管囊状扩张症:①在胆总管部位出现单发或多发囊性无回声区,呈球形或梭形;②囊性无回声与近侧胆管相连通;③囊性无回声边界清晰,囊壁薄,合并感染后囊内可见点状回声,囊壁也可增厚;④囊性无回声,近侧胆管不扩张或轻度扩张,但与肝外胆管扩张不成比例;⑤胆囊或胆管部囊性无回声内可合并结石;⑥并发胆管癌无回声,内可见实性回声或仅表现为囊壁增厚。

(2)肝内胆管囊状扩张:①肝内出现多个圆形或梭形无回声;②无回声沿胆管系分布并与之相通;③无回声边界清晰,壁光滑;④可同时合并肝外胆管囊状扩张;⑤合并感染可于其内出现胆泥或脓栓回声,合并结石可见胆管内强回声伴声影。

3.鉴别诊断

(1)先天性胆管囊状扩张需与上腹部囊肿鉴别:上腹部囊肿如肝囊肿、胰头囊肿、右肾囊肿、小网膜囊囊肿等位置和胆总管紧邻,较大囊肿易误诊为先天性胆管囊状扩张,观察囊肿与胆管的解截位置关系和囊肿与胆管是否有交通非常重要,先天性胆管囊状扩张与近端胆管可见交通。

(2)肝内胆管囊状扩张症(Caroli病)需与多发性肝囊肿鉴别:前者可见与肝内胆管相通,后者多位于肝实质内,囊腔与肝管、囊腔与囊腔之间不交通。

4.临床价值

超声成像能清晰显示肝内外扩张的胆管,典型病例可见囊肿与胆管相通,诊断较为容易,但对胆道病理变化的全面显示方面,磁共振胰胆管造影(MRCP)等影像学成像更直观。

(二)胆管结石

1.病理与临床

胆管结石分为原发性和继发性两种。原发性胆管结石是指原发子胆管系统(包括肝内胆管)内的结石,结石的性质大多为含有多量胆红素钙的色素性混合结石。继发性胆管结石是指胆囊内结石通过扩大的胆囊管进入胆总管而形成的结石。结石的形状和性质多与胆囊内的结石相同。多数呈多面形的胆固醇混合结石。由于继发胆道感染,结石的外层带有胆红素钙沉着。

胆总管结石的典型临床表现为胆绞痛、发热、寒战和黄疸,即Charcot三联征。但不少患者缺乏完整的三联征表现。多数患者有剑突下偏右突发性绞痛,可放射至右肩背部,少数人可完全无痛,仅感上腹闷胀不适。约2/3的患者继急性腹痛发作后出现寒战和高热。一般继腹痛后12~24小时开始出现黄疸,此时腹痛常已缓解。黄疸一般不很深,并有波动性的特点。有时黄疸也可为少数胆总管结石患者唯一的临床表现。

2.超声表现

(1)肝内胆管结石:①肝内出现强回声伴声影,沿胆管走行分布;②强回声远端小胆管扩张呈小双管、囊状或分叉状。③有胆汁淤积表现为扩张的肝内胆管内出现结石强回声,后方伴声影。④合并肝脓肿可见脓肿征象。

(2)肝外胆管结石:①肝内外胆管扩张,肝外胆管管壁可有增厚,回声增强;②管腔内出现恒定的强回声团,并能在两个互为垂直的断面中得到证实;③强回声团与胆管壁之间有分界,典型的可见液性暗环包绕结石强回声而成为"靶环"样;④强回声团后方伴有声影。

3.鉴别诊断

肝内胆管结石与肝内钙化灶鉴别:肝内胆管结石沿胆管走行分布,周围胆管可见扩张;肝内钙化可出现在肝内任何部位,但以肝周围多见,且不伴周围胆管扩张。

4.临床价值

超声是肝内外胆管结石首选的检查方法,可准确的判断肝内胆管及肝外胆管上段结石的部位、大小、数目,但对胆总管末端的结石容易受到胃肠气体干扰,假阴性率高,诊断准确性低。

(三)肝外胆管癌

1.病理与临床

肝外胆管癌指原发于肝左右管汇合部至胆总管下端的肝外胆管恶性肿瘤。在大体形态上可分为 3 型:①管壁浸润型:可见于胆管的任何部位,最为多见,由于受累的管壁增厚可致管腔变小或狭窄,进而可发生阻塞现象;②肿块型:较管壁浸润型少见,可见于较晚期的胆管癌,肿块的直径可达 1.5～5.0cm;③腔内乳头状型:最少见,可见于胆管的任何部位,但汇合部更为少见,此型可将胆管腔完全阻塞,癌组织除主要向管腔内生长外亦可进一步向管壁内浸润生长。胆管癌组织学类型包括乳头状腺癌、管状腺癌、黏液腺癌、腺鳞癌、鳞状细胞癌、平滑肌肉瘤、纤维肉瘤,其中以乳头状腺癌最常见。

临床表现主要为伴有上腹部不适的进行性黄疸,食欲缺乏、消瘦、瘙痒等,如合并胆结石及胆道感染可有发冷、发热等,且有阵发性腹痛及隐痛。胆管中部癌不伴有胆石及感染,多为无痛性进行性阻塞性黄疸,黄疸一般进展较快,不呈波动性。癌肿发生于胆总管下端,则可扪及肿大的胆囊,如肿瘤破溃出血,可有黑粪或大便隐血试验阳性,贫血等表现。

2.超声表现

(1)直接征象:①乳头型,肿块呈乳头状突向管腔,呈中等偏高回声,边缘不齐,无声影,其形态和位置餐前、后相对固定;②团块型,肿块呈圆形或分叶状堵塞于胆管内,管腔突然截断,肿块多为高回声,较大时可以呈低回声,与管壁无分界,胆管壁亮线残缺不齐;③管壁增厚型,管壁不均性增厚,管腔逐渐变细,呈锥形狭窄或完全阻断;④超声造影,各型肿瘤强化与周围肝实质或胆管壁同步增强,呈高或中等增强,小肿瘤均匀性增强,较大者增强不均匀,动脉晚期消退,呈快进快退特点,门脉相消退为边界清晰的明显低增强病灶,胆管壁连续性中断,侵犯周围组织时边界不清;延迟相或晚期亦呈低增强。

(2)间接征象:①病灶以上胆管系不同程度扩张;②肝体积弥散性肿大,回声增粗;③肝门部淋巴结及肝内可有转移。

3.鉴别诊断

(1)胆管癌与十二指肠乳头癌和胰头癌鉴别:胰头癌可见胰头体积增大,胰头内可见低回声团块,同时伴有胰管扩张等征象,特别是胰管扩张而胆管扩张不明显者诊断更明确。十二指肠乳头癌等壶腹周围肿瘤与胆管癌的鉴别比较困难,需要病理才能完全区分。

(2)胆管癌与非肿瘤性原因所致的胆管扩张鉴别:胆管结石、胆管炎、胆泥等均可导致胆管扩张,但结石和胆泥的回声特点与肿瘤不同,超声造影有助于鉴别。胆管炎特别是硬化性胆管炎需要借助胆道造影及病理才能完全鉴别。

(3)胆管癌与肝肿瘤及肝门部肿大淋巴结鉴别:肝肿瘤及肝门部肿大淋巴结与胆管壁分界清晰,胆管壁连续性好,胆管呈外压性改变。胆管癌呈浸润性生长,侵犯胆管壁及周围组织,边界可不清晰,胆管壁连续性中断,超声鉴别不难。

4.临床价值　超声能清晰显示肝内外胆管扩张、病变胆管形态及走行改变,并可判断肿瘤的形态学特征,结合超声造影更可准确定性,并评估肿瘤周围侵犯程度,为临床提供可靠信息,指导临床选择手术治疗方案。

(四)胆管炎症

1.病理与临床

急性化脓性胆管炎是外科急腹症中死亡率较高的一种疾病,多数继发于胆管结石和胆道蛔虫症。但胆管狭窄和胆管肿瘤等病变有时亦可继发此症。在原有结石等阻塞性疾病的基础上发生胆管感染,在含有脓性胆汁的胆管高压的作用下,肝内小胆管及其周围的肝实质细胞发生炎性改变,产生大片坏死,形成肝内多发性小脓肿。在后期,可发生感染性休克,肝、肾衰竭或弥散性血管内凝血等一系列病理生理性变化,此即为急性梗阻性化脓性胆管炎或称急性重症胆管炎。

硬化性胆管炎又称狭窄性胆管炎,实质上不是一种化脓性疾病,以肝内、外胆管的慢性纤维化狭窄和闭塞为其特征,临床上较少见。原发性硬化性胆管炎一般无胆石,亦无胆管手术史,不少病例同时伴有溃疡性结肠炎。少数人还伴有纤维性甲状腺炎及后腹膜纤维化等疾病。发病年龄多数为30~50岁,男性多于女性。目前认为,细菌和病毒感染,免疫功能异常以及某些先天性遗传因素是本症可能的发病因素。

急性化脓性胆管炎起病急骤,突然发生剑突下或右上腹剧烈疼痛,一般呈持续性,继而发生寒战和弛张型高热,近半数患者出现烦躁不安、意识障碍、昏睡乃至昏迷等中枢神经系统抑制表现,同时常有血压下降现象。多数患者有黄疸,但黄疸的深浅与病情的严重性可不一致。体温升高,脉率增快,脉搏微弱,剑突下和右上腹有明显压痛和肌紧张。白细胞计数明显升高和右移,血清胆红素和碱性磷酸酶值升高,并有肝功能损害表现,血培养常有细菌生长。

硬化性胆管炎临床主要表现为梗阻性黄疸,呈进行性的缓慢过程。一般无上腹绞痛病史,仅有上腹不适和胀痛,伴有明显的皮肤瘙痒,有食欲减退、恶心和乏力等。

2.超声表现

(1)急性梗阻性胆管炎:①肝外胆管增粗,管壁增厚,胆管腔扩张;②扩张胆管内可见结石、蛔虫回声;③胆汁内可见密集细点状回声或絮状沉积物;④肝内胆管扩张,可伴有胆囊增大;⑤肝内、肝周可并发脓肿。

(2)硬化性胆管炎:①胆管壁明显增厚,回声增强,厚度0.4~0.6cm,甚至超过1cm;②受累节段胆管腔内径狭窄或闭锁,呈僵硬强回声带;③狭窄以上胆管系轻中度扩张;④累及胆囊致胆囊壁增厚,胆囊收缩功能减低或消失。

3.鉴别诊断

(1)急性梗阻性胆管炎与硬化性胆管炎鉴别:二者均可表现为胆管内结石,胆管壁增厚,但前者起病急,临床症状明显,后者表现为进展缓慢的胆管壁增厚,临床表现出持续性缓慢进行性加重的黄疸,容易鉴别。

(2)硬化性胆管炎与胆管癌鉴别:胆管癌管壁增厚呈局限性,局部管腔有截断感,近端胆管扩张显著,硬化性胆管炎管壁增厚均匀呈强回声,范围较广泛,近端胆管扩张较轻,与临床黄疸症状不符。

4.临床价值

超声诊断急性梗阻性胆管炎准确直观,并可与其他急腹症鉴别,对疾病早期诊断临床价值大,并可在超声引导下行胆管穿刺置管引流减压术,是临床诊断急性梗阻性胆管炎首选的影像检查方法。硬化性胆管炎超声表现特异性不高,需结合其他影像检查或穿刺活检才能确诊。

(五)胆管积气

1.病理与临床

胆管积气是气体积聚于胆管内,临床比较常见,常继发于胆道手术、T 管引流、胆肠内引流、Oddi 括约肌松弛等疾病。由于体位因素,气体多位于右前叶和左内叶胆管内,也可同时分布于肝内外胆管。患者多数同时合并反流性胆管炎,表现为上腹部疼痛、发热等,但较少引起胆道梗阻或黄疸。

2.超声表现

(1)肝内外胆管内出现带状或条索状强回声,后方伴有彗星尾征。

(2)强回声带不稳定,随体位改变向人体靠上侧移动,同时形态也有改变。

(3)多分布于胆管左右支。

(4)胆管可无扩张。

3.鉴别诊断

(1)胆管积气需与胆管结石鉴别:见表 4-1。

表 4-1　胆管结石与胆管积气的鉴别要点

	胆管结石	胆管积气
病史特征	多无手术史,可有疼痛、黄疸等症状	多有胆道手术史,患者多无临床症状
强回声特征	呈圆形、不规则形或条索状,形态固定,多位于管腔中央部,边界清晰	呈条索状,形态不稳定,紧贴管腔前壁
后方声影特征	干净,稳定	呈多重反射回声带,多不稳定,易发生变化
胆管扩张	多有	多无
改变体位	形态和位置无变化	位置和形态改变
分布	局部胆管内或呈多发	多位于左叶肝内胆管或两侧肝内胆管
CT 扫描	胆管内高密度影	胆管内见气体影

(2)胆管积气与门静脉积气鉴别:肝内胆管与门静脉伴行,二者积气易混淆,但多切面扫查结合彩色多普勒血流成像可确定气体位置,且门静脉积气多为严重肠道坏疽合并产气杆菌感染,临床症状严重,鉴别容易。

4.临床价值

超声可敏感准确诊断胆道积气,并可发现潜在的胆道疾病,但对于胆道积气合并结石者,鉴别较为困难。

第五章　胰腺外科疾病

第一节　急性胰腺炎

急性胰腺炎(AP)是胰腺的急性炎症过程,在不同病理阶段,可不同程度地波及邻近组织和其他脏器系统。临床表现轻重不一,轻型急性胰腺炎呈临床自限性,但重型急性胰腺炎预后凶险,病死率高达 30%。随着我国人民生活水平的提高,生活方式及饮食习惯的改变,酒精饮料消耗的增加,我国 AP 发病率有逐年增多的趋势;近年来,随着对 AP 研究的逐渐深入、临床检测手段的发展及更新,为 AP 的诊断治疗提供了可靠依据。

一、病因和发病机制

(一)病因

1.胆管疾病

在我国,60%以上的 AP 因胆结石、胆管炎症和(或)胆管蛔虫所引起。多数患者的胰管与胆总管共同开口于十二指肠肝胰壶腹部(vater),当壶腹部因结石、寄生虫、肿瘤或炎症等引起括约肌痉挛、狭窄或梗阻时,胆汁和胰液排泌不畅,如胆管内压力大于胰管内压力,胆汁可逆流入胰管,激活胰酶,引起胰腺的自身消化(即所谓共同通路学说)。小的胆石排出时,刺激 Oddi括约肌,引起一过性的括约肌功能障碍(痉挛或失弛缓),同样可能出现胆汁或肠内容物反流入胰管。近几年认识到原因不明的胰腺炎中,相当比例的患者存在胆囊的微结石(胆泥、胆固醇结晶、胆色素晶体等),这些微结石排出时刺激 Oddi 括约肌,引发胰腺炎(胆石的滚动学说)。目前认为,胰管和胆总管汇合并开口于十二指肠壶腹而形成共同通路者,仅占人群的 2/3,故不能完全以"共同通路"学说解释胰腺炎的发病机制。此外,也可因胆石嵌顿、胆管感染等因素引起 Oddi 括约肌痉挛或功能障碍,导致胆汁或十二指肠液反流进入胰管,激活胰酶引起 AP。胆管感染性炎症时,细菌及其毒素经淋巴管进入胰腺,改变胰腺外分泌细胞膜,使胰酶外溢也能引起本病。

2.胰管梗阻

胰管结石、狭窄、水肿、胰头部和(或)肝胰壶腹部肿瘤或 Oddi 括约肌痉挛等均可引起胰液引流不畅,如同时有饱餐、饮酒、迷走神经兴奋性增高等促进胰液分泌的因素存在,则胰管及其分支压力增高而致胰小管及腺泡破裂,胰酶流入胰腺组织而引起炎症。

3.饮食不当

暴饮暴食,特别是进食油腻或饮酒等,可使胰液分泌旺盛。饮酒可引起胃和十二指肠炎、

Oddi 括约肌痉挛,上述因素均可引起胰液分泌增加、排泌障碍而发病。乙醇可刺激 G 细胞分泌促胃液素,从而使胃酸分泌增多,高酸进入十二指肠后刺激缩胆囊素及促胰液素分泌,导致胰液胆汁分泌增多,十二指肠液反流入胰管,引起胰管内压力增高,胰管上皮增生,以及消化功能紊乱等。如伴有剧烈呕吐而致十二指肠内压力骤增,亦可导致十二指肠液反流。大量脂质饮食除刺激胰腺分泌外还导致短暂的高脂血症,使血液黏滞度增高,加重胰腺的血循环障碍。国外资料多强调过度饮酒是本病的主要原因。随着生活条件的改善,我国因饮食、乙醇诱发的 AP 的比例正在增高,即使在胆源性病因存在的前提下或多或少,饮食因素也参与了发病。

4.十二指肠乳头邻近部位的病变

邻近乳头部的十二指肠憩室炎、球部溃疡并发炎症等,常伴有十二指肠内压力增高及 Oddi 括约肌功能障碍,导致十二指肠液反流进入胰管引起 AP。

5.其他

如腹部创伤、感染(如流行性腮腺炎、病毒性肝炎、伤寒等)可损及胰腺而发生急性炎症;血管病变及过敏均可使胰腺受损、供血障碍而诱发本病;十二指肠降部阻塞或淤积可使十二指肠液反流入胰管而致胰腺炎。某些药物如肾上腺皮质激素、噻嗪类利尿药、呋塞米、吲哚美辛、水杨酸制剂、免疫抑制药以及高脂血症、高钙血症等和 ERCP 检查时注射造影剂压力过高等均可引起 AP。近年来,发现胰酶抑制物的浓度与 AP 有密切关系。前者能抑制酶的活化,如果这些物质减少,则胰酶易被激活,引起 AP。

临床上大约 20% 的胰腺炎无法找到病因,称为特发性胰腺炎。这一部分患者,由于病因因素持续存在,往往会出现胰腺炎的复发,对此类患者,应该积极查找病因。

(二)发病机制

1.胰酶原过早激活

胰酶原的过早激活一直被认为是 AP 的重要发病机制之一,但胰酶原如何被过早激活尚不完全清楚,目前胰蛋白酶原的自动激活和胰蛋白酶原被组织蛋白 B 激活较为引人关注。例如:除溶酶体组织蛋白酶 B 基因的小鼠,其胰蛋白酶活性下降80%,用此种小鼠复制 AP 后,结果发现胰腺损害显著减轻,血清胰脂肪酶、胰淀粉酶活性及腺体组织的坏死仅为对照组的50%。上述结果提示:在细胞内溶酶体组织蛋白酶 B 进入细胞内含有胰酶原的部位并将其激活是引发 AP 的重要机制,同时也提示临床上使用膜稳定药(如糖皮质激素)防止溶酶体破裂,组织蛋白酶 B 逸出以及使用组织蛋白酶 B 抑制药防止其在胞内将胰酶原激活有利于 AP 的控制。胰蛋白酶原自动激活需要钙离子和 H^+,提示控制酸中毒和使用钙拮抗药在 AP 防治中可能有重要作用。此外,胰蛋白酶原分子结构异常及溶酶体膜的稳定性下降可能引起自动激活。

2.胰腺缺血

临床观察与动物实验均证实胰腺对缺血和(或)再灌注损伤是高度敏感的。在出血性休克、持续性惊厥、体外循环、胰腺移植等情况下可并发 AP,但临床上对缺血性胰腺炎的诊断是困难的,并常被延误,因此在心肺手术或大血管手术之后应提高对 AP 的警惕性。研究表明:缺血和(或)再灌注引起的 AP 的发病与氧自由基、白细胞激活、微循环灌流不良,细胞酸中毒、钙超载等因素有关。

3.神经因素

近年研究发现,酗酒可使分布在胰腺、十二指肠和 Oddi 括约肌上的毒蕈碱受体(M-受体)的功能发生异常,从而导致对乙酰胆碱的反应增强,引起富含蛋白质的胰液分泌增加、十二指肠的张力增大、十二指肠腔内的压力增高,而 Oddi 括约肌松弛,结果导致十二指肠-胰反流引起 AP。这一重要机制的发现可以解释急性酒精性 AP 的全部临床特征,如反复发作,胰酶原在胰管内被肠肽酶快速激活,胰管内形成蛋白栓子,严重的血管病变,极易发生感染,并通过坏死-纤维化而转变为慢性胰腺炎等。因此,M-受体阻断药(溴丙胺太林,阿托品等)在 AP 的治疗价值应予关注。

4.细胞因子的作用

目前认为 AP 的全身表现主要与特异的炎性细胞因子的作用有关。当一种细胞因子被合成释放出来后,即可作用于多种其他细胞,促进新的细胞因子产生,使原有的生物学效应得到放大,形成级联反应。例如:在炎症区域可有大量 IL-1 产生,IL-1 引起黏附分子如 ICAM1、L-选择素上调,然后吸引更多的白细胞到炎症区,参与炎症反应,释放更多的细胞因子。可引起发热、低血压、DIC、休克甚至死亡。

5.自由基的作用

近年来研究表明氧自由基在 AP 发病中起了重要作用,由于炎症刺激白细胞呼吸暴发产生大量氧自由基,胰腺的缺血和(或)再灌注过程也可有大量的氧自由基生成,由这些途径产生的氧自由基可直接引起胰腺组织的损伤,笔者在灌注液中加入黄嘌呤氧化酶抑制药别嘌醇预先灌注 4 小时,能有效预防 3 种 AP 胰腺水肿的发生和胰淀粉酶的升高,提示黄嘌呤氧化酶催化生成的大量氧自由基可能介导了 AP 发病机制中的关键环节。AP 时,除黄嘌呤氧化酶催化次黄嘌呤生成氧自由基外,还有其他产生氧自由基的途径,如胰腺缺血再灌注过程中中性粒细胞内的 NADPH 氧化酶激活,致使中性粒细胞"呼吸暴发"而产生大量的氧自由。

氧自由基及其攻击细胞膜后形成的 LPO 可以破坏多不饱和脂肪酸、蛋白质、黏多糖等重要的生物分子;可以引起微血管痉挛,损伤微血管内皮细胞,使毛细血管通透性增加;另外还可以促使白细胞的黏附,引起胰腺的微循环紊乱。过多的氧自由基还可使腺泡细胞破坏,以及引起胰酶的细胞外和细胞内激活,导致 AP 时胰腺损伤的一系列恶性循环。

此外,Curran 等发现 AP 患者血浆抗氧化性维生素(维生素 A、维生素 E、类胡萝卜素)浓度显著下降,与炎症的严重程度呈平行关系,与血浆 C-反应蛋白浓度呈负相关。因此,在 AP 治疗中加入适量抗氧化剂以增强局部和全身的抗氧化应激能力值得进一步探索。

6.胰腺腺泡内钙超载

近来,一些学者把研究的重点放在胰腺细胞内变化,尤其是细胞内 Ca^{2+} 超负荷在 AP 的病理生理中的作用受到普遍重视。动态观察胰组织中 Ca^{2+} 含量的变化,发现 AP 的早期胰腺组织中就有 Ca^{2+} 的异常积聚,并随 AP 的发展而加重。这是由于在各种致病因子作用下,细胞膜的完整性遭到损害,细胞外 Ca^{2+} 可在电化学梯度趋势下,经异常开放的 Ca^{2+} 通道大量流入细胞,造成细胞内 Ca^{2+} 超负荷。给大鼠应用钙通道拮抗药维拉帕米观察其对实验性 AP 的影响,发现该药可以有效抑制血淀粉酶活性,改善胰腺组织水肿和炎症细胞浸润,保护细胞器免受损伤,呈现良好的细胞器官保护作用,由此证明 Ca^{2+} 超负荷参与了 AP 的病理生理机制。

AP 早期细胞内 Ca^{2+} 增高可以激活 PLA_2 催化膜磷脂水解生成 LT、TXA_2、PAF,造成胰腺的微循环紊乱,进一步加重胰腺和全身的组织损伤。胰腺细胞内胰蛋白酶原的过度活化与过量的钙离子有关,腺泡细胞内钙超载可能是 AP 发病机制中的早期环节。

二、分级

根据炎症的严重程度分级为 A 至 E 级。

A 级:正常胰腺。

B 级:胰腺实质改变,包括局部或弥漫的腺体增大。

C 级:胰腺实质及周围炎症改变,胰周轻度渗出。

D 级:除 C 级外,胰周渗出显著,胰腺实质内或胰周单个液体积聚。

E 级:广泛的胰腺内、外积液,包括胰腺和脂肪坏死,胰腺脓肿。

A 级至 C 级:临床上为轻型急性胰腺炎;D 级至 E 级:临床上为重症急性胰腺炎。

三、临床表现

(一)症状

1.腹痛

最主要的症状(约 95% 的患者)多为突发性上腹或左上腹持续性剧痛或刀割样疼痛,上腹及腰部呈束带感,常在饱餐或饮酒后发生,伴有阵发加剧,可因进食而增强,可波及脐周或全腹。常向左肩或两侧腰背部放射。有时单用吗啡无效,若合并胆管结石或胆道蛔虫,则有右上腹痛、胆绞痛。

腹痛是急性胰腺炎的主要症状,95% 以上的患者均有不同程度的腹痛。多数发作突然,疼痛剧烈,但老年体弱者腹痛可不突出,少数患者无腹痛或仅有胰区压痛,称为无痛性急性胰腺炎。

发病初期,腹痛一般位于上腹部,其范围常与病变的范围有关。腹痛以剑突下区为最多,右季肋部次之,左季肋部第三,全腹痛约 6%,如病变主要在胰头部,腹痛偏右上腹,并可向右肩或右背部放射;病变主要在胰颈和体部时,腹痛以上腹和剑突下为著;尾部病变者腹痛以左上腹为突出,并可向左肩背部放射;病变累及全胰时,呈上腹部束腰带样痛,可向背部放射。随着炎症发展,累及腹膜,扩大成弥散性腹炎时,疼痛可涉及全腹,但仍以上腹部为著。

腹痛的性质和强度大多与病变的严重程度相一致。水肿型胰腺炎多为持续性疼痛伴阵发性加重,常可忍受。因有血管痉挛的因素存在,可为解痉药物缓解。出血坏死型胰腺炎多为绞痛和刀割样痛,不易被一般解痉药物缓解。进食后促进消化酶分泌,可使疼痛加重,仰卧时亦加重。患者常取屈髋侧卧位或弯腰前倾坐位,借以缓解疼痛。当腹痛出现阵发性加重时,患者表现为扭转翻滚,不堪忍受,此与心绞痛不同,后者多采取静态仰卧位,鲜见翻滚者。腹痛可在发病一至数日内缓解,但此并不一定是疾病缓解的表现,甚或是严重恶化的标志。

腹痛原因主要是胰腺水肿引起的胰腺肿胀,被膜受到牵扯;胰周炎性渗出物或腹膜后出血侵及腹腔神经丛;炎性渗出物流注至游离腹腔引起的腹膜炎;以及胰管梗阻或痉挛等。

2.恶心、呕吐

2/3 的患者有此症状,发作频繁,早期为反射性,内容为食物、胆汁。晚期是由于麻痹性肠梗阻引起,呕吐物为粪样。如呕吐蛔虫者,多为并发胆道蛔虫病的胰腺炎。酒精性胰腺炎者的呕吐常于腹痛时出现,胆源性胰腺炎者的呕吐常在腹痛发生之后。

3.黄疸

约 20% 的患者于病后 1~2 天出现不同程度的黄疸。其原因可能为并存胆管结石,引起胆管阻塞或肿大的胰头压迫胆总管下端或肝功能受损出现黄疸,黄疸越重,提示病情越重,预后不良。

4.发热

多为中度热,38℃~39℃,一般 3~5 天后逐渐下降。但重型者则可持续多日不降,提示胰腺感染或脓肿形成,并出现中毒症状,严重者可体温不升。合并胆管炎时可有寒战、高热。

5.其他

水、电解质以及酸碱平衡紊乱、低血压、休克、腹水和胸腔积液等。

(二)体征

1.腹部压痛及腹肌紧张

其范围在上腹或左上腹部,由于胰腺位于腹膜后,故一般较轻,轻型者仅有压痛,不一定有肌紧张,部分病例左肋脊角处有深压痛。当重型者腹内渗出液多时,则压痛、反跳痛及肌紧张明显、范围亦较广泛,但不及溃疡穿孔那样呈"板状腹"。

2.腹胀

重型者因腹膜后出血刺激内脏神经引起麻痹性肠梗阻,使腹胀明显,肠鸣音消失,呈现"安静腹",渗出液多时可有移动性浊音,腹腔穿刺可抽出血性液体,其淀粉酶含量甚高,对诊断很有意义。

3.腹部包块

部分重型者,由于炎症包裹粘连,渗出物积聚在小网膜腔等部位,导致脓肿形成或发生假性胰腺囊肿,在上腹可扪及界限不清的压痛性包块。

4.皮肤淤斑

部分患者脐周皮肤出现蓝紫色淤斑(Cullen 征)或两侧腰出现棕黄色淤斑(Grey-Turner征),此类淤斑在日光下方能见到,故易被忽视。其发生乃胰酶穿过腹膜、肌层进入皮下引起脂肪坏死所致,是后期表现之一。

5.手足抽搐

为血钙降低所致,系进入腹腔的脂肪酶作用,使大网膜、腹膜上的脂肪组织被消化,分解为甘油和脂肪酸,后者与钙结合为不溶性的脂肪酸钙,因而血清钙下降。

6.休克

多见于急性出血坏死型胰腺炎,由于腹腔、腹膜后大量渗液出血,肠麻痹、肠腔内积液,呕吐致体液丧失引起低血容量性休克。另外,大量蛋白质分解产物被吸收,导致中毒性休克的发生。主要表现烦躁、冷汗、口渴、四肢厥冷、脉细、呼吸浅快、血压下降、尿少,严重者出现发绀、呼吸困难、谵妄、昏迷、脉快、血压测不到、无尿、肾功能衰竭等。

四、辅助检查

(一)实验室检查

1.血、尿淀粉酶测定

具有重要的诊断意义。正常值：血清：8～64 温氏单位或 40～180 苏氏单位；尿：4～32 温氏单位。

急性胰腺炎患者胰淀粉酶溢出胰腺外，迅速吸收入血，由尿排出，故血尿淀粉酶大为增加，是诊断本病的重要的化验检查。血清淀粉酶在发病后 1～2 小时即开始增高，8～12 小时标本最有价值，至 24 小时达最高峰，为 500～3000Somogyi 氏单位，并持续 24～72 小时，2～5 天逐渐降至正常，而尿淀粉酶在发病后 12～24 小时开始增高，48 小时达高峰，维持 5～7 天，下降缓慢。

淀粉酶值在严重坏死型者，因腺泡严重破坏，淀粉酶生成很少，故其值并无增高表现。如淀粉酶值降后复升，提示病情有反复，如持续增高可能有并发症发生。有时腹膜炎、胆道疾病、溃疡穿孔、绞窄性肠梗阻、胃大部切除术后输入襻梗阻等，淀粉酶值可有不同程度的增高，但一般多低于 500 苏氏单位。因此，当测定值＞256 温氏单位或＞500 苏氏单位，对急性胰腺炎的诊断才有意义。

2.核糖核酸酶

RNAase 是来自因缺氧而崩溃的胰腺细胞。实验观察表明，RNAase 正常者仅有 4％ 的患者有胰腺坏死和脓肿形成。而 RNAase 升高可出现胰腺坏死和脓肿形成。因此认为，RNAase 可以作为胰腺坏死和后期胰腺并发症的监测指标。经过检测，坏死性胰腺炎患者的血中，此酶可高于正常的 10 倍。近来又发现，RNAase 水平的升高对于急性坏死性胰腺炎并不特异，其他诸如胰腺癌、白血病、大面积烧伤、创伤和肾功能衰竭时亦可升高。

3.α_1-抗胰蛋白酶与 α_2-巨球蛋白

α_1-抗胰蛋白酶是一种急性期反应物，当急性胰腺炎时迅速上升，而 α_2-巨球蛋白水平则随着严重度增加而下降。α_1-抗胰蛋白酶检出胰腺坏死的敏感度为 77％，α_2-巨球蛋白则为 85％。

4.C 反应蛋白和乳酸脱氢酶

升高不仅表示胰腺有急性炎症，并表示胰腺有坏死，对鉴别急性胰腺炎是否有坏死是很有价值的。

5.载脂蛋白 A_2（APO-AⅡ）

载脂蛋白 A_2 在急性胰腺炎时显著降低。Schender 等检测了 20 例急性胰腺炎患者血清中该物质的水平，除 1 例死亡者的 APO-AⅡ 的浓度为 21.6mg/dL 外，其余 5 例死亡者血中 APO-AⅡ 均在 20mg/dL 以下。致死性胰腺炎用此法诊断确诊率达 80％。APO-AⅡ 下降的机制尚不清楚，尚需深入的探讨。

6.血清脂肪酶

此方法常用于急性胰腺炎的诊断。既往由于血清脂肪酶的检测时间长（需 24 小时），难以满足急诊的需要，又因其达到高峰的时间要在发病 72～96 小时，所以应用较少。现今方法有所改进,方法已简化、快速。10多分钟即可检出;同时亦提高了敏感性与特异性。Heming Way用免疫法测定脂肪酶的活性,敏感度达100%,特异性达96%,无假阴性。另一优点是此酶在血液中持续的时间较长,可以预测。

7.胰蛋白酶原激活肽

用免疫法特异性测定急性胰腺炎患者尿中的胰蛋白酶原激活肽(TAP),借以早期预测急性胰腺炎的严重程度。Gudgeon通过TAP的检测及临床对照的结果,其最大敏感性和特异性分离值为2nmol/L。入院时预测敏感性为80%、特异性为90%、正确率达87%。TAP≥2nmol/L者75%伴1个以上严重并发症。TAP<2nmol/L者92%无并发症。

8.高脂血症

胰腺炎患者出血化验室,表现为"乳糜血",甘油三酯含量大多在20mmol/L以上。

9.其他

急性坏死性胰腺炎时,白细胞增多(≥16×10^9/L)、血糖升高(>11.1mmol/L)、血钙降低(<1.87mmol/L)、血尿素氮或肌酐升高、酸中毒、PaO_2下降(<8kPa或<60mmHg)等。

(二)影像学检查

急性胰腺炎的影像学检查为急性胰腺炎的确诊及其预后的监测提供了更可靠的依据。

1.超声检查

①急性水肿型胰腺炎胰腺呈弥散性不同程度的肿大,胰腺实质回声呈均匀低回声(即弱回声型),表现为稀疏的灰色光点。胰腺边缘的轮廓一般均较规则、清晰,周围血管多清晰可见。有的患者(约1/6)在超声图上可见有局限性炎症肿块,胰管一般均正常,约8%的患者胰管可轻度扩张。急性胰腺炎约1/3的患者无任何超声图像上的异常。另2/3的患者在发病的最初12~24小时内B超检查可无任何异常发现;②急性出血坏死性胰腺炎胰腺内部出现弥散性散在分布的低回声,间以不规则分布的中至高回声,呈形状不规则团块状高回声;若有严重性出血时,则在积血区可出现相应的无回声区,在其深部则呈低回声,并出现飘移征象。当胰腺明显肿胀时(特别是胰头),可压迫下腔静脉及肠系膜上静脉,使血管前壁形成凹陷压迹或被压扁而呈平行线状回声;胆总管可有轻度至中度的扩张;主胰管因炎症、水肿、痉挛等而被不同程度的阻断,内径增宽;有腹腔积液时侧卧位探测可见有液体无回声区。约9%的患者可呈胰腺局限性炎性肿块。但值得注意的是,有20%~60%的患者由于胀气而不能做超声检查,同时超声对于区分液体积聚和实质坏死很难,而术中超声检查对于确定胰腺坏死情况、对于怎样手术引流很有帮助。

2.CT检查

是评判急性胰腺炎严重程度的金标准。①平扫可见胰腺呈现弥散性肿大,边界模糊,还可见胰周的炎性渗液及腹腔积液。增强扫描主要用于诊断胰腺坏死。由于胰腺坏死区的细小血管都有破裂或阻塞,使对比剂无法到达坏死区,造成胰腺坏死区不能被对比剂所增强,根据此特点可以判断胰腺有无坏死。若血容量明显不足时,慎行增强扫描检查;②Balthazvar CT分级评分系统,根据胰腺炎症分级和胰腺坏死范围的两方面所得CT严重程度指数(CTSI),评定三级严重度:Ⅰ级,0~3分;Ⅱ级,4~6分;Ⅲ级,7~10分。Ⅱ级以上为急性出血性胰腺炎。CTSI=急性胰腺炎分级+胰腺坏死程度。

3.ERCP 和选择性动脉造影

对于急性胰腺炎,特别是出血坏死性胰腺炎是不适合的,反而加重了胰腺的损害。

五、诊断

急性胰腺炎病理变化的不同阶段其全身反应亦不一样,即使是同样为出血坏死性胰腺炎,由于发病时间、机体的状况亦可表现有较大的差异。概括的表现是:急性水肿型胰腺炎主要症状为腹痛、恶心、呕吐和发热;而出血坏死型胰腺炎的症状除上述情况外,又因胰腺有出血、坏死和自溶,故又可出现休克、高热、黄疸、腹胀,以至肠麻痹、腹膜刺激征以及皮下淤血斑等。

六、鉴别诊断

(一)胆石症、胆囊炎

临床表现相似,而且可能两者合并存在,故需鉴别。胆石症疼痛常常位于右上腹部,且有绞痛发作史,Murphy 征阳性。B 超有助鉴别。

(二)消化性溃疡穿孔

此类患者常有溃疡病史,腹痛剧烈,突然发病肝浊音界缩小或者消失,膈下可见游离气体。

(三)急性肠梗阻

以脐周为主的阵发性绞痛,肠鸣音亢进,可见胃肠型及蠕动波,影像学检查可见扩张的肠管以及阶梯状气液平面。

(四)心肌梗死

常有心脏病史,也可表现为上腹痛,并向肩背部放射,突然发病,心前区可有压榨性疼痛,心电图有助鉴别。

(五)急性胃肠炎

发病前常有不洁饮食史,主要症状为腹痛、呕吐及腹泻等,可伴有肠鸣音亢进,血、尿淀粉酶正常等。

(六)其他

高位阑尾炎、脾破裂以及肾绞痛等均需鉴别。

七、治疗

急性胰腺炎总体病死率约 5%;单一器官衰竭者为 3%(0～8%),多系统器官衰竭者为 47%(28%～69%)。经过液体支持治疗、疼痛控制治疗及早期控制性规律进食后,大部分(80%)急性胰腺炎患者恢复良好。少部分重症胰腺炎尤其是暴发性胰腺炎预后仍然较差,病死率可超过 40%。如何降低这部分患者的病死率是我们亟待解决的问题。

当患者入院时我们即应关注诸如高龄(>55 岁)、肥胖(BMI>30)、器官衰竭、胸腔积液和(或)渗出等重症危险因子。具有上述特征的患者可能需要在重症监护病房(ICU)治疗。

(一)治疗主体

AP 的治疗主体可包括不同学科的医生如普通外科、肝胆外科、消化内科或急诊科等。如前所述大部分 AP 为自限性,恢复良好,因此对治疗团队的组成要求不高;但是 SAP 则有较高要求。

(二)治疗要求

经过规范的治疗,我们应该达到:①AP 总体病死率＜10％;SAP 病死率＜30％。②应该 48 小时内确诊。③应该明确大部分 AP(＞80％)的病因。④48 小时内完成严重度分级。⑤治疗 6～10 天后,患者仍出现脏器功能不全、脓毒症或病情恶化时,应该有能力复查增强 CT。⑥所有重症患者应在 ICU 监测治疗。⑦如果没有细菌学证据,抗生素治疗胰腺坏死感染不超过 14 天。⑧对于胆源性胰腺炎,一期施行胆囊切除术。

(三)基本治疗措施

1.液体治疗

SAP 发病早期,胰腺组织出血坏死,释放大量炎性介质及细胞引子,使机体处于严重的全身炎症反应综合征(SIRS)状态。血管通透性增高,短期内体液失衡,大量液体进入"第三间隙",有效循环血容量锐减,容易导致休克、ARF、ARDS 等严重并发症。全身炎症反应期是 SAP 患者死亡的第 1 个高峰。液体复苏治疗可以有效地纠正循环血容量锐减导致的低灌注状态,减少脏器功能损害,减少 MODS 及休克等并发症的发生,是 SAP 早期治疗的重要环节。绝大部分 AP 患者就诊时都处于有效循环血容量不足的状态,应尽快积极液体复苏,争取 6 小时内达到复苏目标(表 5-1)。

表 5-1　重症急性胰腺炎全身炎症反应期 6h 液体复苏目标

CVP 8～12mmHg
平均动脉压＞65mmHg
尿量＞0.5mL/(kg・h)
中心静脉血氧饱和度＞70％

然而早期液体复苏治疗的具体实施仍然是 SAP 治疗的难点之一。一般来说,正常人对液体的生理需要量为 35mL/kg×24h。既往文献建议,如果患者心脏功能允许,在急性胰腺炎发病后 48 小时内,每小时输液量为 250～300mL/h;目前则很少规定输液量。治疗经验是:①液体复苏要及时充分。一旦确诊重症胰腺炎即应尽早给予液体复苏治疗。最初 6 小时的复苏治疗最为关键,被称为"黄金 6 小时"。胶体能有效提高并稳定血浆渗透压,然而,如果输注过快或过量容易导致心功能不全或肾功能受损。我们的治疗经验是为患者开两组静脉通路分别走晶体和胶体液。前 6 小时胶体液输注速度略快,以提高胶体渗透压,稳定有效循环血容量为先;6～24 小时根据循环变化适当减少胶体输注速度和总量。②应根据患者的心率、平均动脉压、尿量、尿比重、血细胞比容等评价 APACHE-Ⅱ评分中容量不足所贡献的分值比例,评价患者的循环情况并加以区分。对于血流动力学稳定患者和老年患者(其年龄所占的分值比例很大而心肺功能较差),过多的液体输注往往会增加循环负荷导致肺水肿或心功能不全,诱发或加重 ARDS。对于此类患者,除了保证一定比例的胶体液输注外,我们采取"量出为入"的方法,即常规监测每小时尿量,估算每小时出量,以此为标准限制每小时输注的液体量略高于估算的总出量并匀速输注。根据循环指标评价每小时的治疗效果和脏器功能并随时调整。此外监测中心静脉压(CVP)和肺毛细血管楔压(PCWP)有助于评价心脏负荷,找到液体不足与负

荷过量的平衡点,指导液体复苏治疗。

2.营养支持治疗

(1)肠外营养(PN)与肠内营养(EN):轻度胰腺炎患者一般于住院 3～7 天可恢复进食,不需要营养支持。对于重症急性胰腺炎患者,通常于入院后 3～4 天进行评估,如果估计数周内不能经口进食则应尽早营养支持。

对于重症胰腺炎或合并复杂疾病的患者,营养支持至关重要。胰腺炎早期,为了达到胰腺休息的目的,临床医生常常应用全肠外营养(TPN)支持。然而,TPN 是感染的高危因素,同时会引起代谢失衡;肠内营养(EN)可以防止肠道黏膜的萎缩,增强抵御细菌侵袭的能力,进而可以通过降低感染发生率,避免外科干预,减少住院时间及降低住院费用,改善患者的预后。两项 META 分析显示与 PN 相比,早期(3～36 小时)EN 显著降低感染发生率和病死率。肠内营养临床应用的困难在于部分患者难以耐受鼻胃管或鼻空肠管的长期机械刺激所致的不适。因此营养支持的途径必须因人而异,同时根据患者的反应和耐受性调整。目前认为 SAP 患者,如果疼痛症状持续时间长,有胰腺坏死,在能够经口进食之前采用肠内营养支持更合理。对于不耐受 EN 或规律治疗 2～4 天后仍液体不足的患者,应该以 PN 营养支持。

(2)肠内营养的途径:EN 营养支持的途径包括鼻空肠管(NJ)和鼻胃管(NG)。一般通过 NJ 途径给予肠内营养。不使用 NG 途径的理由是食物进入胃或十二指肠时可能刺激胰腺分泌,结果可能导致腹痛加重或血清淀粉酶升高。但也有文献报道鼻胃管(NG)途径也是可以采取的。一项 49 例胰腺炎患者的随机对照研究表明 NJ 与 NG 效果相同,但后者更易于操作且花费更少。另一项研究比较了 16 例 NJ 和 15 例 NG 的效果及安全性同样认为 NG 优势更大。甚至更积极的做法是在 SAP 发病后 24～72 小时就让患者经口半量营养进食,然而该研究病例数偏少,尚未有积极的结论。因此,目前选择哪种方法进行 EN 支持尚存争议。

如果患者疼痛缓解,食欲增加则提倡早期经口进食。通常最初为半流食,而后流食全量,最后过渡到低脂饮食。近期对 121 例急性胰腺炎的随机对照研究结果显示:胰腺炎恢复后低脂饮食与流食同样安全并且提供更充足的能量。

3.抗生素的应用

轻型胰腺炎多为自限性,因此不推荐使用抗生素;对于重症胰腺炎抗生素的应用仍存争议。预防性应用抗生素的理由是:胰腺或胰周坏死感染可导致患者病死率明显升高,预防性应用抗生素有可能预防坏死感染,从而降低病死率。此结论受到一项 Meta 分析的支持。近期一项随机对照研究显示:胰腺炎感染者 50% 发生在入院后 1 周内,菌血症是感染导致死亡的独立危险因素,肠道细菌是菌血症的主要细菌,真菌感染者病死率更高,因此主张早期预防性应用抗生素并持续 3～5 天。此外,胰腺坏死的患者可出现白细胞升高、脓毒症表现。即使没有细菌学证据,临床医生在经验上仍倾向于使用抗生素。不主张应用抗生素的原因是:两项 Meta 分析结果显示重症胰腺炎预防性应用抗生素并不能减少坏死感染发生率及病死率。2007 年美国胰腺炎治疗指南推荐:如果血液及其他培养(包括 CT 引导细针穿刺培养)均阴性,无确认的感染源存在,则停止使用抗生素。胰腺坏死感染的首选治疗是清创引流术,微创治疗是发展趋势。亚胺培南、美罗培南或者喹诺酮与甲硝唑(灭滴灵)联合应用最易于穿透血胰屏障到达坏死感染灶,因此为首选抗生素。

4.胰腺休息治疗

禁食、胃肠减压,主要目的是减少对十二指肠黏膜分泌促胰酶素进而减少胰酶分泌。同时可以缓解恶心、呕吐及腹胀症状。生长抑素抑制胰腺分泌等。

5.镇痛

疼痛剧烈时考虑镇痛治疗。在严密观察病情下,可注射盐酸哌替啶(杜冷丁)。不推荐应用吗啡或胆碱能受体拮抗药,如阿托品、山莨菪碱(654-2)等,因前者会收缩壶腹乳头括约肌,后者则会诱发或加重肠麻痹。

(四)并发症的治疗

1.胆源性胰腺炎治疗方案

(1)无胆道梗阻或胆管炎:约5%有症状的胆囊结石患者会并发胆源性胰腺炎。30%～50%未行确定性治疗的胆源性胰腺炎会再发。胆囊切除术可以解除绝大部分胆源性胰腺炎的诱发因素。因此,推荐待胰腺炎缓解后在一次住院期间实施胆囊切除手术以防出院后再发,已出院者2～4周内手术。大部分胆源性胰腺炎,如果不合并胆管炎则不建议 ERCP。

(2)胆道梗阻或胆管炎:胰腺炎合并持续胆道梗阻或急性胆管炎则应该48小时内 ERCP治疗。如患者血清胆红素及其他肝功能指标进行性升高,胆总管明显扩张,症状持续不缓解,则强烈提示结石所致胆总管梗阻,此时应即刻行 ERCP 诊治。如果影像学、术中胆道造影证实胆总管结石或梗阻性黄疸,则应该择期行 ERCP。多中心研究发现 ERCP 能够明显降低胆源性胰腺炎的病死率。对于不耐受手术、妊娠期胰腺炎或可疑胰管损伤者首选 ERCP 行胆管括约肌切开、鼻胆管引流术。顽固性特发性胰腺炎或胰腺畸形患者可以应用 ERCP 进行诊断、治疗。偶发性胰腺炎如果病因不明则可以采用内镜超声(EUS)或 MRCP 检查,通常不必行 ERCP 诊断,因为后者本身可能造成创伤。由于传统的开腹胆总管探查、T 管引流术可导致二次打击、增加感染机会。

2.病情加重者的治疗方案

虽然大部分 SAP 患者经液体复苏、营养支持及对症治疗后病情恢复顺利,但仍有小部分患者对系统治疗反应较差,值得我们高度重视。为了寻找导致病情加重的原因,临床医生应该复查增强 CT 了解腹腔情况如积液、坏死、感染及其他并发症。超声、CT 或 EUS 引导下细针穿刺有助于获得坏死感染的直接证据。对于在短期内没有缓解的患者推荐应用抗生素及营养支持。

3.胰腺假性囊肿的治疗

胰腺假性囊肿如果导致明显的腹痛、消化道梗阻、体重减轻、梗阻性黄疸、胰漏或并发感染经非手术治疗无效者应采取手术治疗。需要注意的是胰腺假性囊肿形成后4～6周,囊壁成熟才可手术。按照假性囊肿的位置及是否与胰管相通,可采用内镜经十二指肠乳头置管胰管引流术、假性囊肿-胃、假性囊肿-十二指肠内引流术(通过胃镜或者手术)。

4.胰腺坏死的治疗

胰腺坏死的治疗难点在于明确是否存在感染。因为感染与否决定不同的治疗方案,可影响患者的预后。自发现胰腺坏死后7～10天应该常规复查增强 CT,进一步了解是否感染。如果胰腺坏死导致发热、白细胞升高、心率加快甚至脏器功能不全则需要经皮穿刺寻找感染证据,并预防性应用抗生素。如果坏死感染明确,则应用穿透血-胰屏障能力强的抗生素并施行外科手术干预。外科清创术是胰腺坏死感染治疗的金标准,可以通过传统的开腹手术或腹腔镜手术完成,以脓肿清除、引流手术为主。目前达成共识:急性胰腺炎外科手术创伤越小、手术时间越晚对患者恢复越有利。因此近来以经皮置管引流(PCD)为代表的微创技术逐渐兴起。PCD 的优势是创伤小,应用范围广(确定感染或可疑感染者都可应用),可以推迟或避免外科手术干预,进而改善患者预后。PCD 的主要问题是引流不彻底,不通畅,成功率低,出血。内镜技术(如 EUS 引导穿刺)也有一定价值,其优势是创伤小、恢复快,但技术难度大,并发症多,要求操学者经验丰富、技术熟练,因此临床上并未广泛开展。胰腺无菌性坏死经保守治疗通常能够治愈不需手术引流。

5.急性胰腺炎出血

急性胰腺炎导致出血是少见的严重并发症,多见于 SAP,发生率 1.2%～14.4%,病死率高达 36%。分为早期出血(发病 1 周内)和晚期出血(发病超过 1 周)。静脉曲张、长期抗凝治疗、胰腺感染、假性囊肿、脓肿是胰腺炎出血的危险因素。胃肠道出血多为早期出血;术后腹腔出血多为晚期出血,后者危险性更高。消化内镜是检查治疗消化道出血如应激性溃疡、食管胃底静脉曲张破裂、消化性溃疡等的首选方法。增强 CT 是发现术后腹腔出血的首选检查。正确的手术时机,减少有创伤操作,准确定位引流,远离大血管,有助于减少出血。腹腔出血首选介入动脉栓塞(TAE)止血效果良好,如 TAE 失败则应果断开腹手术,胰腺部分切除是拯救生命的最后选择,危险性极大。

6.高脂血症的治疗

三酰甘油(TG)超过 11.3mmol/L,诱发的急性胰腺炎称为高脂性胰腺炎。高脂血症性胰腺炎可能主要与游离脂肪酸对胰腺腺泡、间质、毛细血管内皮细胞的损伤作用有关。其特征是血脂显著升高而血淀粉酶仅轻度升高或不升高,通常需要结合 CT 确诊。治疗重点在于补液、抗凝、控制血糖、降低血脂水平,避免脂肪乳剂摄入。由于高脂血症性胰腺炎常复发,我们应做好出院宣教,长期规律地控制血脂。

第二节　慢性胰腺炎

慢性胰腺炎(CP)是由于各种不同原因造成的胰腺组织和功能持续性损害,其特征为胰腺基本结构发生永久性改变,广泛纤维化,即使病因已去除仍常伴胰腺的功能性缺陷。临床表现为反复发作的腹痛,内、外分泌功能不全以及后期的胰石和假性囊肿的形成。

一、病因和发病机制

本病的病因与急性胰腺炎相似,有多种多样,在国外以慢性酒精中毒为主要原因,而国内以胆石症为常见原因。

(一)胆管系统疾病

在我国,由各类胆管系统引起慢性胰腺炎占其总数的 47%～65%。其中包括急慢性胆囊炎、胆管炎、胆石症、胆管蛔虫、Oddi 括约肌痉挛或功能障碍等。胆源性胰腺炎的发病机制主要是炎症感染或结石引起的胆总管开口部或胰胆管交界处狭窄或梗阻,胰液流出受阻,胰管内压力升高,导致胰腺腺泡、胰腺小导管破裂,损伤胰腺组织及胰导管系统,使胰管扭曲变形,造成胰腺慢性炎症或梗阻。

(二)慢性酒精中毒

酒精是西方国家慢性胰腺炎的主要原因,长期酗酒引起慢性胰腺炎的时间大约需要 8～10 年,酒精引起胰腺损害的确切机制尚不十分清楚,可能是酒精刺激促胃液素分泌,引起胃酸分泌增多,致使肠道的促胰液素和 CCK-PZ 分泌增加,致使肠道的促胰液素和胆囊收缩(CCK)分泌增多,进而引起胰液和胰酶分泌亢进;酒精又能直接引起十二指肠乳头水肿,Oddi 括约肌痉挛,使胰管梗阻导致胰管内压力增高,从而引起胰腺炎症的反复发作,损害胰实质。酒精引起胰酶的分泌多于胰液的分泌,高浓度胰酶能破坏胰管上皮细胞,引起胰液的蛋白质和钙浓度增高,两者结合形成蛋白栓子,引起胰管阻塞,腺泡组织破坏、炎症和纤维化。酒精及其代谢产物对胰腺也有直接损伤。

(三)胰腺疾患

胰腺的结石、囊肿或肿瘤等导致胰管梗阻,胰管内压力增高引起胰小管破裂,胰酶流入间质并损害胰腺和邻近组织。

急性胰腺炎发作时可有间质坏死及小叶周围纤维化,反复发作的急性胰腺炎将损伤小叶内导管,导致小胰管梗阻和扩张,有利于蛋白质沉淀形成蛋白质栓子,并最终形成钙化,造成胰腺组织不可逆的损害,导致慢性胰腺炎的发生。

胰腺分裂症是常见的胰腺先天发育异常,由于胚胎发育过程中腹侧和背侧胰腺融合不良,分裂的背侧胰腺分泌的胰液通过副乳头排出,但常由于副乳头较狭小,易引起梗阻,造成炎症,从而诱发胰腺炎反复发作,最终发展为慢性胰腺炎。

(四)其他因素

1.营养因素

严重蛋白质及营养不良的儿童可出现慢性胰腺炎,腺泡内酶原颗粒、内质网和线粒体均减少,腺泡萎缩,病程长者整个胰腺纤维化。

2.遗传因素

有一些家族,幼年即出现反复发作的急性胰腺炎,最终引起显著的胰管扩张、弥散性胰腺钙化、脂肪泻以及糖尿病。遗传方式为常染色体显性遗传。胰腺的囊性纤维化是儿童胰腺炎的最常见原因,也见于年轻的成年人,由于缺乏氯离子通道,引起胰腺分泌减少,导致胰液过饱和,在胰管内出现蛋白栓子的沉淀。

3.甲状旁腺功能亢进和高钙血症

5%～10%甲状旁腺功能亢进患者并发本病,其理由是:①钙离子可以激活胰酶,破坏胰腺组织;②钙在碱性环境中易沉淀,一旦阻塞胰管,则使胰液引流不畅。

4.高脂血症

家族性高脂血症易发生复发性胰腺炎。其原因尚不太清楚,可能由于脂肪微粒栓于胰毛细血管,由胰酶分解产生脂肪酸,对毛细血管有刺激作用,从而使胰腺血循环障碍,导致水肿甚至出血,可使炎症慢性化。

二、临床表现

本病病程常超出数年或十余年,表现为无症状期与症状轻重不等的发作期交替出现,其发作频率长短不一,主要表现为反复或持续发作的腹痛,也可无明显症状而仅表现为胰腺功能不全。

(一)腹痛

反复发作的上腹痛为慢性胰腺炎的主要症状,多见于病变早期,初为间歇性后转为持续性腹痛,多位于上腹正中或左、右上腹部,可放射至背、两肋、前胸、肾区及睾丸。轻者只有压重感或烧灼感,少有痉挛样感觉,重者需麻醉药方可止痛。腹痛多因饮酒、饱食或高脂肪餐诱发。疼痛和体位有关,平卧时加重,前倾位或弯腰或侧卧蜷腿时可减轻。

(二)胰腺功能不全表现

1.胰腺外分泌功能不全

当胰腺被广泛累及时,胰液分泌不足,即当脂酶和蛋白酶均分别降至正常值的10%以下时,食物不能充分消化吸收,表现为腹痛与腹泻,每日大便3~4次,量多,色淡,表面有光泽和气泡,恶臭,多呈酸性反应。由于脂肪的消化、吸收障碍,粪便中脂肪量增加。此外,粪便中尚有不消化的肌肉纤维。由于大量脂肪和蛋白质丢失,患者出现消瘦、无力和营养不良等表现,并可出现维生素 A、维生素 D、维生素 E、维生素 K 缺乏,表现为夜盲、皮肤粗糙、肌肉无力和出血倾向等。

2.胰腺内分泌功能不全

约50%的患者发生隐性糖尿病,糖耐量试验结果异常,10%~20%患者有显性糖尿病,提示胰岛细胞分泌功能已严重受损。

(三)体征

腹部压痛与腹痛程度不相称,多仅有轻度压痛,当并发假性囊肿时,腹部可扪及表面光整包块。当胰头显著纤维化或假性囊肿压迫胆总管下段,可出现持续或逐渐加深的黄疸。

三、辅助检查

(一)胰腺外分泌功能试验

慢性胰腺炎时有80%~90%患者胰外分泌功能异常。

1.促胰液素试验、促胰液素-CCK 试验

促胰液素可刺激胰腺腺泡分泌胰液和碳酸氢盐,促胰液素静脉点滴或注射后,插管收集十二指肠内容物,测定胰液分泌量及碳酸氢钠的浓度,以估计胰腺外分泌功能。正常情况下60分钟内胰液分泌量＞2mL/kg,碳酸氢盐浓度＞90mmol/L;而慢性胰腺炎患者胰液分泌量＜2mL/kg,碳酸氢钠浓度＜90mmol/L。此试验虽然较难操作及标准化,且费时费力,会给患者带来较大痛苦,但因为是直接检查胰液分泌的方法,所以至今还是胰腺外分泌功能试验的金标准。

2.Lundh 试验

Lundh 首先创立该方法,至今仍在广泛应用。原理是基于采用试餐刺激胰腺分泌,摄入试餐后刺激十二指肠和空肠上段黏膜内 I 细胞和迷走神经,通过释放 CCK 和胆碱能神经作用刺激胰液分泌,收集十二指肠液测定胰蛋白酶或其他酶及电解质含量。正常人平均值为 $310\mu g/mL$,(范围 $161\sim612\mu g/mL$)。本试验对慢性胰腺炎诊断的敏感性为 $75\%\sim85\%$,特异性为 $75\%\sim85\%$。Lundh 试验可受一些非胰性因素影响,因为依赖促胰液素和 CCK 内源性释放,故肠病时肠黏膜释放激素受损时,可影响试验结果,胃肠手术后影响激素释放亦影响结果准确性。因此 Lundh 试验较促胰液素-CCK 试验敏感性及特异性低且亦需要十二指肠插管,故建议还是用促胰液素-CCK 试验。

3.苯甲酰-酪氨酸-对氨基苯甲酸(BT-PABA)试验

BT-PABA 为一种人工合成的药物,口服到小肠后即被胰糜蛋白酶分解为 BZ-TY 与 PABA,PABA 经肠吸收,肝脏摄取并由肾脏排泄,所以尿中排出 PABA 可反映肠内胰酶活力。如胰腺功能障碍,分泌糜蛋白酶量减少,BT-PABA 不能被充分裂解,尿中 PABA 排泄量就减少,故测定尿中 PA-BA 含量可间接反映胰腺外分泌功能状态。由于试验中 PABA 需经小肠吸收、肝脏结合、肾脏排泄,故肝肾功能不全、炎性肠病、胃肠手术、糖尿病均会影响试验准确性。近来采用加对照试验日、单日对照试验等改良方法以减少假阴性,测定血 PABA 浓度,其准确性和尿试验相仿,倘同时测定血和尿的 PABA,还可提高试验的特异性。

4.月桂酸荧光素试验(PLT)

PLT、试验的基本原理同 BT-PABA 试验。月桂酸荧光素由人工合成,口服后在肠内被胰腺分泌的芳香脂酶水解,生成游离荧光素,后再经小肠吸收和肝内结合,从尿中排泄。在慢性胰腺炎伴严重外分泌功能不全时,PLT 阳性率较高。敏感性可达 $75\%\sim93\%$,特异性 $46\%\sim97\%$。普遍认为,该试验检测轻度胰外分泌功能障碍和中度慢性胰腺炎的敏感性只有 50%,在严重胰腺功能不足和重症胰腺炎中与 BT-PA-BA 相比其敏感性及特异性稍高,胃切除、肝胆疾患、炎性肠病均可致假阳性结果。

(二)吸收功能试验

1.粪便脂肪和肌纤维检查

慢性胰腺炎患者由于胰酶分泌不足,脂肪与肌肉的消化不良,粪便中脂肪增多,肌纤维及氮含量增高。正常人进食含 100g 脂肪的食物后,72 小时粪便中脂肪排泄量应$<6g/d$。如果每天进食含 70g 蛋白质食物后,正常人粪便中含氮量$<2g/d$。

2.维生素 B_{12} 吸收试验

应用 ^{60}Co 维生素 B_{12} 吸收试验显示不正常时,口服碳酸氢钠和胰酶片能被纠正者,提示维生素 B_{12} 的吸收障碍与胰腺分泌不足有关。

(三)胰腺内分泌测定

1.血清 CCK-PZ 测定

用放射免疫法测定血中 CCK-PZ 含量,对诊断慢性胰腺炎有帮助。正常空腹为 60pg/mL,慢性胰腺炎患者,可达 8000pg/mL,这是由于慢性胰腺炎时胰酶分泌减少,对于 CCK-PZ 分泌细胞的反馈抑制减弱所致。

2.血浆胰多肽测定

血浆胰多肽(PP)主要由胰腺的 PP 细胞所产生,餐后血浆 PP 迅速升高,慢性胰腺炎患者血浆 PP 水平明显下降。

3.血浆胰岛素测定

本病患者空腹血浆胰岛素水平大多正常,口服葡萄糖或 D860、静脉注入胰高糖素后不上升者,反映胰腺内胰岛素储备减少。

(四)影像学检查

1.X 线检查

X 线腹部平片在部分病例可见位于第 1～3 腰椎邻近沿胰腺分布的钙化斑点或结石,是诊断慢性胰腺炎的重要依据。胃肠钡餐检查可发现肿大的胰腺头部或胰腺假性囊肿对胃十二指肠的压迫征象,如十二指肠曲扩大及胃移位等征象。

2.逆行胰胆管造影(ERCP)

应用内镜逆行胰胆管造影检查(ERCP)以显示胰管情况,如见:①胰管及其分支不规则扩张、狭窄或扭曲变形且分布不均匀。②主胰管部分或完全阻塞,含有胰石或蛋白栓子,均有助于诊断。胰管内造影剂排空速度可提供胰液流出障碍存在的证据。ERCP 还能发现胰腺分裂症及胆管系统病变,因此 ERCP 结果不仅是确诊的主要依据,同时还能确定病变的程度,特别是胰管形态学改变。其在慢性胰腺炎诊断中的作用已越来越受到重视。

3.超声及超声内镜检查

慢性胰腺炎时主要表现为胰腺轻度增大或缩小,胰纤维化时胰腺回声增强,胰管有不规则扩张及管壁回声增强;有结石及钙化时可见光团及声影;有囊肿时可见液性暗区等。超声内镜对胰腺疾病的诊断很有帮助,优于体表超声和其他检查方法。

4.磁共振胰胆管造影(MRCP)

是国内外近年来开展的胰胆管影像学检查的新技术,其多平面、多维成像能清晰显示正常和病变胰胆管结构,并具有无创伤、不用造影剂等特点,胰管扩张是慢性胰腺炎的影像学特征之一,MRCP 能显示胰管不同程度的扩张、胰管内结石和胰腺假性囊肿,但 MRCP 诊断胰管狭窄的假阳性率较高。

5.血管造影

选择性腹腔动脉造影可见胰腺血管壁不整,并呈串珠状,同时有血管增生以及脾静脉及门静脉狭窄、闭塞等征象,对慢性胰腺炎与胰腺癌鉴别极有帮助。

四、诊断

在排除胰腺癌的基础上,建议将下述 4 项作为 CP 的主要诊断依据:①典型的临床表现(腹痛、胰腺外分泌功能不全症状);②病理学检查;③影像学上有 CP 的胰胆改变征象;④实验室检查有胰腺外分泌功能不全依据。①为诊断所必需,②阳性可确诊,①＋③可基本确诊,①＋④为疑似患者。

诊断流程为:详细询问病史,包括家族史、既往病史、酒精摄入量等,尽可能明确其病因。

五、分类与分期

（一）CP 的分类

（1）按病因分类见表 5-2。

表 5-2　慢性胰腺炎的分类建议

类型	致病因素
慢性钙化性胰腺炎	酒精性、遗传性、高脂血症性、高钙血症性、特发性、药物性等
慢性阻塞性胰腺炎	狭窄性十二指肠乳头炎、胰腺分裂异常、损伤、血管性、糖尿病等
自身免疫性胰腺炎	硬化性胆管炎、原发性胆汁性肝硬化、干燥综合征等

（2）按炎症主要累及的部位将 CP 分为"大导管""小导管"两种炎症类型。

（二）CP 的分期（建议）

为了便于临床治疗，根据临床表现、形态学改变和胰腺内外分泌功能受损程度分为四期。

1.临床前期

无临床症状，但已有影像学或组织学的改变。

2.进展期

以腹痛或反复急性发作为主要临床表现，胰腺导管出现异常，但大致形态改变轻微，无内、外分泌功能降低，病程持续数年。

3.并发症期

上述症状加重，胰腺形态改变明显，胰腺导管明显异常，胰腺实质出现明显纤维化或炎性增生性改变，并可能出现潴留性囊肿或假性囊肿、胆道梗阻、十二指肠梗阻、胰源性门静脉高压、胰性腹水等并发症，胰腺内、外分泌功能出现实验室异常如促胰液素阳性和糖耐量降低，但无临床症状。

4.终末期

疼痛频率及严重程度明显降低或疼痛症状消失，胰腺内、外分泌功能出现明显异常，临床出现腹泻、脂肪泻、体重减轻和糖尿病。

六、治疗

（一）治疗原则

（1）控制症状，改善生活质量。

（2）去除病因和纠正存在的胰管梗阻因素、保护胰腺功能。

（3）预防和治疗并发症，寻求胰腺内、外分泌功能替代治疗。

（二）非手术对症治疗

1.胰腺外分泌功能不全导致的腹泻和脂肪泻

采用外源性胰酶制药替代治疗，辅以饮食治疗。

2.发生糖尿病患者的治疗

按糖尿病的处理原则治疗。

3.疼痛治疗

治疗前须先对患者进行评估,如存在胰管梗阻因素和并发症等,非手术治疗效果差,应转入外科治疗。

治疗药物的选择应首选非镇痛药物,包括胰酶制剂、生长抑素及其衍生物和 CCK 拮抗药。如果效果不好,可考虑使用镇痛药物,宜以对乙酰氨基酚(醋氨酚)和非甾体类抗炎药物开始,如果必要,可用曲马朵或丙氧酚类的镇痛药物。只有在使用上述药物,疼痛不能缓解或加重、有并发症或出现胃瘫的情况下方可使用麻醉性镇痛药物。以上方法不能获得疼痛缓解者,可以使用 CT 或 EUS 介导的腹腔神经丛阻滞治疗。

(三)内镜治疗

近年来临床研究显示胰腺疾病内镜治疗有较好的疗效并可多次施行而其相关的并发症和病死率较低,不影响胰腺内分泌及外分泌功能,也不影响后续可能采取的手术治疗。目前内镜治疗在一定程度上可替代手术治疗,成为治疗慢性胰腺炎的首选方案。内镜下单/双括约肌切开、胆及胰管支架术、体外震波碎石、液电碎石、激光碎石入内镜下假性囊肿引流术等可有较长时间的腹痛缓解率;对部分未缓解的患者,可采用超声内镜下腹腔神经节阻滞术缓解疼痛。内镜治疗主要用于 CP 导致的 Oddi 括约肌狭窄(狭窄性十二指肠乳头炎)、胆总管下段狭窄、胰管开口狭窄和胰管结石。

1.胰管结石的内镜治疗

胰管结石的内镜治疗传统常用取石篮或气囊导管取出,常规 ERCP 治疗失败的慢性钙化性胰腺炎患者,可以尝试 ESWL、EHL 等方法。

(1)体外震波碎石(ESWL):常规治疗失败的患者,可以尝试 ESWL 后再次进行 ERCP,此时碎石和取石均较容易。ESWL 是一项痛苦较小、并发症较少的治疗手段。ESWL 并发症仅有零星报道,包括结石碎片嵌顿、脾破裂、脾脓肿等。

(2)液电碎石治疗胰胆管结石(EHL):子母镜下 EHL 可用于治疗胰胆管结石。对伴胰头部胰管结石的慢性钙化性胰腺炎或伴有胆道结石的慢性胰腺炎病例,该项技术是有效的辅助手段。首先进行胰管括约肌切开和气囊扩张,然后通过 10F 的子镜置入 EHL 探头进行液电碎石,一般采用 3F 的 EHL 探头,直视下施行直到所有结石粉碎并被冲排出。多数病例管腔内结石可以完全清除。术后很少发生胰腺炎、胆管炎和胆总管结石。内镜下液电碎石用于治疗伴有胰胆管结石的慢性胰腺炎是安全有效的。

初步经验显示 EHL 可作为传统内镜机械碎石和 ESWL 的补充,但仍需要进一步研究确定其在胰管内操作的安全性。

2.胆管狭窄的治疗

有 10%~30%慢性胰腺炎患者出现有症状的胆管狭窄表现,内镜下置入塑料支架短期效果好,然而由于支架阻塞等原因,长期效果欠佳,且塑料支架治疗 1 年后近 80%患者因持续胆管狭窄而需要外科手术治疗。有学者报道使用自膨式金属支架治疗 13 例慢性胰腺炎引起的胆管狭窄,9 例患者支架置入成功,支架畅通时间平均 60 个月,取得了满意的效果,因此对于慢性胰腺炎引起的良性胆管狭窄置入金属支架也是值得提倡的,但需要大样本资料证实其有效性。

3.胰腺假性囊肿(PPC)的内镜治疗

慢性胰腺炎患者胰腺假性囊肿的发生率在 20％～40％,部分可自行缓解。

(1)内镜治疗指征:慢性胰腺炎假性囊肿引流治疗指征存在争议,随着影像技术的发展以及对假性囊肿自然病程的认识,对假性囊肿的处理原则发生了变化。传统认为直径＞6cm,病史超过 6 周,目前已经不再适用。目前认为出现以下情况需要干预:①伴有临床症状;②囊肿逐渐增大;③并发症(感染、出血、囊肿破裂、继发梗阻);④可疑恶性病变。

(2)治疗方法:按是否与胰管连通分为交通性和非交通性囊肿。分别采用①经十二指肠乳头间接引流术(TPCD),本方法要求囊肿与主胰管相通。ERCP 检查,如造影剂进入囊腔示囊腔与主胰管连通,即可行 EPS(或不行 EPS),将导丝插入囊肿深部,用探条扩张囊腔与主胰管间的通道,最后经乳头置入一根双猪尾式的支架,保持引流通畅。有时,支架末端不必置入囊腔,只要放在狭窄的上游即可。治疗过程可用 B 超检查囊腔的大小,并指导调整支架。②经胃或十二指肠壁引流术(ECGDD,ECDD),术前经超声波检查或 CT 证实囊肿与胃肠壁间的距离＜10mm、排除囊性结构并非血管瘤或其他肿瘤,即可以直接行引流术。

4.超声内镜下内脏神经阻滞术(CPN)

腹腔神经节位于 T_{12} 至 L_2 水平腹主动脉左前,超声内镜下内脏神经阻滞术是在实时内镜超声引导下将 22 号针穿刺入腹腔并双侧注射布比卡因(丁吡卡因)和氟羟泼尼松龙。超声内镜下内脏神经阻滞术可用于控制慢性胰腺炎引起的慢性腹痛,短期内可以止痛,但往往需要反复重复注射,该方法是目前控制慢性胰腺炎疼痛症状的安全、有效、廉价的方法。

5.胰瘘的内镜治疗

胰腺内/外瘘是慢性胰腺炎的并发症之一,传统非手术治疗成功率为 40％～90％。内镜治疗很大一部分能替代手术治疗,即使治疗不成功,也能为手术治疗赢得时间。

慢性胰腺炎患者如果出现腹痛和胆道阻塞表现,并且迅速缓解,常常提示可能出现胰腺假性囊肿—胆管瘘,应行 ERCP 检查;如果囊肿＜4cm、只需要放置胆道支架,如果囊肿＞4cm、需要同时引流胆道和假性囊肿。

如果远端胰管狭窄导致胰液排泄不畅、外瘘通常难以自行愈合,可通过内镜放置引流管或支架降低胰管内压力,使胰液不流经外瘘内口、促进瘘管愈合。目前获得的经验表明内镜治疗胰腺外瘘可作为非手术治疗无效时的首选治疗,经内镜逆行性早期胰管造影并放置内支架可促进瘘管愈合并避免手术。

(四)手术治疗

手术治疗同目前的其他治疗一样,并非能使疾病获得根本性的痊愈或完全中断疾病的进程。因此,手术治疗的目的主要有两个,一是缓解大多数患者伴随的顽固性的严重疼痛,改善生活质量;二是解除胰腺导管因炎症性增生和结石导致的狭窄、胰管高压,减缓疾病进程和改善内外分泌功能。近年文献报道,手术治疗 CP 在解除症状的同时还能延缓炎症的进展,最大限度地保留胰腺内外分泌功能,改善 CP 患者预后,提高生活质量。CP 的手术方式分为引流术、切除术和神经阻断术,目前临床上主要以引流术及切除术为主。新近研究显示引流术缓解疼痛的远期效果欠理想。选择需要考虑的解剖因素有:胰管的直径、胰管梗阻的部位和是否存在局部包块。

1.胰管纵行切开减压胰肠侧-侧吻合术(LPJ)

适用于主胰管扩张(直径＞7～8mm)、主胰管结石为主的类型,主胰管切开的长度取决于管内狭窄部位能否全部切开。这一术式可以解除可能与疼痛有关的胰腺导管—组织高压。手术的优点是手术操作较为简单、并发症少、病死率极低,多数患者术后可以获得疼痛的缓解。术中应注意确保主胰管切开的长度足够将胰管内狭窄部位全部切开;胰腺分裂畸形且存在副胰管的梗阻和高压时应同时处理,如采用钩突切除找出副胰管,取出结石后行胰肠吻合;对散在小胰管结石和梗阻,不能通过切开的主胰管处理时,需行连带小胰管结石的胰腺实质一并切除;确保切开的主胰管近端与十二指肠已经通畅,否则应考虑行胰头切除。

2.各类胰头切除术

炎性改变集中于胰头(胰头炎性包块)、胰头多发性分支胰管结石和不能校正的 Oddi 括约肌狭窄等是此术式主要的适应证。胰头炎性包块是慢性胰腺炎的炎性改变集中于胰头的结果,常常导致胰管梗阻、胆道梗阻和十二指肠压迫。因扩大的胰头在疼痛的产生中扮演非常重要的作用,应对胰头炎性包块实施各类的胰头切除术。

标准的胰十二指肠切除术(SW)和保留幽门的胰十二指肠切除术(PPW),这两个术式在疼痛缓解和解除对胰腺周围器官的压迫方面的效果非常确切,疼痛缓解率高。但作为良性疾病的治疗,上述手术相对过大并致肠道解剖生理的改变。

保留十二指肠的胰头切除术(DPPHR)既切除了炎性长大的胰头,充分保留了其余的胰腺组织,对外分泌的干扰不大。对于合并有胆道梗阻者通常 Beger 手术后胆道梗阻可以缓解。如果合并黄疸者,可以在胰头大部切除后的残壳后壁(Beger 改良术式)切开胆总管胰腺段的前壁,以确保胆道梗阻的解除。如果远侧主胰管扩张不明显的病例,在实施胰腺吻合时,可以先对主胰管前面的胰腺实质实施 V 形切除,以便于胰肠吻合。

3.胰体尾或胰尾切除术

炎性病变或主胰管狭窄集中于胰体尾或胰尾,可以采用胰体尾或胰尾切除术,此术式可以同时切除脾,也可以保留脾。

4.局部切除术加吻合术

对于胰体部的局限性炎性包块,而胰头组织基本正常,胰尾部病变系胰体部的局限性炎性包块导致的梗阻性改变如胰尾胰管扩张、纤维化,可以采用这种术式。

5.全胰切除、自体胰岛移植

有自身胰岛移植手术条件者对于全胰腺广泛炎性改变和多发分支胰管结石的患者,不能通过局部切除或胰管切开等方式达到治疗目的者,应考虑全胰切除、自体胰岛移植。

6.胰内潴留性囊肿的处理

胰头部和胰体尾部有一个或多个胰内潴留性囊肿。手术术式可以选择囊肿"去盖术"。从囊肿内找到近侧和远侧主胰管,证实畅通并确保取尽结石。如远侧存在狭窄,应切开主胰管。如果胰头囊肿旁小胰管内存在结石,应实施包括囊肿在内的胰头切除术。多数情况下存在梗阻、扩张的胆总管在囊肿去盖或切除后,梗阻的胆总管可以缓解。但如果存在梗阻性黄疸的病例,可以在行胰肠吻合的同时,行胆肠短路性吻合或在胰头残壳后壁切开胆总管,以保证胆道梗阻的解除。胰尾部的囊肿可以考虑胰尾切除术。

7.胰头肿块

胰头肿块的处理最重要的是鉴别胰头肿块是胰头癌还是慢性胰腺炎。术中穿刺细胞学及术中快速冷冻病理检查是确定诊断最可靠的根据。切取活检组织前,应将胰头充分游离,仔细观察胰头前后有无凸起的结节,认真触诊肿块内最硬的部分选择距离病灶最近的路径,从胰头的前方或后方切取病变组织。对细胞学及术中冰冻阴性而临床仍不能排除韵恶性者,应将病变组织大块剜除再次病检,若仍未证实为癌,可以选择保留十二指肠的胰头切除术。

8.胰腺假性囊肿(PPC)

PPC的治疗除内镜治疗外还可以应用手术治疗,手术主要有两种方式一是开腹囊肿切除术、囊肿空肠吻合术以及经胃PPC胃内引流术,二是腹腔镜下PPC胃内引流术、PPC空肠引流术、胰体尾囊肿切除术。相对于内镜,PPC内引流术外科手术的优势在处理囊肿时还可同时处理潜在的疾病,而且引流比较彻底还可以避免内镜治疗时的术中及术后出血。我们最近应腹腔镜经胃行PPC胃内引流术治疗5例PPC,手术简单、术中出血少、术后无出血,平均随访9.5个月囊肿消失、无急性胰腺炎复发。

9.神经阻断术

主要适用于无胰管扩张、胰腺囊肿形成及不合并胰管结石的CP患者。病变位于胰头部者可行胰头神经丛切除术;病变位于胰尾部者则可行内脏神经及腹腔神经节切除术。神经阻断术的手术创伤较小,并发症少,但其远期腹痛缓解率目前尚不确定;而内脏神经切除会导致胃肠道功能减弱,发生胃潴留、肠麻痹等,因此临床应用不广泛。有报道腹腔神经阻断术能减少镇痛药用量,并发症发生率较各种引流术及胰腺切除术少。

七、诊疗风险防范

慢性胰腺炎的发展规律为胰腺炎症-纤维组织增生-胰腺腺泡丧失-胰腺内外分泌功能降低的过程,其临床特征性表现为反复发作性急性胰腺炎(早期慢性胰腺炎)、进行性胰腺功能不全和(或)胰腺的钙化(晚期慢性胰腺炎)。近20年来我国慢性胰腺炎发病率有逐年增高的趋势。

慢性胰腺炎诊疗风险防范主要集中于早期诊断、慢性胰腺炎肿块型的诊断及对慢性胰腺炎疼痛是否需要内镜介入治疗或手术治疗等方面。

(一)慢性胰腺炎进行早期诊断

慢性胰腺炎早期诊断与治疗可以防止或逆转胰腺的纤维化,维持胰腺的内外分泌功能,一般来说慢性胰腺炎从疾病开始到确诊平均需要5年,慢性胰腺炎的诊疗风险主要是缺乏一种可靠的方法进行早期诊断。对于反复出现的上腹痛、糖耐量异常或糖尿病、不明原因腹泻等临床症状,并有酗酒史或自身免疫性疾病史等高度疑诊慢性胰腺炎的患者应严格按照诊断流程进行,尽量做到早期诊断、早期治疗,防止疾病进展,维护胰腺功能。对于疑诊慢性胰腺炎的病从反复监测粪便弹力蛋白酶1有助于早期诊断慢性胰腺炎,对于高度疑诊慢性胰腺炎患者可在EUS引导行胰腺穿刺获得病理证实。

(二)慢性胰腺炎合并胰头肿块的处理

胰头肿块的风险主要是鉴别肿块的良恶性。对于胰头肿块可在内镜超声检查以及超声引导下肿块细针穿刺病理检查或腹腔镜探查肿块活检;但内镜超声及细胞穿刺活检仍有 15% 的胰头肿块无法区分炎性抑或恶性。对于胰头肿块开腹探查、行术中穿刺细胞学及冷冻活检应注意将胰头充分游离,仔细观察胰头前后有无凸起的结节,认真触诊肿块内最硬的部分,选择距离病灶最近的路径从胰头的前方或后方切取病变组织。对细胞学及术中冷冻阴性,而临床仍不能排除恶性者,应将病变组织大声剜除再次病理检,若仍未能证实为癌,可以选择保留十二指肠的胰头切除术或行胰十二指肠切除术。

(三)慢性胰腺炎疼痛是否需要内镜介入治疗或手术治疗

中华医学会消化病分会和中华医学会外科学分会胰腺外科学组均将控制症状、改善生活质量作为慢性胰腺炎治疗的原则。疼痛是慢性胰腺炎最主要的临床症状,对于慢性胰腺炎的疼痛是否是需要内镜介入治疗或手术治疗呢? 有多个中心研究发现慢性胰腺炎的疼痛可部分或全部缓解。一组病例报道对 335 例 CP 患者约 11% 于 5 年缓解、24% 于 5～10 年缓解和 65% 于 10 年后缓解;Mayo-Clinic 的报道 70% 的酒精性和非酒精性 CP 患者不论手术与否出现疼痛消失。一般来说慢性胰腺炎合并胰管狭窄、胰管结石或胰管梗阻等大导管病变型或合并胰腺假性囊肿病例,应进行内镜介入治疗或手术治疗。

第三节 胰腺癌

一、病因

病因尚不明确,流行病学调查资料显示,发病与遗传因素和环境因素有关。吸烟、饮酒、高脂肪和高蛋白饮食、慢性胰腺炎和糖尿病均可增加胰腺癌发病的危险性。在发病年龄方面,以老年胰腺癌患者较为多见,平均每增加 10 岁,胰腺癌发病率即有较大幅度的上升,60～80 岁者占发患者数的 80%,<40 岁者占发患者数的 20% 以下。胰腺癌以男性多见,男女之比为 (1.5～2.1)∶1。这可能与男性较多暴露于化学环境和不良生活习惯,如吸烟、酗酒等有关。在种族和地区分布方面,新西兰、美国、北欧和东亚的日本为胰腺癌高发地区,印度、北非、西非和太平洋一些地区等为低发地区,随着纬度的增高胰腺癌的发病率有增高的趋势。在职业方面,接触油类、杀虫剂、放射剂、石棉和合成树脂者的发病率较高。英国和日本有证据显示,社会经济状况较好与胰腺癌发病率增加有关,城市居民发生胰腺癌的危险性要大于乡村居民,其相对危险性一般在(1.1～1.3)∶1,可能与城市地区健康保健体系较好、诊断技术先进、胰腺癌诊断率较高有关。

胰腺癌的发生是多基因病变、多步骤、多阶段的演变过程。相关的癌基因异常一般分为三大类别,即原癌基因的激活或过度表达、抑癌基因的失活和 DNA 错配修复(MMR)基因异常。除此之外,一些生长因子及其受体以及组织金属蛋白酶等的异常对胰腺癌的发病也起促进作用。

（一）抑癌基因

1.p53 基因

p53 不仅是人体众多组织细胞而且也是胰腺癌细胞的"分子警察"，它能使得基因组 DNA 发生突变的细胞静止在细胞周期（G_1 期）进而诱导细胞发生凋亡。p53 基因失活是胰腺癌中的常见事件。58％～100％胰腺癌细胞株、75％的胰腺癌异种移植瘤和近 70％的胰腺癌中存在 p53 基因突变，而这种突变与吸烟也有密切关系。因 p53 基因突变存在于多种肿瘤中，且其在胰腺癌中的突变率远低于 K-ras 基因，而某些良性胰腺疾病中也可出现 p53 阳性，故 p53 基因在胰腺癌诊断中的应用尚有待深入研究。

2.p16 基因

p16 抑癌基因位于染色体 9p21 上，所编码的 p16 蛋白可通过抑制细胞周期蛋白依赖性激酶（CDK）4，对细胞增殖起调控作用。约 80％的胰腺癌中存在 p16 基因失活，其他肿瘤中也存在 p16 基因丢失、失活，但发生率一般较低。

3.DPC4 基因

DPC4 基因是近年发现的新的抑癌基因，约 50％的胰腺癌有 DPC4 基因丢失或失活，而其他肿瘤中的 DPC4 基因失活率通常＜10％，可见 DPC4 基因丢失或失活在胰腺癌的发生中具有特异性，可作为一种新的胰腺癌标志物。

（二）原癌基因

1.K-ras

ras 原癌基因家族由 H-ras，K-ras 和 N-ras3 个成员组成。人类多种肿瘤中存在 K-ras 基因突变，但突变率最高的是胰腺癌，且以 K-ras 基因第 12 位密码子突变最为多见。K-ras 基因突变可能是胰腺癌发生的早期事件。有报道称从细针抽吸（FNA）提取物甚至是胰液、十二指肠液中均可检测到 K-ras 基因突变，这有助于胰腺癌的早期诊断。但是，慢性胰腺炎患者黏液细胞增生灶中也较常见 K-ras 基因突变。因此，还不能够仅凭单独的胰液 K-ras 基因突变诊断胰腺癌，其特异性还不十分令人满意。

2.C-mic 和 C-fos

C-mic 是由细胞核表达的调节细胞生长和分化的因子。胰腺癌中关于 C-mic 的研究结果差异很大。有研究显示胰腺癌中 C-mic 高表达，而有的研究则认为 C-mic 在胰腺癌和正常组织中的表达无显著差异。至于 C-fos，4/5 的胰腺癌患者中可以检测到其 mRNA 的过度表达。

（三）DNAMMR 基因

DNAMMR 基因作为与胰腺癌相关的第三大类肿瘤基因，引起了人们的重视。其突变主要表现为微卫星不稳定性，可导致整个基因组的多突变或错误复制的堆积，由此造成单一重复系列的广泛改变。已发现大肠癌、胃癌存在微卫星不稳定性，而胰腺癌微卫星不稳定性的研究结果目前尚有争议。有些学者认为，有相当比例的胰腺癌存在微卫星不稳定性，但西方学者认为这可能是一个罕见的现象，可能与地域或种族有关。

（四）多肽生长因子及其受体

生长因子及其受体的过表达也对恶性肿瘤的生长起重要作用。表皮生长因子受体（EGFR）可被一系列多肽家族激活，正常胰腺组织中 EGFR 表达水平很低，而胰腺癌细胞株出现 EGFR 高表达的概率为 95%,这可能是基因转录增加所致。纤维母细胞生长因子(FGFs)及其受体(FGFRs)对各种体细胞和上皮细胞的有丝分裂均具有促进作用,同时又能促进血管形成。这一作用在神经组织中表现得尤为明显,可能是胰腺癌易侵犯周围神经的分子基础。

(五)端粒酶

正常体细胞端粒酶活性均为阴性,而 90% 左右的恶性肿瘤细胞端粒酶呈活化状态。研究表明,端粒酶在正常胰腺和良性胰腺疾病时处于抑制状态,而在胰腺癌患者体内则被重新持续激活,表明端粒酶活化在胰腺癌的发生中起重要作用,并可以作为一个有价值的诊断指标。

二、胰腺癌 TNM 分期(2017 AJCC 第八版)

适用于:胰腺导管腺癌,腺泡细胞癌,导管内乳头状黏液性肿瘤伴有浸润癌,导管内管状乳头状肿瘤伴有浸润癌,胶样癌,黏液性囊性肿瘤伴有浸润癌,神经内分泌癌,胰母细胞瘤。

T——原发肿瘤

T_x:原发肿瘤无法评估;

T_0:无原发肿瘤证据;

T_{is}:原位癌(包括高级别导管上皮内瘤变,导管内乳头状黏液性肿瘤伴重度异型增生,导管内管状乳头状肿瘤伴重度异型增生,黏液性囊性肿瘤伴有重度异型增生);

T_1:T_{1a}:肿瘤最大径≤0.5cm;

T_{1b}:0.5cm<肿瘤最大径<1cm;

T_{1c}:肿瘤最大径 1~2cm;

T_2:2cm<肿瘤最大径≤4cm;

T_3:肿瘤最大径>4cm;

T_4:肿瘤侵及腹腔动脉,肠系膜上动脉,和(或)肝总动脉,无论肿瘤大小。

N——区域淋巴结

N_x:区域淋巴结不能评价;

N_0:无区域淋巴结转移;

N_1:1~3 个区域淋巴结转移;

N_2:4 个以上区域淋巴结转移。

M——远处转移

M_0:无远处转移;

M_1:有远处转移。

分期	T	N	M
0	T_{is}	N_0	M_0
ⅠA 期	T_1	N_0	M_0
ⅠB 期	T_2	N_0	M_0
ⅡA 期	T_3	N_0	M_0

续表

分期	T	N	M
II B 期	T_1	N_1	M_0
II B 期	T_2	N_1	M_0
II B 期	T_3	N_1	M_0
III 期	T_1	N_2	M_0
III 期	T_2	N_2	M_0
III 期	T_3	N_2	M_0
III 期	T_4	AnyN	M_0
IV 期	AnyT	AnyN	M_1

三、转移扩散途径

胰腺由于被膜很薄,除先转移至腹膜后、胰腺周围的淋巴结外,因肿瘤位置不同而转移的区域亦不同。胰头癌常转移到幽门下及肠系膜上动脉周围淋巴结,胰体尾癌则先转移至脾门淋巴结,肝门淋巴结也并非少见。最后可广泛转移至腹腔动脉周围、胃大弯和胃小弯及腹主动脉周围淋巴结,还可转移到纵隔及锁骨上淋巴结。一级指转移到纵隔及锁骨上淋巴结;二级指转移到远离胰头部的腹腔淋巴结,三级指转移到锁骨上等远隔部位的淋巴结。

(一)血行转移

多经静脉至肝脏再转移至肺,最终可转移至骨、肾、脑、肾上腺及皮下组织等周身多数器官。

(二)直接浸润

最常侵及邻近器官。胰头癌易侵及胆总管下端、门静脉、十二指肠以及横结肠;胰体尾癌可侵犯脾静脉,导致门静脉栓塞而发生门静脉高压症;胰腺被膜受侵后,癌细胞脱落可造成腹腔内种植转移。

(三)沿神经周围转移

以胰头癌多见。由于其侵及腹腔神经丛后,沿腹膜后神经周围的淋巴管转移(实际上是淋巴转移的一种特殊方式),从而导致顽固的后背疼痛。

四、临床表现

(一)上腹部不适及隐痛

是胰腺癌最常见的首发症状,肿瘤常致胰管或胆管梗阻,尽管尚未引起黄疸,但胆汁排泄不畅,胆道内压力升高,胆管及胆囊均有不同程度的扩张,患者可觉腹部不适及隐痛。以往强调胰头癌的典型症状是无痛性黄疸,实际上无痛性黄疸作为首发症状仅出现 $10\%\sim30\%$ 的患者。腹痛在胰头癌患者还是很常见的症状。至于胰体尾部癌,腹痛发生率更高,且可由于累及腹腔神经丛而呈显著的上腹痛和腰背痛。这种症状的出现,常提示病变已进入晚期。

（二）食欲减退和消瘦

也是胰腺癌的常见表现，肿瘤常使胰液及胆汁排泄受阻，因此影响患者食欲，且有消化吸收不良，致体重明显减轻。

（三）梗阻性黄疸

是胰头癌的突出表现，肿瘤部位若靠近壶腹周围，黄疸可较早出现。黄疸常呈持续且进行性加深。大便色泽变淡，甚至呈陶土色。皮肤黄染呈棕色或古铜色，有皮肤瘙痒症。

（四）胰头癌

除致梗阻性黄疸外，亦常致胆囊肿大，可在右上腹清楚扪及。梗阻性黄疸伴胆囊肿大常提示壶腹周围肿瘤的可能。

（五）晚期胰腺癌者

可出现上腹固定的肿块，腹水征阳性。进一步可有恶病质及肝、肺或骨骼转移等表现。

五、辅助检查

（一）血清生化检查

胰头癌因有胆道下端梗阻时，血清胆红素、γ-谷氨酰转移酶（γ-GT）、乳酸脱氢酶（LDH）、碱性磷酸酶（AKP）、淀粉酶、脂肪酶等均有升高。在胰腺癌转肽酶升高也较常见。血清弹性蛋白酶Ⅰ、亮氨酸氨基肽酶（LAP）、$α_1$-抗胰蛋白酶、核糖核酸胰性同工酶（Rnase C）在胰腺癌均升高，结合临床症状如发现空腹血糖及糖耐量试验异常，有助于胰腺癌的诊断。

（二）免疫学检查

肿瘤病理学和有关癌基因研究表明，癌细胞在发生、发展的整个过程中，都是由癌基因控制，使癌细胞在代谢、增殖中产生特殊物质，这些物质称为肿瘤标记物。近年来寻找胰腺癌特异性抗原肿瘤标记物，在胰腺癌病例有一定的阳性率。胰胚抗原（POA）＞1500U者，胰腺癌阳性率81％，POA测定还可用于评估胰腺癌的治疗效果，在肿瘤切除后POA明显下降，复发时POA上升。胰腺癌相关抗原（PCAA）、糖链抗原（CA19-9）及由人体癌细胞制备的单克隆抗体（Du-PAN-2）等在胰腺癌均有升高，但在其他消化道癌、肺癌、乳癌等患者血清中亦有升高。目前尚未发现具有很好特异性胰腺癌标记物，只有CA19-9相对而言对胰腺癌的诊断敏感性较好。

（三）细胞学检查

在B超、CT、ERCP或血管造影引导下细针经皮穿刺行肿瘤细胞学检查或在术中直接穿刺肿瘤细胞检查是一种定性检查，其阳性率可达87％～100％，此法简便、易行、安全、可靠、痛苦小、诊断迅速、正确率高。由于细针穿刺对组织损伤小，尤其是在术中，可以在不同部位做多次不同方向和深度的穿刺以增加阳性率。

（四）影像学诊断

1.B超

B超应是胰腺癌患者的首选检查方法，并可起到筛选作用，其阳性率可达80％，能发现直径1～2cm的小胰癌。B超检查可受B超医生的经验和肠道气体、肥胖等因素干扰，超声内镜

(EUS)因超声探头仅隔胃、十二指肠对全胰腺进行扫描,其能避免气体、肥胖的干扰而清晰显示胰内结构,该方法对小胰癌的诊断率高于 B 超、CT 和 ERCP。胰腺癌 B 超声像图表现:①胰腺大小与形态的改变,直径小于 2cm 的胰腺癌常无改变,但随着胰腺癌肿的增大,胰腺发生局限性结节状、团块或分叶状隆起或者弥散性肿大;②胰腺的轮廓和边界的变化,癌肿边缘见浸润现象,局限性向外突起呈锯齿样伸展,边界不清,对弥散性胰腺癌的胰表面癌肿表现的更为明显,胰内小癌肿胰腺的轮廓和边界可无变化;③癌肿的内部回声及后方回声。癌肿内部多为低回声改变,少数可为等回声或强回声。癌肿可因出血、坏死后液化出现不规则囊样改变。因结癌肿后方回声衰减,一般癌肿较大时此现象明显;④癌肿对其他器官压迫、浸润或转移的表现,如胰头癌压迫或浸润胆总管,可使胆总管和胆囊扩张,胆总管扩张和主胰管扩张并存时,称"双管扩张征"。胰头癌可对十二指肠环、左肝叶,胰尾癌可对左肾、脾等造成挤压、推移、变形现象。胰腺癌对周围脏器的直接浸润,主要受累器官为胃、十二指肠、胆总管等,二者之间界面模糊,可见梗阻现象,也可浸润肾、肾上腺、脾、腹膜等。淋巴结转移分为胰周局部转移和局部旁的肠系膜、腹主动脉、肝门区等转移,表现为淋巴结肿大、回声异常等。血行播散主要表现在肝脏和远隔器官出现占位性团块;⑤胰周血管受挤压现象:不同部位较大的胰腺癌肿可使其周围血管,特别是静脉血管被挤压后移位、管腔狭窄及狭窄后扩张,严重者可造成血管阻塞。

2.CT

其阳性率高于 B 超,达 90%,能发现最小肿瘤直径为 1cm,且可发现腹膜后淋巴结转移、肝内转移以及观察有无腹膜后癌浸润,有助于术前判断肿瘤能否切除。CT 增强可显示病灶更清晰,表现为:①胰腺肿块伴轮廓改变;②密度改变;③管道改变。由于 CT 动脉造影(CTA)可有效显示肿瘤与门静脉及肠系膜血管的关系,因此,CTA 能提高肿瘤能否切除的预测率。

3.内镜逆行胆胰管造影(ERCP)

此检查具有较高的特异性,可观察十二指肠降部侧壁、十二指肠乳头周围的浸润病变,并能对可疑部位取材活检。逆行造影可显示胰管狭窄、充盈缺损、闭塞以及胰管分支的形态改变,其诊断率高达 95%,此检查还可经导管收集胰液做细胞学、生化、酶学检查,其缺点是可诱发急性胰腺炎和胆道感染并发症。对于深度黄疸者,可经内镜放置鼻胆管或内支架管引流,以减轻胆道压力和黄疸。

4.经皮经肝胆管穿刺造影

此法对确定胆管梗阻部位和性质有较高价值,PTC 后置管引流可减轻黄疸,有助于改善肝功能及全身情况,提高手术耐受力,但其缺点是少数患者可能出现出血、胆漏等并发症,是一种有损伤性检查。

5.磁共振胆胰造影

能显示胆、胰管梗阻的部位和胆胰管扩张的程度,有助于肿瘤定位诊断。

6.血管造影

选择性血管造影可显示胰腺周围动静脉的形态,如动脉不规则狭窄闭塞,并可通过异常的血管区域推测肿瘤大小,肿瘤直径为 1cm 时即可做出诊断。此外,尚可通过血管造影所见判断肿瘤切除的可能性并选择相应手术方式。

7.胃肠钡餐检查

十二指肠低张造影显示十二指肠肠曲扩大,有压迫或降段呈反"3"字征,如有发现,均属胰头癌晚期,对早期诊断无意义。

8.正电子发射断层扫描

对胰腺良恶性肿瘤的鉴别有重要临床价值,但其价格昂贵限制了其临床的应用。

六、诊断

胰腺癌出现临床症状往往已属晚期。当胰腺癌侵犯邻近脏器时才出现相应症状,如上腹部不适、隐痛或胀痛、黄疸、消瘦、食欲缺乏、乏力、发热、恶心、呕吐、黑便或陶土便、皮肤瘙痒、上腹包块、腰背痛等,这些症状极易和肝、胆、胃肠等慢性疾病相混淆,以致误诊。其中上腹饱胀不适和上腹痛是最早出现的症状,消化症状的出现常系肿瘤浸润或压迫胃、十二指肠所致。黄疸是胰腺癌的主要症状,胰头癌浸润或压迫胆总管可造成进行性梗阻性黄疸。少数患者出现急性胰腺炎症状而无酗酒史及胆石症者应警惕胰腺癌的存在。晚期胰腺癌累及脾静脉可使脾静脉栓塞,出现"节段性门静脉高压症"而导致腹水、脾肿大或脾功能亢进。

七、鉴别诊断

胰腺癌应与胃部疾病、黄疸型肝炎、胆石症、胆囊炎、原发性肝癌、急性胰腺炎、壶腹癌、胆囊癌等病进行鉴别。

(一)各种慢性胃部疾病

胃部疾患可有腹部疼痛,但腹痛多与饮食有关,黄疸少见,利用 X 线钡餐检查及纤维胃镜检查不难做出鉴别。

(二)黄疸型肝炎

初起两者易混淆,但肝炎有接触史,经动态观察,黄疸初起时血清转氨酶增高,黄疸多在 2～3 周后逐渐消退,血清碱性磷酸酶多不高。

(三)胆石症、胆囊炎

腹痛呈阵发性绞痛,急性发作时常有发热和白细胞增高,黄疸多在短期内消退或有波动,无明显体重减轻。

(四)原发性肝癌

常有肝炎或肝硬化病史、血清甲胎蛋白阳性,先有肝肿大,黄疸在后期出现,腹痛不因体位改变而变化,超声和放射性核素扫描可发现肝占位性病变。

(五)急慢性胰腺炎

急性胰腺炎多有暴饮暴食史,病情发作急骤,血白细胞、血尿淀粉酶升高。慢性胰腺炎可以出现胰腺肿块(假囊肿)和黄疸,酷似胰腺癌,而胰腺深部癌压迫胰管也可以引起胰腺周围组织的慢性炎症。腹部 X 线平片发现胰腺钙化点对诊断慢性胰腺炎有帮助,但有些病例经各种检查有时也难鉴别,可在剖腹探查手术中用极细穿刺针作胰腺穿刺活检,以助鉴别。

(六)壶腹周围癌

壶腹周围癌比胰头癌少见,多骤然起病,也有黄疸、消瘦、皮痒、消化道出血等症状。而壶腹癌开始为息肉样突起,癌本身质地软而有弹性,故引起的黄疸常呈波动性;腹痛不显著,常并发胆囊炎,反复寒战、发热较多见。但两者鉴别仍较困难,要结合超声和 CT 来提高确诊率。壶腹癌的切除率在 75% 以上,术后 5 年存活率较胰头癌高。

八、治疗

手术切除是胰腺癌的主要治疗方法。根据肿瘤的性质,部位,侵犯的范围等可有多种术式的选择。随着手术技术、重症监护、营养支持水平的不断提高,胰腺癌围手术期死亡率、并发症发生率已大大降低。目前国内外主要胰腺癌诊疗中心的胰十二指肠切除术围手术期死亡率多在 1% 左右或更低。

(一)适应证

(1)术前评估可以切除或可能切除的胰腺癌。

(2)新辅助放化疗后评估可以切除或可能切除的胰腺癌。

(3)胰腺占位性病变存在,包括肿块型胰腺炎,不能除外恶性肿瘤,尤其 CA19-9 升高者。

(二)禁忌证

(1)年龄过大、体质过度虚弱、严重心、肺功能障碍、肝功能失代偿(Child C)或有代谢性疾病,无法耐受手术者。

(2)严重消瘦或已出现明显恶病质者;伴有急性感染或有脓毒出血症者;腹腔出现大量腹水者。

(3)术前评估肿瘤不可切除。肿瘤巨大,侵犯肠系膜上静脉、门静脉并非手术的绝对禁忌证。

(三)术中探查

首先排除肝转移、腹腔及盆底种植和肝十二指肠上端门静脉的癌浸润,然后按标准 Whipple 手术三步法探查腹主动脉、下腔静脉、SMV 前壁、SMA 及 CA 有无癌浸润、转移。最关键的是胰腺与肠系膜上血管的解剖探查,能否将 SMV 的"胰后干"右侧壁及背侧壁与钩突分离。方法是先上提横结肠,确定横结肠系膜根部有无浸润性的"癌脐"征,如有则不行解剖性探查。然后行 Kocher 切口充分游离十二指肠圈,直至十二指肠升部,完全将胰头、十二指肠和下腔静脉分离。分离切断 Henle 干,自然显露出 SMV,将其血管鞘打开,自下向上用沿 SMV 的"外科干""胰后干"进行钝性分离。如果癌肿和血管紧密粘连,不能钝性分开,多提示血管壁实质性浸润。此时,要结合 MSCT 表现估计受侵范围,如浸润严重,则放弃根治性切除。如估计受侵范围不大,可打通胰颈后 SMV 前壁"隧道",于 SMV 纵轴左侧切断胰腺后直接探查 SMV"胰后干"的右侧壁和后壁。此时可采用钳夹法仔细分离癌肿和 SMV-PV 之间的紧密粘连,逐步将癌肿和 SMV-PV 完全分离,如不能完全分离,则行联合 SMV-PV 的手术切除。

(四)切除范围

经典胰十二指肠切除术切除范围包括胆总管中下段以下的胆管(包括胆囊)、部分胃、全部十二指肠、胰头、部分胰颈及钩突,Treitz 韧带以下 10cm 左右的空肠。不清除肝十二指肠韧带、肠系膜根部及腹腔动脉周围淋巴结,胰腺切缘在门静脉长轴、胰钩突切线在肠系膜上静脉后侧。

扩大胰十二指肠切除术切除范围包括：①胰头颈及钩突，在门静脉左侧 1.5cm 处断胰，钩突的完整切除包括钩尖及腹主动脉前和肠系膜上动脉右侧的软组织；②远端 1/2 胃，全部十二指肠及 Treitz 韧带以下 10cm 左右的空肠；③肝总管以下的胆道和胆囊及肝十二指肠韧带淋巴结；④胰头前后、上下淋巴结及肠系膜根部淋巴结；⑤腹腔动脉干周围的淋巴结；⑥肝下至肾前的后腹膜及软组织；⑦受侵犯的部分门静脉、肠系膜上静脉壁或一小段门静脉、肠系膜上静脉。

（五）消化道重建

1.消化道重建顺序

多采用 Child 法，即按胰肠、胆肠、胃肠的顺序进行吻合；而 Whipple 法按胆肠、胰肠、胃肠的顺序进行吻合。

2.胰肠吻合方式

胰瘘是胰腺术后最重要和最常见的并发症。为了降低胰瘘发生率，根据胰腺残端、口径，演变了多种不同的胰肠吻合方式。各种吻合方式都具有各自的适应证，有各自的合理性和局限性，术者应根据实际情况和个人的手术技巧和习惯，选择合理方式，以尽量避免胰瘘的可能性及减少胰瘘量，尽量控制继发于胰瘘的感染和出血。

（1）胰肠端端吻合

①套入法：适用于吻合端空肠襻肠管直径明显大于胰腺残端直径，尤其是胰腺质地较"坚韧"，有慢性纤维化改变者。优点在于残端游离只需 2cm，缝合较为牢固。缺点是胰腺残端粗大者难以套入，即使勉强套入，往往血供受影响。而胰腺若伴有炎症、水肿或质地过于柔软，则操作比较困难，容易撕裂出血。因此，有急性胰腺炎或炎性红肿、黄疸者慎用。可先将长短合适的支撑管式引流管置入胰管引流胰液，同时避免吻合时误缝。

②捆绑法：适用于吻合端空肠襻肠管和胰腺残端直径相似，用于胰腺质地正常或有炎症者，以及胰管细小者。缺点是残端游离段较长，且要求残端要呈锥形或蝌蚪状，否则有滑脱的危险，且捆绑线远侧胰肠间隙有坏死物积聚可能。

（2）胰肠端侧吻合

①嵌入式胰肠吻合：空肠残端关闭，侧壁与胰腺残端做端侧吻合。适用于大多数胰肠吻合，正常胰腺质地或有急性、亚急性炎症时应慎重。由于空肠可任意扩大切口，故适用于各种口径胰肠吻合，可操作性强，适应面广。分离胰腺残端吻合段距离短，可以缩短手术时间，且周围胰断面和肠壁间隙无液体积聚。

②黏膜对黏膜胰肠吻合：理论上最符合机体生理环境，适用于各种口径残端胰肠吻合，尤其是胰管管径粗大者以及胰腺质地相对较韧和牢靠者。但不能应用于所有病例，合并有亚急性或急性炎症应避免使用，胰管细小者、胰腺质地柔软者慎用。该吻合方式的优点在于不受胰腺残端口径大小限制，可选择性大；不必封闭残端创面；止血相对较好。缺点是胰管吻合技术要求较高，胰管壁薄时难以游离且容易撕裂，胰管周围胰残端创面与肠壁肌层间有潜在腔隙，一旦出血积液继发感染或吻合口裂开时，即发生胰瘘且不易局限。

（3）胰胃吻合：适应于各种残端直径的残胰吻合以及吻合支空肠系膜血管过短无法行胰肠吻合者。可采用胰胃双层缝合式、挤入或荷包捆扎法进行吻合。两种方式都需要切开胃前壁，另做胃大弯侧后壁切口与胰腺做吻合或捆扎。胰胃吻合优点在于不受胰腺直径、质地影响,不受空肠系膜肥厚、血管细短影响,同时使胰液胆汁得到分流。缺点是胰酶可在胃环境中失活、吻合口溃疡出血、食物与残胰直接接触。

(六)胰腺残端处理

对于行胰体尾切除后的近端胰腺残端,可以采用以上的方法进行胰肠吻合。也可采用无创伤可吸收缝线关闭残端。若直接关闭残端,应尽量找到胰管,予以缝扎保持胰管的封闭性,可有效降低胰瘘的发生、减少胰瘘量。

(七)门静脉切除重建

下列几种情况下应行血管节段切除:①肿瘤与血管壁之间无法分离;②分离后确定血管壁受浸润或高度怀疑者;③分离过程中血管壁破损无法修补或修补后有狭窄者;④分离后血管过长、打折而影响门静脉血流通畅者。

门静脉血流阻断时间过长会增加肠道淤血和毒素吸收,因此阻断门静脉并切除连同血管的肿瘤标本,应在完成其他手术步骤后,仅留待离断 SMV-PV 并做好血管吻合准备后再进行。门静脉阻断最好控制在 60 分钟内,一般重建都能在 30 分钟左右完成。血管重建采用 4 点、8点吻合法,即于两血管截面 4 点和 8 点处各缝一针,线结打在管腔外,打结后向两侧牵引,并保持一定的张力,使血管后壁对合良好。用对侧固定线一头缝针,缝入上端血管腔内,全层后壁连续缝合,后壁最后一针由下端穿出,线结留在管腔外;再用对侧固定线的另一头针缝合血管前壁,前壁缝合完成后,两线交会打结即可。采用 5-0 或 6-0prolene 缝线,缝合过程中注意确保管壁外翻和腔内光整。为避免吻合口狭窄,应预留扩展环。由于切除了胰头和十二指肠,往往可以切除一段血管后直接吻合,但可切除的长度不一(3~6cm)。直接吻合困难或无法直接吻合,则行血管移植。首选自体血管移植,也可直接采用 Gore-Tex 人造血管移植。自体血管有大隐静脉、股静脉、颈内静脉可供选择。

(八)手术方式

根据肿瘤部位、分期、切除范围、消化道重建的不同,胰腺癌有不同的术式。

1.经典胰十二指肠切除术

经典胰十二指肠切除术(PD)又称 Whipple 术,1935 年由 Whipple 首创。目前是治疗胰头癌的基本术式,其他不同术式都是在此基础上进行改进的结果。手术切除范围包括胰头(含完整钩突)、远端胃、全段十二指肠、屈氏韧带以下 10cm 的空肠、胆囊和下段胆总管。消化道重建多采用 Child 法,即按胰肠、胆肠、胃肠的顺序进行吻合。由于胰腺癌易侵犯胰周大血管及后腹膜,且早期即可出现淋巴结转移及胰周神经侵犯,而该术式仅局限于切除胰头肿瘤及与胆总管右侧之淋巴结,不涉及血管切除,所以手术切除率低,术后复发率较高,5 年生存率较低。

2.根治性胰十二指肠切除术

由于经典胰十二指肠切除术治疗胰腺癌疗效不佳,部分学者希望通过扩大手术切除或清扫范围以提高手术生存率,并提出了不同的手术方式,如区域性胰腺切除、扩大的(或广泛的)胰十二指肠切除、联合血管切除重建的胰十二指肠切除等等。尽管如此,目前各种扩大的术式名称及切除范围尚无统一的标准。而根治性的胰十二指肠切除术比较能概括上述各种术式名称的基本方式及范围,近年来也逐渐得到国内外学者的认可。该术式切除范围如下:①门静脉左侧 2～3cm 处切断胰腺;②在肝总管处切断胆道,门静脉和肝固有动脉"骨骼化",清扫肝门处的淋巴结及脂肪组织;③1/2 远端胃、十二指肠、近端空肠 10cm 及右半大网膜;④完整切除胰腺钩突;⑤清扫肝总动脉及腹腔干周围淋巴结;⑥将肠系膜上动脉右侧的软组织连同十二指肠系膜一并切除;⑦下腔静脉、腹主动脉与左肾静脉三角间淋巴、结缔组织。

目前普遍认为:广泛淋巴结清扫有可能提高Ⅰ期、Ⅱ期胰腺癌患者的手术效果,达到 R_0 切除,从而改善生存状况;但对于较为晚期的病例,伴有腹膜后淋巴结广泛转移是全身疾病的标志,此时合并广泛淋巴结清扫并不能改变预后。

后腹膜切缘阴性是后腹膜淋巴结清扫的目的,也是 R_0 切除的关键。但由于后腹膜切缘的定义仍未统一。有学者认为是距离肠系膜上动脉(SMA)右侧 3～4cm 的软组织切缘,也有学者定义为胰头后的脂肪组织以及 SMA 的侧面和钩突部,还有学者提出环状切缘的定义,包括整个标本的前面、侧面和后面,侧面再进一步分解就包括胰腺上下缘的纤维结缔组织、SMV/PV 血管沟、钩突部切缘及其向 SMA 后方延伸的脂肪结缔组织。由于界定上和技术上的困难,国内大多数单位没有检查后腹膜切缘。有研究发现,不少所谓的 R_0 切除其实为 R_1 切除。因此,为达到真正的 R0,不仅要完整切除钩突,还要紧贴 SMA 完整切除钩突部向 SMA 后方延伸的脂肪结缔组织,即所谓的钩突系膜。南京医科大学第一附属医院苗毅教授提出的"动脉入路",有助于降低后腹膜切缘阳性。

由于解剖位置的关系,胰腺癌极易侵犯门静脉-肠系膜上静脉,这也是既往胰头癌切除率低的主要原因之一。1973 年,Fortner 提出了胰腺癌联合门静脉(PV)、肠系膜上静脉(SMV)、肠系膜上动脉(SMA)、肝动脉(HA)、腹腔干(CA)等血管切除的区域性胰腺切除术,极大的提高了胰腺癌的切除率。Fortner 等提出的区域性胰腺切除的分型为:

0 型:胃全胰切除(包括远端胃、胆囊胆管、脾及后腹膜淋巴结清扫)。

Ⅰ型:胃胰部分切除或全部切除＋SMPV 节段切除重建＋后腹膜淋巴结清扫。

Ⅱ型:分为 3 个亚型,Ⅱ_a 型为Ⅰ型＋SMA 部分切除重建,Ⅱ_b 型为Ⅰ型＋CA 和(或)HA 部分切除重建,Ⅱ_c 型为Ⅰ型＋CA 和 SMA 部分切除重建。

对于该术式的疗效目前尚存在着较大争议。有学者认为,肿瘤与静脉无法分离,并不能说明静脉是否真正受侵犯,有时为肿瘤侵犯,有时则为炎症粘连。如为前者,即便是两者勉强分离,在和血管的接触面,部分患者仍会有肿瘤细胞残留;而对有些静脉血管真正受累的患者,如肿瘤未侵及内膜,连同血管一并切除仍可取得较好的疗效。鉴于此,目前一般认为对于肿瘤侵犯门静脉或肠系膜上静脉病例,如果侵犯范围在 2cm 以内或累及血管周径<1/3 者,且无手术禁忌证,并估计能达到切缘阴性,术者又具有良好的手术技巧,可考虑行联合门静脉(PV)、肠系膜上静脉(SMV)血管切除重建的胰十二指肠切除术,这样可使更多的患者获得根治性切除机会。但对于以下情况即便是连同血管一并切除,患者的生存率也并无改善。

(1)术前影像学检查显示血管闭塞,肿瘤包裹血管,血管受累长度超过 2cm 或血管内膜明显受侵者。

(2)任何的胰周动脉受侵者;前述"动脉入路"以 SMA 为中心进行解剖,可以在术中较早辨认术前评估为可能切除的肿瘤是否真正侵犯 SMA,判断其可切除性。

（3）术中发现除血管受侵外，肿瘤局部侵犯严重，难以达到切缘阴性者。

3.保留幽门的胰十二指肠切除术（PPPD）

1944 年 Watson 报道了保留幽门的胰十二指肠切除术（PPPD）治疗壶腹部肿瘤。1978 年后在 longmire 和 Traverso 推广下，PPPD 得到了广泛的应用。保留胃、幽门及十二指肠球部，在幽门下方 2cm 切断十二指肠，其他与 Whipple 手术一致。一般认为由于 PPPD 切除范围小，术后消化道激素的分泌更接近生理状态，可防止经典胰十二指肠切除术术后的营养性并发症以及减少其他术后并发症，如碱性反流性胃炎、倾倒综合征等，从而提高患者的生活质量。但由于幽门的保留，可能影响幽门上下淋巴结的清扫；此外部分胰头癌患者，因肿瘤直接侵犯十二指肠球部及幽门，可能会降低手术的彻底性。同时，部分患者由于幽门及十二指肠球部的血供和迷走神经鸦爪神经丛的完整性受手术影响，术后可能发生胃排空延迟。因此，PPPD 是否能作为胰头癌的标准术式，目前尚无定论。从目前资料看，PPPD 与传统的 Whipple 手术相比，两者手术并发症（包括胃排空延迟），死亡率及术后长期生存率均接近，但术后早期生活质量前者优于后者，所以对于小胰头癌患者，PPPD 可能是合适的选择；而对于肿瘤＞4cm，估计幽门上下有淋巴结转移或肿瘤已侵犯十二指肠球部的患者，仍需行 Whipple 术。

4.全胰切除术（TP）

全胰切除治疗胰腺癌的合理性至今仍存在争议，赞成者认为部分胰腺癌为多中心，该术式可清除胰腺的所有肿瘤细胞，并可彻底清扫胰周淋巴结；此外还可避免胰腺切除术中最为严重的胰瘘并发症的发生。反对者则认为只有少数胰腺癌为多中心（10%～15%），且目前胰瘘发生率已显著下降，即便发生胰瘘，绝大多数经非手术治疗方式均可痊愈。且该术式后需长期使用胰岛素替代治疗，消化功能亦差。目前多数学者认为与经典胰十二指肠切除相比，全胰切除术并不能提高患者长期生存率，生存质量也明显下降，所以不主张全胰切除；除非术中胰腺残端有肿瘤残留（术中冷冻证实）或残留胰腺已无法保留以及胰腺残端无法满足胰肠吻合的条件者，则可考虑行全胰切除术。但最近文献报道，扩大手术范围使术中冷冻切缘阳性转阴也不能改善患者术后生存，因此，为追求术中切缘阴性而切除全胰是否合适，还值得探讨。

5.胰体尾切除术（DP）

该术式是治疗胰体尾肿瘤的常用方法。由于胰体尾癌早期多无明显不适，待出现症状就诊时大多数已属晚期，根治手术切除率低。对 Ⅰ 期及 Ⅱ 期患者行根治性切除加淋巴结清扫并联合其他辅助治疗，可提高其 5 年生存率。此外，由于胰体癌易侵犯腹腔干，对于这类患者，有学者根据全胃切除手术中的 Appleby 术式提出了联合腹腔干切除的胰体尾切除术（改良的 Appleby 手术），即切除胰体尾的同时一并切除腹腔干，目前该术式的效果尚不清楚，临床应用应十分慎重。

6.姑息性手术

（1）姑息性切除术：术前或术中决定是否切除所应秉持的基本原则是 R_0 切除。2008 年版 NCCN 指南强调 R_0 切除，认为 R_1 切除患者预后与仅行姑息放化疗者无异；"可能切除"的患者有较高的 R_1 或 R_2 的可能性；对于切缘阳性率风险很高的患者，不适合选择进行外科手术。对于术中判断肿瘤不能根治性切除的患者，可根据情况行胆肠吻合、胃肠吻合、腹腔神经丛阻滞等改善患者的生活质量及为放化疗提供条件。但在临床上是否可做到 R_0 切除，往往是离断胰腺颈部、切除钩突时才可能有较为准确的判断,此时对于外科医生而言已无退路,只能行姑息性切除。但术前判断不能 R₀ 切除或不能切除应予避免主动性的姑息性手术,避免盲目的探查手术。至于梗阻性黄疸,可通过内镜或介入方法放置胆道内支架或 PTCD,十二指肠梗阻可内镜下放置肠道内支架处理。

(2)胆肠内引流:术中无法切除肿瘤,如果同时有梗阻性黄疸,可考虑行胆肠内引流。通常是先切除胆囊,然后行胆管空肠鲁氏 Y 形吻合。注意胆管必须是侧面与肠管吻合,不能横断,否则远端将形成闭襻。如果胆囊管扩张明显,无胆道结石,且肿瘤距离胆囊管汇入口有充分的距离,可以行胆囊空肠鲁氏 Y 形吻合。

(3)胃空肠吻合:术中不能切除肿瘤的患者,如果同时存在十二指肠梗阻,可行胃空肠吻合以重建消化道通畅。但是,预防性的胃空肠吻合是不主张的。

(4)术中引流管放置:术中放置引流管,不仅可以吸出手术区域或膈下的积液,预防感染,也可借以观察出血状况,大大提高手术安全性,同时还可以观察有无胆瘘、胰瘘等并发症的发生。一旦出现腹腔感染、胆瘘、胰瘘等并发症,引流即成为最主要的治疗手段。一旦引流失败,就只能藉介入或手术,以重建通畅引流。

目前可用于腹部胰腺手术的引流管主要有烟卷、乳胶管、负压球、双套管。前二者属于被动引流,后二者属于主动引流。可以根据术者个人的习惯经验进行适当的选择。一般来说,烟卷由于不能长期放置,且对于腹水患者,大量的渗出也使得患者术后必须进行极为频繁的换药,因此,中山医院普外科胰腺肿瘤专业组目前已基本弃用。

通畅引流不仅与引流管的选择相关,也与引流管的放置技术有关。胰肠吻合口、胆肠吻合口必须位于引流管的主要引流区域。且引流管末端需放置于局部低点,至腹壁戳创口尽量平坦、不扭曲打折,以利于手术区积液的引流和日后引流管的更换。同样也选择较粗口径的引流管,一旦出现并发症,需要双套管持续冲洗吸引治疗时,方便更换。为使引流效果更加,可以联合被动引流和主动引流。

(九)术后观察与处理

术后应监测患者生命体征、密切注意患者的神志、24 小时出入水量与胃管、腹腔引流管引流量及色泽;应检查患者的皮肤弹性和色泽、黄疸消退情况、腹部体征及腹壁切口愈合情况;定期复查血常规、肝功能、肾功能、电解质、出凝血功能、血糖等生化指标。必须注意胆红素的动态变化。术前胆管无扩张的患者,Whipple 术后早期可能由于胆肠吻合口水肿而出现黄疸,但多可自行消退。而行门静脉切除重建的患者,由于术中的门静脉阻断,术后会产生一定程度的肝功能损害。而术前黄疸的患者术前就可能已经存在肝功能损害。这些患者术后都需要应用一些药物以促进或改善肝功能,包括应用谷胱甘肽、维生素 C 等。术中止血效果确切,术后可以不用止血药。如果有凝血机制障碍,术中易渗血,术后可以联合应用酚磺乙胺、氨甲苯酸,也可应用巴曲酶,以减少术后出血。对于高凝状态、门静脉切除重建、长期卧床的患者,术后可采用低分子肝素钙 5000U 皮下注射,以预防血栓形成。定期随访 PTT 及 APTT,了解体内出凝血功能变化,有助于药物的使用。术后可常规应用抑制胃酸分泌的西咪替丁类或质子泵抑制药,预防应激性溃疡及其所致的上消化道出血。生长抑素或奥曲肽可减少胰腺外分泌,而在预防和治疗胰腺手术后并发症方面起到有效的治疗作用,术后可适当应用。但新近的研究表明,生长抑素或奥曲肽的主要作用在于治疗胰瘘,其预防作用意义价值不大。中山医院普外科胰腺组近年来采用精细、微创的操作方法,重视并提高了胰肠、胆肠吻合技术后,未应用生长抑素和奥曲肽,也使胰瘘、胆瘘发生率有明显的下降。目前仅对胰腺组织特别娇嫩、吻合不太满意的患者,才预防性应用生长抑素或奥曲肽。

术后引流管的维护是胰腺手术后处理的重要内容。早期可以观察腹腔内渗血渗液及腹水情况,后期可以观察胆瘘、胰瘘等并发症的发生,并成为治疗并发症的主要手段。为监测胰瘘,一般在术后 1,4,7 天检测腹腔引流管(主要是胰肠吻合口旁或胰腺残端旁)引流液淀粉酶。若无明显升高,往往提示没有胰瘘。如果体温平,引流量也少,血白分正常,可以考虑早期拔管。反之,如果引流液淀粉酶升高,则必须警惕胰瘘的发生。至于术后 5～7 天仍有低热,引流管引流量始终较少或者引流量减少后体温升高者,必须注意血块、网膜或坏死组织包裹、堵塞引流管导致腹腔积液及继发的腹腔感染。B 超容易受到肠道气体干扰,诊断价值不大。此时可以进行腹部增强 CT 检查,了解腹腔手术区域积液情况及与引流管的关系。必须注意,放射科医生难以完全了解外科医生的意图,通常仅报告手术区渗液或未见明显积液。因此,由外科医生自己仔细读片对于病情的判断至关重要,在终端上动态阅片可以掌握更多的关于积液和引流管的信息。Whipple 术后最易导致积液的部位乃肝下肾前区域,此处为患者平躺时的最低处,也是切除胰头十二指肠的区域。积液的产生一方面和引流管堵塞导致引流不通畅有关,另一方面也可能和胆瘘、胰瘘等并发症有关。一般先采用退管 1～2cm 或更换引流管处理。如果引流管侧孔被包裹,退管后包裹松脱,可以重新恢复通畅引流。而如果引流管管腔堵塞,则必须拔管后通过原窦道更换新的引流管了。为了使新的引流管能放到原位,一般在术后 7 天窦道基本形成后再换管,并且嘱咐患者呼吸幅度不宜过大,防止腹腔内肠管移动导致窦道被破坏。如果能够重新建立通畅引流,是不考虑再次手术引流的。只有那些无法恢复通畅引流,腹腔感染无法控制,考虑并发胆瘘或胰瘘,可以考虑介入穿刺引流,引流失败可考虑手术探查。

第四节　胰腺外科疾病超声诊断

一、急性胰腺炎

(一)概述

急性胰腺炎多由胆道疾病、暴饮暴食、酗酒、外伤、ERCP 检查及胆道蛔虫等病因导致胰酶外漏,引起胰腺实质和周围组织发生自身消化。病理上可分为急性水肿型胰腺炎和急性出血坏死型胰腺炎两种类型。前者症状较轻,表现为胰腺肿大,病变累及部分或整个胰腺,无明显实质坏死和出血。后者症状较重,有较大范围的腺泡、脂肪组织和血管坏死、出血,可伴发化脓性炎症或脓肿、假性囊肿和瘘管形成等。急性胰腺炎可转化为慢性胰腺炎。

急性胰腺炎是常见的急腹症之一,以中年人发病较多,男女比例大致相同。临床表现为起病急,表现为上腹痛并放射到腰背部、腹胀、恶心、呕吐,可出现发热、黄疸、肠麻痹、腹水、胸水、肺炎、皮下瘀斑,甚至休克。实验室检查表现为电解质紊乱、白细胞增高、血和(或)尿淀粉酶升高。急性胰腺炎严重时可致败血症、急性呼吸窘迫综合征(ARDS)、低血钙等,病死率较高。

(二)普通超声

1.灰阶超声

急性胰腺炎病理分型不同,超声表现也不同。水肿型胰腺炎多表现为胰腺弥散性肿大,形态饱满,轮廓清楚,少数表现为胰腺局限性肿大。胰腺实质回声减低,严重水肿时胰腺回声明显减低而近似无回声表现,伴有后方回声增强。胰腺后方脾静脉可受压而显示不清。

出血坏死型胰腺炎表现为胰腺重度肿大,前后径可达5.0cm,轮廓模糊,边缘不规则,与周围组织分界不清。胰腺实质因出血、坏死以及皂化而呈现不均匀、杂乱回声。胰腺邻近组织水肿或炎症渗出,导致胰腺周围出现低回声带或形成强回声的脂肪坏死皂化斑块。

主胰管可轻度扩张,随着炎症的消退逐渐恢复正常。若胰管明显扩张或不规则呈串珠状,应考虑合并存在胰腺癌或慢性复发性胰腺炎。

由于肿大胰腺的压迫,有时下腔静脉形成压迹,肠系膜上静脉和脾静脉不易显示。

可有假性囊肿、胰腺脓肿,继发肝外胆道梗阻、腹水、胸水和肠麻痹等超声表现。

2.彩色多普勒超声

由于炎症渗出和肠气干扰,胰腺血流较难显示。胰腺实质内坏死区血流信号消失。

(三)超声造影

由于胰腺水肿、坏死、与周围组织分界不清、积气等因素影响,急性期超声造影图像质量多不佳。

急性水肿型胰腺炎表现为胰腺整体均匀增强,形态正常,被膜完整,边界清晰。后期同步消退。胰腺周围可见少量无增强区,多为渗出性改变。

急性出血坏死型胰腺炎表现为胰腺不均匀增强,可见不同范围的无增强区(坏死区),形态失常,边界不清,被膜不完整。部分病例在胰周可见假性囊肿,表现为胰周边界清晰的无增强区,更严重病例可出现胰腺脓肿。

(四)鉴别诊断

1.胰腺癌

急性胰腺炎局限性肿大时,易误诊为胰腺癌。胰腺癌超声造影增强早期呈低增强,增强晚期也多为低增强。而胰腺炎局限性肿大区域多呈与胰腺实质同步增强,两者鉴别不难。

2.慢性胰腺炎

超声造影多表现为胰腺整体增强,一般呈等增强,扩张胰管表现为低增强;急性胰腺炎以整体高增强为主,两者可鉴别。

(五)诊断价值

超声造影在急性胰腺炎诊断中的价值主要在于当胰腺局限性肿大或有坏死区域出现时与胰腺癌的鉴别,以及急性胰腺炎的随访。文献报道超声造影诊断急性重症胰腺炎的灵敏度、特异度分别为82%、89%,优于普通超声。胰腺局限性肿大或有坏死区域出现时超声造影表现为等增强及无增强,可与胰腺癌鉴别。在急性胰腺炎恢复期随访中,超声造影可部分代替CT

监测有无假性囊肿、胰腺脓肿等并发症出现。

此外,早期正确的病情评估和分级诊断对急性胰腺炎临床治疗方案的制订有重要的指导作用。目前,增强 CT 仍是公认的对急性胰腺炎诊断及轻重分级的金标准,尤其对胰腺实质坏死和积液的显示。与增强 CT 比较,超声造影具有无放射性、无肾毒性等特点,同时可以反映胰腺组织的血供状态和坏死范同。

(六)病例分析

(1)简要病史:患者男性,39 岁,3 天前暴饮暴食后出现中上腹胀痛,无放射痛。

(2)重要实验室检查结果:C 反应蛋白:>200mg/L↑;白细胞:15.58×10⁹/L↑;血总淀粉酶:137.5U/L↑。

(3)普通超声表现:见图 5-1A。

(4)超声造影表现:见图 5-1B~C。

(5)相关其他影像学表现:上腹部 MR 平扫+MRCP,见图 5-1D。

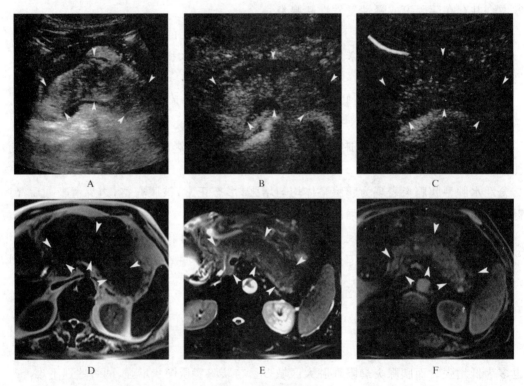

图 5-1　急性胰腺炎

A:灰阶超声显示胰腺体积弥散性增大,以前后径增加为主,回声减低不均,主胰管未见扩张,胰腺前方见带状无回声区;B:超声造影胰腺增强早期(14s)为不均匀等增强,胰体部分见不均匀低增强区域,胰腺表面轮廓不规则;C:增强晚期(76s)为不均匀等增强,胰体部分见不均匀低增强区域,胰腺表面轮廓不规则;D~F:上腹部 MR 平扫+MRCP 显示:胰腺肿胀,但其内信号均匀,胰管轻度扩张,胰腺周围可见渗出性改变。

(6)诊断思路分析:该患者暴饮暴食后出现中上腹疼痛,结合上腹部 MR 平扫+MRCP 及实验室检查结果,考虑急性胰腺炎。普通超声见胰腺体积弥散性增大,以前后径为主,回声减低不均,主胰管未扩张,伴周围渗出表现,为典型急性胰腺炎表现。超声造影进一步检查,提示大部分为均匀增强,胰体部分见不均匀低增强,被膜不完整考虑为坏死区域,拟诊断为急性出血坏死性胰腺炎。临床诊断为:急性胰腺炎(重症),与超声造影结果相符。超声造影对急性胰腺炎的坏死较为敏感,可作为急性胰腺炎诊治的有力补充。

二、慢性胰腺炎

(一)病理与临床

慢性胰腺炎是由于各种因素造成的胰腺组织和功能的持续性损害。胰腺出现不同程度的腺泡和胰岛组织萎缩、胰管变形、胰腺实质纤维化、钙化及假性囊肿形成,导致不同程度的胰腺内、外分泌功能障碍,临床上主要表现为腹痛、腹泻或脂肪泻,消瘦及营养不良等胰腺功能不全的症候。

(二)超声表现

(1)胰腺体积正常或不同程度萎缩。

(2)胰腺实质局灶性或弥散性回声增粗、增强,并可见钙化灶。

(3)胰腺形态不规则,边缘不整齐。

(4)胰腺导管不同程度扩张,呈串珠状。

(5)胰腺导管内结石,可单发或多发。

(6)胰周可见假性囊肿形成。

(7)可合并门静脉和(或)脾静脉栓塞。

(8)胆囊或胆管内可见结石,胆结石和胆管炎与慢性胰腺炎共存或互为因果。

(三)鉴别诊断

1.慢性胰腺炎与正常老年胰腺鉴别

后者回声均匀性增强,体积小,但并无胰腺钙化和胰管结石等。

2.慢性胰腺炎与胰腺癌鉴别

慢性胰腺炎局限性肿块和胰腺癌肿块声像图很相似,但癌性肿块致局部形态明显失常,内为低回声,边界不清晰,胰管扩张均匀,管壁光滑,可见截断征象,肿块内无胰管回声,肿块周围可见淋巴结转移。慢性胰腺炎肿块多为高回声,急性发作为低回声,胰管扩张不均匀,呈串珠状,无胰管中断征象,肿块周围无淋巴结转移。

(四)临床价值

超声可直接显示胰腺,根据胰腺内钙化和胰管内结石等典型声像图确诊本病,但诊断准确性小于 CT 和 MRI,对于多数不典型的患者,需结合病史和临床检验结果。

三、胰腺囊肿

(一)病理与临床

胰腺囊肿包括真性囊肿、假性囊肿两类。前者由胰腺组织发生,囊壁内层为上皮细胞。按病因可分为先天性囊肿、潴留性囊肿、退行性囊肿、赘生性囊肿与寄生虫性囊肿。后者系外伤、炎症后胰液外渗被邻近组织包裹而成,囊壁由纤维组织构成,囊壁内无胰腺上皮细胞。

（二）超声表现

1.真性囊肿

①囊肿单发或多发,体积较小,呈圆形或椭圆形;②囊肿壁薄、回声清晰,边界光滑完整;③囊肿内无回声透声良好,伴有出血或感染可出现沉积物样回声。

2.假性囊肿

①胰周可探及圆形或椭圆形液性暗区,边界清晰,少数内部可见散在光点回声或不规则低回声;②相邻胰腺无正常结构回声;③不典型假性囊肿可表现为囊内分隔,因感染、出血、凝血块可使内部回声明显增多,囊肿壁钙化等;④囊肿破裂可出现腹腔或腹膜后积液。

（三）鉴别诊断

1.真性囊肿与假性囊肿鉴别

真性囊肿较少见,女性居多,体积小,常在体检中发现,囊肿壁薄而光滑。假性囊肿较多,常见于男性,体积大,有上腹外伤史或急性胰腺炎病史,声像图显示囊肿形态多不规则,囊内可见点状低回声堆积或漂浮。

2.胰腺囊肿与囊腺瘤或囊腺癌鉴别

真性囊肿囊壁薄,囊内透声好;假性囊肿囊内可见沉积物回声,彩色多普勒囊内及囊壁均不能录及血流信号。囊腺瘤或囊腺癌囊壁可增厚,囊内可见分隔样回声或乳头状低回声,彩色多普勒可于其内录及动脉血流信号。

（四）临床价值

超声诊断胰腺囊肿敏感性很高,且有较高的诊断准确率,随着超声仪器分辨率的不断提高,对于直径<1cm的囊肿,超声也能清晰显示。对于假性囊肿的发生、发展、破裂等演变可动态观察,并能在超声引导下经皮穿刺囊肿抽液行淀粉酶检查,帮助确诊本病,同时还具有治疗作用。

四、胰腺囊腺瘤和黏液性囊腺癌

（一）概述

胰腺囊腺瘤及黏液性囊腺癌是胰腺胰管或腺泡组织上皮细胞增生致使分泌物潴留而发生的肿瘤性囊性病变,好发于30～60岁女性,并多见于胰腺体、尾部,发病率较低,占胰腺囊性疾病的10%～15%,其中黏液性囊腺癌约占胰腺恶性肿瘤的1%。

囊腺瘤又分为浆液性囊腺瘤及黏液性囊腺瘤,其中浆液性囊肿性肿瘤无恶变倾向,而黏液性囊腺瘤具有恶变倾向。

囊腺瘤与黏液性囊腺癌在临床和影像学上较难区分,一般认为黏液性囊腺癌系由黏液性囊腺瘤恶变而来,少部分黏液性囊腺癌一开始即为恶性。胰腺囊腺瘤生长缓慢。一般较大,但也有小至1cm～2cm,多房性或蜂窝状囊腔,与胰管不通。囊腔内有黏液或浆液,一般不含胰酶。胰腺囊腺癌呈多囊腔,囊壁细胞呈高柱状或乳头状生长伸入腔内,甚至充满囊腔。

本病起病隐匿,早期临床症状常不典型,仅有轻微上腹痛和消化道症状。若肿瘤较大,可压迫或浸润胆总管和胃肠道等邻近器官,引起上腹痛、胃肠道出血和梗阻性黄疸等,偶尔触及腹块。但远隔脏器转移较晚,预后较胰腺导管腺癌好。

(二)普通超声

1.灰阶超声

浆液性囊腺瘤表现为胰腺内由无数大小不等无回声区组成的圆形肿块,呈蜂窝状,境界清晰,边缘平滑,后方回声增强。内壁多无乳头状凸起。肿瘤后方回声不衰减。

黏液性囊腺瘤表现为胰腺内多房囊性结构,呈圆形或分叶状,包膜完整,轮廓清晰。小的胰腺囊腺瘤多呈多房性或蜂窝状无回声囊腔,囊壁回声增高,也可表现为类似实质性肿块的高回声或低回声病灶。大的胰腺囊腺瘤多表现为囊性为主的肿物,内部呈无回声区,可有分隔,并伴有肿瘤实质性部分的团块状高同声。囊壁回声增高,不规则增厚,有的呈乳头状突向腔内。在肿瘤内部和囊壁可见钙化灶。

黏液性囊腺癌与囊腺瘤在影像学上较难鉴别,超声检查显示肿块囊壁有较多实性成分,形状不规则,囊壁有模糊残缺的浸润征象,周围淋巴结可有增大,另外也可见肝转移征象。

2.彩色多普勒超声

彩色多普勒超声检查时囊腺瘤内可检出血流信号,频谱多普勒检查多为动脉血流信号。黏液性囊腺癌内更易检出血流信号,血供丰富,侵犯周围血管时亦可有相应表现。

(三)超声造影

浆液性囊腺瘤囊壁及囊内分隔表现为与周围胰腺组织同步增强,增强水平呈等增强,增强后蜂窝状结构更显著。囊内间隔较薄且没有乳头状隆起。

黏液性囊腺瘤表现为与周围胰腺实质同时增强,增强水平等于或稍高于周围胰腺实质,病灶内部见无增强区。晚期增强水平稍低于周围胰腺实质。肿瘤边界清晰,囊壁较厚,分隔较薄。

黏液性囊腺癌与周围胰腺实质同时增强,增强早期常表现为等增强或高增强,增强消退较快,增强晚期多数为低增强。肿瘤边界欠规则,囊壁和分隔不均匀增厚,壁上可见乳头状增强灶。病灶实性成分增多,实性部分增强不均匀,可见囊性无增强区。

(四)鉴别诊断

1.胰腺癌

浆液性囊腺瘤液性成分占大多数,有时候与伴有坏死液化的胰腺癌不易鉴别。超声造影胰腺癌表现为增强早期低增强,虽然有时伴有坏死液化,但是大多数胰腺癌仍以实性成分为主。囊腺瘤以液性成分为主,多呈蜂窝样增强或呈囊性结构,周边等增强或高增强,内部为无增强,易区分。

2.胰腺假性囊肿

胰腺假性囊肿超声造影表现为无增强,内有分隔时亦不增强;黏液性囊腺瘤囊内分隔及乳头状突起内部均有造影剂进入,呈等增强或高增强。

(五)临床价值

胰腺囊腺瘤与黏液性囊腺癌少见,临床表现也无特殊性,诊断较困难。胰腺囊腺瘤乳头状增生结节较小或与周围组织回声接近时,普通超声上较难鉴别。超声造影可清楚地显示肿瘤的大小、形状、边界、有无侵犯、血流灌注情况,有利于明确结节的性质,为术前评估提供帮助。

同时,超声造影有助于鉴别胰腺囊腺瘤/黏液性囊腺癌与其他疾病如胰管内沉积物等。

(六)病例分析

1.病例一

(1)简要病史:患者女性,65岁,体检发现胰腺占位3年。3月前我院超声提示胰颈部囊性占位,大小1.0cm×1.2cm。一周前于我院复查增强CT,提示胰颈部囊性占位,考虑良性可能性大,直径1.1cm,较3年前增大,遂入院进一步诊治。

(2)重要实验室检查结果:癌胚抗原:0.57ng/mL;甲胎蛋白:5.59ng/mL;糖类抗原CA153:4.43U/mL;糖类抗原CA125:7.15U/mL;糖类抗原CA199:13.39U/mL;糖类抗原CA724:0.62U/mL。

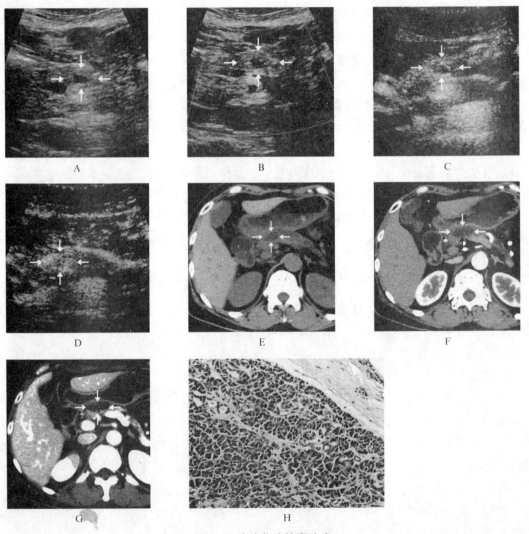

图 5-2　胰腺浆液性囊腺瘤

A:灰阶超声在胰腺颈部见-无回声区,大小1.2cm×1.0cm,形态规则,边界清晰;B:彩色多普勒超声病灶未见明显血流信号;C:超声造影增强早期(12s)该病灶为无增强;D:增强晚期(107s)呈无增强;E~G:CT平扫+增强:平扫可见胰腺颈部可见直径1.1cm低密度灶,增强后无强化;H:手术后病理显示为胰腺浆液性寡囊腺瘤。

（3）普通超声：见图 5-2A～B。

（4）超声造影：见图 5-2C～D。

（5）相关影像学增强 CT：见图 5-2E～G。

（6）病理结果：见图 5-2H。

（7）诊断思路分析：患者发现胰腺囊性占位 3 年，近期略增大，普通超声表现为胰腺颈部囊性肿块，结合病史及其他影像学检查，诊断为胰腺囊性占位性病变。超声造影检查该肿块表现为无增强，符合胰腺囊性占位性病变的诊断。术后病理证实为胰腺浆液性囊腺瘤。

2.病例二

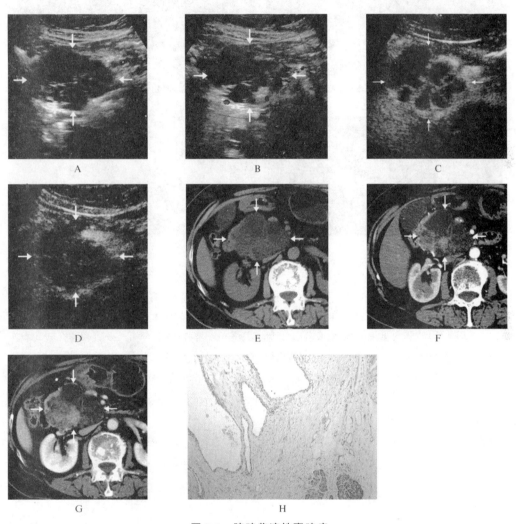

图 5-3　胰腺浆液性囊腺瘤

A：灰阶超声在胰头部见一蜂窝状囊实混合性回声区，大小 6.4cm×5.2cm×7.3cm，内见分隔，透声好，主胰管扩张，内径 0.46cm；B：彩色多普勒超声于实性部分见血流信号；c：超声造影病灶增强早期（16s）呈蜂窝状等增强；D：增强晚期（183s）仍呈蜂窝状等增强。E～G：上腹部 CT 平扫十增强：胰腺钩突区见一大小约 7.1cm×6.0cm×8cm 的不规则混杂密度肿块影，病灶边界尚清，以囊性成分为主，其内见不规则分隔影及斑点状钙化灶，增强后病灶分隔及实质成分强化明显，胰管轻度扩张；H：手术后病理证实为胰腺浆液性囊腺瘤。

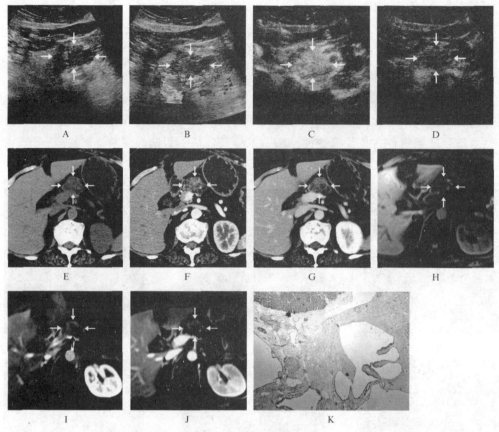

图 5-4　胰腺浆液性囊腺瘤

A:灰阶超声于胰腺体尾部见一混合性回声区,大小 4.7cm×2.5cm,内见分隔,呈蜂窝状,内部透声差,主胰管未见扩张;B:彩色多普勒超声在实性部分内见血流信号;C:超声造影增强早期(16s)呈高增强;D:增强晚期(120s)呈不均匀低增强,内见无增强区;E-G:上腹部 CT 平扫+增强:胰颈部可见一直径约 3.5cm 囊实混合性病灶,由多个小囊融合而成,巾央可见斑点状钙化灶,病灶边界较为清晰,其内似见细线样分隔影,增强后病灶实性部分持续强化,胰管未见明显扩张;H～J:上腹部 MR 平扫+增强+MRCP:胰腺颈部可见一菜花状囊性占位突出胰腺轮廓外,其内见分隔,增强后可见结节样强化及分隔样强化,病灶似见与胰管相通,胰管末见明显扩张;K:手术后病理证实为胰腺浆液性囊腺瘤。

(1)简要病史:患者女性,69 岁,因腹胀伴发热 1 天入院。患者 1 天前无明显诱因出现腹胀伴发热,无恶心呕吐,无腹部疼痛及放射痛。急诊 CT 平扫提示胰腺钩突部占位性病变。

(2)重要实验室检查结果:癌胚抗原:1.37ng/mL;糖类抗原 CA199:9.79U/mL;淀粉酶:82.0U/L。

(3)普通超声:见图 5-3A～B。

(4)超声造影:见图 5-3C～D。

(5)相关其他影像学:见图 5-3E～G。

(6)病理结果:见图 5-3H。

(7)诊断思路分析:患者因腹胀发热入院,急诊 CT 提示胰腺钩突部占位性病灶。普通超声发现胰头部蜂窝状囊实混合性占位,大小 6.4cm×5.2cm×7.3cm,分隔内部见血流信号,符合浆液性囊腺瘤典型表现,加之肿瘤标志物均为阴性,考虑诊断为胰腺浆液性囊腺瘤,胰腺癌伴坏死待排除。超声造影检查时增强早期病灶实性部分呈快速蜂窝状高增强,增强晚期略消退,仍呈蜂窝状高增强,分隔规则光滑,支持胰腺浆液性囊腺瘤诊断。手术病理证实为胰腺浆液性囊腺瘤。

3.病例三

(1)简要病史:患者女性,61岁,因反复腰痛2年,发现胰腺囊性占位2年入院。患者2年前因腰痛在外院行CT检查,提示胰腺占位,未予进一步诊治。1个月前腹部CT提示胰腺囊实性占位:考虑假性囊肿?实性假乳头状瘤?普通超声提示胰腺体尾部囊实混合性占位。

(2)重要实验室检查结果:癌胚抗原:0.95ng/mL;甲胎蛋白:6.22ng/mL;糖类抗原CA199:9.51U/mL;糖类抗原CA153:10.36U/mL。

(3)普通超声:见图5-4A～B。

(4)超声造影:见图5-4C～D。

(5)相关其他影像学:见图5-4E～J。

(6)病理结果:见图5-4K。

(7)诊断思路分析:患者于2年前发现胰腺占位,未予处理,普通超声及CT提示胰腺囊实混合性占位,考虑良性病变可能性大,结合其无胰腺炎病史、主胰管未见扩张等,考虑诊断为浆液性囊腺瘤。超声造影该病灶增强早期呈高增强,增强晚期呈不均匀蜂窝状低增强,符合浆液性囊腺瘤超声造影表现。术后病理证实为胰腺浆液性囊腺瘤。

第六章 血管外科疾病

第一节 颈动脉狭窄

颈动脉是血液由心脏通向脑和头颅其他部位的主要血管。颈动脉狭窄(CAS)多是由于颈动脉的粥样斑块导致的颈动脉管腔的狭窄,有些狭窄性病变甚至可能逐渐发展至完全闭塞性病变。颈动脉狭窄性病变和脑缺血性卒中的关系非常密切。脑卒中目前已经成为继心肌梗死和恶性肿瘤的第三大致死性疾病。在缺血性脑卒中患者中,近 1/3 的发生与颅外颈动脉病变尤其是颈动脉狭窄有关。研究证实,在颈动脉狭窄程度>75%的患者中,1 年内发生脑卒中的可能性为 10.5%,5 年发生的可能为 30%~37%;颈动脉狭窄造成的脑卒中包括以下几个方面:一是,严重的狭窄造成的直接脑灌注减少;二是,颈动脉粥样斑块脱落或斑块破裂形成的微血栓脱落。

一、病因病机

(1)颈动脉狭窄的病因主要有动脉粥样硬化、大动脉炎及纤维肌性发育不良等,其他病因如外伤、动脉纤曲、先天性动脉闭锁、肿瘤、夹层、动脉炎、放疗后纤维化等较少见。

(2)在西方,约 90%的颈动脉狭窄性病变是由动脉粥样硬化所致。在我国,除动脉粥样硬化外,大动脉炎也是颅外颈动脉狭窄的常见病因。

(3)动脉粥样硬化所致的颅外颈动脉狭窄多见于中、老年人,常伴存着多种心血管危险因素。

(4)动脉粥样硬化性狭窄在颈动脉系统最好发的部位为颈总动脉分叉处,其次为颈总动脉起始段,此外还有颈内动脉虹吸部、大脑中动脉及大脑前动脉等部位。

(5)头臂型大动脉炎造成的颅外颈动脉狭窄多见于青少年,尤其是青年女性。

(6)损伤或放射引起的颅外动脉狭窄,发病前有相应的损伤或接受放射照射的病史。

二、流行病学

(1)美国的统计数据显示:66~93 岁的人群中,50%颈动脉狭窄的检查率为男性 7%~9%,女性 5%~7%;重度颈动脉狭窄(>75%),则男性为 2.3%,女性 1.1%。而在普通人群中,存在颈动脉斑块的患者约占 39%;内膜增厚,厚度超过 0.9mm 的占 63%。

（2）在国内，我们还没有更为准确的数据，不过卫生部已经成立了脑卒中防治委员会，旨在筛查和控制卒中的发生，其主要职责就是筛查颈动脉狭窄，因为数据显示，20％～30％的缺血性脑卒中和颈动脉狭窄有关。我们期待着卫生部的流行病学研究结果。

三、临床表现

（1）颈动脉狭窄引起脑部缺血，可表现为单眼失明或黑蒙、单侧肢体或偏侧肢体无力、麻木、语言障碍、偏盲、霍纳综合征等。

（2）临床最为常见的体征是颈动脉区域的血管杂音。

（3）一般认为，根据症状持续的时间把颈动脉狭窄引起的脑缺血分成4种类型。

①短暂脑缺血发作（TIA）：指突然发生的局灶神经功能障碍，症状持续时间小于24小时，不遗留神经系统症状和体征。

②可逆性神经功能缺损（RIND）：类似卒中的神经功能障碍较轻，往往在3周内完全恢复。

③进展性卒中（SIE）：卒中症状逐渐发展、恶化。

④完全性卒中（CS）：突然出现卒中症状，快速进展恶化，之后症状持续存在，症状时轻时重。

前两型均为可逆性，经积极及时的治疗预后较好；后两型则为不可逆性脑梗死，预后较差。

（4）短暂性脑缺血发作（TIA）是脑暂时性的血液供应不足。

①表现为突然发生的，持续几分钟至几小时的某一区域脑功能的障碍，可在24小时内完全恢复正常。如：一侧上、下肢瘫痪、无力，轻度感觉减退或异常，失语，有时因眼动脉缺血而出现一侧视力障碍、眼痛。

②发作频率因人而异，可24小时发作数十次，也可以几个月发作1次，每次发作的临床表现大多相似。

③可能是由于同一脑动脉供应区的反复缺血所致，缺血的原因大多认为和脑小动脉的微栓塞、血管痉挛有关，栓子破碎溶解后，缺血症状即得到改善。

④未经治疗的短暂性脑缺血发作患者部分可以发展成为脑梗死，导致严重的功能障碍。短暂性脑缺血发作短期内多次发作，是发生严重脑梗死的警报。因此，及时诊断和治疗短暂性脑缺血发作是预防脑梗死的重要手段。

（5）亚临床卒中，从英文名字中我们可以看到对这一类型卒中的定义有一个认知的过程。最早定义为静止性卒中，往往指临床上无症状，只是在其他检查中发现有脑梗死迹象，如"腔隙性脑梗死"。然而，实际上静止性卒中并不是不带来任何临床症状，它可以直接影响到人们的思维、情绪和性格或称之为血管性认知能力障碍。

四、辅助检查

（一）多普勒超声检查

是目前首选的无创性颈动脉检查手段，不仅可显示颈动脉的解剖图像，进行斑块形态学检查，如区分斑块内出血和斑块溃疡，而且还可显示动脉血流量、流速、血流方向及动脉内血栓等。诊断颈动脉狭窄程度的准确性在95%以上,是重要的筛查手段和干预后随诊评估手段。

(二)经颅多普勒超声检查(TCD)

是另一项无创检查手段,可以检测颅内外动脉的病变,观察血流动力学的改变,临床符合率在90%以上。

(三)磁共振血管造影(MRA)

是一种无创性的血管成像技术,能清晰地显示颈动脉及其分支的三维形态和结构,并且能够重建颅内动脉影像,对诊断和确定方案极有帮助。MRA突出缺点是缓慢的血流或复杂的血流常会造成信号缺失,夸大狭窄度。

(四)CT血管造影(CTA)

方法是经血管注射对比剂,当循环血中或靶血管内对比剂浓度达到最高峰期间进行容积扫描,然后再行处理,获得数字化的立体影像。CTA已广泛应用于诊断颈动脉狭窄,可以作为术前诊断和制定治疗方案的重要依据。在某种程度上已有取代血管造影的趋势。

(五)数字减影血管造影(DSA)

尽管无创伤性影像学检查手段已越来越广泛地应用于颈动脉病变的诊断,但DSA仍被认为是诊断颈动脉狭窄的"金标准"。颈动脉狭窄的DSA检查应包括主动脉弓造影、双侧颈总动脉选择性正侧位造影、颅内段颈动脉选择性正侧位造影。DSA可以详细地评价病变的部位、范围、程度以及侧支形成情况。

五、颈动脉狭窄的筛查

(1)合并颈动脉狭窄的高危因素人群:年龄(>40岁)、长期吸烟、肥胖、高血压、糖尿病和高脂血症等,是心脑血管疾病的危险因素,这样的人群,应该进行颈动脉狭窄的筛选。

(2)高危人群:包括TIA和缺血性卒中患者、冠心病和下肢动脉硬化闭塞症的患者、体检中发现颈动脉血管杂音者,均应进行颈动脉狭窄的筛查。

(3)出现TIA、RIND或脑卒中症状患者,应立即行颈动脉系统的筛查。

六、诊断

通过临床表现和辅助检查,多可诊断颈动脉狭窄,并可以初步完成诊断。以往认为动脉造影是必不可少的确诊和制订治疗方案的依据,目前颈动脉CTA检查多可以替代动脉造影。明确的病因学诊断也需病理诊断。颈动脉狭窄程度的测量:目前评价颈动脉狭窄程度的方法为欧洲颈动脉外科试验法(RCST)和北美症状性颈动脉内膜切除试验法(NASCRT)两种。两种方法狭窄度的分级相同,但测量方法略有差异。

NASCRT采用颈动脉膨大部远侧正常管径内径为基础内径(A),而RCST则采用颈动脉膨大部模拟内径为基础内径(C),两者均以颈动脉最狭窄处(B)为测量基准。狭窄率=[1-B/(A或C)]×100%。

根据影像学检查颈动脉内径缩小程度将颈动脉狭窄程度分为4级:①轻度狭窄:狭窄度<30%;②中度狭窄:30%~69%;③重度狭窄:70%~99%;④完全闭塞:闭塞前状态,测量狭窄

度＞99％。

七、治疗

颈动脉狭窄的治疗目的在于改善脑供血，纠正或缓解脑缺血的症状；防止脑卒中的发生。治疗方法有保守治疗和外科治疗。颈动脉狭窄的外科治疗包括颈动脉内膜切除术（CEA）和颈动脉支架成形术（CAS）。无论采用何种方式治疗，应根据患者自身情况和循证医学证据，做出决策。

（一）保守治疗

对于颈动脉狭窄性病变，严格的抗血小板和他汀类药物治疗是目前公认的有效的治疗方法。其可以延缓病变的进展，降低脑卒中的发生率。

对没有禁忌证的患者无论手术与否都应给予抗血小板药物治疗。目前常用的抗血小板聚集药物包括：阿司匹林和氯吡格雷。与单用阿司匹林相比，阿司匹林联合氯吡格雷虽能更有效地抗血小板聚集，但有增加出血的风险，是否需要双抗治疗需要严格评估。推荐用法用量：阿司匹林 75～325mg/d；氯吡格雷 75mg/d。

他汀类药物可起到降低血脂水平、恢复内皮功能和稳定斑块的作用。对于具有卒中高危的颈动脉狭窄患者，应控制低密度脂蛋白水平 70mg/dL 以下或者基础值下降 50％。无禁忌证患者应常规给予他汀类药物，注意同时肝功能的监测。

同时注意高血压、糖尿病、高脂血症、吸烟、酗酒、肥胖等危险因素的控制，每天应该进行中等强度的体育锻炼。

对于大动脉炎活动期患者，应用皮质激素或免疫抑制剂等药物控制病情发展。更重要的是，保守治疗是手术和介入治疗颈动脉狭窄不可缺少的辅助手段，通过保守治疗，患者脑缺血的症状均可以得到不同程度的缓解，使其能够耐受手术的打击，提高手术或介入治疗的安全性，使重症患者获得了进一步治疗的机会。少数患者临床症状基本消失，不需要手术治疗，但对这样的病例要严密随访。药物治疗也是术后巩固疗效，防止复发的主要方法。

（二）手术治疗

1.手术指征

（1）绝对指征：有症状颈动脉狭窄，且无创检查颈动脉狭窄度≥70％或血管造影发现颈动脉狭窄度≥50％。

（2）相对指征：①无症状性颈动脉狭窄，且无创检查颈动脉狭窄度≥70％或血管造影发现颈动脉狭窄度≥60％。②无症状性颈动脉狭窄，且无创检查颈动脉狭窄度＜70％，但血管造影或其他检查提示狭窄病变处于不稳定状态。③有症状性颈动脉狭窄无创检查狭窄度范围是 50％～69％。同时要求术者的有症状患者围手术期总卒中发生率和死亡率＜6％；无症状患者围手术期总卒中发生率和死亡率＜3％；患者预期寿命＞5 年。④对于高龄患者（如 70 岁或以上），与 CAS 相比，采用 CEA 可能有较好的预后，尤其当动脉解剖不利于血管腔内治疗时。对于较年轻患者，在围手术期并发症风险（如卒中、心肌梗死或死亡）和同侧发生卒中风险上，CAS 与 CEA 相当。⑤有手术指征的患者术前相关检查和综合评估为不稳定斑块者倾向 CEA

治疗,稳定性斑块者则 CEA 与 CAS 均可选择。⑥对于符合治疗指征的有症状颈动脉狭窄患者,多数国际指南推荐首选 CEA 手术,因为有充足证据证明 CEA 手术能更好控制围手术期乃至远期卒中及死亡率;对于符合治疗指征的无症状颈动脉狭窄患者,多数也是建议 CEA 手术,将 CAS 作为备选手术。

2.手术禁忌证

(1)12 个月内颅内自发性出血。

(2)30 天内曾发生大面积脑卒中或心肌梗死。

(3)3 个月内有进展性脑卒中。

(4)伴有较大颅内动脉瘤,不能提前或同时处理者。

(5)内动脉颅外段慢性完全闭塞无明显脑缺血症状者。

(6)凝血功能障碍,有使用肝素及抗血小板药物禁忌者。

(7)无法耐受麻醉者。

(8)重要脏器如心、肺、肝和肾等严重功能不全者。

(9)严重痴呆。

3.手术时机选择

(1)急性脑梗死多建议在发病 6 周后手术较为安全,但是对于近期出现症状发作,影像学检查提示为不稳定斑块时,可推荐选于 2 周内手术。

(2)对于 TIA 或轻微卒中者,如果没有血管重建禁忌证,可以在事件发生 2 周内干预。

(3)如为双侧病变,多建议两侧手术间隔至少 2 周,狭窄严重和(或)有症状侧优先手术。

4.麻醉方式选择及围手术期用药

麻醉包括局部麻醉和全身麻醉。局部麻醉的优势在于可以术中评估脑缺血耐受情况,辅助判断是否应用转流管,以减少不必要转流管使用。全身麻醉使用则可更好地控制呼吸系统和循环系统等。吸入麻醉药可以增加脑血流,降低脑氧耗。近年研究,无论选择何种麻醉,CEA 手术后,预后无明显差异。

术前应使用抗血小板药物,以降低术后血栓形成。术前使用阿司匹林(100mg/d)或氯吡格雷(75mg/d),至少 3 天以上;术中阻断颈动脉前,静脉注射肝素,尽快达到全身肝素化,即 APTT 延长 1.5 倍;术后至少使用抗血小板药物 1 个月。

5.手术方法

(1)颈动脉内膜剥脱术(CEA):手术适用于病因为动脉硬化闭塞症的患者,且病变范围为颈总动脉分叉部和(或)颈内动脉起始段,颈总动脉通畅、远端颈内动脉通畅者。

手术时患者取仰卧位,肩下垫高,头偏向对侧。全身麻醉、颈丛阻滞或局部麻醉,头枕冰帽。有文献报道局部麻醉下行颈动脉内膜剥脱术,可以在术中持续监测患者神经系统的功能;可能会降低内转流管的使用率;在保持血压稳定的同时,减少抗高血压药物的应用;减少手术时间和缩短住院时间。其主要缺点是患者痛苦较大,并且尤其要考虑到患者情绪紧张的因素。目前临床上多采取全身麻醉。

多取胸锁乳突肌前缘斜切口;少有采用下颌骨下两横指环绕下颌角切口。游离、显露并控制颈总动脉、颈内动脉、颈外动脉,注意保护舌下、迷走神经和颈襻等。经静脉全身肝素化(肝素 0.5～1mg/kg)后,ACT 保持 200 秒以上。分别阻断上述动脉,沿颈总动脉做纵行切口,延至颈内动脉病变部位以远,完全显露斑块。以剥离子于动脉中膜和内膜间,完整剥除血栓内膜。肝素盐水确切冲净碎屑,远端的内膜以 Prolene 线固定,6-0Prolene 线连续外翻缝合动脉切口,注意确切排气。切口放置引流,关闭切口。

术中注意事项:

①分离颈动脉时手法要轻柔,以免斑块脱落导致脑梗死。

②阻断颈动脉前要确保全身肝素化,并适当提高血压。

③术中酌情应用颈动脉内转流管,保证颅内供血。

术中颈动脉内转流管的应用,可能会增加栓塞、术后颈动脉血栓形成和再狭窄的发生率,也有文献报道其远期神经系统并发症的发生率可能较高。因此不主张常规应用内转流管。术中测量颈内动脉反流压力,文献报道多建议反流压力小于 50mmHg 者应用内转流管;有报道反流压力低于 40mmHg 者建议应用内转流管;也有报道反流压力大于 30mmHg 者,不应用内转流管手术的成功经验。按照中华医学会血管外科学组指南建议,在下列情况建议放置转流管:对侧颈内动脉完全闭塞;颈动脉反流压<50mmHg;术中不能耐受颈动脉阻断试验者;术中经颅 TCD 检查大脑中动脉血流减少者;术中脑电图或体感诱发脑电监测出现脑缺血者;颅内 wiUis 环代偿不全者;既往有过大卒中,行 CEA 者。

④动脉远端内膜要确切固定,以避免其翻转或形成夹层。

⑤如估计颈动脉切口缝合后会有明显狭窄,则需要补片成形。

术中补片的应用,可以扩大局部颈动脉管径,明显降低局部再狭窄的发生率;但其会延长颈动脉阻断时间,有少数报道其增加了局部血栓形成甚至颅内缺血的风险。

荟萃分析和大型临床研究数据表明,CEA 手术时,应用补片可以明显降低再狭窄率。

⑥颈动脉开放前要确切排气。颈动脉开放顺序,先松颈内动脉后再阻断,松开颈外动脉,然后开放颈总动脉,最后松开颈内动脉、恢复颈内动脉血流。

⑦颈动脉开放前应用皮质激素、甘露醇等脱水药物,开放后适当降低血压是预防或降低脑水肿的有效措施。术后应酌情应用甘露醇和控制血压。

⑧切口引流必不可少,可以避免术后血肿压迫动脉或气管。

(2)外翻式颈动脉内膜切除术(EEA):此术式于 1959 年由 DeBakey 等首先报道。

于颈动脉分叉处斜行切断颈内动脉,用剥离子将增厚的内膜与动脉外膜及中层分离,助手夹住增厚的内膜,术者用无损伤镊夹住动脉外、中膜向上翻起至内膜薄弱处,将增生的内膜切除,同样剥离颈总动脉及颈外动脉增厚的内膜,仔细修整切除边缘及剥离面,冲洗残留碎屑,6-0Prolene 线连续缝合吻合原切口,依次开放颈总动脉、颈外动脉及其分支,最后开放颈内动脉排气。

EEA 的优点:内膜剥脱操作方便,因仅需环形吻合血管切口,故缩短了颈动脉阻断时间;吻合口位于颈动脉分叉膨大处,且为端端吻合,不易产生狭窄;可同时处理迂曲延长的颈内动脉;有文献报道其具有较低的颅内微栓发生率。

EEA 的缺点:对于斑块狭窄范围较大或斑块距切口较远者,采用 EEA 处理颈总动脉和颈外动脉狭窄斑块操作不便。也有报道行 EEA 环行切断颈动脉分叉处,破坏了颈动脉体对血压的调节功能,可能引起术后高血压。

(3)颈动脉内膜切除术并发症

①卒中与死亡:卒中与颈动脉阻断与斑块脱落有关。卒中的类型有出血性脑卒中与缺血性脑卒中。因此术中应严格进行个体化血压管理,有条件时使用 TCD 监测,仔细轻柔手术操作,选择性使用转流管,规范化使用抗凝、抗血小板药物,均有利于减少血栓栓塞风险。颈动脉内膜切除术后死亡率较低,据报道为 1%,其中一半为心肌梗死。因此术前应重视心功能与冠状动脉评估。

②脑神经损伤:最常见舌下神经、迷走神经、副神经等损伤。多为暂时性,且多与手术牵拉水肿有关,一般术 1~2 周好转,个别患者症状延续到 6 个月,永久性损伤少见。

③脑过度灌注综合征(CHS):是一种发生在颈动脉内膜剥脱术后的并发症,临床表现严重,局限性头痛包括额颞部、眼眶周围的搏动性头痛(有时头痛可呈弥散性);眼面部的疼痛;恶心、呕吐、意识障碍、脑水肿和视力损害;癫痫;神经功能损害;颅内或者蛛网膜下腔出血等。为了预防脑过度灌注综合征发生,术中恢复颈动脉血流之后,应预防性使用降压药、脱水药、皮质激素等。

④颈部血肿与喉头水肿:颈部血肿与术中止血不彻底,动脉缝合不严密有关;而喉头水肿与麻醉气管插管有关。颈部血肿与喉头水肿发生后应密切注意和预防窒息发生。

⑤血栓形成与再狭窄:血栓形成与术中处理不当、术后药物治疗不充分有关,要注意是否存在肝素抵抗情况。术后平滑肌和内膜过度增生造成的再狭窄,优选 CAS 治疗。

(4)其他手术方法

①锁骨下动脉-颈动脉转流术:适用于颈总动脉起始段闭塞,远端颅外段颈内动脉及以远动脉通畅者,血流经锁骨下动脉-人工血管,再灌注到颈动脉。

体位为仰卧位,头偏向对侧。选择全身麻醉,头部置冰帽。转流血管可采用自体大隐静脉或直径 8mm 的带支撑环人工血管。

手术取锁骨上横切口。于胸锁乳突肌锁骨头在锁骨的附着处切断,向上翻起。分离脂肪组织,显露前斜角肌和膈神经。酌情切断前斜角肌,牵开膈神经,多不需要切断中斜角肌,显露并游离锁骨下动脉,套带控制。将颈内静脉牵开,显露并控制颈总动脉。全身肝素化后,Satinsky 钳阻断颈总动脉,取转流血管与其行端侧吻合,确切排气后将阻断钳移到转流血管上,松颈总动脉阻断。完全阻断锁骨下动脉,取转流血管另一端与其行端侧吻合。切口放置引流。

术中酌情应用颈动脉内转流管来保证颅内动脉供血。阻断颈动脉前需要全身肝素化,并适当提高血压。手术过程中手法要仔细、轻柔,以避免颈动脉硬化斑块脱落造成脑梗死。术中要注意避免出血和损伤胸导管、膈神经或导致气胸。

同类手术还包括:左侧颈总动脉-锁骨下动脉侧侧吻合术、颈总动脉-颈总动脉转流术、锁骨下动脉-对侧颈动脉转流术。

②主动脉-颈动脉(无名动脉)转流术:此术式适用于单侧或双侧颈总动脉完全闭塞或长段重度狭窄的病变,且远端颈内动脉流出道通畅者;能够耐受开胸手术的患者,可同时行至单、双侧锁骨下动脉转流术。此术式多用于头臂型多发性大动脉炎的病例。

体位为仰卧位,头偏向健侧。选择全身麻醉,头部置冰帽。转流血管可采用直径 6、8mm 直形带支撑环人工血管。

手术取正中劈开胸骨的方法显露升主动脉,再根据情况向上延至颈部或在颈部另做切口。人工血管走行于胸骨后前纵隔,牵开胸骨,切开心包,充分显露升主动脉。少有采用右侧第 4 肋间开胸的方法显露升主动脉,人工血管从第 1 肋间出胸,经皮下、锁骨前进入颈部。用 3-0 或 4-0 无创线将人工血管与升主动脉行端侧吻合术,人工血管另一端与头臂动脉行端侧吻合。术中升主动脉采用无创阻断钳侧壁钳夹部分阻断法。

如用口径较细的 6mm、8mm 直形人工血管,应选择正中劈开胸骨的方法,行人工血管与升主动脉吻合较易,且人工血管的走行更符合血流动力学的要求。如径较粗的"Y"形人工血管可以选择右侧第 4 肋间开胸的方法,以避免胸骨柄的压迫。直径 6~8mm 的人工血管均可与颈动脉相吻合,从临床症状改善情况比较,二者无明显差异,但是应用 6mm 直形人工血管,临床观察可以明显减少或避免术中、术后脑水肿的发生。对于有严重脑缺血的患者,只改善一侧颈动脉供血(用直径 6mm 人工血管)就足以改善脑缺血症状,并能较好地避免或减少脑水肿的发生。

③升主动脉-双颈动脉转流术:双侧颈动脉病变可以行此术式。手术采用直径 16mm×8mm 及 14mm×7mm"Y"形人工血管。多采用右侧第 4 肋间开胸的方法显露升主动脉,人工血管从第 1 肋间出胸,经皮下、锁骨前进入颈部。手术方法和注意事项同上述。此种术式术后容易出现严重的脑水肿,而导致患者死亡。临床上发现双侧颈动脉病变的患者,多只行升主动脉-单侧颈动脉转流术,就可以取得满意的疗效。因此许多外科医师已经放弃了升主动脉-双颈动脉转流术术式。

(三)腔内治疗

近年来国内外腔内治疗(CAS)已广泛地应用于治疗颈动脉狭窄。颈动脉支架成形术是应用血管腔内治疗技术开展的方法,多通过股动脉穿刺、置入导管导鞘,使用球囊扩张导管扩张颈动脉狭窄段,最后植入血管支架,维持颈动脉通路。其具有微创及可多次反复应用的特点。有不少学者将 CAS 列为首选的治疗方法。

1.CAS 适应证

尽管许多循证医学证据支持首选 CEA,近年来在有经验的中心,CAS 的疗效与术后并发症与 CEA 类似,且 CAS 更适合于颈部曾经外科手术、颈部接受过放射治疗、颈动脉分叉过高或过低、全身情况不适合外科手术。对于病变累及双侧颈动脉、甚至椎动脉和(或)颅内动脉者,患者可能难以耐受外科手术时的颅内缺血(即使是术中内转流管的情况下),CAS 较 CEA 可能更具有优势。

头臂型大动脉炎的病例多为长段的动脉狭窄或闭塞,不适于腔内治疗;且其再狭窄率远较动脉硬化为高。因此 CAS 多建议应用于病因为动脉硬化者。

2.CAS 禁忌证

(1)颈动脉严重钙化性病变,扩张困难者。

(2)腔内方法无法到达的病变(主动脉弓分支严重扭曲、无合适导入动脉、主动脉弓解剖特殊,病变段颈动脉严重的狭窄)。

（3）血管造影禁忌证（严重的造影剂反应、慢性肾衰竭）。

（4）CEA 禁忌证也适合于 CAS。

3.手术入路

如何从穿刺点入路，经过超选主动脉弓并成功进入颈动脉是 CAS 成功的前提。绝大多数情况下，经股动脉入路，使用 Simon 导管可方便进入颈动脉。特殊情况下，特别是主动脉Ⅲ型弓或牛角弓需更换导管或调节 X 线球管角度增加成功率。对于主动脉Ⅲ型弓或牛角弓、主动脉严重扭曲成角、主髂动脉闭塞情况下，选择肱动脉入路是适宜的选择。如反复超选颈动脉未成功，时间超过 1 小时者，最好改变手术方式为 CEA，否则手术风险明显增加。

4.术中脑保护

腔内治疗过程中栓子的脱落是限制其广泛应用于治疗颈动脉狭窄的主要原因，无保护的腔内治疗围手术期神经系统并发症高达 5%～10%。因此，对于腔内治疗术中的脑保护是十分必要的。

脑保护的措施包括术前应用抗血小板药物，术中有效的预扩张，以及更为重要的术中血管腔内脑保护装置的应用。较多研究证实使用颈动脉保护装置可以减少 CAS 围手术期脑卒中发生。

目前临床上应用的血管腔内脑保护方式有两种：病变近端脑保护和病变远端脑保护。

（1）远端脑保护系统：是基于导丝的一种滤器保护系统，远端为自膨镍钛伞臂支撑的伞形结构，外被带微孔的伞膜作为滤网。在行脑保护同时能够保持颈动脉的正向血流灌注。交换导丝用于引导球囊扩张导管及支架释放。闭合的滤器是置于一释放鞘内，用于通过病灶。在病灶远端颈内动脉内后撤外鞘即可打开保护伞。注意在选择保护伞时应选用外径大于血管内径的保护伞，保证保护伞充分贴合于动脉壁，以确保滤过效果。手术完毕后沿导丝送入回收鞘管，将保护伞及其内的栓子一起拉出体外。

（2）近端脑保护系统：是在颈总动脉（病变近端）以球囊阻断颈动脉正向血流，从而造成颈内动脉血流反流，以防止颈动脉栓子进入颈内动脉。临床上以 MoMa 系统多用：将 MoMa 脑保护装置引入体内，将颈外动脉球囊置于颈外动脉起始段，并缓慢打起颈外动脉球囊，推注造影剂证实颈外动脉及其起始段的分支动脉（甲状颈干）已被完全阻断；缓慢打起颈总动脉球囊，推注造影剂证实颈总动脉血流已被阻断。此时，颈内动脉血流方向为逆向。此时从 MoMa 脑保护装置工作通道行颈动脉球囊扩张和支架置入术。操作完成后，充分抽吸潴留于颈总动脉阻断球囊以远动脉内的血液，以排除可能存在的碎屑。撤除颈外动脉阻断球囊及颈总动脉阻断球囊，造影后，撤出脑保护装置系统。

目前以远端脑保护最常用，具有不中断血流特点。如果狭窄远端动脉扭曲、无法释放保护伞或者非常严重颈动脉狭窄保护伞无法通过病变部位或者颈动脉病变为不稳定斑块有可能在输送保护伞时造成斑块脱落时，可选择近端脑保护系统。但近端脑保护应用时需完全阻断颈动脉血流，不能应用于所有类型颈动脉狭窄。

在 PROFI 临床试验中，MRI-DWI 成像证实与应用远端脑保护比较，近端球囊阻断可有效减少新发脑缺血损伤（45.2% vs 87.1%），并且缺血灶数量减少及面积减小。但有限的经验发现，在局部麻醉下行腔内治疗，国人对于近端阻断球囊导致的颅内缺血，耐受情况较差。

5.支架选择

支架选择取决于操学者对支架的熟悉程度与喜好。目前临床上应用的颈动脉支架多为激光切割的自膨式支架,具有良好的支撑力和顺应性。支架的设计多为开环式,以增加支架的顺应性,以及支架的贴壁性;也有闭环式支架,多适用于病变局部化较重者,此外闭环支架网孔更小,血管壁覆盖率更高,使得远端栓塞率更低。为了适应颈总动脉与颈内动脉不同口径,也有锥形支架可供选择。

腔内治疗过程中,应给予足够的预扩张;放置支架后扩张酌情施行。每次扩张持续时间均尽量缩短,扩张间隔适当延长,以保障颅内的血供;由于颈动脉球囊扩张时,对颈动脉窦压力感受器有明显影响,行球囊扩张时应严密监测患者的心率、血压,如有降低应立刻停止扩张并迅速给予升压药物和阿托品。在进行腔内治疗时可酌情应用小剂量硝酸甘油或尼莫地平等血管扩张药物,以缓解手术操作造成的脑血管痉挛。

(四)CAS 术后并发症与预防

1.缺血性卒中

CAS 相关的 TIA 与缺血性脑卒中多由栓子脱落栓塞所致,也可由血栓形成等引起。不是所有的脑梗死都发生在手术部位,CAS 会导致后循环、对侧或多部位脑缺血,可能原因为导管引起主动脉弓斑块脱落;术后轻微脑梗死出现较早,尤其是术后当天,均可以在术后当天或第1 天通过仔细的查体发现。术后严重脑梗死多于术后数天出现,尽管机制不明,但是给了相对的机会去预防这类并发症的发生。预防措施包括常规使用脑保护装置,术中从小直径球囊逐级、充分预扩张,根据病变合理选择不同类型球囊与支架,谨慎使用后扩张,必要时中转 CEA手术等措施来预防脑梗死发生。

2.术后脑出血

多由于脑过度灌注综合征、支架植入后的抗凝与抗血小板药物使用、高血压脑出血(主要位于基底节部位),以及脑梗死后出血转化、合并颅内出血性疾病所致。依据出血发生的时间来看,其主要原因是脑过度灌注综合征引起,因此术后密切监控血压、应用脱水药物减轻脑水肿等措施进行预防尤为重要。

3.心血管并发症

最主要原因是颈动脉窦压力反射所致的心动过缓与低血压,在围手术期多为一过性,不需处理。预防措施是术前确保足够水化,术前降压药的细致调整。如果出现术后持续性低血压,可于静脉内使用多巴胺持续点滴可以缓解。对于合并有冠状动脉粥样硬化性心脏病(冠心病)者,围手术期可能出现心肌梗死和心力衰竭。术前应高度重视心脏功能的评估,并给予相应处理。

4.支架内再狭窄

对于术后颈动脉再狭窄或闭塞的处理,CREST 临床试验将 1086 例 CAS 与 1105 例 CEA进行对比,术后 2 年,CAS 支架再狭窄或闭塞发生率为 6.0%,CEA 再狭窄或闭塞发生率为6.3%,而术后 4 年再狭窄或闭塞发生率分别为 6.7% 和 6.2%(病例脱落),并认为导致术后颈动脉再狭窄或闭塞的共同危险因素包括女性、糖尿病和高脂血症;而吸烟为 CEA 术后再狭窄或闭塞的单独危险因素。目前,共入组 263 例,其中 CAS 术后 5 年再狭窄或闭塞发生率为

16.6％,CEA术后5年再狭窄或闭塞发生率为10.5％。因此,术后需密切随访颈动脉内支架再狭窄,控制再狭窄发生的危险因素,包括抗血小板药物、降血脂药物、降血糖药物的合理选择和应用,吸烟者应完全戒烟。

CAS支架内再狭窄后可行二次手术。CAS再狭窄以腔内治疗为主,包括球囊成型或切割球囊、支架,成功率颇高,但均为小宗病例报道,需要更多的研究来建立标准的治疗措施。对于钙化严重及次全闭病变不适于行二次腔内治疗者、支架内血栓形成等情况可考虑行外科手术治疗。

5.其他并发症

血管痉挛、动脉夹层、血栓形成、支架释放失败、支架变形和释放后移位、保护伞嵌顿不能回收或断裂等。术中出现血管痉挛时可局部使用硝酸甘油或罂粟碱等解痉药。造影剂肾病也是CAS术后并发症之一,可以通过围手术期水化、尽量减少造影剂用量来降低发生率。

第二节　颈动脉体瘤

颈动脉体瘤是一种临床少见的化学感受器肿瘤,发源于颈总动脉分叉部位的颈动脉体,属血管球瘤的一种,富于血供。男性患者多,男女比例为3∶1,20～80岁均可发病,多数患者在50岁时明显。5％的颈动脉体瘤有内分泌功能,是多发性内分泌肿瘤MEN Ⅰ型和Ⅱ型的组成部分。

一、病因病机

(1)病因不明,可能与机体缺氧状态有关,高原地区人群发病率相对较高。

(2)家族性病例约占总病例数的6.5％,多为双侧发病;散发病例多为单侧发病。

二、病理及分型

(1)大多数为良性肿瘤,生长缓慢,少数可恶变,恶变比率为5％～9％。

(2)病理上肿瘤性质较难判断,与瘤体的浸润程度有关,单纯组织学检查难于鉴别良、恶性。一般诊断恶性颈动脉体瘤的依据为区域淋巴结内找到上皮样多角形细胞、远处转移和复发。

(3)颈动脉体瘤并无真正的包膜,常把颈动脉包绕、波及。Mayo clinic Samblin等按解剖将颈动脉体瘤分为3型。

①Group Ⅰ,相对小肿物,附着血管少,手术无困难。

②Group Ⅱ,肿瘤较大,附着血管中等,能手术切除,需行颈动脉转流。

③Group Ⅲ,肿瘤甚大,包绕颈动脉,需要行颈动脉切除和重建。

三、临床表现

(1)患者往往是无意中或查体时发现颈部无痛性肿块；肿块生长缓慢，发生恶变或瘤体内变性者，短期肿块可迅速增大明显。

(2)肿块较小时可无特殊症状。随着肿块的增大，可出现局部压迫症状，如压迫喉返神经出现声嘶，压迫舌下神经出现伸舌偏斜，压迫交感神经出现交感神经麻痹综合征（Homner综合征）、压迫气管出现呼吸困难等。

(3)最典型的体征是Fontaine征：下颌角下的颈部肿块附着于颈总动脉分叉部位，肿块可水平方向移动少许，但不沿颈动脉方向移动。

(4)家族性患者可有明确的家族史。

四、辅助检查

(1)选择性颈总动脉造影：为诊断颈动脉体瘤的确切方法，典型征象表现为颈内、颈外动脉起始部杯样增宽；颈内、颈外动脉间密度增高的软组织影，呈多血管病变；滋养血管来自颈外动脉分支；颈动脉分叉处狭窄等。

(2)血管超声、CTA、MRA以及核素显像：可作为诊断辅助手段，前三者可显示肿块范围、部位，以及与颈动脉、静脉之间的关系，为手术提供重要的参考依据。

(3)术前活组织检查可以明确诊断，但常因出血多而无充分时间切取组织，而且常对根治手术造成困难，应当尽量少用。

五、诊断要点

(1)病史长短，肿块的变化情况，有无压迫症状等；颈部查体发现颈部肿物，尤其是Fontaine征。

(2)影像学检查（CTA、血管造影等）证实为颈总动脉分叉部位的多血供病变，颈内、颈外动脉起始部呈杯样增宽。

(3)注意有无区域淋巴结和远隔部位转移的征象。

六、鉴别诊断

(1)颈动脉体瘤的误诊率较高，临床诊断需要与颈部肿大淋巴结、动脉瘤、腮源性囊肿、神经纤维瘤、淋巴瘤等鉴别。

七、治疗原则

颈动脉体瘤有5%以上的恶变率，即使不发生恶变，逐渐增大的瘤体包绕颈动脉及其分支，使手术的难度和危险性明显增加。因此治疗原则是一经诊断明确立即完整切除瘤体。早期颈动脉体瘤体积较小并且无明显症状，尽早手术切除可减少术中脑神经和颈动脉损伤。但遗憾的是,多数颈动脉体瘤被发现时已经达到 Shamblin 分级Ⅱ级或Ⅲ级。颈动脉体瘤切除术中,对动脉造影术和现代外科技术的灵活运用,使术后脑卒中的发生率从约 30% 降至 5%。但是脑神经损伤的发生率仍然高达 20%～40%。由于脑神经损伤风险太大,而多数颈动脉体瘤的体积小,生长缓慢,因此,有学者对颈动脉体瘤的外科治疗的合理性提出质疑。然而,当瘤体体积较小时,外科手术的危险性相对较小,因此,应尽快手术切除以减少脑神经损伤。双侧颈动脉体瘤切除术后,常出现血压反射功能衰竭综合征。患者可出现间歇性高血压和血压剧烈波动,并伴随头痛、头昏、心动过速、出汗和面色潮红。当患者处于安静状态时,又会出现低血压和慢心率。因此,临床上应尽量避免双侧颈动脉体瘤切除。放射性核素治疗仅对残余病灶和防止术后复发有一定疗效,而不能单独用于颈动脉体的治疗,且术前放射治疗会增加手术的难度,化学治疗对颈动脉体瘤无效。

八、手术方法

虽然颈动脉体瘤切除术的技术不断发展和完善,但是,术后神经损伤的发病率并无明显下降。因此,术前应仔细评估脑神经功能。对于可能有内分泌活性的颈动脉体瘤或者临床表现未显示有内分泌活性的双侧颈动脉体瘤,都应进行儿茶酚胺筛选检查,检查结果为阳性者,术前给予 α 和 β 受体阻滞剂治疗,术中密切监测各项生命体征,轻柔操作、避免过度刺激瘤体可降低并发症的发生。

颈动脉体瘤切除术前是否要行动脉栓塞术尚有争议。一些学者认为,行动脉栓塞术可以减少颈动脉体瘤的血供,减少术中失血量,降低手术难度,从而使手术切除更安全。但几项回顾性研究显示,栓塞组和未栓塞组的失血量或围手术期死亡率并无差异,而一项 Meta 分析发现,对于 ShamblinⅡ级或Ⅲ级的患者术前进行动脉栓塞,可有效减少术中失血量和降低脑神经损伤发生率。目前,尚没有前瞻性的研究来验证术前颈动脉体瘤栓塞在减少失血和术后并发症中的效果。另外,进行颈动脉体瘤栓塞有导致脑动脉栓塞的风险。两项研究报告显示,接受栓塞治疗的颈动脉体瘤患者脑卒中发生率分别为 16.7%(1/6)、9.1%(1/11),因此经皮动脉栓塞术导致颈内动脉或脑动脉栓塞的风险不容忽视。此外,在术前栓塞后,应尽快进行手术切除颈动脉体瘤,最好在 24 小时内,最迟不超过 48 小时,以避免术后炎症反应带来额外的手术风险。

术中出血量较大,可考虑使用自体血回输装置以减少库存血的用量。有些学者认为,术中监测患者的脑电图可以早期发现脑组织缺血现象,及时采取补救措施,从而使手术更安全。为避免脑神经损伤,除仔细解剖瘤体周围结构之外,还可使用双极电凝器以减少热传导灼伤神经的可能性。有学者建议,把瘤体与颅骨之间的距离作为颈动脉体瘤术后出现并发症的危险因素,瘤体与颅骨的距离越小,术中出血量和脑神经损伤的可能性会越大,因此,对于瘤体与颅骨距离较近的患者,术前充分备血,与神经外科医师协作手术可能使患者更加受益。

颈动脉体瘤的位置较高时,远端颈内动脉和近颅底部位的显露较困难。Dossa 等应用简易临时下颌骨半脱位术成功地解决了这一难题。简易临时下颌骨半脱位术具有简单易行、省时、损伤小、并发症少等优点。但是,下颌骨半脱位术必须在术前完成,因此需要事先对下颌骨半脱位术的必要性做出准确的评估。颈动脉体瘤切除术一般选择气管插管下全身麻醉。如需要行颞下颌关节脱位术,则应经鼻气管插管。患者仰卧位,头部向对侧倾斜45°,颈后垫薄枕。术中沿胸锁乳突肌前缘耳后做纵切口,可使手术视野清晰可辨。如果颈动脉体瘤巨大,做改良"T"形颈部切口更便于切除瘤体。切口做于耳前,将腮腺移开并保留面神经,这样便于显露远端颈内动脉。

完整的手术切除是治疗颈动脉体瘤的首选,而手术切除的两大挑战是避免损伤邻近脑神经和保持颈动脉的完整性。术中应针对不同 Shamblin 分级的颈动脉体瘤,采用不同的手术方法。当颈动脉体瘤体积较小,与颈动脉粘连极少,Shamblin 分级法为Ⅰ级时,应行颈动脉体瘤切除术。切除颈动脉体瘤应从下端开始,逐渐向头端解剖。解剖较为困难的两个部位是颈动脉分叉和颈动脉体瘤后侧,瘤体后侧常将喉上神经包绕其中。当颈动脉体瘤位置甚高时,应在二腹肌的后腹进入乳突沟处将其分离。当解剖远端颈内动脉时,应分离二腹肌以便于显露并切除茎突下颌韧带。术中应仔细辨认并保护舌下神经和迷走神经。瘤体切除不可沿动脉中层而应沿动脉外膜,Gordon-Taylor 白线处进行,否则可能引起术中出血或术后颈动脉破裂。但是,由于颈动脉体瘤没有真正的包膜,通常难以辨认"白线",要完整剥离瘤体而不损伤动脉壁并非易事。如果发生颈动脉撕裂,可用人造血管补片做修补。需要指出的是,不能因为避免损伤动脉壁而残留颈动脉体瘤组织,否则术后极易复发。

当颈动脉体瘤体积较大,与颈动脉粘连较多,Shamblin 分级法为Ⅱ级时,应行颈动脉体瘤切除,备颈动脉内转流术。手术步骤:游离并用塑料带控制颈总动脉和颈内、外动脉。静脉注射肝素,使全身肝素化。切开颈总动脉,插入充满肝素溶液的塑料管直至颈内动脉。然后,以塑料管为支撑,收紧控制颈总动脉和颈内动脉的塑料带。颈动脉体瘤切除后,拔除塑料管,缝合颈总动脉切口。术中应用转流管既可以避免因损伤动脉壁而发生大出血,又可以保持颈内动脉血流通畅而避免脑组织缺血。但是,颈动脉内转流术有引起颈动脉内膜损伤和颈内动脉、脑动脉血栓栓塞的危险。

当颈动脉体瘤体积巨大,瘤体将颈动脉分叉完全包裹或者恶变可能较大,Shamblin 分级法为Ⅲ级时,可行颈动脉体瘤切除,备血管移植术。由于颈内动脉直径较小,使用人造血管移植,其远期通畅率较低。因此,提倡使用自体大隐静脉作为移植血管。术中大隐静脉近端与阻断颈总动脉部分做端侧吻合,建议部分阻断颈总动脉以缩短脑缺血时间,然后将颈内动脉远端与大隐静脉远端做端端吻合,这种吻合方法可以最大限度地缩短颈内动脉缺血时间。最后,切断并结扎颈总动脉、颈外动脉,同时将颈动脉体瘤一并切除。在某些情况下,较早地游离并结扎颈外动脉有利于减少出血,同时也便于切除颈动脉体瘤。术中无须重建颈外动脉,可将其残端缝扎。行血管移植术时,也可应用内转流技术,以避免颈内动脉完全阻断而引起的脑组织缺血。当较大的颈动脉体瘤切除后,颈动脉的缺损不大或颈内动脉有迂曲伸长时,可考虑行颈总动脉、颈内动脉吻合术,但其前提是动脉吻合后不能有张力。

当颈动脉体瘤体积极其巨大时,即使下颌骨半脱位术也无法显露或重建远端颈内动脉,必须结扎颈内动脉。但是结扎颈内动脉可能导致脑卒中,脑卒中发病率为23%～50%,死亡率为14%～64%。如术前考虑到有结扎颈内动脉可能,则应行全脑血管造影检查评估大脑侧支循环,造影时用球囊导管阻断颈动脉评估患者耐受程度。此外,也可于术中直接穿刺颈内动脉测定颈内动脉逆流压,从而判断患者耐受颈内动脉闭塞程度。当颈内动脉逆流压低于50mmHg时,结扎颈内动脉可能威胁生命。

多数患者在治疗性颈动脉体瘤切除术后恢复良好,仅有不到2%的颈动脉体瘤发生转移,而颈动脉体瘤完整切除后,其复发率不到6%。术后最常见的并发症是脑神经损伤,部分损伤可以自愈,有些成为永久性损伤,两大样本研究报告术后永久性神经损伤发生率分别为3%和9%,造成永久性损伤的主要原因是部分颈动脉体瘤包裹迷走神经或其他脑神经,在切除瘤体时需要把包含在内的神经一并切除。另外,对于行双侧颈动脉体瘤切除术的患者,术后血管反射功能衰竭综合征的发生率较高,这可能是因为切除颈动脉体瘤时损伤舌咽神经、舌下神经或舌咽神经颈动脉窦支,破坏了颈动脉窦神经通路,中断血压反射弓。患者除了表现血压剧烈波动,还会因循环状态改变会影响大脑功能,出现不同程度的情绪波动。此外,假性动脉瘤也是比较常见的术后并发症。术后应对颈动脉体瘤患者定期随访,检查是否复发或有多中心病变。接受血管移植的患者应定期行多普勒超声检查,监测移植血管通畅情况。最后,如怀疑有家族性颈动脉体瘤可能者,建议筛查患者亲属。

1962—1998年,复旦大学附属中山医院血管外科共收治68例颈动脉体瘤。手术麻醉方法:1991年前均采用低温全身麻醉,1991—1993年采用全身麻醉,1993年至今则单纯用颈丛麻醉或先颈丛麻醉,待显露颈总动脉并阻断10分钟患者无肢体运动障碍或神志异常后改全身麻醉。手术径路采用胸锁乳突肌前缘切口。68例手术患者中,34例(50%)行单纯颈动脉体瘤切除术,13例(19.1%)将瘤体连同包绕颈外动脉一并切除,其余21例(30.9%)将瘤体及包裹颈内动脉、颈总动脉分叉切除。在这21例中颈内动脉重建的有18例,因瘤体过大直达颅底,颈内动脉残端太短无法重建,而将颈总动脉或颈内动脉结扎的有3例。重建方法有3种:15例在颈总动脉和颈内动脉之间植入大隐静脉,1例切取同侧颈外静脉作移植血管,2例将颈外动脉与颈内动脉残端直接吻合。

围手术期死亡2例,死亡率1.9%,均死于术后脑梗死。术后脑梗死共5例,术中均曾阻断颈总动脉,其中2例重建动脉,这2例中置转流管1例,其余2例行单纯瘤体切除术,1例瘤体直达颅底无法重建颈内动脉,最终结扎颈内动脉。术后神经麻痹患者包括舌下神经27例,迷走神经主干10例,迷走神经分支如咽支、喉上神经等14例,面神经下颌支2例,交感神经14例。

目前本院多采用全身麻醉。以前为降低脑组织代谢率、延长缺血缺氧耐受时间,强调低温全身麻醉的观点已被摒弃。低温麻醉操作复杂,降温复温耗时长,体温过低可能发生心律失常、凝血功能障碍,且观察术后脑梗死发生率也无明显优越性。全身麻醉术后需要密切观察患者意识及神志改变,一旦发现脑缺血表现可立即采取措施。

关于移植血管术采用何种材料,本院经验表明:颈内动脉口径较细,为保证移植血管长期通畅,不宜采用人造血管。最理想的移植血管是颈外动脉,如瘤体不包绕颈外动脉而仅包绕颈内动脉,可将瘤体连同受累颈内动脉一并切除,颈外动脉切断后,其近端与颈内动脉残端吻合。由于只需做一个吻合口,颈内动脉阻断时间较短。然而符合这种条件的颈动脉体瘤很少,本院80例中仅有4例(5.0%)。自体大隐静脉是最常用的移植血管,远期通畅率较高。颈外静脉可在同一切口内取材,但颈外静脉壁薄易发生瘤样扩张,故不宜采用。

由于术中常需阻断颈总动脉和颈内动脉,使同侧脑组织缺血,如颅内 willis 环部分缺损,脑缺血无法从对侧代偿,就可能发生脑梗死。颈动脉血栓脱落是引起脑梗死的另一重要原因。预防脑梗死的措施应包括:①术前压迫阻断患侧颈总动脉,促进 willis 环开放,即 Matas 试验。②术中避免低血压,保证一定脑灌注压。③采用全身麻醉降低脑组织代谢率,提高缺氧耐受能力。④阻断颈总动脉前,静脉注射 20～30mg 肝素,预防血栓形成。

神经麻痹是颈动脉体瘤手术最常见并发症,本院神经麻痹发生率达 43.4％,受累神经有舌下神经、迷走神经主干、迷走神经分支(如咽支)、喉上神经、面神经下颌缘支及交感神经等。神经麻痹的原因包括术中牵拉切割、术后局部水肿或瘢痕粘连压迫等。舌下神经多横跨瘤体表面,剥离瘤体时如创面渗血较多,易损伤此神经,术后表现为伸舌偏斜、舌搅拌功能障碍等。迷走神经多位于瘤体后方,可被部分瘤体包绕,损伤后表现为声音嘶哑、心律增快等。咽支及喉上神经位于瘤体内侧,损伤后出现吞咽困难、呛咳、音调降低及发声费力。面神经下颌支沿下颌骨走行,偶可行走于下颌骨下方,瘤体较大直达颅底时,分离上极时可损伤此神经,表现为患侧鼻唇沟变浅、鼓腮漏气等。交感神经位于迷走神经内侧,损伤或压迫后出现霍纳综合征。减少神经损伤的关键在于手术视野的良好显露,避免钳夹牵拉过度,减少手术创面的渗血,熟悉颈部神经走行,术中注意识别和保护。

第三节　颈动脉瘤

颈动脉瘤是由动脉硬化、创伤、感染等因素引起的颈动脉直径增大、扩张以致成瘤的疾病。男性患者较多,男女约为 2∶1,颈部无痛性、搏动性包块是颈动脉瘤最常见的临床表现。

一、病因

(1)颈动脉瘤的病因大致与其他动脉瘤相同。最常见的病因动脉粥样硬化,其引起的颈动脉瘤约占 50％。夹层、创伤也是颈动脉瘤的原因。

(2)动脉硬化引起的动脉瘤以真性动脉瘤为主,常位于颈动脉分叉部位和颈内动脉,而颈外动脉较为少见。

(3)颈动脉瘤病变一般发生于单侧,颈动脉壁薄弱所致的真性颈动脉瘤,一般呈椭圆形或圆球形,瘤体近远心端动脉可纤曲,动脉瘤内常可有血栓存在。

(4)外伤所致的动脉瘤和创伤部位有关。创伤是引起假性动脉瘤最常见的原因。感染、放疗等因素也可以导致颈动脉瘤(以假性动脉瘤为主)形成。

(5)先天性动脉囊性中层坏死等也可以导致颈动脉瘤形成。

二、临床表现

(1)早期可以无症状,仅仅是发现颈部搏动性肿物。

（2）当动脉瘤生长到一定程度后，可出现局部压迫症状，如：压迫喉返神经出现声音嘶哑，压迫颈交感神经出现霍纳综合征，压迫臂丛神经致肢体麻木，压迫气管导致气管可明显向健侧偏移，压迫食管致吞咽困难等。

（3）动脉瘤内可合并附壁血栓，附壁血栓脱落可出现 TIA、脑梗死等症状。

（4）假性动脉瘤患者可能同时合并颈部外伤史、局部放疗史。如为感染因素所致则可能同时合并局部红肿热痛、全身或其他部位感染表现等，如发热、寒战、菌血症、白细胞计数升高、血沉升高等。

（5）查体：沿颈部动脉走向（胸锁乳突肌前缘向上至下颌角处）可扪及搏动性肿块。局部听诊可闻及血管杂音，局部有时可扪及震颤，压迫颈总动脉后，肿物搏动减轻、肿物明显缩小。

三、辅助检查

（1）颈部彩色超声为首选的检查，超声检查可了解动脉瘤的形态、真性或假性、其内血流状态和有无附壁血栓等。还可以了解动脉瘤周围结构。

（2）CTA 和 MRA：是目前最常用的检查手段。

（3）颈动脉造影是诊断的金标准，但由于为有创检查，目前已不作为首选手段。

四、诊断要点

（1）根据临床症状和体征，加之辅助检查，颈动脉瘤的诊断并不困难。

（2）注意动脉瘤成因的诊断，有助于动脉瘤围术期辅助治疗措施的制定。

五、鉴别诊断

颈动脉瘤应与颈动脉体瘤、颈动脉纡曲、腮裂囊肿、颈部神经鞘瘤及淋巴结炎等相鉴别。

六、手术适应证和禁忌证

颈动脉瘤患者如不积极外科治疗，70％的患者可因瘤内血栓形成、栓塞造成脑供血不足和脑梗死，致残、致命；动脉瘤破裂可以导致大量出血和窒息，而导致患者死亡。因此，一经诊断需要尽早行干预治疗。

适应证：瘤体巨大，有颈部压迫症状；瘤内有血栓；有颅内缺血或短暂性脑缺血症状者，应及早手术治疗。

禁忌证：全身情况差不能手术者、同时伴发颅内出血性疾病者。对于近期有大面积脑梗死，术后颅内出血风险高危者，应谨慎评估手术治疗时机。

七、术前准备

（1）完善影像学检查，以决定治疗方案和判断预后。

（2）颈动脉压迫试验（Matas 试验）：术前做此试验，目的在于了解和帮助脑侧支循环的建立，即前、后交通的开放。方法是每日多次压迫患侧颈总动脉根部，完全阻断颈总动脉，根据患者耐受的情况，压迫时间可逐日延长，直至压迫 20～30 分钟。对于颈总动脉瘤者；瘤体内血栓形成或动脉硬化严重，血栓或斑块脱落风险高危者；炎性动脉瘤者；健侧颈内动脉或颅内动脉有狭窄或闭塞性病变者；患侧颈内动脉或颅内动脉狭窄严重者，不建议行颈动脉压迫试验。

由于颈动脉压迫试验有导致颅内缺血和栓塞的风险以及出于对此方法有效性的怀疑，有学者对此方法持反对意见。笔者的经验是对于无禁忌的患者，颈动脉压迫试验是安全的；即使在行颈动脉压迫时，不能确保全程有效的完全压迫颈动脉，但此方法对于前、后交通的建立是确实有效的，经颅超声多普勒可予以明确。

若瘤体巨大，无法做颈动脉压迫试验时，可一期手术先游离颈总动脉根部，套止血带，逐步分期直至完全缩扎颈总动脉。目的为建立侧支循环，作为术前脑保护的方法之一，目前已极少应用。

八、手术治疗

（一）颈动脉瘤切除和血管重建术

是手术治疗的首选方案。具体手术方法是根据瘤体部位，取环绕下颌角切口或胸锁乳突肌前切口，游离显露近、远端颈动脉及显露瘤体，注意保护舌下神经、迷走神经和颈袢等。血管移植物首选大隐静脉，切取大隐静脉一段，分支逐一结扎，以肝素盐水轻轻加压注入大隐静脉内，使之适度扩张，置于肝素盐水内备用。经静脉全身肝素化（肝素 0.5～1mg/kg），用小心耳钳部分钳夹近侧颈总动脉，不完全阻断患侧的颈动脉血流。以尖刀纵切动脉钳闭部约长 8～10mm，行大隐静脉-颈总动脉端侧吻合，吻合毕，用小无创钳钳夹移植静脉的另一端后，松开小心耳钳，移植静脉立即出现搏动。准备远侧吻合所需器械和缝线后，在靠近瘤体侧钳夹阻断颈内动脉近心端，然后以小心耳钳在尽量靠颅底处夹颈内动脉，将其切断，尽可能多地保留供吻合的颈内动脉段。用 6-0 Proline 线，取两点法，迅速完成大隐静脉-颈内动脉的端端吻合，恢复血运，证明通畅无漏血后，最后将动脉瘤和被累及的颈动脉一并切除，颈动脉断端以 5-0 Proline 无创缝线做连续缝合，完成手术。关于血管移植物，也可选用同侧甲状腺上动脉，若颈动脉蜿蜒屈曲时，常可行颈动脉对端吻合术（图 6-1～图 6-4）。直径 6～8mm 的 PTFE 人工血管也可作为移植材料。

高位颈动脉瘤上极可达颅底，远心端颈内动脉由于瘤体的遮挡，极不容易显露。我们曾采用控制近心端颈内动脉后，直接破瘤而入，再在瘤腔内向远端插入 3F 或 4F 的 Fogarty 球囊导管，球囊充水后成功地控制出血，然后可重建颈内动脉，直至最后结束动脉吻合后撤除 Fogarty 导管。直接破瘤而入，利用 Fogarty 导管控制出血的方法，可用于处理难以控制出血的复杂动脉瘤。破瘤前应准备有效做快速输血的静脉通路，并准备充足的血源。

颈动脉瘤切除和血管重建时必然要阻断一侧脑血流，造成暂时性脑缺血的过程。因此手术过程中保护脑组织免受缺氧的损害，是减少术后并发症，确保手术成功的关键。术中的脑保护方法有以下几种。

(1)术中采用全身性低温麻醉和暂时性转流术。据 Stone 研究证明,全身降温 28.3℃,可以减少脑部代谢率 60%～75%,这样比常温下阻断时间可延长 3～4 倍,由于对全身的影响较大,可能引起凝血机制障碍和严重的心律失常。此方法已少有应用。全身麻醉下头部局部降温也能有效地延长阻断时间。

(2)近年来颈内动脉内转流管比较广泛地应用于颈动脉手术,术中将转流管一端插入颈总动脉,另一端越过动脉瘤瘤体插入颈动脉的远心端,建立一个暂时性的颈动脉血流通道,这样就可以比较从容地切除动脉瘤和尽量缩短脑缺血的时间。但其弊端是内转流管会影响局部手术操作;内转流管的阻断球囊有导致动脉内膜损伤的可能,而增加颅内动脉栓塞、局部血栓形成及远期再狭窄的可能性。

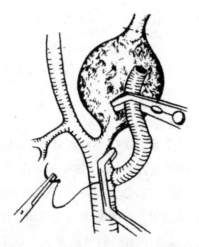

图 6-1　用小心耳钳部分钳夹近侧颈总动脉,行大隐静脉-颈总动脉端侧吻合

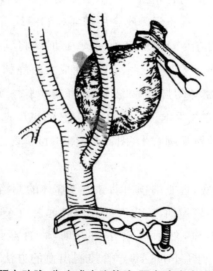

图 6-2　切断瘤体颈内动脉,先完成大隐静脉-颈内动脉瘤端端吻合,再切除瘤体

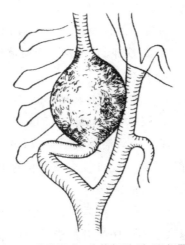

图 6-3　颈内动脉近心端常屈曲,瘤体切除后,可行颈内动脉对端吻合

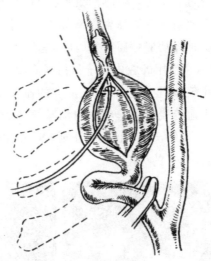

图 6-4　高位颈动脉瘤,腔内用 4F Fogarty 导管控制出血

(3)国内有中心采用无低温、无转流的颈动脉重建手术的方法,只要经颈动脉压迫试验能耐受 20~30 分钟,颈内动脉造影见颈内动脉颅外段有 1.5cm 以上的正常部分可供血管吻合,加上熟练的血管吻合技巧,便可采用此法。颈动脉瘤切除术中常采取冰帽头部降温和在颈动脉阻断时常规适当提高患者的血压等措施,有效地防止了术后严重并发症的发生。无低温、无转流的颈动脉重建的方法简化了手术程序,平均手术时间 2~3 小时,平均颈动脉阻断时间约 10 分钟,术中出血少,本组病例无手术死亡者,术后无明显神经系统并发症出现。

(二)颈动脉结扎

20 世纪 70 年代以前,由于技术、器械、血管代用品等多方面的限制,颈动脉结扎瘤体旷置术是治疗颈动脉瘤的主要方法,这种方法使得脑缺血损害带来的相应并发症发生概率明显增加。70 年代以后,颈动脉瘤切除后的动脉重建和脑血流的恢复逐渐成为颈动脉瘤治疗的一个重要步骤,单纯颈总动脉或颈内动脉结扎不再应用。但是在一些特殊病例的治疗中可采用此术式,如感染性的颈动脉瘤,动脉瘤破裂大出血紧急情况下的抢救手术等。Ehrenfeld 认为,当颈内动脉逆向压力大于 70mmHg 时,行颈动脉结扎是安全的。因此如果考虑行颈动脉结扎术,术前颈动脉压迫试验和术中的颈内动脉逆向压力测定是必要的。另外,颈动脉结扎术的偏瘫常发生在术后数小时至数日,原因多为颈内动脉继发血栓形成,因而术后应常规肝素抗凝7～10日。颈外动脉可直接行瘤体切除,颈外动脉结扎,无须重建血管。

(三)瘤体切除,局部修补或补片术

外伤性假性动脉瘤,瘤体切除后,动脉破口不大时,可行局部修补,即用无创线连续或间断缝合破口或用自体静脉或涤纶片修补破口。El-Sabrout 和 Cooley 等主张在动脉瘤瘤体较大时行瘤体的部分切除、补片成型术,术中保留瘤体的后壁,减少了迷走神经、舌下神经、喉返神经损伤的概率。需要注意的是,此术式对于免疫性疾病引起的颈动脉瘤手术应慎重,可能会增加动脉瘤再次形成的可能性。

(四)介入治疗

随着腔内技术的不断发展,越来越多的医生开始尝试腔内技术治疗颈动脉瘤(图 6-5),腔内治疗避免了手术中对颈动脉的过分暴露,从而降低脑神经损伤和其他手术相关并发症发生的风险。尤其对于二次手术或者放射治疗等原因导致局部解剖困难,脑神经损伤概率大的病例有明显的优势。尽管大多数脑神经功能障碍是暂时的,这些损伤的发生率是比较高的,在一些报道中可达 20%。治疗颈动脉瘤常用的腔内技术包括裸支架、覆膜支架、弹簧圈栓塞,覆膜支架不但能完全隔绝动脉瘤防止破裂,也能防止可能形成的血栓脱落引发的脑梗死。术中脑保护装置的应用有助于减少术中血栓脱落引起的颅内动脉栓塞的风险。对于假性动脉瘤,有学者建议通过球囊堵塞动脉瘤的颈部,然后在超声引导下经皮注射凝血酶,这种方式效果显著,但存在球囊破裂引起颅内动脉栓塞的风险。

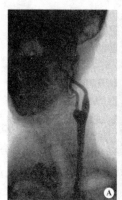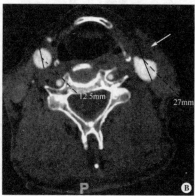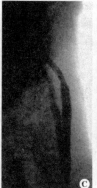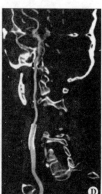

图 6-5 动脉瘤覆膜支架隔绝术

A.左侧颈总动脉瘤、颈内动脉瘤、颈外动脉瘤;B.左侧颈总动脉最大直径为27mm,伴附壁血栓形成,对侧颈总动脉直径为12.5mm,管壁光滑;C.颈内动脉、颈外动脉覆膜支架隔绝术后造影提示动脉瘤隔绝成功;D.术后随访颈内动脉支架通畅

有文献荟萃分析了 113 篇文献,共包含 224 例患者;应用覆膜支架治疗颈动脉瘤的技术成功率可达 92.8%,且并发症发生率和死亡率均较开放手术更低,平均随访 15 个月,通畅率93.2%。

然而介入技术治疗颈动脉瘤尚存在问题:颈部被盖组织少,颈部运动范围大,容易造成支架血管受外力的压迫,使支架血管变形,可导致动脉瘤复发或动脉阻塞;并且国人颈动脉的内

径比较细,术后容易出现再狭窄或血栓形成。目前尚无大宗应用覆膜支架治疗颈动脉瘤的报道,无远期的随访,这些问题有待临床进一步的观察和研究。

九、并发症的防治

(1)完整切除大型颈动脉瘤可能会对脑神经造成损伤,如面神经,迷走神经,舌下神经和舌咽神经等,从而引起吞咽困难、声音嘶哑、呼吸困难、霍纳综合征等症状。为了减少这类并发症的发生,外科医师应熟练掌握颈动脉周围解剖结构,在术中应始终轻柔操作,以防止附壁血栓移位和远端栓塞。

(2)术后护理特别需注意有无因脑组织缺血缺氧所造成的脑损伤。全身麻醉清醒后,应注意患者神志和有无偏瘫发生等。

(3)术后常规应用肝素抗凝治疗7～10天,以防移植血管、颈内及颅内动脉血栓形成。术前已应用抗血小板药物者,可以酌情不应用抗凝治疗。

(4)脑缺氧常可致脑水肿,可采用甘露醇脱水治疗。床头抬高,可以有助于缓解脑水肿的发生。

(5)术后仔细观察切口有无出血,避免血肿压迫呼吸道造成窒息或压迫移植血管造成血栓形成等。

(6)颈动脉瘤多数因动脉硬化所致,术后限制进食高胆固醇类动物性食物并戒烟,降脂和抗血小板药物治疗是必要的。

第四节 胸主动脉瘤

胸主动脉瘤是指主要累及胸主动脉段的瘤样病变,具体解剖位置通常位于锁骨下动脉开口以远的降主动脉直至腹腔干动脉水平以上的胸主动脉。累及主动脉弓或升主动脉的主动脉瘤多属于心脏外科诊治范畴。

一、病因病机

(1)和大多数的主动脉瘤病变类似,主动脉壁中层的弹性纤维破坏是胸主动脉瘤的主要病理性改变,血管壁中层的破坏导致主动脉血管壁变薄,在主动脉高压的冲击下,动脉的管腔进一步的膨胀,进而形成主动脉瘤。

(2)动脉粥样硬化是导致上述的病理改变的主要原因,其他的少见病因还包括:主动脉中层囊性坏死,多见于 Mafan 综合征,亦可见于 Turner 综合征、Ehlers-Danlos 综合征、多囊肾综合征等;细菌、梅毒、分枝杆菌等感染所致;创伤性主动脉瘤;免疫疾病相关性主动脉瘤等。

(3)动脉粥样硬化所致动脉瘤常常以真性动脉瘤多见,即瘤壁为主动脉全层,而感染、创伤、免疫疾病相关性主动脉瘤主要以假性动脉瘤多见,即动脉瘤瘤壁为动脉周围的结缔组织构成。

二、流行病学

(1)没有充分的流行病学资料说明胸主动脉瘤的发病率,其发病率显著低于腹主动脉瘤,少数的文献报道其发病率可能在 4/10 万,在黄种人群中更为罕见。目前一般认为症状性胸主动脉瘤要显著高于腹主动脉瘤,动脉瘤破裂的发生率要显著增高。动脉瘤的破裂与动脉瘤直径显著相关,动脉瘤直径>7cm,其破裂率可以高达 43%。

三、临床表现

(1)早期的胸主动脉瘤多无症状,除非其为 Mafan 综合征、创伤或感染性动脉瘤,从而出现其相应的症状。由于早期胸主动脉瘤多无症状,其体征也多不明显,同时由于其位于胸腔内,体表查体也较难发现,少数病例可以有收缩期杂音的出现。

(2)症状性胸主动脉瘤其症状和体征主要包括两个部分。

①破裂或先兆破裂:急性破裂的病例表现为突发性胸背部剧烈疼痛,伴有休克的表现和体征,如低血压、贫血等,还可能同时伴有血胸导致的呼吸困难等体征。先兆破裂的病例主要表现为胸背部钝性疼痛或胀痛。

②压迫性症状:胸主动脉瘤压迫症状可由于动脉瘤的大小、形状、部位和生长方向不同而有所不同。如主动脉瘤压迫气管和支气管可引起咳嗽、气急、肺炎和肺不张;压迫食管可引起吞咽困难;压迫喉返神经引起声音嘶哑;压迫膈神经引起膈肌麻痹;压迫上腔静脉和头臂静脉可引起上肢及颈部、面部、上胸部水肿;压迫胸骨可引起胸痛等。胸降主动脉瘤的周边组织相对宽松,瘤体的压迫症状也较罕见,少部分患者可能出现动脉瘤侵蚀胸椎或腰椎或压迫肋间神经,从而导致疼痛加重。

四、辅助检查

(一)胸部 X 线检查

虽然不能作为胸主动脉瘤的诊断依据,但可通过主动脉的钙化影提示胸主动脉管径增粗或扭曲,从而提示主动脉瘤的可能。

(二)超声心动图

传统的经皮超声心动图多不常规检查降主动脉,故不能作为胸主动脉瘤的诊断手段;经食管超声心动图可以描述动脉瘤的直径、部位,是否为假性动脉瘤或主动脉夹层等,多用于急诊抢救室的床旁检查,用于快速诊断,罕作为常规手段。

(三)CTA 检查

是胸主动脉瘤的最常用检查手段,轴位相可以明确动脉瘤的直径、扭曲度以及其与邻近脏器的关系,也可通过三维重建主动脉的相应分支动脉与主动脉瘤的关系,为进一步治疗选择提供依据。注意,主动脉三维重建有时会忽略动脉瘤内附壁血栓,从而造成动脉瘤直径较小的假象,动脉瘤的真实直径应该通过轴位相来明确。有肾功能不全的患者行 CTA 检查应慎重,检查前后应注意水化并监测肾功能变化情况。

(四)MRA 检查

增强核磁检查也是胸主动脉瘤的常用诊断手段,其诊断的准确度不亚于 CTA 检查,且不易造成肾功能障碍,相对安全,在很多中心都作为诊断的首选手段。但对于症状性胸主动脉瘤,由于其检查时间过长,不利于快速诊断。

(五)DSA 检查

动脉血管造影已经不再作为胸主动脉瘤的常用诊断手段,虽然由于其准确性仍是胸主动脉瘤的金标准,但由于为有创检查,多作为腔内治疗的同期检查手段;也有中心对于可疑胸主动脉瘤破裂的病例直接行血管造影作为快速诊断手段,有利于提高救治率。

五、诊断要点

由于早期的胸降主动脉瘤体积小,没有相关症状,多无法通过传统手段发现,可能因为常规查体行胸部 X 线检查或因肺部疾病行胸部 CT 无意中发现胸主动脉直径增宽,从而提示主动脉瘤的诊断。进一步的确诊手段多使用 CTA 或 MRA 检查,上述的影像学检查除了要明确动脉瘤的诊断外,还需要了解动脉瘤的直径、部位,重要的分支动脉和动脉瘤的关系。

六、鉴别诊断

(1)病因的诊断方面,老年患者慢性动脉瘤样疾病多为动脉粥样硬化造成,但需要与感染性主动脉瘤鉴别,后者也可慢性发展,且无感染症状;Mafan 或其他遗传性主动脉瘤多见于年轻患者,且有其相应的体征提示相关诊断,在此不赘述;外伤性动脉瘤多有明确的病史,有利于鉴别诊断。

(2)还需要与下述疾病进行鉴别诊断

①主动脉夹层或夹层动脉瘤,夹层动脉瘤多为急性主动脉夹层转为慢性后动脉假腔持续扩大造成,追问病史多可获知其急性起病病史。CTA 可以明确主动脉夹层的诊断,有利于与真性动脉瘤鉴别。

②纵隔肿瘤:基层医院,由于不存在增强 CT 检查手段,可能将纵隔肿瘤与胸主动脉瘤混淆,但目前已很罕见。

七、治疗措施

(一)药物治疗

没有有效的药物可以治疗胸主动脉瘤。控制血压、戒烟等措施可以一定程度的控制动脉瘤直径的增大以及动脉硬化的发展。

(二)手术治疗

主要是指开胸的胸主动脉瘤切除、人工血管置换术,目前仍是治疗此疾病的经典术式。手术的适应证包括:胸主动脉瘤的直径>5.5cm 或者其增加速度超过 1cm/年,有症状的胸降主动脉瘤、Mafan 合并的胸主动脉瘤。也有国人的专著认为动脉瘤直径＞5cm 即可考虑手术。同时注意患者的心肺情况等有无手术禁忌证，对于高龄或者合并严重内科疾病的要慎重选择此术式。

（三）腔内治疗

胸主动脉瘤腔内修复术是近年来兴起的手术方式，此手术方式大大减少了开胸手术带来的严重心肺并发症发生率。手术适应证和禁忌证基本同开胸手术，但的确可以对心肺等情况进行一定的放宽。手术和腔内修复的对照结果也已经逐渐成为热点。单中心的病例回顾均支持了腔内修复术可以获得显著降低的围术期死亡率和并发症率，但仍缺乏充分的前瞻性和随机对照研究支持。另外，腔内修复术的远期结果也尚不充分，等待观察。

八、升主动脉瘤

（一）病因和病理

多数升主动脉动脉瘤是由于主动脉壁中层囊性变性所引致。患者多为青、中年人，常伴有主动脉瓣窦和瓣环扩大。扩大程度严重者呈现主动脉瓣关闭不全。例如，先天性结缔组织发育不良引起全身弹性纤维断裂，称为马方综合征。升主动脉动脉瘤的其他病因尚有动脉粥样硬化、胸部创伤、梅毒性主动脉炎和 IgG_4 相关动脉炎等。

绝大多数动脉瘤为梭状动脉瘤。病变段升主动脉全周扩大，近端可累及主动脉瓣环导致主动脉瓣关闭不全；远端则大多止于无名动脉起点部的下方。主动脉壁弹性层肌细胞坏死消失，并常呈现含黏液样物质的囊样间隙。内膜可呈现局限性撕裂，也可发展形成夹层动脉瘤。

（二）临床表现及诊断

升主动脉瘤未侵及主动脉瓣瓣环，早期可无症状。动脉瘤增大压迫上腔静脉或无名静脉，则颈部和上肢静脉怒张、扩大。晚期病例动脉瘤向前胸壁长大，侵蚀胸骨，则产生剧烈疼痛，甚或穿出胸壁，呈现搏动性肿块。动脉瘤病变引起主动脉瓣关闭不全者，则临床上表现为充血性心力衰竭的症状。体格检查可闻及舒张期杂音、脉压增宽和水冲脉。胸部 X 线摄片检查显示升主动脉和左心室扩大。心电图检查常显示左心室肥厚和劳损。MRA、CTA、心脏超声，特别是经食管心脏超声检查对动脉瘤和主动脉夹层的鉴别诊断，颇有价值，主动脉造影显示升主动脉及主动脉瓣窦扩大。中层囊性变性所致的升主动脉瘤，病变大多局限于升主动脉，从无名动脉起点部以下，主动脉外径即接近正常。伴有主动脉瓣关闭不全者，则造影剂在心脏舒张时反流入左心室，按造影剂反流的数量，尚可判明主动脉瓣关闭不全的轻重程度。

（三）治疗

升主动脉瘤诊断明确后，应尽早施行外科手术治疗。治疗原则是切除病变段升主动脉，替换为人造血管（图 6-6）。伴有主动脉瓣关闭不全者，尚需同期施行主动脉瓣替换术。由于手术过程中需阻断升主动脉血流，因此应注意保护心、脑、脊髓及内脏器官不受缺血、缺氧损害，左心室也不因排血受阻产生急性扩大而衰竭。操作技术：胸骨正中切口，经右心房、右心耳，分别于上、下腔静脉内插入引血导管或者在右心房内插入单根引血导管，经股总动脉插入给血导管。经房间沟左心房切口或经右上肺静脉于左心室内放入减压引流导管。开始体外循环后，即将体温降至 25℃ 左右。心包膜腔内注入冰生理盐水做局部深降温。游离动脉瘤远侧与无名动脉之间的远段升主动脉,钳夹阻断血流后,纵向切开动脉瘤前壁,于左、右冠状动脉开口放入导管,加压注入冷心脏停搏液。在动脉瘤近、远端切断升主动脉瘤,近端切口距冠状动脉开口至少应在 5mm 以上。用长度和口径合适且不需预凝的涤纶或 Gore-Tex 人造血管,与升主动脉远侧和近侧切端做端端吻合术。用 3-0 号涤纶缝线做全层贯穿连续缝合吻合口后壁,后壁吻合完成后,再连续缝合吻合口前壁。另一种方法是切开动脉瘤后保留其后壁不予切断,将人造血管放入动脉瘤腔内做吻合术。吻合口全部完成后,于人造腔内注入液体,如吻合口有渗漏,需添加缝合数针。排除人造腔内残留气体后,缓慢放松升主动脉阻断钳。通过体外循环升温,待体温达 35℃ 以上,心脏恢复有力搏动后,停止体外循环。切开的主动脉瘤壁可包绕在人造血管外,缝合两侧切缘,起加固和止血作用(图 6-7)。

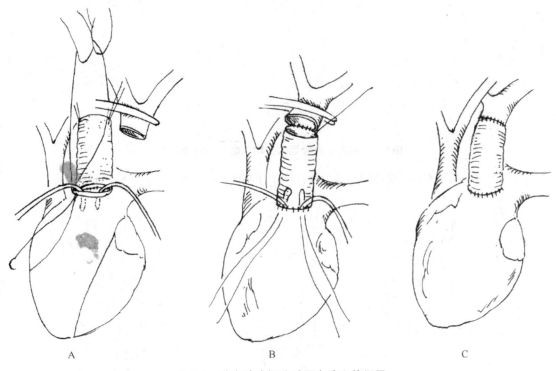

A　　　　　　　　　　　B　　　　　　　　　　　C

图 6-6　升主动脉切除后用人造血管间置

A.升主动脉病变段切除后,人造血管间置移植,近端吻合口缝合;B.远端吻合口缝合;C.人造血管间置移植完毕,松开升主动脉阻断钳

升主动脉瘤伴有主动脉瓣关闭不全者,通常需切除动脉瘤和主动脉瓣后施行主动脉瓣替换术和动脉瘤切除及人造血管移植术。这种手术比较复杂,操作难度较大,可以采用下述三种方法。

1.同时分别施行主动脉瓣替换和升主动脉瘤切除及人造血管移植术

适用于主动脉瓣窦不扩大、冠状动脉开口未上移的病例。

操作技术:手术需在体外循环结合中等度低温和心肌保护措施下进行。经股总动脉插管给血。阻断升主动脉远段,纵向切开动脉瘤前壁,切除主动脉瓣叶,将人工主动脉瓣与主动脉瓣瓣环缝合固定。然后在距冠状动脉开口至少 5mm 处横向切断升主动脉,再用一段人造血管分别与升主动脉近段切端和远段切端做端端吻合术。完成人造血管移植术后,可用动脉瘤壁包绕加固人造血管(图 6-8)。

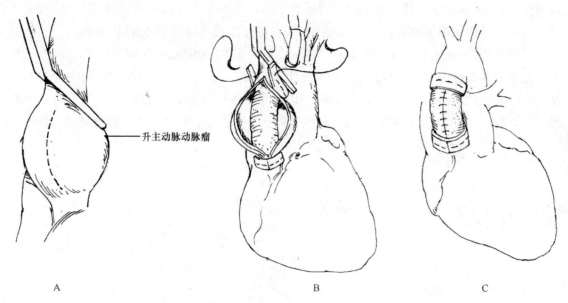

图 6-7　用人造血管置入主动脉瘤腔内做吻合术

A.切开瘤体;B.保留瘤体后壁,用人造血管与切口上、下端吻合;C 将瘤壁缝盖于人造血管外

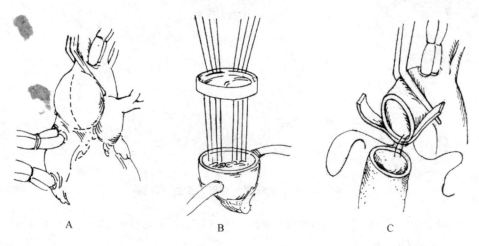

　　2.升主动脉瘤及主动脉瓣切除和带瓣人造血管移植术(Bentoll 术)

　　适用于主动脉瓣窦扩大、冠状动脉开口向上移位的病例。在建立体外循环结合低温和采用保护心肌措施下,于升主动脉瘤远侧阻断升主动脉。纵向切开动脉瘤前壁,切除主动脉瓣。选用尺寸合适并经预凝处理的带主动脉瓣人造血管,先将带瓣人造血管与主动脉瓣瓣环用带垫片的缝线做间断褥式缝合或连续缝合,缝线间距 2mm 左右,以免发生渗血。切下左冠状动脉开口及其相邻的主动脉壁,在人造血管的对应部位用电烙刀切开直径 8～10mm 的小孔。用 4-0 号 Prolene 缝线将左冠状动脉开口与人造血管切开的小孔做连续缝合。再切下右冠状

动脉开口及其相邻的主动脉壁,与人造血管的对应部位另切开的一个小孔做连续缝合。再施行人造血管与升主动脉远切端的端端吻合术(图6-9)。

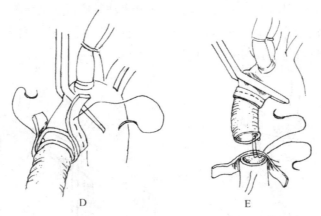

图6-8 升主动脉瘤切除后,主动脉瓣和人造血管置入术

A.切开瘤体;B.主动脉瓣置入;C~E.植入人造血管

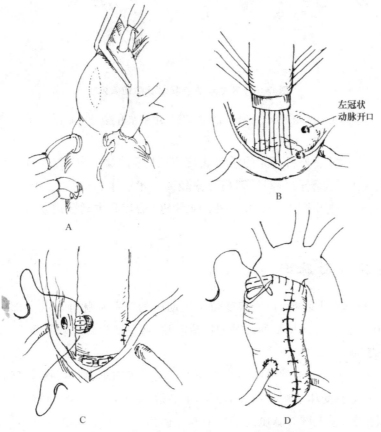

图6-9 用带瓣人造血管治疗升主动脉动脉瘤

A.在升主动脉动脉瘤远侧阻断升主动脉,纵行切开动脉瘤前壁,切除主动脉瓣;B.带瓣人造血管与主动脉瓣瓣环做间断褥式缝合;C.左、右冠状动脉开口与人造血管重建;D.远端吻合口缝合毕,将动脉瘤壁间断缝合,包裹人造血管

3.升主动脉袋状动脉瘤切除术

切除升主动脉袋状动脉瘤因不需要阻断升主动脉血流,故不必应用体外循环。前胸中线切口,纵向劈开胸骨,推开胸膜,切开心包,显露并分离动脉瘤后在动脉瘤基部靠近主动脉壁处放置无创伤血管钳,用带垫片缝线在血管钳下方先交锁褥式缝合主动脉壁全层,然后靠近血管钳切除动脉瘤,再连续缝合一层(图 6-10)。

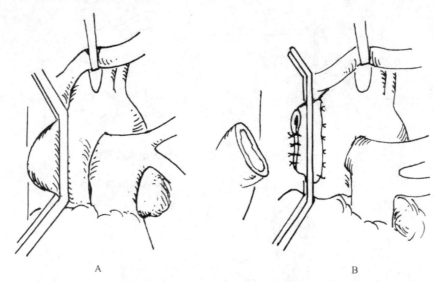

图 6-10 升主动脉袋状动脉瘤切除术

A.在动脉瘤基部靠近主动脉壁处放置无创伤血管钳;B.用带垫片缝线在血管钳下方先交锁褥式缝合主动脉

治疗效果:升主动脉瘤外科治疗的手术病死率已降到 5％～10％。梅毒性主动脉炎所致的动脉瘤和并发夹层动脉瘤的病例早期病死率较高。术后生存的病例 90％症状消失或显著减轻,心功能恢复到 Ⅰ 或 Ⅱ 级。1992 年 Dake 应用 SG 治疗升主动脉瘤获得成功后,在临床广泛应用。

九、主动脉弓动脉瘤

主动脉弓动脉瘤比较少见。由于病变位于主动脉的头臂动脉分支起点部,手术操作比较复杂,手术过程中必需注意保持脑和心脏的血流灌注,避免产生缺血缺氧损害。

(一)临床表现

主动脉弓动脉瘤压迫邻近的纵隔器官组织可产生呼吸困难、喘鸣、咳嗽、咯血、胸痛和声音嘶哑等症状。上腔静脉受压迫则呈现头面部和上肢静脉怒张,左无名静脉受压迫则左上肢和左侧颈静脉怒张扩大,左上肢静脉压高于右上肢。体格检查可发现前胸上部异常搏动和心脏杂音。左侧声带麻痹,有时呈现充血性心力衰竭的体征。胸部 X 线检查显示上纵隔搏动性块影,计算机断层摄片有助于判明动脉瘤内是否含有血栓。主动脉造影不但可以显示动脉瘤,明确诊断,并可判明动脉瘤的范围,以及头臂动脉分支是否受累。50 岁以上病例尚需作选择性冠状动脉造影,以明确是否并有冠心病。

主动脉弓动脉瘤时,由于心脏收缩时瘤体膨大将气管压向后下,因而每随心脏搏动可以触到气管的向下曳动,称为 Oliver 征,是主动脉弓动脉瘤时的特异性体征。

(二)病理

主动脉弓动脉瘤的病因最常见的是动脉粥样硬化。此外尚有囊性中层坏死、创伤和感染等,梅毒性主动脉炎引起的动脉瘤则甚少见。动脉瘤长大后即可压迫邻近的纵隔器官组织,如上腔静脉、无名静脉、肺动脉、气管、支气管、肺、左侧喉返神经等。如动脉瘤穿破入肺动脉或体循环静脉则形成动静脉瘘,由于分流量很大,可产生心力衰竭而导致死亡。

主动脉弓动脉瘤比较少见。由于病变位于主动脉的头臂干分支起始部,手术操作比较复杂,手术过程中,必须注意保持脑和心脏的血流灌注,避免产生缺血、缺氧损害。

(三)临床症状及诊断

主动脉弓动脉瘤早期可无症状,随着动脉瘤增大压迫邻近的纵隔器官组织可产生呼吸困难、喘鸣、咳嗽、咯血、胸痛和声音嘶哑等症状。上腔静脉受压迫则呈现头面部和上肢静脉怒张,左无名静脉受压迫则左上肢和左侧颈静脉怒张扩大,左上肢静脉压高于右上肢。体格检查可发现前胸上部异常搏动和心脏杂音。左侧声带麻痹,有时呈充血性心力衰竭的体征。胸部X线检查显示上纵隔动脉瘤块影。心脏超声、CT、MRA 和 DSA 不但可以显示动脉瘤,明确诊断,并可判明动脉瘤的范围,以及主动脉弓三分支是否受累。50 岁以上病例尚需做冠状动脉CTA,必要时冠状动脉造影,以明确是否伴有冠状动脉疾病。

(四)治疗

主动脉弓动脉瘤的治疗原则是切除主动脉弓动脉瘤,并做人造血管移植术,恢复主动脉及其主要分支的正常血流。手术中必须注意保护心、脑、脊髓及内脏器官不发生缺血损害,具体保护措施有下述几种方法。

1.人造血管临时分流术

体表低温麻醉,做前胸中线切口,纵向锯开胸骨,切开心包膜,查明动脉瘤近、远端的范围,游离动脉瘤近端和远端的升主动脉、降主动脉,全身肝素化,先后部分钳夹升主动脉壁和降主动脉壁,分别与一段人造血管做端侧吻合术,再在人造血管上缝接一根分叉人造血管,分别将两个分支与无名动脉和左颈总动脉做端侧吻合术。这样在阻断主动脉弓血流时,血液可经人造血管从升主动脉流入降主动脉和两侧颈动脉。在人造血管与升主动脉、降主动脉的吻合口与动脉瘤之间,放置无创伤血管钳阻断动脉瘤血流,并在无名动脉、左颈总动脉和左锁骨下动脉根部放置阻断钳。切除动脉瘤后,再用长度和口径合适的另一段人造血管替代主动脉弓。人造血管的两端分别与升主动脉和降主动脉切端做端端吻合术。无名动脉、颈总动脉和左锁骨下动脉的切端分别与人造血管前壁切口做端侧吻合术。主动脉弓替换术完成后,先去除阻断降主动脉的血管钳,排尽人造腔内残存的气体,再去除阻断升主动脉、无名动脉、左颈总动脉和左锁骨下动脉的血管钳,恢复主动脉弓血流。最后拆除供临时分流的人造血管,分别缝补升主动脉、降主动脉和两侧颈动脉切口(图 6-11)。

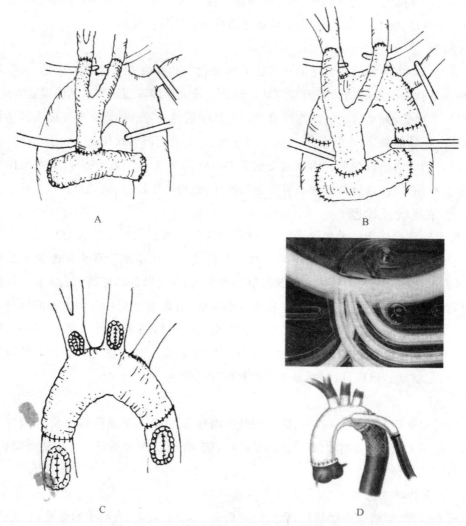

图 6-11　主动脉弓动脉瘤切除和人造血管移植术

　　A.先在升主动脉、降主动脉间用一段人造血管做端侧吻合术,并在人造血管上缝接一根分叉人造血管,分别将两个分叉与无名动脉和左颈总动脉做端侧吻合术;B.钳夹动脉瘤近、远端血管,切除主动脉弓动脉瘤,植入人造血管,去除血管钳,恢复主动脉血流,最后拆除临时分流的人造血管,分别缝补升主动脉、降主动脉和两侧颈总动脉切口;C.完成主动脉弓动脉瘤切除术;D.4 分支人造血管主动脉弓部替换法

　　1957 年,DeBakey 应用人造血管临时分流术替换主动脉弓获得成功。此法适用于动脉瘤病变仅限于主动脉弓而升主动脉和近段降主动脉管壁正常,便于与人造血管施行端侧吻合术的病例。此法可不需要应用体外循环,但其主要缺点是需施行多个吻合口,有些吻合口拆除后又需缝补,手术操作困难、复杂,所需时间很长,术后吻合口和缝补处出血的危险性增多,目前已较少应用。孙立中采用 4 分支人造血管主动脉弓部替换法,已在临床应用,取得了较好的效果。

　　2.体外循环结合主动脉弓三分支和冠状动脉分别灌注法

　　在全身体外循环结合中等度(25～28℃)低温下施行手术。经右心房、右心耳切口于上、下腔静脉内放入引血导管或者于右心房内放入单根引血导管。左心房内放入减压导管,于股总动脉、右锁骨下动脉、左颈总动脉、左锁骨下动脉和冠状动脉分别插入给血导管。为了保证主动脉弓三分支和冠状动脉分支得到合适的灌注压力和流量,宜给每一根给血导管分别配备一个血泵,每根导管每分钟灌注流量约为 500mL(图 6-12)。阻断升主动脉、降主动脉和主动脉弓三分支后,切除主动脉弓动脉瘤;用一段人造血管替换主动脉弓。人造血管的两端分别与升主动脉和降主动脉做端端吻合术。为简化手术操作,减少吻合口,可在升主动脉壁上方将主动脉弓三分支的起点处连同邻近的升主动脉壁完整切下,与人造血管相应部位的切口做补片状吻合术(图 6-13)。

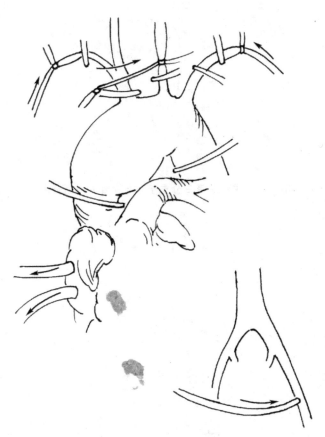

图 6-12 体外循环结合主动脉弓三分支和冠状动脉分别灌注法

在全身体外循环下手术,经右心房、右心耳切口于上、下腔静脉内放入引血导管。左心房内放入减压导管。于股总动脉、右锁骨下动脉、左颈总动脉、左锁骨下动脉和冠状动脉分别插入给血导管,然后在阻断升主动脉、降主动脉和主动脉弓三分支的情况下,切除主动脉弓动脉瘤并植入人造血管

3.体外循环结合深低温(10~15℃)和中断灌注法

胸骨正中切口,切开心包,经右心房、右心耳切口放入上、下腔静脉内引血导管或于右心房内放入单根引血导管,左心房内放入减压引流导管,股动脉插入给血导管。开始体外循环即将体温降至鼻咽温 15~20℃。于动脉瘤近端升主动脉和主动脉弓三分支根部分别放置无创血管钳阻断血流。经升主动脉根部注入冷心脏停搏液。然后停止经股动脉给血,约 10 秒后阻断

静脉给血导管,按主动脉弓动脉瘤病变的具体情况施行动脉瘤切除及人造血管移植术。动脉瘤病变局限于主动脉弓近段及下壁者可切除动脉瘤后,用人造血管替换近段主动脉弓及其下壁,保留主动脉弓上壁及主动脉弓三分支(图 6-14)。

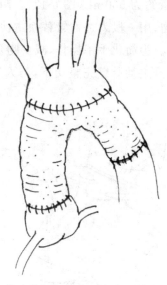

图 6-13 主动脉弓三分支于人造血管上壁吻合术

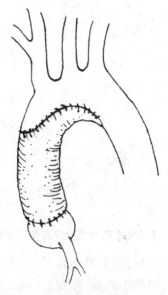

图 6-14 局限于主动脉弓和下壁动脉瘤的手术方法

保留主动脉弓上壁和主动脉弓三动脉分支,切除动脉瘤后用人造血管替换近段主动脉弓及其下壁

袋状主动脉弓下壁动脉瘤则可切开动脉瘤,显露主动脉壁破口后,用织片缝补,再以动脉壁加固缝合(图 6-15)。

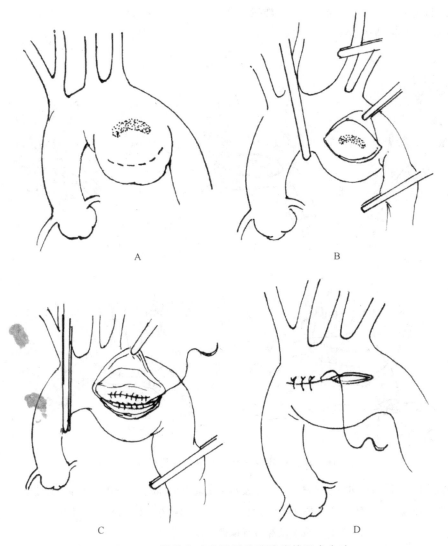

图 6-15　袋状主动脉弓下壁动脉瘤的手术方法

A.虚线示动脉瘤切口；B.显示主动脉壁破口；C.用涤纶织片缝补主动脉破口；D.用主动脉瘤壁加固缝合

动脉瘤病变范围累及整个主动脉弓者，则需施行全弓替换术。钳夹升主动脉及主动脉弓三分支后，为了减少操作难度和缩短手术时间，不必在动脉瘤外进行解剖分离，而在动脉瘤中部做纵切口，取出动脉瘤内血栓，注意勿使碎屑落入降主动脉。选用口径合适的人造血管经预凝处理后，先在动脉瘤腔内与降主动脉做端端吻合术，用 3-0 Prolene 缝线衬以小垫片做间断褥式缝合或连续缝合。检查吻合口无渗漏后，在人造血管上壁切开椭圆形切口与主动脉弓三分支起始点部及其周围主动脉弓上壁做补片状吻合术（图 6-16）。降主动脉及主动脉弓三分支与人造血管吻合完成后，患者置于头低体位，靠近升主动脉钳夹人造血管，缓慢地恢复经股动脉给血并排尽人造腔内残留气体后，放松主动脉弓三分支阻断钳，开始体外循环复温，修剪人造血管另一端后，与升主动脉做端端吻合术。放松阻断人造血管的血管钳，于升主动脉插入排气针，排除气体后再去除阻断升主动脉的血管钳，检查多处吻合口有无漏血，如有漏血需补缝数针。心脏搏动有力，体温到达 35℃ 以上，即可停止体外循环。修剪动脉瘤壁，使之紧紧包绕人造血管。拔除心腔及动脉插管,按常规操作结束手术,在深低温下中断体外循环灌注的安全时限以不超过 45 分钟为宜。

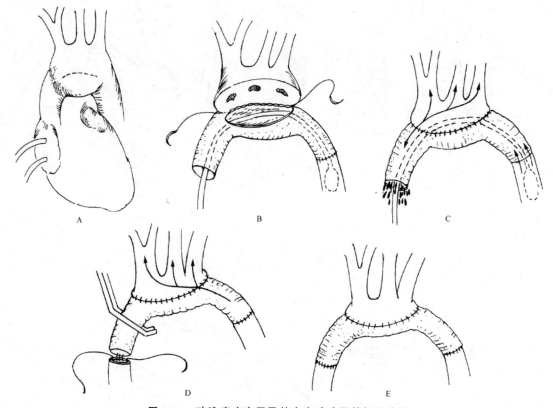

图 6-16　动脉瘤病变累及整个主动脉弓的切除方法

A.主动脉弓部动脉瘤;B.切下主动脉弓三分支及弓上部底盘,胸降主动脉内插入止血球囊导管;C.完成人造血管与胸降主动脉及主动脉弓三分支吻合术,放松球囊,排除残留气体;D.恢复主动脉弓三分支血供,施行升主动脉与人造血管端端吻合术;E.完成主动脉弓替换术

第五节　主动脉夹层

所谓主动脉夹层,是指主动脉内膜局部撕裂,导致动脉壁分离,内膜逐步剥离、扩展,在动脉内形成真、假两腔。主动脉夹层的撕裂部位可以发生在主动脉的任何部位,主动脉峡部发生率较高。通常,主动脉夹层会存在多个破口,所以真腔和假腔之间会有多个部位相沟通。同时,由于撕裂的部位不同以及累及的内脏动脉不同,其临床表现和预后也会有很大的区别。通常急性主动脉夹层是指症状发生后 2 周内确诊的病例,而慢性主动脉夹层则是症状出现 2 周以后确诊的病例。De Bakey 等根据主动脉壁炎性程度,将发病 2 周至 2 个月定义为亚急性期,在此期间主动脉壁炎性程度较急性期轻。急性主动脉夹层是一种危及生命的主动脉急性病变,病死率极高,可能高达 80％。如果主动脉夹层导致动脉壁完全撕裂,可能会致患者快速

大出血,进而死亡。

一、主动脉夹层的分型

主动脉夹层有两种分型方法,即 Debakey 法和 Stanford 法。

(一)Debakey 法

(1)Ⅰ型——破口位于升主动脉,累及至主动脉弓甚至更远。

(2)Ⅱ型——破口和假腔均局限于升主动脉。

(3)Ⅲ型——破口位于降主动脉,并向远端撕裂,但
很少向近端撕裂。

①Ⅲa 型——一般指假腔局限于胸降主动脉。

②Ⅲb 型——假腔进一步向远端撕裂,多累及腹主动脉。

(二)Stanford 法

(1)A 型:累及升主动脉,和(或)主动脉弓,也可以累及降主动脉。破口大多位于升主动脉,主动脉弓,也偶有位于降主动脉。Stanford A 型实际包括了 Debakey Ⅰ、Ⅱ型和逆向撕裂的Ⅲ型。

(2)B 型:累及降主动脉(左侧锁骨下动脉起始以远),不累及升主动脉和主动脉弓,包括了 DebakeyⅢ型的大部分情况。

二、主动脉夹层的分类

共分为 5 类(摘自中华医学会外科学分会血管外科学组 2008 年主动脉夹层腔内治疗指南)。

(1)Ⅰ类:典型的主动脉夹层,即撕裂的内膜片将主动脉分为真假两腔。

(2)Ⅱ类:主动脉中膜变性,内膜下出血并继发血肿。

(3)Ⅲ类:微夹层继发血栓形成。

(4)Ⅳ类:主动脉斑块破裂形成主动脉壁溃疡。

(5)Ⅴ类:创伤性主动脉夹层,如导丝损伤主动脉内膜。

三、病因

有 70%～80%的主动脉夹层是由高血压引起。常见的原因包括:高血压、马方综合征、Turner 综合征、外伤(多为钝性伤,如:交通事故、医源性主动脉损伤)、主动脉瓣置换术后、梅毒。还有报道认为妊娠是另外一个高发因素,这与妊娠期间血流动力学改变相关。

四、流行病学

急性主动脉夹层的正常人群年发病率为 2.9～3.5 人/10 万人,男性多发,男:女发病比例 5:1。Stanford A 型主动脉夹层的发病年龄在 50～60 岁,Stanford B 型主动脉夹层的发病年

龄在 60～70 岁。急性主动脉夹层具有较为明显的季节性和时间性，通常发病的时间在早晨 6：00～10：00，季节交替时容易发病，如秋冬、冬春交界。

五、临床表现

（1）疼痛：急性主动脉夹层的患者多以突发性、剧烈的胸背部疼痛为首发症状，疼痛性质为撕裂样、针刺样或锐性疼痛，有时甚至会因为夹层撕裂向主动脉延伸而感到疼痛的移位。一般来说，胸前区疼痛多提示累及升主动脉，而背部疼痛则多见于降主动脉夹层。而慢性的主动脉夹层则可能没有疼痛的表现。

（2）主动脉分支动脉闭塞可导致相应的脏器如：脑、四肢、肾脏、肠管、脾脏等内脏缺血症状；如心力衰竭、晕厥、脑卒中、缺血性神经病变、尿少、腹痛、下肢苍白、无力、截瘫、心搏骤停甚至猝死等。这些严重症状更多见于 A 型夹层的病例，尤其当颈动脉、椎动脉或肋间动脉受累导致脑缺血的时候。

（3）主动脉夹层的患者因可能向下撕裂至腹主动脉，故可以导致腹主动脉重要脏器分支缺血，尤其是肾动脉缺血导致的肾功能障碍和肠系膜上动脉受累导致的肠缺血都是提示不良预后的情况。前者表现为快速受损的肾功能，伴腰背部疼痛。后者表现为以剧烈的腹部疼痛，伴或不伴腹膜炎体征，病情发展非常快速，如不及时治疗，预后不佳。

（4）压迫：喉返神经受压时可出现声带麻痹，主动脉夹层累及气管和食管时可出现咯血和呕血，主动脉夹层压迫上腔静脉出现上腔静脉综合征，压迫气管表现为呼吸困难，压迫颈胸神经节出现 Homner 综合征，压迫肺动脉出现肺栓塞等相关的体征。

（5）查体

①血压异常：体格检查时，大多数主动脉夹层患者有高血压的病史，尤其在突发病的时候，可能会表现为异常高的血压情况，尤其多见于 B 型夹层。而 A 型夹层，由于可能累及主动脉瓣、冠状动脉，甚至合并有心脏压塞，则有可能表现为严重低血压的情况。当然，如果主动脉夹层出现破裂出血，也可以表现为出血性休克。

②胸腔积液：胸腔积液也是主动脉夹层的一种常见体征，多出现于左侧。

③动脉搏动异常：无论 A 型夹层还是 B 型夹层，都可能出现肢体动脉搏动异常，尤其 A 型夹层，由于锁骨下动脉受累导致单侧或双侧上肢动脉搏动变弱、消失，有时也表现为肢体动脉搏动节律不同步。B 型夹层，也有部分病例以双下肢急性缺血为首发症状，多见于腹主动脉下段的真腔完全被假腔压迫，导致下肢缺血。单纯夹层累及单侧髂动脉的病例，多不表现病侧下肢缺血，但有时也可能表现为双侧股动脉搏动不同步。

六、辅助检查

（1）胸部 X 线平片：非特异性检查，可以发现纵隔增宽的表现，有时也可以发现主动脉钙化线外移的表现。

（2）经食管心动超声：最适合于急诊室对夹层的快速诊断，可以明确夹层的分型，内膜破口的位置以及假腔的范围，还可显示并发的主动脉瓣关闭不全、心包积液及主动脉弓分支动脉的阻塞等情况。虽然经胸超声也可以定位内膜裂口,显示真、假腔的状态及血流情况。但同时也受患者的肥胖等情况限定,其敏感性和特异性均不如经食道超声,但同时经食管超声可能引起恶心、呕吐、心动过速、高血压等,反而可能加重病情,因此往往需要在麻醉下进行。目前,血管腔内超声是新发展起来的检查方式,通常在进行腔内治疗时应用,以明确破口部位和是否残余内漏。

(3)CT动脉重建(CTA):是主动脉夹层首选的诊断方式。只要患者的血流动力学能够稳定,在CT动脉重建下可以明确夹层的诊断,而且对于夹层的分型、明确破口的位置,相应的主动脉分支动脉受累情况,真假腔的关系,甚至对于脏器缺血的程度都可以给予一定的提示。但是,因为CT动脉重建需要使用造影剂,有一定的肾毒性,对于主动脉夹层累及肾动脉,并存在肾功能受损的患者,行CTA检查存在一定的恶化肾功能的风险。

(4)MR主动脉重建:对于慢性主动脉夹层的准确性和敏感性并不低于CT主动脉重建,但对于急性患者则有一定的操作顾虑,患者因为疼痛等症状很难完成30~40分钟的MR检查。

(5)主动脉造影:血管造影仍是主动脉夹层的诊断金标准,但目前已经基本退位于CTA。但在导管室的主动脉造影,可以将腔内治疗同期完成,有利于患者得到快速治疗。

(6)另外,有胸背疼痛症状的患者,还需要进行心电图、心肌酶谱等检查以排除急性心肌梗死等疾病。还需要除外以下疾病:非夹层的主动脉反流、腹主动脉瘤合并夹层、纵隔肿瘤或囊肿、心包炎、肺栓塞等。

七、诊断和鉴别诊断

根据患者典型病史、临床表现和影像学等检查,可以确诊,但表现不典型者,应与急性心肌梗死、急性心包炎、瓦氏窦破裂入心腔、瓣膜病、下肢动脉急性闭塞症和急腹症等做出鉴别。尤其注意与急性心肌梗死作鉴别,心肌梗死的胸痛症状表现为初期不剧烈,有逐渐加重及减轻后再加剧的特点,并且较少向胸部以下扩散,血压一般偏低,伴休克貌,极少引起双侧脉搏血压不等,急诊优先行心电图检查可较快协助鉴别诊断。同时应特别指出,在确诊急性心肌梗死之前必须排除本症,否则一旦采用溶栓治疗,就必将造成严重后果。需要重视的是,主动脉夹层累及下肢动脉,如髂动脉,临床上也有患者以急性肢体缺血为主要表现,可能会以急性动脉栓塞表现而采用取栓术治疗,术中常发现并不能取出栓子,也无搏动性出血。因此,对于临床上表现为急性肢体缺血,且股动脉搏动扪及不清的患者,尤其是无明确栓子来源者,需要考虑到主动脉夹层的可能。本症的诊断还应包括内膜撕裂的部位、有否主动脉剥离、剥离近心端与主动脉瓣的关系、主动脉分支的情况、剥离远端部位和血管情况等。如果患者病情极其危重,又高度提示本病的临床表现时,建议不要在影像学检查上消耗过多时间,以免耽误病情及治疗。

八、治疗

本症是一种由心胸外科、血管外科、心脏内科和影像科等医师共同参与处理的危急心血管疾病。

（一）非手术治疗

一旦疑为本病,应分秒必争地明确诊断和治疗,不论何型的主动脉夹层均应首先开展药物治疗,其目的是控制疼痛、降低血压及心室收缩速率,防止夹层进一步扩展或破裂及其他一些严重并发症的发生。应立即将患者送入监护室,卧床休息,监测血压、心律及心率、尿量、心电图等,必要时可插入 Swan-Ganz 导管监测心排血量、肺动脉楔压、中心静脉压等作为病情、用药与输液的监测指标。

1.镇痛

根据疼痛程度及体重可选用布桂嗪（强痛定）、哌替啶（杜冷丁）或吗啡,一般哌替啶 100mg 或吗啡 5～10mg 静脉注射效果好,必要时可每 6～8 小时 1 次。

2.控制血压

根据入院时血压测量情况可选用硝酸甘油、硝普钠或阿弗那、尼卡地平等。如入院时收缩压为 20～22kPa 时,可用输液泵静脉滴注或微量泵静脉注射硝酸甘油 0.2～1mg/(kg·min) 或尼卡地平 2～10mg/(kg·min),用法同硝酸甘油,也可合并口含异山梨酯（消心痛）5mg 或硝苯地平（硝苯地平）10mg,随时调节剂量使收缩压降至 13.3～17.3kPa(100～130mmHg)、平均动脉压为 8～9.33kPa(60～70mmHg)为宜。为缓解疼痛,必要时可暂时使收缩压降至 10.7～12kPa(80～90mmHg),维持心、脑、肾正常器官功能所允许的最低水平。但尿量应保持 30mL/h,长期使用硝酸甘油有耐药倾向,若收缩压＞22kPa 或硝酸甘油无效时,则改用硝普钠 50mg 溶于 5% 葡萄糖溶液 250～500mL 中,用输液泵滴注,开始剂量 25～50mg/h,逐渐调节剂量,使收缩压维持在上述水平。待血压得到满意控制,病情稳定,改口服降压药,继续控制血压水平。

3.降低左心收缩力与收缩速率

使用血管扩张剂可降低心脏负荷增加心脏收缩力,导致 dv/dt 的升高,引起主动脉夹层恶化。因此,应用 β 受体阻滞药较血管扩张药更为重要,故在临床上,应当血管扩张药与 β 受体阻滞药合并应用,通常使用的药物为普萘洛尔（心得安）0.5mg 缓慢静脉注射,总量不超过 5mg,注意观察心率和血压,若患者伴有肺气肿或阻塞性气管疾病,则改用美托洛尔 0.1mg 静脉注射,间隔 5 分钟再静脉注射 1 次,达负荷剂量后,改为口服 5～15mg,每 4～6 小时 1 次或维拉帕米（异搏定）5～10mg,每 6～8 小时 1 次;也可口服阿替洛尔（氨酰心安）12.5～50mg,一日 2 次。病情稳定后立即行进一步检查,明确诊断后,若有手术指征者,行外科手术治疗。无并发症 B 型（Ⅲ型）主动脉夹层应以非手术治疗控制血压。因为其导致重要器官功能损害的机会较少,而且这类患者的平均年龄偏高,合并有影响手术效果的其他心血管疾病存在。但 A 型（Ⅰ型和Ⅱ型）主动脉夹层应选择外科手术,药物治疗只作为手术前准备。

（二）手术治疗

外科手术是切除内膜撕裂口,防止夹层破裂所致的大出血,重建因内膜片或假腔造成的血管阻塞区域的血流。

1.A 型主动脉夹层

各学者对 A 型（Ⅰ型和Ⅱ型）主动脉夹层采用手术治疗的观点一致,手术方法也相对标准化,主要由心胸外科医师完成。通过对 20 世纪 60～70 年代药物和手术治疗大量病例的回顾性分析发现,急诊手术已作为治疗升主动脉夹层的主要选择。在 50 年代试行的修复升主动脉夹层的手术,因过高的死亡率和并发症发生率而无法开展。60～70年代,随着手术例数增加、灌注技术提高、血管材料改进等,使A型主动脉夹层的手术疗效远超过药物治疗。学者们的研究结果基本相同,已将这一原则应用于所有急性A型主动脉夹层的患者,且未发生其他严重并发症。为了防止急性A型主动脉夹层破裂或恶化,应选择手术治疗,慢性期患者经观察病情恶化,也需手术。主动脉夹层破裂可引起严重的并发症,如主动脉破裂、心脏压塞、重度主动脉瓣关闭不全、心脑供血严重障碍等,均应紧急采用手术治疗。除抢救手术外,对晚期系统性疾病患者,如心、脑、肝、肾功能失代偿者,严重血液系统疾病和凝血机制障碍者,各种严重感染,各种慢性消耗性疾病和伴恶性肿瘤者,应视为手术禁忌证患者。

(1)手术前准备

①主动脉夹层破裂造成心包积血和(或)血胸的患者,应立即进行抗休克治疗,必要时在局部麻醉下行剑突下穿刺,缓解心脏压塞或行胸腔闭式引流,迅速将患者送至手术室,准备急诊手术,血型和凝血功能等必要检查可在手术室内进行。

②采取各种措施改善心、脑、肺、肝、肾功能。

③术前预防呼吸道感染,必要时应用祛痰剂和支气管扩张剂。

④术前预防性应用广谱抗生素。

⑤对有凝血机制障碍者应酌情加以纠正。

⑥备足血源。

(2)手术方式:A型患者的手术需在体外循环下进行,经股动脉和冠状动脉开口分别插管给血。在近无名动脉处钳夹主动脉。手术的关键是找到内膜破口位置,明确夹层远端流出道情况,根据病变不同,采用不同的手术方式。

①对主动脉瓣环未受累者,则在横向切断升主动脉后,上、下切端整个周长各用聚四氟乙烯垫片"双三明治"缝合加固,再端端缝合升主动脉或间置入造血管。

②主动脉瓣环受累者,在剥离的主动脉壁中层内放置聚四氟乙烯垫片,加固主动脉上、下切端的全周,缝合于升主动脉或间置入造血管。

Bachet等报道,用明胶-间苯二酚-甲醛胶将两层剥离的主动脉边缘牢固地"黏固"在一起,使剥离的主动脉变韧并呈革样改变。这种胶在西欧和南美已广泛采用,经验表明,由于它使两端的缝线收得更紧,损伤更轻,获得极好的效果。

③主动脉瓣受累伴中、重度反流者,将主动脉瓣与升主动脉切除,修复远端剥离的内膜,并用带瓣人造血管替换和左、右冠状动脉再植。

④主动脉弓夹层的处理极为棘手。直到最近,除非发生破裂,多采用药物治疗。有学者报道,采用深低温停循环或低流量中等低温并做脑灌注,可取得良好的效果。急诊手术死亡率仍高达20%～40%。

另一个问题是剥离起源于远端并向近端延伸,后期发生的假性动脉瘤需要手术,虽然可通过手术消除假腔,但内膜撕裂的部位可在主动脉阻断位置以外,也可能在手术中未被发现。因此,最重要的是必须认清整个内膜的撕裂口,修复主动脉弓。

2.B型(Ⅲ型)主动脉夹层

(1)手术治疗指征和禁忌证:对此型患者手术治疗指征和手术时机至今仍有争议。大多数学者认为,急性期出现下列情况应急诊手术:①主动脉夹层破裂出血;②进行性血胸或纵隔增宽,以及严重的内脏或肢体缺血;③无法控制的疼痛;④接受正确的药物治疗后,夹层分离进行性扩展;⑤大剂量药物治疗不能控制高血压。但是近年来,通过一系列的回顾性研究表明,在上述情况下进行急诊手术,由于患者全身状况通常较差,所以手术风险很大,术后死亡率可高达50%,而对于一部分全身情况稳定,但有迟发性破裂或瘤样形成可能的夹层患者,却错过了手术风险相对较小的时机。为此,学者们又补充了下列几点,作为急性期低危患者的早期手术指征:主动脉最大管径大于4~6cm;主动脉夹层的迅速增大(每年大于10mm);内膜撕裂的持续开放;马方综合征或其他结缔组织病患者;长期进行糖皮质激素治疗的患者;主动脉峡部缩窄或异位左锁骨下动脉者。

至于慢性期Ⅲ型主动脉夹层,目前比较一致的观点认为,其手术指征为夹层动脉瘤形成(直径>5cm),以及内脏、下肢动脉严重缺血者。手术禁忌证同上述A型主动脉夹层。

(2)外科手术方法

①破口切除人造血管置换术:这是Ⅲ型主动脉夹层分离最彻底的手术方法。主要达到下述3个目的,即切除内膜撕裂孔和夹层动脉瘤;缝闭假腔;重建下肢和内脏血供。

对于单纯凳动脉瘤形成Ⅲ型主动脉夹层分离,目前主张行高位降主动脉(含内膜撕裂孔)切除和人造血管置换。但对于夹层伴动脉瘤形成,累及低位降主动脉或腹主动脉者,需要行全程降主动脉瘤或胸、腹主动脉瘤切除和人造血管间置移植。此类手术创伤相当大,术后截瘫和死亡发生率高达17%和26%。为此,目前普遍主张在术中主动脉阻断的过程中,采用各种转流方法对阻断远端进行灌注,以维持内脏和脊髓的必要血供。常用的转流方法:Gott管转流、左心房.股动脉转流;股动、静脉之间的转流等。其中股、动静脉转流为目前备受推崇的一种转流方法,它是通过股静脉的插管,将下半身的回流静脉血引入膜肺,经过氧合后,再将静脉血导入同侧股动脉,维持脊髓、内脏和下肢的持续供血。本法创伤较小,操作简便,通过心内吸引可将血液回收,术中失血少,虽然需要大剂量肝素化,但总的来说利大于弊。

值得注意的是,由于夹层假腔的存在,在转流插管时,应谨防插入假腔,为此,近来有学者建议,转流前可先行远端腹主动脉瘤段内膜开窗,甚至人造血管植入,然后插管,则无后顾之忧。此外,通过肋间动脉回植保护脊髓也可取得良好效果。

对于远端吻合口的处理,传统的做法是将真、假两腔缝闭,但鉴于部分Ⅲ型主动脉夹层分离者,其内脏和下肢是由假腔供血,为此有学者建议,可在远端吻合口处剪去部分内膜瓣片再行吻合,保持真、假两腔的同时供血。但也有研究表明,在非马方综合征的患者,移植物远端单纯与真腔吻合,内脏血供并不受影响,只是脊髓缺血改善不明显。

由于夹层的主动脉壁非常薄弱,因此在移植物吻合时,需将真、假两腔予以加固,除了以往的“三明治”方法外,近来还有许多文献报道了各自的加固方法,概括起来有以下几种:外膜内翻盖住内膜加固;生物黏合剂(即生物胶)填充假腔加固,目前使用较多的为明胶-间苯二酚-福尔马林混合胶(GRF胶);此外,还有氰基丙烯酸酯胶、AdvaSeal和纤维素胶、带环人造血管套扎等。

②主动脉成形术:鉴于大范围夹层切除人造血管置换术围手术期死亡率很高,因此又有学者探索仅在内膜撕裂处修补,并缝闭真、假两腔,来治疗Ⅲ型主动脉夹层分离,取得良好的近期

效果,但远期疗效有待观察。

③"象鼻干"术:本术式最初报道用于治疗真性胸主动脉瘤和 De Bakey Ⅰ型主动脉夹层分离。由于本法能解决降主动脉近端吻合的技术难题,近年来也开始应用于Ⅲ型主动脉夹层的手术,即打开降主动脉后,近心端与移植物吻合固定,移植物远端则漂浮在降主动脉腔内,盖过内膜撕裂孔,使血流均从真腔经过,而假腔内血栓形成,从而达到治疗的目的。此术式主要适用于急性期真腔较大的Ⅲ型主动脉夹层。对慢性Ⅲ型主动脉夹层,因假腔很大且粘连明显,故移植物植入相当困难。此外,对于内脏和下肢由假腔供血者,尚需进一步做远端内膜瓣片开窗,而对假腔持续开放者,则需行人造腔内支架置入,将移植物远端也固定在主动脉壁上,从而闭合假腔。移植物过短无法覆盖瘤腔,过长则可能影响脊髓血供,因此有些学者主张以长10cm 最为适宜。

④内膜开窗术:是最早应用于治疗急性期主动脉夹层并取得长期存活的术式。它通过近端夹层的内膜部分切除、缝闭远端假腔,使假腔血流重新流入真腔,从而起到降低近端血流的压力,恢复血流,减少破裂机会的目的。本术式对降主动脉夹层伴动脉瘤形成者不适用,而且新近的夹层血流动力学研究表明,防止夹层破裂的根本方法是内膜撕裂部位的切除和血管重建。因此目前主张,高危患者采用开窗术;夹层伴腹主动脉瘤样扩张者,行开窗、动脉瘤切除和人造血管移植术;作为对远端内脏和下肢缺血或由假腔供血者,保持真、假两腔同时供血的辅助术式。

⑤血管架桥术:主要应用于上述手术后,内脏和下肢血供仍未改善或者是高危伴腹主动脉夹层的患者。包括三类术式:第一类是从夹层分离近端的锁骨力脉、腋动脉,甚至升主动脉,架桥至远端缺血的内脏和下肢动脉。但手术操作复杂,远期通畅率不高。第二类是从血供未受夹层影响的髂-股或内脏动脉,架桥至缺血的内脏和下肢动脉,如股-股转流术、脾-肾转流术、肠系膜上-肾动脉旁路术等。第三类是升主动脉-腹主动脉人造血管转流术。

3.术后处理

除按一般开胸和开腹处理外,还应注意下列各项。

(1)术后应在 ICU 监护,严密注意生命体征的变化,监测中心静脉压和尿量,确保尿量每小时在 30mL 以上。

(2)术后应用抗生素至少 2 周,预防感染。

(3)应用体外循环的患者,术后应观察神志、两侧瞳孔和对光反射等情况,及早发现有无脑栓塞。

(4)注意下肢活动情况和皮肤感觉,观察有无脊髓的损害。

(5)行主动脉瓣置换术者,应做抗凝治疗 1 年。

(6)术后仍需控制血压,可减少渗血和假性动脉瘤的发生。

(7)术后应卧床 2~3 周,术后 3 个月内避免重体力活动。

(8)术后定期复查有无夹层分离的复发和主动脉瘤的形成等,必要时再次手术。

4.主动脉夹层手术疗效

随着诊疗和麻醉技术的提高,手术死亡率明显下降。A 型主动脉夹层的死亡率为 5%~20%,这取决于从夹层的发生到手术之间时间的长短。慢性夹层的死亡率要低得多(5%~

10%)主动脉夹层急诊手术的死亡率为 10%~20%,这主要是因为许多患者已有并发症的存在。A 型主动脉夹层,对手术死亡率最有影响的因素有肾功能异常、心脏压塞、缺血和手术时机的选择。B 型主动脉夹层(降主动脉)对手术死亡率最有影响的因素包括肾或内脏器官的缺血、年龄等,是主要的危险因素。人造血管与质地松脆的主动脉缝合处和其周围的出血,是最常见的死亡原因。Crawford 等报道的 546 例患者,是文献中主动脉夹层手术治疗最大的一组病例报道。在该组病例中,后期最常见的死亡原因是心肌梗死和脑卒中。5 年和 10 年生存率:A 型主动脉夹层分别为 67%±8.9% 和 67%±1.7%;而 B 型主动脉夹层则为 64%±5% 和 34%±10%。再次夹层分离是主动脉夹层治疗中必须重视的问题。未经治疗的慢性夹层分离患者和手术后的患者,必须做 X 线胸片和 CT、MRI 等影像学复查,并进行长期随访,以发现再次分离者。再次手术的危险性更大。患者可因瘤体扩大、破裂或因悬吊处理的主动脉瓣再次发生反流而需要手术。

第七章　腹外疝

第一节　腹壁切口疝

一、概述

腹壁切口疝一般由于以前切口不恰当的愈合或者腹壁瘢痕位置的过度紧张而产生。切口疝是切口裂开的后期结果，最早的切口疝修补为 Gerdy 于 1836 年报告，Judd 1912 年介绍的修补技术以广泛分离解剖切口瘢痕及临近组织为基础。1910 年 Kirschner 提出自体筋膜移植修补切口疝；1923 年 Gallie 和 LeMesurier 利用患者自体筋膜修补切口疝。以后曾使用同种移植物、异种移植物如肌腱、真皮和全层皮肤修补切口疝，均存在较多问题。由于它们高的复发率和并发症发生率，这些疝特别令人烦恼。

（一）致病因素

切口疝发病率与切口的选择有关，下腹正中切口发病率高于上腹正中切口。横切口低于正中切口（3.8% VS 13.6%）。切口疝发病率无降低趋势，近来文献报告 2%～11%，问题在于其复发率高，初次修补后 30%～50% 病例复发，且腹壁缺损越来越大，修补难度增加。以往强调"重建正常解剖结构"，采用大块致密缝合的方法将疝周筋膜缝合在一起，造成很大张力，是复发的主要原因和基础。复发切口疝除了原位复发以外，缝线切割处也形成往往不止一个的小疝，完全游离后可见该处筋膜呈"筛网"状，此时利用异位自体材料或人工材料已属必需。

肥胖是切口疝发生的主要原因之一。许多肥胖者的肌肉力量及其张力下降，因此在筋膜水平不具有充分的力量去补偿增加的张力。切口疝修补前应进行必要的减肥过程。对于肥胖患者，修补手术后肺部并发症、伤口感染、肺部栓子等危险因素高于其他患者，应予注意。

与切口疝发生有关的其他因素包括老年、营养不良、腹水、术后血肿、腹膜透析、怀孕、经原切口留置引流管、6 个月内原切口再次手术、肠线关腹以及其他引起腹壁张力增加的其他因素。切口疝产生的最常见的主要原因是术后伤口感染。感染可以引起伤口愈合困难以及继发切口薄弱。

使用某些药物可引起切口愈合不良、切口疝，类固醇和化疗药是最常见的二类药物，这些药物可以减弱正常的炎症反应并损害正常的愈合过程。

（二）适应证

多数切口疝患者表现为腹部不适和疼痛，发生急性或亚急性肠梗阻时表现为绞痛。具有以上症状者均应手术治疗。疝囊颈狭窄、疝不能还纳者更应手术治疗。发生肠梗阻、肠绞窄为手术绝对适应证。

(三)禁忌证

严重肥胖是手术禁忌证。肥胖患者往往存在其他问题,如心肺功能储备下降和糖尿病,必须减肥后手术。肥胖也使手术难度加大,术后并发症增加。

切口深部的持续感染也是疝修补的禁忌证。此种病例往往有一次以上切口疝修补史,切口组织瘢痕化,形成窦道或瘘管。如感染经久不愈,组织可能发生钙化。经久不愈的伤口往往是由于其深面有不可吸收的异物,处理的最好方法是敞开伤口,去除组织中的异物材料,引流所有脓腔,碟形切开所有窦道或瘘管,待其肉芽愈合后数月,确证无深部感染方可行疝修补术。如果在去除感染之前放入假体,切口疝部位存在脓和细菌很可能导致复发性伤口感染。

巨大切口疝表面常有皮肤感染或糜烂,若非急诊,应待其治愈后再行疝修补术。

(四)确定切口疝的手术修补时机必须个体化。

当患者全身情况稳定且营养状态适中时,可以进行疝修补。此外还应注意:

(1)切口疝修补不可避免涉及疝内容物还纳入腹引起腹内压升高的问题,腹内压过高不仅使缝线张力过大,切割组织导致疝复发,更为严重的是可能引发腹腔室隔综合征,影响心、肺、肾等重要脏器的功能。术前即应采取措施预防因术后暂时肠麻痹引起的腹胀,术中应尽量减少对腹内脏器的骚扰。

(2)术后咳嗽可使缝线对组织的切割作用增强,应避免术后肺不张、肺部感染和肺水肿,为此,术前应禁烟,肥胖者应减肥,避免过多输血输液。

二、前组织结构分离技术

切口疝是腹部外科手术后的常见并发症,发生率高达 5%～10%。目前各种修补技术日趋丰富,CST 是腹壁重建手术中一项重要技术,最初是由 Ramirez 医生等在 20 世纪 90 年代首次提出。它通过选择性腹壁肌筋膜松解,减少腹壁张力、增加腹腔容积,闭合中线、重建一个完整的肌筋膜层,达到修复中央区腹壁缺损的目的。合理使用 CST 对切口疝的手术修补提供很大帮助,也逐步为越来越多的疝外科医生理解和掌握。

腹壁组织分离技术分为前组织结构分离技术(ACST)和后组织结构分离技术(PCST)两类。ACST 是通过切断肌腱膜层最前方的腹外斜肌腱膜松解中线张力,而 PCST 则是通过切断肌腱膜层最后层的腹横肌达到松解作用。

(一)切口疝 ACST 的适应证

根据我国 2018 版切口疝诊疗指南,切口疝 ACST 的主要适应证是:①前腹壁中间部位的大切口疝;②巨大切口疝伴腹壁功能不全者,在 ACST 下联合其他术式协作治疗;但 ACST 的应用以及具体与哪种技术相结合还需在临床应用中依照患者个体情况进行选择。

(二)切口疝 ACST 的手术要点和实现途径

腹外侧壁由三层肌组织相互重叠构成:腹外斜肌及其腱膜、腹内斜肌和腹横肌。这三层肌肉之间以及肌层与腹膜之间都有解剖层次存在,这就使得各层组织可互相分离而又不会损伤原有血管和神经组织,这是 CST 的解剖基础。腹外斜肌是最外侧的一层,在内侧形成腹外斜肌腱膜最终与腹直肌鞘融合。腹外斜肌腱膜没有血管神经可以纵向切开。ACST 即为切开腹外斜肌腱膜,分离腹外斜肌与其下方的腹内斜肌-腹横肌结构的间隙(图 7-1~图 7-3),实现腹直肌-腹内斜肌-腹横肌复合体向中线部位的推进,从而关闭腹壁中线部位缺损(图 7-4)。有开放和腹腔镜两种操作方案。

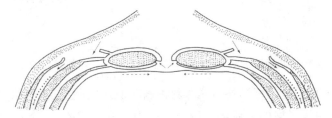

图 7-1 ACST 的两个切开位置:腹外斜肌腱膜和后鞘内侧

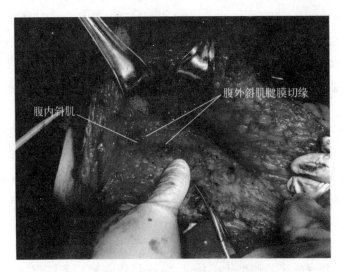

图 7-2 切开腹外斜肌与其腱膜

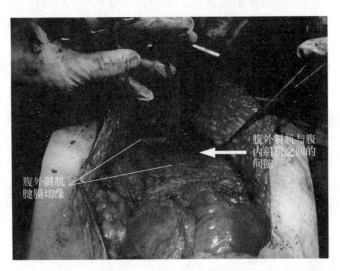

图 7-3 游离腹外斜肌与腹内斜肌之间的间隙

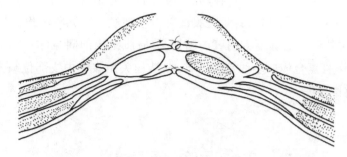

图 7-4　实现腹直肌-腹内斜肌-腹横肌复合体向中线部位的推进

ACST 的操作核心就是分离腹外斜肌和腹内斜肌肌肉之间的层面,松解腹外斜肌,使肌筋膜向中线推移,减少中线区域的术后组织缝合面张力。开放状态下,上腹段、中腹段和下腹段达到的单侧松解距离分别为 5cm、10cm 和 3cm。若此时组织缝合面仍有张力存在,可切开后鞘并翻转游离,能向中线处再推进 1~2cm,这样就可以关闭 20cm 宽度的巨大缺损,对于绝大多数腹壁疝来说已经足够。同时,这样做也能够增加腹腔容积,降低术后 ACS 的发生风险。腹腔镜 ACST 的松解程度略小于开放手术,中腹部每侧约减少 2cm 左右。

(三)切口疝 ACST 的操作要点和注意事项

1.开放 ACST

根据相关研究报告总结的开放 ACST 技术要点,包括:①选择 20cm 纵行中线切口,充分显露术野。②分离腹外斜肌与皮下脂肪之间间隙,使两侧达腋前线,上达剑突下,下至耻骨联合。③采用保留脐周穿支血管(PUPS)的方法避免损伤脐周神经血管导致的血清肿形成和皮肤坏死。④选择合适的腹外斜肌腱膜位置切开,游离腹外斜肌和腹内斜肌之间的间隙。腱膜切开长度可以根据缺损大小位置而定。但建议切开剑突到耻骨的全长以获得最大幅度的松解。以上要点中,笔者认为保护脐周穿支血管是 ACST 关键操作,脐周穿支血管主要供应腹壁中央部分组织,这些穿支来自腹壁上下深动脉,穿行腹直肌后到达皮下,一旦遭到破坏失去原有血供,脐孔及周围部位会出现缺血坏死。保护该血管的核心是通过中线切口下缘仅对脐上和脐下的皮下组织作 2~3cm 宽度的分离,在腹直肌前鞘前方向外侧潜行分离出皮下隧道,以隧道方式到达半月线外侧与原分离区会合,触及腹外斜肌腱膜分离的末端如锥形。然后通过手指的潜行分离可大范围游离开腹外斜肌和腹内斜肌之间的层面而不损伤穿支血管。同样,采用纵向或者横向旁正中切口也可以显露半月线外侧腹外斜肌腱膜,采用内镜技术也是一种选择。在 Dumanian 的一项研究报告中也发现穿支保护技术可将并发症发生率从 20% 下降到 2%。

2.腹腔镜 ACST

腹腔镜下的 ACST(ECST)侧腹壁放置穿刺孔,将内镜抵达腹壁肌肉群之间或肌肉与皮下筋膜之间,充气并进一步扩大间隙再切断腹外斜肌腱膜。包括腹外斜肌下方进入和皮下进入两种途径,多采用前者。Kashif 的研究总结了 ECST 的操作要点:①患者取仰卧位,在第 11 肋缘下与髂骨棘连线交点处做一 2~4cm 横行切口。②找到腹外斜肌及其筋膜后分开肌肉,在腹外斜肌和腹内斜肌间使用镜推法或者置入球囊扩张器初步分离间隙,然后放置操作。③继续扩展腹外斜肌下方的间隙,建立腹直肌鞘外侧的可视平面,上至肋缘上方 5～7cm 腹外斜肌附着点,下至腹股沟韧带,内侧到腹内外斜肌和腹直肌鞘外缘结合部,外至腹内外斜肌之间的外侧血管神经束(分离范围依据疝缺损的位置和大小而定)。④腔镜直视下切开腹外斜肌腱膜松解前腹壁,完成 ECST 步骤后,前腹壁获得减张,然后腹腔镜进腹或者开放切口关闭缺损,并行腹腔镜 IPOM 或者开放 Sublay 修补。ECST 的优势在于可以显著降低皮肤坏死、伤口事件的概率,但松解程度低于开放手术,可达到开放手术的 80% 左右。

(四)切口疝开放和腹腔镜 ACST 的优缺点

对比两者,切口疝开放和腔镜下 ACST 各有优点。开放 ACST 的优点在于显露充分、视野开阔,可最大限度地分离肌组织(两侧总计可达 16～20cm),操作性强,对于多次复发、粘连严重以及无法使用腹腔镜的切口疝均可。Fernando 等研究总结了 5 年间近百例复杂切口疝开放 ACST 的治疗结果,其中术后血肿出现为 12%,切口边缘出现皮肤缺血为 8%,仅 1% 死于其他状况(多器官功能衰竭)。低并发症发生率也提示开放 ACST 在切口疝治疗方面有良好的应用前景。开放 CST 也存在不少缺点,赵渝等研究认为:①手术切口大,对病患的创伤也大。②术后恢复慢,对患者的身心康复带来不利。③并发症如切口破裂、切口感染、脐周皮肤缺血坏死、皮下脂肪坏死以及伤口延迟愈合、血清肿、血肿等高于 ECST。

而 ECST 的优点则是创伤较小、患者恢复快,脐周皮瓣等切口并发症发生率低。部分不在中线位置的切口疝做单侧的 ECST 也是可选项。Michael P 等报道了 20 例开放和腔镜下 ACST 两种不同方式修复腹壁切口疝,结果显示:70% 选择 ECST 的患者未发生并发症,而30% 选择开放术式的患者切口并发症为 33.3%。Michael W 研究发现:开放和腔镜 ACST 术后进行对比,在术后恢复所需时间方面,ECST 较开放手术减少 50%,切口并发症发生率也降低约 50%(52% vs.27%)。这说明 ECST 在减少伤口并发症更有优势。虽然 ECST 术式创伤小、并发症少、恢复快,但它也仍存在一些局限,比如技术要求高、对肌组织松解程度不如开放手术等。

三、后组织结构分离技术

经典 CST 技术的关键技术点在于大范围的皮瓣游离以及腹外斜肌及腱膜的切开松解,腹外斜肌是侧腹壁三层斜肌中最前方的,所以也称前组织结构分离技术(ACST,详见前章)。但经典的 CST 技术伴随着非常高的伤口并发症以及术后复发率问题,很多学者也会倾向于联合使用腹直肌后置片修补(Sublay)技术,对于中等大小的缺损,Sublay 已经能够提供安全确切的修复。然而经典的 Sublay 其分离的范围,边界是两侧的半月线。对于一些较大的腹壁缺损,ACST 的应用受到限制。为了克服这个缺点,自 2006 年起,美国学者 Yuri W.Novitsky 开创了一种全新技术-TAR,因腹横肌在三层肌层的最后方,故称后组织结构分离技术(PCST)。该技术能够通过大范围的侧方分离,获得最大程度的腹直肌后鞘及筋膜的中线推移,创造出宽阔的肌后空间放置大张网片,同时保存了腹直肌的血管神经供应,更重要的是,该技术能够重建腹壁中线却无须分离皮瓣,从而减少伤口并发症的发生。

(一)TAR 技术的解剖学和生理学基础

腹横肌对于腹壁的功能起到重要作用,作为重要的核心肌群,它与腹内斜肌协同,起到腹壁的"紧身衣"作用,腹壁的环周张力主要通过腹横肌和其前方的腹内斜肌协同作用而实现。另外,腹横肌的解剖特征决定了它可以成为 PCST 的关键目标。在上 1/3 腹壁,腹横肌纤维明显延伸到半月线(腹直肌外缘)的内侧,其末端插入到肋骨下缘(第 7~12 肋软骨)和剑突,在头侧同时与膈肌相互交织。随着向尾侧推进,腹横肌纤维的内侧延伸逐渐减退,在脐水平及以下,几乎没有肌肉纤维,而是以腹横肌筋膜代替(图 7-5)。再者,与腹外斜肌和腹内斜肌不同,腹横肌纤维走行呈水平方向,这正是腹壁疝手术中腹直肌复合体推进的理想方向,所以在 TAR 技术中,所有的腹壁组织结构都能获得很好的中线推进。

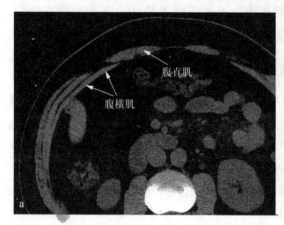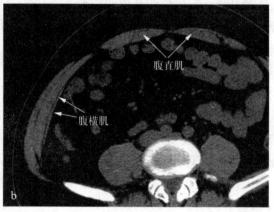

图 7-5

a.上腹部,腹横肌纤维向内侧延伸到半月线的内侧(肾平面).b 下腹部,腹横肌纤维只局限在外侧区(髂骨平面)

(二)开放 TAR 技术

1.手术步骤与注意事项

(1)切口/腹腔粘连松解:平卧位,采用中线切口,对于合并有过往手术瘢痕、皮肤退化萎缩或者溃疡的患者,也可采用椭圆形或者"泪滴"样切口。切开各层进腹,然后分离腹腔内容物与前腹壁的粘连,除非患者术前已有梗阻症状,否则无须分离肠管之间的粘连。完成腹腔粘连分离后,将一张大湿布巾置入腹腔包裹内脏(图 7-6),此举有助于在后续操作中保护内脏。

(2)腹直肌鞘切开/腹直肌后分离:接下来需要切开腹直肌后鞘。准确辨识腹直肌和疝囊的连接点很重要,应该是在疝环边缘的外侧 0.5~1cm 处切开腹直肌后鞘,此时应该能够清楚看到腹直肌纤维(图 7-7)。完成一侧腹直肌后鞘全段的切开后,在腹直肌后层面分离,直至外侧的半月线。可以使用电刀分离,也可用手指进行钝性分离。在这个过程中,持续的张力很重要,可使用腹壁拉钩将腹直肌向上提拉,然后以多把皮钳夹持切开的腹直肌后鞘切缘对抗牵引。这个分离的外侧边界是进入到腹直肌外缘的血管神经穿支,它们是胸腹神经(肋间神经)的分支,在半月线的内侧穿过腹直肌后鞘进入腹直肌(图 7-8)。需要注意的是,肝镰状韧带依附于右腹直肌后鞘的深面,分离过程中需要保护。头侧方向的分离根据疝环缺损的范围决定,可以扩展到上腹部甚至剑突区域,必要时甚至可以到达剑突上方。尾侧方向,在分离进入盆腔之前,需要切断弓状线(Douglas 线)与腹白线在中线处的附着,之后将顺势进入到下腹部腹膜前间隙。腹壁下血管,走行于腹横筋膜的浅面,沿着腹直肌的外后侧面上行,在解剖过程中需要辨识和保护,如果在腹横筋膜的浅面分离解剖则可能导致该血管损伤。继续向下,分离进入到耻骨膀胱间隙(Retzius 间隙),显露耻骨联合和耻骨梳韧带(耻骨梳韧带)。

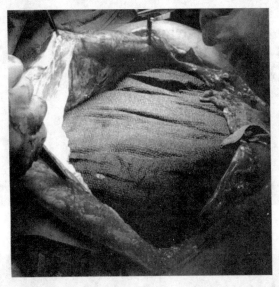

图 7-6　完成腹腔粘连分离后,将一张大湿布布置入腹腔包裹内脏

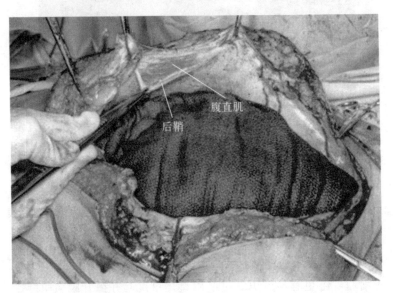

图 7-7　疝环边缘外侧 0.5～1cm 处切开腹直肌后鞘,暴露腹直肌纤维

(3)显露和切断腹横肌:腹直肌后平面分离到达半月线,意味着到达传统 Rives-Stoppa(Sublay)手术的极限,如果还想继续向外扩展,就要进行后组织结构分离,即 TAR 技术。一般从上 1/3 腹部(或者该次手术腹直肌后分离层面的最上缘)开始,再次纵向切开腹直肌后鞘,显露其下方的腹横肌纤维(图 7-9)。在这里务必注意腹直肌后鞘的切缘一定要在血管神经穿支的内侧,否则这些穿支一旦损伤将导致腹直肌去神经化并萎缩。

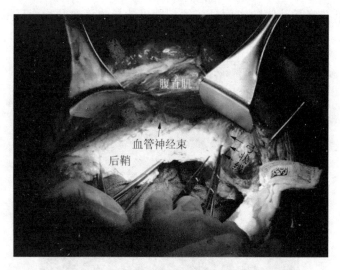

图 7-8　完成腹直肌后分离，到达半月线

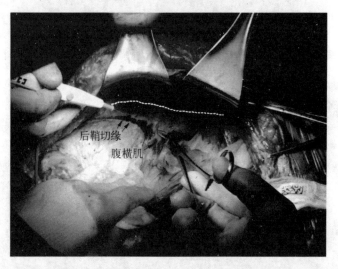

图 7-9　纵向切开腹直肌后鞘，显露其下方的腹横肌纤维（虚线所示为半月线）

接下来处理腹横肌。不要在腹横肌的浅面分离，因为这是神经走行平面，会损伤到之前辨识的血管神经穿支。在这些穿支的内侧缘电凝切断腹横肌，同理，此步骤最好从上 1/3 腹开始，因为上部的腹横肌纤维更容易辨识。可使用直角钳挑起并撑开腹横肌纤维再进行切断，避免损伤下方筋膜。切断肌肉后将进入到腹横筋膜和腹横肌之间的层面（图 7-10），这是 TAR 技术向外侧拓展的理想层面。

（4）侧腹/后腹膜区域分离：切断腹横肌后，在其深面向外侧扩展游离。小心地钝性分离，为减少腹膜外层结构的撕裂，可使用直角钳轻轻夹持腹横肌的外侧断面并向上提拉，多把皮钳夹持切开的腹直肌后鞘切缘向内侧下方提拉作对抗牵引，然后使用"花生米"钝性分离将腹横肌和下方的腹横筋膜分离（图 7-11）。该层面是一个疏松无血管的平面，如果分离过程中感觉困难或者出血较多，术者应该注意是否错误地进入了肌肉间（腹横肌与腹内斜肌）层面。分离过程中如果腹膜有破损就需要可吸收线缝合修补。

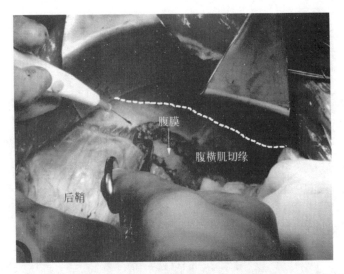

图 7-10　切断腹横肌,进入腹横筋膜和腹横肌之间层面并向外侧扩展

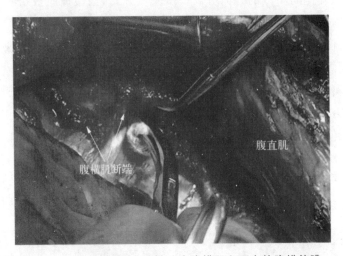

图 7-11　使用"花生米"钝性分离腹横肌和下方的腹横筋膜

如果需要,继续向外后方分离将会到达腰大肌的外侧界。需注意,腰大肌外侧缘是 TAR 后方分离的极限,可以作为安全标志,并以此为引导向尾侧分离到达 Bogros 间隙和 MPO。完成此步骤的分离后,腹直肌后鞘能获得大范围的中线推移,同时形成一个巨大的腹肌后区域"口袋",为后续的补片放置提供广阔的空间。

(5)下腹部的分离:可从中间向外侧分离,当显露双侧耻骨梳韧带和耻骨以后,继续向外侧分离跨过整个 MPO(图 7-12)。在女性,需辨认子宫圆韧带,术者根据分离难易自行决定断与不断;而男性,仔细辨认精索并小心去腹膜化(与腹股沟疝 TAPP 手术、TEP 手术中的步骤相似)。所有的直疝和斜疝都要回纳处理,下外侧分离范围至少要超过内环口到达髂腰肌 5cm 以上,这样后续的补片放置才能完整覆盖整个 MPO 的下缘。膀胱可以注入生理盐水以便于辨认和分离,在有既往盆腔手术史例如前列腺和膀胱手术的患者中,此处的解剖需尤为谨慎。

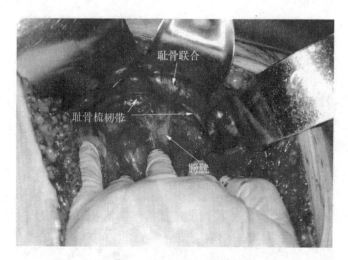

图 7-12　下部(盆腔)的分离

当然,也可以从外侧向中线的方向分离。从头侧开始,当腹横肌被切断继而侧方分离一直到达后腹膜区(已前述),就可沿着腰大肌外侧缘转向尾侧分离,到达 MPO 的外下缘(Bogros 间隙),继而转向内侧,通过钝性分离,到达腹膜外层也就是腹横筋膜的背侧(腹膜的腹侧),最后进入耻骨膀胱间隙(Retzius 间隙)。

(6)上腹部分离:分离范围可根据疝缺损的具体位置而言,上腹部的分离可以仅到达上腹部,也可以超越剑突到达胸骨后区域。对于缺损上缘距离剑突有 6～8cm 以上的中线疝,无须分离剑突上区域。但要在缺损上缘建立一个腹直肌后方左右相连的平面以放置补片,一般要求补片超过缺损上缘并在腹白线的后方向上嵌入 5cm 以上。为了打通左右不相通的腹直肌后平面,要切开腹直肌后鞘与白线的结合部,并向头侧方向切开 5cm 以上,然后左右后鞘的切缘将被重新缝合连接,这样补片就能够平整放置在白线的后方(肌后间隙)(图 7-13)。

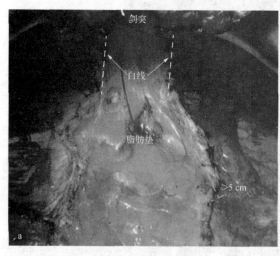
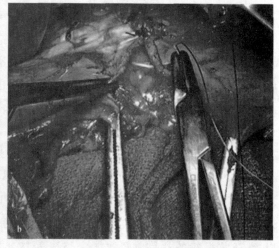

图 7-13

上腹部的分离:a 左右腹直肌后鞘向头侧方向切开 5cm 以上;b 缝合左右后鞘的切缘使后鞘重连接

对于上腹部的疝缺损,分离胸骨后方区域很有必要的,这样补片能够插入到胸骨后间隙,获得足够的覆盖距离同时有骨性的承托,从而有效减少从上腹部/剑突下的复发机会。具体方法是将腹白线向上切开到剑突;随后切开左右后鞘与剑突的连接,此时可见到胸骨后区的三角形的脂肪垫;最后,整个腹肌后间隙和上腹部胸骨后区域连通。(7)关闭腹直肌后鞘:一旦双侧的分离完成后(大部分复杂疝都需要双侧分离),就将左右腹直肌后鞘向中线靠拢,用 2-0 的可吸收缝线作连续缝合关闭(图 7-14)。个别情况下,如果左右后鞘不能并拢,剩下的缺口我们可以使用自身组织(例如网膜或者裁剪一块疝囊)填补,也可以用生物补片桥接修补缺口。总之,缝合后鞘同时隔绝内脏囊。随后冲洗创面。

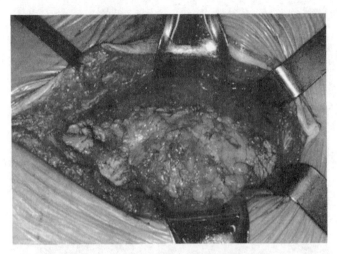

图 7-14 连续缝合关闭后鞘,隔绝内脏囊

(8)补片的放置与固定:以 Sublay 修补方式将补片放置在肌后层面。遵从 GPRVS 的原则,补片的大小并非根据疝缺损大小决定,一般补片侧方放置的范围至少是到达腋前线。如果是下腹部的缺损,补片需要插入到 Retzius 间隙下方至少 3cm,并固定在耻骨梳韧带上,此举能有效减少经耻骨上方的复发;同理,中上腹的缺损,补片应覆盖到上腹部甚至插入胸骨后间隙(如前述)(图 7-15)。

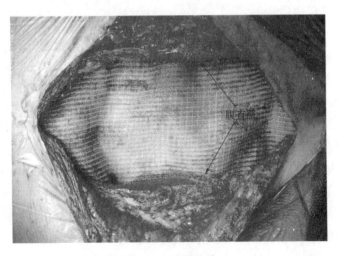

图 7-15 放置补片

补片固定采用全层贯穿缝合的方法,具体是用单股可吸收缝线(PDSⅡ)先缝在补片上,在体表对应位置皮肤做小切口,使用勾线针,经同一小切口两次刺入(针距大概 1cm)后分别抓持线尾带出,然后打结并埋于皮下。一般一侧缝合 2~3 针足矣。

补片的选择并无明确标准。因为置于肌后/腹膜外间隙,不接触肠管内脏,原则上无须使用防粘连补片。一般使用大网孔的中量聚丙烯补片,如果缺损较小,中线关闭无张力的情况下,也可使用轻量补片;但在中线重建张力过高或者无法重建的情况下,就需要使用重量型补片。

(9)前筋膜层和皮肤的关闭:在补片的前方放置较粗的负压封闭引流管后,将双侧腹直肌向中线拉拢,使用单股缝线(0 号 PDSⅡ)将腹白线作连续缝合重建(图 7-16)。随后皮下软组织逐层缝合关闭,切除多余的或者是萎缩退化的皮肤和皮下组织,缝合皮肤或用皮肤钉钉合关闭。

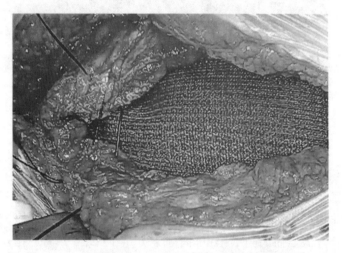

图 7-16　连续缝合关闭重建腹白线(杭州王平教授提供)

2.注意事项

熟练掌握腹壁各层次的解剖,是实施 TAR 技术的基础。

TAR 的操作一般建议从上 1/3 腹部(或者该次手术腹直肌后分离层面的最上缘)开始。这是因为上腹部的腹横肌纤维内侧界延伸远远超过半月线。后鞘切开线在半月线内侧 0.5~1.0cm,这是因为如果后鞘切开线太靠近内侧,腹横肌纤维可能已经退化为腱膜,难以辨别,容易误切开腹膜;同样,如果从中下腹部开始 TAR 操作,由于此处的腹横肌纤维更靠近外侧,切开后鞘后看到的腹横肌是筋膜结构而非肌肉机构,一样难以辨别。因此,腹直肌后鞘应该从头侧向尾侧的方向切开,这样更容易辨别下方的腹横肌肌肉纤维结构。

在下腹部,弓状线外侧缘与半月线连接处也要切断。另外在弓状线的上方,腹内斜肌腱膜分为前后两层包绕腹直肌,其中后层与腹横肌腱膜共同组成后鞘,所以 TAR 操作真正切开的层次顺序应该是:①腹内斜肌腱膜后层;②腹横肌纤维(或腱膜),随后进入到腹横肌与其深面的腹横肌筋膜之间的层面,这一层面可以继续向侧方拓展的理想层面(图 7-17)。但是此处腹横筋膜菲薄,往往不经意间切破进而到腹横筋膜与腹膜之间的层面(真正的腹膜外层),此时需要轻柔的操作,减少腹膜的撕裂。

补片的放置层次,在中线区域(半月线内)应该是腹直肌后、后鞘前间隙,侧方(半月线外)区域是腹横肌后间隙(也就是腹膜外层)(图 7-18)。

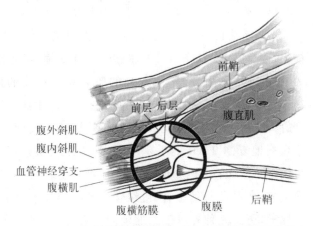

图 7-17　TAR 操作的解剖细节以及真正切开的层次顺序

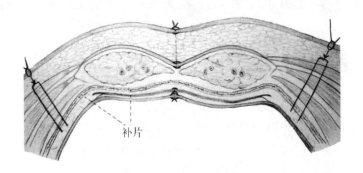

图 7-18　补片放置层次

3.手术适应证和总体评价

腹中线的大缺损是 TAR 技术的主要适应证,具体缺损范围尚无统一标准,国人与西方人体型也存在较大差异。对于那些需要通过肌筋膜组织结构分离来重建腹壁的患者,当不适合使用 ACST 时(包括有肋缘下/人字形切口疝、有腹壁成形术和前组织结构分离手术史等),PCST 就显得尤为重要。再者,巨大的剑突下疝、髂骨旁疝、耻骨上疝等,还有大部分的造口旁疝也是 TAR 技术的良好适应证,但具体操作步骤会有些差异。

TAR 技术并没有绝对禁忌证,相对禁忌证包括:既往有腹膜前修补或者肌后修补手术史或者各种原因导致的腹腔内广泛粘连或后腹膜区广泛瘢痕化的患者。需要注意的是,TAR 不适宜与 ACST 联合使用,否则腹内斜肌将变成侧腹壁张力的唯一承受者,可能导致明显的侧腹壁松弛甚至疝的发生。但对于经过前组织结构分离手术后复发的患者,尽管此时采用 TAR 技术存在发生术后侧腹壁膨出的风险,但 TAR 技术在此时是最有效的,甚至可能是最后的、也是唯一的可选方案。

不可否认,开放 TAR 技术是一种创伤较大的手术操作,临床选择需谨慎。很小的缺损,如果能够直接拉拢关闭的,无须使用 TAR。临床实践中,对于不能直接关闭的缺损,可以尝试先选择在 Sublay 层面进行分离，分离后如仍不能关闭，此时可以进一步施行 TAR。虽然 Novitsky 等的资料建议≥9cm 的缺损才使用 TAR，但在实际应用中，缺损能否关闭受到很多因素影响，患者的体型、肥胖情况、腹壁顺应性差异等。有些缺损虽然只有 6cm，但腹壁顺应性差，可能也要施行 TAR 方能关闭缺损，所以不能单纯以缺损的绝对值来判断。日后我们不妨使用缺损腹围比（缺损横径/腹围周长）这个参数来描述一个疝缺损，可能更有参考价值。理论上说，单侧 TAR 手术，在中腹部水平可获得＞15cm 的肌筋膜向中线的推进距离，所以双侧 TAR 手术操作完成后，应该可以关闭宽达 30cm 以上的缺损。Novitsky 手术的病例中最大缺损宽达 36cm，但笔者实际应用却很难达到如此大的效能，这应该与人种、个体的差异有关。临床应用过程中，不能简单死板地复制 TAR 的手术步骤，而需融会贯通，结合其他腹壁重建的手段，方能发挥 TAR 手术的最大效果。例如可以结合肉毒素注射的 CCS 技术来应用或者在合并严重肥胖，腹腔肠管粘连、水肿严重的患者，可结合主动减容技术使用。

TAR 不单纯是一项技术，更是一种外科理念的延伸。它将腹壁解剖游离层面推进到前所未有的范围，大大提高了巨大、复杂、疑难腹壁疝的治疗效果，可以认为是现代疝外科发展史上一座里程碑。如果能熟练掌握 TAR 技术，将会为疝外科医生的武器库中增添一项无坚不摧的利器。

四、假体（网片）修补术

（一）概述

绝大多数切口疝需要假体组织修补。

近年人工材料亦在我国逐渐普及，用于切口疝修补的优势超过在其他腹外疝中的应用。

使用假体材料最常见的并发症是血清肿形成，发病率 0.8%～5.5%，与局部渗液得不到引流有关，而与网片位置是否平整无关。另一可能发生的并发症为局部感染，相关因素为使用丝线或棉线，显著高于使用合成的不吸收材料。大部分感染位于皮下，抗生素治疗通常有效，不累及网片。深部感染病例使用抗生素及引流大多治愈，一组 1400 余例切口疝修补报告中，仅 12 例需取出网片。我们用聚丙烯网片修补污染手术后（绞窄性肠梗阻、乙状结肠穿孔）对切口感染裂开造成的腹壁缺损获得满意结果，关键在于控制急性感染，使肉芽新鲜健康，网片置入后要避免网片直接接触肠管，以免导致局部粘连、肠梗阻和肠管侵蚀，肠漏形成。尽管发病率 1% 左右，但应尽量避免。现有资料显示，聚丙烯网片使用最广泛。

术前应纠正不良全身情况，如过度肥胖、心肺功能不全、营养不良、糖尿病等。巨大切口疝腹内容物膨出者应使用气腹以增加腹腔容积，以免疝修补导致潮气量减小和缺氧。局部有皮损或感染者应经处理使局部无明显感染，肉芽组织新鲜。值得一提的是人工合成假体的应用使疝手术的禁忌证发生了变化，轻微腹内压增高、绞窄疝、局部皮肤感染缺损不再成为绝对禁忌证。由于使用假体实质上扩大了腹腔容积故对呼吸功能干扰小。

网片放置部位历来有不同意见。以往认为，应游离距筋膜缺损边缘 2cm 的腹膜前间隙，网片即放置于此层。临床上实际情况并非如此，许多切口疝患者由于切口感染、炎症反应等影响，腹膜前间隙已非疏松的脂肪组织，取而代之的是较致密的纤维组织，不便游离；硬性游离，可造成局部血肿和新的创伤。一项文献综述对 40 个机构的 1281 例切口疝网片修补结果进行分析表明,无论网片置于腹腔内、腹膜前还是筋膜前,其复发率皆无差异。由此可知,网片不一定要放置在腹膜前。新近实验研究进一步证实了网片放置于筋膜前的合理性。电镜观察可见网片置于筋膜前所形成的组织结构比腹膜前组更完整,细胞聚集和新组织形成更旺盛,成纤维细胞活性升高,胶原支架沉积率高,新毛细血管形成率较高。张力负荷试验表明,放置部位是影响张力强度的主要因素。网片放置于筋膜前,抗撕裂强度增加,聚丙烯纤维与修补处组织形成坚韧的结合体。网片与腹内容物应以腹膜(疝囊)或网膜隔开,网片与疝环(筋膜缺损边缘)用不吸收缝线(如聚丙烯线)连续缝合而不是间断缝合。此举对预防复发非常重要。人工假体修补切口疝很少复发,复发病例多系此层缝合不善或使用可吸收缝线。再将网片边缘与筋膜表面缝合固定。

应注意切口疝多为切口裂开的迟发表现,此种情形中除了切口为主要疝门以外,缝线穿过肌肉、筋膜处往往形成小的疝门,均应用网片一并修补。

切口疝巨大者,疝外被盖往往很薄,疝囊可能贴紧皮肤,切开皮肤应警惕疝内容物损伤,此种情形放置网片往往在皮肤与网片之间形成一腔隙,应放置硅胶管行负压引流。

(二)手术

(1)切口及解剖:作椭圆形切口,必要时切除皮肤瘢痕。注意刚开始皮肤不要切除太多,关闭切口时再做修整。

(2)显露并游离疝囊,直至疝囊颈:难复性疝或判断疝内容物有异常时,应切开疝囊。不需要切开的疝囊尽量不切开,将疝囊翻入腹腔。

如果腹膜缺损较多,不能关闭和覆盖内脏,应将大网膜覆盖在肠管表面,避免网片直接接触肠管。

(3)游离缺损筋膜边缘:疝囊处理完毕,分离并辨明筋膜缺损边缘,分离皮下(筋膜前)间隙,距缺损边缘至少 2cm。

(4)用网片修补

①网片的准备:裁剪网片,要求长、宽每边均超过缺损 2cm。

②缝合网片与筋膜缺损边缘:用单股聚丙烯缝线连续缝合网片与筋膜缺损边缘。注意切口疝往往不只原手术切口一处,原缝合处由于缝线切割、撕裂亦形成疝环及疝出,均应将网片与其缝合。

③缝合网片边缘与腹肌腱膜。

(5)皮下组织缝合前严格止血,然后用肠线间断缝合。皮肤边缘靠拢,切除多余的皮肤,在无张力状态下缝合;也可用皮肤钉合夹使之对合。

(6)皮下留置负压引流管经切口旁引出,用粘胶或缝线妥善固定,术后 24 小时拔出。

(三)术后护理

早期活动是尽快恢复的关键。术后引流物较多时应继续使用抗生素。拔管后应每日观察手术部位,若发热、局部疼痛或压痛,疑有局部积液时,应及时穿刺引流。

第二节　股疝

一、概述

凡腹腔内或盆腔内的脏器，通过股环脱出至股管中或者脱出至股管中或者穿过股管至大腿内侧皮下者，称为股疝。其实它也是腹股沟疝的一种。

二、发病率

股疝远较其他两种腹股沟疝少见，仅占腹股沟疝总数的 6%～7%，占整个腹壁疝的 4%～5%。女性患股疝较男性多 4～6 倍。一般统计股疝在女性占各种疝的 30%～33%，而在男性则仅占 2%。股疝多发生在中年妇女，特别是曾怀孕生育者，但偶尔也可见于孩童。它大多数是单侧的，右侧比左侧约多 2 倍，但也可以是双侧的。

三、病因

股疝的病因未能确知，大概有以下两种说法。

（1）它可能是先天性的，因有先天的疝囊存在。此说法有下列事实为证：①Picquet 曾在胎儿中见到过股疝；②Murry 在 200 个尸解中有 52 例发现股环中有腹膜突，Keith 甚至发现有更高的发生率；③McCorkle 和 Bell 曾报道股疝囊中有积水，Sheplcr 和 Smith 曾报道婴儿有患股疝者，均能支持此种理论。

（2）可能是后天获得的，因①股疝在婴儿和童年少见，甚至青年也不多见；②股疝在年龄较大者较青年为多，曾多次怀孕生育的妇女又较不生育的妇女为多；③在修补腹股沟疝时从腹腔内探查股环，常可发现孩童和青年很少有股环的扩大或有股疝疝囊的存在，但在年龄较大者则较为多见。

大多数的股疝是因腹内压的增加和股环的松弛引起，而女性解剖上的特殊性在发病因素中也有重要意义。这是由于女性的骨盆较宽，腹股沟韧带下的空隙较大，髂腰肌较薄弱，致腹股沟韧带下的血管裂孔除容纳股动静脉及股神经外，仍有较大的空隙存在。一旦因多次妊娠、分娩或其他诱因（年老体弱、长久站立等）而腹压增加，局部抵抗力减弱时，股疝便可发生。至于少数股疝发生在婴儿或孩童期者其理不明，其中某些病例可能是先天性的，也有些可能是后天性的。

四、解剖

有关股疝的解剖关系可简述如下：位于腹股沟韧带下面和髂耻线前面的空隙，被一片从腹股沟韧带分布到股动脉旁髂耻隆起的髂筋膜分隔成两个间隙。外侧的一个间隙称为肌肉腔隙，内有髂腰肌和股神经。内侧的间隙称为血管腔隙，其间即含有股动静脉和股环（图 7-19），股动脉在最外侧,股静脉居中,而最内侧即为股环。

股环是腹腔到大腿股管的通路,也就是股管的上口。此环的前上界为腹股沟韧带,外界为股静脉,内侧为陷窝韧带,后下界为覆盖在耻骨肌上的耻骨肌梳韧带。股环通常被腹横筋膜组成的股中膈所封闭。腹膜在该处多稍有凹陷,称为股窝,为股疝的突出处。

股管是一个略近于漏斗形的短管,长 2～3cm,通常是被脂肪组织和两三个淋巴结充塞着。股管的上口即为股环,前面是腹股沟韧带和筛状筋膜,后面是耻骨肌和耻骨梳韧带,外侧是股静脉,内侧为陷窝韧带,而下口即是卵圆窝。整个股管上小下大,且显著地向前弯曲,因为它的上口(股环)是向下面而下口(卵圆窝)是向前面的。这对股疝伸展的方向有一定影响(图 2-20)。

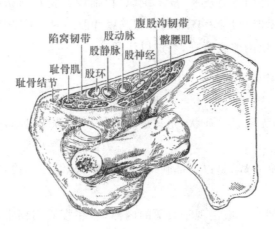

图 7-19 腹股沟韧带下的内容物,自大腿面观

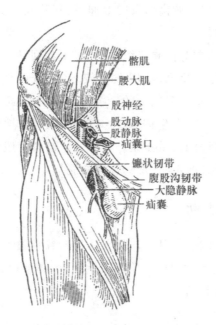

图 7-20 股疝疝囊下降入卵圆窝时的解剖关系

卵圆窝亦称隐静脉窝,因大隐静脉是由此窝进入股静脉。卵圆窝的上缘为由阔筋膜组成的镰状缘,窝上覆盖的是筛状筋膜,为腹壁浅筋膜的深层,即是 Scarpa 筋膜向大腿的延续;该

筋膜自腹壁下延,盖过腹股沟韧带后,即牢固地附着大腿的阔筋膜上,乃至卵圆窝的下缘。

股疝形成时,腹内脏器将壁层腹膜、腹膜前脂肪组织和股中膈(腹横筋膜)经股环入股管中,到达卵圆窝后疝囊即向前顶起筛状筋膜,再向上伸到腹股沟韧带处;这是因为疝囊出卵圆窝后受附着于卵圆窝下缘的阔筋膜的限制,所以只能向上方抗力较小的地方伸展。在行股疝的手法复位时,所用推力应该按疝囊脱出的相反方向,即首先应将疝内容物自腹股沟处向下推到卵圆窝部位,再向后推入股管中,然后方能向上经股环纳回腹腔内。但在卵圆窝的上缘(阔筋膜的镰状缘)和股环(陷窝韧带的边缘)两边因边缘较为锐利,极易在该处发生嵌顿,尤以在陷窝韧带处为甚。

股疝的表层组织,自外向内有皮肤、皮下组织(包括浅筋膜)、筛状筋膜、股中膈、腹膜外脂肪组织以及腹膜。在手术时,可能将薄弱的筛状筋膜和股中隔误认为疝囊,将腹膜外的脂肪组织误认为大网膜,因而发生困惑或意外,须加以注意。

五、症状

股疝一般不大,且多无明显的症状,尤其是肥胖的患者易被忽略,每于发生嵌顿或绞窄等并发症时才来就诊。

单纯的股疝和其他疝一样,是以局部肿块为主要症状,但仔细检查患者,可以发现股疝的肿块有下列特点。

大小、形态和部位:股疝一般出现于大腿的内侧,恰在腹股沟韧带之下,呈半球形,大小通常像一枚核桃或鸡蛋,很少有鹅蛋大。

移动性:股疝行径曲折,出卵圆窝后反向上伸展,其基底因受腹股沟韧带限制而极少移动性,咳嗽冲动的感觉也不明显。

回纳性:股疝的内容物通常为网膜组织,日久多不易回纳。如其内容物为肠管,因囊颈组织坚硬而无伸展性,极易发生绞窄;又因股环较小,部分肠壁被绞窄的机会尤多。股疝中25%～40%有绞窄,而这些绞窄性股疝中的25%～33%是属 Richter 型。Koontz 报道 139 例股疝,其中女性为 93 例(67%),发生嵌顿或绞窄等并发症者共有 36.6%(嵌顿 10%,绞窄26.6%)。而 139 例中有 5 例为 Richter 型。全部发生绞窄性股疝的 13.2%。433 例股疝中有204 例为绞窄性(47%),但仅 29 例(14.2%)已伴有肠坏死。

六、诊断与鉴别诊断

由于局部的肿块较小,症状多不明显,故在体检时往往被忽略。一旦发生绞窄时,又易误诊为其他急腹症。故凡急腹症病例在除外嵌顿性疝时,必须检查股环以除外嵌顿性股疝。需与本病鉴别者大概有下列几种情况。

(一)腹股沟疝

因股疝出卵圆窝后转向上行,其囊底多在腹股沟部,故有时与腹股沟疝鉴别困难。但仔细检查可以发现,腹股沟疝是位于腹股沟韧带之上,在耻骨结节的内上方,与精索合并存在;而股疝是在腹股沟韧带之下,耻骨结节的下外方,与精索是分别存在。耻骨结节是一个重要的标志,在鉴别腹股沟疝与股疝时有重要价值。

股疝患者在探查其皮下环时,常空虚无物,亦无咳嗽冲动。如使股疝回纳后再用手指伸入皮下环内,在腹股沟韧带的内下方、向后压在耻骨支上,压住股环,可以阻止股疝下降;而如为腹股沟疝则无影响。

(二)大隐静脉曲张

在卵圆窝处一个不大的股疝,与大隐静脉的曲张很难鉴别,因两者均触之柔软似有波动感,在患者直立或腹内压增高时(如屏气、咳嗽)肿块均可增大,而于患者平卧后往往尚需借助于手法方能还复,而曲张的静脉则均能自动消失。卵圆窝处有静脉曲张者其大腿或小腿也有曲张静脉,卵圆窝周围的皮肤往往微呈青紫。静脉曲张患者在加压于股静脉之近端时,可见曲张静脉更加明显,用手按在肿块上令患者咳嗽时可感到咳嗽冲动。静脉曲张的患者直立时,如轻叩腿部的曲张静脉,有时可在卵圆窝处的肿块上感到有水波的传导。

(三)股淋巴结肿大

与难复性股疝有时可混淆不清,特别是卵圆窝处的单个淋巴结肿大鉴别尤属困难。一般而言,肿大的淋巴结大多不止一个,而且是椭圆形的,而股疝则是单个的半球形的,肿大的淋巴结多有一个急性炎症阶段,有发热和局部疼痛,而且在下肢、会阴和臀部等处常可发现感染病灶。

(四)腰大肌脓肿

鉴别比较容易,因脓肿具有比较明显的波动感。病史询问和详细体检常可发现脊柱有原发病变。

七、治疗

(一)腿部切口手术

1.术前准备

无并发症的病例勿需特殊准备。因膀胱常为滑疝的内侧壁,故应留置尿管。绞窄疝病例术前应留置胃管;术前应补液,尽量纠正水电解质紊乱。

2.麻醉

可选用全麻、椎管内麻醉或局麻。

3.手术

(1)体位:头低足高15°仰卧位。

(2)铺巾:如有肠梗阻征象或疑有疝绞窄,消毒铺巾应包括下腹正中切口所需的范围。

(3)切口:在疝块表面作与腹股沟韧带平行切口6cm左右,切开皮肤皮下组织,抵达疝外被盖(图7-21)。

(4)游离疝囊:由于筋膜膜层的作用,疝囊在卵圆窝内常向前上转折,往往使疝囊底位于腹股沟韧带上方,确认后钝性分离其表面的筋膜。疝囊腹膜外的被盖层通常很厚且有纤维化,是导致股疝口狭窄和绞窄的真正原因(图7-22)。

(5)辨认股环:分离疝囊颈后可找到股环,先分离疝环内侧和前缘较方便。将疝颈提起,找到耻骨肌筋膜并找到后缘耻骨梳韧带。

最后分离股环外缘股静脉,需十分小心,避免损伤股静脉。由于其表面为筋膜鞘覆盖,故较难辨认。可用触摸法确认股静脉,即触摸到股动脉搏动后,可以确定股静脉位于疝囊和股动脉之间。紧贴疝囊壁分离,使疝囊颈完全游离。

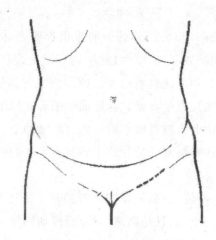

图 7-21　股疝腿部切口

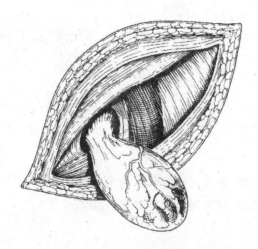

图 7-22　游离疝囊

（6）检查疝内容物:注意勿在内侧切开,因为此处粘连常有一些扩张的静脉,一旦出血会影响手术视野。切开疝囊外侧壁,将疝内容物还纳入腹。

（7）缝合和切除疝囊:拉钩拉开周围组织,显露疝囊颈,直视下进针缝扎疝囊颈,避免误缝疝内容物。切除远侧多余疝囊（图 7-23,图 7-24）。

（8）修补腹股沟管:将股静脉向外侧拉开,显露耻骨梳韧带及髂耻束,将裁剪好的网片置于二者深面（头侧）,首先靠近股静脉内侧从耻骨梳韧带深面进针,从其浅面出针。这一针应距离股静脉 0.5cm 左右,过于靠近可能压迫股静脉,导致术后下肢血液回流障碍;离得太远则修补不完全。接着由浅到深将网片与耻骨梳韧带、陷窝韧带、髂耻束及其相邻的腹股沟韧带缝合

（图 7-25）或将网片卷成烟卷状塞入股管以堵塞股环（图 7-26）。

缝合皮肤及皮下组织,如果分离困难或无效腔多,应放置引流。

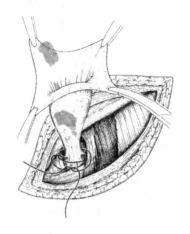

图 7-23　缝扎疝囊颈

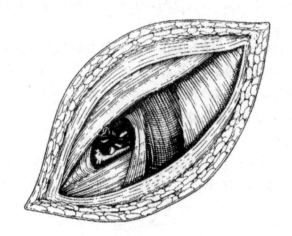

图 7-24　切除囊颈

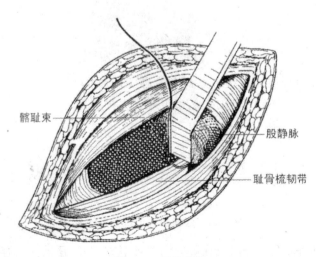

髂耻束

股静脉

耻骨梳韧带

图 7-25　网片修补

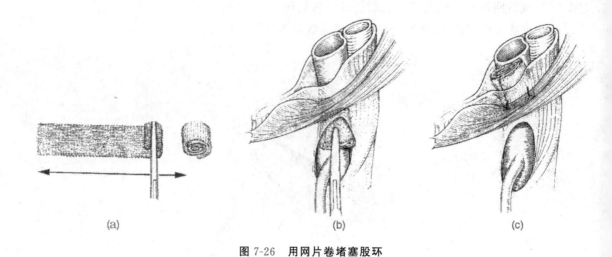

(a)   (b)   (c)

图 7-26　用网片卷堵塞股环

4.术式缺点

(1)难以将梗阻肠管拖出检查,这一点与 Ritcher 疝(肠管壁疝)关系最大,病变肠管很易滑进腹腔,造成不可挽回的后果。

(2)不能行肠吻合,因吻合后不能经股管还纳入腹,行肠切除时需另作切口。

(3)疝内容物难以减少和游离时,腿部切口暴露不好。

(4)很难切除增厚纤维化的疝囊。

(5)病程长的疝,进行修补受到限制。

(二)经腹股沟手术

经腹股沟途径暴露股疝是通过打开腹股沟管后壁腹横筋膜进行分离及修补,切口及分离同腹股沟疝的 Shouldice 手术,腹股沟管后壁的腹横筋膜切开后,认清疝囊颈部的脂肪并钝性分离之(图 7-27)。

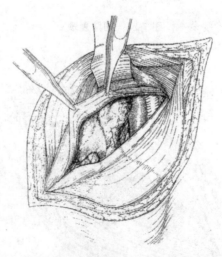

图 7-27　经腹股沟切口显露股疝

将疝囊从腹股沟韧带上方分出或在腹股沟韧带下方切开,还纳其内容物,贯穿缝扎疝囊颈

（图 7-28，图 7-29）。

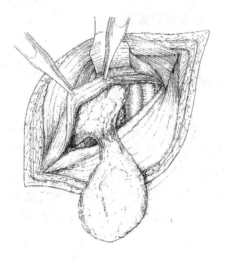

图 7-28 游离疝囊

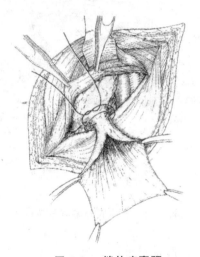

图 7-29 缝扎疝囊颈

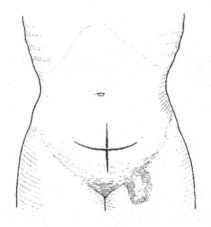

图 7-30 经腹膜外途径切口

然后用 Lichtenstein 无张力修补或 Shouldice 手术或 McVay 手术技术修补腹股沟管,前二种手术均应使网片或筋膜与耻骨梳韧带缝合。

(三)经腹膜外途径

可同时暴露两侧股管,但它不是新学者能做的手术,在有经验的医生手里,它是一种很好的术式,能同时经一个切口处理两侧股疝。

1.手术

患者仰卧,留置导尿管使膀胱排空。耻骨上正中切口切开直至露出腹膜。

另一种切口为 Pfannenstiel 切口,为耻骨上横切口。切开腹直肌前鞘分开腹直肌,该切口瘢痕少。如果仅有一侧疝,可做一侧顺皮纹切口(图 7-30)。

向外侧拉开腹直肌,打开腹膜,轻轻钝性分开腹壁肌肉之间的间隙以进入每一边的股管。还纳疝内容物,缝扎疝囊颈,切除远端多余疝囊。若有绞窄,很容易将位于下方的腹膜切开,检查疝内容物等等(图 7-31)。

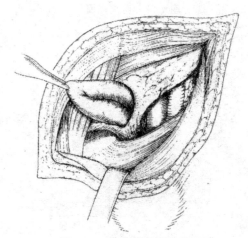

图 7-31　经腹膜外游离股疝

修补方法同"经腹股沟手术"。腹前壁分层关闭。

2.经腹膜外途径的优、缺点

(1)需广泛游离下腹壁。

(2)不易在局麻下完成。

(3)由于广泛游离,存在腹膜与盆内筋膜之间潜在出血和血肿形成的危险。

(4)如果腹壁修补不当,可发生腹壁切口疝。

第三节　脐疝

凡内脏自脐环中脱出者,总称为脐疝。在临床上可分为三类。

(1)先天性脐疝:或称胎儿脐疝,是因胎儿的部分肠曲未能缩回腹腔,且中胚叶板也未能融合成脐之故。

（2）婴儿脐疝：常见在出生后数周或数月出现，是脐环未能闭锁之故。

（3）成人脐疝：多发生在中年以后，是未完全闭锁的脐疝逐渐扩大的结果。

一、病因

先天性脐疝（脐膨出）是因胚胎早期脱出的肠曲未能完全回复腹腔，且后者亦未能充分扩大，只能容纳全部发育成长的肠曲之故。

在胚胎的早期，原肠是由卵黄囊分化而来；原肠的中段与卵黄囊之间，由卵黄管相连接。当前腹壁逐渐由两侧向中线生长闭合时，虽然那卵黄肠管逐渐变得细小，但仍然连接在卵黄囊与中肠之间，对中肠起着牵引作用。由于肠道的生长较腹壁的闭合远为迅速，故在胚胎的早期，正常是有部分中肠在腹壁未完全闭合以前被牵引到脐带中。但在胚胎第 10 周时，中肠应该已完全进入体腔。假如因发育上的缺陷，致婴儿在出生时其脐带内的肠曲尚未完全进入体腔，就将形成所谓"先天性脐疝"或"脐膨出"。

二、症状

先天性脐疝实质上不是一般的疝，因为它的疝囊仅有壁层腹膜和羊膜构成的被膜，而没有皮肤的覆盖。腹壁的皮肤，一般仅止于膨出的底部边缘。两根脐动脉和脐静脉，就在被膜的表面。

先天性脐疝的大小不定，平均约 6～8cm。肿物的大小与腹壁缺损的程度无关，后者之直径通常大约4～5cm，也可能更大。

疝的内容物主要为小肠，但有时胃、脾、结肠和部分肝也能在疝囊中发现。有肝脏脱出者大都预后不良。

出生后的第一天，囊膜呈润湿、半透明和柔韧的样子，但过些时候就变得干燥，起皱、混浊和脆弱；最后囊膜不免破碎，内脏脱出而婴儿即死于腹膜炎。

三、治疗

手术治疗是唯一可能使婴儿免于死亡的方法，应该在婴儿出生后立即施行；否则婴儿吸入空气或乳汁而致腹部膨隆，且感染的机会增多，疗效更差。

手术有一期、二期或分期修补缝合等多种方法。

（一）一期手术法

假如脐膨出较小，可以用一期手术法修补，即切除疝囊，将肠曲回纳腹腔，然后将腹壁的各层组织分层缝合（图 7-32）。

一期修补法只有在膨出较小，而腹腔有相当大的容量能容纳还复的肠曲时方可施行。手术成功的关键，是在肠曲回纳后缝合腹壁时，腹内不致造成过高的张力；否则婴儿将因：①横膈太高影响呼吸，出现发绀；②下腔静脉受压影响血液回流，引起循环衰竭；③胃肠道本身可能因过于挤压而发生梗阻，结果可使婴儿迅速死亡。

总之，手术医师只有在疝内容物回纳后不致造成过高的腹内压时，方可应用一期手术修补法。任何时候也不应将疝内容物强行回纳腹腔，如有可以，宁愿采用二期手术而不能丝毫勉强。这需要有准确的估计，一般在实行全身麻醉后方能决定。

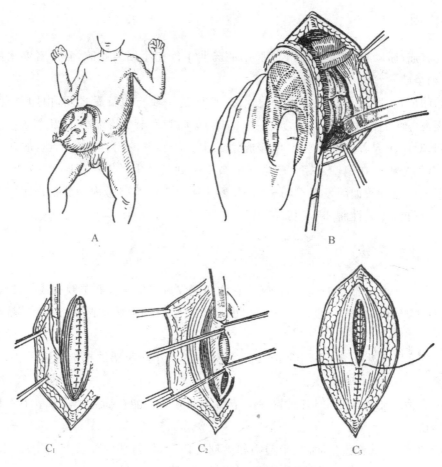

图 7-32　脐膨出的一期修补术

A.术前的状况，肠曲上仅掩覆有一层腹膜和羊膜；B.纵行切除疝囊，包括一部分边缘皮肤和腹壁组织，使创缘整齐而清洁。脐静脉和动脉应予结扎止血。$C_{1\sim3}$把突出的肠曲纳回腹腔后，分层缝合腹膜、腹直肌和前鞘，最后缝合皮肤

（二）二期手术法

较大的脐膨出，不能安全地施行一期手术者，Gross 主张分二期进行手术（图 7-33）。

第一期手术包括切开与游离脐膨出周围腹壁的皮肤，腹腔不必切开，掩盖在脱出肠曲上的羊膜更无须切除，而可将游离的皮肤直接缝在膨出的内脏外面（上有羊膜掩覆），造成一个皮肤囊，不必将内脏在此时回纳腹腔。术后需注意防止腹胀，给予氧气，维持水、电解质的平衡和营养，并用抗生素预防感染。

第二期手术在 6～12 个月后施行。此时腹腔一般已有足够的容积可容纳脱出的内脏，腹壁缝合后当不致再有很大张力。

在第一期手术时将疝膜切除而把皮肤直接缝在内脏上面，往往皮肤的愈合不好而容易裂开，且皮肤与肠曲会发生粘连，使第二期手术发生困难。因此，Gross 曾改变操作方法，即在第

一次手术时不将囊膜切除，而仅把皮肤覆盖在原有的羊膜上。这样的结果可以使得皮肤的愈合较为坚强，而二期手术时也不致因粘连而发生困难，是一个较好的改进办法。

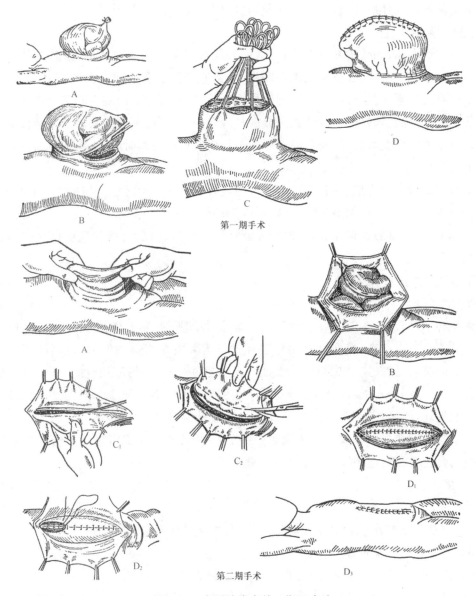

第一期手术

第二期手术

图 7-33 大型脐膨出的二期手术法

第一期手术：表示脐膨出之状，脐带已结扎切断；B.沿疝囊边缘切开皮肤，但需注意勿切入腹腔；C.将皮肤边缘游离后拉起之状；D.游离的皮肤缝合在羊膜的外面，肠曲仍突出在腹外第二期手术：A.示第一期手术后若干星期，肠曲已可推入逐渐扩大的腹腔，疝囊上的皮肤已显得很松弛；B.切开皮肤和腹膜，腹膜与内脏间并无粘连；$C_{1\sim2}$.剖开皮肤与腹膜间的粘连，造出两侧的腹直肌及其前鞘；C_1.为左侧腹直肌之部离；C_2.为右侧腹直肌之后鞘剖出后将多余的腹膜切去之状；$D_{1\sim3}$.将多余的组织切除后，分层缝合腹膜（包括横筋膜和后鞘）、腹直肌、前鞘及皮肤；D_1.为腹膜及后鞘之缝合；D_2.为腹直肌及前鞘之缝合；D_3.为皮肤的缝合

偶尔，在第一期手术后腹腔并不能如理想的扩大，因此二期手术始终无法施行。这多数是由于原先脱出的内脏过多，而留在腹腔内的脏器过少，不足以撑大此体腔之故。为此，也有学

者主张在修补大型的脐膨出时,应该在不使腹内压增高的原则下,适当地将部分腹直肌和腱膜缝合,并将脱出的内脏也部分还纳腹腔;这样,纳回的内脏可以逐渐撑大腹腔容积的作用,而让部分内脏仍然脱出在体腔外(仅用皮肤掩覆),可以调节腹内压的作用。

(三)分期手术法

Schuster 和 Lawrense 等相继报道,对腹壁大块缺损包括脐膨出病例,如其皮肤无法一期缝合者,可用一片硅胶网代替皮肤掩覆在肠祥上,将它与腹膜和筋膜缺损的边缘相缝合,待至硅胶网下已有纤维素薄膜形成,且硅胶网已变得松弛时,就可以将网的中心部分作梭形切除后重新缝合;如此每隔几天将硅胶网切除部分后再缝合一次,可逐渐使皮肤创缘完全合拢。最后待网下的纤维素膜已变得较厚,硅胶网已开始与周围组织相脱离时,就可将硅胶网拆去而将创缘完全缝合。

对皮肤无法缝合的大型脐疝,应用人造织物代替皮肤是可行之法。如果没有硅胶网,丝绸(真丝纺绸)亦可代用;而在大型脐疝,羊膜可以无须切除或仅将脐带部分切除,然后将纺绸直接盖在羊膜上,与腹壁筋膜相互缝合;以后逐渐将纺绸收紧缝合,也能使皮肤创缘逐渐合拢后予以缝合。

(四)脐疝的开放修补术

1.组织缝合

临床脐疝十分常见,在美国每年约有 175000 例择期脐疝修补手术,其中近一半通过组织缝合修补完成。一直以来,缝合修补治疗脐疝被认为复发率极高。但 Dalenback 等随访 144 例缝合修补的脐疝患者(其中 94% 的患者疝环径不超过 3cm,平均随访时间 70 个月),临床复发率仅为 7/144(4.9%)。Berqer RL 等对比 126 例聚丙烯补片腹膜前修补与 266 例缝合修补的脐疝病例发现,两组复发率为 5.6% vs.7.5%,无统计学差异,但使用网片修补组浅表感染和浆液肿发生率明显增高。这些数据表明,即使当今,组织缝合在脐疝修补中仍具有相当重地位。组织缝合主要包括直接缝合和 Mayo 折叠。

(1)直接缝合

①手术步骤

a.围绕脐疝基底部作横弧形皮肤切口,达腹白线及腹直肌前鞘。

b.沿疝环四周分离脂肪组织至疝囊颈部。

c.在接近疝囊颈部切开疝囊,分离和还纳疝内容物。

d.切断疝囊颈部,将疝囊连同紧密粘连难以分离的大网膜一并切除,显露疝环。

e.间断或 8 字缝合关闭疝环。

f.缝合皮下组织和皮肤。

②手术要点和注意事项:在关闭疝环时,缝线建议采用不可吸收缝线或慢吸收线如 PDS-Ⅱ。缝合时进针及出针点应超过疝环边缘 1cm。对于较小的疝囊可不必打开,直接将疝囊还纳腹腔后关闭疝环,但此时应注意缝合过程中勿损伤肠管。游离疝囊过程中,应注意避免脐部皮肤破损,在疝囊前方分离时可用止血钳试探脐的深度。疝缺损内嵌顿的脂肪须回纳,必要时切除。

③总结评价:用直接缝合关闭疝环的方式修补脐疝,手术简单,手术时间短,术后短期恢复

快;因无须过多分离,手术可在局麻或半身麻醉下,对全身状况要求不高;剥离面少,因此局部积液和感染的机会也不高;保留脐孔也确保了术后外形的美观;无须修补材料,整体费用低。缺点主要是术后复发率偏高,应当在术前进行充分的告知。术后复发率与疝环直径大小有明显的相关性,缝合修补时疝环缺损不宜超过 2~3cm。

(2)Mayo 折叠缝合:Mayo 折叠缝合治疗脐疝最早描述于 1901 年,手术特点是将腹直肌前鞘作横向重叠,并作两排的横向水平褥式缝合。此方法流行了很多年,据报道复发率高达10%~20%。至今仍有临床外科医生对这一术式不断进行改进。Tunio 报道采用 Mayo 术式修补脐疝.术后随访 36 个月,总体复发率为 7%(3/43)。

①手术步骤

a.围绕脐疝基底部作横行梭形皮肤切口(切除脐),达腹白线及腹直肌前鞘。

b.沿疝环四周分离脂肪组织至疝囊颈部。

c.在接近疝囊颈部切开疝囊,分离和还纳疝内容物。

d.切断疝囊颈部,将疝囊连同紧密粘连难以分离的大网膜和多余的皮下脂肪组织皮肤一并梭形切除。

e.打开两侧腹直肌鞘,显露前后鞘、腹直肌和腹膜,将腹膜、后鞘作为一层缝合,两侧腹直肌前鞘做一定程度游离,并在水平方向将一侧前鞘覆盖于对侧作重叠缝合。

f.缝合皮下组织和皮肤。

②手术要点和注意事项:手术要点在于疝环周围的充分游离,显露双侧腹直肌及前后鞘结构。缝合时正确的层次对合以及腹直肌前鞘的充分游离和足够的重叠(4cm 左右)是手术成功的关键。分离时应注意充分止血,尤其是肌层,必要时可在腹直肌后鞘表面放置负压引流。

③总结评价:Mayo 折叠对于缺损部位的加强相较直接缝合似乎更为牢靠,但这种横向重叠缝合无论中间部分如何加强,越靠侧面重叠越少,而侧角处更无法重叠,这可能是日后复发的一大因素;由于对腹壁缺损作张力性加强,因此术后疼痛多见;切口大、需切除脐孔,术后美观度差;手术创伤相对较大,血肿或浆液肿以及切口感染的发生率也会增加。与直接缝合相比,手术比较耗时,且对术者有一定技术要求,所以术式使用上目前远不如直接缝合广泛。但对于一些疝环偏大(2~5cm),不能或不愿使用补片的患者来说,也许是一不错的选择。对于一些上腹壁疝或是小的切口疝,亦可采用这一术式。而对疝环直径大于 5cm 的脐疝,更多建议使用修补材料进行加强。

2.开放 Onlay 修补

在脐疝修补中是否需要使用补片至今仍是一个存在争论的问题。虽然多项前瞻性研究表明合成材料的使用与组织缝合修补相比可明显降低脐疝术后的复发率,但使用材料同时也会增加浆液肿和手术部位感染的机会。而外科医生一旦决定使用补片,补片种类的选择以及补片放置的层次则是必须考虑的问题。目前对于脐疝采用何种补片以及放置于哪一层次为最佳尚无临床共识。Onlay 术式将补片置于皮下与腹直肌前鞘之间,是外科医生最易握的补片放置方式之一。

(1)手术步骤

①围绕脐疝基底部作横行梭形皮肤切口(切除脐),达腹白线及腹直肌前鞘。

②沿疝环四周分离脂肪组织至疝囊颈部。

③在接近疝囊颈部切开疝囊，分离和还纳疝内容物。

④切断疝囊颈部，将疝囊连同紧密粘连难以分离的大网膜和多余的皮下脂肪组织皮肤一并梭形切除。

⑤缝合关闭疝环缺损。

⑥充分游离腹直肌鞘前方与皮下组织间的间隙，补片平整放置在该间隙内，间断缝合固定补片。

⑦缝合皮下组织和皮肤。

(2)手术要点和注意事项：手术要点主要在于在皮下脂肪与腹直肌前鞘之间建立足够补片放置的空间，补片大小应足以在各个方向上超过缺损边缘3～5cm，补片应放置平整，避免卷曲。由于前鞘游离范围相对较大，可以在补片表面放置负压引流，以减少皮下积液和血肿。手术应注意无菌操作，防止切口感染。建议采用轻量大网孔的聚丙烯平片。

(3)总结评价：开放Onlay这一术式相对于其他放置补片的术式来说比较简单，易于掌握，学习曲线短；术后1.7%～4.1%的复发率相对也可以接受。缺点是补片放置于缺损前方，不符合疝修补力学原则，疝环缺损较大时容易复发；补片位于皮下间隙，一旦发生切口感染，伤口敞开后补片将直接暴露，必要时可能需要取出补片；脐孔切除使手术更为简单，但术后疼痛明显、美观度差。由于无须使用防粘连补片，手术费用相对较低。适用于腹膜前间隙难于分离者。

3.开放网塞修补

脐疝开放网塞修补的原理与腹股沟疝的疝环充填式无张力疝修补相同。将疝囊推入腹腔内，网塞充填于疝环凹陷，边缘与周围筋膜固定，再另用一张平片覆盖于网塞的表面、腹直肌前鞘的前方。Sinha SN等回顾性分析34例接受网塞修补2年以上的脐疝患者，术后仅1例发生浆液肿，复发也仅有1例。但目前很少有前瞻性临床对照研究来比较网塞修复与其他修补术式的优劣。

(1)手术步骤

①脐下半弧形绕脐切口(保留脐)。

②分离疝囊同Mayo法，无须打开疝囊，将疝囊还纳。

③将网塞置入疝环并与周围筋膜组织缝合固定(对于疝环较小的可适当修剪网塞)。

④沿疝环的四周在皮下脂肪与腹直肌前鞘之间游离出足够间隙，将网片的平片部分覆盖于网塞表面，覆盖范围超出疝环边缘3～5cm并在0、3、6、9点贯穿缝合至腹直肌前鞘以固定补片，网塞与平片缝合1针消除两者间隙并防止移位。

⑤酌情于平片表面放置引流，逐层关闭。

(2)手术要点和注意事项：手术要点首先在于疝囊必须充分游离至疝环位置，以使疝囊可以充分返纳腹腔，疝囊内有嵌顿内容物时应打开疝囊，还纳或切除内容物后缝合疝囊。所有疝囊的破口必须关闭，要确保网塞不会直接暴露于腹腔。网塞以及平片的选择要根据疝环缺损的大小而定。网塞与疝环边缘固定处应没有张力，平片大小足够，放置应平整。补片选择上可以使用传统聚丙烯网塞，对于疝环直径不超过3cm时可以考虑超普网塞(UPP)。由于保留脐孔,还须注意对脐部血运以及皮肤的保护,脐孔皮肤与腹直肌前鞘缝合 3~4 针,避免无效腔残留。

(3)总结评价:利用网塞技术修补脐疝,从理论上加强了疝环处的组织强度,又加固了前壁,从而可能会减少复发。从方法上来说,无须腹膜前间隙的游离,操作不算复杂;不需要使用防粘连补片,经济费用得以控制;但腹直肌前鞘表面仍需人为创建足够大的补片空间,增加了皮下积液及血肿的风险;而一旦因为感染需要去除补片时网塞的存在也使再次手术分外复杂;网塞可能会造成部分患者术后的异物感以及可能发生迁移和导致肠瘘。如今,正如网塞技术在腹股沟疝修补中的地位日渐下降,这一技术可能在脐疝修补中也很难成为主流。

4.开放 Sublay 修补

脐疝开放 Sublay 术式要求把补片放置于腹膜前间隙,即腹直肌后方与腹膜之间的间隙,这个间隙包括腹膜与腹直肌后鞘之间的间隙以及腹直肌后方与腹直肌后鞘之间的间隙,也称肌后间隙。腹膜前间隙被认为是补片放置相对较为理想的层次,在切口疝的开放和腔镜手术中的使用也是越来越多。Zarmpis 等采用 Proceed 补片腹膜前修补 40 例脐疝,随访 30 个月,总体并发症率 10.3%但并不严重,复发率 2.6%;Porrero 等随访 934 例脐疝手术患者,发现缝合修补组与 Ventralex 腹膜前修补组在并发症发生率和再手术率上无统计学差异,缝合修补组复发率更高:6.5% vs.3.2%,但无显著统计学差异。对于直径小于 1cm 的脐疝,缝合修补组的复发率和再手术率反而明显优于 Ventralex 腹膜前修补组;Bessa 等通过一项前瞻性随机对照研究表明,脐疝 Onlay 与 Sublay 修补两组在术后并发症,如疼痛、血清肿、切口感染、复发等,发生率并无显著性差异,两组复发率均为 5%(随访期 6~42 个月,平均 22 个月)。因此,在脐疝修补中 Sublay 术式的地位和适应证仍有待于进一步探讨。

(1)手术步骤

①全麻或持续硬膜外麻醉。

②取脐下横弧形切口或脐旁直切口(保留肚脐),切开皮肤、皮下组织直至腹直肌前鞘。

③充分游离疝囊,距疝环一定距离(根据疝环大小)切开疝囊,将疝内容物还纳。如果疝内容物为大网膜且有粘连,可将部分大网膜切除,同时切除多余疝囊。

④连续缝合关闭腹膜。

⑤距离脐环外侧约 1cm 处环形切开腹直肌前鞘和腹白线,沿疝环向四周潜行游离出腹膜前间隙。

⑥将补片修剪为合适大小后,置入分离好的腹膜前间隙内并充分展平。补片边缘要超出疝环周围 3~5cm,用 2-0 的 Prolene 缝线将网片间断缝合固定于白线和后鞘。

⑦补片表面放置负压引流。

⑧将两侧切开的腹直肌前鞘与皮下作适当游离,在补片前方缝合关闭,关闭时可将补片与前鞘作适当缝合固定。

⑨缝合皮下组织和皮肤。

(2)手术要点和注意事项:手术要点在于游离出足以放置补片的腹膜前间隙。将补片放置于腹膜与腹直肌后鞘之间间隙时,任何腹膜的破损必须用可吸收缝线进行关闭,以免补片与腹腔直接接触。若腹膜特别薄弱或是与腹直肌后鞘紧密粘连难以分离时,可以充分游离腹直肌与腹直肌后鞘之间的肌后间隙,放置补片前可先行关闭两侧腹直肌后鞘。游离时应避免肌层的出血,空间应保证补片能平整放置并超出疝环周围 3~5cm。建议常规在补片表面放置高负压引流。腹直肌前鞘关闭前两侧应作适当游离,以免关闭时张力过高致使补片卷曲。术后常规腹部加压包扎以使补片与腹壁充分贴合,应减少腹内压增高因素防止复发。补片建议使用轻量大网孔聚丙烯平片,Kugel 补片有记忆弹力环易于放置,而部分学者则更倾向于放置防粘连补片如 Proceed、Ventralex、C-QUR V 等。

（3）总结评价:与 Onlay 和 IPOM 相比,补片放置于腹膜前间隙更符合腹壁的解剖和生理,位置更加理想,也更加符合无张力的原则,腹腔内压力可以使补片紧贴于腹直肌鞘的后壁而不易移位,修补的效果也更加确切。与 Onlay 相比无须在皮下作广泛游离,补片位置更深,补片相关感染的机会,异物感和术后疼痛方面也有优势。与 IPOM 相比,无须常规使用防粘连补片,更为经济;且减少了补片移位、粘连、侵蚀的风险。手术可于持续硬膜外麻醉下进行,对于全麻风险较高的患者也可选用。缺点是对技术操作有一定要求,且疝环缺损过大时,腹膜前间隙需作大范围的游离从而增加血肿或浆液肿的发生机会,手术创伤也较大。在复发率方面,还需更多的临床数据来进一步检验 Sublay 术式在脐疝修补中是否更具优势。

5.开放 IPOM 修补

IPOM 是紧贴腹膜将补片放置于腹腔内以达到从后方修补疝缺损的手术方式,这种手术方式腔镜有其独到的优势。补片放置于腹腔,因此其腹腔面通常会加上一层防粘连涂层以隔绝肠管,常用的补片有 Ventralex(RI),PROCEED(NJ),C-QUR V(NH),Cabs'AirComposite 等,这类补片大多设计有定位吊带以便于展平和固定补片。Berrevoet 等将 Ventralex 补片用于开放 IPOM 修补直径<3cm 的脐疝,长期随访复发率为 8.3%,高于 Sublay 肌后间隙修补组的 3.6% 的复发率,但并无显著统计学差异。Voeller G 则认为补片放置和固定技术是导致复发的主要原因,他同样采用 Ventralex 开放 IPOM 修补脐疝 200 例,仅报告 1 例复发。

（1）手术步骤(以 Ventralex 补片为例)

①脐疝表面绕脐做横弧形切口。

②分离疝囊。

③在接近疝囊颈部切开疝囊,游离和还纳疝内容物,并切除多余的疝囊。

④用手指清扫腹膜下面的粘连或肠管,在切口周围清扫出足够的空间放置补片。

⑤补片经水湿润 1~3 秒后,经切口放入腹腔。

⑥展开补片,轻轻拉起补片定位吊带,使补片平贴在腹壁上。

⑦检查确认补片紧贴于腹壁,无肠管夹入其间。

⑧轻轻分开两根定位吊带,通过手指及定位指袋充分展平补片(图 7-34)。

⑨"U"形缝合 2~4 针,将前层聚丙烯定位指袋固定于筋膜(图 7-35)。

⑩将定位吊带缝合至切口边缘,剪除并丢弃筋膜水平固定线以上多余的定位带(图 7-36)。

⑪补片前方完全关闭筋膜,然后关闭皮下组织、皮肤(图 7-37)。

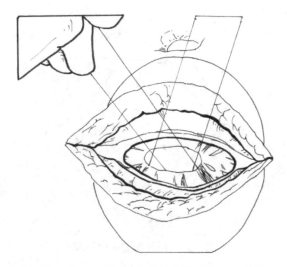

图 7-34 轻轻分开两根定位吊带,通过手指及定位指袋充分展平补片,以确保补片平贴腹壁

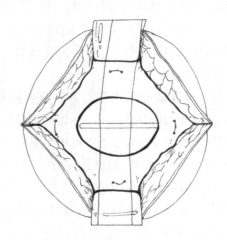

图 7-35 补片四周缝合筋膜与前层聚丙烯定位指袋以固定补片

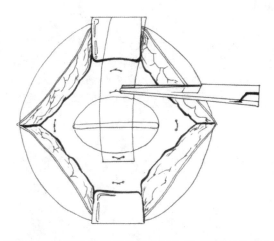

图 7-36 将定位吊带缝合至切口边缘,剪除多余部分

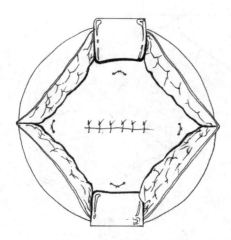

图 7-37　补片前方关闭筋膜

（2）手术要点和注意事项：有别于腹腔镜 IPOM 在直视下展平和固定补片，开放时多靠手指感觉和手术经验完成，这也成为决定手术成功与否的关键；展铺补片时应确保补片与腹壁之间无肠管或网膜夹入；牵拉定位带时不应过分用力使补片卷曲；固定补片时应尽量接近边缘缝合，且只缝合筋膜与前层定位指袋，如缝合过深可能会损伤肠管。补片应尽量减少手指触碰，以免增加感染机会或损伤防粘连涂层。

（3）总结评价：脐疝开放 IPOM 从疝环后方进行修补符合疝修补原则，操作并不复杂，手术时间短，短期恢复快。由于必须使用防粘连补片，因此整体费用比较高；补片的放置和固定没有腔镜视野下直观，因此更依赖于手术经验；对于疝环缺损较大的脐疝，补片平铺和固定难以通过小切口完成，不建议采用；补片的皱缩、移位、边缘的卷曲可能导致术后复发、疼痛以及肠管相关的严重并发症；手术要求补片腹腔面具有防粘连性能，但目前还没有真正完全意义上的防粘连补片，各类补片依然存在侵蚀、移位的风险；在复发率方面，开放 IPOM 也不够令人满意。由于绝大多数脐疝疝环直径并不超过 2cm，因此对于有经验的外科医生来说，脐疝开放 IPOM 也不失为一种选择，特别是对于一些腹膜前间隙遭到破坏、腹膜薄而容易破损、全身情况较差难以耐受全麻的患者。

第八章　小儿普通外科疾病

第一节　细菌性肝脓肿

细菌性肝脓肿是化脓性细菌引起的感染,为继发性病变。由于肝脏受肝动脉和门静脉双重血供,胆道与肠道相通的特点,肝脏发生感染的机会很多。近年卫生条件的提高使发病率已有下降,肝胆外伤后继发感染以及胆源性肝脓肿发病率有所上升。常见致病菌为大肠杆菌、金黄色葡萄球菌,厌氧菌培养阳性率也较高,有时为混合性感染。当小儿抵抗力下降(多见于5岁以下),肝脏受损害或细菌毒力过强时,可形成脓肿。小儿肝脓肿80%以上发生于肝右叶。

一、病因

(一)血源性感染

1.门静脉途径

肝右叶汇集肠系膜上静脉血液,肝左叶汇集脾静脉及肠系膜下静脉的血液。所以消化道某部化脓性病变可引起相应部位的肝脓肿。

2.肝动脉途径

全身各部位的化脓性病灶的细菌,都可经肝动脉血流进入肝脏,引起多发性脓肿。

(二)经胆道系统

胆道蛔虫带入大量细菌继发胆管炎也可引起肝脓肿。

(三)经淋巴系统

邻近器官或组织的炎症,例如胆囊炎、膈下脓肿、脓胸等,通过淋巴系统侵入肝脏,产生脓肿。

(四)其他

外伤、肝肿瘤继发感染、手术后感染均可为肝脓肿发生原因。

二、病理

原发病不同,其病理过程也不同。血行感染的细菌性肝脓肿开始时为密集或分散的小脓肿,中心为肝细胞坏死区,周围肝细胞退行性变、炎性细胞浸润和纤维组织增生。小的脓肿经治疗后可吸收或机化。病情发展小脓肿也可融合成一个或数个较大脓腔。肝脓肿呈多发性或单发性。左右叶均可累及，两叶脓肿少，多数位于肝右叶。炎症急剧发展，肝脓肿可向胸腔或腹腔穿破，引起急性脓胸和弥散性腹膜炎。

三、临床表现

细菌性肝脓肿通常有某种感染性先驱疾患，如坏疽性阑尾炎、细菌性痢疾、肠炎、肝外伤等。主要症状是持续不退的寒战、发热，伴有盗汗、恶心、呕吐、肝区痛，体检可发现肝大及右季肋部叩击痛，浅表肝脓肿可伴有右上腹腹肌紧张，但在肝实质深部脓肿可无压痛，巨大肝脓肿可见局部隆起。患儿起病较急骤，病情迁延加重常出现消瘦、贫血、黄疸以及腹腔积液等重症情况。

四、诊断与鉴别诊断

通过询问有无可能的先驱感染、外伤或手术史病史，结合持续不退的高热、肝区及右上腹疼痛、肝大及压痛等，应考虑到肝脓肿的诊断。除此之外，实验室检查可见白细胞计数升高，中性粒细胞增加。

（一）特殊检查

X线检查肝阴影增大，右膈肌抬高，运动减弱，肝区可见气液平面，右侧胸膜反应。B超对肝脓肿诊断意义较大，显示为低回声区，对直径大于2cm的脓腔可确定其大小、位置、数目，为首选检查。CT扫描诊断率高，大于0.5cm的脓腔即可明确做出诊断。

（二）鉴别诊断

右膈下脓肿多继发于化脓性腹膜炎或腹部大手术后，寒战、高热、右肩牵涉痛，X线检查右膈下有液平，右横膈升高，B超显示右膈下有回声区。右肾周围脓肿：右腰部疼痛伴尿频、尿急、尿痛，右腰部压痛，X线平片胸腰脊柱弯曲凹面对患侧，B超提示右肾周围有低回声或坏死组织回声。

五、治疗方案

（一）非手术疗法

对急性期肝局限性炎症，脓肿尚未形成或多发性小脓肿，应非手术治疗。在治疗原发病灶的同时，使用大剂量的有效抗生素和全身支持治疗，以控制炎症，促使脓肿吸收自愈。由于肝脓肿病原菌以大肠杆菌和金黄色葡萄球菌、厌氧性细菌多见，在未确定致病菌之前，可先用广谱抗生素，待细菌培养及抗生素敏感试验结果，再决定是否调整抗菌药物。另一方面，细菌性肝脓肿患儿中毒症状严重，全身状况较差，故在应用大剂量抗生素的同时，应积极补液，纠正水与电解质紊乱，给予维生素B、C、K，必要时可反复多次输入小剂量新鲜血液、血浆和白蛋白，以纠正低蛋白血症；或采用静脉高营养，改善肝功能和增强机体抵抗力，提高疗效。

经抗生素及支持治疗，多数患儿有望治愈。多数小脓肿全身抗生素治疗不能控制者，可经肝动脉或门静脉内置导管应用抗生素。单个较大的化脓性肝脓肿可在B超引导下穿刺吸脓，尽可能吸尽脓液后注入抗生素至脓腔内，如果患者全身反应好转，超声检查显示脓腔缩小，也可数日后重复穿刺吸脓。

近年来,B超引导下经皮穿刺置管引流也广泛采用。本法治疗急性细菌性肝脓肿具有操作简单、安全性高、疗效确切、对患儿损伤小等优点。经皮穿刺肝脓肿置管引流可适用于直径>5cm的单发性脓肿,如为多发性脓肿,可将较大的脓肿引流。适宜于B超显示的液性暗区明显、穿刺脓液稀薄患者。如患儿病情危重不能耐受手术或拒绝手术治疗也可行穿刺置管。一般在B超引导下,取距脓肿最近的路径进针,多采用套管针,在穿刺证实进入脓腔后,抽吸脓液,采取脓液行细菌培养及药敏检查,之后,尽量抽尽脓液,注入抗生素溶液。放置引流管,并与皮肤缝合固定。

经皮穿刺脓肿置管引流应注意以下内容:

(1)对婴幼儿在穿刺前应给予镇静剂,以防止术中患儿躁动,导致肝脏损伤、其他器官损伤、出血等并发症。

(2)穿刺置管时应注意定位要准确,选择脓肿最表浅部位,可避免损伤大血管和胆管。

(3)引流管内径应在2.5～3.5cm,不宜太细,太细则引流不畅,易阻塞;太粗对肝脏损伤过大,容易造成出血、胆瘘等并发症;并定时用抗生素溶液冲洗引流管,保持其通畅。

(4)引流管应固定确切,最好与皮肤缝合,防止脱出。

(5)拔管时间不宜过早,一般在无脓液引流后3天或B超显示脓肿直径<1cm时才能拔除。

(二)手术治疗

1.脓肿切开引流术

对于较大的脓肿,估计有穿破可能或已穿破并引起腹膜炎、脓胸,以及胆源性肝脓肿或慢性肝脓肿。在应用抗生素治疗的同时,应积极进行脓肿切开引流术。中毒症状重,脓肿直径>5cm,脓液黏稠,脓腔呈蜂窝状,经置管引流失败的患儿也应及时行脓肿切开引流。近年来,由于广泛应用B超引导下穿刺吸脓或置管引流治疗肝脓肿,经前侧或后侧腹膜外脓肿切开引流术已很少采用,现在多采用经腹腔切开引流术。手术方法取右肋缘下斜切口(右肝脓肿)或作经腹直肌切口(左肝脓肿),入腹后,行肝脏探查,确定脓肿部位,用湿盐水纱布垫保护手术野四周,以免脓液扩散污染腹腔。经穿刺证实脓肿,沿针头方向用直血管钳插入脓腔,排出脓液,再用手指伸入脓腔,分离腔内间隔,用生理盐水冲洗脓腔,吸尽脓液后,脓腔内放置橡皮管引流。对于较大的多发性脓肿,术中应根据B超定位,对肝脏表浅而大的脓肿切开引流,深部的较大脓肿可试行穿刺抽脓。经腹腔切开引流术可做到充分而有效的引流,不仅可确定肝脓肿的诊断,同时还可以探查腹腔,伴发的疾病予以及时处理,如对伴有急性化脓性胆管炎患者,可同时进行胆总管切开引流术。

2.肝切除术

对于慢性厚壁肝脓肿和脓肿切开引流后脓肿壁不塌陷,留有无效腔或窦道长期流脓不愈,以及肝叶多发性脓肿且该肝叶已严重破坏,失去正常功能者,可行肝叶切除术。急诊肝叶切除术,因有使炎症扩散的危险,一般不宜施行。

(三)术后并发症及预防

细菌性肝脓肿如得不到及时、有效的治疗,脓肿可向邻近器官或组织结构穿破,引起严重的并发症？如右肝脓肿向膈下间隙穿破可形成膈下脓肿；也可再穿破膈肌而形成脓胸，穿破肺组织至器官，形成支气管胸膜瘘；如同时穿破胆道，则形成支气管胆瘘。左肝脓肿可穿破至心包，发生心包积脓。脓肿可破溃入腹腔引起腹膜炎。

预防措施包括：①早期诊断细菌性肝脓肿，及时采取有效措施；②合理应用抗生素，根据细菌培养结果选用有效抗生素；③密切观察病情，及时穿刺抽脓、置管引流或转开腹手术；④加强支持治疗，应积极补液，纠正水电解质紊乱，必要时多次给予小剂量新鲜血液和血浆；⑤早期发现并发症及时处理。

第二节 肝母细胞瘤

一、概述

肝母细胞瘤(HB)是一种胚胎性肿瘤，90％发生于5岁以内，是儿童最常见的肝脏原发性恶性肿瘤，在腹腔肿瘤中发病率仅次于肾母细胞瘤和神经母细胞瘤，位居第三。肝母细胞瘤一般男性患者多于女性，肝右叶多于左叶，约30％病变累及肝脏左右两叶，少数可同时并发数个肿瘤病灶。约20％的患者在诊断时已发生远处转移，目前以手术联合化疗为主的多学科诊治成为HB治疗的标准模式。

二、病因

肝母细胞瘤发病原因尚不明了。一般认为肝母细胞瘤是一种胚胎性肿瘤，与胚胎发育时期肝脏细胞的增生与分化异常有关。

(一)染色体异常及遗传因素

肝母细胞瘤常可以发现在11号染色体常有11p15.5的杂合子丢失。多数为散发病例，但也有家族性发病的报道，在某些综合征中发病率较高：如家族性腺瘤样息肉病、Beckwith-Wiedenmann综合征、Alaglle综合征等。

(二)其他因素

母亲妊娠期大量饮酒导致胎儿酒精综合征，低体重婴儿较正常体重出生儿发病率高。

三、病理组织学分型

根据2011年洛杉矶会议形成的国际儿童肝肿瘤分类共识，儿童肝母细胞瘤病理组织学分为上皮型和上皮间叶混合型二类，按具体细胞成分又可细分如下：

(一)上皮型

①胎儿型：最常见，肿瘤细胞排列成束，类似于胎儿肝细胞，按分化程度又可细分为：a.分化良好的胎儿型(单纯胎儿型伴低有丝分裂活性，＜2/10高倍视野)；b.拥挤的胎儿型(核分裂

活跃,≥2/10高倍视野);c.多形性胎儿型(分化差型);②胚胎型:较常见,混合胎儿及胚胎细胞,细胞较小,很少分化良好的细胞,排列不规则,常见核分裂象;③小细胞未分化型:此型再按肿瘤是否表达整合酶相互作用分子1(INI1)基因分为:a.INI1阳性;h.INI1阴性;③混合上皮型;⑤粗大小梁型:可见胎儿及胚胎细胞位于粗大的小梁结构;⑥胆管母细胞型:肿瘤细胞类似于胆管成分。

(二)上皮与间叶混合型

上皮结构中混合间叶成分,①伴畸胎样特征的混合型;②不伴畸胎样特征的混合型。除了高度分化的胎儿型预后好,未分化小细胞预后差,其他各个组织亚型同预后之间的关系还不完全清楚。

四、临床表现

肝母细胞瘤大多表现隐匿,早期无明显特征性临床表现,多数因其他原固体检B超时发现肝脏肿块就诊。

(一)主要症状

上腹膨隆,腹围增大,根据肿瘤生长部位不同而临床表现各异,当肿块压迫胆管左右支或胆总管,可出现进行性的阻塞性黄疸或出生后生理性黄疸出现过早或可能发生黄疸消退后继而出现进行性黄疸加深。后期出现食欲下降、呕吐、体重减轻或不升、发育迟缓等。

(二)腹部肿块

初期不典型,多在无意间发现右上腹不规则肿块,无压痛。随着肿瘤的进展,可出现明显腹胀、腹水、腹壁静脉曲张,以及肿块压迫横膈而引起呼吸困难。体格检查触诊肝脏呈弥散性或结节性增大,质地较硬。

(三)其他

部分男性患儿以性早熟为首发症状就诊,这是由于肿瘤细胞合成人绒毛促性腺激素hCG引起。少数患儿可产生明显骨质疏松甚至病理性骨折。肝母细胞瘤破裂亦可产生急腹症。

五、诊断及鉴别诊断

当出现典型体征时,根据患儿年龄、临床表现和肿物的特点,诊断一般多无困难。早期症状隐匿,诊断有一定难度。对于肿瘤的诊断、鉴别诊断以及肿瘤切除危险因素的评估还需要依靠体检及精细的影像学检查和实验室检查。

(一)影像学检查

1.B超检查

是本病首选的无损伤性、准确率高的检查方法,可明确肿块大小、位置及性质,了解肝门血管的侵犯情况,有利于指导制订手术方案。

2.CT和MRI检查

特别是采用增强扫描时可清晰了解肿块的位置,与周围血管及胆道的关系,有无血管内瘤栓,评估手术的可行性,并排除有无肝外、腹腔内肿瘤转移。肺部CT平扫可以了解有无肿瘤的肺部转移。肝动脉造影目前只用于治疗(肝内动脉化疗灌注,TACE)。

3.正电子发射断层成像术(PET-CT)

用来检测复发和转移的肝母细胞瘤有较高的灵敏度,特别是在 AFP 升高,而常规检查(超声,CT,MRI)结果阴性时。

(二)实验室检查

血清甲胎蛋白(AFP)测定,AFP 是肝母细胞瘤重要生物学标记,其阳性率>90%,因此测定血清 AFP 浓度,特别是动态监测对肝母细胞瘤诊断、治疗效果及预后判断有重要价值。在分析 AFP 含量的临床意义时必须考虑年龄因素,婴儿往往在检测时需要设定同月龄正常儿参考值作为对照标准。另外,肝母细胞瘤患儿可有不同程度贫血及血小板增多,血清 LDH、胆固醇、碱性磷酸酶也可增高。晚期则会出现不同程度的肝功能紊乱。

(三)活体组织检查

活检可以通过剖腹探查、腹腔镜或影像学引导的经皮粗针穿刺进行。对于不能一期切除的肝母细胞瘤患儿,肿瘤活检可以明确病理诊断。

(四)鉴别诊断

1.肝细胞肝癌

临床症状很相似,但年龄是非常重要的因素,肝母细胞瘤多见于 3 岁以下小婴儿,肝细胞肝癌则常见于 12～15 岁左右的较大儿童。但确切诊断需要依靠病理切片。

2.间质错构瘤

多见于 3 岁以下小婴儿,但右季肋部包块多为囊实相间,较光滑,但患儿营养及发育状况良好,血清 AFP 阴性。

3.肝脏转移瘤

由于肝有全身动脉系统和门静脉双重 I6L 供给,许多恶性肿瘤经血运转移至肝脏。神经母细胞瘤常转移至肝脏,有时原发瘤很小但转移瘤明显,检测尿 3-甲氧-4 羟-苦杏仁酸(VMA)水平及 AFP 往往能鉴别。转移瘤影像学特点是一般呈弥漫、散在、多发、小圆结节,这点可与肝脏原发恶性肿瘤鉴别。

4.肝血管瘤

主要是海绵状血管瘤及婴幼儿型血管内皮瘤。多发于 2 岁以下婴幼儿,常为单发性,半数伴发皮肤血管瘤,可导致高排量充血性心力衰竭。部分合并血小板减少。

5.其他

肝脏恶性有横纹肌样肿瘤、脂肪肉瘤和平滑肌肉瘤。原始恶性胚芽细胞瘤也可长在肝上或镰状韧带。血 AFP 升高但蛋白有不同的糖基型即异质体,也有原发非霍奇金淋巴瘤的报道。

六、分期系统

为便于将肝母细胞瘤获得诊断后在治疗前进行评估和治疗方案的制定及总体预后的评估,国际上有不同的分期系统。

（一）PRETEXT（治疗前）分期与 POST-TEXT（化疗后手术前）分期

通过增强 CT、MRI 等检查了解肿瘤侵犯肝脏的范围及与血管的关系进行划分，在 Couinaud 肝脏 8 段划分的解剖学基础上把肝脏从左至右纵分为 4 个肝区（2 和 3 段构成肝左外叶；4 段为左内叶；5 和 8 段是右前叶；6 和 7 段组成右后叶），1 段的肝尾状叶不纳入。PRETEXT 是指治疗前肿瘤累及肝脏的范围，主要用于评估初诊手术完整切除的可行性；POST-TEXT 则是指新辅助化疗后肿块的累及范围，主要用于评估延期手术完整切除的可行性。各期定义如下：

（1）PRETEXT/POST-TEXT Ⅰ：单发肿瘤局限在一个肝区，相邻的另外 3 个肝区无肿瘤侵犯；

（2）PRETEXT/POST-TEXT Ⅱ：单发肿瘤局限在一个肝区，相邻的另外 3 个肝区无肿瘤侵犯；或肿瘤累及 2 个肝区，相邻的另外 2 个肝区未受肿瘤侵犯；或肿瘤局限于肝尾状叶；

（3）PRETEXT/POST-TEXT Ⅲ：肿瘤累及 2 个肝区，另 2 个非相邻肝区未受累；或肿瘤累及 3 个肝区；

（4）PRETEXT/POST-TEXT Ⅳ：肿瘤累及所有 4 个肝区。

（二）Evans 分期（美国儿童肿瘤组织（COG））

根据肿瘤能否切除及有无远处转移分期，属于术后分期系统。

（1）stage Ⅰ$_a$：肿瘤完全切除，组织病理学类型为单纯胎儿型。

（2）stage Ⅰ$_b$：肿瘤完全切除，除单纯胎儿型以外其他组织病理学类型。

（3）stage Ⅱ：肿瘤基本切除，有镜下残留。

（4）stage Ⅲ：基本切除，有肉眼残留或不完全切除，遗留肝内疾病。

（5）stage Ⅳ：发生远处转移，不论是否完全切除。

七、危险度分层

危险度分层将传统 Evans 分期，PRETEXT 分期，诊断时 AFP 指标，是否存在预后差的病理亚型及肿瘤与重要血管的关系等几个对治疗和预后有重要影响的指标综合进行分析评估后获得，并由新成立的儿童肝脏国际合作组（CHIC）综合更新后在国际上推出。中国儿童抗癌分会和中华小儿外科分会肿瘤学组 2016 年共同组织达成的儿童肝母细胞瘤临床诊疗专家共识也将危险度分层作为评估预后指导治疗方案的重要指标。

综合 SIOPEL 及 COG 协作组的危险度分层标准，将初诊 HB 患者分为极低危组、低危组、中危组和高危组。

（一）极低危组

术后 COG 分期为 stage Ⅰ 且组织病理学类型为单纯胎儿型患者。

（二）低危组

符合以下标准任何一条均为低危组

（1）血清 AFP≥100ng/mL，前 PRETEXT Ⅰ、Ⅱ期且除外 P＋、V＋、E＋、H＋、M＋、N＋。

（2）术后 COG 分期为 stage Ⅰ、Ⅱ 期，且组织病理学类型为非小细胞未分化型。

（三）中危组

符合以下标准任何一条均为中危组

（1）术前 PRETEXT Ⅲ 期。

（2）术后 COG 分期为 stage Ⅰ 期或 Ⅱ 期，且组织病理学类型为小细胞未分化型。

（3）术后 COG 分期为 stage Ⅲ。

（四）高危组

符合以下标准任何一条均为高危组：

（1）血清 AFP＜100ng/mL。

（2）术前 PRETEXT Ⅳ 期或存在远处转移。

（3）P＋、V＋、E＋、H＋、M＋、N＋。

（4）术后 COG 分期为 stage Ⅳ 期。

八、治疗

近年来，随着对肿瘤生物学特性了解的深入及化疗和血管介入治疗技术的进步，小儿肝母细胞瘤的长期存活率有了明显的提高。目前，手术切除配合正规的化疗，该症的两年存活率已达 80％以上。

目前，手术完整地切除肿瘤仍是最重要、最有效的治疗手段。现代治疗原则应为根治性切除肿瘤，确保肝功能的有效代偿，达到治愈或延长生存期提高生存率的目的。许多以往被认为无法手术切除的病例，现在可以通过术前化疗及介入治疗使肿瘤缩小，正常肝脏相对增大，而变为可以手术治疗。

（一）可一期手术切除病例的治疗

肝脏的局部解剖和肝脏肿瘤切除后肝功能的代偿是肝脏肿瘤手术的关键问题。通过手术前的各种影像学检查，了解肿瘤的部位、范围、毗邻关系，特别是肝脏血管的受侵情况。有经验的小儿肝胆外科医生往往可以大体估计出肿瘤可否安全地一期切除，并且残留的肝脏能否维持机体的基本需要。

作为非常有价值的影像学检查手段，近年来一体式计算机辅助手术工作站起到极为重要的作用。将增强 CT 检查获取的原始二维图像的 DICOM 文件导入工作站，进行处理和分割并三维重建，通过对三维模型进行多角度、全方位的实时动态观察，清晰地显示肝脏及其内部脉管系统的走行及解剖关系，精准定位肿瘤，还原病灶与其周围脉管结构的立体解剖构象，并结合体积测算，精确判断肿瘤的可切除性，并在术前制定出详细的肝切除线路图，对现实手术中可能出现的复杂和危险情况进行预判。

1.术前准备

早期的患儿，一般情况较好，只进行简单的常规术前准备即可进行手术。但对于本病患儿往往一般情况较差、存在营养不良、低蛋白血症等，应尽早地进行静脉营养支持，并给予维生素 K 等。

2.手术切除

小儿肝母细胞瘤瘤体往往较大,切除的比例常远大于成人。但小儿肝脏再生能力强,也有报道称只要保存 20% 以上的正常肝组织就能维持生命,而且在 2 个月内再生后的肝脏可恢复到原来的体积,因此应积极争取肿瘤全部彻底地切除。

手术中根据肿瘤的大小、部位选择术式,可以视情况进行肿瘤切除、肝叶切除、半肝切除或扩大的肝脏多叶切除。对于巨大的肝脏肿瘤,先精细解剖第一、第三和第二肝门,预先完全处理相关的门静脉分支、二、三级肝动脉、肝短静脉、肝静脉及胆管,然后阻断第一肝门开始切除肿瘤。

3.术后治疗

手术后特别是术后 2 周内,必须供给患儿足够的营养,包括绝对需要的蛋白质、维生素和能量的供应。

手术后的化疗,配合综合治疗对于小儿的肝脏恶性肿瘤尤为重要。化疗药物,如长春新碱、环磷酰胺、5-氟尿嘧啶都有一定的抗肝癌的作用。阿霉素对抗肝细胞癌及肝母细胞瘤的效果较好,但不良反应大。国外有报道称,对肉眼观察已完全切除、镜下仍遗留瘤组织者,术后进行化疗,有 35% 存活。目前多主张施行多方案联合、交替用药的方法进行,也有配合进行造血干细胞移植或骨髓移植者。

(二)不能一期手术切除的巨大肿瘤的处理

部分晚期患儿往往一般情况差、肝功明显不良、肝脏肿瘤巨大,无法一期手术切除。对此类患儿建议先行探查活检,以明确诊断。或对于血清甲胎蛋白极高、诊断明确者,可以进行术前化疗或者介入治疗配合化疗。经如此术前治疗后,肝内肿瘤会明显缩小,而正常肝脏相对增大,可以进行较彻底的肿瘤切除。

小儿恶性实体肿瘤具有发展迅速、转移较早等临床特点,半数以上患儿就诊时已有邻近组织、区域淋巴结甚至经血运远处转移。而在治疗上,手术切除辅助化疗仍是目前我国小儿恶性实体肿瘤的主要治疗方法,随着术前化疗,血管阻断控制出血等技术的应用,肿瘤完整切除率已近 70.0%,其中肝脏恶性肿瘤的完全切除率达 75.0%。术前术后的辅助化疗已广泛开展,对控制转移播散、杀灭微小病灶、保存肢体器官、维持生理功能和提高生存率均有积极意义,但有部分病例不能坚持全程化疗,治疗不规范不容忽视。

(三)不能切除的肝母细胞瘤的肝移植治疗

儿童原发于肝脏的恶性肿瘤中,肝母细胞瘤和肝癌估计要超过 98%。许多肿瘤通过术前化疗和延迟手术能很好控制,局限的肿瘤行一期切除原发肿瘤。85% 以上的肝脏能安全切除,术后 3~6 个月肝脏能完全再生。不能切除的两叶多发肝脏肿瘤、血管受侵犯、包绕肝门及主要管道、肝脏肿瘤复发的病例可施行肝移植。原发性和转移性肝脏肿瘤,如肝母细胞瘤、上皮样肝血管内皮瘤、肝癌、纤维肉瘤等适合做肝移植手术。

随着人体组织器官移植技术的进步,肝移植也逐渐应用到不能手术切除的小儿肝母细胞瘤的治疗中。2 例分化中等的肝细胞癌患儿分别于移植术后 8 个月和 5 个月因转移肿瘤复发而死亡。

第三节　胆道蛔虫病

一、概述

胆道蛔虫症是常见的外科急腹症，是儿童、青少年常见的寄生虫病，我国广大农村儿童蛔虫感染率仍较高，但随着卫生条件改善，肠道蛔虫病减少，本病也随之减少。

二、病因和病理

蛔虫喜寄生于回肠，喜钻孔和扭结成团，并能产生一种致肠痉挛的物质以及从肠内带来感染，而且蛔虫在胆道内死亡后也可形成结石核心及感染源，最终可引起一系列外科并发症，如蛔虫性肠梗阻、肝脓肿、肠穿孔等。当胃肠功能紊乱、饥饿、发热、驱虫不当导致肠内环境发生改变时，寄生于肠道的蛔虫可窜入上消化道，加上蛔虫有钻孔的特点，当 Oddi 括约肌松弛时，嗜碱性的蛔虫便可乘机钻入患儿胆道，机械刺激可引起括约肌痉挛，导致胆绞痛或诱发急性胰腺炎。蛔虫还可将肠道细菌带入胆道内，造成感染，引起急性化脓性胆管炎甚至肝脓肿，若蛔虫经胆囊管钻入胆囊，还可造成胆囊穿孔。

三、临床表现

胆道蛔虫症的特点是"症征不符"，即剧烈的腹痛与较轻的腹部体征不相称。突发性剑突下疼痛，呈阵发性钻顶样绞痛，伴恶心、呕吐，常放射至右肩胛部或背部。间歇期疼痛缓解或症状全无。腹痛可反复发生，持续时间不定，发生胆道感染时，症状与急性胆管炎相似，可伴有轻度黄疸。

四、诊断与鉴别诊断

(1)反复出现腹部或脐周一过性隐痛或伴偏食、夜间磨牙、腹部膨隆等均可提示蛔虫感染。如有合并症，则应根据相应的症状、体征和有关检查结果酌情判断；如出现胆绞痛、胆管炎、胰腺炎时应考虑胆道蛔虫病的可能性；儿童患者腹痛、呕吐、腹胀、停止排大便与排气，扪及腹部条索状肿块时应注意蛔虫性肠梗阻的可能性。

(2)查体发现仅有右上腹、剑突下压痛，还可合并胆管炎、胰腺炎或肝脓肿相应的体征。

(3)辅助检查：首选 B 超检查，胆管有轻度或中度的扩张，管壁增厚，可见胆道内平行强光带及蛔虫影；粪便涂片查虫卵是最简单、快速、可靠的肠蛔虫病确诊依据。胃肠吞钡检查可显示蛔虫的形态与数量；腹部 X 线平片可见胃内有大小与蛔虫相似的可变性圆条状阴影；若多条蛔虫平行聚集，则阴影如"稻米状"；虫体截面投影则呈"豆粒状"或"串珠状"影像；十二指肠引流液查见虫卵是胆道蛔虫病的直接证据。

(4)鉴别诊断:通过以上症状、体征和检查多能确诊,但也需要与胆石症、肠系膜淋巴结炎相鉴别。

五、治疗

绝大多数可经非手术解痉、驱虫、抗感染治疗痊愈。非手术治疗包括禁食、补液、解痉(阿托品 0.01mg/kg 肌内注射)、镇痛(哌替啶 0.5mg/kg 或氯丙嗪 1mg/kg、异丙嗪 1mg/kg 肌内注射)、驱蛔(左旋咪唑、驱蛔灵或肠虫清),为防止胆道感染,加用抗生素,还可以配合中药治疗。西医常规方法,给维生素 K_3 及山莨菪碱肌内注射或舌下含服硝苯吡啶缓解痉挛,应用庆大霉素防治感染,并补充适量液体及电解质,腹痛缓解不再发作时,予左旋咪唑口服。

纤维胃十二指肠镜既可检查与诊断,又可夹取蛔虫,但操作困难。

手术治疗有以下指征者应考虑手术治疗:①经非手术治疗 1 周后仍不能缓解;②体温升高,白细胞增多,有明显感染或其他合并症,如并发化脓性胆管炎、肝脓肿;③胆道内有死虫而不能排出者。手术方法:切开胆总管取出蛔虫检查胆道是否通畅,后置"T"管引流。胆囊除有明显病变或已被蛔虫侵入外,一般不需切除。

第四节　急性胰腺炎

一、概述

急性胰腺炎是胰腺的急性炎症,在不同的病理阶段可不同程度地波及邻近组织和其他脏器系统。是小儿的一种较为少见的急腹症,其发病率报道不一,估计在 1:5000 左右。可发生于任何年龄,男女发病率无明显差异。在临床上急性胰腺炎一般是指消化酶被激活后对胰腺自身消化所引起的炎症,属于一种较为严重的急腹症。近年来随着诊断技术水平的提高,小儿胰腺炎的发生率有所增加,且以急性胰腺炎较为多见,转为慢性胰腺炎者少见。大多数小儿急性胰腺炎具有病程较短、有自限性及症状很快缓解等特点,但仍有部分患儿病情来势凶险,迅速发展为重症坏死性胰腺炎,甚至导致多器官功能衰竭,应引起高度重视。

二、病因

小儿急性胰腺炎的发病原因较多,但引起成人胰腺炎的主要因素如酗酒、胆结石等因素在儿童期少见。小儿胰腺炎的病因归纳起来有感染、腹部创伤或手术损伤、先天发育畸形、遗传或代谢性疾患、全身性因素及药物性因素等,但有 24%~54% 的患儿找不到明确原因。

(一)感染因素

感染是小儿胰腺炎较为常见的原因。细菌和病毒感染均可引起胰腺炎,包括血源性感染、淋巴源性感染等,其中以病毒感染更为常见,如腮腺炎病毒、甲肝病毒、轮状病毒等。细菌继发感染常见有肺炎、菌痢、扁桃体炎等。因此,在小儿患腮腺炎、麻疹时,应特别注意预防胰腺炎的发生。

(二)创伤因素

由于小儿易动的特点可使胰腺受到钝性损伤,如自行车把手撞伤、车祸等。轻者仅表现为血肿而无实质性损伤,重者可有胰腺导管破裂或严重挤压伤,在损伤的基础上继发感染,出现胰腺炎。另外,ERCP检查,腹部手术尤其是胆总管囊肿切除、脾切除等手术,可造成胰腺损伤而继发胰腺炎。

(三)饮食因素

由于小儿不能自行控制进食的量及种类,尤其是肥胖儿童,在超量进食脂肪性食物后引起胰腺代偿功能失调,短期分泌大量胰液,导致胰腺自身消化而出现胰腺炎。此外,营养不良、喂养不当及神经性厌食均可引起急性胰腺炎。

(四)药物和毒素

由于在治疗其他疾病时使用药物种类较多,尤其是长期用药物治疗者可诱发药物性胰腺炎。常见的药物有:利尿剂、激素、抗生素、抗肿瘤药物及解热镇痛药等。

(五)先天性发育畸形、解剖及功能异常

胰腺、胆管及胰管存在先天性疾患、Oddi括约肌功能不全、胰液及胆汁排出异常等,在解剖结构变异的基础上,由于胰胆管共同梗阻造成胆汁反流入胰管或胰液排出障碍而引起胰腺炎、胆囊结石等。

(六)胰胆管梗阻

多见于胆道蛔虫症、血红蛋白病、短肠综合征等。胆道蛔虫症寄生虫不仅可引起壶腹部梗阻、括约肌痉挛、细菌上行感染,而且部分肠液也可能由此进入胆道和胰管,引起急性胰腺炎。

(七)代谢性及系统性疾病

此为小儿胰腺炎较为少见的病因,如囊性纤维化病、高乳酸血症等。这些患儿多由于胆汁及胰液黏稠,排出困难或胰酶分泌增加所致。

三、病　理

基本病理改变是胰腺呈不同程度的水肿、充血、出血和坏死。

(一)急性水肿性胰腺炎

病变轻,多局限在体尾部。胰腺肿胀变硬,充血,被膜紧张,胰周可有积液。腹腔内的脂肪组织,特别是大网膜可见散在粟粒状或斑块状的黄白色皂化斑(脂肪酸钙)。腹水为淡黄色,镜下见间质充血、水肿并有炎性细胞浸润。有时可发生局限性脂肪坏死。

(二)急性出血坏死性胰腺炎

病变以胰腺实质出血、坏死为特征。胰腺肿胀,呈暗紫色,分页结构模糊,坏死灶呈灰黑色,严重者整个胰腺变黑。腹腔内可见皂化斑和脂肪坏死灶,腹膜后可出现广泛坏死组织。腹腔内或腹膜后有咖啡或暗红色血性液体或血性混合液。镜下可见脂肪坏死和腺泡破坏,腺泡小叶结构模糊不清。间质小血管壁也有坏死,呈现片状出血,炎细胞浸润。晚期坏死组织合并

感染可形成胰腺或胰周脓肿。

四、临床分型

（一）轻型急性胰腺炎

即水肿型胰腺炎，为小儿常见分型，主要表现为上腹痛、恶心、呕吐；腹膜炎限于上腹，体征轻；血、尿淀粉酶增高；经及时的液体治疗短期内可好转，死亡率很低（图 8-1）。

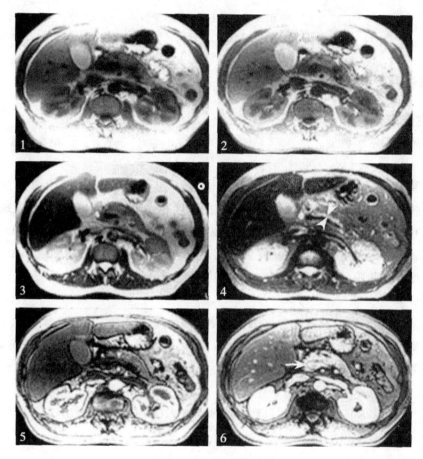

图 8-1　轻型急性胰腺炎

图 1、2 示平扫 T_1WI，胰腺轮廓、形态尚可，胰颈可见小片状低信号区；图 3 示 T_1WI，前述病灶呈稍高信号；图 4 示脂肪抑制 T_2WI，肠系膜上静脉似有局限性变窄（箭头）；图 5 示增强扫描动脉期脂肪抑制相，肠系膜上静脉周围脂肪间隙存在；图 6 示门静脉脂肪抑制相，胰腺总体均匀强化，胰颈仍可见小片状未强化区（箭头）

（二）重症急性胰腺炎

为出血坏死性胰腺炎，小儿较少见，除了上述症状外，腹膜炎范围广，体征重；腹胀明显，肠鸣音减弱或消失；腹部可触及炎性组织包裹形成的肿块，偶尔可见腰胁部或脐周皮下瘀斑征。腹水呈血性或脓性。严重者发生休克，多发脏器功能障碍和严重的代谢障碍。实验室检查：白细胞增多（$\geqslant 16 \times 10^9 / L$），血糖升高（$> 11.1 mmol/L$），血钙降低（$< 1.87 mmol/L$），血尿素氮或肌酐增高，酸中毒；氧分压下降 $< 60 mmHg$，应该考虑 ARDS；甚至出现 DIC，死亡率高（图 8-2）。

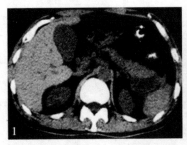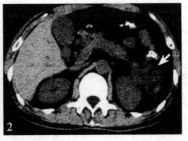

图 8-2　重症急性胰腺炎

1 图示胰尾明显肿大,密度降低;2 图示胰尾周围间隙较多渗出液(箭头)

五、诊断

(一)临床表现

小儿临床表现常不典型。

1.腹痛

是急性胰腺炎的主要症状,95％以上患者出现腹痛。由于胰腺炎多发生于体尾端,因此左上腹疼痛是胰腺炎的特点。腹痛的强度与病变的程度相一致。腹痛多为突发,表现剧烈难忍,呈持续性并有阵发性加重,患儿哭闹不安、躁动。疼痛位置多限于上腹部,剑突下或略偏左,也可涉及全腹。疼痛的发生大多与饮食有关,部分患儿表现为进食后疼痛加重。如腹痛伴有休克表现是重症急性胰腺炎的特点之一。少数胰腺炎患儿疼痛较轻或无自诉腹痛。

2.恶心呕吐

较为常见。恶心、呕吐及腹痛合称为急性胰腺炎的三大症状。约 60％的患儿出现呕吐,呕吐物为胃或十二指肠内容物,同时伴有厌食。呕吐后腹痛多无缓解。一般在发病初期即可出现较频繁的恶心、呕吐,以后逐渐减轻。

3.发热、黄疸

病程初期可有轻度发热,合并胆道梗阻或胰头肿大压迫胆道时,可出现轻度黄疸。出血性坏死性胰腺炎患儿很快出现休克或黄疸现象。

4.腹胀及腹膜炎体征

轻度腹胀为常见而较早出现的症状,但大多数患者腹胀与腹痛同时存在。重症患儿由于出现腹膜炎,大量渗液及坏死组织充满腹腔,腹胀较重。急性出血坏死性胰腺炎压痛明显,并有肌紧张和反跳痛,范围广或遍及全腹。

除以上主要症状外,重症坏死性胰腺炎时,可出现休克表现。少数危重患儿在应激状态下出现消化道出血,可有呕血及便血。如患儿反复抽搐,提示预后不良。

(二)实验室检查

1.胰酶测定

胰酶测定具有诊断急性胰腺炎重要参考价值。值得注意的是胰酶值的高低与病情轻重不一定成正比,目前临床常用包括血、尿淀粉酶和血清脂肪酶测定。

急性胰腺炎发病 3～12 小时后,血清淀粉酶即可升高,24～48 小时达到高峰,2～5 天后恢复正常。但患唾液腺病、肝脏疾病、急性阑尾炎、肠梗阻、腹膜炎等时,血清淀粉酶也可增高,故应结合临床表现及其他检查进行鉴别。急性胰腺炎时尿淀粉酶在发病12～24小时候开始上升,下降较缓慢。但肾功能欠佳者,尿淀粉酶升高不明显或不升高,血清脂肪酶在发病24小时后开始升高,脂肪酶维持高值的时间较长,可作为晚期患者的诊断方法。

2.腹腔穿刺

对腹膜炎体征明显而诊断困难者可行腹腔穿刺,穿刺液可测淀粉酶值。腹水淀粉酶的测定值较高时具有诊断意义,但目前无统一的标准值,只能与血清淀粉酶值对照。

其他项目:包括白细胞增高、高血糖、肝功能异常、低钙血症等,C反应蛋白(CRP)增高(发病48小时大于150mg/mL)提示病情较重。

(三)特殊检查

1.B超检查

为急性胰腺炎首选的辅助检查方法,但该方法易受气体干扰,而急性胰腺炎患儿多存在肠胀气,故检查时应特别注意。B超显示胰腺弥散性肿大,外轮廓呈弧形突出,腺体为均匀的低回声分布;有出血坏死时可出现粗大的强回声(图8-3)。

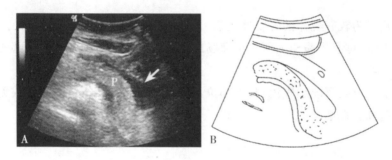

图8-3 B超检查

A.胰腺(P)增大,胰腺周围见液性暗区(箭头);B.示意图

2.X线腹部平片

可见胃、十二指肠、横结肠扩张,胀气的胃和横结肠分离,其中间为肿大的胰腺和炎症渗出物构成一长条致密影。部分患儿可出现左侧膈肌升高,左胸腔及腹腔积液。见图8-4。

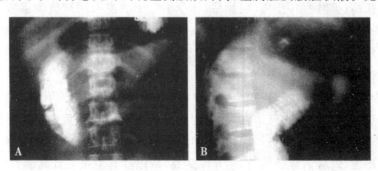

图8-4 X线腹部平片

A.图急性胰腺炎典型"小喇叭"征,胃体部太高,十二指肠圈扩大,横结肠反射性淤胀,胰腺水肿呈局部致密软组织影;B.同例侧位片,十二指肠内蛔虫影,示蛔虫进入胆胰管引起

3.CT、MRI 检查

轻型胰腺炎时,胰腺呈弥散性增大,密度不均,边界变模糊。重症胰腺炎时出现胰腺坏死,肿大的胰腺内可显示皂泡状的密度减低区,在增强后 CT 显示更为明显。

4.内镜逆行胰胆管造影(ERCP)

已被接受为胰腺炎患儿的诊断和治疗技术,且认为在急性胰腺炎时作 ERCP 是安全的。

(四)鉴别诊断

1.胆道蛔虫症

①突然发生的右上腹或上腹部钻顶样疼痛,发作后可缓解或恢复正常,症状严重而体征较轻为其特点;②多无黄疸,有时也较轻;③右上腹或上腹部无肿块;④超声检查可见胆总管内有虫体样回声影。

2.急性胆囊炎

多发于成人,发热、右上腹疼痛、触痛和肌紧张明显,Murphy 征阳性。有时可触及胆囊随呼吸移动并较浅表,不像胆总管扩张症的位置深并范围大,黄疸如有也较轻。B 超的实时检查多可较容易地鉴别两者。

3.肠套叠

本病主要症状为较有规律的阵发性腹痛。腹部肿块呈椭网形或长网形,易移动,稍偏韧,位置多位于右上方,可有果酱样大便。钡灌肠或空气灌肠可见典型的套叠头部的杯口状影。

4.急性胃肠炎

不洁饮食史,发热、呕吐和腹泻;腹痛部位不固定,肠鸣音活跃;白细胞计数无明显升高,大便常规见白细胞和脓性细胞。

六、治 疗

治疗急性胰腺炎有二大原则。第一,尽量消除任何导致胰腺炎发作的因素,如去除梗阻、中止不必要的药物等。第二,提供支持、严密监护,根据病情选择治疗方案。

(一)非手术治疗

在急性胰腺炎发作期绝对禁食,胃肠减压,纠正水、电解质失衡,并需静脉营养支持,抑制胰液允泌药(阿托品、抑肽酶),止痛(阿托品,杜冷丁大于 2 岁可用),抗生素应为预防性用药,治疗导致胰腺炎发生的感染因素及对急性胰腺炎合并周围组织感染。对急性胰腺炎的尽早诊断,早期正确治疗可大大减少死亡率和手术需要。

(二)手术治疗

手术指征为:①诊断不肯定,特别与外科急腹症(如肠梗阻和胃穿孔等)鉴别有困难者,需剖腹探查;②有腹腔内渗出和肠麻痹,内科治疗无好转者可作腹膜后或腹腔引流;③有胰腺脓肿形成应及时作引流排脓;④黄疸加深,合并胆总管结石梗阻和胆道化脓性感染者;⑤重症胰腺炎患儿,病情严重,内科治疗效果差,病死率颇高,所以亦有主张一旦确诊为急性出血坏死性胰腺炎时,即应作手术治疗。手术原则是清除坏死组织,腹腔冲洗,经小网膜囊等处引流,合并有畸形或发育缺陷,应予矫治。

第九章　普通外科疾病护理

第一节　甲状腺疾病护理

一、甲状腺功能亢进

甲状腺功能亢进(甲亢),是各种原因所致循环血液中甲状腺素异常增多,出现以全身代谢亢进为主要特征的疾病总称。按引起甲亢的病因可分为:原发性甲亢、继发性甲亢和高功能腺瘤三类。①原发性甲亢:最常见,占甲亢的85%～90%,患者多为20～40岁,男女之比为1:(4～7)。腺体呈弥散性肿大、两侧对称;常伴眼球突出,故又称"突眼性甲状腺肿"。②继发性甲亢较少见,患者年龄多在40岁以上。主要见于单纯性甲状腺肿流行区,患者先有多年结节性甲状腺肿史.腺体呈结节状肿大。两侧多不对称;继而逐渐出现甲状腺功能亢进症状,易发生心肌损害;无突眼。③高功能腺瘤少见,甲状腺内有单发的自主性高功能结节,结节周围的甲状腺组织呈萎缩性改变,少见,无突眼。

(一)病因与发病机制

1.自身免疫病

患者体内T、B淋巴细胞功能缺陷可合成多种针对自身甲状腺抗原的抗体,其中一种甲状腺刺激免疫球蛋白可以直接作用于甲状腺细胞膜上的TSH(促甲状腺激素)受体,刺激甲状腺细胞增生,分泌亢进,这是本病主要原因。

2.诱发因素

研究证明,本病是在遗传的基础上,因感染、精神创伤、劳累等应激因素破坏机体免疫稳定性而诱发。

(二)护理评估

1.健康史

(1)除评估患者的一般资料,如年龄、性别等外,还应询问其是否曾患有结节性甲状腺肿或伴有其他自身免疫性疾病。

(2)了解其既往健康状况及有无手术史和相关疾病的家族史。

(3)发病前有无精神刺激、感染、创伤或其他强烈应激等情况。

2.身体状况

(1)局部

①甲状腺呈弥散性、对称性肿大,随吞咽上下移动,质软、无压痛,有震颤及杂音,为本病主

要体征。

②突眼症:不到半数的 GD 患者有突眼,突眼为眼征中重要且较特异的体征之一。典型突眼双侧眼球突出、睑裂增宽。严重者眼球向前突出、瞬目减少、上眼睑挛缩、睑裂宽;向前平视时,角膜上缘外露;向上看物时,前额皮肤不能皱起;看近物时,眼球聚合不良;甚至伴眼睑肿胀肥厚、结膜充血水肿。

(2)全身

①高代谢综合征:由于 T_3、T_4 分泌过多,促进营养物质代谢,患者产热与散热明显增多,出现怕热、多汗,皮肤温暖湿润,低热等,多食善饥.体重下降。

②神经精神系统症状:神经过敏,多言好动,易激动、紧张焦虑、注意力不集中、记忆力减退、失眠。腱反射亢进,伸舌和双手前伸有细震颤。

③心血管系统症状:心悸,脉快有力,脉搏常在 100 次/分以上,休息和睡眠时间仍快是其特征性表现,脉压增大。

④消化系统症状:食欲亢进、消瘦;过多甲状腺激素刺激肠蠕动增加,大便次数增多等。

⑤其他:肌无力、肌萎缩,甚至甲亢性肌病等;女性患者月经量减少、闭经不孕;男性患者阳痿、乳房发育和生育能力下降等。

(3)术后并发症评估

①呼吸困难和窒息:手术后最危急的并发症,多发生在术后 48 小时以内,表现为进行性呼吸困难、烦躁、发绀甚至窒息,可有颈部肿胀,切口可渗出鲜血。出现呼吸困难和窒息的主要原因:a.手术区内出血压迫气管;b.喉头水肿;c.气管受压软化塌陷;d.气管内痰液阻塞;e.双侧喉返神经损伤。

②甲状腺危象:甲亢术后危及生命的严重并发症之一,表现为术后 12~36 小时内,出现高热($>39℃$)、脉搏细速(>120 次/分)、烦躁不安、谵妄甚至昏迷、呕吐、水样便等,多发生于术后 36 小时以内,病情凶险。主要原因诱因:术后出现的甲状腺危象主要与术前准备不充分、甲亢症状未能很好控制、手术创伤致甲状腺素过量释放及手术应急有关。

③喉返神经损伤:单侧喉返神经损伤可致声音嘶哑,双侧喉返神经损伤可发生两侧声带麻痹导致失音、呼吸困难甚至窒息。原因主要为手术切断、缝扎、挫夹或牵拉过度引起,少数由于血肿压迫或瘢痕组织的牵拉而发生。

④喉上神经损伤:外支损伤,会使环甲肌瘫痪,引起声带松弛、音调降低。内支损伤,则使喉部黏膜感觉丧失,容易发生误咽和饮水呛咳。原因多为结扎、切断甲状腺上动静脉时.离甲状腺腺体上极较远,未加仔细分离,连同周围组织大束结扎所引起。

⑤手足抽搐:多数患者仅有面部或手足的强直麻木感;重者每日多次面肌及手足疼痛性痉挛,甚至喉、膈肌痉挛、窒息。主要为甲状旁腺被误切或血供不足所致,导致具有升高和维持血钙水平的甲状旁腺激素不能正常分泌,血钙浓度下降至 2.0mmol/L 以下。

3.心理-社会状况

(1)心理状态:患者的情绪因内分泌紊乱而受到不同程度的影响,从轻微的欣快至谵妄程度不等;纷乱的情绪状态使患者人际关系恶化,更加重了患者的情绪障碍。此外,外形的改变,如突眼、颈部粗大可造成患者自我形象紊乱。因此,需评估患者有无情绪不稳定、坐卧不安、遇事易急躁、难以克制自己情绪或对自己的疾病顾虑重重等。

（2）社会支持状况：评估患者及亲属对疾病和手术治疗的了解程度；了解患者及家庭的经济状况，评估有无因长期治疗造成经济负担加重而影响家庭生活的现象；了解患者所在社区的医疗保健服务情况等。

4.辅助检查

（1）基础代谢率测定（BMR）：基础代谢率是指人体在清醒而又极端安静的状态下，不受肌肉活动、环境温度、食物及精神紧张等影响时的能量代谢率。可根据脉压和脉率计算或用基础代谢率测定器测定，前者较简便，后者可靠。常用计算公式为：基础代谢率%－（脉率＋脉压）－111，以±10%为正常，＋20%～＋30%为轻度甲亢，＋30%～＋60%为中度甲亢，＋60%以上为重度甲亢。测定必须在清晨、空腹和静卧时进行。

（2）甲状腺摄^{131}I率测定：正常甲状腺24小时内摄取的^{131}I量为总入量的30%～40%，若2小时内甲状腺摄^{131}I量超过25%或24小时内超过50%，且^{131}I高峰提前出现，都表示有甲亢，但不反映甲亢的严重程度。

（3）血清T_3、T_4含量测定：甲亢时T_3值的上升较早，且速度快，约可高于正常值的4倍；T_4上升较迟缓，仅高于正常的2.5倍，故测定T_3对甲亢的诊断具有较高的敏感性。诊断困难时，可作促甲状腺激素释放激素（TRH）兴奋试验，即静脉注射TRH后，促甲状腺激素CTSH）不增高（阴性）则更有诊断意义。

（4）促甲状腺激素（TSH）：血清TSH浓度变化是反映甲状腺功能最敏感指标，先于TT_3、TT_4、FT_3、FT_4出现异常。甲亢时TSH降低。

（5）促甲状腺激素释放激素（TRH）：甲亢时T_3、T_4增高，反馈性抑制TSH，故TSH不受TRH兴奋，TRH给药后TSH增高可排除甲亢。本实验安全.可用于老人及心脏病患者。

5.治疗要点

甲状腺大部切除术仍是目前治疗中度甲亢的一种常用而有效的方法，能使90%～95%的患者获得痊愈，手术死亡率低于1%。主要缺点是有一定的并发症，4%～5%的患者术后甲亢复发。

手术适应证：①继发性甲亢或高功能腺瘤；②中度以上的原发性甲亢；③腺体较大，伴有压迫症状或胸骨后甲状腺肿等类型的甲亢；④抗甲状腺药物或碘治疗后复发或坚持长期用药有困难者。鉴于甲亢对妊娠可造成不良影响（流产和早产等），而妊娠又可能加重甲亢，因此，妊娠早、中期的甲亢患者凡具有上述指征者，仍应考虑手术治疗。

手术禁忌证：①青少年患者；②症状较轻者；③老年患者或有严重器质性疾病不能耐受手术治疗者。

（三）护理诊断及合作性问题

1.营养不良：低于机体需要量

与甲亢时基础代谢率显著增高所致代谢需求量大于摄入量有关。

2.焦虑

与神经系统功能改变、甲亢所致全身不适等因素有关。

3.潜在并发症

甲状腺危象、呼吸困难和窒息、喉返神经损伤、喉上神经损伤或手足抽搐。

4.自我形象紊乱

与突眼和甲状腺肿大引起的身体外观改变有关

5.组织完整性受损

与浸润性突眼有关。

（四）护理目标

（1）患者能积极配合和遵医嘱做好手术前药物控制甲亢的准备,未发生甲亢危象或发生后能得到及时救治和护理。

（2）患者术后生命体征平稳。未发生呼吸困难和窒息、喉返神经损伤、喉上神经损伤量手足抽搐等并发症。

（3）情绪稳定,焦虑减轻,营养状况稳定,表现为体重恢复正常。

（五）护理措施

1.术前护理

（1）一般护理

①提供安静轻松的环境:将患者安置在通风、安静的病室。室温稍低,色调和谐,避免患者精神刺激或过度兴奋,使患者得到充分的休息和睡眠。向同病室室友解释甲亢相关症状,取得同病室患者的体谅与理解,限制来访,减少外来刺激。必要时可给患者提供单人病室,以防患者间的互相干扰,避免情绪波动。

②患者因代谢率高,常感饥饿,为满足机体代谢亢进的需要,每天需供给患者 5～6 餐,鼓励其进食高热量、高蛋白质和富含维生素的均衡饮食。主食应足量,可适当增加奶类、蛋类、瘦肉类等优质蛋白以纠正负氮平衡,两餐之间增加点心。每日饮水 2000～3000mL 以补充出汗、腹泻、呼吸加快等所丢失的水分。但有心脏疾病的患者应避免大量摄水,以防水肿和心力衰竭。禁用对中枢神经有兴奋作用的浓茶、咖啡等刺激性饮料,戒烟酒。勿进食增加肠蠕动及易导致腹泻的富含纤维的食物。忌食海带、紫菜、海产品等含碘丰富的食物。

③卧位:睡眠时可采取侧卧颈部微曲位,以减轻肿大甲状腺对气管的压迫。

（2）药物准备:术前通过药物降低基础代谢率是甲亢患者手术准备的重要环节。术前药物准备方法通常是开始即用碘剂,2～3 周后待甲亢症状得到基本控制,表现为:患者情绪稳定,睡眠好转,体重增加;脉率＜90 次/分以下;基础代谢率＜＋20％后;腺体缩小变硬,便可进行手术。碘剂的作用在于抑制甲状腺素的释放,减少甲状腺血流,使甲状腺缩小变硬,有助避免术后甲状腺危象的发生。但因碘剂只能抑制甲状腺素的释放,而不能抑制甲状腺素的合成,停服后会导致储存于甲状腺滤泡内的甲状球蛋白大量分解,使原有甲亢症状再现,甚至加重。故碘剂不能单独治疗甲亢,仅用于手术前准备,凡不拟行手术治疗的甲亢患者均不宜服用碘剂。常用的碘剂是复方碘化钾溶液,每日 3 次口服,第 1 日每次 3 滴,第 2 日每次 4 滴,依此逐日递增至每次 16 滴止,然后维持此剂量至术日晨。由于碘剂可刺激口腔和胃黏膜,引起恶心、呕吐、食欲缺乏等不良反应,因此,护士可指导患者于饭后用冷开水稀释后服用或在用餐时将碘剂滴在馒头或饼干上一同服用。

对于单用碘剂效果不佳的患者可先用硫脲类药物,待甲亢症状基本控制后停药,再单独服用碘剂 1~2 周,再行手术。因硫脲类药物能使甲状腺肿大充血,手术时极易发生出血,增加手术风险;而碘剂能减少甲状腺的血流量,减少腺体充血,使腺体缩小变硬,因此服用硫脲类药物后必须服用碘剂。

(3)突眼护理:对眼睑不能闭合者必须注意保护角膜和结膜,经常点眼药水,防止干燥、外伤及感染,外出戴墨镜或使用眼罩以避免强光、风沙及灰尘的刺激。若患者不易或无法闭合眼睛时,应涂抗生素眼膏,并覆盖纱布或使用眼罩,预防结膜炎和角膜炎。

2.术后护理

(1)一般护理

①卧位:血压平稳后半卧位

②饮食:对于清醒患者,可给予少量温水或凉水,若无呛咳、误咽等不适,可逐步给予微温流质饮食,注意过热可使手术部位血管扩张,加重创口渗血。以后逐渐过渡到半流质及高热量、高蛋白质和富含维生素的软食,以利切口早期愈合。

③严密病情观察:术后早期加强巡视和观察病情,每 30 分钟测量脉搏、呼吸、血压一次。保持呼吸道通畅,加强对甲状腺术后患者的呼吸节律、频率和发音状况的评估,以利早期发现并发症,一旦出现,立即通知医生,并配合急救。

(2)术后并发症的护理

①呼吸困难和窒息:需急救处理。

急救准备:床边必须常规准备气管切开包、拆线包、氧气筒、吸痰设备及急救物品,以备急用。

急救配合:对因血肿压迫所致呼吸困难或窒息者,须立即配合医生进行床边抢救,即剪开缝线,敞开伤口,迅速除去血肿,结扎出血的血管。若患者呼吸仍无改善则需行气管切开、吸氧;待病情好转,再送手术室作进一步检查、止血和其他处理。对喉头水肿所致呼吸困难或窒息者,应立即遵医嘱应用大剂量激素,如地塞米松 30mg 静脉滴入。若呼吸困难无好转,可行环甲膜穿刺或气管切开。

②甲状腺危象:具体护理措施如下。

避免诱因:a.做好充分的术前准备是避免术后甲状腺危象的最主要措施;b.注意避免出现应激状态(感染、手术、放射性碘治疗等);c.严重的躯体疾病(心力衰竭、脑血管意外、急腹症、重症创伤、败血症、低血糖等)及精神创伤;d.口服过量甲状腺激素制剂;e.手术中避免过度挤压甲状腺。

提供安静轻松的环境:保持病室安静,室温稍低,色调和谐,避免患者精神刺激或过度兴奋,使患者得到充分的休息和睡眠。必要时可给患者提供单人病室,以防患者间的互相干扰。

加强观察:术后早期加强巡视和观察病情,一旦出现甲状腺危象的征象,立即通知医生,并配合急救。

(3)急救护理:具体如下。①碘剂:口服复方碘化钾溶液 3~5mL,紧急时将 10% 碘化钠 5~10mL 加入 10% 葡萄糖 500mL 中静脉滴注,以降低循环血液中甲状腺素水平或抑制外周 T_4 转化为 T_3。②氢化可的松:每日 200~400mg,分次静脉滴注,以拮抗应激反应。③肾上腺素能阻滞剂:利舍平 1～2mg,肌内注射;或普萘洛尔 5mg,加入葡萄糖溶液 100mL 中静脉滴注,以降低周围组织对儿茶酚胺的反应。④降温:使用物理降温、药物降温和冬眠治疗等综合措施,使患者体温尽量维持在 37℃ 左右。常用苯巴比妥钠 100mg 或冬眠合剂 Ⅱ 号半量肌内注射,6～8 小时 1 次。

喉返和喉上神经损伤:具体护理措施如下。

喉返神经损伤:一侧喉返神经损伤所引起的声嘶,可由健侧声带过度地向患侧内收而好转;两侧喉返神经损伤导致的失音或严重的呼吸困难,需做气管切开。

喉上神经损伤:一般经理疗后可自行恢复。

术后鼓励患者发音,注意有无声调降低或声音嘶哑,以早期发现神经损伤的征象并对症护理。喉上神经内支受损者,因喉部黏膜感觉丧失致反射性咳嗽消失,患者在进食,尤其饮水时,易发生误咽和呛咳,故要加强对该类患者在饮食过程中的观察和护理,吞咽不可过快,并鼓励其多进食固体类食物。

(4)手足抽搐:症状轻者可口服葡萄糖酸钙或乳酸钙 2～4g。重者发作时静脉注射 10% 葡萄糖酸钙 10～20mL 或氯化钙 10～20mL;症状较重者,可加服维生素 D_3,以促进钙在肠道的吸收;口服二氢速变固醇可迅速提高血钙含量,降低神经肌肉的兴奋性,效果较好。日常生活中适当限制肉类、乳品和蛋类等含磷较高食品的摄入,以减少钙的排出。

3.心理护理

对患者和蔼、热情,介绍手术的必要性和方法,及手术前后配合的事项,消除患者的紧张心理。解释保持情绪稳定的必要性,帮助患者尽快适应环境。鼓励家属给予心理支持,保持愉快的生活氛围。护士在完善患者各项治疗、提供各项生活护理的同时,更要做好对患者的心理安慰,鼓励其树立起战胜疾病的勇气和信心,以良好的心态积极配合各项治疗和护理措施的顺利实施。

(六)护理评价

(1)患者是否出现甲状腺危象或已发生的甲状腺危象是否得到及时发现和治疗。

(2)患者术后生命体征是否稳定,有无呼吸困难和窒息、喉返和喉上神经损伤、手足抽搐等并发症出现,防治措施是否恰当及时;术后恢复是否顺利。

(3)患者的营养需求是否得到满足,体重是否维持在标准体重的(100±10)%。

(4)患者眼结膜有无发生溃疡和感染,是否得到有效防治。

(七)健康指导

1.休息

劳逸结合,适当休息和活动,以促进各器官功能的恢复。

2.饮食

选用高热量、高蛋白质和富含维生素的软食,以利切口愈合和维持机体代谢需求。

3.心理调适

引导患者正确面对疾病、症状和治疗,合理控制自我情绪,保持精神愉快和心境平和。

4.用药指导

使患者了解甲亢术后继续服药的重要性、方法并督促执行。

5.随访患者

出院后应定期门诊复查甲状腺功能,若出现心悸、手足震颤、抽搐等症状时及时就诊。

二、甲状腺肿瘤

(一)甲状腺腺瘤

甲状腺腺瘤是最常见的甲状腺良性肿瘤,腺瘤周围有完整的包膜。按形态学可分为:滤泡状腺瘤和乳头状囊性腺瘤,临床以前者多见。

1.临床表现

本病以40岁以下女性多见,且多数患者无不适症状,常在无意间或体检时发现颈部有圆形或椭圆形结节,多为单发。结节表面光滑,边界清楚,包膜完整,无压痛,随吞咽上下移动。腺瘤一般生长缓慢,但乳头状囊性腺瘤因囊壁血管破裂所致囊内出血时,瘤体在短期内可迅速增大并伴局部胀痛。

2.治疗要点

因甲状腺腺瘤可诱发甲亢(发生率约20%)和恶变(发生率约10%),原则上应切除。一般行患侧甲状腺大部切除(包含腺瘤在内);如腺瘤较小,可行单纯腺瘤切除,但应做楔形切除,即腺瘤周围应裹有少量正常甲状腺组织。切除标本须即刻行冷冻切片检查,以明确肿块性质,若为恶性病变需按甲状腺癌治疗。

(二)甲状腺癌

甲状腺癌是头颈部较常见的恶性肿瘤,约占全身恶性肿瘤的1%,女性发病率高于男性。除髓样癌外,多数甲状腺癌起源于滤泡上皮细胞。

1.分类

按肿瘤的病理类型可分为以下四种。

(1)乳头状癌:约占成人甲状腺癌的70%,而儿童甲状腺癌都是乳头状癌。多见中青年女性,低度恶性,生长较缓慢,较早可出现颈淋巴结转移,但预后较好。

(2)滤泡状癌:约占甲状腺癌的15%。多见于50岁左右的女性,肿瘤生长较迅速,属中度恶性;可经血液转移至肺、肝、骨和中枢神经系统,预后较乳头状癌差。

(3)未分化癌:占甲状腺癌的5%～10%,多见于老年人。发展迅速,高度恶性,其中约50%早期即有颈淋巴结转移。肿瘤除侵犯气管、喉返神经或食管外,还常经血液转移至肺和骨,预后很差。

(4)髓样癌:约占甲状腺癌的7%,常伴家族史。来源于滤泡旁细胞(C细胞),可分泌降钙素,瘤内有淀粉样物沉积;较早出现淋巴结转移,且可经血行转移至肺和骨,恶性程度中等。预后比乳头状癌和滤泡状癌差,但略好于未分化癌。

2.临床表现

发病初期多无明显症状,仅在颈部出现单个、质地硬而固定、表面高低不平,随吞咽上下移动的肿块。未分化癌肿块可在短期内迅速增大,并侵犯周围组织;因髓样癌组织可产生激素样活性物质,患者可出现腹泻、心悸、脸面潮红和血清钙降低等症状,并伴其他内分泌腺体的增生。晚期癌肿除伴颈淋巴结肿大外，常因喉返神经、气管或食管受压而出现声音嘶哑、呼吸困难或吞咽困难等；若颈交感神经节受压可引起 Homner 综合征；若颈丛浅支受累可出现耳、枕和肩等处疼痛。甲状腺癌远处转移多见于扁骨(颅骨、椎骨、胸骨、盆骨等)和肺。

3.辅助检查

(1)实验室检查：除血生化和尿常规检查外，测定甲状腺功能和血清降钙素有助于髓样癌的诊断。

(2)影像学检查

①B超检查：可测定甲状腺大小，探测结节的位置、大小、数目及与邻近组织的关系。结节若为实质性且呈不规则反射，则恶性可能大。

②X线检查：颈部 X 线摄片可了解有无气管移位、狭窄、肿块钙化及上纵隔增宽。胸部及骨骼摄片有助于排除肺和骨转移的诊断。

(3)细针穿刺细胞学检查：明确甲状腺结节性质的有效方法，该诊断的正确率可达 80%以上。

(4)放射性核素扫描：甲状腺癌的放射性^{131}I 或^{99m}Tc 扫描多提示为冷结节且边缘较模糊。

4.治疗要点

手术切除是除未分化癌以外各型甲状腺癌的基本治疗方式，并辅助应用核素、甲状腺激素和放射外照射等治疗。手术治疗包括甲状腺本身的手术，以及颈淋巴结清扫术。甲状腺癌行次全切或全切除者应终身服用甲状腺素片，以预防甲状腺功能减退和抑制 TSH，应注意药物不良反应。未分化型甲状腺癌恶性程度高，发展迅速，常在发病 2～3 个月后即出现局部压迫或远处转移症状，故对该类患者通常以外放射治疗为主，不宜手术，以免增加手术并发症和促进癌肿转移。

5.护理评估

(1)术前评估

①健康史和相关因素：除评估患者的一般资料，如年龄、性别等外，还应询问其是否曾患有结节性甲状腺肿或伴有其他自身免疫性疾病；了解其既往健康状况及有无手术史和相关疾病的家族史。

②身体状况

a.局部：ⓐ肿块与吞咽运动的关系；ⓑ肿块的大小、形状、质地和活动度；ⓒ肿块的生长速度；ⓓ颈部有无肿大淋巴结。

b.全身：ⓐ有无压迫症状，如声音嘶哑、呼吸困难、吞咽困难、Horner 综合征等；ⓑ有无骨和肺转移征象；ⓒ有无腹泻、心悸、脸面潮红和血清钙降低等症状；ⓓ是否伴有其他内分泌腺体的增生。

c.辅助检查：包括基础代谢率，甲状腺摄^{131}I 率，血清 T_3、T_4 含量，核素扫描和 B 超等检查。

③心理-社会支持状况

a.心理状态：患者常在无意中发现颈部肿块、病史短且突然或因已存有多年的颈部肿块在短期内迅速增大，因而担忧肿块的性质和预后，表现为惶恐、焦虑和不安；故需正确了解和评估患者患病后的情绪、心情和心理变化状况。

b.认知程度：患者和家属对疾病、手术和预后的不同认知程度会影响患者对手术和治疗的依从性及疗效。护士对患者和家属应分别做好评估：ⓐ对甲状腺疾病的认知态度；ⓑ对手术的接受程度；ⓒ对术后康复知识的了解程度。

（2）术后评估

①一般情况：包括麻醉方式、手术方式，术中情况、术后生命体征、切口和引流情况等。

②呼吸和发音：加强对甲状腺术后患者的呼吸节律、频率和发音状况的评估，以利早期发现并发症。

③并发症：甲状腺术后常见并发症有呼吸困难和窒息、喉返神经损伤、喉上神经损伤和手足抽搐等。

6.常见护理诊断/问题

（1）焦虑：与颈部肿块性质不明、环境改变、担心手术及预后有关。

（2）潜在并发症：呼吸困难和窒息、喉返和（或）喉上神经损伤、手足抽搐等。

（3）清理呼吸道无效：与咽喉部及气管受刺激、分泌物增多及切口疼痛有关。

7.护理措施

（1）术前护理

①心理护理：热情接待患者，介绍住院环境，告知患者有关甲状腺肿瘤及手术方面的知识，说明手术必要性及术前准备的意义；多与患者交谈，消除其顾虑和恐惧；了解其对所患疾病的感受、认识和对拟行治疗方案的想法。

②一般护理：指导患者进行手术体位的练习，将软枕垫于肩部，保持头低、颈过伸位，以利术中手术野的暴露。

③术前准备：对精神过度紧张或失眠者，遵医嘱适当应用镇静剂或安眠药物，使其处于接受手术的最佳身心状态。

（2）术后护理

①一般护理

a.体位：患者回病室后取平卧位，待其血压平稳或全麻清醒后取高坡卧位，以利呼吸和引流。

b.饮食：颈丛麻醉者，术后6小时起可进少量温或凉流质，禁忌过热流质，以免诱发手术部位血管扩张，加重创口渗血。

c.对手术范围较大，如行颈淋巴结清扫术者，可遵医嘱给予适量镇痛剂，以减轻患者因切口疼痛而不敢或不愿意咳嗽排痰的现象，以保持呼吸道通畅和预防肺部并发症。

②病情观察

a.监测患者的生命体征，尤其是呼吸、脉搏的变化。

b.了解患者术后发音和吞咽情况，及早发现甲状腺术后常见并发症，一旦发生并发症，及时通知医师并配合抢救。

c.保持创面敷料清洁无渗出，及时更换潮湿敷料，并估计渗血量。

d.妥善固定颈部引流管，保持引流通畅；观察并记录引流液的量、颜色及性状。

③心理护理根据患者术后病检结果,疏导患者,调整心态,配合后续治疗。

（3）健康教育

①功能锻炼:为促进颈部功能恢复,术后患者在切口愈合后可逐渐进行颈部活动,直至出院后 3 个月。颈淋巴结清扫术者,因斜方肌不同程度受损,功能锻炼尤为重要,故在切口愈合后即应开始肩关节和颈部的动能锻炼,并随时保持患侧上肢高于健侧的体位,以防肩下垂。

②治疗:甲状腺全切除者应遵医嘱坚持服用甲状腺素制剂,以预防肿瘤复发;术后需加行放射治疗者应遵医嘱按时治疗。

③随访:教会患者颈部自行体检的方法;患者出院后须定期随访,复诊颈部、肺部和甲状腺功能等。若发现结节、肿块或异常应及时就诊。

8.护理评价

（1）患者情绪是否平稳,能否安静休息。患者及其家属对甲状腺手术的接受程度和治疗护理配合情况。

（2）患者术后生命体征是否稳定,有无呼吸困难、出血、喉返和喉上神经损伤、手足抽搐等并发症出现,防治措施是否恰当及时;术后恢复是否顺利。

（3）患者术后能否有效咳嗽、及时清除呼吸道分泌物,能否保持呼吸道通畅。

第二节　乳腺疾病护理

一、急性乳腺炎患者的护理

急性乳腺炎是发生在乳房的急性化脓性炎症。多发生在产后 3～4 周哺乳期,初产妇更多见。

（一）概述

1.病因

（1）乳汁淤积:患者乳头发育不良,乳管引流不通畅;初产妇哺乳经验不足不能将乳汁充分排出,都会导致乳汁淤积。乳汁淤积有利于入侵的细菌生长繁殖。

（2）细菌入侵:致病菌多为金黄色葡萄球菌,少数为溶血性链球菌。细菌多因乳头破损或皲裂侵入乳房。个别经乳头开口侵入。

2.病理生理

乳汁淤积有利于入侵的细菌生长繁殖,妇女产后哺乳期抵抗力下降,细菌可从乳头入侵,迅速生长繁殖,沿淋巴管到乳腺及其结缔组织,侵入到乳腺小叶,引起急性化脓感染,早期为蜂窝织炎,数日后出现炎性脓肿。表浅脓肿可向乳房表面破溃或破入乳管由乳头流出。深部脓肿可波及乳房与胸肌间的疏松组织中,形成乳房内脓肿、乳晕下脓肿、乳房后脓肿（图 9-1）。严重感染者,可发生脓毒血症。

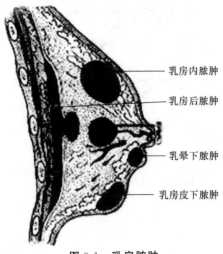

图 9-1　乳房脓肿

(二)护理评估

1.健康史

了解乳头情况,有无乳头发育不良,如过小或内陷。了解哺乳情况,哺乳是否正常,乳汁能否完全排空,即有无乳汁淤积的情况。了解患者有无乳头破损或皲裂的情况。

2.身心状况

(1)局部表现:患侧乳房首先出现胀痛,局部红、肿、热、痛,触诊肿块有压痛。脓肿形成时肿块可有波动感,深部脓肿的波动感不明显,但乳房肿胀明显,有局部深压痛。脓肿破溃时,可见脓肿液自皮肤或乳头排出;常伴患侧腋窝淋巴结肿大和触痛。

(2)全身表现:患者可出现寒战、高热和脉搏加快、食欲减退等症状。

3.辅助检查

(1)实验室检查:血常规可见白细胞计数升高,中性粒细胞比例升高。

(2)诊断性穿刺:深部脓肿可在乳房压痛明显处穿刺,抽出脓液即确诊。

4.治疗要点

(1)局部治疗

①非手术治疗:炎症早期停止患乳哺乳,排空乳汁。采取局部热敷、理疗或外敷药物等措施促进炎症的吸收。

②手术治疗:一旦脓肿形成应及时切开引流(图 9-2)。定时换药,保持伤口清洁,保持引流通畅,促进伤口愈合。

(2)全身治疗

①抗生素药物治疗:应用足量有效的抗生素,首选青霉素。由于药物可以分泌到乳汁,因此要避免使用对婴儿有不良影响的抗生素,如氨基糖苷类、磺胺类和甲硝唑等药物。

②中药治疗:服用清热解毒类药物。

③回乳:感染严重出现乳瘘者应采取措施终止乳汁分泌。常用方法为己烯雌酚 1～2mg,口服,3 次/日,共 2～3 日。还可以用炒麦芽 60g,每日一剂水煎,分两次服,共 2～3 日。

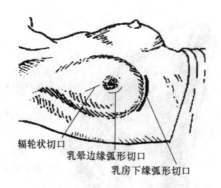

辐轮状切口

乳晕边缘弧形切口

乳房下缘弧形切口

图 9-2　乳腺脓肿切开引流切口

（三）护理问题

1.体温过高

与乳腺急性化脓性感染有关。

2.疼痛

与炎症致乳房肿胀、乳汁淤积有关。

3.知识缺乏

缺乏哺乳和急性乳腺炎预防知识。

（四）护理措施

1.局部治疗的护理

指导患者停止患乳哺乳，可用吸奶器吸空乳房。用宽松的乳罩托起两侧乳房，以减轻疼痛。局部使用50％硫酸镁湿热敷或外敷鱼石脂软膏，观察局部炎症发展的情况。脓肿切开后按时换药，保持引流通畅。

2.全身治疗的护理

（1）休息与营养：注意休息，适当活动。多饮水，进食易消化富含蛋白质和维生素的饮食。进食少者，可静脉补充液体。

（2）遵医嘱按时用药：注意观察药物的疗效和不良反应。

（3）对症护理：高热患者给予物理降温或药物降温。疼痛严重者给予镇静止痛药。

（五）健康教育

1.预防乳头破损

妊娠后期每日用温水擦洗并按摩乳头，然后用75％乙醇擦拭乳头。

2.矫正乳头内陷

在分娩前3~4个月开始矫正，可用手指在乳晕处向下按压乳房组织同时将乳头向外牵拉，每日做4~5次。乳头稍突出后，改用手指捏住乳头根部轻轻向外牵拉并揉捏数分钟，也可用吸奶器吸引，每日1~2次。

3.防止乳汁淤积

指导产妇按时哺乳，每次哺乳尽量排空乳房。

4.防止细菌侵入

哺乳前后清洁乳头,注意婴儿口腔卫生,乳头破损时暂停哺乳,局部涂抗生素软膏。

二、乳腺癌患者的护理

乳腺癌近年发病率呈上升趋势,占女性恶性肿瘤的首位,在我国乳腺癌发病率占全身恶性肿瘤的7%～10%,好发于40～60岁女性。男性也可患乳腺癌,占全部乳腺癌的1%。

(一)病因与发病机制

1.病因

该病病因尚不清楚。雌酮和雌二醇与乳腺癌的发病有直接关系。月经初潮年龄早、绝经年龄晚、未生育、晚生育或未哺乳的人群乳癌发病率高。一级亲属中若有乳腺癌病史,其发病危险性是普通人群的2～3倍。乳管内乳头状瘤、乳房囊性增生病是乳腺癌的癌前病变。此外,营养过剩、肥胖、脂肪饮食、放射线、环境因素及生活方式与乳腺癌的发病也有一定的关系。

2.病理类型

(1)非浸润性癌:包括导管内癌、小叶原位癌、乳头湿疹样癌,此型属早期,预后较好。

(2)早期浸润癌:包括早期浸润性导管癌、早期浸润性小叶癌,此型仍属早期,预后较好。

(3)浸润性特殊癌:包括髓样癌、乳头状癌、小管癌、腺样囊性癌、大汗腺样癌等,此型分化较高,预后尚好。

(4)浸润性非特殊癌:包括浸润性导管癌、浸润性小叶癌、硬癌、髓样癌等,此型分化低,预后差。

(5)其他:罕见癌。

3.转移途径

(1)直接蔓延:癌细胞沿导管或筋膜间隙蔓延,可以侵犯Cooper韧带、皮肤等。

(2)淋巴转移:主要途径有两条:同侧腋窝淋巴结转移;胸骨旁淋巴结转移。

(3)血行转移:转移的器官依次为肺、骨、肝。

(二)护理评估

1.健康史

评估亲属中有无乳腺癌病史;评估有无癌前疾病病史、生育史、月经史;了解有无不良饮食习惯。

2.身体状况

(1)乳房肿块:为乳腺癌的早期表现,为无痛性、单发小肿块,质地硬、表面不光滑,形状不规则,边界不清楚,不易推动。肿块最多见于乳房的外上象限(45%～50%),其次是乳头乳晕区(15%～20%)或内上象限(12%～15%)。肿块多在无意间或自我检查时发现。

(2)乳房外形改变:若癌肿侵及Cooper韧带,可使其缩短而致癌肿表面皮肤凹陷,即乳房"酒窝征";若癌肿侵犯大乳管使之收缩,可使乳头内陷、扁平、歪斜;若皮内及皮下淋巴管被癌细胞堵塞引起淋巴回流障碍,可出现真皮水肿,乳房皮肤呈橘皮样改变。晚期癌肿增大侵犯皮肤,出现坚硬小结或条索,有时会引起皮肤破溃而形成溃疡。少数患者出现乳头血性分泌物。

（3）转移表现：乳癌淋巴转移最多见于同侧腋窝，早期为质硬、无痛、散在的结节，后期融合成不规则团块。血行转移至肺、骨、肝等，可出现相应的症状。

（4）特殊类型乳腺癌

①炎性乳腺癌：多见于年青妇女，尤其在妊娠期或哺乳期。乳房明显增大，伴红、肿、热、硬，无明显的肿块，肿瘤在短期内侵及整个乳房。转移早而广，预后极差。

②乳头湿疹样乳腺癌：乳头及乳晕呈湿疹样改变、皮肤发红、糜烂、潮湿，继而乳头内陷、破损。乳晕深部扪及肿块。恶性程度低，转移晚。

3.心理-社会状况

乳腺癌是恶性肿瘤，患者对疾病的预后产生恐惧、焦虑心理；手术切除乳房，使患者失去第二性征，加上患者对放疗、化疗、内分泌治疗及疗效的担忧，患者会产生恐惧、抑郁心理；家属尤其配偶对本病的预后、治疗的认知及心理承受能力也会对患者的心理产生巨大影响。

4.辅助检查

（1）X 线：钼靶 X 线摄片乳腺癌肿块呈现密度增高阴影，边缘呈不规则或呈针状或见微小钙化灶。这是目前最有效的检查方法。

（2）B 超检查：可显示乳腺癌肿块的形态和质地。

（3）近红外线扫描：可提示乳腺癌肿块和周围的血管情况。

（4）病理学检查：可做细针穿刺细胞学检查、乳头溢液涂片细胞学检查、活组织快速病理切片检查等，其中活组织病理检查是确定诊断的可靠方法。

5.治疗与反应

手术治疗是乳腺癌的主要治疗方法之一。目前多主张缩小手术范围，同时联合术后化疗、放疗、内分泌治疗及生物治疗等。临床常用的手术方式如下。①乳腺癌根治术，切除包括整个患侧的乳房、胸大肌、胸小肌、腋窝及锁骨下所有脂肪组织和淋巴结。②乳腺癌扩大根治术，是指在乳腺癌根治术的基础上同时切除胸廓内动、静脉和胸骨旁淋巴结。③乳腺癌改良根治术，有两种术式，一是保留胸大肌，一是保留胸大肌及胸小肌。④全乳房切除术，切除整个乳腺，包括腋尾部和胸大肌筋膜。⑤保留乳房的乳腺癌切除术，完整切除肿块和腋窝淋巴结清扫。乳腺癌根治术后，可引起的并发症有皮瓣坏死、皮瓣下积液、患侧上肢肿胀等。

（三）护理诊断及合作性问题

1.恐惧

与担忧疾病预后、术后身体外观改变有关。

2.躯体移动障碍

与手术导致胸肌缺损、瘢痕牵拉有关。

3.自我形象紊乱

与乳房切除、化疗后脱发有关。

4.知识缺乏

缺乏有关乳腺癌自我检查、术后患肢功能锻炼的知识。

5.潜在并发症

皮瓣下积液、皮瓣坏死、患侧上肢水肿等。

（四）护理目标

患者情绪稳定,能配合治疗;掌握乳房自查知识,患侧上肢恢复正常活动;及时预防和护理术后并发症。

（五）护理措施

1.术前护理

（1）常规性准备:尤其要注意训练患者腹式呼吸及有效咳嗽、排痰。皮肤准备时要注意腋窝等部位。皮肤有溃疡者,术前每天换药;乳头内陷者应局部清洁;对切除范围大需植皮的患者,做好供皮区皮肤准备。

（2）特殊准备:妊娠及哺乳期的患者,应立即终止妊娠或及时断乳,因激素作用活跃会加速乳腺癌的生长。

（3）心理护理:向患者及家属说明手术的重要性,解释乳房的缺陷可戴成型乳罩弥补或做乳房重建术;关心患者,帮助患者正视疾病,树立战胜疾病的信心,积极配合治疗和护理。

2.术后护理

（1）一般护理:术后生命体征稳定,取半卧位;术后 6 小时,无恶心、呕吐可进流质饮食,逐渐过渡到普通饮食。保证足够的热量、蛋白质、维生素,以利于康复。

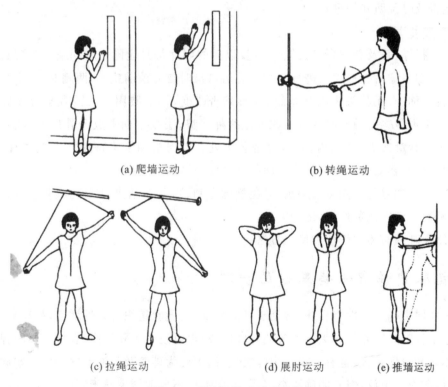

(a) 爬墙运动　　　　　　　(b) 转绳运动

(c) 拉绳运动　　　(d) 展肘运动　　　(e) 推墙运动

图 9-3　乳房切除术后功能锻炼

（2）病情观察:注意观察生命体征的变化;乳腺癌扩大根治术的患者,观察呼吸变化以预防发生气胸;观察术侧上肢远端皮肤的颜色温度、运动、感觉,及时调节胸带或绷带的松紧度。

（3）伤口护理:及时换药,注意观察伤口的渗血渗液。皮瓣下放置负压引流管,妥善固定,保持持续性负压吸引,观察引流液的颜色、量,每天更换引流瓶(袋)及引流连接管。术后 3～4 天,渗出停止,皮下无积液,皮瓣与胸壁紧贴即可拔引流管。

(4)并发症的护理

①皮下积液:术后保持有效引流,胸带包扎松紧适宜,避免术侧上肢过早外展。及时发现积液,协助医生穿刺抽吸或引流排出,加压包扎。

②皮瓣坏死:若皮瓣漂浮、颜色异常,协助医生拆除缝线、放出积液,及时换药。

③上肢水肿:卧位时术侧上臂高于伤口,下床活动时用吊带托或用健侧手将患侧手抬高于胸前。避免在术侧上肢静脉穿刺、测血压,及时处理皮瓣下积液。出现水肿时,可采取按摩术侧上肢,循序渐进进行上肢康复训练、腋区和上肢热敷等措施。

(5)术侧上肢康复训练:手术后 1～3 天鼓励患者作手、腕、肘的运动,术后 4～7 天可做肩关节小范围的被动伸屈运动,如鼓励患者用患侧手洗脸、刷牙、进食等,但避免上臂外展。术后 1 周开始做肩部各方向的运动,并进行上肢的功能锻炼,如手指爬墙运动、转绳运动、举杆运动、拉绳运动、上肢旋转及后伸运动(图 9-3)。

(六)护理评价

患者是否情绪稳定并配合治疗;是否掌握乳房自查知识,患侧上肢能否恢复正常活动;术后并发症能否及时预防和护理。

(七)健康指导

(1)宣传、指导、普及乳房自检技能。30 岁以后的妇女每月应同一时期施行乳房自检。乳房自检在月经期来潮后 9～11 天进行为宜。乳房自检时首先镜前望诊,两侧对比,观察乳房皮肤颜色、是否对称、有无乳头内陷和歪斜、外形是否改变,再上肢用力叉腰观察有无肿物。然后,双上肢抱头再观察。触诊时取直立或卧位两种姿势,手指掌面平放于乳房上,从乳房的外周开始,以圆圈状触诊方式,向内移动,直至乳头处。用拇指和示指挤捏乳头观察有无溢液。进行触诊两手交叉轻柔触诊对侧乳房。两手交叉触摸腋窝淋巴结。

(2)出院后近期避免患侧上肢持重,避免静脉穿刺、测血压,坚持上肢的康复训练。

(3)手术后 5 年内避免妊娠,定期复查。

(4)介绍义乳或假体的作用和使用方法。

三、乳腺囊性增生病患者的护理

乳腺囊性增生病是女性多发病,常见于育龄妇女,是乳腺组织的良性增生,病理形态复杂,增生可发生于腺管周围并伴有大小不等的囊肿形成;也可发生于腺管内,表现为不同程度的乳头状增生伴乳管囊性扩张,也有发生在小叶实质者,主要为乳管及腺泡上皮增生。本病是否有癌变可能,目前尚有争议,但有明确资料表明,乳腺上皮不典型增生属于癌前病变,与部分乳腺癌的发生有关。

(一)病因

本病的发生与内分泌失调有关。一是体内雌、孕激素比例失调,黄体素分泌减少、雌激素量增多导致乳腺实质增生过度和复旧不全;二是部分乳腺实质中女性雌激素受体的质与量的异常,致乳腺各部分发生不同程度的增生。

(二)临床表现

1.乳房疼痛

特点是胀痛,具有周期性,表现为月经来潮前疼痛加重,月经来潮后减轻或消失,有时整个月经

2.乳房肿块

一侧或多侧乳腺有弥散性增厚,可呈局限性改变,多位于乳房外上象限,轻度触痛;也可分散于整个乳腺。肿块呈结节状或片状,大小不一,质韧而不硬,增厚区与周围乳腺组织分界不明显。

3.乳头溢液

少数患者可有乳头溢液,呈黄绿色或血性,偶为无色浆液。

(三)辅助检查

钼靶 X 线摄片、B 型超声波或活组织病理学检查等均有助于本病的诊断。

(四)治疗要点

1.非手术治疗

主要是观察、随访和药物治疗。观察期间可用中医中药调理或口服乳康片、乳康宁等;抗雌激素治疗仅在症状严重时采用,可口服他莫昔芬。由于本病有恶变可能,应嘱患者每隔2～3 个月到医院复查,有对侧乳腺癌或有乳腺癌家族史者应密切随访。

2.手术治疗

病变局限者,可予以局部切除;对有乳癌家族史者或病理检查发现上皮细胞增生活跃者,则以乳房单纯切除为宜;已证实癌变者,须立即行乳癌根治术或根据病理分型、疾病分期及辅助治疗条件综合确定处理方式。

(五)常见护理诊断/问题

1.疼痛

与内分泌失调致乳腺实质过度增生有关。

2.焦虑或恐惧

与担心癌变及疾病预后有关。

3.知识缺乏

缺乏乳房保健知识。

(六)护理措施

1.减轻疼痛

(1)心理护理:解释疼痛发生的原因,消除患者的思想顾虑,保持心情舒畅。

(2)用宽松乳罩托起乳房。

(3)按医嘱服用中药调理或其他对症治疗药物。

2.健康指导

定期复查和乳房自我检查,以便及时发现恶变。

第三节 腹外疝的护理

腹外疝是指腹腔内的组织或器官经腹壁缺损或薄弱处向体表突出而形成的包块。其中以腹股沟疝最多见,男性多于女性。

一、解剖生理概要

(一)腹股沟管解剖

腹股沟管位于腹股沟韧带下半部的内侧,是由外上斜向内下的肌肉筋膜裂隙,相当于腹内斜肌、腹横肌弓状下缘与腹股沟韧带之间的空隙(图 9-4)。男性腹股沟管长 4～5cm,内含精索;女性因骨盆较宽,耻骨联合较高,故稍狭长,内有子宫圆韧带通过。腹股沟管有前、后、上、下四个壁及内、外两个口。前壁浅层为腹外斜肌腱膜,深层有腹内斜肌的部分肌纤维加强。治疗腹股沟疝时常用的 Ferguson 法即加强此壁。后壁为腹横筋膜,Bassini、McVay 及 Shouldice 等手术方法可加强此壁。上壁为腹内斜肌、腹横肌形成的弓状下缘。下壁为腹股沟韧带和陷窝韧带。内口为腹股沟深环,位手腹股沟韧带中点上方约一横指处,腹壁下动脉的外侧,是由腹横筋膜外突形成的卵圆形裂隙,是斜疝内容物的进出口。外口即腹股沟浅环,是腹外斜肌腱膜在耻骨结节外上方形成的三角形裂隙。

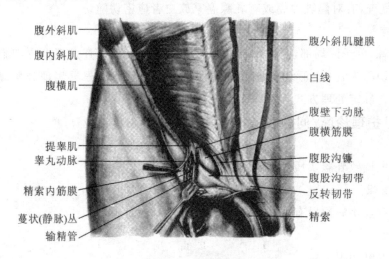

图 9-4　腹股沟管解剖

(二)直疝三角

即 Hesselbaoh 三角,由三边组成:外侧边是腹壁下动脉,内侧边是腹直肌外缘,底边是腹股沟韧带(图 9-5)。它与腹股沟管深环之间有腹壁下动脉和凹间韧带相隔。直疝由此三角突出。

(三)股管结构

股管是一个漏斗状筋膜间隙,实为股鞘内侧份,是股疝的通道。长为 1～1.5cm,平均长度 1.3cm,有上、下二口及前、后、内、外四壁。上口即股环,有一薄层疏松结缔组织覆盖,其前缘为腹股沟韧带、后缘为耻骨梳韧带、内缘为腔隙韧带、外缘为股静脉内侧的纤维隔(图9-6)。股管下口为卵圆窝,位于腹股沟韧带内下方,大隐静脉在此进入股静脉。

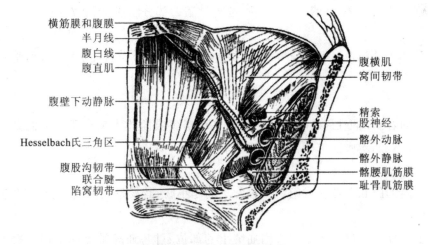

图 9-5　直疝三角解剖结构

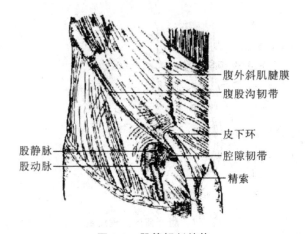

图 9-6　股管解剖结构

二、病因与病理

(一)病因

腹壁强度降低和腹内压增高是腹外疝发病的主要原因。

1.腹壁强度降低

(1)先天性因素:胚胎发育过程中,某些外来因素导致腹壁发育迟缓或使腹壁缺损,造成局部腹壁强度降低。

(2)后天性因素:腹部手术切口愈合不良、腹壁外伤或感染造成的腹壁薄弱;年老体弱、营养不良、过度肥胖等造成的腹壁肌肉萎缩,均致腹壁强度降低。

2.腹内压增高

长期腹内压升高,使腹腔内的脏器和组织移位从腹壁薄弱处向体表突出,形成腹外疝。如便秘、排尿困难、慢性咳嗽、抬举重物、婴幼儿经常啼哭等可致腹内压升高。

（二）病理解剖

典型的腹外疝由疝环、疝囊、疝内容物、疝外被盖四部分组成（图9-7）。

1.疝环

即疝突出体表的门户。通常以疝环所在的解剖部位作为命名疝的依据，如脐疝、股疝、切口疝。

2.疝囊

即包裹疝内容物的壁层腹膜，疝内容物推移壁层腹膜向体表突出所形成的囊状物。可分为疝囊颈、疝囊体、疝囊底三部分。

3.疝内容物

即突入疝囊的腹腔内器官或组织。最常见的是小肠，其次是大网膜，还有结肠和膀胱。

4.疝外被盖

即覆盖疝囊外的腹壁各层组织。因疝突出的部位不同，疝外被盖的结构层次不同。通常有皮肤、皮下脂肪、肌肉、筋膜等。

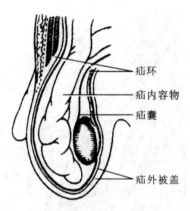

图 9-7　腹外疝的病理解剖

（三）病理类型

1.易复性疝

疝内容物可反复进出腹腔的疝，称为易复性疝。当患者站立或腹内压增高时，疝内容物突出.进入疝囊；当患者腹内压降低或用手按压疝块时，疝内容物回入腹腔。临床上最常见。

2.难复性疝

腹内压降低时，疝内容物不能自行回纳或不能完全回纳入腹腔内，但并不引起严重症状者，称为难复性疝。常见原因是疝内容物与疝囊粘连。此外，病程长的巨大疝、疝环大因而失去抵挡疝内容物突出的作用，也难以回纳。少数巨大疝可将腹腔内脏器（盲肠、膀胱、乙状结肠）随疝内容物牵拉下坠成为疝囊壁的一部分，这种疝称滑动性疝（图9-8），也属于难复性疝。

3.嵌顿性疝和绞窄性疝

疝环狭小而腹内压突然增高时，疝内容物强行通过疝环而进入疝囊，随即疝环弹性回缩将疝内容物卡住，使其不能回纳腹腔，称为嵌顿性疝。若嵌顿过久，疝内容物血运障碍，发生缺血、坏死则称为绞窄性疝。嵌顿和绞窄性疝实际是同一病理过程的不同阶段,临床上很难区分。

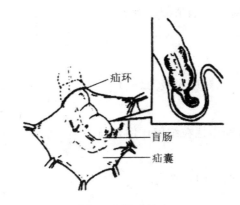

图 9-8 滑动性疝

三、护理评估

(一)健康史

了解患者的年龄、职业等信息,女性患者询问生育史;询问病史,如有无慢性咳嗽、习惯性便秘、排尿困难、多次妊娠、大量腹水、从事重体力劳动或婴儿经常性啼哭。

(二)身体状况

1.腹股沟斜疝

是最常见的腹外疝,腹内脏器从腹壁下动脉外侧的深环突出,经腹股沟管,再由腹股沟外环穿出,可进入阴囊,多见于儿童和青少年,右侧多于左侧,嵌顿机会较多。患者起初症状不明显,仅在站立、行走或剧烈咳嗽等腹内压力增高时出现腹股沟区肿胀和轻微疼痛,以后在腹股沟区或阴囊内出现包块,平卧或用手推后肿块消失。回纳后按住内环口,嘱患者咳嗽以增加腹压,包块不再出现。

2.腹股沟直疝

腹股沟三角是由腹壁下动脉、腹直肌外侧缘和腹股沟韧带内侧缘围成的三角形区域,该处腹壁缺乏完整的腹肌覆盖,是腹股沟部的最薄弱区。腹股沟直疝是腹内脏器从腹壁下动脉内侧的直疝三角直接由后向前突出,不经过内环,不进入阴囊,多见于老年人,极少嵌顿。主要表现为患者站立时在腹股沟内侧端、耻骨结节外上方出现一半球形肿块。

3.股疝

是最容易嵌顿的腹外疝,腹内脏器经股环、股管向股部卵圆窝突出,常见于已婚妇女。疝块一般不大,症状轻微,站立或腹压增加时,在卵圆窝处有半球状肿块,极易发生嵌顿和绞窄,若内容物为肠管,嵌顿后易引起肠梗阻、肠坏死,应及早手术治疗。

4.脐疝

疝囊经脐环向体表突出,多与婴儿脐带处理不良、啼哭和便秘有关。

5.切口疝

常发生于手术切口部位,与切口感染、切口裂开有关,切口一期愈合者发生率较小。

（三）心理-社会状况

了解患者对疾病的认识程度，有无因担心手术及预后而产生的焦虑、恐惧等不良的心理状态及其程度，了解家庭社会对患者病情的影响等。

（四）辅助检查

1.透光试验

腹股沟斜疝透光试验（－），鞘膜积液为（＋）。

2.实验室检查

继发感染时白细胞计数和中性粒细胞比例升高。

3.X 线检查

嵌顿疝和绞窄性疝可见肠梗阻征象。

（五）治疗要点

1.非手术治疗

（1）1 岁以内婴幼儿的腹股沟疝可暂不手术，用棉线束带或绷带压迫腹股沟管深环，防止疝块突出，部分患儿随生长发育腹肌逐渐强壮，疝有自愈的可能。

（2）年老体弱或伴有严重器质性疾病不能耐受手术者，可在回纳疝块后，用疝带压迫深环，阻止疝块突出。

（3）小儿脐疝可采用胶布固定法治疗。

2.手术治疗

腹外疝原则上均应手术治疗，手术方式包括单纯疝囊高位结扎术和疝修补术。

（1）单纯疝囊高位结扎术：仅适用于婴幼儿及绞窄性斜疝致肠坏死、局部严重感染、暂不宜行疝修补术者。

（2）疝修补术：传统方法中常用的加强腹股沟前壁的方法有 Ferguson 法；修补或加强腹股沟后壁的方法有 Bassini 法、Halsted 法、McVay 法和 Shouldice 法 4 种。股疝常用 McVay 法。

无张力疝修补术：利用人工合成网片材料，在无张力的情况下进行疝修补术。其优点是创伤小、术后下床早、恢复快；缺点是排异和感染的危险。

经腹腔镜疝修补术：利用腹腔镜从腹腔内部用合成纤维网片加强腹壁缺损处或用钉（缝线）使内环缩小。该法虽然有创伤小、痛苦少、恢复快、美观等优点，并可同时发现和处理并发疝、双侧疝，但对设备和技术要求较高，目前临床上开展较少。

（3）嵌顿性和绞窄性疝的处理：嵌顿性疝原则上需紧急手术治疗，以防内容物坏死，并解除肠梗阻。绞窄性疝的内容物已坏死，更需紧急手术。下列 2 种情况可先试行手法复位：①嵌顿时间在 3～4 小时，局部压痛不明显，也无腹膜刺激征者；②年老体弱或伴有其他较严重疾病而估计肠袢尚未绞窄坏死者。复位方法是让患者取头低足高卧位，注射吗啡或哌替啶，予以止痛和镇静，松弛腹肌，用一手托起阴囊，持续缓慢地将疝块推向腹腔，同时另一手轻轻按摩浅环以协助疝内容物回纳。手法复位后，必须严密观察腹部体征，一旦出现腹膜炎或肠梗阻的表现，应尽早手术探查。

四、护理问题

(一)急性疼痛

与腹外疝嵌顿、绞窄及手术创伤有关。

(二)体液不足

与嵌顿、绞窄疝引起的机械性肠梗阻有关。

(三)知识缺乏

缺乏预防腹内压升高及术后康复的有关知识。

(四)焦虑、恐惧

与疼痛、担心手术与预后有关。

(五)潜在并发症

肠绞窄坏死、急性腹膜炎、阴囊血肿、切口感染。

五、护理措施

(一)术前护理

1.病情观察

密切观察患者局部包块和腹部情况,若发现疝嵌顿、绞窄、肠梗阻、腹膜炎的表现,应及时通知医生;嵌顿疝手法复位后应注意观察有无腹膜炎、肠梗阻表现。

2.消除腹内压增高的因素

吸烟者应戒烟;积极治疗咳嗽、便秘、排尿困难等引起腹内压升高的因素;疝块较大者减少活动,多卧床休息;离床活动时使用疝带压住疝环口,避免腹腔内容物脱出而造成疝嵌顿。

3.术前准备

除手术前常规准备外,应注意以下几点。

(1)术前严格备皮,尤其对会阴部、阴囊皮肤更应仔细,不可剃破皮肤,防止切口感染。术前嘱患者沐浴更衣。

(2)术前1日给予流质饮食,术前晚灌肠,清除肠内积粪,防止术后腹胀及排便困难。

(3)送患者进手术室前,嘱其排空膀胱或留置尿管,以防术中误伤膀胱。

4.嵌顿性或绞窄性疝的护理

除一般护理外,应予禁食、胃肠减压、静脉输液、抗感染、纠正水、电解质代谢及酸碱平衡失调,并验血、配血,做好紧急手术的准备。

5.心理护理

向患者讲解腹外疝的病因、治疗方法及手术治疗的必要性,减轻患者紧张、恐惧心理。对使用棉线束带或疝带的患者,应说明佩戴的意义,教会患者和家属正确佩戴的方法。

(二)术后护理

1.病情观察

密切监测患者生命体征的变化。观察伤口渗血情况,及时更换浸湿的敷料,估计并记录出血量。

2.生活护理

(1)卧位:术后取平卧位,膝下垫一软枕,髋、膝关节微屈,以降低切口的张力,减轻疼痛,利于切口愈合。

(2)饮食:一般术后6~12小时若无恶心、呕吐可进水及流食,次日可进半流食、软食或普食。行肠切除吻合术者术后应禁食,待肠道功能恢复后方可进食。饮食上注意少吃易引起便秘及腹内胀气的食物,如红薯、花生、豆类、碳酸饮料等,宜多吃谷物、水果、蔬菜等富含纤维素的食物,多饮水以防便秘。保持有规律的饮食习惯,讲究饮食卫生。

(3)活动:传统疝修补术后应卧床4~7天,术后次日可适当进行床上活动,1周后下床活动。采用无张力疝修补术的患者术后24~48小时即可离床活动。年老体弱、复发性疝、巨大疝、绞窄性疝患者应延长卧床时间。

3.防治腹内压增高

注意保暖,以防受凉、咳嗽,如有咳嗽应及时治疗;患者在咳嗽时用手掌按压伤口,减少对伤口愈合的影响;注意保持大小便通畅,避免用力排便。

4.防治并发症

(1)预防阴囊血肿:可用丁字带将阴囊托起,以减少渗血、渗液积聚,防止阴囊血肿。用0.5kg沙袋压迫切口部位24小时,密切观察切口渗血、渗液及阴囊是否肿大,出现异常及时通知医生。

(2)预防切口感染:切口感染是疝复发的主要原因之一。术后合理应用抗菌药物,注意保持敷料清洁、干燥,避免大小便污染;敷料污染或脱落应及时更换。留置胃肠减压管或其他引流管者,应注意保持引流通畅。注意观察患者体温和脉搏的变化及切口有无红肿、疼痛,一旦发现切口感染,应尽早处理。

(3)尿潴留的处理:手术后因麻醉或手术刺激引起尿潴留者,可肌内注射卡巴胆碱(氨甲酰胆碱)或针灸,以促进膀胱平滑肌的收缩,必要时留置导尿。

六、健康教育

(1)适当休息:应逐渐增加活动量,3个月内应避免重体力劳动或剧烈运动。

(2)避免腹内压升高:积极治疗引起腹内压增高的疾病;注意保暖,防止受凉、咳嗽;调节饮食,保持大便通畅,避免用力排便。

(3)定期复查。

第四节　胃肠疾病护理

一、胃十二指肠溃疡

胃、十二指肠溃疡患者经内科治疗可以痊愈,外科手术治疗主要针对胃、十二指肠溃疡的严重并发症进行治疗。

(一)概述

消化性溃疡的严重并发症有以下几种。

1.急性穿孔

胃、十二指肠溃疡急性穿孔是溃疡病的常见并发症。穿孔部位多位于幽门附近的胃或十二指肠前壁。溃疡穿孔是活动期胃、十二指肠溃疡向深部侵蚀并穿破浆膜的结果。溃疡急性穿孔后,具有强烈刺激性的胃液、十二指肠液及食物等进入腹腔,刺激腹膜,立即引起化学性腹膜炎。数小时后由于细菌繁殖可逐渐发展为细菌性腹膜炎。

2.急性大出血

胃、十二指肠溃疡大出血是溃疡侵蚀基底血管并导致其破裂的结果。胃溃疡出血多来自胃左、右动脉的分支,十二指肠溃疡出血则多来自胰十二指肠上动脉或者胃十二指肠动脉及其分支。

3.瘢痕性幽门梗阻

瘢痕性幽门梗阻是由于十二指肠溃疡和幽门附近的胃溃疡在愈合过程中发生瘢痕性挛缩所致。瘢痕性幽门梗阻是永久性的,是外科手术治疗的绝对适应证。梗阻后,由于胃排空受阻,胃壁肌肉则产生代偿性增厚;胃内食物潴留而致呕吐,进而引起水、电解质和营养素的严重损失,由于大量氢离子和氯离子随胃液吐出而丢失,同时钾离子也随胃液吐出丢失,从而导致低氯低钾性碱中毒。

(二)护理评估

1.健康史

了解患者的年龄、性别、职业及饮食习惯等;了解患者发病过程、治疗及用药情况,特别是非甾体抗炎药如阿司匹林、吲哚美辛(消炎痛),以及肾上腺皮质激素、胆汁酸盐等。了解患者既往是否有溃疡病史及胃手术病史等。

2.身体状况

(1)急性穿孔

①症状:突然出现上腹部刀割样剧痛,并很快波及全腹,故常伴恶心、呕吐,甚至可发生休克。

②体征:全腹有明显压痛、反跳痛,但以上腹部最为显著,腹肌紧张呈板状强直。叩诊肝浊音界缩小或消失。

(2)急性大出血

①症状:主要表现为突然发生的急性大呕血或解柏油样大便。出血后头晕、目眩、乏力、心悸甚至晕厥或休克。短期急性失血量超过 400mL 时,患者可出现面色苍白、口渴、脉搏快、脉压缩小等循环系统代偿征象;当失血量超过 800mL 时,可出现出冷汗、脉搏细速、呼吸浅快、血压降低等明显休克征象。血红蛋白、红细胞计数和血细胞比容下降,但在早期可因血液浓缩而下降不明显,反复多次测定可见进行性下降。

②体征:腹部体征不明显。腹部稍胀,上腹部可有轻度深压痛,肠鸣音亢进。

(3)瘢痕性幽门梗阻:一般幽门梗阻的患者多有长期溃疡病史。

①症状:最为突出的症状是呕吐,多发生在下午或晚间,呕吐量大,一次量可达 1000～

2000mL。呕吐物为隔夜宿食,有酸臭味,不含胆汁。呕吐后自感胃部舒适,所以患者往往自行诱发呕吐,以减轻症状。梗阻严重者有营养不良、消瘦、脱水及代谢性碱中毒表现。

②体征:腹部检查可见上腹部膨隆,有时可见胃型及胃蠕动波,以手轻拍患者上腹部,可闻振水音。

3.心理-社会状况

胃、十二指肠溃疡反复发作可能会对患者正常生活、学习、工作造成一定的影响。手术治疗的患者还会出现焦虑、恐惧,同时还需了解家属及亲友的心理状态;家庭经济承受能力等。

4.辅助检查

(1)实验室检查:急性穿孔患者白细胞计数及中性粒细胞比例会增高。大出血患者红细胞计数、血红蛋白值、血细胞比容均进行性下降。

(2)影像学检查:急性穿孔患者腹部立位 X 线检查可见膈下游离气体。瘢痕性幽门梗阻患者 X 线显示胃扩张、胃潴留。

(3)内镜检查:胃镜检查是确诊胃十二指肠溃疡的首选方法,可明确溃疡位置,并可在直视下取活组织进行病理学检查。若溃疡急性出血也可在胃镜下止血。

5.治疗要点

(1)非手术治疗

①胃、十二指肠急性穿孔:一般情况好的空腹小穿孔,可试行禁食、半卧位、胃肠减压、抗生素输液治疗等。

②胃、十二指肠溃疡大出血:绝大多数患者可经非手术治疗有效止血,包括镇静、输液输血、胃镜止血等。

(2)手术治疗:胃大部切除术和胃迷走神经切断术是治疗胃、十二指肠溃疡的常用手术方法。

①胃大部切除术:是最常用的手术方法。切除范围是胃的远侧,包括胃体远侧大部分、胃窦部、幽门和十二指肠球部的近侧。常用的手术方式基本上分为两大类,即毕Ⅰ式和毕Ⅱ式。

毕Ⅰ式胃大部切除术:手术要点是切除胃远端大部分后,将残胃与十二指肠吻合。多适用于胃溃疡的治疗。

毕Ⅱ式胃大部切除术:手术要点是切除胃远端大部分后,将残胃与上段空肠吻合,缝闭十二指肠残端,适用于各种胃、十二指肠溃疡,尤其是十二指肠溃疡。

②胃迷走神经切断术:包括迷走神经干切断术、选择性胃迷走神经切断术和高选择性胃迷走神经切断术三种术式。

(三)护理问题

1.焦虑/恐惧

与惧怕手术、对疾病预后的顾虑等因素有关。

2.体液不足

与呕吐、腹膜渗出及禁食等因素有关。

3.营养失调:低于机体需要量

与摄入减少和丢失增多有关。

4.疼痛

与溃疡对黏膜的侵蚀、穿孔后胃肠内容物对腹膜的刺激及手术切口等有关。

5.潜在并发症

切口感染、出血、吻合口瘘、吻合口梗阻、倾倒综合征等。

6.知识缺乏

缺乏对疾病原因及术后饮食和营养调理等康复知识的了解。

(四)护理措施

1.非手术治疗护理及手术前护理

(1)病情观察:监测生命体征、腹痛、腹膜刺激征及肠鸣音等变化,准确观察记录24小时出入液量。急性出血患者如经止血、输血等措施后仍有继续出血征象者,应急诊手术。

(2)一般护理

①卧位:患者卧床休息,宜取半卧位。

②饮食:饮食宜少食多餐,宜进高蛋白、高热量、高维生素、易消化、无刺激性的饮食。术前禁食、禁饮。术晨放置胃管,以防麻醉过程中呕吐而引起误吸。拟行迷走神经切断术的患者,术前应做基础胃酸分泌量和最大胃酸分泌量测定,以便手术前后对比,鉴定手术效果。幽门梗阻者,应纠正水、电解质代谢及酸碱平衡失调,术前2～3日每晚用温盐水洗胃。

2.术后护理

(1)一般护理

①体位:术毕回病房后,先根据麻醉要求安置体位。麻醉解除、血压平稳后,取半卧位。

②禁食、胃肠减压:是溃疡病术后重要的护理措施之一,可减轻胃肠道张力,有利于胃肠吻合口的愈合。护理中应注意妥善固定胃肠减压管,防止松脱;应保持胃肠减压管通畅使其持续处于负压吸引状态,可用少量生理盐水冲洗胃肠减压管,防止堵塞。注意观察引流液的性状和量,一般术后24小时内可由胃肠减压管引流出100～300mL血性或咖啡样液体;如果引流出较多鲜血,则应警惕有吻合口出血,需及时与医生联系并尽快处理。禁食期间应注意口腔护理,咽痛或咳痰困难者可给予超声雾化吸入,每日2次,以减轻患者咽喉疼痛并有利于痰液咳出。术后3～4日,胃肠引流液量明显减少,肠蠕动恢复后即可拔管。

③输液、抗感染:禁食期间静脉补充液体,并详细记录24小时出入液量,必要时输血浆或全血,以提供患者需要的水、电解质和营养素,以利于改善患者的营养状况,有利于胃肠吻合口和腹壁切口的愈合。静脉输入抗生素以预防感染。

④饮食:拔除胃管后当日可给少量饮水或米汤,第2日进半量流质饮食,第3日进全量流质饮食,若进食后无腹痛、腹胀等不适,第4日可进半流质饮食,以稀饭为好,第10～14日可进软食,逐渐减少餐数并增加每次食量直至恢复普食。应注意避免生、冷、硬、辣等刺激性食物;尽量少食牛奶、豆类等产气食物。注意少食多餐,逐步恢复正常饮食。

⑤活动:术后鼓励患者早期活动,早期活动有利于肠蠕动的恢复,预防肠粘连,促进呼吸和血液循环,减少术后并发症。

(2)术后并发症的观察和护理

①术后胃出血:术后从胃管中引流出暗红色或咖啡色胃液应属正常现象。如短时间内从

胃管中流出大量鲜血,甚至呕血或黑便,且持续不止,则应视为术后出血。可采取禁食、止血、输血等措施控制出血。如果非手术疗法不能达到止血效果则应再次手术止血。

②十二指肠残端破裂:多发生在毕Ⅱ式术后3～6日。多为十二指肠残端缝合处愈合不良或因为胃肠吻合口输入段梗阻,使十二指肠肠腔内压力升高而导致残端破裂。表现为右上腹突发剧烈腹痛和局部明显压痛、腹肌紧张等急性弥散性腹膜炎特征,需立即手术治疗。十二指肠残端破裂处应置管引流,残端周围置烟卷引流。术后应予持续负压吸引,并积极纠正水、电解质代谢失衡,给予胃肠外营养或行空肠造瘘术,术后置管行肠内营养。应用抗生素以控制感染,用氧化锌软膏保护引流处周围皮肤。

③胃肠吻合口破裂或瘘:较少见,多发生在术后3～7日,大多系缝合不良、吻合口处张力过大、低蛋白血症、组织水肿等导致组织愈合不良所致。早期发生者常引起明显的腹膜炎症状和体征,晚期发生者则因腹腔内局部形成粘连,可产生局限性脓肿或向外穿破而形成腹外瘘。出现腹膜炎者,应立即手术修补,局限性脓肿或外瘘者,除行局部引流外还应给予胃肠减压和营养支持疗法,促进瘘口自愈,若经久不愈,则应再次手术。

④术后梗阻:根据梗阻部位分为吻合口梗阻、输入段梗阻和输出段梗阻。后两者见于毕Ⅱ式胃大部切除术后。

a.吻合口梗阻:患者表现为进食后上腹饱胀、不适,呕吐食物,不含胆汁。如不能自行缓解,需通过手术解除梗阻。

b.输入段梗阻:可分为两类。急性完全性输入段梗阻:此类病情极为严重,典型表现为上腹部剧烈疼痛,频繁呕吐,量少,不含胆汁,呕吐后症状不缓解;上腹部偏右有压痛性包块,有时出现黄疸,血清淀粉酶升高,可出现休克症状,应紧急手术治疗。慢性不完全性输入段梗阻:表现为进食后15～30分钟,上腹部突然发生胀痛或绞痛,喷射状呕吐,呕吐物为大量含胆汁的液体,呕吐后症状缓解。多数患者非手术治疗可缓解,如经过数周或者数月症状仍不能缓解,亦需要手术治疗。

c.输出段梗阻:多因粘连、大网膜水肿或坏死或者炎性肿块压迫等所致。患者表现为上腹饱胀,呕吐食物和胆汁。如不能自行缓解,也需要通过手术解除梗阻。

⑤倾倒综合征

a.早期倾倒综合征:主要表现为进食(特别是进高浓度流质饮食)30分钟后出现剑突下不适、心悸、乏力、出汗、头晕、恶心、呕吐甚至虚脱。常伴有肠鸣及腹泻,症状持续60～90分钟后自行缓解。嘱患者术后少食多餐,并避免过甜过热的流质饮食,进餐后应平卧10～20分钟,大多数患者经饮食调理后1年内多可自愈,无效者则应手术治疗,方法是将毕Ⅱ式吻合改为毕Ⅰ式吻合。

b.晚期倾倒综合征:又称为低血糖综合征,多发生在进食2～4小时后,患者表现为心慌、无力、眩晕、出汗、手颤、嗜睡,当出现症状时稍进饮食,特别是糖类饮食即可缓解。在饮食中减少糖类含量,增加蛋白质含量并少食多餐,可预防低血糖综合征的发生。

3.心理护理

及时做好解释和安慰工作,讲解手术的必要性、术前准备和术后注意事项的相关知识,减轻患者的焦虑,使患者和家属积极配合治疗及护理。

（五）健康教育

（1）向患者宣传饮食规律，少吃生冷、过热、辛辣及油炸的食物；严格戒烟、戒酒；同时应注意劳逸结合的健康生活方式；加强自我调节，稳定情绪，以减少溃疡病发生的客观因素。

（2）提醒患者注意服药时间、方式、剂量及药物的毒性反应；避免服用对胃黏膜有损害的药物，如阿司匹林、吲哚美辛、肾上腺皮质激素等。

二、肠梗阻

（一）解剖生理概要

小肠分为十二指肠、空肠、回肠三部分。小肠的血液供应来自肠系膜上、下动脉。静脉的分布与动脉相似，最后集合成肠系膜上静脉，与脾静脉汇合成门静脉干。小肠是食物消化和吸收的主要部位。

（二）病因与发病机制

肠内容物运行和通过障碍统称为肠梗阻，是常见的外科急腹症之一。按发病原因分为机械性肠梗阻、动力性肠梗阻、血运性肠梗阻。机械性肠梗阻最为常见，主要由肠道异物堵塞、肠管受压、肿瘤、肠套叠等肠壁疾病引起；动力性肠梗阻又可分为麻痹性肠梗阻和痉挛性肠梗阻两类；血运性肠梗阻是由于肠管血供障碍，发生缺血、坏死。按梗阻处肠管有无血运障碍分为单纯性肠梗阻和绞窄性肠梗阻。按梗阻部位分为高位（如空肠上段）和低位（如回肠末段和结肠）两种。根据梗阻的程度，又分为完全性肠梗阻和不完全性肠梗阻。按病程分为急性肠梗阻和慢性肠梗阻。

梗阻部位以上肠段蠕动增强、肠腔扩张、肠腔内积气和积液、肠壁充血水肿、血供受阻，发生坏死、穿孔。由于频繁呕吐和肠腔积液，血管通透性增强使血浆外渗，导致水分和电解质大量丢失，造成体液失衡。肠腔内细菌大量繁殖并产生大量毒素以及肠壁血运障碍致通透性增加，细菌和毒素可以透过肠壁引起腹腔内感染，经腹膜吸收引起全身性感染和中毒.甚至发生感染性休克。

（三）护理评估

1.健康史

评估患者的一般情况，发病前有无体位及饮食不当、饱餐后剧烈运动等诱因；有无腹部手术或外伤史，有无各种急慢性肠道疾病病史及个人卫生史等。

2.身体状况

（1）症状：肠梗阻的四大典型症状是腹痛、呕吐、腹胀和肛门排气、排便停止。

①腹痛：单纯性机械性肠梗阻表现为阵发性腹部绞痛；绞窄性肠梗阻表现为持续性疼痛，阵发性加剧；麻痹性肠梗阻腹痛特点为全腹持续性胀痛；肠扭转所致闭袢性肠梗阻多为突发性持续性腹部绞痛伴阵发性加剧。

②呕吐：呕吐与肠梗阻的部位、类型有关。肠梗阻早期，呕吐多为反射性，呕吐物以胃液及食物为主。高位肠梗阻呕吐出现早而频繁，呕吐物为胃及十二指肠内容物、胆汁等；低位肠梗阻呕吐出现晚，呕吐物为粪样物；绞窄性肠梗阻呕吐物为血性或棕褐色液体；麻痹性肠梗阻呕

吐呈溢出性。

③腹胀：腹胀程度与梗阻部位有关，症状发生时间较腹痛和呕吐略迟。高位肠梗阻腹胀程度轻，低位肠梗阻腹胀明显。

④肛门排气、排便停止：完全性肠梗阻出现肛门停止排气、排便。但高位完全性肠梗阻早期，可因梗阻部位以下肠内有粪便和气体残存，仍存在排气、排便。绞窄性肠梗阻如肠套叠、肠系膜血管栓塞或血栓形成可排出血性黏液样便。

（2）体征

①腹部体征

a.视诊：腹式呼吸减弱或消失。单纯机械性肠梗阻常可见肠型及肠蠕动波，腹痛发作时更明显。肠扭转可见不对称性腹胀；麻痹性肠梗阻腹胀明显，呈全腹部均匀性膨胀。

b.触诊：单纯性肠梗阻腹壁软，可有轻度压痛；绞窄性肠梗阻有腹膜刺激征、压痛性包块（绞窄的肠袢）；蛔虫性肠梗阻常在腹中部扪及条索状团块。

c.叩诊：呈鼓音。绞窄性肠梗阻腹腔有渗液时，叩诊有移动性浊音；麻痹性肠梗阻全腹呈鼓音。

d.听诊：机械性肠梗阻时肠鸣音亢进，有气过水声或金属音。麻痹性肠梗阻肠鸣音减弱或消失。

②全身表现：单纯性肠梗阻早期可无全身表现，梗阻晚期或绞窄性肠梗阻者，可有脱水、代谢性酸中毒体征，甚至体温升高、呼吸浅快、脉搏细速、血压下降等中毒和休克征象。

3.心理-社会状况

评估患者对疾病的认知程度，有无接受手术治疗的心理准备。了解患者的家庭、社会支持情况。

4.辅助检查

（1）X线检查：机械性肠梗阻，腹部立位或侧卧透视、摄片可见多个气液平面及胀气肠袢；绞窄性肠梗阻可见孤立的胀气肠袢。

（2）实验室检查

①血常规：肠梗阻患者出现脱水、血液浓缩时可出现血红蛋白含量、红细胞比容及尿比重升高。绞窄性肠梗阻多有白细胞计数及中性粒细胞比例的升高。

②血气分析及血生化检查：血气分析、血清电解质检查，有助于水、电解质及酸碱平衡失调的判断。

5.治疗要点与反应

肠梗阻的治疗原则是尽快解除梗阻，纠正全身生理紊乱，防止感染，预防并发症。

（1）非手术疗法：禁食、胃肠减压；纠正水、电解质和酸碱平衡失调，必要时可输血浆或全血；及时使用抗生素防治感染；解痉、止痛。

（2）手术治疗：适用于各种绞窄性肠梗阻、肿瘤及先天性肠道畸形引起的肠梗阻及非手术疗法不能缓解的肠梗阻。常用的手术方式有肠粘连松解术、肠套叠或肠扭转复位术、肠切除吻合术、肠短路吻合术、肠造口或肠外置术等。

6.几种常见的机械性肠梗阻

(1)粘连性肠梗阻:粘连性肠梗阻是肠粘连或肠管被粘连带压迫所致的肠梗阻,较为常见,多为单纯性不完全性肠梗阻,主要是由于腹部手术、炎症、创伤、出血、异物等所致。多数患者采用非手术疗法可缓解,如非手术治疗无效或发生绞窄性肠梗阻时,应及时手术治疗。

(2)蛔虫性肠梗阻:由于蛔虫聚集成团并刺激肠管痉挛致肠腔堵塞,多见于2～10岁儿童,常见诱因为驱虫不当。主要表现为阵发性脐周疼痛,伴呕吐,腹胀不明显。腹部可扪及条索状团块。单纯性蛔虫堵塞多采取非手术治疗,如无效或并发肠扭转、腹膜炎,应行手术治疗。

(3)肠扭转:肠扭转是指一段肠管沿其系膜长轴旋转而形成的闭襻性肠梗阻,常发生在小肠,其次是乙状结肠。①小肠扭转:多见于青壮年,常在饱餐后立即进行剧烈运动时发病,主要表现为突发腹部绞痛,呈持续性伴阵发性加剧,呕吐频繁,腹胀不明显。②乙状结肠扭转:多见于老年人,常有便秘史,主要表现为腹部绞痛,明显腹胀,呕吐不明显,X线钡剂灌肠可见"鸟嘴状"阴影。肠扭转可在短时间内发生绞窄、坏死,一经诊断,急诊手术治疗。

(4)肠套叠:肠套叠是指一段肠管套入与其相连的肠管内,好发于2岁以下的婴幼儿,以回结肠型最多见。典型表现为阵发性腹痛、果酱样血便和腊肠样肿块(多位于右上腹)。X线空气或钡剂灌肠可见"杯口状"或"弹簧状"阴影。早期肠套叠可试行空气灌肠复位。无效者或病程超过48小时,疑有肠坏死或肠穿孔者,行手术治疗。

(四)护理诊断及合作性问题

1.急性疼痛

与肠蠕动增强或肠壁缺血有关。

2.体液不足

与频繁呕吐、肠腔内大量积液及胃肠减压有关。

3.潜在并发症

肠坏死、肠穿孔、急性腹膜炎、休克、多器官功能衰竭等。

(五)护理目标

使患者腹痛得到缓解;体液得到补充;并发症得到有效预防。

(六)护理措施

1.心理护理

向患者介绍治疗的方法及意义,消除患者的焦虑和恐惧心理,鼓励患者及家属配合治疗。

2.非手术疗法及手术前护理

(1)一般护理

①饮食:禁食,梗阻解除后根据病情可进少量流质饮食,再逐步过渡到普通饮食。

②休息与体位:卧床休息,无休克、生命体征稳定者取半卧位。

(2)病情观察:非手术疗法期间应密切观察患者生命体征、腹部症状和体征,辅助检查的结果。准确记录24小时出入液量,高度警惕绞窄性肠梗阻的发生。出现下列情况者高度怀疑发生绞窄性肠梗阻的可能:①起病急,腹痛持续而固定,呕吐早而频繁;②腹膜刺激征明显,体温升高、脉搏增快、血白细胞计数升高;③病情发展快,感染中毒症状重,休克出现早或难纠正;④腹胀不对称,腹部触及压痛包块;⑤移动性浊音或气腹征阳性;⑥呕吐物、胃肠减压物、肛门排泄物或腹腔穿刺物为血性；⑦X线显示孤立、胀大的肠祥,不因时间推移而发生位置的改变或出现假肿瘤样阴影。

（3）治疗配合

①胃肠减压：清除肠内的积气、积液,有效缓解腹胀、腹痛。胃肠减压期间保持引流管通畅,若抽出血性液体,应高度怀疑发生绞窄性肠梗阻。

②维持水、电解质及酸碱平衡：遵医嘱输液,合理安排输液的种类和量。

③防治感染：遵医嘱应用抗生素。

④解痉止痛：单纯性肠梗阻可肌内注射阿托品以减轻腹痛,禁用吗啡类止痛剂,以免掩盖病情。

3.手术后护理

（1）卧位：病情平稳后取半卧位。

（2）禁食、胃肠减压：术后禁食,通过静脉输液补充营养。当肛门排气后,即可拔除胃管,并逐步恢复饮食。

（3）病情观察：观察生命体征、腹部症状和体征的变化、伤口敷料及引流管情况,及早发现术后腹腔感染、切口感染等并发症。

（4）预防感染：遵医嘱应用抗菌药。

（5）早期活动：术后应鼓励患者早期活动,以利于肠蠕动功能恢复,防止肠粘连。

（七）护理评价

患者腹痛是否减轻和缓解；体液丢失是否得到纠正；出血是否得到有效控制；循环血容量是否得到补充；并发症是否得到预防。

（八）健康指导

摄入营养丰富、易消化的食物,少食刺激性强的食物。注意饮食及个人卫生,饭前、便后洗手,不吃不洁食品。饭后忌剧烈活动。加强自我监测,若出现腹痛,腹胀、呕吐等不适,及时就诊。

三、直肠肛管良性疾病

（一）解剖生理概要

结肠包括盲肠、升结肠、横结肠、降结肠、乙状结肠。结肠的主要功能是吸收水分、葡萄糖和电解质,储存和转运粪便。

直肠上接乙状结肠,下接肛管。直肠具有排便、吸收和分泌功能,可吸收少量的水、盐、葡萄糖和一部分药物,也能分泌黏液以利于排便。

肛管长 3～4cm,其黏膜皱襞呈柱状称肛柱,肛柱下端间凹陷是肛窦,其边缘称肛瓣,肛瓣与肛柱下端相互连成环绕肛管一周的齿状线,齿状线上下黏膜覆盖,其血供及神经支配均不同。在黏膜下有丰富的静脉丛,下端有内、外括约肌环绕。肛管外括约肌深部、肛提肌、肛管内括约肌和直肠纵肌纤维共同组成肛管直肠环,具有括约肛门、控制排便的功能。

常见的直肠肛管良性疾病有痔、肛裂、直肠肛管周围脓肿、肛瘘等。

（二）病因及发病机制

1.肛裂

肛裂是指肛管皮肤全层裂开形成的小溃疡。它是一种常见的肛管疾病，多见于青、中年人，好发于肛管后正中线。大多数肛裂形成的直接原因是长期便秘、粪便干结引起的排便时机械性创伤。肛裂可分急性肛裂和慢性肛裂。急性肛裂是指新近发生的肛裂，裂口边缘整齐，底红，无瘢痕形成；慢性肛裂因反复发作，底深不整齐，质硬，裂口边缘增厚纤维化，底部肉芽组织苍白。溃疡裂隙上端的肛门瓣、肛乳头水肿可形成乳头肥大；溃疡裂隙下端皮肤因炎症、水肿及静脉、淋巴回流受阻，形成袋状的赘生物突出于肛门之外，称为"前哨痔"。溃疡裂隙、肛乳头肥大和"前哨痔"，合称为肛裂三联征。

2.直肠肛管周围脓肿

直肠肛管周围脓肿是指直肠肛管周围软组织间隙的急性化脓性感染，并形成脓肿。绝大部分直肠肛管周围脓肿由肛窦炎、肛腺感染引起，也可继发于肛周的软组织感染、肛裂、损伤、内痔、药物注射等。直肠肛管周围间隙为疏松结缔组织，感染极易蔓延、扩散。感染向上可达直肠周围形成骨盆直肠间隙脓肿；向下达肛周皮下形成肛门周围脓肿；向外穿过括约肌，形成坐骨肛管间隙脓肿。若未及时有效处理，可形成肛瘘。脓肿是直肠肛管周围炎症的急性期表现，而肛瘘则为慢性期表现。

3.肛瘘

肛瘘为肛门周围的肉芽肿性管道，有内口、瘘管和外口三部分组成，是常见的直肠肛管疾病之一，多见于青壮年男性。绝大多数肛瘘由直肠肛管周围脓肿发展而来，可由脓肿自行溃破或切开引流后处理不当形成，少数是结核分枝杆菌感染或由损伤引起；按瘘管位置高低分为：①低位肛瘘：瘘管位于肛门外括约肌深部以下。②高位肛瘘：在肛门外括约肌深部以上。按瘘管、瘘口数量分为：①单纯性肛瘘：只有一个瘘口和瘘管。②复杂性肛瘘：有多个瘘口和瘘管。

4.痔

痔是最常见的肛肠疾病，是直肠下端黏膜下和肛管皮肤下的静脉丛扩张、迂曲所形成的静脉团。痔的形成与腹内压增高、进食刺激性食物、肛周感染等因素有关。

根据痔所在部位的不同分为内痔、外痔和混合痔。①内痔：由直肠上静脉丛扩张、迂曲而成的静脉团块，位于齿状线上方，表面覆盖直肠黏膜，好发于截石位3、7、11点处。②外痔：由直肠下静脉丛扩张、迂曲而成的静脉团块，位于齿状线下方，表面覆盖肛管皮肤。外痔常于用力排便时发生皮下静脉丛破裂而形成血栓性外痔。③混合痔：直肠上、下静脉丛互相吻合扩张、迂曲、融合而形成的静脉团块，兼有内痔和外痔的表现。

（三）护理

1.肛裂

（1）护理评估

①健康史：询问患者是否有长期便秘史，了解患者的饮食习惯。

②身体状况

a.疼痛：为主要症状，表现为排便时及排便后肛门出现剧痛。排便时由于粪便冲击和扩张肛管产生剧烈的疼痛；便后由于肛门括约肌痉挛性收缩，再度出现持续时间更长的剧痛。因疼痛有两次高峰,故又称"马鞍型"疼痛。

b.便秘:肛裂形成后患者由于惧怕疼痛而不敢排便,排便次数减少导致便秘,而便秘又使肛裂加重,形成恶性循环。

c.出血:由于排便时粪便擦伤溃疡面或撑开肛管撕拉裂开,创面常有少量出血。其主要表现为粪块表面带血或手纸染血。

③心理-社会状况:由于疼痛和便血,患者产生焦虑和恐惧心理。

④辅助检查:已确诊为肛裂者,不宜行直肠指检或肛镜检查。肛门视诊可发现肛管后方正中线有一个单发的纵行的梭形裂开或溃疡。

⑤治疗要点与反应

a.非手术治疗:原则是解除括约肌痉挛、止痛、软化大便,促进局部愈合。治疗措施:温水或1:5000高锰酸钾溶液坐浴。口服缓泻剂或液状石蜡润肠通便。扩肛疗法:局麻下用手指扩张肛管,解除括约肌痉挛,达到止痛目的。

b.手术治疗:主要适用于经久不愈、保守治疗无效且症状较重者。手术治疗方法如下:肛裂切除术,疗效较好,但愈合较慢;肛管内括约肌切断术,缓解疼痛效果较好,治愈率高,但手术不当可导致肛门失禁。

(2)护理诊断及合作性问题

①急性疼痛:与肛管病变、手术创伤有关。

②便秘:与饮水或纤维素摄入量不足、惧怕排便时疼痛、身体活动少有关。

③潜在并发症:尿潴留、肛门失禁、出血、感染等。

(3)护理目标:减轻或缓解患者疼痛;恢复正常排便;患者有无并发症发生。

(4)护理措施

①一般护理

a.调节饮食:多饮水,多吃蔬菜、水果及富含纤维素的食物;忌饮酒,少食辛辣食物。

b.保持大便通畅:养成定时排便习惯,避免排便时间过长。必要时可服缓泻剂或液状石蜡。

c.肛门坐浴:坐浴具有清洁肛门、改善局部血液循环、促进炎症吸收、缓解括约肌痉挛、减轻疼痛的作用。可采用温水或1:5000高锰酸钾溶液坐浴,水温40~43℃,每日2~3次.每次20~30分钟。

d.直肠肛管检查配合与护理

检查体位:侧卧位:多取左侧卧位,此体位适用于年老体弱的患者。膝胸位:临床上最常用,适用于较短时间的检查。截石位:常用于手术治疗。蹲位:适用于检查内痔脱出或直肠脱垂者。

检查方法:视诊:用双手分开患者臀部,观察肛门及周围皮肤,注意有无裂口、瘘管,肛门外有无肿物脱出。直肠指诊:检查直肠肛管壁有无肿块、触痛,肛门有无狭窄,退出手指后注意指套有无黏液血迹。内镜检查:观察肛门内肛窦、肛乳头及直肠黏膜的颜色,注意有无内痔、息肉等,肛门狭窄、肛周急性感染、肛裂者及妇女月经期不作内镜检查。

检查记录:先写明何种体位,再用时钟定位法记录病变的部位。如:膝胸位时肛门前方正中 6 点,后方正中 12 点;截石位时定位点与此相反。

②手术前护理:按一般外科手术前常规护理。每晚坐浴,清洁肛门、会阴部。手术前应排空大便,必要时手术当日早晨清洁灌肠,以减少肠道内粪便。

③手术后护理

a.一般护理:具体如下。

饮食:术后 2～3 天内进少渣半流质饮食。

体位:平卧位或侧卧位,臀部垫气圈,以防伤口受压引起疼痛。

保持大便通畅:直肠肛管手术后一般不必限制排便,要保持大便通畅,术后 3 天未排便者,可口服液状石蜡或缓泻剂,但禁忌灌肠。

b.病情观察:应注意敷料染血情况以及血压、脉搏变化。术后出血是最常见的并发症。注意观察有无肛门失禁、切口感染等其他并发症。

c.治疗配合:具体如下。

止痛:肛管术后因括约肌痉挛或肛管内敷料填塞过紧引起伤口疼痛。可按医嘱给予止痛剂,必要时松解填塞物。

伤口护理:直肠肛管手术后,伤口多数敞开不缝合,需每日换药。每次排便后或更换敷料前用 1∶5000 高锰酸钾溶液坐浴。

并发症的护理:尿潴留:患者术后常因手术、麻醉、疼痛等引起尿潴留。可用诱导、下腹部按摩、热敷等方法处理,多能自行排尿。若无效,应予导尿。若因肛管内填塞敷料引起尿潴留,应及时松解填塞敷料。肛门失禁:手术如切断肛管直肠环,可造成肛门失禁,粪便外流可造成局部皮肤的糜烂,应保持肛周皮肤的清洁、干燥,可在局部皮肤涂氧化锌软膏减少刺激以保护皮肤。

④心理护理:直肠肛管疾病反复发作导致的疼痛和便血或身体上散发出的异味,给患者生活和工作带来痛苦和不适,从而使患者产生焦虑和恐惧心理,应给患者讲解疾病治疗的方法,及时消除其焦虑和恐惧心理。

(5)护理评价:患者肛周的疼痛是否缓解或减轻;便秘是否得到有效控制;有无并发症发生。

(6)健康指导:直肠肛管疾病治愈后,如不注意自我保健,仍有复发的可能。患者平时应多饮水、多吃粗纤维食物。戒烟酒,避免辛辣、刺激性食物。保持大便通畅,养成每日定时排便习惯。每天坚持适量的体育运动。

2.直肠肛管周围脓肿

(1)护理评估

①健康史:询问患者是否有肛缘瘙痒、刺痛、流出分泌物等表现,了解患者有无肛周软组织感染、损伤、内痔、肛裂、药物注射等病史。

②身体状况

a.肛门周围脓肿:最常见。以局部症状为主,主要表现为肛周持续性跳动性疼痛,病变处明显红肿,有硬结和压痛,脓肿形成后有波动感。全身感染症状不明显。

b.坐骨直肠间隙脓肿:较常见。初期局部症状不明显,以全身感染症状为主,如寒战、乏力、食欲缺乏等。肛门局部从持续性胀痛加重为显著性跳痛,可有排尿困难和里急后重。直肠指检时患侧有深压痛,甚至波动感。如不及时切开,脓肿破溃可形成肛瘘。

c.骨盆直肠间隙脓肿:较少见。位置较深,全身感染中毒症状更为明显,如寒战、发热、全身不适等;局部有直肠刺激症状和膀胱刺激症状。直肠指检可扪及肿胀及压痛,可有波动感。诊断主要靠穿刺抽脓。

③心理-社会状况:肛周疼痛可使患者产生焦虑心理。

④辅助检查

a.直肠指检:直肠肛管周围脓肿有重要意义。病变部位表浅时可触及压痛性包块,甚至有波动感;深部脓肿则可有患侧深压痛,有时可扪及局部隆起。

b.实验室检查:可见白细胞计数和中性粒细胞比例增高。

c.诊断性穿刺:局部穿刺抽到脓液则可确诊。

⑤治疗要点与反应:及早使用抗生素,局部热敷、理疗或温水坐浴,口服缓泻剂或液状蜡以减轻排便时疼痛。如已形成脓肿应及时切开引流。

(2)护理诊断及合作性问题

①急性疼痛:与炎症刺激和手术有关。

②体温过高:与毒素吸收有关。

③潜在并发症:肛瘘。

(3)护理目标:使患者的疼痛减轻或缓解;体温恢复正常;无肛瘘发生。

(4)护理措施

①一般护理:卧床休息,给予高蛋白、高能量、高维生素、高纤维饮食,少食辛辣刺激性食物,多饮水,保持大便通畅。局部热敷理疗、肛门坐浴,促进炎症吸收。

②对症处理:疼痛者,给予穿刺抽脓,降低脓腔内压力,缓解疼痛。高热者,给予物理降温或遵医嘱给予药物降温。

③治疗配合

a.抗生素使用:遵医嘱使用有效抗生素,注意药物的配伍禁忌和毒副作用。

b.切口护理:切开引流术后,保持切口清洁干燥,及时换药。

④肛门坐浴:以减轻疼痛,促进炎症吸收。

(5)护理评价:患者的疼痛是否减轻或缓解;体温是否恢复正常。

(6)健康指导:患者平时应多饮水、多吃粗纤维食物。戒烟酒,避免辛辣刺激性食物。保持大便通畅,养成每日定时排便习惯。每天坚持适量的体育运动。

3.肛瘘

(1)护理评估

①健康史:询问患者有无肛门及周围组织损伤的病史,了解有无结核杆菌感染。

②身体状况:外口流出少量的脓性、血性、黏液性分泌物为主要症状。较大的高位肛瘘常有粪便及气体排出。当外口堵塞或假性愈合时,脓液不能排出,可出现直肠肛管周围脓肿症状,随脓肿破溃,脓液流出后,症状可缓解。肛周皮肤可见单个或多个瘘口,呈红色乳头状隆起,挤压时有少许脓液排出。

③心理-社会状况:因有粪便流出,常有臭味,患者有自卑感。

④辅助检查

a.肛门视诊:可见肛周皮肤有突起或凹陷的外口,挤压有少许脓液流出。

b.直肠指检:可触及条索状瘘管。

⑤治疗要点与反应:肛瘘不能自愈,须手术治疗。常用的术式如下:a.瘘管切开术或瘘管切除术:适用于低位肛瘘。b.挂线疗法:适用于高位单纯性肛瘘的治疗或高位复杂性肛瘘的辅助治疗。将橡皮筋穿入瘘管内,然后收紧、结扎橡皮筋,使被结扎组织受压坏死,起到慢性切割作用,将瘘管切开;瘘管在慢性切开的过程中,底部肉芽组织逐渐生长修复,可以防止发生肛门失禁。

(2)护理诊断及合作性问题

①急性疼痛:与炎症刺激和手术有关。

②体温过高:与毒素吸收有关。

③潜在并发症:肛门失禁。

(3)护理目标:使患者的疼痛减轻或缓解;体温恢复正常;无肛瘘发生。

(4)护理措施

①手术前护理

a.体位与饮食:采取自由体位。给予高蛋白、高能量、高维生素饮食。少食辛辣刺激性食物,多饮水。

b.肠道准备:术前3天,给予流质饮食,减少粪便形成,保持大便通畅;使用肠道不吸收的抗生素,减少术后感染;术前一天晚和术晨分别进行清洁灌肠;术晨禁饮食。

c.抗感染:遵医嘱使用抗生素,注意配伍禁忌和毒副作用。

d.保持局部清洁:勤洗患处,及时换药,保持局部清洁干燥。

e.其他护理:做好术前准备,如进行血常规、尿常规、粪常规三大常规检查等。

②术后护理

a.体位与饮食:卧床休息,减少出血和疼痛,3天后起床活动。给予高蛋白、高能量、高维生素、易消化、易吸收的食物,多饮水,减少粪便形成,保持大便通畅。

b.抗感染:术后继续遵医嘱使用抗生素,防治切口感染。

c.病情观察:观察切口有无出血,有无红、肿、热、痛等感染迹象,有无大便失禁。如有异常及时报告医生进行处理。

d.切口护理:及时换药,保持切口清洁干燥;每天便后,清洗肛门,温水坐浴,以减轻疼痛,防治切口感染。

③心理护理:与患者及家属进行有效沟通,解释手术的必要性和重要性,使患者和家属能更好地配合治疗和护理操作。

(5)护理评价:疼痛是否缓解;体位是否恢复正常;有无并发症发生。

(6)健康指导:加强锻炼,增强机体抵抗力。及时治疗肛周脓肿,防止肛瘘发生。多食蔬菜和水果,保持大便通畅,少食辛辣刺激性食物。

4.痔

（1）护理评估

①健康史：了解患者有无长期饮酒、好食辛辣等刺激性食物的习惯，有无长期使腹内压增高的因素，如长期的坐与站立或便秘、前列腺增生、腹水、妊娠和盆腔肿瘤等。

②身体状况

a.内痔：主要表现是无痛性便血和痔核脱出。临床上按病情轻重可分为三期，如表 9-1 所示。

表 9-1　内痔各期身体状况

分期	身体状况
Ⅰ期	便时无痛性出血或便后滴血，便后出血可自行停止，无痔核脱出
Ⅱ期	便时出血，量大甚至喷射而出，便时痔核脱出，便后自行回纳
Ⅲ期	偶有便血，站立、便秘等腹内压增高时痔核脱出，需用手回纳，当脱出的痔核被嵌顿时，可引起局部剧烈疼痛，嵌顿痔核可发生坏死和感染

b.外痔：主要表现为肛门不适、潮湿，有时伴局部瘙痒。当发生血栓性外痔时，局部出现剧烈疼痛，肛门外可见暗紫色圆形肿物，触痛明显。

c.混合痔：同时兼有内痔和外痔的临床特点。

③心理-社会状况：病程长，出血、疼痛等反复发作，影响生活和工作，患者有焦虑和恐惧感。

④辅助检查：采取肛门视诊、直肠指检、肛门镜检查。一般首先做肛门视诊，Ⅰ期、Ⅱ期内痔直肠指检不能触及，肛门镜检可见暗红色、质软半球形肿物，Ⅲ期内痔患者蹲位，可有痔块突出。外痔可见肛缘皮肤肿胀，有暗紫色圆形硬结，有触痛。

⑤治疗要点与反应：无症状的痔无需治疗，有症状痔的治疗目标是减轻及消除症状而非根治，首选非手术治疗。

a.非手术治疗：具体如下。

一般治疗：适用于痔初期。教会患者养成良好的饮食和排便习惯，多摄入粗纤维食物，多饮水，忌酒及刺激性食物，保持大便通畅。便后热水坐浴改善局部血液循环。肛管内应用抗生素，促进炎症吸收。血栓形成时，先局部热敷、外用消炎止痛药，无效再手术。嵌顿性痔及早手法回纳。

注射疗法：适用于Ⅰ～Ⅱ期内痔。注射硬化剂（如 5％鱼肝油酸钠、5％二盐酸奎宁注射液等）于黏膜下痔血管周围，产生无菌性炎症反应，黏膜下组织、静脉丛纤维化，使痔萎缩而愈，治疗效果较好。

胶圈套扎法：适用于各期内痔，利用橡皮圈的弹性套扎痔核（亦可用粗丝线结扎），使其缺血、坏死、脱落，而达到治疗目的。

冷冻疗法：用液态氮造成痔核冻伤、坏死脱落而治愈。适用内痔出血不止，年老体弱不宜手术者。

b.手术治疗:适用于Ⅱ～Ⅲ期内痔,发生血栓、嵌顿等并发症的痔及以外痔为主的混合痔。方法有痔单纯切除术、激光切除痔核、血栓性外痔剥离术。

(2)护理诊断及合作性问题

①急性疼痛:与外痔血栓形成、手术创伤等有关。

②便秘:与饮水或纤维素摄入量不足,惧怕排便时疼痛、身体活动少有关。

③潜在并发症:尿潴留、出血、感染等。

(3)护理目标:使患者的肛周疼痛缓解或减轻;便秘得到有效控制;无并发症发生。

(4)护理措施

①一般护理

a.调节饮食:多饮水,多吃蔬菜、水果及富含纤维素的食物;忌饮酒,少食辛辣食物。

b.保持大便通畅:养成定时排便习惯,避免排便时间过长。必要时可服缓泻剂或液状石蜡。

c.肛门坐浴:此法具有清洁肛门、改善局部血液循环、促进炎症吸收、缓解括约肌痉挛、减轻疼痛的作用。

d.局部用药:如局部使用马应龙痔疮膏。

②手术前护理:按一般外科手术前常规护理。每晚坐浴,清洁肛门、会阴部。手术前应排空大便,必要时手术当日早晨清洁灌肠,减少肠道内粪便。

③手术后护理

a.一般护理:术后2～3天内进少渣半流质饮食。平卧位或侧卧位,臀部垫气圈,以防伤口受压引起疼痛。术后保持大便通畅,术后3天未排便者,可口服液状石蜡或缓泻剂,但禁忌灌肠。

b.病情观察:注意血压、脉搏变化,局部有无渗血。术后出血是最常见的并发症。观察有无尿潴留、切口感染等其他并发症。

④治疗配合

a.止痛:肛管术后因括约肌痉挛或肛管内敷料填塞过紧引起伤口疼痛。可按医嘱给予止痛剂,必要时松解填塞物。

b.伤口护理:直肠肛管手术后,伤口多数敞开不缝合,需每日换药。每次排便后或更换敷料前用1:5000高锰酸钾溶液坐浴。

c.尿潴留的护理:患者术后常因手术、麻醉、疼痛等引起尿潴留。可用诱导、下腹部按摩、热敷等方法处理,多能自行排尿;若无效,应予导尿。若因肛管内填塞敷料引起尿潴留,应及时松解填塞敷料。

(四)心理护理

直肠肛管疾病反复发作给患者生活和工作带来痛苦和不适,使其产生焦虑和恐惧心理,故应给患者讲解疾病治疗的方法,及时消除其焦虑和恐惧心理。

1.护理评价

患者的肛周疼痛是否缓解或减轻;便秘是否得到有效控制;有无并发症发生。

2.健康指导

注意自我保健,平时应多饮水、多吃粗纤维饮食。戒烟酒,避免辛辣刺激性食物。保持大便通畅,养成每日定时排便习惯。每天坚持适量的体育运动。

第五节　肝胆疾病护理

一、肝脓肿

肝受感染后形成的脓肿,称为肝脓肿。根据病原菌的不同可分为细菌性肝脓肿和阿米巴性肝脓肿,临床上细菌性肝脓肿较多见。

(一)细菌性肝脓肿

1.概述

(1)病因:细菌性肝脓肿是化脓性细菌引起的肝内化脓性感染,最常见的致病菌为大肠杆菌和金黄色葡萄球菌。细菌可经下列途径侵入肝脏。①胆道系统:胆道蛔虫症、胆结石等引起胆道梗阻合并感染时细菌经胆道上行感染肝脏,是细菌最主要的入侵途径和最常见病因;②肝动脉:全身其他部位化脓性感染如化脓性骨髓炎、中耳炎、肺炎等并发菌血症时,细菌可经肝动脉入侵而在肝内形成多发性脓肿;③门静脉系统:腹腔内感染如坏疽性阑尾炎、细菌性痢疾等,细菌可经门静脉系统入侵肝脏;④淋巴系统:邻近肝的部位发生化脓性感染时,细菌可经淋巴系统侵入肝脏;⑤直接入侵:开放性肝损伤时细菌可直接经伤口进入肝脏,引起感染形成脓肿;⑥隐匿性感染:由于抗生素的广泛应用和耐药,隐匿性肝脓肿的发病率也呈上升趋势。

(2)病理生理:细菌经以上途径入侵肝脏后引起肝脏的炎症反应,有的自愈,有的形成小脓肿。若治疗及时、合理,小脓肿多能吸收机化;如果治疗不及时或机体抵抗力低下,使感染加重和肝组织破坏,可在肝脏内形成单发或多发脓肿,小脓肿也可互相融合成较大脓肿。因肝脏血供丰富,脓肿形成后,大量毒素吸收,机体表现为严重的脓毒血症。当感染局限后,脓肿壁肉芽组织生长并纤维化,临床症状逐渐减轻或消失;若肝脓肿未得到适当控制,感染可向周围扩散而引起严重并发症。

2.护理评估

(1)健康史:评估患者发育及营养状况;了解有无胆道疾病、有无其他部位感染及肝的开放性损伤;了解有无免疫功能低下和全身代谢性疾病。

(2)身体状况:起病较急,主要症状是寒战、高热、肝区疼痛和肝大。①寒战、高热:最常见的早期症状,体温可达 39～40℃,多为弛张热,伴多汗、乏力,恶心、呕吐,脉率增快。②肝区疼痛:肝区持续性胀痛或钝痛,可伴右肩牵涉痛。③消化道及全身症状:患者常有乏力、食欲减退、恶心、呕吐,炎症累及胸部可有刺激性咳嗽或呼吸困难等。④体征:患者呈急性病容,最常见的体征为肝区压痛、肝大伴触痛、右下胸及肝区叩击痛。若脓肿位于肝前下缘比较浅表的位置,可伴有右上腹肌紧张和局部触痛;巨大的肝脓肿可使右季肋呈饱满状态,甚至局限性隆起,局部皮肤呈凹陷性水肿;严重者可出现黄疸;病程较长者,常有贫血。⑤并发症:脓肿可向腹腔穿破,引起腹膜炎;肝右叶脓肿向上穿破可形成膈下脓肿,也可向右胸穿破;肝左叶脓肿偶尔可穿破心包。

(3)心理-社会因素:由于突然发病或病程较长,忍受较重的痛苦,担忧预后或经济拮据等原因,患者常有焦虑、悲伤或恐惧反应,发生严重并发症时反应更加明显。

(4)辅助检查:①实验室检查:血常规检查可见白细胞计数增高,明显核左移现象。②影像学检查:B超为首选的检查方法,诊断阳性率可达96%以上,并能明确其部位和大小;CT检查阳性率也在90%以上;X线检查可见肝阴影增大,右膈肌抬高和活动受限。③诊断性肝穿刺:在肝区压痛最剧烈处或在超声探测引导下穿刺,抽出脓液即可证实;同时可行脓液细菌培养和药物敏感试验。

(5)诊疗要点:细菌性肝脓肿是一种严重疾病,应早期诊断,积极治疗,防治并发症。加强全身支持疗法,提高机体抵抗力;用足量、有效抗生素控制感染,积极处理原发病灶;脓肿形成后,可在B超引导下穿刺抽脓或置管引流,如疗效不佳应手术切开引流;还可配合中医中药治疗。

3.护理问题

(1)体温过高:与感染后细菌毒素吸收有关。

(2)疼痛:与炎性介质刺激有关。

(3)营养失调:低于机体需要量与进食减少、感染引起分解代谢增加有关。

(4)体液不足:与高热、大量出汗、进食不足等有关。

(5)潜在并发症:腹膜炎、膈下脓肿、胸腔内感染、休克。

4.护理措施

(1)一般护理:①保持病室内温、湿度适宜,定时通风。②高热者首先应用物理降温,无效时遵医嘱药物降温;降温过程中注意观察出汗情况,及时更换汗湿的衣裤和床单,保持清洁和舒适。③增加患者摄水量,口服不足时加强静脉补液,纠正体液失衡。④遵医嘱应用镇静止痛药物。⑤加强营养,给予高热量、高蛋白、高维生素饮食;必要时少量多次输血和血浆。

(2)病情观察:动态观察患者体温变化,并适时抽血做血培养;加强对患者生命体征和腹部、胸部症状和体征的观察,及时发现脓肿破溃引起的腹膜炎、膈下脓肿、胸腔感染、心脏压塞等严重并发症,并通知医生,协助抢救。

(3)治疗配合:①按医嘱给予足量、有效抗生素,注意配伍禁忌,观察不良反应;②经皮穿刺抽脓或脓肿置管引流术后,应严密监测生命体征、腹痛与腹部体征;协助患者取半卧位,并妥善固定引流管,防止意外脱落;每日在严格无菌原则下用无菌生理盐水冲洗脓腔,注意观察引流液的量和性状;每日更换引流袋;当每日脓液引流量少于10mL时,可拔出引流管,适时换药,直至脓腔闭合。

(4)心理护理:关心安慰患者,加强与患者的交流和沟通,耐心解释各项治疗护理操作的目的、方法和注意事项,减轻或消除其焦虑情绪,使其积极配合治疗和护理,以取得满意的效果。

5.健康教育

介绍细菌性肝脓肿的防治知识;嘱患者出院后加强营养,多饮水;遵医嘱服药,不得擅自改变药物剂量或停药;若出现发热、肝区疼痛时及时就诊。

(二)阿米巴性肝脓肿

1.概述

阿米巴性肝脓肿是肠道阿米巴病最常见的并发症,约半数在肠阿米巴急性期并发。阿米巴原虫从结肠溃疡处经门静脉、淋巴管或直接进入肝内,进入肝内的滋养体可能被消灭,也可能阻塞门静脉小分支末梢,引起肝细胞缺血坏死,同时产生溶组织酶,溶解肝组织而形成脓肿。脓肿绝大多数为单发,80%见于肝右叶,以右叶顶部最多。

2.护理评估

(1)健康史:评估患者营养及发育状况;有无不洁饮食病史;有无腹痛、腹泻、里急后重等病史;了解有无免疫功能低下和全身代谢性疾病。

(2)身体状况:起病可较急或较缓,病程一般较长,病情较细菌性肝脓肿轻。患者常有持续或间歇性高热、右上腹或右下胸痛、体质虚弱、肝大伴触痛等临床表现,应和细菌性肝脓肿鉴别(表 9-2)。

表 9-2　细菌性肝脓肿与阿米巴性肝脓肿的鉴别

	细菌性肝脓肿	阿米巴性肝脓肿
病史	继发于胆道感染或其他化脓性疾病	继发于阿米巴痢疾
病程	病情急骤严重,全身脓毒血症明显	起病较缓慢,病程较长,症状较轻
血液检查	白细胞计数及中性粒细胞数明显增加,血液细菌培养可阳性	白细胞计数可增加,血液细菌培养阴性
粪便检查	无特殊发现	部分患者可找到阿米巴滋养体
脓肿穿刺	多为黄白色脓液,涂片和培养可发现细菌	大多为棕褐色脓液,镜检有时可找到阿米巴大滋养体。若无混合感染,涂片和培养无细菌
诊断性治疗	抗阿米巴药物治疗无效	抗阿米巴药物治疗有效

(3)诊疗要点:阿米巴性肝脓肿首先应考虑非手术治疗,以抗阿米巴药物治疗和必要时反复穿刺抽脓及支持疗法为主,大多数患者可获良好疗效。

3.护理问题

(1)体温过高:与坏死组织吸收有关。

(2)营养失调:低于机体需要量与进食减少、分解代谢增加、肠道功能紊乱等有关。

(3)潜在并发症:继发细菌感染、腹膜炎、膈下脓肿、胸腔内感染等。

4.护理措施

(1)做好发热患者的护理。

(2)遵医嘱使用抗阿米巴药物,注意观察药物不良反应。

(3)加强营养支持,鼓励患者多食营养丰富的食物,多饮水。

(4)密切观察病情变化,及时发现细菌感染征象。

(5)做好脓腔引流的护理,严格无菌操作。

5.健康教育

具体同细菌性肝脓肿的健康教育。

二、门静脉高压

门静脉高压是指门静脉的血流受阻、血液淤滞时，引起门静脉系统压力增高，出现脾大和脾功能亢进、食管胃底静脉曲张、呕血和腹水等一系列表现的临床疾病。门静脉的正常压力为 $1.27\sim2.35\mathrm{kPa}(13\sim24\mathrm{cmH_2O})$，门静脉高压时，压力可高达 $2.9\sim4.9\mathrm{kPa}$。

（一）解剖生理概要

门静脉主干是由肠系膜上、下静脉和脾静脉汇合而成，其中约 20% 的血液来至脾。门静脉和腔静脉之间有四个交通支。

1.胃底、食管下段交通支

门静脉血流经胃冠状静脉、胃短静脉，通过食管胃底静脉与奇静脉、半奇静脉的分支吻合，流入上腔静脉。

2.直肠下端、肛管交通支

门静脉血流经肠系膜下静脉、直肠上静脉与直肠下静脉、肛管静脉吻合，流入下腔静脉。

3.前腹壁交通支

门静脉（左支）的血流经脐旁静脉与腹上深静脉、腹下深静脉吻合，分别流入上、下腔静脉。

4.腹膜后交通支

在腹膜后，有许多肠系膜上、下静脉分支与下腔静脉分支相互吻合。

在以上四个交通支中，最主要的是胃底、食管下段交通支。这些交通支在正常情况下都很细小，血流量也很少。

（二）病因与发病机制

根据门静脉血流受阻所在的部位，门静脉高压可分为肝前型、肝内型和肝后型三大类。肝内型门静脉高压又可分为窦前型、窦后型和窦型。在我国门静脉高压以肝炎后肝硬化、血吸虫性肝硬化最为常见。门静脉高压形成后，可引起下列病理变化。

1.脾大、脾功能亢进

门静脉血流受阻后，首先出现充血性脾大，脾窦长期充血使脾内纤维组织和脾中吞噬细胞增生，引起脾破坏血细胞的功能增强。临床上除有脾大之外，还有外周血细胞减少，最常见的是白细胞和血小板减少。

2.静脉交通支扩张

由于正常的门静脉通路受阻，门静脉又无静脉瓣，门静脉高压时，上述的四个交通支大量开放，并扩张、扭曲形成静脉曲张。其中最有临床意义的是在食管下段、胃底形成的曲张静脉。进食粗糙食物或咳嗽、呕吐、用力排便、负重等因素会使腹腔内压骤然升高，可引起曲张静脉的破裂，导致上消化道大出血。其他交通支同样也会发生扩张，如直肠上、下静脉丛扩张会引起继发性痔；脐旁静脉与腹上、下深静脉交通支扩张会引起前腹壁静脉曲张。

3.腹水

腹水的形成的因素如下：①门静脉压力升高；②低蛋白血症；③淋巴液回流受阻；④醛固酮分泌增多。

（三）护理评估

1.健康史

了解患者有无慢性肝炎、肝硬化、血吸虫病史,有无长期大量饮酒史。

2.身体状况

（1）脾大、脾功能亢进:在门静脉高压早期即可有脾大,伴有程度不同的脾功能亢进。

（2）呕血和黑便:食管下段及胃底曲张静脉突然破裂发生急性大出血,患者会呕吐鲜红色血液或排出柏油样便,甚至很快形成休克;由于肝功能损害致凝血功能障碍,脾功能亢进致血小板减少,因此出血常不易自行停止;大出血同时可引起肝组织严重缺氧,易发生肝性脑病。

（3）腹水:腹水形成较多时患者表现为腹部膨胀,腹部能叩出移动性浊音。

（4）其他:常有消化吸收功能障碍或营养不良的表现,鼻与牙龈出血等全身出血倾向,还可有黄疸、蜘蛛痣、腹壁静脉曲张等。

3.心理-社会状况

（1）患者对突然大量出血是否感到紧张、恐惧。

（2）患者有否因长时间、反复发病,工作和生活受到影响而感到焦虑不安和悲观失望。

（3）家庭成员能否提供足够的心理和经济支持。

（4）患者及家属对门脉高压症的治疗、预防再出血的知识的了解程度。

4.辅助检查

（1）常规检查:脾功能亢进时,全血细胞计数减少,白细胞计数降至 $3\times10^9/L$ 以下,血小板计数减至 $(70\sim80)\times10^9/L$ 以下。

（2）肝功能检查:肝功能检查常表现为血浆白蛋白水平降低而球蛋白增高,白、球蛋白比例倒置,凝血酶原时间延长。肝炎后肝硬化患者的血清转氨酶和血胆红素增高较血吸虫性肝硬化者明显。

（3）影像学检查

①B超检查:可了解肝脏和脾脏的形态、大小,有无腹水及门静脉扩张。

②食管吞钡 X 线检查:可发现食管和胃底静脉曲张的征象。在食管为钡剂充盈时,曲张的静脉使食管黏膜呈虫蚀状改变;排空时,则表现为蚯蚓样或串珠状负影。

③腹腔动脉（静脉相）或肝静脉造影:可确定门静脉受阻部位及侧支回流情况。

5.治疗要点

以内科综合治疗为重点,但若发生食管、胃底曲张静脉破裂引起的上消化道大出血,严重脾大伴明显的脾功能亢进及由肝硬化引起的顽固性腹水,常需利用外科手术治疗。手术方式有如下几种。

（1）门体分流术:通过手术将门静脉系统和腔静脉连接起来,使压力较高的门静脉系统血液直接分流到腔静脉中,从而降低门静脉系统的压力。门体分流术存在的主要问题是门静脉系统向肝血流减少,会加重肝功能损害,未经肝处理的门静脉系统血液直接流入体循环,易致肝性脑病。

（2）断流术:通过阻断门奇静脉间反常血流达到止血目的。

（3）脾切除术:对严重脾大合并脾功能亢进者应作脾切除。脾切除术对于肝功能较好的晚期血吸虫性肝硬化患者疗效较好。但脾切除后血小板迅速增高,有静脉血栓形成的危险。

(4)顽固性腹水的手术处理:对于终末期肝硬化门静脉高压的患者,唯一有效的治疗方法是肝移植,即替换了病肝,又使门静脉系统血流动力学恢复正常。但目前临床尚难推广。其他方式还有腹腔-颈静脉转流术。

(四)护理诊断及合作性问题

1.体液不足

与上消化道大量出血有关。

2.体液过多(腹水)

与肝功能损害致低蛋白血症、血浆胶体渗透压降低及醛固酮分泌增加等有关。

3.营养失调:低于机体需要量

与肝功能损害、营养摄入不足、消化吸收障碍有关。

4.潜在并发症

上消化道大出血、术后出血、肝性脑病、静脉血栓形成。

5.知识缺乏

缺乏预防上消化道出血、肝脏疾病的有关知识。

(五)护理目标

(1)患者体液不足能及时得到纠正。

(2)患者腹水经治疗后消退,体液平衡得到维持。

(3)患者营养得到及时补充,肝功能及全身营养状况得到改善。

(4)患者无上消化道大出血、肝性脑病等并发症发生。

(5)患者了解预防上消化道出血、肝脏疾病的有关知识。

(六)护理措施

1.心理护理

门静脉高压患者因长期患病对战胜疾病的信心不足,一旦并发急性大出血,会极度焦虑、恐惧。因此在积极治疗的同时,应做好患者的心理护理,减轻患者的焦虑,稳定其情绪,使之能配合各项治疗和护理。

2.预防上消化道出血

(1)休息与活动:合理休息与适当活动,避免过于劳累,一旦出现头晕、心慌和出汗等不适,立即卧床休息。

(2)饮食:避免进食粗糙、带骨、带渣及辛辣食物;饮食不宜过热,以免损伤食管黏膜而诱发上消化道出血。

(3)避免引起腹内压升高的因素:如剧烈咳嗽、打喷嚏、便秘、用力排便等,以免引起腹内压升高诱发曲张静脉破裂出血。

3.减少腹水形成或积聚

(1)注意休息:尽量取平卧位,以增加肝、肾血流灌注。若有下肢水肿,可抬高患侧肢体减轻水肿。

(2)限制液体和钠的摄入:每日钠摄入量限制在 $500\sim800\mathrm{mg}$(氯化钠 $1.2\sim2.0\mathrm{g}$)内,输入

液量约为 1000mL。少食含钠高的食物,如咸肉、酱菜、酱油、罐头等。

(3)测量腹围和体重:每天测腹围一次,每周测体重一次。标记腹围测量部位,每次在同一时间、同一体位和同一部位测量。

(4)按医嘱使用利尿剂:如氨苯喋啶,同时记录每日出入液量,并观察有无低钾血症、低钠血症。

4.改善营养状况,保护肝脏

(1)加强营养调理:肝功能尚好者,宜给予高蛋白、高热量、高维生素、低脂饮食;肝功能严重受损者,补充支链氨基酸,限制芳香族氨基酸的摄入。

(2)纠正贫血、改善凝血功能:贫血严重或凝血功能障碍者可输注新鲜血和肌内注射维生素 K,改善凝血功能。血浆白蛋白低下者,可静脉输入白蛋白等。

(3)保护肝脏:遵医嘱给予肌苷、乙酰辅酶 A 等保肝药物,避免使用红霉素、巴比妥类、盐酸氯丙嗪等有损肝脏的药物。

5.急性出血期的护理

(1)一般护理:①绝对卧床休息;②心理护理;③口腔护理。

(2)恢复血流量:迅速建立静脉通路,输血、输液,恢复血容量,保证心、脑、肝、肾等重要器官的血流灌注,避免不可逆性损伤。宜输新鲜血,因其含氨量低、凝血因子多,有利于止血及预防肝性脑病。

(3)止血:①局部灌洗:用冰盐水或冰盐水加血管收缩剂(如肾上腺素),作胃内灌洗。因低温可使胃黏膜血管收缩,减少血流量,从而达到止血目的。②药物止血:遵医嘱应用止血药,并观察其效果。③严密观察病情:监测血压、脉搏、每小时尿量及中心静脉压的变化,注意有无水、电解质及酸碱平衡失调。

(4)对放置三腔管者做好置管后的护理:三腔管压迫止血是食管-胃底静脉大出血的有效止血方法之一。

6.分流术前准备

除以上护理措施外,术前 2～3 日口服肠道不吸收的抗生素,以减少肠道氨的产生,预防术后肝性脑病;术前 1 日晚做清洁灌肠,避免术后因肠胀气而致血管吻合口受压;脾-肾分流术前要明确肾功能是否正常。

7.术后护理

(1)病情观察:①密切观察患者神志、血压、脉搏变化;②胃肠减压引流和腹腔引流液的性状与量,若引流出新鲜血液量较多,应考虑是否发生内出血。

(2)保护肝脏:缺氧可加重肝功能损害,因此术后应予吸氧;禁用或少用吗啡、巴比妥类、盐酸氯丙嗪等对肝功能有损害的药物。

(3)卧位与活动:分流术后 48 小时内,患者取平卧位或 15°低坡卧位,2～3 日后改半卧位;避免过多活动,翻身时动作要轻柔;手术后不宜过早下床活动,一般需卧床 1 周,以防血管吻合口破裂出血。

(4)饮食:指导患者从流质饮食开始逐步过渡到正常饮食,保证热量供给。分流术后患者应限制蛋白质和肉类摄入,忌食粗糙和过热食物;禁烟、禁酒。

8.观察和预防并发症

(1)肝性脑病:分流术后部分门静脉血未经肝脏解毒而直接进入体循环,因其血氨含量高,加上术前肝功能已有不同程度受损及手术对肝功能的损害等,术后易诱发肝性脑病。若发现患者有神志淡漠、嗜睡、谵妄,应立即通知医生;遵医嘱测定血氨浓度,对症使用谷氨酸钾、钠,降低血氨水平;限制蛋白质的摄入,减少血氨的产生;忌用肥皂水灌肠,减少血氨的吸收。

(2)静脉血栓形成:脾切除后血小板迅速增高,有诱发静脉血栓形成的危险。术后 2 周内每日或隔日复查一次血小板,若超过 $600 \times 10^9/L$,立即通知医生,协助抗凝治疗。应注意使用抗凝药物前后的凝血时间变化。脾切除术后不用维生素 K 和其他止血药物,以防血栓形成。

(七)护理评价

(1)患者焦虑情绪是否得到解除,能否积极配合治疗和护理。

(2)患者营养状况是否得到改善。

(3)患者是否有出血、肝性脑病、感染或静脉血栓形成等并发症,若有上述情况,能否得到及时的治疗。

(4)患者对预防上消化道出血的知识是否了解。

(八)健康教育

(1)保持心情舒畅,避免情绪波动而诱发出血。

(2)指导患者合理安排活动强度,避免劳累和较重体力活动。

(3)避免引起腹内压增高的因素,如咳嗽、打喷嚏、用力排便等,以诱发曲张静脉破裂而出血。

(4)注意自我保护,用软牙刷刷牙,避免牙龈出血;防外伤。

三、原发性肝癌患者的

原发性肝癌是我国常见的恶性肿瘤之一,以原发性肝细胞癌(又称肝癌)最常见,居恶性肿瘤的第三、四位,高发于东南沿海地区,以 40~50 岁多见,男性多于女性。

(一)病因及发病机制

原发性肝癌的病因和发病机制尚未阐明。一般认为病毒性肝炎、肝硬化是其主要原因,临床上肝癌患者常有急性肝炎→慢性肝炎→肝硬化→肝癌的病史;其他有黄曲霉素、亚硝胺类致癌物、水土等因素。

(二)病理生理

1.大体病理类型

可分为三类:

(1)结节型:多见,常为单个或多个大小不等结节散分布于肝内,多伴有肝硬化,恶性程度高,预后较差。

(2)巨块型:常为单发,也可由多个结节融合而成,癌块直径较大常有假被膜,易出血、坏死;肝硬化程度较轻,手术切除率高,预后较好。

(3)弥漫型:少见,结节大小均等,呈灰白色散在分布于全肝,常伴有肝硬化,肉眼难与肝硬化区别,病情发展迅速,预后极差。根据肿瘤直径大小,又可分为微小肝癌(≤2cm)、小肝癌(2~5cm,含5cm)、大肝癌(5~10cm,含10cm)、巨大肝癌(>10cm)。

2.组织学类型

可分为肝细胞癌、肝内胆管细胞癌和二者同时出现的混合型肝癌三类;我国以肝细胞癌为主,约占91.5%,男性多见。

3.转移途径

常见的转移途径有:

(1)直接蔓延:癌肿直接侵犯邻近组织、脏器,如膈肌、胸腔等。

(2)血行转移:门静脉系统内转移是最常见的途径,多为肝内转移,癌细胞在生长过程中极易侵犯门静脉分支,形成门静脉内癌栓,癌栓经门静脉系统在肝内直接播散,甚至阻塞静脉主干,导致门静脉高压;肝外血行转移常见于肺,其次为骨、脑等。

(3)淋巴转移:主要累及肝门淋巴结,其次为胰腺周围、腹膜后及主动脉旁淋巴结,晚期可至锁骨上淋巴结。

(4)种植转移:癌细胞脱落可发生腹腔、盆腔种植转移,引起血性腹水。

(三)护理评估

1.健康史

了解是否居住于肝癌高发区,饮食和生活习惯,有无进食被黄曲霉素污染的食物史,有无亚硝胺类等致癌物接触史。了解家族中有无肝癌或其他肿瘤患者。了解有无肝炎、肝硬化其他部位肿瘤病史,有无其他系统伴随疾病。

2.身体状况

早期缺乏典型症状和体征,多在普查或体检时被发现。晚期可有明显局部和全身症状。

(1)症状

①肝区疼痛:为最常见的主要症状,半数以上患者以此为首发症状。多呈持续性钝痛、刺痛或胀痛,夜间或劳累后加重。疼痛部位常与肿瘤部位密切相关,位于肝右叶顶部的肿瘤累及膈肌,疼痛可牵涉至右肩背部。当癌结节发生坏死、破裂时,可引起大出血,表现为突发性右上腹剧痛和腹膜刺激征等急腹症表现。

②消化道症状:主要表现为食欲减退,部分患者出现腹胀、恶心、呕吐或腹泻等,易被忽视。

③全身症状:a.可有不明原因持续性低热或不规则发热,抗生素治疗无效,而吲哚美辛栓常可退热。b.早期患者消瘦、乏力不明显;晚期体重呈进行性下降,可伴有贫血、黄疸、腹水、出血、水肿等恶病质表现。

(2)体征

①肝大与肿块:为中、晚期肝癌常见临床体征。肝脏呈进行性肿大,质地较硬,表面高低不平,有明显结节或肿块。肿瘤位于肝右叶顶部者,肝浊音界上移,甚至出现胸水。有时肝大被患者自己偶然发现,肝大显著者可见右上腹或右季肋部明显隆起。

②黄疸与腹水:晚期肝癌患者均可出现。

(3)其他可有癌旁综合征的表现,如低血糖、红细胞增多症、高胆固醇血症及高钙血症;如发生肺、骨、脑等肝外转移,出现相应的临床症状和体征,合并肝硬化者,常有肝硬化门静脉高压症表现;晚期肝癌还可出现肝性脑病、上消化道出血、癌肿破裂出血及继发性感染等并发症。

3.辅助检查

(1)实验室检查

①血清甲胎蛋白(AFP)测定:属肝癌血清标志物,具有专一性,可用于普查,有助于发现无症状的早期患者,但有假阳性出现,故应做动态观察。AFP持续阳性或定量>400μg/L,并排除妊娠、活动性肝病、生殖腺胚胎性肿瘤等,应高度怀疑为肝细胞癌。30%的肝癌患者AFP为阴性。如同时检测AFP异质体,可提高诊断率。

②血清酶学检查:缺乏专一性和特异性,只作为辅助指标;如血清碱性磷酸酶、γ-谷氨酰转肽酶、乳酸脱氢酶同工酶、血清5′-核苷酸磷酸二酯酶、α-抗胰蛋白酶、酸性同工铁蛋白等。

(2)影像学检查

①B超检查:是诊断肝癌的首选检查方法,适用于普查。可显示肿瘤的部位、大小形态及肝静脉或门静脉有无栓塞等情况。能发现直径1~3cm的病变,诊断符合率可达90%以上。

②CT和MRI检查能显示肿瘤的位置、大小、数目及与周围脏器和重要血管的关系,能检出直径1.0cm左右的微小肝癌,诊断符合率达90%以上,可协助制订手术方案。

③X线检查:一般不作为肝癌的诊断依据。腹部摄片可见肝脏阴影扩大。肝右叶顶部的肿瘤,可见右侧膈肌抬高或局限性隆起;位于肝左叶或巨大的肝癌,可见胃和横结肠被推压现象。

④放射性核素肝扫描:应用^{198}AU、^{99m}Tc、^{131}I玫瑰红、^{113m}In同位素示踪肝扫描,诊断符合率85%~90%,但不易显示直径<3cm的肿瘤。采用放射性核素断层扫描(ECT)可提高诊断符合率。

⑤选择性腹腔动脉或肝动脉造影:肝动脉造影可明确病变的部位、大小、数目和分布范围。对直径<2.0cm的微小肝癌,诊断符合率可达90%;对血管丰富的肿瘤,可分辨直径>1.0cm的肿瘤;选择性肝动脉造影或数字减影血管造影(DSA),可发现直径0.5cm的肿瘤。有助于评估手术的可切除性和选择治疗方法。

(3)腹腔镜探查:经各种检查未能确诊而临床又高度怀疑肝癌者,必要时可行腹腔镜探查以明确诊断。

(4)肝穿刺活组织检查:可进行病理切片检查,具有确诊意义;多在B超或CT引导下行细针穿刺活检,但有出血、癌肿破裂和肿瘤沿针道转移的危险。

4.心理-社会支持状况

评估患者对拟采取的治疗方法、疾病预后及手术前有关知识的了解和掌握程度,患者对手术过程,手术可能导致的并发症及疾病预后所产生的恐惧、焦虑程度和心理承受能力。家属对本病及其治疗方法、预后的认知程度及心理承受能力。家庭对患者手术、化疗、放疗等的经济承受能力。

5.处理原则

以手术治疗为主,辅以其他综合治疗。

(1)手术治疗:手术是目前治疗肝癌最有效的方法。

常用手术方式有:①肝切除术;②不能切除的肝癌,可先考虑单独或联合应用肝动脉结扎,肝动脉栓塞,冷冻,激光,微波热凝等;肿瘤缩小后部分患者可获得二期手术切除的机会;③根治性切除术后复发肝癌部可二次手术治疗;④目前有学者认为原发性肝癌可行肝移植治疗,其疗效有待于进一步讨论。小肝癌的手术切除率可达 80% 以上,手术死亡率低于 2%,术后 5 年生存率可达 60%～70%。根治术后复发性肝癌再手术,5 年生存率可达 53.2%。

(2)非手术治疗:综合治疗的方法如下。

①放射治疗;②化学药物治疗;③中医中药治疗;④生物治疗;⑤基因治疗等。

(3)肝癌破裂出血的治疗:对全身情况良好、病变局限,可行急诊肝叶切除术;全身情况差者,可行肝动脉结扎或栓塞术、射频治疗、冷冻治疗、填塞止血等。对出血较少,生命体征平稳,估计肿瘤不能切除者,可行非手术治疗。

(四)常见护理诊断/问题

1.恐惧

与担忧疾病预后和生存期有关。

2.疼痛

与肿瘤生长导致肝包膜张力增加或放疗、化疗后不适,手术有关。

3.营养失调:低于机体需要量

与食欲减退、腹泻及肿瘤导致的代谢异常和消耗有关。

4.潜在并发症

肝性脑病、上消化道出血、肿瘤破裂出血、感染等。

(五)护理目标

(1)患者恐惧缓解或减轻,能正确面对疾病、手术和预后,积极配合治疗和护理。

(2)患者疼痛减轻或缓解。

(3)患者能主动进食富含蛋白质、能量、膳食纤维等营养均衡的食物或接受营养支持治疗。

(4)患者未出现并发症或得到及时发现和处理。

(六)护理措施

1.术前护理

(1)改善营养状况:以富含蛋白质、热量、维生素和纤维膳食为原则,鼓励家属按患者饮食习惯,提供其喜爱的色、香、味俱全的食物,以刺激食欲。创造舒适的进餐环境,避免呕吐物及大小便的不良刺激。必要时提供肠内、外营养支持或补充蛋白质等。

(2)疼痛护理:半数肝癌患者出现疼痛,遵医嘱给予止痛剂或采用镇痛治疗。

(3)预防肿瘤破裂出血:①尽量避免导致肿瘤破裂的诱因,如剧烈咳嗽、用力排便等导致腹内压骤然增高的因素。②改善凝血功能:肝硬化患者肝脏合成的凝血因子减少,且脾功能亢进导致血小板减少,因此需了解患者的出凝血时间、凝血酶原时间和血小板等,术前 3 日补充维生素 K,以改善凝血功能。③密切观察腹部情况,若患者突发腹痛加重,伴腹膜刺激征,应高度怀疑肿瘤破裂出血,应及时通知医师,积极配合抢救。④少数患者出血可自行停止,多数患者需手术治疗,应积极做好术前准备,对不能手术的晚期患者,可采用补液、输血、应用止血剂等综合治疗处理。

(4)心理护理:通过交流和沟通,了解患者及其家属情绪和心理变化,采取诱导方法逐渐使其接受并正视现实;医护人员应热情、耐心、周到的服务,使其增强应对能力,树立战胜疾病的信心,积极接受和配合治疗;实施治疗前向患者及其家属介绍其必要性、方法和注意事项或请成功患者现身说法,消除不良情绪。对晚期患者应给予情感上的支持,鼓励家属与患者共同面对疾病,使患者尽可能平静舒适地度过生命的最后历程。

2.术后护理

(1)一般护理:为防止术后肝断面出血,一般不鼓励患者早期活动。术后 24 小时内应平卧休息,避免剧烈咳嗽。接受半肝以上切除者,间歇给氧 3～4 日。

(2)病情观察:密切观察患者的心、肺、肾、肝等重要脏器的功能变化,生命体征和血清学指标的变化。

(3)维持体液平衡:静脉输液,补充水、电解质,维持体液平衡;对肝功能不良伴腹水者,积极保肝治疗。严格控制水和钠的摄入量,准确记录 24 小时出入液量,每日测量体重及腹围并记录。检测电解质,保持内环境稳定。

(4)引流管的护理:肝叶和肝脏局部切除术后常放置双腔引流管。应妥善固定,避免受压、扭曲和折叠,保持引流通畅;严格遵守无菌原则,每日更换引流瓶;准确记录引流液的量、色、质。若引流液为血性且持续性增加,应警惕腹腔内出血,及时通知医师,必要时完善术前准备行手术探查止血;若引流液含有胆汁,应考虑胆瘘。

(5)预防感染:遵医嘱合理应用抗生素。

(6)肝性脑病的预防和护理:常发生于肝功能失代偿或濒临失代偿的原发性肝癌患者,术后应加强生命体征和意识状态的观察,若出现性格行为变化,如欣快感、表情淡漠等前驱症状时,应及时通知医师。预防措施:①避免肝性脑病的诱因,如上消化道出血、高蛋白质饮食、感染、便秘、应用麻醉剂、镇静催眠药及手术等;②禁用肥皂水灌肠,可用生理盐水或弱酸性溶液(如食醋 1～2mL 加入生理盐水 10mL),使肠道 pH 保持为酸性;③口服新霉素或卡那霉素,以抑制肠道细菌繁殖,有效减少氨的产生;④使用降血氨药物,如谷氨酸钾或谷氨酸钠静脉滴注;⑤给予富含支链氨基酸的制剂或溶液,以纠正支链/芳香族氨基酸比例失调;⑥肝性脑病者限制蛋白质摄入,以减少血氨的来源;⑦便秘者可口服乳果糖,促使肠道内氨的排出。

(7)心理护理:说明术后恢复过程,安放各种引流管的意义,以及积极配合治疗和护理对康复的意义。

(七)健康指导

避免进食霉变食物,特别是豆类;积极治疗肝炎、肝硬化。原有肝硬化病史的患者应定期行 AFP 监测、B 超,发现异常早期诊断、早期治疗。肝切除术后的患者应加强肝脏保护,定期复查 AFP、B 超,发现异常及时就诊。

四、胆道疾病

(一)胆道的解剖生理概要

胆道系统分为肝内和肝外两大系统,包括肝内胆管、肝外胆管、胆囊以及 Oddi 括约肌等。胆道系统起于肝内毛细胆管,开口于十二指肠乳头。胆道系统具有分泌、储存、浓缩和输运胆汁的功能,对胆汁进入十二指肠起着非常重要的调节作用。

(二)胆石症

胆石症指发生在胆囊和胆管的结石,是胆道系统的常见病、多发病,随着年龄增长发病率增高,女性发病率高于男性。胆囊结石多于胆管结石。

1.病因与发病机制

胆石的形成与胆汁淤积、胆道内细菌感染和胆汁成分改变有关。脂类代谢异常可引起胆汁内胆盐、胆固醇、卵磷脂三者比例失调,使胆固醇呈过饱和状态而析出成为结石,称为胆固醇结石;胆道感染时,特别是大肠杆菌产生的 β-葡萄糖酸酶使可溶性的结合性胆红素水解为非水溶性的游离胆红素,后者能与钙结合,并以细菌、虫卵、炎症坏死组织的碎屑为结石的核心,沉淀为结石,称为胆色素结石;既有胆固醇沉积又有胆色素沉积形成的结石,称为混合性结石。

2.护理评估

(1)健康史

①胆囊结石:多见于中年妇女,尤其是肥胖和多次妊娠者,多有反复发作的病史。进食油腻高脂饮食往往是疾病发作的诱因。应注意询问是否出现过寒战、高热、黄疸及有无胰腺炎发作病史。了解患者有无暴饮暴食或进食油腻食物,有无胆道感染史等。

②肝内胆管结石:多与肝内感染、胆汁淤积、胆管变异、胆道蛔虫等因素有关,肝外胆管结石可原发于胆道,也可由胆囊结石和肝内胆管结石排出至胆总管,另外胆道蛔虫也可导致肝外胆管结石。应注意询问患者有无胆道感染、胆道蛔虫、胆囊结石病史。

(2)身体状况

①胆囊结石:可无任何表现,也可表现为剧烈胆绞痛。起病常在饱餐、进油腻食物后或夜间发作,表现为右上腹阵发性绞痛,疼痛常放射至右肩或右背部,伴恶心、呕吐等,可有畏寒和发热,部分患者可有轻度黄疸。右上腹有压痛、反跳痛和肌紧张,Murphy 征阳性,可在右上腹触及肿大的胆囊。如:大网膜粘连包裹形成胆囊周围炎性团块时,则右上腹肿块界限不清,活动度受限;胆囊壁发生坏死、穿孔,则出现弥散性腹膜炎的体征。

②胆管结石:临床表现取决于胆道有无梗阻、感染及其程度。结石阻塞胆管并继发感染时可导致典型的胆管炎症状,即腹痛、寒战高热和黄疸,称为 Charcot 三联征。

a.腹痛:位于剑突下或右上腹部,呈阵发性、刀割样绞痛或持续性疼痛阵发性加剧,疼痛向右后肩背部放射,伴有恶心、呕吐。主要是结石嵌顿于胆总管下端或壶腹部,刺激胆管平滑肌,引起 Oddi 括约肌痉挛所致。

b.寒战、高热:胆管梗阻并发感染后,脓性胆汁和细菌逆流引起的全身中毒症状,发生在腹痛后,体温可高达 39~40℃,呈弛张热。

c.黄疸:胆管梗阻后胆红素逆流入血所致。黄疸的程度取决于梗阻的程度及是否并发感染。若结石梗阻不完全或有松动,则黄疸程度减轻,呈波动性。

d.消化道症状:多数患者有恶心、腹胀、嗳气、厌油腻食物。

e.单纯性肝内胆管结石梗阻或感染时症状无或较轻;范围较大与肝外胆管并存时可有肝外胆管结石的症状;引起脓肿时可出现慢性感染征象。

3.心理-社会状况

(1)患者是否因症状的反复发作和并发症的出现而感到焦虑,当症状明显或被告知手术时,患者是否感到恐惧。

(2)胆道结石患者可能多次手术治疗仍不能痊愈,而且经济负担加重,是否出现对治疗信心不足,甚至表现出不合作的态度。

(3)家庭成员能否提供足够的心理和经济支持。

(4)患者及家属对胆石症的治疗和预防知识的了解程度。

4.辅助检查

(1)实验室检查:并发感染时,白细胞计数及中性粒细胞比例明显升高;肝细胞损害时,血清转氨酶和碱性磷酸酶增高。血清胆红素、尿胆红素升高,尿胆原降低或消失,粪中尿胆原减少。

(2)B超检查:胆囊结石显示胆囊增大和结石影像。胆管结石显示胆管内有结石影,近段扩张。

(3)其他检查:必要时可行 PTC、ERCP 检查,了解结石的部位、数量、大小和胆管梗阻的部位等。

5.治疗要点与反应

(1)胆囊结石

①手术治疗:手术切除病变的胆囊,目前多采用腹腔镜胆囊切除术。手术时机最好在急性发作后缓解期为宜。

②非手术治疗:对症状较轻或不能耐受手术者,可采取溶石或排石等。

(2)胆管结石

①急诊手术:积极抗炎利胆治疗1～2天后病情仍恶化,黄疸加深,胆囊肿大,明显压痛,出现腹膜刺激征或出现 Reynolds 五联征者应立即行胆总管切开取石及引流术。

②择期手术:适用于慢性患者。

胆管结石的治疗原则是清除结石及解决因反复胆道感染及因此引起的胆道狭窄及肝脏病变。手术方法如下:a.胆囊切除并胆总管切开取石加 T 管引流术,适用于单纯胆总管结石;b.Oddi 括约肌成形术,适用胆总管下端结石嵌顿或开口狭窄者;c.肝胆管与空肠 Roux-en-Y 吻合术,适用于肝内外胆管结石、复发或残留结石,肝内胆管狭窄者;d.肝叶切除,适用于肝内结石造成某叶或段组织萎缩者;e.胆总管十二指肠吻合术,目前少用。

③采用纤维胆道镜微创手术。

6.护理诊断及合作性问题

(1)焦虑或恐惧:与下列因素有关:病情的反复或加重;担忧手术效果及预后;生活方式和环境的改变。

(2)舒适的改变:腹痛、瘙痒等,与胆道结石、蛔虫、感染等有关。

(3)体温过高:与胆道感染、手术后合并感染有关。

(4)营养失调:低于机体需要量与肝功能损害、营养素摄入不足、消化吸收障碍有关。

(5)有 T 管引流异常的危险:与 T 管的脱出、扭曲、阻塞、逆行感染等因素有关。

(6)潜在并发症:肝功能障碍、体液平衡紊乱、肝脓肿、急性胰腺炎、胆管狭窄、残留结石、休克、出血、胆漏等。

(7)知识缺乏:缺乏保健及康复知识。

7.护理目标

(1)患者心理负担减轻,信心增强。

(2)患者腹痛、瘙痒等症状得到缓解。

(3)患者的体温恢复正常。

(4)患者的营养状况得到改善。

(5)保持 T 管引流正常。

(6)患者未发生并发症或并发症能得到及时发现和处理。

(7)患者能叙述胆石症的保健及康复知识。

8.护理措施

(1)手术前护理

①心理护理:胆道疾病的检查方法复杂,治疗后也易复发,要鼓励患者说出自己的想法,消除其焦虑、恐惧及紧张心理,增强恢复健康的信心;向患者讲解医院的环境和病房的管理,及时与家属沟通,使患者能愉快地接受治疗;对危重患者及不合学者,要专人护理,关心体贴。

②病情观察:密切观察患者病情变化,若出现寒战、高热、腹痛加重、腹痛范围扩大等应考虑病情加重,要及时报告医生,积极进行处理。

a.生命体征及神志变化:胆道感染时,体温升高,呼吸、脉搏增快。此时应每 4 小时测量并记录体温、脉搏、呼吸、血压。如果血压下降,神志改变,说明病情危重,可能有休克发生。

b.腹部症状、体征变化:观察腹痛的部位、性质,有无诱因及持续的时间,注意黄疸及腹膜刺激征的变化,观察有无胰腺炎、腹膜炎、急性重症胆管炎的发生。

c.及时了解实验室检查结果。

③缓解疼痛

a.针对患者疼痛的部位、性质、程度、诱因、缓解和加重的因素,有针对性地采取措施以缓解疼痛。先用非药物缓解疼痛的方法止痛,必要时遵医嘱应用镇痛药物,并评估其效果。

b.指导患者卧床休息,采取舒适卧位。

④改善和维持营养状态

a.入院后即准备手术者,禁食、休息,并积极补充液体和电解质,以维持水、电解质及酸碱平衡。非手术治疗者根据病情决定饮食种类。

b.营养不良会影响术后伤口愈合,应给予高蛋白、高糖、高维生素、低脂的普通饮食或半流质饮食。不能经口饮食或进食不足者,可经胃肠外途径补充足够的热量、氨基酸、维生素、电解质,以维持患者良好的营养状态。

⑤对症护理

a.黄疸患者皮肤瘙痒时,可外用炉甘石洗剂止痒,温水擦浴。

b.高热时物理降温。

c.胆绞痛发作时,按医嘱给予解痉、镇静和止痛药物,常用哌替啶 50mg、阿托品 0.5mg 肌内注射,但勿使用吗啡,以免胆道下端括约肌痉挛,使胆道梗阻加重。

d.有腹膜炎者,执行腹膜炎有关非手术疗法护理。

e.重症胆管炎者应加强休克的护理。

⑥并发症的预防

a.拟行胆肠吻合术者,术前 3 日口服卡那霉素、甲硝唑等,术前 1 日晚行清洁灌肠,观察药物疗效及不良反应。

b.肌内注射维生素 K_1 10mg,每日 2 次。纠正凝血功能障碍,应观察其疗效及有无不良反应。

(2)术后护理

①病情观察

a.生命体征:注意心率和心律的变化。术后患者意识恢复慢时,注意有无因肝功能损害、低血糖、脑缺氧、休克等所致的意识障碍。

b.观察、记录有无出血和胆汁渗漏:包括量、速度,有无休克征象。胆道手术后易发生出血,出血量小时,表现为大便隐血或柏油样大便;量大时,可导致出血性休克。若有发热和严重腹痛,可能为胆汁渗漏引起的胆汁性腹膜炎,需立即报告医生处理。

c.黄疸程度、消退情况:观察和记录大便的颜色,检测胆红素的含量,了解胆汁是否流入十二指肠。

②T 形引流管护理:胆总管探查或切开取石术后,在胆总管切开处放置 T 形管做引流。其主要目的如下:引流胆汁和减压,防止因胆汁排出受阻导致胆总管内压力增高、胆汁外漏而引起胆汁性腹膜炎;引流残余结石,使胆道内残余结石,尤其是泥沙样结石通过 T 形管排出体外;支撑胆道,防止胆总管切口处瘢痕性狭窄、管腔变小、粘连狭窄等;经 T 形管溶石或造影等。

护理措施包括如下几项:

a.妥善固定,严格无菌:患者更换体位或活动时,以及帮患者更换床单、更换敷料时,应防止 T 形管牵拉脱落。每日更换一次外接的连接管和引流瓶,更换时应注意无菌操作。

b.保持引流管通畅:如观察到胆汁突然减少,应注意是否有泥沙样结石或蛔虫堵塞,是否引流管扭曲受压。如有阻塞可用手由近向远挤压引流管或用少量无菌生理盐水缓慢冲洗,切勿用力推注。

c.观察并记录胆汁的量及性状:胆汁引流一般每天为 300~700mL(恢复饮食之初可较多),引流液呈深绿色或棕黄色,较清晰无沉淀。量过少可能为 T 形管堵塞或肝功能衰竭所致;量过多可能是胆总管下端仍有梗阻;若胆汁颜色过淡、过于稀薄,表示肝功能不佳;若胆汁混浊,提示有感染;若有泥沙结石流出,提示有肝内胆管结石。

d.拔管:一般于术后 12~14 天,无特殊情况,可以拔管。拔管指征如下:黄疸消退,无腹痛、发热,大便颜色正常;胆汁引流量逐渐减少,颜色呈透明金黄色,无脓液、结石,无沉渣及絮状物,就可以考虑拔管。拔管前先在饭前、饭后各夹管 1 小时,拔管前 1~2 天全天夹管,如无腹痛、腹胀、发热及黄疸等症状,说明胆总管通畅,可拔管。拔管前还要在 X 线下经 T 形管胆道造影,造影后必须立即接好引流管,继续引流 2~3 天,以引流造影剂,减少造影后反应和继发感染，如情况正常，造影后 2～3 天即可拔管。拔管后局部伤口用凡士林纱布堵塞，1～2 天会自行封闭。一周内继续观察患者腹痛、体温及黄疸情况，警惕有无胆汁外漏甚至发生腹膜炎等。

9.护理评价

(1)患者焦虑情绪是否得到解除，能否积极配合治疗和护理。

(2)患者腹痛、瘙痒等症状是否得到缓解。

(3)患者的体温是否恢复正常。

(4)患者营养状况是否得到改善。

(5)T 形管引流是否正常。

(6)患者是否发生肝功能障碍、体液平衡紊乱、肝脓肿、急性胰腺炎、胆管狭窄、残留结石、休克、出血、胆漏等并发症；若发生上述情况，能否得到及时的治疗。

(7)患者对防治胆石症的知识是否了解。

10.健康指导

(1)胆道手术后患者应注意养成正确的饮食习惯，进低脂易消化食物，宜少量多餐、多饮水。平时宜低脂肪饮食。向患者及家属介绍有关胆道疾病的书籍，并能使他们初步掌握基本的卫生科普知识，对健康有正确的认识。

(2)告诫患者结石复发率高，出现腹痛、发热、黄疸时应及早来院治疗。

(3)进行 T 形管留置者的家庭护理指导。应避免举重物或过度活动，防止 T 形管脱出。尽量穿宽松柔软的衣服，避免盆浴。淋浴时可用塑料薄膜覆盖置管处，敷料一旦浸透应更换。保持置管周围皮肤及伤口清洁干燥。指导患者及家属每天同一时间倾倒引流液，观察记录引流液量及性状。若有异常或 T 形管脱出或突然无液体流出时，应及时就医。

(4)对于肝内胆管结石、手术后残留结石或反复手术治疗的患者，教育家属配合治疗和护理工作，给患者最好的心理支持，鼓励患者树立战胜疾病的信心。

(三)胆道感染

胆道感染是指胆囊壁和(或)胆管壁受到细菌的侵袭而发生炎症反应，胆汁中有细菌生长。胆道感染与胆石症常互为因果关系，胆石症可引起胆道梗阻，梗阻可造成胆汁淤滞、细菌繁殖而致胆道感染；胆道反复感染又是胆石形成的致病因素和促发因素。

1.病因与发病机制

(1)急性胆囊炎

①胆囊管梗阻：结石阻塞或嵌顿于胆囊管或胆囊颈，导致胆汁淤积，胆汁中的胆汁酸刺激胆囊黏膜而引起水肿、炎症，甚至坏死；或结石直接损伤受压部位的胆囊黏膜导致炎症。

②细菌感染：胃肠道致病菌通过胆道逆行、直接蔓延或经血液循环和淋巴途径入侵胆囊引起急性炎症。

病变早期局限于黏膜层，表现为单纯性炎症，仅有充血、水肿和渗出；中期，病变扩散至胆囊全层，表现为化脓性炎症，黏膜有散在的坏死和溃疡，胆汁呈脓性；晚期，病变进一步加重，表现为坏疽性炎症，胆囊内压力持续增高，压迫囊壁致血运障碍，引起胆囊坏死、穿孔和胆汁性腹膜炎。

(2)慢性胆囊炎:急性胆囊炎反复发作,可使胆囊壁纤维化,结缔组织增生,胆囊萎缩,形成慢性胆囊炎。

(3)急性梗阻性化脓性胆管炎(AOSC):AOSC又称急性重症胆管炎(ACST),是急性胆管完全梗阻和化脓性感染所致,它是胆道感染疾病中的严重类型,此病在我国较多见。胆管结石是最常见的梗阻因素。造成化脓性感染的致病菌有大肠埃希菌、变形杆菌、产气杆菌、铜绿假单胞菌等革兰氏阴性杆菌,厌氧菌亦多见。

2.护理评估

(1)健康史:了解患者有无胆石症病史,有无胃肠道感染史,是否反复发作。

(2)身体状况

①急性胆囊炎

a.症状:腹痛,多数患者有上腹部疼痛史,表现为右上腹阵发性绞痛,常在饱餐、进食油腻食物后或夜间发作,疼痛可放射至右肩及右肩下部;消化道症状,患者腹痛发作时常伴有恶心、呕吐、厌食等消化道症状;发热或中毒症状,根据胆囊炎症反应程度的不同,患者可出现不同程度的体温升高和脉搏加速。

b.体征:腹部压痛,右上腹可有不同程度和不同范围的压痛、反跳痛和肌紧张,Murphy征阳性;黄疸,10%～25%的患者可出现轻度黄疸,多见于胆囊炎症反复发作合并Mirizzi综合征的患者。

②慢性胆囊炎症状常不典型,主要表现为上腹部饱胀不适、厌油腻食物和嗳气等消化不良的症状,以及右上腹和肩背部隐痛。多数患者曾有典型的胆绞痛病史。

③急性梗阻性化脓性胆管炎:多数患者有胆道疾病及胆道手术史。一般起病急骤,病情进展迅速,除了具有急性胆管炎的Charcot三联征(腹痛、寒战高热、黄疸)外,还有休克和神经精神症状,即Reynolds五联征。

a.症状:腹痛,突发剑突下或上腹部胀痛或绞痛,可阵发性加重,并向右肩胛下及腰背部放射;寒战、高热,体温呈持续升高达39～40℃或更高,呈弛张热型;胃肠道症状,多数患者伴恶心、呕吐。

b.体征:腹部压痛或腹膜刺激征,疼痛因梗阻部位的不同而有差异,肝内梗阻时较轻,肝外梗阻时则较明显,剑突下及右上腹部有不同程度压痛或腹膜刺激征,可有肝大和肝区叩痛,有时可扪及肿大的胆囊;黄疸,多数患者可出现不同程度的黄疸,若仅为一侧胆管梗阻,可不出现黄疸;神志改变,主要表现为神情淡漠、嗜睡、神志不清甚至昏迷;休克表现,脉搏快而弱,达120次/分以上,血压下降,呈急性重病容,可出现皮下淤血或全身发绀。

(3)心理-社会状况:了解患者及其家属对本病的认知、家庭经济状况、心理承受程度及对治疗的期望等。

(4)辅助检查

①实验室检查:血常规检查可见白细胞计数及中性粒细胞比例升高。

②影像学检查:急性胆囊炎B超可显示胆囊增大、壁增厚,多数患者可见胆囊内有结石光团;慢性胆囊炎B超显示胆囊壁增厚,胆囊腔缩小或萎缩,常伴胆囊结石。急性胆管炎B超可显示胆管内有结石影,近段扩张。

③其他检查:PTC 和 ERCP 检查有助于明确梗阻部位、原因和程度。

(5)治疗要点及反应

①胆囊炎:主要为手术治疗,手术时机和手术方式取决于患者的病情。

a.非手术治疗:包括禁食和(或)胃肠减压、纠正水、电解质和酸碱平衡失调、解痉止痛、控制感染及全身支持治疗,服用抗炎利胆及解痉药物,在非手术治疗期间若病情加重或出现胆囊坏疽、穿孔等并发症时,应及时手术治疗。

b.手术治疗:胆囊切除术。

②急性梗阻性化脓性胆管炎:紧急手术解除胆道梗阻并减压。手术是以切开减压并引流胆管、挽救生命为主要目的,故手术应力求简单而有效,但也要尽可能地仔细探查胆管,力争解除梗阻因素。

a.非手术治疗:既是治疗手段,又是手术前准备。在严密观察下进行,主要措施如下:禁食、持续胃肠减压及解痉止痛;抗休克治疗,扩容、补液,恢复有效循环血量;抗感染治疗,联合应用足量、有效、广谱、并对肝肾毒性小的抗菌药物;其他措施,如吸氧、降温、支持治疗等。

b.手术治疗:多采用胆总管切开减压加 T 形管引流术。

3.护理诊断及合作性问题

(1)疼痛:与结石突然嵌顿、胆汁排空受阻致胆囊或胆管强烈收缩或继发感染有关。

(2)体液不足:与呕吐、禁食、胃肠减压和感染性休克有关。

(3)体温过高:与胆囊或胆管梗阻并继发感染有关。

(4)低效性呼吸型态:与感染中毒有关。

(5)营养失调:低于机体需要量与胆道疾病致长时间发热、肝功能损害及禁食有关。

(6)潜在并发症:胆囊穿孔、胆道出血、胆漏、多器官功能障碍或衰竭。

4.护理目标

(1)患者疼痛得到缓解。

(2)患者体液得到及时补充,血容量得到恢复,未发生体液平衡失调。

(3)患者体温恢复正常。

(4)患者呼吸恢复正常节律和型态。

(5)患者营养状况得到改善。

(6)患者未发生并发症或并发症得到及时发现和处理。

5.护理措施

(1)减轻或控制疼痛

①卧床休息:协助患者采取舒适体位,指导其进行有节律的深呼吸,达到放松和减轻疼痛的目的。

②合理饮食:病情较轻且决定采取非手术治疗的急性胆囊炎患者,指导其清淡饮食,忌油腻食物;病情严重且拟急诊手术的患者予以禁食和胃肠减压,以减轻腹胀和腹痛。

③药物止痛:对诊断明确的剧烈疼痛者,可遵医嘱通过口服、注射等方式给予抗炎利胆、解痉或止痛药,以缓解疼痛。

④控制感染:遵医嘱及时合理应用抗菌药物。通过控制胆囊炎症,减轻胆囊肿胀和胆囊压

力达到减轻疼痛的效果。

（2）维持体液平衡

①加强观察：严密监护患者的生命体征和循环功能，如脉搏、血压、CVP、胃肠减压及每小时尿量等，及时、准确记录出入量，为补液提供可靠依据。

②补液扩容：遵医嘱补充足量水、电解质和维生素等。

（3）降低体温：可采用物理降温、药物降温和控制感染。

（4）维持有效呼吸：密切监测患者的呼吸情况及血氧饱和度，非休克患者取半卧位，禁食和胃肠减压，解痉止痛，氧气吸入。

（5）营养支持：鼓励患者进高蛋白、高碳水化合物、高维生素、低脂的普通饮食或半流质饮食。不能经口饮食或进食不足者，可经胃肠外途径补充足够的热量、氨基酸、维生素、电解质，以维持患者良好的营养状态。

（6）并发症的预防和护理

①加强观察：密切观察生命体征，腹部症状，引流液的量、颜色和性质等。若腹痛进行性加重且范围扩大，出现压痛、反跳痛、肌紧张等，同时伴有寒战、高热的症状，提示胆囊穿孔或病情加重。若T形管引流液呈血性，伴腹痛、发热等症状，应考虑胆道出血。若腹腔引流液呈黄绿色胆汁样，应警惕胆漏的可能；若患者出现神情淡漠、黄疸加深、尿量减少或无尿等，提示多器官功能障碍，应及时报告医生，并协助处理。

②加强腹壁切口、引流管和T形管护理。

③及时处理：a.一旦发生胆囊穿孔，应及时报告医生，并配合做好紧急手术的准备；b.发生胆漏时，应观察并准确记录引流液的量、颜色，遵医嘱补充水、电解质及维生素，鼓励患者进食；c.一旦出现多器官功能障碍的征象，应立即报告医生并协助处理。

6.护理评价

（1）患者疼痛是否得到缓解。

（2）患者体液是否得到及时补充，有否发生体液平衡失调。

（3）患者体温是否恢复正常。

（4）患者呼吸是否恢复正常节律和型态。

（5）患者营养状况是否得到改善。

（6）患者有无发生胆囊穿孔、胆道出血、胆漏、多器官功能障碍或衰竭等并发症，并发症是否能及时发现并处理。

7.健康指导

（1）合理饮食：指导患者选择低脂、高蛋白、高维生素易消化的食物，避免肥胖；定时进餐可减少胆汁在胆囊中储存的时间并促进胆汁酸循环，预防结石的形成。

（2）自我监测：非手术治疗期间及行胆囊造瘘术的患者，应遵医嘱服药，定期到医院检查，以确定是否手术治疗；若出现腹痛、发热和黄疸时应及时到医院就诊。

（3）T形管护理：患者带T形管出院时，应告知患者留置T形管的目的，指导其进行自我护理。

①妥善固定引流管和放置引流袋，防止其扭曲或受压。

②避免举重物或过度活动,以防管道脱出或胆汁反流。

③洗浴时应采取淋浴的方式,并用塑料薄膜覆盖引流伤口处。

④引流管伤口每日换药一次,敷料被渗湿时,应及时更换,以防感染,伤口周围皮肤涂氧化锌软膏保护。

⑤每日同一时间更换引流袋,并记录引流液的量、颜色及性状。若引流管脱出、引流液异常或身体不适应及时就诊。

(四)胆道蛔虫症

胆道蛔虫症指肠道蛔虫上行钻入胆道所引起的一系列临床症状,是常见的外科急腹症之一。该病多见于青少年和儿童。以往农村发病率明显高于城市,随着生活环境、卫生条件改善和防治工作的开展,本病的发生率已明显下降。

1.病因与发病机制

蛔虫常寄生在人体小肠中下段内,有钻孔的习性,喜碱性环境,但机体高热、饥饿、恶心呕吐、腹泻和妊娠等因素可引起胃肠道功能紊乱或驱虫不当,胃酸度降低时,成虫因寄生环境的变化而上窜入胆道引起本病。

2.护理评估

(1)健康史:了解患儿发病前是否有便虫史和驱虫不当史;是否有胃肠道功能紊乱史;是否曾有便、吐蛔虫史。

(2)身体状况:本病的特点是剧烈的腹部绞痛与不相称的轻微腹部体征,即症状与体征不符。

①症状:突发性剑突下阵发性"钻顶样"绞痛,可向右肩背部放射。发作时患者辗转不安,全身大汗,疼痛异常,可伴恶心、呕吐,有时可呕出蛔虫。疼痛可突然缓解,间歇期宛如正常人。合并胆道感染时,出现胆管炎症状,严重者表现为重症型胆管炎。

②体征:腹部柔软,剑突下或稍偏右有轻度深压痛,无反跳痛及肌紧张。

(3)心理-社会状况

①患者对突发的剧烈腹痛是否感到紧张和恐惧。

②患者是否配合医护人员的检查和治疗。

③患者及家属对胆道蛔虫症防治知识的了解程度。

(4)辅助检查

①实验室检查:血白细胞计数和嗜酸性粒细胞比例可增多;粪便及十二指肠引流液中有虫卵。

②影像学检查:首选 B 超,可见胆总管略扩张,有虫体。ERCP 也可用于检查胆总管下端的蛔虫。

(5)治疗要点及反应

①非手术治疗:具体如下。

a.解痉止痛:应用解痉剂阿托品或山莨菪碱,必要时可注射哌替啶。

b.利胆驱虫:除中药(乌梅汤)外,常用 33％硫酸镁、驱蛔灵、肠虫清等药物,氧气驱虫也常有效。驱虫最好在症状缓解期进行,选用左旋咪唑等。

c.抗感染:应用甲硝唑、庆大霉素等药物。

d.ERCP:通过 ERCP 观察,如蛔虫有部分留在胆道外,可用取石钳将虫体取出。

②手术治疗:手术切开胆总管探查、取虫和引流。胆囊炎多为继发的,一般无需手术切除。应注意手术中和手术后驱虫治疗,防止胆道蛔虫症复发。

3.护理诊断及合作性问题

(1)疼痛:与蛔虫刺激导致 Oddi 括约肌痉挛有关。

(2)知识缺乏:缺乏饮食卫生保健知识。

4.护理目标

(1)患者疼痛能得到及时缓解。

(2)患者及家属能叙述饮食卫生保健知识。

5.护理措施

(1)减轻或控制疼痛

①卧床休息:协助患者卧床休息和采取舒适体位,指导患者进行有节律的深呼吸,达到放松和减轻疼痛的目的。

②解痉止痛:遵医嘱通过口服或注射等方式给予解痉或止痛药,以缓解疼痛。

(2)对症处理:如患者有呕吐,应做好呕吐护理,大量出汗时应及时协助患者更衣。手术者按胆总管探查及 T 形管引流术后的护理措施进行护理。

6.护理评价

(1)患者疼痛是否得到及时缓解。

(2)患者及家属是否能正确叙述饮食卫生保健知识。

7.健康指导

(1)养成良好的饮食及卫生习惯:不喝生水,蔬菜要洗净煮熟,水果要洗净或削皮后吃,饭前便后要洗手。

(2)正确服用驱虫药:应于清晨空腹或晚上睡前服用,服药后注意观察大便中是否有蛔虫卵排出。

参考文献

1.赵玉沛.普通外科学高级教程.北京:中华医学电子音像出版社,2020.

2.陈孝平,易继林.普通外科疾病诊疗指南(第3版).北京:科学出版社,2020.

3.蔡三军,赵任.大肠癌:基础与临床的转化.上海:上海交通大学出版社,2020.

4.任晓斌.实用普外科疾病诊疗学.北京:中国纺织出版社,2020.

5.戴显伟.肝胆胰肿瘤外科.北京:人民卫生出版社,2020.

6.赵玉沛.肝胆外科手术要点难点及对策.北京:科学出版社,2018.

7.卢实春.肝胆外科临床路径.北京:人民军医出版社,2018.

8.韩少良.普外科、肿瘤外科医师值班手册.上海:复旦大学出版社,2017.

9.陈孝平,汪建平,赵继宗.外科学(第9版).北京:人民卫生出版社,2018.

10.汤文浩.普外科入门.南京:东南大学出版社,2018.

11.袁媛.胃癌病因及早诊早治.北京:科学出版社,2018.

12.吴咸中,王鹏志.腹部外科实践.北京:人民卫生出版社,2017.

13.刘荣.肝胆胰脾机器人外科手术学.北京:人民卫生出版社,2019.

14.李敬东,王崇树.实用临床普通外科学教程.北京:科学出版社,2018.

15.田德安.消化疾病诊疗指南.北京:科学出版社,2019.

16.胡敬宝.肝病临床诊断与治疗.吉林:吉林科学技术出版社,2019.

17.吴斌,陈小良,李建忠.消化内镜基本操作规范与技巧.北京:科学出版社,2019.

18.王朝晖.消化内科急危重症救治手册.河南:河南科学技术出版社,2019.

19.王国斌.胃肠外科手术要点难点及对策.北京:科学出版社,2018.

20.丹·隆戈.哈里森胃肠及肝病学.北京:科学出版社,2018.

21.金震东,李兆申.消化超声内镜学.北京:科学出版社,2018.

22.于中麟.消化内镜诊断金标准与操作手册(第2版).北京:科学出版社,2018.

23.张启瑜.钱礼腹部外科学(第2版).北京:人民卫生出版社,2017.

24.宋茂民,王磊.外科疾病学.北京:高等教育出版社,2017.

25.(美)JawadAhmad.西奈山肝病诊疗指南.北京:科学出版社,2018.

26.詹姆斯·加登,罗曼·帕克原.肝胆胰外科学(第5版).北京:北京大学医学出版社,2017.

27.吴金术.肝胆胰外科案例分析.北京:科学出版社,2017.

28.丛文铭.肝胆肿瘤外科病理学.北京:人民卫生出版社,2015.

29.金中奎,王西墨.肝胆外科围术期处理.北京:人民军医出版社,2015.

30.李荣祥,张志伟.腹部外科手术技巧.北京:人民卫生出版社,2015.

31.张洪义.肝胆外科腹腔镜手术并发症预防与处理策略.北京:人民卫生出版社,2015.

32.杨雁灵.普通外科基础手术精讲.北京:科学出版社,2016.

33.池肇春.实用临床肝病学(第2版).北京:人民军医出版社,2015.

34.贾杰.肝病相关性疾病.北京:科学出版,2016.